国家医师资格考试用书

临床执业医师资格考试
通关3000题

主　编	刘　颖	齐国海	杨泽冉
副主编	张凤兰	王李杰	

编　委	王成海	王海云	尹彩霞	史慧栋
	付　涛	吕晓红	刘志杰	刘艳清
	刘德清	江志琳	张金伟	张晓慧
	张瑞英	邰晨燕	赵瑞清	胡基刚
	董晓辉	谢素萍	魏　云	魏保生

中国健康传媒集团
中国医药科技出版社

内 容 提 要

为帮助考生高效突破临床执业医师资格考试的堡垒，本书力求集高效性和针对性为一体，参照历年考题，精心挑选了3000余道题，并针对难题、偏题做出解析，以帮助考生强化记忆、提高答题技巧，灵活应对考试。本书适合参加临床执业医师资格考试的考生参阅刷题使用。

图书在版编目（CIP）数据

临床执业医师资格考试通关3000题/刘颖，齐国海，杨泽冉主编．—北京：中国医药科技出版社，2024.10
（国家医师资格考试用书）
ISBN 978 – 7 – 5214 – 4897 – 9

Ⅰ．R4 – 44

中国国家版本馆 CIP 数据核字第 2024UE9966 号

美术编辑　陈君杞
责任编辑　樊　莹
版式设计　张　璐

出版　**中国健康传媒集团** | 中国医药科技出版社
地址　北京市海淀区文慧园北路甲 22 号
邮编　100082
电话　发行：010 – 62227427　邮购：010 – 62236938
网址　www.cmstp.com
规格　889 × 1194mm $^1/_{16}$
印张　22
字数　871 千字
版次　2024 年 10 月第 1 版
印次　2024 年 10 月第 1 次印刷
印刷　北京印刷集团有限责任公司
经销　全国各地新华书店
书号　ISBN 978 – 7 – 5214 – 4897 – 9
定价　**54.00 元**

获取新书信息、投稿、为图书纠错，请扫码联系我们。

编 写 说 明

国家医师资格考试是评价申请医师资格者是否具备执业所必需的专业知识与技能的考试，是一项行业准入性考试。

医师资格考试分为两级：执业医师资格考试和执业助理医师资格考试。四个类别：临床、中医（包括中医、民族医、中西医结合）、口腔、公共卫生。两个部分：实践技能考试和医学综合考试。

实践技能考试每年举行一次，一般在6月举行，采用多站考试的方式，医师资格考试实践技能考试总分值为100分，合格分数线为60分。实践技能考试合格者才能参加医学综合考试。

医学综合考试一般于每年8月举行，实行计算机化考试。执业医师考试分4个单元，总题量为600题；执业助理医师考试分2个单元，总题量为300题。全部采用选择题，分为A1、A2、A3、A4、B1型题。助理医师适当减少或不采用A3、A4型题。每单元考试时长为2小时。

为帮助广大考生高效复习，顺利通过考试，我们组织多年从事考前辅导和教学的专家老师，全面研究新版考纲，分析历年命题规律和考试趋势，结合考前辅导的实践经验，编写了《临床执业医师资格考试通关3000题》一书。书中题目按章节进行编排，涵盖了考纲要求的高频考点，出题角度和题目难度高仿真题，题型与真题完全一致，覆盖面全，针对性强，为考生的复习备考提供助力。

我们致力于为广大考生提供优秀的备考辅导图书，也欢迎读者给我们提出宝贵建议，我们将不断修订、完善。预祝各位考生复习顺利！

目　录

通关试题

第一章　解剖学 ··· （1）

第二章　生物化学 ·· （7）

第三章　生理学 ·· （12）

第四章　医学微生物学 ··· （19）

第五章　医学免疫学 ··· （23）

第六章　病理学 ·· （27）

第七章　病理生理学 ··· （34）

第八章　药理学 ·· （40）

第九章　医学心理学 ··· （46）

第十章　医学伦理学 ··· （49）

第十一章　卫生法规 ··· （52）

第十二章　预防医学 ··· （56）

第十三章　呼吸系统 ··· （62）

第十四章　心血管系统 ··· （74）

第十五章　消化系统 ··· （85）

第十六章　泌尿系统（含男性生殖系统）·· （110）

第十七章　女性生殖系统 ··· （121）

第十八章　血液系统 ··· （146）

第十九章　代谢、内分泌系统 ·· （152）

第二十章　精神、神经系统 ·· （160）

第二十一章　运动系统 ·· （174）

第二十二章　风湿免疫性疾病 ··· （186）

第二十三章　儿科疾病 ·· （188）

第二十四章　传染病、性传播疾病 ··· （211）

第二十五章　其他 ··· （218）

第二十六章　实践综合 ·· （227）

通关试题

第一章　解剖学

1. 参与构成翼点的颅骨有
A. 枕骨、顶骨、颞骨和蝶骨
B. 额骨、顶骨、颞骨和蝶骨
C. 额骨、顶骨、筛骨和蝶骨
D. 额骨、枕骨、颞骨和蝶骨
E. 额骨、筛骨、枕骨和蝶骨

2. 关于骨的叙述，正确的是
A. 每块骨都由骨质、骨髓、骨髓腔、骨膜和关节软骨构成
B. 骨髓由骨密质构成
C. 成人骨髓腔内充满红骨髓
D. 红骨髓具有造血功能
E. 每块骨均不能视为一个器官

3. 关于关节基本结构的叙述，正确的是
A. 关节面是指光滑的关节软骨的表面
B. 关节囊的内层—滑膜层围成关节腔
C. 关节囊的纤维层由疏松结缔组织构成
D. 关节囊的纤维层和滑膜层是互相连续的
E. 关节腔内有少量滑液，可减少运动时的摩擦

4. 脊柱中运动幅度最大的是
A. 颈部
B. 胸部
C. 腰部
D. 骶部
E. 尾部

5. 位于颅前窝的结构是
A. 筛孔
B. 棘孔
C. 卵圆孔
D. 垂体窝
E. 内耳门

6. 属于脑颅骨的是
A. 泪骨
B. 筛骨
C. 腭骨
D. 鼻骨
E. 颧骨

7. 关于腹股沟韧带的叙述，正确的是
A. 位于两侧髂前上棘之间
B. 由腹内斜肌腱膜构成
C. 为腹股沟管的后壁
D. 由腹外斜肌腱膜构成
E. 为腹股沟管的前壁

8. 关于椎间盘的叙述，错误的是
A. 连于相邻两椎骨的椎体之间
B. 全部由纤维软骨构成
C. 其纤维环前厚后薄
D. 腰部的椎间盘最厚
E. 髓核为富有弹性的胶状物质

9. 关于肩关节的叙述，错误的是
A. 运动灵活
B. 有囊外韧带加强
C. 有囊内韧带加强
D. 关节唇加强其稳固性
E. 容易向前下方脱位

10. 关于腹直肌鞘，叙述正确的是
A. 前层与腹直肌疏松相贴
B. 由腹横筋膜构成
C. 后层与腹直肌紧密相贴
D. 平脐处鞘后层形成半环线
E. 由腹外斜肌、腹内斜肌、腹横肌腱膜包裹腹直肌形成

11. 关于胸大肌的叙述，正确的是
A. 起自锁骨内侧半、胸骨和上 6 肋软骨
B. 以扁腱止于肱骨大结节
C. 使肱骨内收、旋内和伸肩
D. 以扁腱止于肱骨小结节
E. 可降肋，有助于呼气

12. 属于面肌的是
A. 眼轮匝肌
B. 咬肌
C. 颞肌
D. 翼内肌
E. 翼外肌

13. 关于口腔的叙述，错误的是
A. 是消化管的起始部，借口裂与外界相通
B. 可分为口腔前庭和固有口腔两部分
C. 上壁为腭
D. 前壁为上、下颌
E. 下壁为舌和封闭口底的软组织

14. 关于舌的叙述，正确的是
A. 舌表面遍布舌乳头
B. 一侧颏舌肌收缩，舌尖伸向对侧
C. 两侧颏舌肌同时收缩，拉舌向后
D. 舌内肌是平滑肌，舌外肌是骨骼肌

E. 舌肌的起、止均在舌内

15. 没有结肠带的肠管是

A. 盲肠　　　　　　　B. 升结肠

C. 横结肠　　　　　　D. 乙状结肠

E. 直肠

16. 关于肛管内结构的叙述，错误的是

A. 肛管上段内面的纵行黏膜皱襞称肛柱

B. 相邻两肛柱下端有半月形的黏膜皱襞，称肛瓣

C. 肛瓣的边缘与肛柱的下端共同围成齿状线

D. 齿状线是肛门内、外括约肌的分界线

E. 齿状线下方有宽约1cm的环形区，称肛梳或痔环

17. 关于胆总管的叙述，正确的是

A. 由左、右肝管汇合而成

B. 由肝总管和胆囊管合成

C. 行于肝胃韧带内

D. 位于肝门静脉的后方

E. 位于十二指肠降部的前面

18. 关于直肠的叙述，正确的是

A. 上端平第1骶椎处与乙状结肠相续

B. 后面邻骶骨、尾骨

C. 有凸向前的骶曲

D. 有凹向前的会阴曲

E. 直肠的上部膨大，称直肠壶腹

19. 关于右肺的叙述，正确的是

A. 比左肺窄而长

B. 通过一斜裂分为上、下两叶

C. 前缘锐利有心切迹

D. 位于右胸膜腔内

E. 右肺可分为10个肺段

20. 下面哪项结构内含有嗅细胞

A. 上鼻甲内侧面的黏膜

B. 中鼻甲内侧面的黏膜

C. 下鼻甲内侧面的黏膜

D. 鼻中隔前下部的黏膜

E. 鼻前庭的黏膜

21. 关于肺的叙述，正确的是

A. 位于纵隔两侧的胸膜腔内

B. 肺尖位置可高出胸廓上口

C. 深吸气时肺下缘可伸入到肋膈隐窝内

D. 肺内侧面的上部有凹陷的肺门

E. 左肺宽而短，右肺狭而长

22. 关于气管的叙述，正确的是

A. 有完整的环行的气管软骨作支架，以保持其开张状态

B. 上端起于甲状软骨下缘

C. 沿颈前正中线下行，至第2肋软骨前端水平处分为左、右主支气管

D. 位于前纵隔内

E. 气管的颈部较胸部长

23. 关于腹膜腔的叙述，正确的是

A. 腔内为负压

B. 腔内有大量气体和少量液体

C. 男性可经腹股沟管与外界相通

D. 女性腹膜腔可经输卵管、子宫和阴道与外界相通

E. 女性站立时，腹膜腔的最低处位于膀胱子宫陷凹

24. 第12肋斜过

A. 左肾后面的上部

B. 左肾前面的中部

C. 右肾后面的上部

D. 右肾后面的中部

E. 右肾前面的中部

25. 关于膀胱的叙述，正确的是

A. 膀胱底朝向下方

B. 膀胱底内面的膀胱三角区内，有许多黏膜皱襞

C. 膀胱三角的两个侧角间有横行的黏膜皱襞

D. 膀胱三角的下角为尿道内口

E. 成人膀胱呈三角形，下宽上窄

26. 关于女性尿道的叙述，错误的是

A. 长约5cm

B. 较男性尿道短、直、宽

C. 穿经尿生殖膈

D. 开口于阴道前庭的尿道外口

E. 尿道外口位于阴道口的后方

27. 关于输精管的叙述，错误的是

A. 是附睾管的延续

B. 连于睾丸的下端

C. 按走行全程分为4部分

D. 末段膨大称输精管壶腹

E. 输精管壶腹末端与精囊腺排泄管合并成射精管

28. 关于腹膜的叙述，错误的是

A. 是一层薄而光滑的浆膜

B. 衬于腹腔、盆腔壁内表面的腹膜称为壁腹膜

C. 覆盖于腹腔、盆腔脏器表面的腹膜称为脏腹膜

D. 壁腹膜和脏腹膜互相移行，共同围成腹膜腔

E. 男性、女性腹膜腔均为一封闭性腔隙

29. 关于男性尿道的叙述，正确的是

A. 可分为前列腺部、耻骨部和海绵体部

B. 临床上把其前列腺部称为前尿道

C. 全长共有两处狭窄，分别位于尿道内口和尿道外口

D. 其耻骨下弯是固定不可变的

E. 尿道外口周围有括约肌，收缩时可关闭尿道

30. 属于肾皮质的结构是

A. 肾柱　　　　　　　B. 肾小盏

C. 肾大盏　　　　　　D. 肾盂

E. 肾锥体

31. 关于肋膈隐窝的叙述，正确的是

A. 肋膈隐窝不属于胸膜腔

B. 是肋胸膜和纵隔胸膜移行处形成

C. 是肋胸膜和膈胸膜移行处形成

D. 深吸气时肺下缘可伸入到肋膈隐窝内

E. 肋膈隐窝内呈正压

32. 关于子宫的叙述，错误的是

A. 成人子宫呈前后略扁、倒置的梨形

B. 可分为体、峡、颈三部

C. 子宫颈下段突入阴道内

D. 子宫内腔分为子宫体腔和子宫颈管两部

E. 未产妇的子宫口为圆形

33. 关于卵巢的叙述，错误的是

A. 既是女性生殖腺，又是内分泌腺

B. 卵巢固有韧带内含有卵巢动、静脉

C. 被包于子宫阔韧带后层内

D. 呈内、外侧扁的卵圆形

E. 后缘游离

34. 关于脉管系统的叙述，正确的是

A. 由心、静脉、毛细血管和动脉组成

B. 由毛细血管、淋巴干和淋巴导管组成

C. 由静脉系统和淋巴系统组成

D. 由心血管系统和淋巴系统组成

E. 由心血管和淋巴器官组成

35. 关于心的叙述，正确的是

A. 位于胸腔中纵隔内

B. 心纵轴与身体中线平行

C. 约2/3在身体正中面右侧

D. 约1/3在身体正中面左侧

E. 前方为胸骨体和第2～6肋骨

36. 右心房有

A. 肺静脉口　　　　　　B. 肺动脉口

C. 心大静脉开口　　　　D. 心中静脉开口

E. 上、下腔静脉开口

37. 肺循环起于

A. 肺泡周围毛细血管

B. 右心房

C. 右心室

D. 左心房

E. 左心室

38. 关于颈内动脉的叙述，正确的是

A. 起自头臂干

B. 营养脑和视器

C. 经枕骨大孔入颅腔

D. 颅外有分支

E. 起自锁骨下动脉

39. 肱动脉在肘窝的摸脉点是在

A. 肱桡肌内侧

B. 肱桡肌外侧

C. 肱二头肌腱外侧

D. 肱二头肌腱内侧

E. 旋前圆肌内侧

40. 关于头静脉的叙述，正确的是

A. 是头部的重要浅静脉

B. 起于手背静脉网的尺侧

C. 沿肱二头肌的内侧沟上行

D. 注入肱静脉

E. 收纳手、前臂桡侧浅层结构的静脉血

41. 属于肝门静脉属支的是

A. 肾静脉　　　　　　　B. 脾静脉

C. 肝静脉　　　　　　　D. 卵巢静脉

E. 髂内静脉

42. 关于大隐静脉的叙述，正确的是

A. 起自足底静脉

B. 行经内踝后方

C. 小隐静脉是其属支

D. 注入腘静脉

E. 是人体最长的皮下静脉

43. 关于面静脉的叙述，错误的是

A. 起自内眦静脉

B. 在下颌角下方与下颌后静脉前支汇合

C. 注入颈内静脉

D. 有丰富的静脉瓣

E. 通过内眦静脉，经眼上静脉与颅内相交通

44. 静脉角位于

A. 颈内、外静脉汇合处

B. 左、右头臂静脉汇合处

C. 锁骨下静脉与颈内静脉汇合处

D. 锁骨下静脉与颈外静脉汇合处

E. 左、右椎静脉汇合处

45. 关于鼓室的叙述，正确的是

A. 前壁是颈静脉壁

B. 后壁是颈动脉壁

C. 外侧壁通外耳道

D. 内侧壁通肌咽鼓管

E. 上壁与颅中窝相邻

46. 睫状肌收缩时

A. 睫状小带松弛，晶体变凸，视近物

B. 睫状小带松弛，晶体变扁平，视远物

C. 睫状小带紧张，晶体变扁平，视近物

D. 睫状小带紧张，晶体变扁平，视远物

E. 睫状小带紧张，晶体变凸，视近物

47. 镫骨附着于

A. 前庭窗　　　　　　　B. 蜗窗

C. 鼓膜　　　　　　　　D. 蜗孔

E. 前庭水管内口

48. 关于内耳的叙述，错误的是

A. 由骨迷路和膜迷路组成

B. 骨迷路可分为前庭、骨半规管和耳蜗

C. 蜗窗位于前庭的外侧壁上

D. 骨迷路与膜迷路之间充满外淋巴，膜迷路内充满内

淋巴，内、外淋巴经蜗孔相交通

E. 骨半规管可分为前、后、外侧三个

49. 前庭蜗器包括

A. 骨半规管、前庭和耳蜗

B. 鼓室、乳突小房和咽鼓管

C. 外耳道、鼓膜、咽鼓管

D. 外耳、中耳和内耳

E. 前庭窗、蜗窗和听小骨

50. 分布于头面部皮肤感觉的神经是

A. 三叉神经、面神经和舌咽神经

B. 舌咽神经、舌下神经和迷走神经

C. 迷走神经、面神经和三叉神经

D. 面神经、舌下神经和三叉神经

E. 三叉神经、面神经、舌咽神经和迷走神经

51. 脊髓侧索横断，可导致断面以下

A. 同侧腱反射丧失

B. 同侧随意运动及深、浅感觉丧失

C. 同侧腱反射消失，触觉和压觉丧失

D. 同侧随意运动丧失及对侧痛、温觉障碍

E. 同侧痛、温觉全部丧失

52. 下列哪条神经损伤后可出现眼睑下垂

A. 滑车神经　　　　B. 展神经

C. 面神经　　　　　D. 动眼神经

E. 三叉神经

53. 腹腔神经节属于

A. 交感神经节　　　B. 感觉神经节

C. 副交感神经节　　D. 椎旁节

E. 脊神经节

54. 盆腔脏器的副交感节前纤维

A. 随迷走神经分支抵达盆腔脏器

B. 经内脏大神经抵达盆腔脏器

C. 经腰内脏神经抵达盆腔脏器

D. 经骶神经、盆内脏神经抵达盆腔脏器

E. 至骶部交感干神经节换神经元

55. 关于肋间神经的叙述，正确的是

A. 共计 12 对

B. 是脊神经前根

C. 只含支配肋间肌的运动纤维

D. 在肋间内、外肌之间，沿肋沟前行

E. 只含躯体感觉纤维

56. 内囊位于

A. 豆状核、尾状核和屏状核之间

B. 豆状核、尾状核和壳之间

C. 豆状核、尾状核和丘脑之间

D. 豆状核、丘脑和纹状体之间

E. 豆状核、尾状核和纹状体之间

57. 左侧内囊出血可出现

A. 左侧肢体痉挛性瘫痪

B. 左侧肢体弛缓性瘫痪

C. 右侧肢体痉挛性瘫痪

D. 右侧肢体弛缓性瘫痪

E. 双侧肢体痉挛性瘫痪

58. 与下肢运动有关的皮质区是

A. 中央前回的下部和中央旁小叶前部

B. 中央前回的下部和中央旁小叶后部

C. 中央前回的上部和中央旁小叶前部

D. 中央前回的上部和中央旁小叶后部

E. 中央前回的中部和中央旁小叶后部

59. 关于骨膜的叙述，正确的是

A. 覆盖于骨的全部表面

B. 由纤维结缔组织组成

C. 不含血管神经

D. 仅分布在骨髓腔内面

E. 仅分布在骨松质间隙内

60. 胸式呼吸吸气时

A. 肋前端上提，胸廓前后径加大

B. 肋前端下降，胸廓前后径减小

C. 肋前端下降，胸廓前后径加大

D. 肋前端上提，胸廓前后径减小

E. 肋前端上提，胸廓横径减小

61. 有鼻旁窦的骨是

A. 顶骨　　　　　　B. 鼻骨

C. 上颌骨　　　　　D. 枕骨

E. 腭骨

62. 开口于蝶筛隐窝的是

A. 上颌窦　　　　　B. 额窦

C. 筛窦中小房　　　D. 蝶窦

E. 筛窦后小房

63. 关于腱鞘的叙述，错误的是

A. 由腱纤维鞘和腱滑膜鞘组成

B. 腱系膜由腱纤维鞘形成

C. 腱由滑膜层包绕

D. 腱纤维鞘由深筋膜和骨膜构成

E. 腱鞘中有少量滑液，可减轻摩擦

64. 关于膈的叙述，错误的是

A. 有 3 个裂孔

B. 中心部为腱性结构

C. 迷走神经通过其食管裂孔

D. 收缩时，膈穹隆上升，助呼气

E. 胸导管通过其主动脉裂孔

65. 关于食管的叙述，错误的是

A. 于脊柱前方、气管后方下行

B. 上端于第 6 颈椎下缘平面续于咽

C. 分为颈、胸、腹三部

D. 第三处狭窄位于其末端与胃的贲门相接处

E. 第三处狭窄距中切牙约 40cm

66. 肝的上界在右锁骨中线相交于

A. 第 4 肋　　　　　B. 第 4 肋间隙

C. 第 5 肋　　　　　　D. 第 5 肋间隙

E. 第 6 肋

67. 关于肛管的叙述,错误的是

A. 是大肠的末段

B. 肛管上段有若干纵行黏膜皱襞

C. 在痔环处形成的痔为外痔

D. 白线相当于肛门内、外括约肌的分界处

E. 肛门内、外括约肌为平滑肌

68. 喉腔炎症时,易发生水肿的部位是

A. 喉前庭　　　　　　B. 喉中间腔

C. 喉室　　　　　　　D. 声门下腔

E. 声襞

69. 关于纵隔的叙述,错误的是

A. 位于两侧纵隔胸膜之间

B. 位于膈的上方

C. 它的前界是心包、心及与其相连的大血管根部

D. 可分为四部

E. 食管经过上纵隔和后纵隔

70. 不属于男性内生殖器的是

A. 附睾　　　　　　　B. 输精管

C. 尿道球腺　　　　　D. 前列腺

E. 阴囊

71. 关于肾的叙述,错误的是

A. 内侧缘中部凹陷称肾门

B. 肾门内通过肾动脉、肾静脉、肾盂、神经和淋巴

C. 第 12 肋越过左肾后面中部

D. 竖脊肌外缘与第 12 肋夹角称肾区

E. 右肾蒂较左侧长

72. 关于前列腺的叙述,错误的是

A. 位于膀胱与尿生殖膈之间

B. 前方为耻骨联合

C. 后方与直肠壶腹毗邻

D. 前列腺尖与膀胱颈邻接

E. 分泌液组成精液

73. 关于胰的叙述,错误的是

A. 是人体内大消化腺之一

B. 可分为头、体、尾三部

C. 可分泌胰液及胰岛素

D. 胰液及胰岛素经胰管排入十二指肠降部

E. 胰头被十二指肠所环抱

74. 关于房室结的叙述,正确的是

A. 是心肌收缩的起搏点

B. 位于室间隔的膜部

C. 位于室间隔的肌部

D. 通常由左冠状动脉供血

E. 位于房间隔下部右房侧心内膜深面

75. 关于左冠状动脉的叙述,正确的是

A. 起于主动脉弓

B. 分为前室间支和旋支

C. 分为前室间支和后室间支

D. 分支分布于室间隔的后 1/3

E. 旋支分布于右心室侧壁

76. 自大隐静脉脱落的栓子沿血流最后栓塞于

A. 心　　　　　　　　B. 肺

C. 脑　　　　　　　　D. 肝

E. 肾

77. 右心室流入道与流出道的分界是

A. 隔缘肉柱　　　　　B. 三尖瓣隔瓣

C. 室上嵴　　　　　　D. 前乳头肌

E. 后乳头肌

78. 关于肝门静脉的叙述,正确的是

A. 收集腹腔内全部成对脏器的静脉血

B. 收集腹腔内全部不成对脏器的静脉血

C. 多由肠系膜上、下静脉合成

D. 多由肠系膜下静脉和脾静脉合成

E. 多由肠系膜上静脉和脾静脉合成

79. 关于房水的叙述,错误的是

A. 充满于角膜与晶状体之间的腔隙中

B. 其循环途径是:后房—瞳孔—虹膜角膜角—前房—巩膜静脉窦

C. 最后汇入眼静脉

D. 虹膜角膜角的大小可影响其回流的速率

E. 有维持眼内压的作用

80. 关于外耳道的叙述,正确的是

A. 皮肤与骨疏松结合

B. 外 1/3 为软骨部,内 2/3 为骨部

C. 外 2/3 为软骨部,内 1/3 为骨部

D. 外 1/3 为骨部,内 2/3 为软骨部

E. 外 2/3 为骨部,内 1/3 为软骨部

81. 下列叙述中正确的是

A. 前庭阶、鼓阶内都充满了外淋巴

B. 前庭阶与鼓阶内的淋巴互不相通

C. 三个骨半规管通过 5 个孔开口于前庭前壁

D. 前、后骨半规管的壶腹脚合成一个总骨脚

E. 蜗轴发出骨螺旋板伸入膜蜗管内,将之分为上方的前庭阶和下方的鼓阶

82. 关于副神经的叙述,正确的是

A. 全部发自脊髓

B. 只支配胸锁乳突肌

C. 经枕骨大孔出颅

D. 一侧损伤,患者头不能向患侧回旋和向健侧侧屈

E. 双侧损伤,头不能仰

83. 关于舌下神经的叙述,正确的是

A. 经卵圆孔出颅

B. 为舌的感觉和运动神经

C. 由延髓脑桥沟出脑

D. 一侧损伤伸舌舌尖偏向患侧

E. 在颏舌肌外侧分支

84. 关于内脏运动神经的叙述，错误的是
    A. 低级中枢位于脊髓内
    B. 又名自主神经（也称植物神经）
    C. 调节内脏、心血管的运动和腺体的分泌
    D. 从低级中枢至所支配器官，除个别外，均需换神经元
    E. 分交感神经和副交感神经

85. 膝关节内侧半月板较外侧半月板更容易损伤的原因是
    A. 紧附于胫侧副韧带
    B. 屈膝时股骨内旋
    C. 腘肌不适当地牵拉
    D. 形态较小
    E. 运动时被前交叉韧带向后推挤

86. 患者，男，38岁，运动时扭伤踝关节，导致足不能内翻，最可能损伤的部位是
    A. 胫前肌腱
    B. 外侧韧带
    C. 胫后肌腱
    D. 下胫腓韧带
    E. 腓总神经

B1 型题

1. （共用备选答案）
    A. 舌扁桃体
    B. 腭扁桃体
    C. 咽鼓管扁桃体
    D. 咽扁桃体
    E. 咽侧索
    （1）位于扁桃体窝的是
    （2）位于鼻咽顶后壁黏膜下的是

2. （共用备选答案）
    A. 脊柱颈曲
    B. 脊柱胸曲
    C. 脊柱腰曲
    D. 脊柱骶曲
    E. 脊柱侧曲
    （1）使重心后移以便直立的是
    （2）曲度不可能变化的是

3. （共用备选答案）
    A. 具有关节唇
    B. 属于联合关节
    C. 属于复关节
    D. 可做环转运动
    E. 可做收、展运动
    （1）肘关节
    （2）颞下颌关节

4. （共用备选答案）
    A. 斜方肌上部纤维收缩
    B. 斜方肌下部纤维收缩
    C. 双侧斜方肌同时收缩
    D. 当肩胛骨固定时，一侧斜方肌收缩
    E. 当肩胛骨固定时，双侧斜方肌同时收缩
    （1）可使肩胛骨向脊柱中线靠拢的是
    （2）可使头后仰的是

5. （共用备选答案）
    A. 右心室
    B. 左心房
    C. 冠状窦
    D. 门静脉
    E. 下腔静脉
    （1）肝的血液经肝静脉注入
    （2）脾的静脉血经脾静脉注入

6. （共用备选答案）
    A. 蝶筛隐窝
    B. 鼻后孔
    C. 上鼻道
    D. 中鼻道
    E. 下鼻道
    （1）鼻泪管开口于
    （2）上鼻甲的后上方称

7. （共用备选答案）
    A. 二尖瓣
    B. 三尖瓣
    C. 主动脉瓣
    D. 肺动脉瓣
    E. 半月瓣
    （1）右房室口周缘附着的是
    （2）右心室出口周缘附着的是

8. （共用备选答案）
    A. 冠状窦口
    B. 肺动脉口
    C. 肺静脉口
    D. 主动脉口
    E. 主动脉窦口
    （1）开口于右心房的是
    （2）开口于左心房的是

9. （共用备选答案）
    A. 迷走神经
    B. 三叉神经
    C. 舌神经
    D. 面神经
    E. 舌下神经
    （1）支配镫骨肌的神经是
    （2）支配舌肌的神经是

10. （共用备选答案）
    A. 子宫底
    B. 子宫体
    C. 子宫颈阴道部
    D. 子宫颈阴道上部
    E. 子宫峡
    （1）妊娠期形成子宫下段的主要结构是
    （2）子宫上端圆凸部分是

11. （共用备选答案）
    A. 动眼神经
    B. 滑车神经
    C. 展神经
    D. 面神经
    E. 眼神经
    （1）支配上斜肌的神经是
    （2）支配眼轮匝肌的神经是

12. （共用备选答案）
    A. 颞横回
    B. 角回
    C. 海马旁回沟
    D. 距状沟两岸
    E. 缘上回
    （1）阅读中枢位于
    （2）视觉中枢位于

13.（共用备选答案）
　A. 腮腺　　　　　B. 下颌下腺
　C. 汗腺　　　　　D. 尿道球腺
　E. 胃腺
（1）面神经支配
（2）舌咽神经支配

14.（共用备选答案）
　A. 上肢纹理感
　B. 下肢深感觉
　C. 胸部触觉
　D. 面部触觉
　E. 下肢精细触觉
（1）楔束传导
（2）脊髓丘脑束传导

15.（共用备选答案）
　A. 咽鼓管　　　　B. 腭扁桃体
　C. 梨状隐窝　　　D. 扁桃体窝
　E. 会厌
（1）参与形成咽淋巴环的是
（2）与中耳有关系的结构是

16.（共用备选答案）
　A. 耳后、乳突区淋巴结
　B. 颈深部淋巴结上群
　C. 颈深部淋巴结下群
　D. 锁骨上淋巴结群左侧
　E. 锁骨上淋巴结群右侧
（1）食管、胃等器官的淋巴液为哪组淋巴结收集
（2）气管、胸膜、肺等处的淋巴液为哪组淋巴结收集

第二章　生物化学

A1/A2 型题

1. 关于 DNA 变性概念的叙述，错误的是
　A. 变性后 260nm 波长吸收不改变
　B. 变性时两条链解离
　C. 变性时二级结构被破坏
　D. 变性不伴有共价键断裂
　E. 加热可导致变性

2. 属于磷酸戊糖途径的主要产物之一的是
　A. NADPH　　　　B. FMN
　C. CoQ　　　　　D. cAMP
　E. ATP

3. 有关同工酶概念的叙述，错误的是
　A. 同工酶常由几个亚基组成
　B. 不同器官的同工酶谱不同
　C. 同工酶的理化性质不同
　D. 同工酶催化不同的底物反应
　E. 同工酶的免疫学性质不同

4. α－酮酸可转变生成的物质是
　A. CO_2 和 H_2O
　B. 营养必需脂肪酸
　C. 维生素 A
　D. 营养必需氨基酸
　E. 维生素 E

5. 琥珀酸氧化呼吸链不含有的组分是
　A. FMN　　　　　B. CoQ
　C. Cytc　　　　　D. Cytb
　E. Cytaa3

6. 细菌 RNA 聚合酶的 σ 亚基识别
　A. 增强子　　　　B. 启动子
　C. 隔离子　　　　D. 顺反子
　E. 复制子

7. 酶的比活力
　A. 表示酶催化某一反应的能力
　B. 表示酶的纯度
　C. 取决于温度和酶的浓度
　D. 等于达到最大反应速率时的底物浓度
　E. 等于酶蛋白每秒转换底物的分子数

8. 真核 RNA 聚合酶Ⅱ
　A. 存在于核仁
　B. 转录 tRNA 基因
　C. 转录 5SrRNA 基因
　D. 转录 RNA 基因
　E. 转录蛋白质编码基因

9. 蛋白质的可逆磷酸化是指
　A. 蛋白激酶催化的磷酸化是可逆的
　B. 蛋白磷酸酶催化的磷酸化是可逆的
　C. 蛋白激酶催化的去磷酸化是可逆的
　D. 蛋白磷酸酶催化的去磷酸化是可逆的
　E. 磷酸化和去磷酸化分别由蛋白激酶和蛋白磷酸酶完成

10. G 蛋白偶联受体包括
　A. 表皮生长因子受体　　B. β 受体
　C. 甲状腺素受体　　　　D. 类固醇受体
　E. 维生素 D 受体

11. 受体酪氨酸激酶包括
　A. 嗅神经元受体
　B. 视杆细胞受体
　C. 促甲状腺素受体
　D. 胰高血糖素受体
　E. 胰岛素受体

12. 以脱氧核糖核苷酸为基本组成单位的是
　A. DNA　　　　　B. 脂肪酸
　C. 核糖核酸　　　D. RNA
　E. 多糖

13. 在真核 DNA 复制时合成引物的是

    A. DNA 聚合酶Ⅰ   B. DNA 聚合酶Ⅱ

    C. DNA 聚合酶Ⅲ   D. DNA 聚合酶α

    E. DNA 聚合酶β

14. 逆转录的引物是

    A. mRNA   B. DNA

    C. tRNA   D. cDNA

    E. rRNA

15. RNA 聚合酶识别、结合并开始转录的位点是

    A. 真核基因启动子   B. 原核基因启动子

    C. 真核基因增强子   D. 原核基因增强子

    E. 复制起点

16. RNA 聚合酶Ⅱ的通用转录因子

    A. 是 RNA 聚合酶Ⅱ的亚基

    B. 为所有的基因转录所必需

    C. 为所有的真核基因转录所必需

    D. 主要功能是决定转录效率

    E. 主要功能是决定转录起点

17. GU – AG 规则用于

    A. 真核基因转录

    B. 原核基因转录

    C. 真核 mRNA 前体剪接

    D. 原核 mRNA 前体剪接

    E. RNA 编辑

18. 人体内氨的主要去路是

    A. 渗入肠道

    B. 在肝中合成尿素

    C. 经肾泌氨，随尿排出

    D. 生成谷氨酰胺

    E. 合成氨基酸

19. 一个操纵子通常含有

    A. 一个启动序列和一个编码基因

    B. 一个启动序列和数个编码基因

    C. 数个启动序列和一个编码基因

    D. 数个启动序列和数个编码基因

    E. 两个启动序列和数个编码基因

20. 逆转录的遗传信息流向是

    A. DNA→DNA   B. DNA→RNA

    C. RNA→DNA   D. RNA→蛋白质

    E. RNA→RNA

21. 肌肉中氨基酸脱氨的主要方式是

    A. 转氨基与嘌呤核苷酸循环的联合

    B. 谷氨酸氧化脱氨基作用

    C. 转氨基作用

    D. 鸟氨酸循环

    E. 转氨基与谷氨酸氧化脱氨基的联合

22. 在胆固醇逆向转运中起主要作用的血浆脂蛋白是

    A. IDL   B. HDL

    C. LDL   D. VLDL

    E. CM

23. 脂酰 CoA β 氧化反应的正确顺序是

    A. 脱氢、再脱氢、加水、硫解

    B. 硫解、脱氢、加水、再脱氢

    C. 脱氢、加水、再脱氢、硫解

    D. 脱氢、脱水、再脱氢、硫解

    E. 加水、脱氢、再硫解、再脱氢

24. 合成糖原时，葡萄糖基的直接供体是

    A. CDPG   B. UDPG

    C. 1 – 磷酸葡萄糖   D. GDPG

    E. 6 – 磷酸葡萄糖

25. DNA 受热变性时

    A. A280nm 增高   B. 磷酸二酯键断裂

    C. A260nm 增高   D. DNA 分子量变小

    E. GC 含量少，Tm 值大

26. 属于酸性氨基酸的是

    A. 谷氨酸   B. 丝氨酸

    C. 酪氨酸   D. 赖氨酸

    E. 苏氨酸

27. 维系蛋白质二级结构稳定的化学键是

    A. 盐键   B. 二硫键

    C. 肽键   D. 疏水作用

    E. 氢键

28. Hb α 亚基与 O_2 结合后产生变构效应，其结果是

    A. 促进其他亚基与 CO_2 结合

    B. 抑制其他亚基与 O_2 结合

    C. 促进其他亚基与 O_2 结合

    D. 促进 α 亚基与 O_2 结合，抑制 β 亚基与 O_2 结合

    E. 抑制 α 亚基与 O_2 结合，促进 β 亚基与 O_2 结合

29. 下列代谢物中，含高能磷酸键的是

    A. 3 – 磷酸甘油醛

    B. 1，3 – 二磷酸甘油酸

    C. 3 – 磷酸甘油酸

    D. 2 – 磷酸甘油酸

    E. 1，6 – 双磷酸果糖

30. "克隆"某一目的 DNA 的过程不包括

    A. 基因载体的选择与构建

    B. 外源基因与载体的拼接

    C. 重组 DNA 分子导入受体细胞

    D. 筛选并无性繁殖重组分子的受体细胞

    E. 表达目的基因编码的蛋白质

31. 嘌呤碱在体内分解的终产物是

    A. 次黄嘌呤   B. 黄嘌呤

    C. 别嘌呤醇   D. 氨、CO_2 和有机酸

    E. 尿酸

32. 目前认为基因表达调控的主要环节是

    A. 基因活化   B. 转录起始

    C. 转录后加工   D. 翻译起始

E. 翻译后加工

33. 合成血红素的原料是

A. 乙酰 CoA、甘氨酸、Fe^{2+}

B. 琥珀酰 CoA、甘氨酸、Fe^{2+}

C. 丙氨酰 CoA、甘氨酸、Fe^{3+}

D. 丙氨酰 CoA、组氨酸、Fe^{2+}

E. 草酰 CoA、丙氨酸、Fe^{2+}

34. 可被 Ca^{2+} 激活的是

A. PKA　　　　　　　B. PKG

C. PKC　　　　　　　D. RTK

E. G 蛋白

35. 相当于电泳分类法 α-脂蛋白的血浆脂蛋白是

A. CM　　　　　　　B. VLDL

C. IDL　　　　　　　D. LDL

E. HDL

36. 脂肪动员的限速酶是

A. 胰脂酶

B. 肝酯酶

C. 脂蛋白脂肪酶

D. 激素敏感性脂肪酶

E. 辅酯酶

37. 关于氧化磷酸化的叙述，错误的是

A. 物质在氧化时伴有 ADP 磷酸化生成 ATP 的过程

B. 氧化磷酸化过程存在于线粒体内

C. P/O 可以确定 ATP 的生成数

D. 氧化磷酸化过程有两条呼吸链

E. 电子经呼吸链传递至氧产生 3 分子 ATP

38. 在糖酵解和糖异生中均有作用的酶是

A. 己糖激酶

B. 磷酸丙糖异构酶

C. 丙酮酸激酶

D. 磷酸烯醇式丙酮羧激酶

E. 丙酮酸羧化酶

39. 有关同工酶的叙述，正确的是

A. 它们催化相同的化学反应

B. 它们的分子结构相同

C. 它们的理化性质相同

D. 它们催化不同的化学反应

E. 它们的差别是翻译后化学修饰不同的结果

40. DNA 和 RNA 共有的成分是

A. D-核糖　　　　　B. D-2-脱氧核糖

C. 鸟嘌呤　　　　　D. 尿嘧啶

E. 胸腺嘧啶

41. 关于 K_m 的意义，正确的是

A. K_m 越大，酶与底物亲和力越大

B. K_m 值与酶所催化的底物无关

C. K_m 值与酶的结构无关

D. K_m 值是 $V = 1/2V_{max}$ 时的酶浓度

E. K_m 值是 $V = 1/2V_{max}$ 时的底物浓度

42. 关于酶原与酶原激活的叙述，正确的是

A. 所有的酶在初合成时均以酶原形式存在

B. 酶原的激活是酶的共价修饰过程

C. 酶原的激活是酶被完全水解的过程

D. 酶原激活过程的实质是酶活性中心形成的过程

E. 酶原激活没有什么意义

43. 成熟红细胞的主要能量来源是

A. 2，3-BPG 支路　　　B. 脂肪酸 β 氧化

C. 糖的有氧氧化　　　　D. 糖酵解

E. 磷酸戊糖途径

44. 不属于初级结合型胆汁酸的是

A. 甘氨胆酸　　　　　　B. 甘氨脱氧胆酸

C. 牛磺鹅脱氧胆酸　　　D. 牛磺胆酸

E. 甘氨鹅脱氧胆酸

45. 通过自动获取或人为地供给外源 DNA 使受体细胞获得新的遗传表型，称为

A. 转化　　　　　　　　B. 转导

C. 转染　　　　　　　　D. 转座

E. 接合

46. 有关增强子的叙述，错误的是

A. 它是远离转录起始点的 DNA 序列

B. 它是增强启动子转录活性的顺式作用元件

C. 它是起正调节作用的反式作用因子

D. 它决定基因的时间、空间特异性因子

E. 发挥作用的方式通常与方向、距离无关

47. 经直接还原生成脱氧核苷酸的物质是

A. 核糖　　　　　　　　B. 核糖核苷

C. 一磷酸核苷　　　　　D. 二磷酸核苷

E. 三磷酸核苷

48. 体内氨的储存及运输的主要形式之一是

A. 谷氨酸　　　　　　　B. 酪氨酸

C. 谷氨酰胺　　　　　　D. 谷胱甘肽

E. 天冬酰胺

49. 能激活血浆中 LCAT 的载脂蛋白是

A. apo A I　　　　　　　B. apo A II

C. apo B　　　　　　　D. apo C

E. apo D

50. 呼吸链中能直接将电子传递给氧的成分是

A. CoQ　　　　　　　　B. Cytb

C. Cytaa3　　　　　　　D. Cytc

E. 铁硫蛋白

51. 关于酶的化学修饰调节特点的叙述，错误的是

A. 这类酶均具有无活性和有活性存在形式

B. 是由酶催化引起的共价键变化

C. 具有放大效应

D. 为一种慢速调节方式，难以应急

E. 磷酸化与脱磷酸是常见的修饰方式

52. 蛋白质一级结构中的主要化学键是
A. 氢键 　　　　　　　　 B. 盐键
C. 肽键 　　　　　　　　 D. 疏水作用
E. 范德华力

53. 脂肪酸 β 氧化的限速酶是
A. 脂酰 CoA 脱氢酶
B. 肉毒碱脂酰转移酶 I
C. 肉毒碱脂酰转移酶 II
D. 乙酰 CoA 羧化酶
E. β - 羟脂酰 CoA 脱氢酶

54. 关于 DNA 双螺旋模型的叙述，错误的是
A. 两条链的走向相反
B. 碱基配对是 A 与 G、C 与 T
C. 两条链皆为右手螺旋
D. 双螺旋中碱基对位于内侧
E. 维持双螺旋稳定依靠氢键和碱基堆积力

55. 基因表达是
A. 基因转录的过程
B. 基因翻译的过程
C. 基因转录和转录/翻译的过程
D. 基因复制的过程
E. 基因复制、转录和翻译的过程

56. 丙酮酸脱氢酶复合体中不包括的辅酶是
A. 硫辛酸 　　　　　　　 B. 辅酶 A
C. 生物素 　　　　　　　 D. FAD
E. NAD⁺

57. 生命活动中能量的直接供体是
A. 三磷酸腺苷 　　　　　 B. 脂肪酸
C. 氨基酸 　　　　　　　 D. 磷酸肌酸
E. 葡萄糖

58. 有关酮体的叙述，正确的是
A. 酮体是肝内脂肪酸分解的异常中间产物
B. 所有组织都可合成，但以肝中合成为主
C. 在肝中生成，但在肝外组织氧化利用
D. 产生过多的原因是肝功能障碍
E. 产生过多的原因是糖类摄入过多

59. 脂肪酸合成的原料乙酰 CoA 从线粒体转移至胞液的途径是
A. 三羧酸循环
B. 乳酸循环
C. 糖醛酸循环
D. 柠檬酸 - 丙酮酸循环
E. 丙氨酸 - 葡萄糖循环

60. 关于抑癌基因的叙述，正确的是
A. 具有抑制细胞增殖的作用
B. 与癌基因的表达无关
C. 缺失与细胞的增殖和分化无关
D. 不存在于人类正常细胞中
E. 肿瘤细胞出现时才表达

61. 胆汁酸合成的限速酶是
A. 1 - α - 羟化酶
B. 12 - α - 羟化酶
C. HMG - CoA 还原酶
D. HMG - CoA 合酶
E. 7 - α - 羟化酶

62. 真核生物 mRNA 前体的加工过程不包括
A. 5′末端加帽
B. 3′末端加多聚 A 尾
C. 甲基化修饰
D. 磷酸化修饰
E. 剪切去除内含子并连接外显子

63. 激活的 PKC 能磷酸化的氨基酸残基是
A. 酪氨酸/丝氨酸 　　　　 B. 酪氨酸/苏氨酸
C. 丝氨酸/苏氨酸 　　　　 D. 丝氨酸/组氨酸
E. 苏氨酸/组氨酸

64. 翻译起始复合物的组成是
A. DNA 模板 + RNA + RNA 聚合酶
B. DNA 蛋白 + 开链 DNA
C. 核蛋白体 + 蛋氨酰 tRNA + mRNA
D. 翻译起始因子 + 核蛋白体
E. 核蛋白体 + 起始 tRNA

65. 可在体内生成儿茶酚胺或黑色素的氨基酸是
A. 甲硫氨酸 　　　　　　 B. 色氨酸
C. 组氨酸 　　　　　　　 D. 谷氨酸
E. 酪氨酸

66. 蛋白质变性时未改变的结构是
A. 一级结构 　　　　　　 B. 二级结构
C. 三级结构 　　　　　　 D. 四级结构
E. 结构域

67. 关于细胞癌基因的叙述，正确的是
A. 存在于正常生物基因组中
B. 存在于 DNA 病毒中
C. 存在于 RNA 病毒中
D. 又称为病毒癌基因
E. 正常细胞含有即可导致肿瘤的发生

68. 关于 DNA 聚合酶的叙述，错误的是
A. 需模板 DNA 　　　　　 B. 需引物 RNA
C. 延伸方向为 5′→3′ 　　 D. 以 NTP 为原料
E. 具有 3′→5′外切酶活性

69. 人体内合成尿素的主要脏器是
A. 脑 　　　　　　　　　 B. 肌组织
C. 肾 　　　　　　　　　 D. 肝
E. 心

70. 原核生物 DNA 复制起始过程中，①DNA - pol III；②SSB；③引物酶；④解螺旋酶的作用，顺序是
A. ①、②、③、④ 　　　 B. ④、②、③、①
C. ③、①、②、④ 　　　 D. ①、④、③、②
E. ②、③、④、①

71. 胆汁中含量最多的有机成分是

A. 胆色素　　　　　　　B. 胆汁酸

C. 胆固醇　　　　　　　D. 磷脂

E. 黏蛋白

72. 具有受体酪氨酸蛋白激酶活性的是

A. 甲状腺素受体

B. 雌激素受体

C. 乙酰胆碱受体

D. 表皮生长因子受体

E. 肾上腺素受体

73. DNA 分子上能被 RNA 聚合酶特异结合的部位叫作

A. 外显子　　　　　　　B. 增强子

C. 密码子　　　　　　　D. 终止子

E. 启动子

74. 下列磷脂中，含有胆碱的是

A. 脑磷脂　　　　　　　B. 卵磷脂

C. 磷脂酸　　　　　　　D. 脑苷脂

E. 心磷脂

75. 核酸中核苷酸之间的连接方式是

A. $2'$，$3'$ - 磷酸二酯键

B. $2'$，$5'$ - 磷酸二酯键

C. $3'$，$5'$ - 磷酸二酯键

D. 糖苷键

E. 氢键

76. 属于亚氨基酸的是

A. 谷氨酸　　　　　　　B. 苏氨酸

C. 脯氨酸　　　　　　　D. 丝氨酸

E. 组氨酸

77. 关于别构调节，叙述正确的是

A. 受别构调节的酶多为单体酶

B. 代谢物与别构酶的活性中心可逆地结合

C. 代谢物与酶的别构部位可逆地结合

D. 代谢物与酶的别构部位不可逆地结合

E. 活性中心与别构部位在同一位点上

78. 下列不属于糖酵解关键酶的是

A. 己糖激酶

B. 葡萄糖激酶

C. 磷酸甘油酸激酶

D. 6 - 磷酸果糖激酶 - 1

E. 丙酮酸激酶

79. 关于重组 DNA 技术的叙述，错误的是

A. 质粒、噬菌体可作为载体

B. 限制性内切酶是主要工具酶之一

C. 重组 DNA 由载体 DNA 和目标 DNA 组成

D. 重组 DNA 分子经转化或转染可进入宿主细胞

E. 进入细胞内的重组 DNA 均可表达目标蛋白

80. 限制性内切酶是一种

A. 核酸特异的内切酶

B. DNA 特异的内切酶

C. DNA 序列特异的内切酶

D. RNA 特异的内切酶

E. RNA 序列特异的内切酶

81. 通常，生物氧化是指生物体内

A. 脱氢反应

B. 营养物氧化成 H_2O 和 CO_2 的过程

C. 加氧反应

D. 与氧分子结合的反应

E. 释放出电子的反应

82. 关于原癌基因特点的叙述，错误的是

A. 广泛存在于生物界

B. 基因序列高度保守

C. 其作用通过表达产物来实现

D. 基因处于静止或低表达状态

E. 所有原癌基因都有致癌性

83. 坏血病是由于缺乏

A. 维生素 C　　　　　　B. 维生素 B

C. 维生素 A　　　　　　D. 维生素 K

E. 维生素 D

B1 型题

1.（共用备选答案）

A. 维生素 B_1　　　　　B. 维生素 B_6

C. 烟酰胺　　　　　　　D. 泛酸

E. 四氢叶酸

（1）转氨酶的辅酶含有

（2）L - 谷氨酸脱氢酶的辅酶含有

2.（共用备选答案）

A. 辅阻遏蛋白　　　　　B. 操纵基因

C. CAP　　　　　　　　D. 阻遏蛋白

E. 启动子

（1）参与乳糖操纵子正性调控的蛋白因子是

（2）与辅阻遏物结合后才与操纵基因结合的成分是

3.（共用备选答案）

A. apo A I　　　　　　B. apo A II

C. apo B 100　　　　　D. apo C I

E. apo C II

（1）能作为 LPL 激活剂的是

（2）能被 HDL 受体识别的是

4.（共用备选答案）

A. AMP　　　　　　　　B. UMP

C. IMP　　　　　　　　D. GMP

E. CMP

（1）嘌呤核苷酸从头合成途径中先合成的前体是

（2）嘧啶核苷酸从头合成途径中直接合成的核苷酸是

5.（共用备选答案）

A. 双股 DNA 解链成两条单链 DNA

B. 解链的单股 DNA 恢复成双链

C. 50% 的 DNA 发生变性

D. DNA 和相应 mRNA 形成双链

E. 单股核苷酸链内形成局部螺旋

（1）属于 DNA 变性的是

（2）属于核酸杂交的是

6.（共用备选答案）

A. 胞液
B. 溶酶体
C. 内质网
D. 线粒体内膜
E. 线粒体基质

（1）脂肪酸 β 氧化酶系存在于

（2）酮体合成酶系存在于

7.（共用备选答案）

A. 糖酵解
B. 磷酸戊糖途径
C. 糖醛酸途径
D. 2，3 - DPG
E. 还原型谷胱甘肽

（1）调节红细胞中 Hb 与 O_2 的亲和力的是

（2）为成熟红细胞中提供 ATP 主要过程是

8.（共用备选答案）

A. cGMP
B. cAMP
C. CaM
D. DAG
E. IP_3

（1）参与激活蛋白激酶 C 的是

（2）有增加胞液 Ca^{2+} 水平作用的是

9.（共用备选答案）

A. F0 的 OSCP
B. F0 亚单位
C. F1 的 γ 亚基
D. F1 的 β 亚基
E. F1 的 ε 亚基

（1）ATP 合酶中构成跨膜 H^+ 通道的是

（2）结合 ADP 和 Pi，催化 ATP 合成的是

10.（共用备选答案）

A. 5′ - GCA - 3′
B. 5′ - GCG3′
C. 5′ - CCG - 3′
D. 5′ - ACG - 3′
E. 5′ - UCG - 3′

（1）可被 tRNA 反密码 5′ - TGC - 3′ 识别的密码是

（2）模板链序列 5′ - CGT - 3′ 转录的密码是

11.（共用备选答案）

A. CAP 结合区
B. 5′ - TTGACA
C. TATA 盒
D. 增强了结合蛋白
E. RNA 聚合酶Ⅱ

（1）属真核细胞顺式作用元件的是

（2）参与原核基因转录正性调控的是

12.（共用备选答案）

A. 6 - 磷酸果糖 - 1，6 - 双磷酸果糖
B. 1，3 - 二磷酸甘油酸 - 3 - 磷酸甘油酸
C. 丙酮酸 - 乳酸
D. 6 - 磷酸葡萄糖 - 6 - 磷酸果糖
E. 丙酮酸 - 乙酰 CoA

（1）需消耗 ATP 的过程是

（2）发生底物水平磷酸化的过程是

第三章　生理学

A1／A2 型题

1. 与 CO_2 呼出量关系最密切的肺功能指标是

A. 肺通气量
B. 肺活量
C. 肺泡通气量
D. 最大通气量
E. 用力呼气量

2. 用酒精给高热病人擦浴的散热方式是

A. 蒸发散热
B. 辐射散热
C. 不感蒸发散热
D. 传导散热
E. 对流散热

3. 下列细胞中，能分泌降钙素的是

A. 甲状腺滤泡细胞
B. 甲状旁腺细胞
C. 腺垂体细胞
D. 神经垂体细胞
E. 甲状腺滤泡旁细胞

4. 正常成人热量的基本需要量是

A. 25kcal/（kg·d）
B. 55kcal/（kg·d）
C. 45kcal/（kg·d）
D. 35kcal/（kg·d）
E. 15kcal/（kg·d）

5. 每克营养物质供能最高的是

A. 矿物质
B. 蛋白质
C. 膳食纤维
D. 糖类
E. 脂类

6. 因毛细血管通透性增加而致胸腔积液的疾病是

A. 肾病综合征
B. 肝硬化
C. 类风湿关节炎
D. 左心衰竭
E. 缩窄性心包炎

7. 醛固酮的作用不包括

A. 促进钠离子重吸收
B. 促进氯离子重吸收
C. 促进水重吸收
D. 促进钾离子分泌
E. 促进钙离子分泌

8. 神经元间非突触性化学传递的特点不包括

A. 无突触结构
B. 一对一的支配
C. 递质扩散距离远
D. 效应持续时间长
E. 需要相应受体产生效应

9. 总和形成脑电图的电位是

A. 突触后电位
B. 静息电位

C. 动作电位 　　　　D. 感受器电位

E. 诱发电位

10. 经典的肾上腺素传递方式属于

A. 远距离分泌 　　　　B. 旁分泌

C. 神经分泌 　　　　D. 自分泌

E. 腔分泌

11. 对肾小球有效滤过压影响最小的因素是

A. 肾小球毛细血管血压

B. 肾小管内压

C. 血浆胶体渗透压

D. 肾小囊内压

E. 肾血流量

12. 能增加冠脉血流量的最重要成分是

A. 二氧化碳 　　　　B. 乳酸

C. 缓激肽 　　　　D. 前列腺素

E. 腺苷

13. Na⁺ 泵的特点是

A. 可造成离子势能的储备

B. 腺苷酸环化酶提供能量

C. 泵出 Na⁺ 和泵入 K⁺ 交替进行

D. 泵出 K⁺ 和泵入 Na⁺ 的比例是 2∶3

E. Na⁺ 泵是膜上的腺苷酸环化酶

14. 副交感神经的作用是

A. 瞳孔扩大 　　　　B. 胃肠道活动减弱

C. 逼尿肌收缩 　　　　D. 骨骼肌血管舒张

E. 气道阻力减小

15. 下列哪一项不属于生长激素的作用

A. 增加蛋白合成 　　　　B. 加速脂肪分解

C. 使血糖升高 　　　　D. 促进大脑发育

E. 促进软骨的生长

16. 动脉血压降低时，可引起

A. 心迷走神经兴奋

B. 减压反射活动减弱

C. 颈动脉窦压力感受器兴奋

D. 主动脉体化学感受器兴奋

E. 心肌收缩能力增加

17. 微循环的主要功能是

A. 促进血液回流 　　　　B. 进行物质交换

C. 调节体温恒定 　　　　D. 贮存血量

E. 维持动脉血压

18. 胸内负压形成的主要原因是

A. 肺回缩力 　　　　B. 肺泡表面张力

C. 气道阻力 　　　　D. 吸气肌收缩

E. 呼气肌收缩

19. 兴奋性是指组织细胞的

A. 适应能力 　　　　B. 对刺激发生反应的能力

C. 作功能力 　　　　D. 收缩能力

E. 膜的物质转运能力

20. 细胞膜上的泵、通道和载体的共同点是

A. 转运脂溶性物质 　　　　B. 均消耗能量

C. 均是化学门控 　　　　D. 均是电压门控

E. 转运小分子物质或离子

21. 动脉瓣关闭标志着

A. 心房收缩期开始 　　　　B. 心房舒张期开始

C. 心室收缩期开始 　　　　D. 心室舒张期开始

E. 心舒期结束

22. 神经细胞绝对不应期中，钠通道处于

A. 失活状态 　　　　B. 备用状态

C. 激活状态 　　　　D. 复活状态

E. 适应状态

23. 特殊动力作用最强的食物是

A. 维生素 　　　　B. 糖

C. 脂肪 　　　　D. 混合型食物

E. 蛋白质

24. 导致肾小球滤过率降低的因素是

A. 血浆胶体渗透压减低

B. 囊内压减低

C. 肾小球毛细血管血压减低

D. 肾交感神经被抑制

E. 动脉血压从 180mmHg 降低到 80mmHg

25. 下列哪一项不属于突触传递的特征

A. 单向传播 　　　　B. 突触延搁

C. 兴奋节律的改变 　　　　D. 兴奋的总和

E. 不易疲劳

26. 肺内压与大气压相等的是

A. 吸气初和呼气初 　　　　B. 吸气末和呼气初

C. 呼气初和呼气末 　　　　D. 呼气末和吸气初

E. 呼气末和吸气末

27. 心室内压高于动脉压的时期是

A. 室舒期 　　　　B. 房缩期

C. 快速射血期 　　　　D. 室缩期

E. 等容收缩期

28. 生长激素的促生长作用依赖于

A. 肾上腺髓质激素介导

B. 生长激素介质的介导

C. 糖皮质激素的介导

D. 甲状腺激素的介导

E. 生长激素释放激素的介导

29. 可作为组织兴奋的标志是

A. 肌肉收缩 　　　　B. 腺体分泌

C. 静息电位 　　　　D. 产生动作电位

E. 神经冲动的传导

30. 胃酸进入小肠可促进

A. 胰液和胆汁的分泌 　　　　B. 胃液和唾液的分泌

C. 小肠和胃液的分泌 　　　　D. 促胃液素的分泌

E. 胃的运动和排空

31. 运动神经末梢释放的递质是

A. 乙酰胆碱　　　　　　B. 去甲肾上腺素

C. 肾上腺素　　　　　　D. 多巴胺

E. 5-羟色胺

32. ABO 血型系统的分型依据是

A. RBC 膜上有无 D 抗原

B. 血清中有无凝集素

C. RBC 膜上凝集原的有无和类型

D. 凝集素的类型

E. 凝血因子的类型

33. 内源性和外源性凝血的主要区别是

A. 发生在体内或体外

B. 发生在血管内或血管外

C. 需体内凝血因子或外加凝血因子

D. 血浆因子或组织因子

E. 激活因子 X 的途径不同

34. 一定范围内增加静脉回流量，可增加心脏

A. 心肌的收缩能力　　　B. 后负荷

C. 收缩的肌纤维能量　　D. 前负荷

E. 膜外 Na^+ 浓度

35. 通气/血流比值是指

A. 肺泡通气量和肺血流量比值

B. 肺通气量和肺血流量比值

C. 最大通气量和肺循环血流量比值

D. 潮气量和肺循环血流量比值

E. 用力呼气量和每分钟肺血流量比值

36. 心室肌收缩过程开始于动作电位的

A. 0 期　　　　　　　　B. 2 期初

C. 3 期初　　　　　　　D. 4 期初

E. 后电位

37. 动作电位升支超过 0mV 的部分称为

A. 去极化　　　　　　　B. 超极化

C. 复极化　　　　　　　D. 超射

E. 极化

38. 下列哪一项属于肾上腺素能纤维

A. 所有自主神经节前纤维

B. 大多数副交感节后纤维

C. 支配骨骼肌的运动神经纤维

D. 多数交感神经节后纤维

E. 汗腺和骨骼肌血管的交感神经纤维

39. 主动脉在维持舒张压方面的重要作用是

A. 口径大　　　　　　　B. 管壁厚

C. 血流速度快　　　　　D. 管壁的顺应性

E. 对血流的阻力小

40. 人体运动时导致血压升高，可引起

A. 外周血管收缩

B. 主动脉弓压力感受器抑制

C. 颈动脉窦压力感受器兴奋

D. 心迷走神经传出冲动减少

E. 心率加快

41. 房室瓣开放于

A. 心室充盈期初　　　　B. 等容收缩期初

C. 心室收缩期初　　　　D. 等容舒张期初

E. 心室舒张期初

42. 内源性凝血是指

A. 凝血因子 X 激活前　　B. 凝血因子 X 激活后

C. 凝血酶形成后　　　　D. 发生在体内

E. 凝血因子 XII 启动

43. 局部兴奋的产生是

A. 阈下刺激使细胞超极化

B. 阈下刺激引起 K^+ 外流

C. 神经细胞膜自动去极化

D. 阈下刺激使膜轻度去极化

E. 大量 Na^+ 通道开放所致

44. 兴奋性是指

A. 机体对刺激发生反应的能力

B. 机体接受刺激后的生理过程

C. 引起组织发生反应的环境变化

D. 神经、肌肉和腺体理化过程的改变

E. 肌肉收缩和腺体分泌

45. 安静时 K^+ 由膜内向膜外移动是通过

A. 单纯扩散　　　　　　B. 经通道易化扩散

C. 原发性主动转运　　　D. 经载体易化扩散

E. 继发性主动转运

46. 反射活动中最易发生疲劳的部位是

A. 感受器　　　　　　　B. 传入神经

C. 中枢的突触　　　　　D. 传出神经

E. 效应器

47. 实验中夹闭家兔双侧颈总动脉时可出现

A. 动脉血压降低

B. 颈动脉窦压力感受器兴奋

C. 窦神经传入冲动增多

D. 动脉血压升高

E. 血管舒张

48. 人类脑电波中的 α 波通常在何时出现

A. 清醒、安静、闭目

B. 清醒、安静、睁眼

C. 清醒、情绪紧张

D. 困倦或麻醉状态

E. 情绪紧张

49. 生长激素介质的作用是

A. 促进脑的发育　　　　B. 促进软骨生长

C. 促进脂肪代谢　　　　D. 刺激生长素分泌

E. 刺激肝细胞分化

50. 滤过分数是指

A. 肾血流量/心排血量

B. 肾血浆流量/肾血流量

C. 肾血流量/肾血浆流量

D. 肾小球滤过率/肾血流量

E. 肾小球滤过率/肾血浆流量

51. 小肠分节运动的主要作用是

A. 促进小肠的排空

B. 推进食糜向前运动

C. 使食糜与消化液充分混合

D. 有利于小肠容纳食糜

E. 防止小肠内容物进入大肠

52. 下列哪一项不增加胃酸的分泌

A. 生长抑素　　　　　B. 组胺

C. 乙酰胆碱　　　　　D. 胃泌素

E. 迷走神经

53. 最大呼气后肺内剩余气量为

A. 功能残气量　　　　B. 残气量

C. 潮气量　　　　　　D. 补吸气量

E. 补呼气量

54. 气体扩散的方式是

A. 主动转运　　　　　B. 单纯扩散

C. 经通道易化扩散　　D. 经载体易化扩散

E. 入胞作用

55. 静脉回心血量增多时，可引起

A. 心室后负荷减小　　B. 心室舒张期延长

C. 心室前负荷增加　　D. 心室充盈期缩短

E. 中心静脉压降低

56. 输血的原则是

A. 首选 O 型血

B. 首选 AB 型血

C. O 型血接收其他型血

D. 同型输血可不做交叉配血

E. 以供血者红细胞不被受血者血清凝集为主

57. 能使细胞去极化达阈电位的是

A. 阈刺激

B. K^+ 外流

C. ACh 受体阳离子通道开放

D. 电压门控通道开放

E. 化学门控通道开放

58. 呆小病是由于

A. 生长素不足　　　　B. 生长素介导不足

C. 先天性脑发育不良　D. 食物中缺少碘

E. 甲状腺激素不足

59. 维持躯体姿势的最基本反射是

A. 屈肌反射　　　　　B. 对侧伸肌反射

C. 腱反射　　　　　　D. 肌紧张反射

E. 翻正反射

60. 具有抗凝作用的物质是

A. 血小板因子　　　　B. 纤维蛋白原

C. 草酸盐　　　　　　D. 氯化钠

E. 氯化钙

61. 血浆晶体渗透压升高时可引起

A. 红细胞破裂　　　　B. 组织液生成减少

C. 红细胞皱缩　　　　D. 组织水肿

E. 组织液回流增多

62. 收缩压发生于

A. 等容收缩期末　　　B. 快速射血期末

C. 减慢射血期末　　　D. 收缩期末

E. 收缩期

63. 可提高射血分数的因素是

A. 心迷走神经兴奋　　B. 心交感神经兴奋

C. 大动脉血压升高　　D. 静脉血压降低

E. 交感缩血管神经兴奋

64. 反映心室去极化的心电波形是

A. P 波　　　　　　　B. QRS 波群

C. U 波　　　　　　　D. T 波

E. Q – T 间期

65. 下丘脑控制生物节律日周期节律的关键部位是

A. 外侧区　　　　　　B. 腹内侧区

C. 视前区　　　　　　D. 视交叉上核

E. 室旁核

66. 低 O_2 和 H^+ 浓度增加时呼吸增强的主要原因是

A. 直接兴奋呼吸中枢

B. 刺激外周化学感受器

C. 刺激中枢化学感受器

D. 兴奋肺牵张感受器

E. 刺激呼吸肌

67. 十二指肠内脂肪酸抑制胃液分泌主要通过

A. 肠抑胃素　　　　　B. 迷走 – 迷走反射

C. 促胃液素　　　　　D. 促胰液素

E. 肠 – 胃反射

68. 肺泡表面活性物质的特点是

A. 增加肺泡表面张力

B. 增加肺顺应性

C. 分布在胸膜脏层

D. 由肺泡 I 型细胞所分泌

E. 化学成分主要是蛋白质

69. γ – 运动神经元的功能是

A. 肌梭感受器敏感性降低

B. 肌梭的传入冲动减少

C. α – 运动神经元受抑制

D. 梭外肌舒张

E. 梭内肌收缩

70. 关于条件反射的叙述，错误的是

A. 经后天学习和训练形成

B. 在非条件反射基础上建立

C. 数量有限而固定的反射

D. 可以建立和消退

E. 是反射活动的高级形式

71. 下列哪一种激素分泌过多，导致向心性肥胖
    A. 生长激素   B. 胰岛素
    C. 糖皮质激素   D. 盐皮质激素
    E. 甲状腺激素

72. 正常生理状态下终尿的量主要取决于
    A. 肾小球的滤过功能
    B. 近端小管对水的重吸收量
    C. 滤过膜的通透性
    D. 远曲小管和集合管对水的重吸收量
    E. 髓袢对水的重吸收量

73. 有关近曲小管头端对 Na^+ 的重吸收，叙述正确的是
    A. 重吸收滤液中 30% 的 Na^+
    B. 有主动转运和被动转运两种方式
    C. 与葡萄糖、氨基酸转运无关
    D. 与 H^+ 的分泌逆向转运有关
    E. 受醛固酮的调节

74. 当人在寒冷环境中增加产热量的主要方式是
    A. 战栗   B. 代谢产热
    C. 肝脏代谢升高   D. 食物的特殊动力
    E. 情绪激动

75. 大量出汗时尿量减少的主要原因是
    A. 交感神经兴奋，肾血流量减少
    B. 血浆晶体渗透压增加，抗利尿激素分泌增多
    C. 血浆胶体渗透压增加，肾小球滤过降低
    D. 血容量减少，肾素 - 血管紧张素分泌增加
    E. 血浆晶体渗透压增加，醛固酮分泌增加

76. 排便反射的初级中枢位于
    A. 下丘脑   B. 中脑
    C. 延髓   D. 高位脊髓
    E. 脊髓腰骶部

77. 胃液的成分不包括
    A. 盐酸   B. 胃蛋白酶原
    C. 糜蛋白酶原   D. 黏液
    E. 内因子

78. 抑制胰岛素分泌的因素是
    A. 血糖升高   B. 氨基酸升高
    C. 胃肠激素分泌   D. 迷走神经兴奋
    E. 去甲肾上腺素

79. 正后电位是指细胞
    A. 静息电位之后的缓慢去极化
    B. 静息电位之后的缓慢超极化
    C. 锋电位之后缓慢的去极化
    D. 锋电位之后缓慢的复极化
    E. 锋电位之后缓慢的超极化

80. 有关胰液的分泌，错误的是
    A. 为无色的弱碱性液体
    B. 含水解酶、蛋白和脂肪消化酶

C. HCO_3^- 为消化酶提供最适 pH 环境
D. 胰蛋白酶原被 HCO_3^- 激活为胰蛋白酶
E. 每日分泌量约 1.5L

81. 关于脑和长骨的发育，最重要的激素是
    A. 甲状旁腺激素   B. 生长素
    C. 甲状腺激素   D. 性激素
    E. 肾上腺皮质激素

82. 局部电位的特征是
    A. 呈"全"或"无"式
    B. 各类细胞电位相同
    C. 电紧张传播
    D. 可远传
    E. 由阈刺激引发

83. 一次大量饮清水后尿量增加的原因主要是
    A. 抗利尿激素分泌减少   B. 醛固酮分泌减少
    C. 血浆胶体渗透压降低   D. 有效滤过压增高
    E. 肾血流量增多

84. 盆神经损伤造成的排尿障碍是
    A. 尿频   B. 尿失禁
    C. 尿潴留   D. 尿崩症
    E. 尿少

85. 脑内"生命中枢"存在的部位是
    A. 延髓   B. 脑桥
    C. 中脑   D. 下丘脑
    E. 大脑皮质

86. 女，35 岁，早饱、体重下降 1 年。每餐进食约 50g 固体食物即感上腹部饱胀而无法继续进食。胃镜检查：黏膜光滑、花斑，以红为主。该患者胃运动障碍主要为
    A. 胃体蠕动减弱
    B. 胃窦蠕动减弱
    C. 胃底容受性舒张障碍
    D. 胃排空延迟
    E. 幽门痉挛

87. 正常人白天活动时出现的脑电波是
    A. α 波   B. γ 波
    C. β 波   D. δ 波
    E. β′ 波

88. 关于肌紧张，错误的是
    A. 由缓慢和持续牵拉肌腱时引起
    B. 为多突触反射
    C. 表现为同一肌肉的所有运动单位同步收缩
    D. 受牵拉肌肉的紧张性收缩
    E. 维持机体姿势的最基本反射活动

89. 关于兴奋性突触传递的机制，错误的是
    A. 突触前膜发生去极化
    B. 突触前膜释放神经递质
    C. 递质与突触后膜上的特异性受体结合
    D. 突触后膜上发生超极化电位
    E. 突触后神经元轴突始段爆发动作电位

90. 糖皮质激素的作用是
- A. 增加外周组织对葡萄糖的利用
- B. 减少红细胞和淋巴细胞的数目
- C. 减弱脂肪酸的氧化，促进体内脂肪合成
- D. 促进 DNA 和蛋白质合成，使组织蛋白增多
- E. 增强机体抗伤害刺激的能力

91. 促进机体产热的最主要的激素是
- A. 生长素
- B. 胰岛素
- C. 糖皮质激素
- D. 肾上腺素
- E. 甲状腺激素

92. 在神经轴突膜两侧实际测得的静息电位
- A. 等于 K^+ 的平衡电位
- B. 等于 Na^+ 的平衡电位
- C. 略小于 K^+ 的平衡电位
- D. 略大于 K^+ 的平衡电位
- E. 接近于 Na^+ 的平衡电位

93. 平静吸气末胸膜腔内压
- A. 高于大气压
- B. 等于大气压
- C. 低于大气压
- D. 等于肺内压
- E. 高于肺内压

94. O 型血清与 AB 型红细胞相遇时
- A. 红细胞膜正常
- B. 发生凝集反应
- C. 发生血液凝固
- D. 出现红细胞肿胀
- E. 血沉加快

95. 内源性凝血与外源性凝血的分界线是
- A. 因子 X 激活前
- B. 因子 X 激活后
- C. 凝血酶形成后
- D. 纤维蛋白形成前
- E. 血管内外

96. 内脏痛的主要特征是
- A. 定位准确
- B. 属于快痛
- C. 对牵拉、痉挛、缺血等敏感
- D. 必有牵涉痛
- E. 对切割、烧灼等刺激敏感

97. 白细胞中具有免疫功能的细胞主要是
- A. 单核细胞
- B. 中性粒细胞
- C. 淋巴细胞
- D. 嗜酸性粒细胞
- E. 嗜碱性粒细胞

98. 下列哪一项不属于胃液的成分
- A. 盐酸
- B. 胃蛋白酶原
- C. 内因子
- D. 组胺
- E. 黏液

99. 肺泡表面张力的作用是
- A. 促进肺扩张
- B. 占肺回缩力的 1/3
- C. 降低肺的顺应性
- D. 防止肺水肿
- E. 防止肺萎缩

100. 心肌分为快、慢反应细胞的主要根据是
- A. 4 期自动除极的速度
- B. 动作电位复极化的速度
- C. 静息电位的幅度
- D. 0 期去极化速度
- E. 阈电位水平

101. 影响能量代谢最显著的是
- A. 肌肉活动
- B. 情绪激动
- C. 进食
- D. 思考问题
- E. 寒冷刺激

102. 高位脊髓受损的患者将导致
- A. 无尿
- B. 尿潴留
- C. 尿失禁
- D. 尿崩症
- E. 少尿

103. 尿中开始出现葡萄糖，意味着
- A. 血糖浓度在正常范围
- B. 血糖浓度低于肾糖阈
- C. 血糖浓度达到或超过肾糖阈
- D. 血糖浓度超过葡萄糖的最大转运率
- E. 血糖浓度达到葡萄糖的最大转运率

104. 局部反应的特征有
- A. 全或无现象
- B. 电紧张性传播
- C. 不发生叠加
- D. 跳跃式传导
- E. 可远传

105. 神经纤维动作电位去极相是
- A. 钠离子内流
- B. 钾离子内流
- C. 钙离子外流
- D. 氯离子内流
- E. 钠与钙离子内流

106. 心肌快反应细胞动作电位的特点是
- A. 0 期去极速度快
- B. 动作电位幅度大
- C. 不应期短
- D. 复极速度快
- E. 阈电位水平高

107. 提高心肌收缩力的因素是
- A. 去甲肾上腺素
- B. 肾上腺素
- C. 肾素
- D. 快速大量输液
- E. 动脉血压降低

108. 衡量肺最大通气潜力的重要指标是
- A. 功能残气量
- B. 深吸气量
- C. 潮气量
- D. 补吸气量
- E. 补呼气量

109. 引起肺泡回缩的主要因素是
- A. 支气管平滑肌收缩
- B. 肺泡表面张力
- C. 胸膜腔内压
- D. 大气压
- E. 肺内压

110. 关于促胃液素的叙述，正确的是
- A. 由胃体、胃底黏膜内 G 细胞合成分泌
- B. 盐酸和脂肪酸是刺激其释放的主要因素
- C. 促进胃酸和胃蛋白酶分泌
- D. 促进胃的排空
- E. 胃窦切除的患者促胃液素分泌不受影响

111. 食物的氧热价是指
- A. 1g 食物氧化时所释放的能量

B. 1g 食物燃烧时所释放的能量

C. 食物氧化消耗 1L 氧时所释放的能量

D. 氧化 1g 食物，消耗 1L 氧时所释放的能量

E. 1g 食物所含的能量

112. 细胞膜对物质被动转运是通过

A. 递质释放   B. 钠离子外流

C. 经载体易化扩散   D. 腺体分泌

E. 钾离子内流

113. 刺激是指

A. 使组织发生反应的环境条件变化

B. 使组织发生反应的阈值

C. 机体内环境条件变化

D. 使组织发生反应的强度

E. 神经 – 体液调节

114. 关于甲状旁腺激素（PTH）的作用，错误的是

A. 动员骨钙入血（溶骨），使血钙升高

B. 是调节血钙和血磷代谢最重要的激素

C. 促进肾小管对钙的重吸收

D. 促进近球小管对磷的重吸收，升高血磷

E. 促使 25 –（OH）D_3 转变成为 1，25 –（OH）$_2D_3$

115. 被动转运和主动转运的共同特点是

A. 消耗能量   B. 顺浓度梯度

C. 借助膜蛋白帮助   D. 转运的物质都是小分子

E. 转运的物质是脂溶性

116. 影响血流阻力的主要因素是

A. 血流速度   B. 血管长度

C. 血液黏滞性   D. 小动脉血管口径

E. 大动脉顺应性

117. 心电图上代表左右心房去极化过程的是

A. QRS 波群   B. T 波

C. P 波   D. Q – T 间期

E. P – R 间期

118. 对维持内环境稳态具有重要作用的是

A. 体液调节   B. 自身调节

C. 正反馈   D. 负反馈

E. 前馈

119. 肾小球滤过膜中，阻挡大分子物质滤过的主要屏障是

A. 肾小囊脏层足细胞足突

B. 肾小囊脏层足细胞胞体

C. 肾小囊脏层足细胞足突裂隙膜

D. 肾小球毛细血管内皮下基膜

E. 肾小球毛细血管内皮细胞

120. 小脑绒球小结叶受损后的表现是

A. 运动编程功能受损

B. 运动启动功能障碍

C. 肌肉精细运动受损

D. 身体平衡功能障碍

E. 运动协调功能受损

121. 垂体后叶储存的激素是

A. 抗利尿激素

B. 生长激素

C. 促肾上腺皮质激素

D. 促甲状腺激素

E. 泌乳素

122. 男，24 岁，不洁饮食后腹泻 2 天，心悸 1 天。心电图示频发提前发生的宽大畸形 QRS 波群，时限 > 0.12 秒。其最可能发生在心肌细胞的

A. 相对不应期   B. 快速复极初期

C. 有效不应期   D. 静息期

E. 超常期

123. 男，66 岁，上腹胀痛 10 余年。胃镜检查：胃体黏膜变薄，血管透见，皱襞稀疏。病理检查：胃体腺体萎缩。该患者不应出现的生理变化是

A. 胃蛋白酶分泌减少

B. 铁吸收减少

C. 维生素 B_{12} 吸收减少

D. 血清促胃液素降低

E. 胃酸分泌减少

124. 行主动转运的物质是

A. 二氧化碳   B. 维生素

C. 氨基酸   D. 递质

E. 激素

125. 某中学生，晚上走夜路时，遇到一条恶犬，当时内心十分恐惧，表现出心率加快、血压增高、呼吸加速和肌张力增强。这些生理反应说明活动增强的神经内分泌系统是

A. 下丘脑 – 垂体 – 甲状腺轴

B. 下丘脑 – 垂体 – 肾上腺皮质轴

C. 交感 – 肾上腺髓质轴

D. 下丘脑 – 垂体 – 性腺轴

E. 下丘脑 – 神经垂体轴系

B1 型题

1.（共用备选答案）

A. 0 期除极速度快   B. 无 1 期复极

C. 4 期自动除极   D. 无平台期

E. 复极时程短

（1）自律细胞的电活动主要特征是

（2）工作细胞的电活动主要特征是

2.（共用备选答案）

A. 肺弹性阻力   B. 胸廓弹性阻力

C. 气道阻力   D. 惯性阻力

E. 肺弹性纤维的回缩力

（1）肺顺应性主要反映的是

（2）维持单位时间内气体流量所需的压力差是指

3.（共用备选答案）

A. 腺垂体释放的促甲状腺激素的调节

B. 下丘脑 – 腺垂体 – 甲状腺反馈调节轴正常

C. 下丘脑促甲状腺激素释放激素的调节

D. Wolff – Chaikoff 效应

E. 交感神经的兴奋作用

（1）保持血中甲状腺激素的稳定，依靠

（2）过量碘产生的抗甲状腺聚碘作用是

4.（共用备选答案）

A. 气道阻力增大　　　　B. 肺泡容易扩张

C. 肺顺应性增大　　　　D. 肺泡表面张力增大

E. 肺活量增加

（1）肺泡表面活性物质分泌减少，将使

（2）迷走神经兴奋时

5.（共用备选答案）

A. 胃液的酸度和胃蛋白酶含量均高

B. 胃液的酸度和胃蛋白酶含量均低

C. 以胃蛋白酶含量增高为主

D. 以胃液的酸度增高为主

E. 胃液分泌的量较少

（1）进食动作引起胃液分泌的特点是

（2）食糜入胃引起胃液分泌的特点是

6.（共用备选答案）

A. 对阈上刺激不发生反应

B. 阈上刺激才能产生反应

C. 阈刺激能产生动作电位

D. 对阈下刺激可发生反应

E. 自动发放神经冲动

（1）可兴奋细胞发生兴奋的相对不应期内

（2）可兴奋细胞发生兴奋的绝对不应期内

7.（共用备选答案）

A. 脊髓　　　　　　　　B. 延髓

C. 中脑　　　　　　　　D. 下丘脑

E. 大脑皮质

（1）发汗反射中枢位于

（2）摄食行为调节中枢位于

（3）水平衡调节中枢位于

（4）体温调节中枢位于

8.（共用备选答案）

A. 去极化　　　　　　　B. 复极化

C. 超极化　　　　　　　D. 极化

E. 超射

（1）以静息电位为准，膜内电位负值增大的称为

（2）动作电位形成机制中 K^+ 外流引起

9.（共用备选答案）

A. 运动失语　　　　　　B. 失写症

C. 流畅失语症　　　　　D. 感觉失语症

E. 失读症

（1）Broca 区受损，引起

（2）额中回后部受损，引起

（3）Wernicke 区受损，引起

（4）颞上回后部，引起

（5）角回受损，引起

10.（共用备选答案）

A. 残气量　　　　　　　B. 肺活量

C. 功能残气量　　　　　D. 用力肺活量

E. 补呼气量

（1）反映肺一次最大通气能力的指标是

（2）一次最大吸气后，尽力尽快呼出的最大气体量是

11.（共用备选答案）

A. 辐射散热　　　　　　B. 传导散热

C. 对流散热　　　　　　D. 蒸发散热

E. 以上均正确

（1）运动出汗属于

（2）给高热患者用冰帽降温是通过增加

第四章　医学微生物学

A1/A2 型题

1. 病原体的侵袭力是指

A. 病原体的繁殖力

B. 病原体产生毒素的能力

C. 病原体的数量

D. 病原体的毒力

E. 病原体侵入机体并在机体内生长、繁殖的能力

2. 与血浆凝固酶阴性葡萄球菌无关的疾病是

A. 食物中毒

B. 败血症

C. 股骨头置换术后感染

D. 急性膀胱炎

E. 细菌性心内膜炎

3. 最容易发生变异的呼吸道病毒是

A. 甲型流感病毒　　　　B. 副流感病毒

C. 麻疹病毒　　　　　　D. 腮腺炎病毒

E. 呼吸道合胞病毒

4. 属于神经毒素的外毒素是

A. 霍乱肠毒素

B. 链球菌溶素

C. 破伤风痉挛毒素

D. 表皮剥脱毒素

E. 白喉外毒素

5. 正常情况下，机体有菌的部位是

A. 脑脊液　　　　　　　B. 骨骼

C. 肌肉　　　　　　　　D. 血液

E. 鼻腔

6. 青霉素对金黄色葡萄球菌的作用是
- A. 破坏磷壁酸
- B. 损伤细胞膜
- C. 与核糖体竞争性结合
- D. 抑制肽聚糖的合成
- E. 抑制菌体蛋白的合成

7. 现用乙肝疫苗含有的成分是
- A. HBcAg
- B. HBsAg
- C. HBeAg
- D. 抗 HBe
- E. 抗 HBs

8. 属于条件致病菌的是
- A. 乙型溶血性链球菌
- B. 肠产毒性大肠埃希菌
- C. 脆弱类杆菌
- D. 伤寒沙门菌
- E. 淋病奈瑟菌

9. 仅含有蛋白成分，不含核酸的感染因子称为
- A. 类病毒
- B. 拟病毒
- C. 朊粒（朊病毒）
- D. 缺损病毒
- E. DNA 病毒

10. 与"黑死病"有关的病原菌是
- A. 炭疽芽孢杆菌
- B. 鼠疫耶氏菌
- C. 白喉棒状杆菌
- D. 嗜肺军团菌
- E. 幽门螺杆菌

11. 关于流感病毒的致病性，不正确的为
- A. 甲型流感病毒的表面抗原易发生变异
- B. 甲型流感病毒的核蛋白抗原易发生变异
- C. 流感病毒通过空气飞沫传播
- D. 流感病毒一般不引起病毒血症
- E. 某些型别的禽流感病毒可感染人

12. 病毒的增殖方式是
- A. 复制
- B. 裂殖
- C. 二分裂
- D. 芽生
- E. 对数分裂

13. 可引起潜伏感染的病毒是
- A. 轮状病毒
- B. 脊髓灰质炎病毒
- C. 流感病毒
- D. 风疹病毒
- E. 巨细胞病毒

14. HBsAg（＋）、HBeAg（＋），说明
- A. 获得了免疫力
- B. 无传染性
- C. 肝炎恢复期
- D. 接种过疫苗
- E. 具有传染性

15. 潜伏感染是指
- A. 潜伏期长的感染
- B. 不出现临床症状的感染
- C. 病毒基因在体内持续复制，临床症状时好时坏
- D. 病毒基因在体内持续存在，被激活后复制引起临床症状
- E. 不出现临床症状，但时常从体内排出病毒

16. 特异性治疗破伤风可以应用
- A. OT
- B. PPD
- C. TAT
- D. BCG
- E. DPT 混合疫苗

17. 与链球菌超敏反应性疾病有关的致病因素是
- A. M 蛋白
- B. F 蛋白
- C. 脂磷壁酸
- D. 壁磷壁酸
- E. 肽聚糖

18. 细菌代谢产物中，与致病性无关的是
- A. 毒素
- B. 细菌素
- C. 热原质
- D. 血浆凝固酶
- E. 透明质酸酶

19. 关于高压蒸汽灭菌法，不正确的是
- A. 灭菌效果好，目前应用最广泛
- B. 常用于耐高温、耐湿物品的灭菌
- C. 可杀灭包括细菌芽孢在内的所有微生物
- D. 可破坏物品上的热原质
- E. 通常温度为 121.3℃

20. 与黄曲霉毒素有关的肿瘤是
- A. 肝癌
- B. 食管癌
- C. 结肠癌
- D. 子宫颈癌
- E. 鼻咽癌

21. 柯萨奇病毒可引起下列哪一种疾病
- A. 恐水症
- B. 肝炎
- C. 麻疹
- D. 病毒性心肌炎
- E. 带状疱疹

22. 外斐试验是诊断下列哪一种病原体常用的血清学方法
- A. 斑疹伤寒立克次体
- B. 沙眼衣原体
- C. 肺炎支原体
- D. 伤寒沙门菌
- E. 梅毒螺旋体

23. 属于非细胞型微生物的是
- A. 普氏立克次体
- B. 人类免疫缺陷病毒
- C. 肺炎支原体
- D. 梅毒螺旋体
- E. 白假丝酵母菌

24. 关于影响病毒致病作用的因素，哪一项是错误的
- A. 病毒对组织器官的亲嗜性
- B. 病毒对宿主细胞的杀伤作用
- C. 病毒引起的免疫病理损伤
- D. 机体接受抗生素的剂量与种类
- E. 机体对病毒的免疫力

25. 病毒基因插入宿主细胞基因称为
- A. 互补作用
- B. 交叉复活
- C. 多重复活
- D. 增强作用
- E. 整合作用

26. 以下哪一种病原微生物不能引起性病
- A. 梅毒螺旋体
- B. 沙眼衣原体
- C. 解脲支原体
- D. 风疹病毒
- E. 淋球菌

27. 直接涂片镜检没有辅助诊断意义的细菌是
- A. 金黄色葡萄球菌
- B. 白喉棒状杆菌

C. 结核分枝杆菌　　　　D. 产气荚膜梭菌

E. 脑膜炎奈瑟菌

C. 亚单位疫苗　　　　D. 基因工程疫苗

E. 多肽疫苗

28. 与人畜共患病有关的病原体不包括

A. 布氏菌　　　　　　B. 炭疽芽孢杆菌

C. 霍乱弧菌　　　　　D. 鼠疫耶氏菌

E. 钩端螺旋体

29. 关于 L 型细菌，正确的描述是

A. 质粒丢失的细菌　　B. 无核质的细菌

C. 细胞膜缺陷的细菌　D. 细胞壁缺陷的细菌

E. 无致病力的细菌

30. 培养真菌常用的培养基是

A. 巧克力色培养基　　B. 鉴别培养基

C. 选择培养基　　　　D. 疱肉培养基

E. 沙保弱培养基

31. 灭菌是指杀灭物体上的

A. 细菌　　　　　　　B. 病毒

C. 病原体　　　　　　D. 非病原体

E. 所有微生物

32. 给机体注射类毒素是属于下列哪一种类型的免疫

A. 自然主动免疫　　　B. 自然被动免疫

C. 人工主动免疫　　　D. 人工被动免疫

E. 非特异性免疫

33. 与空调病有关的病原体是

A. 嗜肺军团菌　　　　B. 肺炎链球菌

C. 肺炎衣原体　　　　D. 结核杆菌

E. 肺炎支原体

34. 正常人体肠道中数量最多的细菌是

A. 大肠埃希菌　　　　B. 变形杆菌

C. 粪链球菌　　　　　D. 无芽孢厌氧菌

E. 腐生葡萄球菌

35. 介导细菌间接合的物质是

A. 鞭毛　　　　　　　B. 普通菌毛

C. 性菌毛　　　　　　D. 中介体

E. 核糖体

36. 关于热原质，错误的叙述是

A. 大多由革兰阴性细菌产生

B. 是革兰阴性菌细胞壁中的脂多糖

C. 注入人体或动物体内能引起发热反应

D. 可被高压蒸汽灭菌破坏

E. 特殊石棉滤板可除去液体中大部分热原质

37. 荚膜的作用与

A. 细菌的运动有关

B. 细菌的致病力有关

C. 细菌的抵抗力有关

D. 细菌的分裂繁殖有关

E. 细菌的接合有关

38. 我国目前采用的狂犬病疫苗的类型是

A. 减毒活疫苗　　　　B. 灭活疫苗

39. 下列五种感染过程中最常见的是

A. 病原体被清除　　　B. 隐性感染

C. 显性感染　　　　　D. 病原携带状态

E. 潜伏性感染

40. 病毒与衣原体的不同点主要是

A. 只在活细胞内寄生　B. 可以通过滤器

C. 只含一种核酸　　　D. 可以感染动物和人

E. 可以形成包涵体

41. 关于抗毒素的描述，下列哪一项是正确的

A. 是外毒素经甲醛处理后获得

B. 可中和游离外毒素的毒性作用

C. 可中和与易感细胞结合的外毒素的毒性作用

D. 可中和细菌内毒素的毒性作用

E. 是细菌产生的代谢产物

42. 引起性病尖锐湿疣的病毒是

A. 巨细胞病毒

B. 单纯疱疹病毒

C. 人类免疫缺陷病毒

D. 人乳头瘤病毒

E. 狂犬病病毒

43. 结核菌素试验的原理是

A. Ⅰ型超敏反应　　　B. Ⅱ型超敏反应

C. Ⅲ型超敏反应　　　D. Ⅳ型超敏反应

E. 毒素和抗毒素的中和反应

44. 耐药性质粒是指

A. R 质粒　　　　　　B. F 质粒

C. Vi 质粒　　　　　　D. Col 质粒

E. r 决定因子

45. 不属于原核细胞型微生物的是

A. 立克次体　　　　　B. 细菌

C. 病毒　　　　　　　D. 支原体

E. 衣原体

46. 病毒入侵机体后最早产生的免疫物质是

A. SIgA　　　　　　　B. 干扰素

C. 补体结合抗体　　　D. 中和抗体

E. T 杀伤细胞

47. 流感病毒的 RNA 基因组分为几个片段

A. 2 个片段　　　　　B. 3 个片段

C. 4 个片段　　　　　D. 7 ~ 8 个片段

E. 11 个片段

48. 干扰素抗病毒的作用机制是

A. 阻碍病毒吸附于敏感细胞

B. 与病毒结合，阻止其穿入和脱壳

C. 直接抑制病毒的生物合成

D. 诱导细胞产生抗病毒蛋白

E. 干扰病毒的释放

49. 病毒特有的感染类型是
  A. 隐性感染   B. 显性感染
  C. 急性感染   D. 慢性感染
  E. 慢发病毒感染

50. 患者长期应用广谱抗生素后出现肠炎症状，应首先考虑到的致病菌是
  A. 大肠埃希菌   B. 金黄色葡萄球菌
  C. 幽门螺杆菌   D. 沙门菌
  E. 志贺菌

51. 传染性非典型性肺炎的病原体为
  A. 冠状病毒   B. 解脲脲原体
  C. 普氏立克次体   D. 恙虫病立克次体
  E. 钩端螺旋体

52. 属于专性需氧菌的是
  A. 大肠埃希菌
  B. 产气荚膜梭菌
  C. 金黄色葡萄球菌
  D. 结核分枝杆菌
  E. 脆弱类杆菌

53. 革兰阴性菌细胞壁中不含有的成分是
  A. 肽聚糖   B. 磷壁酸
  C. 脂蛋白   D. 脂多糖
  E. 特异性多糖

54. 关于 HCMV 致病性的说法，不正确的为
  A. 多为隐性感染   B. 可垂直传播
  C. 引起胎儿畸形   D. 可经输血传播
  E. 无潜在致瘤性

55. 作为乙型病毒性肝炎病毒感染者，哪一项指标是病毒复制的标志
  A. HBcAg   B. HBsAg
  C. HBeAg   D. 抗 HBe
  E. 抗 HBs

56. 大肠埃希菌 O157：H7 引起的腹泻的特点是
  A. 脓性便   B. 血样便
  C. 米泔水样便   D. 蛋花样便
  E. 黏液便

57. 与 EB 病毒感染无关的疾病是
  A. 鼻咽癌
  B. 淋巴组织增生性疾病
  C. 宫颈癌
  D. 非洲儿童恶性淋巴瘤
  E. 传染性单核细胞增多症

58. 关于志贺菌属细菌的叙述，不正确的是
  A. 对抗菌药物不敏感
  B. 无鞭毛、芽孢及荚膜
  C. 均能产生内毒素
  D. 分为 4 个群
  E. 革兰染色阴性

59. 有助于尖锐湿疣诊断的是
  A. 多量角化不全细胞
  B. 挖空细胞
  C. 表皮棘层肥厚
  D. 乳头状瘤样增生
  E. 角质层肥厚

60. 关于气性坏疽的致病菌产气荚膜梭菌的特点，叙述错误的是
  A. 有荚膜，无鞭毛
  B. 属于专性厌氧菌
  C. 革兰氏阳性短小杆菌
  D. 可有"汹涌发酵"现象
  E. 外毒素致病

B1 型题

1.（共用备选答案）
  A. 温和噬菌体   B. 毒性噬菌体
  C. 前噬菌体   D. 溶原性细菌
  E. L 型细菌
（1）整合在细菌染色体上的噬菌体核酸的是
（2）带有前噬菌体的细菌称为
（3）能使感染的细菌成为溶源性细菌的噬菌体是

2.（共用备选答案）
  A. 衣壳   B. 核心（核酸）
  C. 包膜   D. 壳粒
  E. 刺突
（1）控制病毒遗传和变异的结构是
（2）保护病毒核酸不受核酸酶破坏的结构是

3.（共用备选答案）
  A. HPV   B. HIV
  C. HBV   D. HTLV－Ⅰ
  E. EBV
（1）与宫颈癌有关的病毒是
（2）与鼻咽癌有关的病毒是
（3）与成人 T 淋巴细胞白血病有关的病毒是

4.（共用备选答案）
  A. 白喉毒素
  B. 志贺毒素
  C. 破伤风痉挛毒素
  D. 金黄色葡萄球菌肠毒素
  E. 霍乱肠毒素
（1）属于细胞毒素的是
（2）属于神经毒素的是

5.（共用备选答案）
  A. 消化道传播   B. 输血传播
  C. 虫媒传播   D. 呼吸道传播
  E. 直接接触传播
（1）甲型病毒性肝炎病毒（HAV）的主要传播途径是
（2）丙型病毒性肝炎病毒（HCV）的主要传播途径是
（3）流行性乙型脑炎病毒的主要传播途径是

6.（共用备选答案）

 A. 脊髓灰质炎病毒   B. 狂犬病病毒

 C. 沙眼衣原体   D. 梅毒螺旋体

 E. 白色念珠菌

（1）能引起人畜共患病的病原体为

（2）可导致胎儿畸形的病原体为

第五章　医学免疫学

A1/A2 型题

1. 反复输血的个体进行实体器官移植时易发生的现象是

 A. 异种移植排斥反应

 B. 慢性排斥反应

 C. 超急性排斥反应

 D. 自体移植排斥

 E. 急性排斥反应

2. 肿瘤细胞被细胞毒性 T 细胞杀伤的关键条件是

 A. 表达黏附分子

 B. 表达 MHC Ⅰ 类分子

 C. 表达 CD 分子

 D. 分泌细胞因子

 E. 表达 MHC Ⅱ 类分子

3. 不属于免疫缺陷病的疾病是

 A. X 连锁慢性肉芽肿病

 B. 艾滋病

 C. 遗传性血管神经性水肿

 D. 系统性红斑狼疮

 E. X 连锁无丙种球蛋白血症

4. 与黏膜免疫应答密切相关的免疫球蛋白是

 A. IgG   B. IgA

 C. IgE   D. IgD

 E. IgM

5. 可通过抗原非特异性方式杀伤病毒感染细胞的免疫细胞是

 A. 中性粒细胞   B. T 细胞

 C. B 细胞   D. 肥大细胞

 E. NK 细胞

6. 对肿瘤靶细胞具有特异性杀伤作用的细胞是

 A. 巨噬细胞   B. 中性粒细胞

 C. B 细胞   D. NK 细胞

 E. CTL 细胞

7. 关于 HLA Ⅱ 类分子的叙述，错误的是

 A. 主要存在于 B 细胞，抗原递呈细胞和活化的 T 细胞表面

 B. 对 Th 细胞的识别起限制作用

 C. 由人第六对染色体短臂上 HLA 复合体基因编码

 D. 由 α 和 β 两条糖肽链借非共价键连接组成

 E. 能与辅助受体 CD8 分子结合

8. 属 TI－Ag 的物质是

 A. 外毒素   B. 肺炎球菌夹膜多糖

 C. 牛血清清蛋白   D. 羊红细胞

 E. 卵清蛋白

9. 表达于成熟 B 细胞表面的 CD 分子是

 A. CD16   B. CD21

 C. CD28   D. CD64

 E. CD58

10. 可通过 ADCC 效应杀伤肿瘤细胞的抗体是

 A. IgM   B. IgG

 C. IgA   D. IgD

 E. IgE

11. MHC 是指

 A. 染色体上编码组织相容性抗原的一组紧密连锁基因群

 B. 染色体上编码次要组织相容性抗原的一组连锁基因群

 C. 染色体上编码主要组织相容性抗原的一组连锁基因群

 D. 染色体上编码移植抗原的一组连锁基因群

 E. 染色体上一组基因群

12. HLA Ⅰ 类分子存在于

 A. 所有白细胞表面

 B. B 细胞、巨噬细胞和活化 T 细胞表面

 C. 主要脏器组织细胞表面

 D. 有核细胞和血小板表面

 E. 淋巴细胞表面

13. 新生儿先天性胸腺缺陷，可导致

 A. 细胞免疫缺陷

 B. 抗体产生下降

 C. 细胞免疫缺陷，抗体产生正常

 D. 细胞免疫缺陷，抗体产生下降

 E. 细胞免疫正常，抗体产生下降

14. 细胞因子所不具备的生物学功能是

 A. 免疫调节作用   B. 刺激造血功能

 C. 诱导凋亡   D. 免疫黏附作用

 E. 介导炎症反应

15. 不参与 C_5 转化酶形成的补体成分是

 A. C_4 B. C_5

 C. C_3 D. C_2

 E. B 因子

16. 主要分布于表皮和小肠黏膜下的淋巴细胞是

 A. αβT 细胞   B. B_1 细胞

 C. NK 细胞   D. γδT 细胞

 E. B_2 细胞

17. 关于肿瘤免疫的叙述，正确的是
    A. 体液免疫在抗肿瘤免疫中起主要作用
    B. 细胞免疫在抗肿瘤免疫中起主要作用
    C. 静止与活化的巨噬细胞均能非特异杀伤肿瘤细胞
    D. 诊断主要依赖肿瘤特异性抗原的检测
    E. 临床采用细胞因子治疗肿瘤效果显著

18. 能维持 T 细胞在体外生长的细胞因子是
    A. IL－2   B. IL－4
    C. IL－6   D. IFN－α
    E. TNF－γ

19. 细胞因子所不具有的特性是
    A. 高效性   B. 特异性
    C. 多效性   D. 重叠性
    E. 网络性

20. 树突状细胞有别于其他 APC 的特点是
    A. 刺激活化的 T 细胞增殖
    B. 刺激初始 T 细胞增殖
    C. 刺激记忆 T 细胞增殖
    D. 刺激 $CD4^+$T 细胞增殖
    E. 刺激 $CD8^+$T 细胞增殖

21. 关于 TD－Ag，叙述正确的是
    A. 是指在胸腺中加工处理的抗原
    B. 可直接激活 B 细胞产生抗体
    C. 不能诱导产生免疫记忆
    D. 只能诱导产生 IgM 类抗体
    E. 既能引起细胞免疫应答，又能引起体液免疫应答

22. 与抗原结合后，激活补体能力最强的 Ig 是
    A. IgA   B. IgE
    C. IgM   D. IgG
    E. IgD

23. 异嗜性抗原的本质是
    A. 异种抗原   B. 共同抗原
    C. 改变的自身抗原   D. 同种异型抗原
    E. 半抗原

24. 人类的中枢淋巴器官是
    A. 阑尾   B. 淋巴结
    C. 骨髓   D. 腔上囊
    E. 扁桃体

25. 独特型抗原存在于
    A. MHC Ⅰ类分子的 α_1 区
    B. MHC Ⅱ类分子的 β_1 区
    C. MHC Ⅱ类分子的 α_1 区
    D. TCR、BCR 或 Ig 的 V 区
    E. CR、BCR 或 Ig 的 C 区

26. 机体免疫应答过高会导致
    A. 严重感染   B. 自身免疫病
    C. 肿瘤发生   D. 过敏性疾病
    E. 免疫缺陷病

27. CD28 主要表达于
    A. T 细胞   B. 巨噬细胞
    C. B 细胞   D. NK 细胞
    E. 中性粒细胞

28. 能与葡萄球菌 A 蛋白结合的 Ig 是
    A. IgM   B. IgG
    C. IgA   D. IgD
    E. IgE

29. 能与绵羊红细胞结合的 CD 分子是
    A. CD3   B. CD2
    C. CD4   D. CD28
    E. CD8

30. 属 Ⅰ 型超敏反应的疾病是
    A. 移植排斥反应   B. 新生儿溶血症
    C. 系统性红斑狼疮   D. 过敏性休克
    E. 传染性变态反应

31. 与 B 细胞活化第二信号产生密切相关的膜表面分子间的作用是
    A. B7 分子与 CD28 分子之间的相互作用
    B. CD4 分子与 MHC Ⅱ类分子间的相互作用
    C. CD40L 与 CD40 分子间的相互作用
    D. IL－2 与 IL－2R 间的相互作用
    E. BCR－IgA/IgB 复合物与抗原间的相互作用

32. DiGeorge 综合征的病因是
    A. 先天性胸腺发育不良
    B. 先天性骨髓发育不良
    C. 先天性补体缺陷
    D. 先天性白细胞缺陷
    E. 先天性吞噬细胞缺陷

33. 使用青霉素可引起的超敏反应包括
    A. Ⅰ 型超敏反应
    B. Ⅱ 型超敏反应
    C. Ⅲ 型超敏反应
    D. Ⅰ、Ⅱ、Ⅲ型超敏反应
    E. Ⅰ、Ⅱ、Ⅲ、Ⅳ型超敏反应

34. 癌胚抗原
    A. 只存在于某种肿瘤细胞表面
    B. 可用作肿瘤的特异性诊断标志
    C. 在所有肿瘤中均可查到
    D. 结合在细胞表面，不易脱落
    E. 对宿主无免疫原性

35. 新生儿溶血症可能发生于
    A. Rh^+ 母亲首次妊娠，胎儿血型为 Rh^+
    B. Rh^+ 母亲再次妊娠，胎儿血型为 Rh^+
    C. Rh^- 母亲再次妊娠，胎儿血型为 Rh^+
    D. Rh^- 母亲再次妊娠，胎儿血型为 Rh^-
    E. Rh^- 母亲首次妊娠，胎儿血型为 Rh^-

36. CD28 的配体是
    A. CD19   B. CD21

C. CD80 D. CD40

E. CD16

37. 用 ELISA 双抗体夹心法检测血清中甲胎蛋白（AFP），应选择的固相包被物是

A. 已知 AFP B. 酶标记 AFP

C. 抗 AFP 抗体 D. 酶标记抗 AFP 抗体

E. 待检测血清

38. 流感病毒的中和抗体是针对哪一种抗原的抗体

A. 核蛋白 B. M 蛋白

C. HA D. NA

E. HA 和 NA

39. B 细胞识别的抗原表位是

A. 构象决定基

B. 顺序决定基

C. 构象决定基和顺序决定基

D. APC 加工提呈的抗原肽

E. 由 12～17 个氨基酸残基组成的抗原肽

40. 补体固有成分中，含量最高的是

A. C1 B. C4

C. C3 D. C5

E. C9

41. HLA 分子多态性的主要原因是

A. HLA 基因是复等位基因

B. HLA 分子可以裂解

C. HLA 基因高度易变

D. HLA 基因发生有效重组机会较多

E. 连锁不平衡

42. CTLA – 4 的配体是

A. CD28 B. CD79l/CD79b

C. CD80/CD86 D. CD40L

E. CD44

43. 关于免疫调节作用，错误的叙述是

A. 免疫调节包括正调节与负调节

B. 免疫调节仅在免疫系统内进行

C. 神经内分泌系统参与免疫调节

D. 高浓度抗体参与体液免疫调节作用

E. 独特型网络在免疫调节中起重要作用

44. 既有过敏毒素作用又有趋化作用的补体活性片段是

A. C2a B. C3a

C. C4a D. C5a

E. C5b67

45. 下列叙述中，错误的是

A. 宿主抗移植物反应的超急性排斥反应多因 ABO 血型抗体或 MHCI 类分子的抗体引起

B. 宿主抗移植物反应的慢性排斥反应中，移植物的主要病变是纤维化

C. 宿主抗移植物反应的急性排斥反应中，主要是细胞免疫应答所介导

D. 宿主抗移植物反应的急性排斥反应是骨髓移植的主

要障碍

E. 移植物抗宿主反应是移植物中的免疫细胞对宿主成分的免疫应答

46. CD8 分子表达于

A. 细胞毒性 T 细胞 B. 单核细胞

C. B 细胞 D. 肥大细胞

E. 巨噬细胞

47. 哪一种情况与自身免疫性疾病的发生无关

A. 隐蔽抗原的释放

B. 某些与自身组织成分具有共同抗原性的微生物感染

C. 自身组织或器官 MHC – Ⅱ 类抗原的异常表达

D. 长期使用广谱抗生素

E. 机体免疫系统功能失常

48. Ⅰ 型超敏反应中发挥重要作用的抗体类型是

A. IgG B. IgA

C. IgM D. IgE

E. IgD

49. 属 Ⅱ 型超敏反应的疾病是

A. Arthus 反应

B. Graves 病（甲状腺功能亢进症）

C. 花粉症

D. 血清病

E. 接触性皮炎

50. B 细胞与 Th 细胞相遇和激活的部位主要在

A. 血液循环中

B. 淋巴循环中

C. 外周免疫器官的胸腺依赖区

D. 外周免疫器官的胸腺非依赖区

E. 外周免疫器官的髓质区

51. 特异性细胞免疫的效应细胞是

A. Th1 细胞和 Th2 细胞

B. Th1 细胞和 Th0 细胞

C. Th1 细胞和 CTL 细胞

D. Th2 细胞和 CTL 细胞

E. Th2 细胞和 Th3 细胞

52. 初始 T 细胞是

A. 抗原活化过的 T 细胞

B. 未接触过抗原的静止状态的 T 细胞

C. 具有记忆功能的 T 细胞

D. TCR 高度均一的 T 细胞

E. 表达高亲和力 IL – 2 受体的 T 细胞

53. 解除免疫耐受的方法是

A. 注射大量耐受原

B. 注射糖皮质激素

C. 切除动物胸腺

D. 注射与耐受原有共同抗原决定簇的抗原

E. 以亚致死量 X 线照射动物

54. 位于抗原分子表面，易被 BCR 或抗体识别结合的表位称

A. 独特型决定基 B. 顺序决定基

C. 功能性抗原决定基　　　　D. 隐蔽性抗原决定基

E. 抗原决定基

55. B 细胞表达的 CD 分子是
- A. CD2
- B. CD16
- C. CD19
- D. CD28
- E. CD8

56. 不表达 HLA Ⅱ类分子的细胞是
- A. 中性粒细胞
- B. 活化的 T 细胞
- C. 胸腺上皮细胞
- D. B 细胞
- E. 树突状细胞

57. 具有免疫记忆功能的细胞是
- A. NK 细胞
- B. 巨噬细胞
- C. T 细胞
- D. 中性粒细胞
- E. B_1 细胞

58. 下列叙述，不正确的是
- A. 患者血中检出高滴度特异型 IgM，说明有近期感染
- B. IgM 在防止菌血症发生中起重要作用
- C. IgM 激活补体的能力强于 IgG
- D. IgM 为巨球蛋白
- E. IgM 可介导 ADCC 作用

59. B 细胞所不具有的表面标记是
- A. Fcγ 受体
- B. EB 病毒受体
- C. MHC Ⅱ类分子
- D. C3b 受体
- E. CD3 分子

60. 胸腺依赖性抗原是指
- A. 在胸腺中产生的抗原
- B. 能直接激活 B 细胞产生体液免疫应答的抗原
- C. 不能刺激机体产生免疫记忆细胞的抗原
- D. 只能引起细胞免疫应答的抗原
- E. 只有在 T 细胞辅助下，才能激活 B 细胞产生体液免疫应答的抗原

61. 对人体而言，ABO 血型抗原是
- A. 异种抗原
- B. 自身抗原
- C. 异嗜性抗原
- D. 共同抗原
- E. 同种异型抗原

62. 能与绵羊红细胞形成花结的免疫细胞是
- A. T 细胞
- B. B 细胞
- C. 巨噬细胞
- D. 肥大细胞
- E. 嗜酸粒细胞

63. 关于细胞因子的叙述，正确的是
- A. 一种细胞因子有多种生物学活性
- B. 细胞因子均由一条肽链组成
- C. 细胞因子间无相互作用
- D. 细胞因子的作用受 MHC 限制
- E. 具有高度特异性

64. 可表达归巢受体的细胞是
- A. 树突状细胞
- B. 记忆 T 细胞
- C. 红细胞
- D. 巨噬细胞

E. 中性粒细胞

65. 主要由自身反应性 T 细胞介导的自身免疫疾病是
- A. 肺出血肾炎综合征
- B. 桥本甲状腺炎
- C. 免疫性血小板减少性紫癜
- D. 重症肌无力
- E. 胰岛素依赖型糖尿病

66. 获得性免疫缺陷综合征患者主要受损的靶细胞是
- A. $CD8^+$ T 细胞
- B. B_1 细胞
- C. $CD4^+$ T 细胞
- D. NK 细胞
- E. B_2 细胞

67. 男，23 岁，头晕、乏力 1 个月，加重伴鼻出血 3 天。查体：贫血貌，全身皮肤散在出血点，浅表淋巴结未触及肿大，心肺及腹部未见异常。实验室检查：Hb 75g/L，WBC 1.2×10^9/L，PLT 15×10^9/L，网织红细胞 0.002，该患者可能的免疫异常是
- A. $CD4^+$ T 细胞比例降低
- B. $CD8^+$ T 细胞比例增高
- C. TNF 水平降低
- D. 补体降低
- E. $\gamma\delta TCR^+$ T 细胞比例降低

68. 引发超敏反应的抗原是
- A. 同种异型抗原
- B. 异嗜性抗原
- C. 耐受原
- D. 超抗原
- E. 变应原

B1 型题

1.（共用备选答案）
- A. 自体移植
- B. 同种同基因移植
- C. 同种异基因移植
- D. 异种移植
- E. 骨髓移植

（1）遗传结构完全相同或非常相似的个体之间的移植称为

（2）异卵双生子之间的移植称为

（3）不同物种个体之间的移植称为

2.（共用备选答案）
- A. 玻片凝集法
- B. 试管凝集法（肥达试验）
- C. 抗人球蛋白试验（Coombs 试验）
- D. 间接乳胶凝集试验
- E. 免疫比浊法

（1）类风湿因子测定可选用

（2）伤寒病诊断可选用

3.（共用备选答案）
- A. CD28
- B. CD4
- C. LFA－3
- D. LFA－1
- E. LFA－2

（1）T 细胞表面能与 APC 表面 B7 结合的分子是

（2）T 细胞表面能与 APC 表面 LFA－3 结合的分子是

（3）T 细胞表面能与 APC 表面 ICAM – 1 结合的分子是

4.（共用备选答案）

　A. 成熟红细胞　　　　　　B. 淋巴细胞

　C. 血小板　　　　　　　　D. 胸腺上皮细胞

　E. 树突状细胞

（1）可表达 HLA Ⅰ类分子的无核细胞是

（2）不表达 HLA Ⅰ类和Ⅱ类分子的细胞是

（3）专职性抗原提呈细胞是

5.（共用备选答案）

　A. IL – 1　　　　　　　　B. IL – 4

　C. IL – 8　　　　　　　　D. TGF – β

　E. TNF – β

（1）作为前炎症细胞因子，可刺激内皮细胞分泌趋化因子的是

（2）对中性粒细胞具有趋化和活化作用的是

（3）诱导肿瘤细胞凋亡的是

6.（共用备选答案）

　A. 干扰素　　　　　　　　B. 卡介苗

　C. 疫苗　　　　　　　　　D. 免疫效应细胞

　E. 免疫毒素

（1）用于肿瘤免疫导向治疗的是

（2）用于肿瘤非特异性主动免疫治疗的是

（3）用于肿瘤特异性主动免疫治疗的是

7.（共用备选答案）

　A. CD8$^+$ CTL　　　　　　B. CD4$^+$ Th1

　C. IgM　　　　　　　　　D. SIgA

　E. IgG

（1）能清除感染细胞内病毒的免疫因素是

（2）可以阻止病毒从局部黏膜入侵的免疫因素是

（3）能通过胎盘，防止新生儿病毒感染的免疫因素是

8.（共用备选答案）

　A. 接触性皮炎

　B. 新生儿溶血病

　C. 支气管哮喘

　D. 荨麻疹

　E. 链球菌感染后肾小球肾炎

（1）属于Ⅱ型超敏反应导致的疾病是

（2）属于Ⅳ型超敏反应导致的疾病是

第六章　病理学

A1/A2 型题

1. 关于慢性肾盂肾炎，叙述正确的是

　A. 肾弥漫性颗粒状　　　　B. 肾肿大、苍白

　C. 肾表面散在出血点　　　D. 肾不对称性缩小

　E. 肾弥漫性肿大

2. 不会出现肉芽肿性病变的疾病是

　A. 结节病　　　　　　　　B. 细菌性痢疾

　C. 结核病　　　　　　　　D. 血吸虫病

　E. 伤寒

3. 符合早期胃癌诊断条件的是

　A. 肿瘤仅限于胃窦　　　　B. 癌未累及肌层

　C. 肿瘤直径小于 0.5cm　　D. 黏膜皱襞消失

　E. 肿瘤直径小于 1cm

4. 男，30 岁，颈部包块 6 个月。查体：甲状腺右叶可触及直径 2cm 质硬结节。B 超检示：甲状腺右叶下极实性结节，2cm×1.5cm，边界不规则，内可见细小钙化。行穿刺活检，最可能的病理类型是

　A. 鳞癌　　　　　　　　　B. 滤泡状癌

　C. 未分化癌　　　　　　　D. 乳头状癌

　E. 髓样癌

5. 男，56 岁。上腹胀痛不适 10 年，常于进食后半小时加重，可自行缓解。近 3 个月来体重减轻 5kg，胃镜检查示胃小弯侧直径 3cm 溃疡病灶，取活组织标本行病理检查。能够诊断溃疡病灶属恶性的病理形态学依据是

　A. 细胞浆出现空泡　　　　B. 胞浆黏液明显增多

　C. 细胞核大小一致　　　　D. 核仁清楚

　E. 细胞异型性明显

6. 女性，20 岁，夏天去郊外采摘、品尝蔬果，次日发热、腹痛、腹泻。其肠道炎症的病理类型是

　A. 浆液性炎　　　　　　　B. 纤维素性炎

　C. 化脓性炎　　　　　　　D. 出血性炎

　E. 肉芽肿性炎

7. 男性，37 岁，间断便血 10 年，肠镜发现结肠多发息肉，直径 0.5~3.0cm，有结肠性腺瘤性息肉病家族史。该患者最可能存在的胚系基因突变是

　A. P53　　　　　　　　　B. Brca – 1

　C. APC　　　　　　　　　D. EGFR

　E. HER2

8. 女性，24 岁，盆腔 B 超发现右附件囊实性肿物 7cm×5cm。手术切除肿物，病理组织学检查：镜下见成熟的皮肤、毛囊、汗腺、脂肪、软骨、纤毛柱状上皮。符合本病的诊断是

　A. 无性细胞瘤　　　　　　B. 错构瘤

　C. 成熟性畸胎瘤　　　　　D. 转移瘤

　E. 卵黄囊瘤

9. 男性，30 岁，双颈部淋巴结肿大伴发热、盗汗、乏力 4 个月。淋巴结活检病理：淋巴结结构破坏，可见淋巴细胞、巨噬细胞、粒细胞等多种反应性细胞及典型的 **Reed – Sternberg 细胞（**R – S 细胞**），符合本病的诊断是**

　A. 颈淋巴结结核　　　　　B. 结节病

　C. 淋巴结反应性增生　　　D. Burkitt 淋巴瘤

E. 霍奇金淋巴瘤

10. 微血栓的主要成分是

    A. 红细胞　　　　　　　　B. 血小板

    C. 血小板梁　　　　　　　D. 白细胞

    E. 纤维素

11. 心肌梗死的合并症不包括

    A. 乳头肌功能失调　　　　B. 心脏破裂

    C. 心瓣膜病　　　　　　　D. 附壁血栓形成

    E. 室壁瘤

12. 诊断霍奇金淋巴瘤最主要的形态学依据是

    A. 巨噬细胞　　　　　　　B. T 淋巴细胞

    C. B 淋巴细胞　　　　　　D. R－S 细胞

    E. 免疫母细胞

13. 梗死是指组织细胞

    A. 缺氧性坏死

    B. 中毒性坏死

    C. 营养缺乏性坏死

    D. 因血管阻塞引起的缺血性坏死

    E. 感染性坏死

14. 下列来源于间叶组织的恶性肿瘤是

    A. 平滑肌瘤　　　　　　　B. 淋巴瘤

    C. 纤维腺瘤　　　　　　　D. 神经鞘瘤

    E. 乳头状瘤

15. 急性炎症过程中，下列哪一种变化最先发生

    A. 静脉性充血　　　　　　B. 动脉性充血

    C. 细动脉痉挛　　　　　　D. 白细胞附壁

    E. 液体渗出

16. 下列属于增生性炎症的疾病是

    A. 感染性心内膜炎

    B. 支气管肺炎

    C. 伤寒

    D. 细菌性痢疾

    E. 病毒性肝炎

17. 关于血栓形成的条件不包括

    A. 心血管内膜损伤　　　　B. 血小板激活

    C. 血流缓慢　　　　　　　D. 血液凝固性增高

    E. 纤维蛋白溶酶活化

18. 容易发生贫血性梗死的器官是

    A. 心、肺、肾　　　　　　B. 心、脾、肾

    C. 肾、肺、肠　　　　　　D. 肺、肠、脾

    E. 心、肠、肾

19. 减压病引起的栓塞为

    A. 气体栓塞　　　　　　　B. 血栓栓塞

    C. 羊水栓塞　　　　　　　D. 脂肪栓塞

    E. 异物栓塞

20. 将活体心、血管内血液形成固体质块的过程称为

    A. 栓子　　　　　　　　　B. 梗死

    C. 凝血块　　　　　　　　D. 血栓形成

    E. 血凝

21. 液化性坏死常发生在

    A. 肠和肺　　　　　　　　B. 肝和肺

    C. 肾和心　　　　　　　　D. 脑和脊髓

    E. 脾和肺

22. 血管壁的玻璃样变性主要发生在

    A. 毛细血管　　　　　　　B. 细动脉

    C. 小动脉　　　　　　　　D. 中动脉

    E. 大动脉

23. 纤维素性炎常发生在

    A. 肺、肝、浆膜　　　　　B. 肺、肾、浆膜

    C. 肺、脾、浆膜　　　　　D. 肺、心、浆膜

    E. 肺、黏膜、浆膜

24. 特殊染色见肾小球基底膜有钉状突起的肾小球肾炎是

    A. 新月体性肾小球肾炎

    B. 轻微病变性肾小球肾炎

    C. 链球菌感染后性肾小球肾炎

    D. 膜性肾小球肾炎

    E. 膜增生性肾小球肾炎

25. 阻塞性肺气肿肺泡间隔的主要病变是

    A. 纤维性增厚

    B. 水肿、炎细胞浸润

    C. 黏液样变性

    D. 变窄和断裂

    E. 充血和出血

26. 风湿病主要累及

    A. 血管壁　　　　　　　　B. 结缔组织

    C. 滑膜　　　　　　　　　D. 脑膜

    E. 心壁

27. 病毒性肝炎患者肝细胞最常见的坏死是

    A. 凝固性坏死　　　　　　B. 嗜酸性坏死

    C. 溶解性坏死　　　　　　D. 液化性坏死

    E. 纤维素样坏死

28. 下列再生能力最强的细胞是

    A. 肝细胞　　　　　　　　B. 黏膜固有腺上皮

    C. 肠黏膜被覆上皮　　　　D. 成纤维细胞

    E. 成骨细胞

29. 下列对溃疡病肉眼病变的叙述，不正确的是

    A. 边缘整齐如刀切

    B. 周围黏膜皱襞呈放射状

    C. 底部通常深达肌层

    D. 直径一般大于 2.5cm

    E. 溃疡底部平坦干净

30. 良性高血压病的特征性病变是

    A. 大动脉粥样硬化　　　　B. 小动脉硬化

    C. 细动脉玻璃样变性　　　D. 细动脉纤维素样坏死

    E. 动脉中层钙化

31. 确定肿瘤良性、恶性的依据是肿瘤的
    A. 大小　　　　　　　　B. 异型性
    C. 颜色　　　　　　　　D. 生长方式
    E. 硬度

32. 下列对炎症渗出性病变的叙述，错误的是
    A. 微循环首先发生血流动力学改变
    B. 血流变慢和血管通透性增加是渗出的必备条件
    C. 液体和细胞从毛细血管和细静脉渗出
    D. 所有渗出的白细胞都具有吞噬作用
    E. 渗出的液体和白细胞被称为渗出物

33. 纤维素性血栓主要发生在
    A. 下肢深静脉　　　　　B. 左心耳
    C. 微循环　　　　　　　D. 心室壁瘤内
    E. 门静脉

34. 下列属于增生性改变的是
    A. 乳腺发育　　　　　　B. 室壁瘤
    C. 动脉瘤　　　　　　　D. 赘生物
    E. 脓肿

35. 对于炎症的概念，理解正确的是
    A. 吞噬为主的防御反应
    B. 充血水肿的一种形式
    C. 致炎因子引发的血管反应
    D. 以血管反应为中心的防御反应
    E. 以细胞增生为主的防御反应

36. 下列病变不是化生的是
    A. 支气管黏膜内出现鳞状上皮
    B. 膀胱黏膜内出现鳞状上皮
    C. 胃黏膜内出现肠上皮
    D. 空肠麦克憩室壁内出现胃黏膜上皮
    E. 肌组织内出现骨组织

37. 将局部主要由巨噬细胞增生形成的结节状病灶称为
    A. 假瘤　　　　　　　　B. 肉芽肿
    C. 结节　　　　　　　　D. 增生
    E. 息肉

38. 胃溃疡底部常见动脉内血栓机化，该处血栓形成的最主要机制是
    A. 溃疡组织释出多量组织凝血酶原
    B. 溃疡处动脉内膜炎致内膜粗糙
    C. 溃疡处动脉血流缓慢
    D. 溃疡处纤维化使动脉内血流不规则
    E. 胃液促进凝血过程

39. 脑动脉粥样硬化病变常引起
    A. 内囊部位破裂性出血
    B. 纹状体和黑质部位的神经元变性坏死
    C. 细小动脉玻璃样变性
    D. 脑回变窄、脑沟加深、皮质变薄
    E. 脑组织多个化脓灶形成

40. 消化性溃疡病最常见的并发症是
    A. 穿孔　　　　　　　　B. 幽门梗阻

    C. 恶变　　　　　　　　D. 出血
    E. 贲门狭窄

41. 原位癌是指
    A. 未发生转移的早期癌
    B. 肉眼看不见的微小癌
    C. 不同程度的非典型性增生
    D. 局限在原发部位未扩散的癌
    E. 局部上皮全层癌变但未突破基底膜的早期癌

42. 开放性肺结核是指
    A. 结核球
    B. 浸润型肺结核
    C. 结核性胸膜炎
    D. 慢性纤维空洞型肺结核
    E. 局灶型肺结核

43. 只有实质细胞而没有间质细胞的恶性肿瘤是
    A. 乳腺髓样癌　　　　　B. 印戒细胞癌
    C. 恶性黑色素瘤　　　　D. 横纹肌肉瘤
    E. 绒毛膜癌

44. 下列慢性胃炎的病理改变，属于癌前病变的是
    A. 黏膜重度萎缩，腺体减少
    B. 假幽门腺化生
    C. 肠上皮化生
    D. 重度不典型增生
    E. 淋巴滤泡增生

45. 肺癌最常见的组织学类型是
    A. 鳞状细胞癌　　　　　B. 腺癌
    C. 小细胞癌　　　　　　D. 大细胞癌
    E. 印戒细胞癌

46. 高血压病时，细动脉硬化的病理改变是
    A. 动脉壁纤维化
    B. 动脉壁水肿
    C. 动脉壁玻璃样变性
    D. 动脉壁纤维素样坏死
    E. 动脉壁脂质沉着

47. 组织、细胞代谢障碍所引起的可逆性病变称为
    A. 变性　　　　　　　　B. 坏死
    C. 梗死　　　　　　　　D. 坏疽
    E. 以上都不是

48. 光镜下见病灶中央为纤维素样坏死，周围有增生的Aschoff细胞，该病灶应称为
    A. 结核结节　　　　　　B. 假结核结节
    C. 伤寒小结　　　　　　D. 风湿小体
    E. 小胶质细胞结节

49. 纤维组织来源的恶性肿瘤，按命名原则应称为
    A. 恶性纤维瘤　　　　　B. 纤维瘤
    C. 成纤维细胞瘤　　　　D. 纤维瘤恶变
    E. 纤维肉瘤

50. 癌前病变是指
- A. 早期浸润癌
- B. 良性肿瘤的恶变
- C. 类似肿瘤的瘤样病变
- D. 有可能癌变的良性病变
- E. 有可能转变为鳞癌的良性病变

51. 癌和肉瘤的区别不包括
- A. 肿瘤异型性大小
- B. 肉眼病变特点
- C. 瘤细胞镜下排列特点
- D. 网状纤维分布部位
- E. 组织来源

52. 恶性肿瘤的临床和病理标志是
- A. 肿块和瘤细胞大
- B. 转移和异型性
- C. 消瘦和出血明显
- D. 乏力和核分裂
- E. 疼痛和坏死明显

53. 下列哪一种细胞不是由巨噬细胞演变来的
- A. 陷窝细胞
- B. 心衰细胞
- C. 风湿细胞
- D. 伤寒细胞
- E. 泡沫细胞

54. 肿瘤的发生与亚硝胺类化合物关系不密切的是
- A. 食管癌
- B. 胃癌
- C. 大肠癌
- D. 胆囊癌
- E. 肝癌

55. 淤血时血液主要淤积在
- A. 小动脉和毛细血管内
- B. 小动脉和小静脉内
- C. 大动脉和小动脉内
- D. 动脉和心腔内
- E. 毛细血管和小静脉内

56. COPD气道炎症最主要的效应细胞是
- A. 肥大细胞
- B. 嗜酸性粒细胞
- C. 中性粒细胞
- D. 巨噬细胞
- E. 淋巴细胞

57. 慢性肾盂肾炎的镜下特征性病变是
- A. 蛋白管型和新月体
- B. 红细胞管型和小球出血
- C. 颗粒管型和小球坏死
- D. 透明管型和小球增生
- E. 胶样管型和球周纤维化

58. 最能反映小叶性肺炎病变特征的是
- A. 病变累及肺小叶范围
- B. 病灶多位于背侧和下叶
- C. 病灶相互融合或累及全叶
- D. 支气管化脓性炎
- E. 细支气管及周围肺泡化脓性炎

59. 弥漫性毛细血管内增生性肾小球肾炎，肉眼呈现"大红肾"，其相应镜下病变是
- A. 肾小球体积大，间质充血
- B. 大量炎细胞浸润，间质充血
- C. 间质水肿充血

- D. 毛细血管破裂出血
- E. 新月体形成，毛细血管扩张

60. 亚急性细菌性心内膜炎最常见的病因是
- A. 金黄色葡萄球菌
- B. 溶血性链球菌
- C. 草绿色链球菌
- D. 大肠埃希菌
- E. 肺炎球菌

61. 关于早期肺癌，下列错误的是
- A. 有淋巴结转移
- B. 管内型
- C. 管壁浸润型
- D. 管壁周围型
- E. 肿块直径小于2cm

62. 关于细胞凋亡的特点，下列错误的是
- A. 单个细胞死亡
- B. 不发生自溶
- C. 膜性结构不破裂
- D. 由基因调控
- E. 可引发炎症反应

63. 病毒性肝炎肝细胞最常见的变性是
- A. 胞质疏松化和气球样变
- B. 嗜酸性变
- C. 毛玻璃样变
- D. 脂肪变性
- E. 黏液样变性

64. 干酪样坏死是一种特殊的
- A. 液化性坏死
- B. 湿性坏疽
- C. 干性坏疽
- D. 气性坏疽
- E. 凝固性坏死

65. 关于轻微病变性肾炎，叙述不正确的是
- A. 多见于小儿
- B. 光镜下肾小球无明显病变
- C. 电镜下主要是足细胞病变
- D. 临床表现为重度血尿
- E. 肾小球内无免疫复合物沉积

66. 慢性支气管炎的黏膜上皮可出现
- A. 肠上皮化生
- B. 软骨化生
- C. 鳞状上皮化生
- D. 小肠腺化生
- E. 骨化生

67. 乳腺癌最多见的组织学类型是
- A. 小叶癌
- B. 浸润性导管癌
- C. Paget病
- D. 浸润性小叶癌
- E. 粉刺癌

68. 结核肉芽肿的主要成分是
- A. Langhans巨细胞
- B. 干酪样坏死
- C. 淋巴细胞
- D. 渗出的浆液
- E. 类上皮细胞

69. 对流行性乙型脑炎具有诊断意义的特征性病变是
- A. 筛状软化灶
- B. 血管套
- C. 噬神经细胞现象
- D. 神经细胞卫星现象
- E. 胶质结节

70. 对硅沉着病具有诊断意义的病变是
- A. 肺泡炎
- B. 透明膜

C. 出血　　　　　　　　　　D. 矽结节

E. 瘢痕

71. 关于小叶性肺炎的病理变化，叙述不正确的是

A. 化脓性炎

B. 以支气管为中心、累及双肺

C. 常累及胸膜

D. 有代偿性肺气肿

E. 中性粒细胞浸润

72. 鉴别侵蚀性葡萄胎与绒毛膜癌的主要依据是

A. 肺转移

B. HCG 测定

C. 病理检查有无组织坏死

D. 是否浸润至子宫深肌层

E. 病理检查有无绒毛结构

73. 在结核病发生中起着特别重要作用的是

A. 感染的细菌数量大

B. 机体与结核病患者接触

C. 机体对结核菌缺乏免疫力或处于过敏状态

D. 细菌毒力强

E. 患者年龄小

74. 肝硬化失代偿期最重要的临床表现是

A. 食欲不振　　　　　　　　B. 腹水

C. 乏力　　　　　　　　　　D. 腹泻

E. 消瘦

75. 肉芽肿内最主要的细胞成分是

A. 淋巴细胞　　　　　　　　B. 成纤维细胞

C. Langhans 巨细胞　　　　　D. 浆细胞

E. 巨噬细胞

76. 坏死与死后自溶的主要区别在于坏死

A. 组织结构轮廓存在　　　　B. 细胞核浓缩碎裂和消失

C. 引发炎症反应　　　　　　D. 细胞质浓缩

E. 细胞膜致密

77. 细胞水肿的发生机制主要与哪一种细胞器的功能障碍有关

A. 溶酶体　　　　　　　　　B. 线粒体

C. 高尔基体　　　　　　　　D. 内质网

E. 核糖体

78. 肉芽组织的主要成分是

A. 成纤维细胞和小静脉

B. 毛细血管和炎症细胞

C. 毛细血管和胶原纤维

D. 毛细血管和成纤维细胞

E. 小动脉和成纤维细胞

79. 槟榔肝是指肝脏发生了

A. 硬化　　　　　　　　　　B. 慢性炎症

C. 脂肪沉积　　　　　　　　D. 慢性淤血

E. 亚急性红色（黄色）萎缩

80. 下列哪一项不会引起血栓形成

A. 冠状动脉粥样硬化

B. 恶性肿瘤晚期广泛扩散

C. 静脉内膜炎

D. 纤维蛋白溶酶活性增强

E. 静脉受压

81. 下列哪一项不是血栓的后果

A. 淤血性水肿　　　　　　　B. 全身广泛出血

C. 心瓣膜病　　　　　　　　D. 器官弥漫性纤维化

E. 梗死

82. 炎症介质组胺在炎症灶内最主要的作用是

A. 白细胞趋化

B. 使血管扩张和通透性增高

C. 引起疼痛

D. 导致发热

E. 造成组织损伤

83. 蜂窝织炎是指

A. 发生于皮下组织及阑尾的炎症

B. 一种弥漫性化脓性炎症

C. 以淋巴细胞渗出为主的炎症

D. 由链球菌感染引起的局限性化脓性炎症

E. 没有明显坏死的渗出性炎症

84. 光镜下见子宫颈黏膜上皮全层异型增生并延伸到腺体，病理性核分裂象多见，但病变尚未突破基底膜，应诊断为

A. 重度非典型增生　　　　　B. 原位癌

C. 原位癌累及腺体　　　　　D. 早期浸润癌

E. 浸润癌

85. 结核结节中最具有诊断意义的细胞成分是

A. 朗格汉斯细胞和淋巴细胞

B. 朗格汉斯细胞和上皮样细胞

C. 淋巴细胞和上皮样细胞

D. 上皮样细胞和异物巨细胞

E. 异物巨细胞和成纤维细胞

86. 广泛的下肢深静脉血栓形成最严重的并发症为

A. 下肢溃疡　　　　　　　　B. 肺栓塞

C. 下肢浅静脉曲张　　　　　D. 伴动脉痉挛、肢体缺血

E. 腔静脉阻塞

87. 最常见的致炎因子是

A. 物理因子　　　　　　　　B. 生物因子

C. 坏死组织　　　　　　　　D. 免疫反应

E. 化学因子

88. 出血性梗死常发生于

A. 脾、肾　　　　　　　　　B. 心、脑

C. 肾、肺　　　　　　　　　D. 心、肾

E. 肺、肠

89. 下列不属于恶性肿瘤的是

A. 精原细胞瘤　　　　　　　B. 畸胎瘤

C. 黑色素瘤　　　　　　　　D. 神经母细胞瘤

E. 髓母细胞瘤

90. 恶性肿瘤对机体的危害主要体现在

A. 压迫邻近器官　　　　　B. 浸润性生长和转移

C. 产生过量激素　　　　　D. 体积大

E. 阻塞中空器官

91. 关于动脉粥样硬化的基本病变，下列错误的是

A. 病变发生在大中型动脉内膜

B. 粥瘤是指粥样斑块病变

C. 复合病变继发于斑块病变

D. 斑块出血和血栓形成可致梗死

E. 各期病变内都有坏死和胆固醇结晶

92. 风湿性心内膜炎病变主要侵犯

A. 二尖瓣　　　　　　　　B. 心室内膜

C. 肺动脉瓣　　　　　　　D. 主动脉瓣

E. 心房内膜

93. 肝细胞碎片状坏死常发生在

A. 小叶中央　　　　　　　B. 小叶界板肝细胞

C. Disse 腔隙　　　　　　D. 汇管区

E. 肝血窦

94. 轻微病变性肾小球肾炎的轻微病变是指

A. 肾小管病变轻微

B. 肾间质病变轻微

C. 光镜下肾小球病变轻微

D. 肾血管病变轻微

E. 坏死轻微

95. 关于子宫颈早期浸润癌的病理特点下列不正确的是

A. 阴道细胞学检查可发现

B. 癌细胞已突破基膜

C. 无淋巴结转移

D. 肿块体积很大

E. 浸润深度 <5mm

96. 在我国最多见的淋巴瘤类型是

A. MALT 淋巴瘤

B. 弥漫性大 B 细胞淋巴瘤

C. NK/T 细胞淋巴瘤

D. 蕈样霉菌病

E. 滤泡性淋巴瘤

97. 坏疽与一般坏死的区别在于坏疽

A. 坏死范围大，并有腐败菌感染

B. 细胞核消失

C. 可发生炎症反应

D. 不可恢复

E. 有自溶

98. 高血压病患者的左心室肌壁增厚是由于心肌的

A. 增生　　　　　　　　　B. 化生

C. 变性　　　　　　　　　D. 水肿

E. 肥大

99. 下肢深静脉血栓形成可能对机体造成的最严重影响是

A. 导致猝死　　　　　　　B. 组织坏死

C. 诱发出血　　　　　　　D. 管腔狭窄

E. 淤血性水肿

100. 慢性支气管炎合并肺气肿的病理基础是

A. 支气管上皮细胞鳞化

B. 慢性炎细胞浸润

C. 细支气管炎及其肺泡病变

D. 支气管上皮细胞纤毛脱落

E. 支气管上皮细胞坏死

101. 急性炎症时组织变红的主要原因是

A. 组织间隙水肿　　　　　B. 炎症灶内炎细胞浸润

C. 炎症灶内血栓形成　　　D. 肉芽组织增生

E. 血管扩张，血流加快

102. 原发性肺结核病的病变特征是

A. 肺原发病灶　　　　　　B. 结核性淋巴管炎

C. 肺门淋巴结结核　　　　D. 原发综合征

E. 干酪样坏死明显

103. 伤寒肠道病变合并肠穿孔常发生在

A. 髓样肿胀期　　　　　　B. 溃疡形成期

C. 坏死期　　　　　　　　D. 败血症期

E. 愈合期

104. 肾炎时，毛细血管管壁增厚呈车轨状或分层状见于

A. 急性弥漫性增生性肾小球肾炎

B. 系膜增生性肾小球肾炎

C. 膜增生性肾小球肾炎

D. 硬化性肾小球肾炎

E. 新月体性肾小球肾炎

105. 肉眼观察肾体积明显缩小，质地变硬，表面有大的不规则瘢痕凹陷，该病变的性质最可能是

A. 晚期肾小球肾炎

B. 局灶性节段性肾小球肾炎

C. 轻微病变性肾小球肾炎

D. 良性高血压病引起的萎缩肾

E. 慢性肾盂肾炎

106. 门脉性肝硬化典型的病理变化是

A. 肝细胞变性坏死　　　　B. 结缔组织增生

C. 正常肝小叶结构破坏　　D. 肝内血管网改建

E. 再生结节及假小叶形成

107. 对乳腺浸润性小叶癌的叙述，错误的是

A. 癌细胞突破基底膜

B. 可累及双侧乳腺

C. 边界不清，质硬

D. 癌细胞大，显著异型

E. 单行细胞呈线状浸润间质

108. 流行性乙型脑炎脑部病变中不包括

A. 神经细胞变性坏死

B. 脑软化灶形成

C. 噬神经细胞现象

D. 蛛网膜下隙脓性渗出物堆积

E. 淋巴细胞袖套状浸润

109. 常见的栓子中不包括

　　A. 脱落的血栓

　　B. 血液中游离的气泡

　　C. 进入血液的脂肪滴

　　D. 进入血液的羊水

　　E. 血浆中的脂蛋白

110. 容易转变为坏死后肝硬化的肝炎是

　　A. 亚急性重型肝炎

　　B. 慢性普通型肝炎

　　C. 慢性普通型轻度肝炎

　　D. 急性重型肝炎

　　E. 急性普通型肝炎

111. 慢性肾小球肾炎晚期的主要病理变化是

　　A. 肾小管内大量管型

　　B. 肾小球代偿性肥大

　　C. 大量肾小球纤维化和玻璃样变性

　　D. 间质大量炎细胞浸润

　　E. 入球小动脉玻璃样变

112. 肺心病肺动脉高压的形成，最重要的原因是

　　A. 肺小血管闭塞　　　　B. 肺毛细血管床减少

　　C. 血容量增加　　　　　D. 血液黏稠度增加

　　E. 肺细小动脉痉挛

113. 属于假膜性炎疾病的是

　　A. 肠伤寒　　　　　　　B. 肠结核

　　C. 阿米巴痢疾　　　　　D. 急性细菌性痢疾

　　E. 肠血吸虫病

114. 关于小细胞肺癌，叙述不正确的是

　　A. 瘤细胞小形似燕麦

　　B. 瘤实质密集成群

　　C. 可有假菊形团结构

　　D. 肉眼类型多为弥漫型

　　E. 电镜下可见神经内分泌颗粒

115. 晚期肿瘤患者出现多发性静脉血栓及脑梗死，其原因可能是

　　A. 肿瘤脑转移

　　B. 伴发广泛静脉炎

　　C. 合并风湿病

　　D. 亚急性细菌性心内膜炎

　　E. 血液处于高凝状态

116. 不属于继发性肺结核临床病理特征的是

　　A. 病变多从肺尖开始

　　B. 主要沿支气管播散

　　C. 病程较长，渗出、增生、坏死病变并存

　　D. 肺门淋巴结显著肿大

　　E. 多见于成人

117. 脑动脉粥样硬化病变不会引起

　　A. 脑脓肿　　　　　　　B. 脑出血

C. 脑软化　　　　　　　D. 脑回窄、脑沟深

E. 脑萎缩

118. 高血压病并发脑出血的常见部位是

　　A. 大脑皮质　　　　　　B. 脑桥

　　C. 小脑　　　　　　　　D. 内囊及基底核区

　　E. 延髓

119. 表面有多个瘢痕，体积固缩，但肾盂黏膜正常，应考虑是

　　A. 慢性肾小球肾炎

　　B. 动脉粥样硬化性固缩肾

　　C. 高血压病性肾损害

　　D. 良性高血压病肾损害

　　E. 慢性肾盂肾炎

120. 良恶性肿瘤在病理变化方面的区别不包括

　　A. 是否浸润、有无包膜

　　B. 是否压迫组织、阻塞管腔

　　C. 是否出现病理性核分裂象

　　D. 有无出血和坏死

　　E. 异型性的大小

121. 肿瘤的分化程度低说明其

　　A. 异型性小　　　　　　B. 生长缓慢

　　C. 不易转移　　　　　　D. 对机体影响小

　　E. 恶性程度高

122. 子宫颈早期浸润癌浸润深度的标准是

　　A. 不超过基底膜下 1mm

　　B. 不超过基底膜下 5mm

　　C. 不超过基底膜下 2mm

　　D. 不超过基底膜下 3mm

　　E. 不超过基底膜下 4mm

123. 慢性肉芽肿病的发生原因是

　　A. 先天性胸腺发育不全

　　B. 吞噬细胞功能缺陷

　　C. T、B 细胞混合缺陷

　　D. 补体某些组分缺陷

　　E. B 细胞发育和功能异常

B1 型题

1.（共用备选答案）

　　A. 窦道　　　　　　　　B. 糜烂

　　C. 空洞　　　　　　　　D. 瘘管

　　E. 溃疡

（1）肺内干酪样坏死灶液化并经支气管排出形成

（2）慢性子宫颈炎局部黏膜上皮坏死脱落形成

（3）慢性化脓性骨髓炎向皮肤表面破溃后形成

2.（共用备选答案）

　　A. 静脉性充血　　　　　B. 肺动脉栓塞

　　C. 心肌梗死　　　　　　D. 血栓形成

　　E. 出血

（1）股静脉血栓脱落可引起

（2）冠状动脉血栓形成引起

3. （共用备选答案）

    A. 细胞水肿   B. 玻璃样变

    C. 黏液变性   D. 淀粉样变

    E. 脂肪沉积（脂肪变性）

（1）与虎斑心有关的是

（2）与病毒性肝炎肝细胞气球样变有关的是

（3）与浆细胞胞浆内的 Russell 小体有关的是

4. （共用备选答案）

    A. 碎片状坏死和桥接坏死

    B. 肝细胞质广泛疏松化和气球样变

    C. 嗜酸性变和嗜酸性坏死

    D. 大片坏死和结节状再生

    E. 大片状坏死和肝体积快速显著缩小

（1）亚急性重型肝炎的主要病变是

（2）中、重度慢性肝炎的主要病变是

（3）急性普通型肝炎的主要病变是

5. （共用备选答案）

    A. 溶解、吸收   B. 分离、排出

    C. 机化   D. 包裹、钙化

    E. 硬化

（1）大块干酪样坏死病变愈复一般通过

（2）下肢干性坏疽的自然结局是

（3）纤维素性炎痊愈是通过

6. （共用备选答案）

    A. 变质性炎症   B. 浆液性炎症

    C. 增生性炎症   D. 化脓性炎症

    E. 出血性炎症

（1）伤寒病属于

（2）病毒性肝炎属于

（3）流行性脑脊髓膜炎属于

7. （共用备选答案）

    A. 淋巴道转移   B. 血道转移

    C. 种植性转移   D. 直接蔓延

    E. 医源性种植

（1）肝表面可见"癌脐"

（2）Krukenberg 瘤

（3）肿块同侧腋窝淋巴结肿大灰白

8. （共用备选答案）

    A. 溃疡呈环形与肠的长轴垂直

    B. 溃疡呈长椭圆形与肠的长轴平行

    C. 溃疡呈烧瓶状口小底大

    D. 溃疡边缘呈堤状隆起

    E. 溃疡表浅呈地图状

（1）肠伤寒的肠溃疡特征

（2）细菌性痢疾的肠溃疡特征

9. （共用备选答案）

    A. 血管肉瘤   B. 移行细胞癌

    C. 乳头状瘤   D. 畸胎瘤

    E. 脂肪瘤

（1）来源于上皮组织的恶性肿瘤是

（2）含有多个胚层成分的肿瘤是

（3）来源于间叶组织的恶性肿瘤是

10. （共用备选答案）

    A. 淋巴转移和种植   B. 血行转移和淋巴转移

    C. 直接蔓延和种植   D. 直接蔓延和淋巴转移

    E. 血行转移

（1）子宫颈癌主要播散的方式

（2）绒毛膜癌主要播散的方式

11. （共用备选答案）

    A. 子宫颈息肉   B. 子宫颈糜烂

    C. 腺瘤   D. 子宫颈癌

    E. 乳腺癌

（1）子宫颈出现菜花状肿块，质硬脆、易出血，应考虑是

（2）乳头下陷、同侧腋窝淋巴结肿大，应考虑是

12. （共用备选答案）

    A. 泡沫细胞

    B. 枭眼样细胞或毛虫样细胞

    C. 小动脉内膜洋葱皮样增厚

    D. 细动脉硬化

    E. 动脉瘤形成

（1）动脉粥样硬化复合病变有

（2）风湿性肉芽肿内出现

（3）急进性高血压病特征性的病变是

13. （共用备选答案）

    A. 神经纤维瘤   B. 软骨母细胞瘤

    C. 骨母细胞瘤   D. 成熟性畸胎瘤

    E. 髓母细胞瘤

（1）属于恶性肿瘤的是

（2）含有 2 个胚层以上成分的肿瘤是

第七章　病理生理学

A1／A2 型题

1. 关于健康的叙述，正确的是

    A. 健康就是精神上的完全良好状态

    B. 健康就是不生病

    C. 健康就是体格健全

    D. 健康就是社会适应能力的完全良好状态

    E. 健康就是没有疾病或病痛，是身体和精神健康的总称，包括强壮的体魄和健全的精神状态，是躯体上、精神上和社会上的完全良好状态

2. 下列叙述中错误的是

    A. 病因是引起疾病必不可少的因素

    B. 每种疾病一般来说都有病因

C. 病因是决定疾病特异性的因素

D. 没有病因，不可能发生相关疾病

E. 病因可以促进或阻碍疾病的发展

3. 血友病的致病因素属于

A. 生物性因素   B. 遗传性因素

C. 营养性因素   D. 先天性因素

E. 免疫性因素

4. 基因突变是指

A. 染色体数量与结构的改变

B. 基因的化学结构改变

C. 损伤胎儿生长发育的改变

D. 易患某种疾病的素质

E. 免疫功能的改变

5. 关于损伤与抗损伤规律，叙述错误的是

A. 决定了疾病的发展方向和转归

B. 两者的斗争贯穿于疾病的始终，是疾病出现各种临床症状的基础

C. 两者间相互联系、相互斗争、相互转化

D. 是推动疾病发展的基本动力

E. 是病因学的重要内容

6. 分子病不包括

A. 酶缺陷所致的疾病

B. 染色体畸变所致的疾病

C. 受体结构异常所致的疾病

D. 细胞蛋白缺陷所致的疾病

E. 膜转运障碍所致的疾病

7. 下列哪项不符合完全康复的标准

A. 疾病时发生的损伤性变化完全消失

B. 致病因素已经消除或不起作用

C. 劳动能力恢复正常

D. 机体的自稳调节恢复正常

E. 遗留有基本病理变化，通过机体的代偿来维持内环境相对稳定

8. 死亡的标志是

A. 脑死亡   B. 心跳停止

C. 瞳孔散大或固定   D. 自主呼吸停止

E. 脑血循环完全停止

9. 下列哪种情况可产生低镁血症

A. 肾上腺皮质功能减退

B. 甲状腺功能减退

C. 肾衰竭少尿期

D. 促性腺激素分泌过多

E. 甲状旁腺功能低下

10. 正常机体内水和电解质的动态平衡主要通过下列哪项来调节

A. 血浆渗透压   B. 神经系统

C. 胃肠道   D. 神经内分泌系统

E. 内分泌系统

11. 水肿时造成全身钠水潴留的基本机制是

A. 血浆胶体渗透压下降

B. 毛细血管血压升高

C. 肾小球 – 肾小管失平衡

D. 肾小球滤过增加

E. 静脉回流受阻

12. 低容量性高钠血症时，体液分布改变的特点是

A. 细胞内液、外液均减少，但以细胞内液减少为主

B. 细胞内液、外液均减少，以细胞外液减少更明显

C. 细胞内液无丢失，仅丢失组织间液

D. 细胞内液无丢失，仅丢失血浆

E. 细胞内液、外液均明显减少

13. 哪种类型的水电解质平衡紊乱可导致颅内出血

A. 低容量性高钠血症

B. 低钠血症

C. 高钙血症

D. 高钾血症

E. 高镁血症

14. 下列哪项早期就出现神经精神症状

A. 低容量性低钠血症

B. 低容量性高钠血症

C. 等渗性脱水

D. 慢性高容量性低钠血症

E. 急性高容量性低钠血症

15. 严重高钾血症对心肌的影响是

A. 兴奋性增高，传导性降低，自律性增高

B. 兴奋性增高，传导性增高，自律性增高

C. 兴奋性降低，传导性降低，自律性降低

D. 兴奋性降低，传导性增高，自律性降低

E. 兴奋性增高，传导性降低，自律性降低

16. 急性低钾血症对神经肌肉的影响是

A. 静息电位负值增大，兴奋性增高

B. 静息电位负值增大，兴奋性降低

C. 静息电位负值减小，兴奋性增高

D. 静息电位负值减小，兴奋性降低

E. 阈电位负值增大，兴奋性增高

17. 关于急性低钾血症的叙述，错误的是

A. 可由胃肠消化液大量丢失引起

B. 血清钾浓度低于 3.5mmol/L

C. 神经肌肉应激性降低

D. 心肌兴奋性降低

E. 心肌传导性降低

18. 肾性出血的主要原因是

A. 纤溶亢进

B. 血小板数量减少

C. 血管内皮细胞功能障碍

D. 血小板黏附性降低

E. 凝血酶原消耗过多

19. 与低磷血症无关的是
A. 维生素 D 缺乏
B. 摄入磷不足
C. Fanconi 综合征
D. 糖代谢减弱
E. 甲状旁腺功能亢进

20. 急性轻度高钾血症（5～7mmol/L）常表现为
A. 神经肌肉应激性增高、心肌兴奋性降低
B. 神经肌肉应激性增高、心肌兴奋性增高
C. 神经肌肉应激性降低、心肌兴奋性降低
D. 神经肌肉应激性降低、心肌兴奋性增高
E. 神经肌肉应激性变化不大、心肌兴奋性降低

21. 过量胰岛素产生低钾血症的机制是
A. 醛固酮分泌过多
B. 大量出汗导致钾丧失
C. 肾小管重吸收钾障碍
D. 结肠分泌钾加强
E. 细胞外钾向细胞内转移

22. 输入大量库存过久的血液易导致
A. 低钠血症
B. 高钠血症
C. 低钾血症
D. 高钾血症
E. 低镁血症

23. 全身体循环静脉压增高的常见原因是
A. 静脉血栓形成
B. 肿瘤压迫静脉
C. 左心衰竭
D. 右心衰竭
E. 静脉充血

24. 正常体液中的酸性物质主要是
A. 随膳食直接摄入的酸
B. 代谢产生的碳酸
C. 蛋白质分解代谢产生的无机酸
D. 糖无氧酵解产生的乳酸
E. 脂肪代谢产生的羟丁酸

25. 肾小管中产 NH_3 的主要部位是
A. 近曲小管
B. 髓袢细段
C. 远曲小管
D. 髓袢升支粗段
E. 集合管

26. 血液缓冲系统对挥发酸的缓冲主要靠
A. 无机磷酸盐缓冲系统
B. 碳酸氢盐缓冲系统
C. 血红蛋白缓冲系统
D. 血浆蛋白缓冲系统
E. 有机磷酸盐缓冲系统

27. AG 增高一般意味着发生了
A. 高血氯性代谢性酸中毒
B. 正常血氯性代谢性酸中毒
C. 呼吸性酸中毒
D. 代谢性碱中毒
E. 呼吸性碱中毒

28. 某肾小球肾炎患者，血气分析测定：pH 7.3，$PaCO_2$ 4.9kPa（37mmHg），HCO_3^- 18mmol/L。该患者发生了
A. 代谢性酸中毒
B. 呼吸性酸中毒

C. 呼吸性碱中毒
D. 代谢性碱中毒
E. 酸碱平衡情况正常

29. 慢性呼吸性酸中毒时主要依靠的代偿方式是
A. 组织细胞的缓冲作用
B. 细胞外液的缓冲作用
C. 肺的代偿
D. 肾脏的代偿
E. 骨盐分解

30. 某肝性脑病患者，血气分析结果：pH 7.47，$PaCO_2$ 4.5kPa（26.6mmHg），HCO_3^- 19.3mmol/L。该患者可诊断为
A. 呼吸性酸中毒
B. 代谢性酸中毒
C. 代谢性碱中毒
D. 呼吸性碱中毒
E. 以上均不是

31. 某肺心病患者近日因受凉并出现咳嗽咳痰入院，血气分析及电解质测定结果如下：pH 7.26，$PaCO_2$ 11.4kPa（85.8mmHg），HCO_3^- 37.8mmol/L，Na^+ 140mmol/L，Cl^- 90mmol/L。该患者可诊断为
A. 代谢性酸中毒合并代谢性碱中毒
B. 呼吸性酸中毒合并代谢性碱中毒
C. 呼吸性酸中毒合并代谢性酸中毒
D. 呼吸性碱中毒合并代谢性碱中毒
E. 呼吸性碱中毒合并代谢性酸中毒

32. 休克或心搏骤停引起代谢性酸中毒时，不会出现的变化是
A. 血氯水平升高
B. 血钾水平升高
C. 尿液 pH 下降
D. 阴离子间隙增大
E. 缓冲碱减少

33. 低氧血症是指
A. 血液氧含量低于正常
B. 血液氧分压低于正常
C. 血液氧容量低于正常
D. 动脉血氧含量低于正常
E. 动脉血氧分压低于正常

34. 关于一氧化碳中毒的叙述，错误的是
A. CO 抑制 RBC 内糖酵解，使 2，3 - DPG 减少，氧离曲线左移
B. CO 和 Hb 结合生成的碳氧血红蛋白无携氧能力
C. 吸入气中 CO 浓度为 0.1% 时，血液中的血红蛋白可能有 50% 为 HbCO
D. 中毒使呼吸加深变快，肺通气量增加
E. 中毒者皮肤、黏膜呈樱桃红色

35. 下列哪种情况不发生低张性缺氧
A. 服用过量催眠药
B. 支气管异物
C. 胸腔大量积液
D. 吸入大量氯气
E. 吸入大量 CO

36. 低张性缺氧引起肺通气量增加的主要机制是
A. 刺激颈动脉窦和主动脉弓压力感受器
B. 刺激颈动脉体化学感受器

C. 刺激肺牵张感受器

D. 直接刺激呼吸中枢

E. 以上都不是

37. 严重缺氧致细胞损伤时，细胞膜内外的离子浓度变化为

A. 细胞内 Na^+ 增多

B. 细胞外 K^+ 减少

C. 细胞外 H^+ 减少

D. 细胞内 Ca^{2+} 减少

E. 细胞内 H^+ 减少

38. 下列属于发热的是

A. 妇女妊娠期体温升高

B. 妇女月经期体温升高

C. 中暑

D. 皮肤鱼鳞病导致的体温升高

E. 肺炎时的体温升高

39. 属于内生致热原的是

A. 革兰阴性菌产生的外毒素

B. 革兰阳性菌产生的外毒素

C. 革兰阴性菌产生的内毒素

D. 体内的抗原 - 抗体复合物

E. 吞噬细胞被激活后释放的使体温升高的物质

40. 内生致热原作用的部位是

A. 骨骼肌　　　　　　　B. 中性粒细胞

C. 皮肤血管　　　　　　D. 汗腺

E. 下丘脑体温调节中枢

41. 发热时体温上升期的热代谢特点是

A. 散热 > 产热　　　　　B. 产热 > 散热

C. 产热障碍　　　　　　D. 产热 = 散热

E. 散热障碍

42. 体温每升高 1℃，心率大约增加

A. 10 次/分　　　　　　B. 5 次/分

C. 15 次/分　　　　　　D. 18 次/分

E. 20 次/分

43. 发热时蛋白质代谢变化为

A. 蛋白分解↑，急性期反应蛋白↓，尿氮排泄↑

B. 蛋白分解↓，急性期反应蛋白↓，尿氮排泄↑

C. 蛋白分解↓，急性期反应蛋白↓，尿氮排泄↓

D. 蛋白分解↑，急性期反应蛋白↑，尿氮排泄↑

E. 蛋白分解↓，急性期反应蛋白↑，尿氮排泄↑

44. 在全身适应综合征的警觉期起主要作用的是

A. 肾上腺素　　　　　　B. 胰岛素

C. 胰高血糖素　　　　　D. 肾上腺皮质激素

E. β - 内啡肽

45. 关于热休克蛋白的叙述，不正确的是

A. 主要在细胞内发挥功能

B. 各种生物体广泛存在

C. N 端具有 ATP 酶活性

D. 进化上呈低保守性

E. C 端倾向于与蛋白质疏水结构区结合

46. 与应激时情绪行为反应有关的结构基础主要是

A. 下丘脑　　　　　　　B. 大脑皮质

C. 中脑　　　　　　　　D. 脊髓侧角

E. 大脑边缘系统

47. 应激性溃疡形成的最基本条件是

A. 酸中毒时血流对黏膜内的 H^+ 缓冲能力降低

B. 胃腔内的 H^+ 向黏膜内的反向弥散

C. 胆汁逆流

D. 黏膜内 HCO_3^- 浓度降低

E. 胃黏膜缺血

48. 应激时蓝斑 - 交感 - 肾上腺髓质系统的外周效应是

A. 糖皮质激素分泌增加

B. GRH 释放

C. ACTH 释放

D. 血浆儿茶酚胺浓度迅速升高

E. 引起紧张、焦虑等情绪反应

49. 不属于低血容量性休克原因的是

A. 烧伤　　　　　　　　B. 腹泻

C. 肠梗阻　　　　　　　D. 感染

E. 脱水

50. 神经源性休克时，下列哪种变化不一定存在

A. 血管扩张

B. 微循环灌流明显减少

C. 血压下降

D. 回心血量减少

E. 有效循环血量减少

51. 高动力型休克最常见于

A. 烧伤性休克　　　　　　B. 失血性休克

C. 心源性休克　　　　　　D. 创伤性休克

E. 感染性休克

52. 休克早期（缺血性缺氧期）微循环灌流的特点是

A. 少灌多流，灌少于流

B. 多灌少流，灌多于流

C. 多灌多流，灌多于流

D. 少灌少流，灌少于流

E. 少灌少流，灌多于流

53. 休克早期心、脑血液灌流的情况是

A. 灌流量明显增加

B. 灌流量明显减少

C. 灌流量先增后减

D. 脑灌流量可增加，心灌流量无明显改变

E. 脑灌流量无明显改变，心灌流量可增加

54. 在休克发展的进程中，血细胞比容的改变为

A. 先正常后降低　　　　　B. 先正常后升高

C. 先降低后升高　　　　　D. 先升高后降低

E. 先降低后正常

55. 哪种休克特别容易发生 DIC

A. 感染性休克　　　　　　B. 心源性休克

C. 失血性休克　　　　　　D. 过敏性休克

E. 神经源性休克

56. 低排低阻性休克可见于
- A. 烧伤性休克
- B. 失血性休克
- C. 心源性休克
- D. 创伤性休克
- E. 感染性休克

57. 休克时除可发生变性坏死外，还可发生凋亡的细胞是
- A. 单核巨噬细胞和中性粒细胞
- B. 淋巴细胞
- C. 血管内皮细胞
- D. 主要脏器实质细胞
- E. 以上都是

58. 在治疗休克时，补液量应遵循的原则是
- A. "失多少，补多少"
- B. 血压正常就不补液
- C. 宁少勿多
- D. "需多少，补多少"
- E. 宁多勿少

59. 长期大量使用血管收缩剂治疗休克可加重休克的原因是
- A. 血管平滑肌对缩血管药失去反应
- B. 机体对缩血管药耐受性增强
- C. 机体交感神经已处于衰竭
- D. 缩血管药使微循环障碍加重
- E. 机体丧失对应激反应的能力

60. DIC 最主要的病理特征是
- A. 大量微血栓形成
- B. 凝血功能失常
- C. 凝血物质大量消耗
- D. 纤溶过程亢进
- E. 溶血性贫血

61. 诱发动物全身性 Shwartzman 反应（GSR）时，第一次注入小剂量内毒素的作用是
- A. 消耗体内凝血抑制物
- B. 使动物体内凝血系统激活
- C. 使血管内皮系统广泛受损
- D. 封闭单核 – 吞噬细胞系统
- E. 消耗体内大量纤溶酶

62. DIC 产生的贫血属于
- A. 溶血性贫血
- B. 失血性贫血
- C. 再生障碍性贫血
- D. 中毒性贫血
- E. 缺铁性贫血

63. DIC 患者出血与下列哪项因素关系最为密切
- A. 肝脏合成凝血因子障碍
- B. 凝血因子大量消耗
- C. 抗凝血酶物质增加
- D. 凝血因子XII被激活
- E. 血管通透性增高

64. 血浆鱼精蛋白副凝试验（3P 试验）检测
- A. 纤维蛋白单体含量
- B. 纤维蛋白原含量
- C. 纤维蛋白降解产物
- D. 凝血酶原
- E. 纤溶酶

65. 在 DIC 病理过程中，下列哪项不会发生
- A. 出血
- B. 微血栓形成
- C. 贫血
- D. 原发性纤溶
- E. 动脉血压下降

66. 下列哪项因素不是直接引起 DIC 出血的原因
- A. 凝血因子大量消耗
- B. 单核 – 吞噬细胞系统功能下降
- C. 纤维蛋白降解产物的作用
- D. 血小板大量消耗
- E. 继发性纤溶亢进

67. 黄嘌呤氧化酶主要存在于
- A. 单核细胞
- B. 中性粒细胞
- C. 心肌细胞
- D. 毛细血管内皮细胞
- E. 淋巴细胞

68. 脑缺血 – 再灌注损伤时细胞的变化为
- A. cAMP↓ 和 cGMP↓
- B. cAMP↑ 和 cGMP↑
- C. cAMP↑ 和 cGMP↓
- D. cAMP↓ 和 cGMP↑
- E. cAMP 和 cGMP 均正常

69. 肾缺血 – 再灌注损伤时该器官最严重的变化是
- A. 急性肾小管坏死
- B. 线粒体崩解
- C. 线粒体肿胀
- D. 血清肌酐增高
- E. 肾小管上皮细胞肿胀

70. 细胞内黄嘌呤脱氢酶大量转变为黄嘌呤氧化酶时需要
- A. K^+
- B. Na^+
- C. Mg^{2+}
- D. Ca^{2+}
- E. Fe^{2+}

71. 能引起心肌收缩、舒张功能障碍的是
- A. 严重贫血
- B. 心肌炎
- C. 严重维生素 B_1 缺乏
- D. 冠状动脉硬化
- E. 以上都是

72. 下列疾病中，不属于因心室容量负荷过度而导致心力衰竭的是
- A. 二尖瓣关闭不全
- B. 主动脉瓣关闭不全
- C. 三尖瓣关闭不全
- D. 主动脉瓣狭窄
- E. 高动力循环状态

73. 低输出量性心力衰竭时，不可能发生的是
- A. 外周血管阻力降低
- B. 心肌收缩性减弱

C. 循环时间延长

D. 心室残余血量增多

E. 休息时心率加快

74. 研究表明，长期高血压患者心肌肥大同时还出现心肌细胞数量减少，其机制为

A. 心肌细胞坏死

B. 心肌细胞凋亡

C. 心肌结构破坏

D. 心肌收缩相关蛋白质破坏

E. 心肌肥大不平衡生长

75. 心肌串联性增生的主要原因是

A. 心肌兴奋 – 收缩耦联障碍

B. 心肌能量代谢障碍

C. 心脏前负荷长期过重

D. 心脏后负荷长期过重

E. 心肌结构破坏

76. 破坏心脏各部位舒缩活动协调性最常见的原因是

A. 心肌兴奋 – 收缩耦联障碍

B. 心律失常

C. 心肌能量代谢紊乱

D. 心肌顺应性下降

E. 心肌细胞凋亡、坏死

77. 急性心力衰竭时，下列代偿方式不可能发生的是

A. 心脏紧张源性扩张

B. 心率加快

C. 交感神经兴奋

D. 心肌肥大

E. 血流重新分布

78. 左心衰竭患者新近出现右心衰竭，会表现出

A. 肺淤血、水肿加重

B. 肺淤血、水肿减轻

C. 肺淤血、体循环淤血均减轻

D. 肺淤血、体循环淤血均加重

E. 肺淤血加重、体循环淤血减轻

79. 心力衰竭时血液灌注量减少最显著的器官是

A. 皮肤　　　　　B. 心脏

C. 肾脏　　　　　D. 骨骼肌

E. 肝脏

80. 可导致肺循环短路（右向左短路）发生的是

A. 某肺区肺栓塞

B. 一侧肺叶切除

C. 肺肿瘤

D. 某肺区肺泡萎缩

E. 广泛肺气肿

81. 重度慢性Ⅱ型呼吸衰竭患者通气冲动主要来自

A. 中枢化学感受器

B. 肺牵张感受器

C. 肺 – 毛细血管旁感受器

D. 颈动脉体化学感受器

E. 主动脉体化学感受器

82. 慢性阻塞性肺疾患发生呼吸衰竭的中心环节是

A. 支气管黏膜水肿

B. 肺顺应性下降

C. 有效肺泡通气量减少

D. 小气道阻塞

E. 肺组织弹性下降

83. 肺源性心脏病的主要发病机制是

A. 用力吸气使胸膜腔内压降低，使心脏外负压增加，增加右心收缩负荷

B. 用力吸气使胸膜腔内压升高，影响心脏舒张功能

C. 缺氧、酸中毒导致肺小动脉收缩

D. 血液黏度增加

E. 肺毛细血管床大量破坏

84. 急性呼吸性酸中毒时维持细胞外液 pH 的主要代偿机制是

A. HCO_3^- 缓冲作用

B. 呼吸性代偿作用

C. 肾代偿作用

D. 血红蛋白和蛋白质起缓冲作用

E. CO_2 经肺毛细血管的扩散速率

85. 严重肝脏病时氨清除不足的主要原因是

A. 谷氨酰胺合成障碍

B. 尿素合成障碍

C. 谷氨酸合成障碍

D. 不能以酰胺形式储存于肾小管上皮细胞内

E. 丙氨酸合成障碍

86. 假性神经递质的毒性作用是

A. 对抗乙酰胆碱

B. 干扰去甲肾上腺素和多巴胺的功能

C. 抑制糖酵解

D. 阻碍三羧酸循环

E. 引起碱中毒

87. γ– 氨基丁酸使下列哪种离子向神经元内流而使其呈超极化状态

A. K^+　　　　　B. Na^+

C. Ca^{2+}　　　　D. HCO_3^-

E. Cl^-

88. 治疗肝性脑病可用

A. 含有低浓度蛋氨酸的混合溶液

B. 含有高浓度酪氨酸的营养液

C. 含有高浓度支链氨基酸的营养液

D. 去甲肾上腺素和多巴胺

E. 偏酸性的生理溶液

89. 下列哪项不是肝性脑病的临床特征

A. 可以是急性或慢性

B. 患者都有昏迷

C. 可表现为性格行为异常

D. 可以是复发性

E. 有的患者发病有明显的诱因

90. 下列治疗肝性脑病的措施中，错误的是

A. 静脉点滴谷氨酸钠

B. 给予足量碱性药物

C. 补充钾盐

D. 补充葡萄糖

E. 给予左旋多巴

91. 下列哪项不会引起肾小球入球动脉痉挛

A. 体内儿茶酚胺增加

B. $1, 25 - (OH)_2 D_3$ 减少

C. 血管紧张素 Ⅱ 生成增多

D. 前列腺素产生减少

E. 球旁细胞肾素分泌增多

92. 功能性和肾性急性肾功能不全的发病环节中起重要作用的是

A. 肾小管管型堵塞

B. 肾血管收缩，肾血流减少

C. 原尿反漏到间质

D. 肾小管上皮细胞肿胀

E. 肾小球滤过系数降低

93. 急性肾功能不全时肾素 - 血管紧张素系统活性增高的机制是

A. 近曲小管原尿 $[K^+]$ 升高

B. 近曲小管原尿 $[Na^+]$ 升高

C. 远曲小管原尿 $[Na^+]$ 升高

D. 远曲小管原尿 $[K^+]$ 升高

E. 远曲小管原尿 $[Ca^{2+}]$ 升高

94. 关于慢性肾功能不全的叙述，错误的是

A. 肾实质受到破坏

B. 常见于慢性肾脏疾病

C. 内环境平衡遭到破坏

D. 常伴有某些内分泌功能紊乱

E. 都是由急性肾功能不全发展而来

95. 慢性肾功能不全晚期常发生哪型酸中毒

A. AG 正常型代谢性酸中毒

B. AG 增高型代谢性酸中毒

C. Ⅱ 型肾小管性酸中毒

D. Ⅰ 型肾小管性酸中毒

E. 呼吸性酸中毒

96. 某患者血氧检查结果为 PaO_2 50mmHg，血氧容量 20ml/dl，动脉血氧含量 15ml/dl，动 - 静脉血氧含量差 4ml/dl。其缺氧类型是

A. 低张性缺氧   B. 血液性缺氧

C. 淤血性缺氧   D. 组织性缺氧

E. 循环性缺氧

第八章 药理学

A1/A2 型题

1. 具有降低下食管括约肌压力作用的药物是

A. 钙通道阻滞剂   B. 质子泵抑制剂

C. H_2 受体拮抗剂   D. β 受体拮抗剂

E. 促胃肠动力剂

2. 下列属于选择性 5 - 羟色胺（5 - HT）再摄取抑制剂的是

A. 文拉法辛   B. 托莫西汀

C. 氟西汀   D. 米氮平

E. 利培酮

3. 具有缓解胃肠痉挛作用的自主神经递质受体阻断剂是

A. 阿替洛尔   B. 阿托品

C. 酚妥拉明   D. 育亨宾

E. 筒箭毒碱

4. 用于器官移植排斥反应的药物是

A. 利福平   B. 利巴韦林

C. 伯氨喹   D. 氟康唑

E. 环磷酰胺

5. HMG CoA 还原酶抑制剂药理作用为

A. 抑制体内胆固醇氧化酶

B. 阻断 HMG CoA 转化为甲羟戊酸

C. 使肝脏 LDL 受体表达减弱

D. 具有促进细胞分裂作用

E. 具有增强细胞免疫作用

6. 甲状腺功能亢进伴室上性心动过速患者宜选用

A. 普萘洛尔   B. 胺碘酮

C. 维拉帕米   D. 奎尼丁

E. 普罗帕酮

7. 吗啡的适应证为

A. 分娩止痛   B. 感染性腹泻

C. 心源性哮喘   D. 颅脑外伤止痛

E. 支气管哮喘

8. 治疗支原体肺炎首选的药物是

A. 头孢曲松   B. 妥布霉素

C. 氯霉素   D. 红霉素

E. 甲硝唑

9. 肾功能不全的患者禁用

A. 青霉素 G   B. 阿莫西林

C. 红霉素   D. 庆大霉素

E. 多西环素

10. 强心苷中毒所致的心律失常最常见的是

A. 房性期前收缩

B. 心房颤动

C. 房室传导阻滞

D. 室上性心动过速

E. 室性期前收缩

11. 阿托品用于全身麻醉前给药的目的是

A. 增强麻醉效果

B. 减少麻醉药用量

C. 减少呼吸道腺体分泌

D. 预防心动过缓

E. 辅助松弛骨骼肌

12. 毛果芸香碱滴眼可引起

A. 缩瞳、升高眼内压、调节痉挛

B. 缩瞳、降低眼内压、调节麻痹

C. 扩瞳、降低眼内压、调节麻痹

D. 扩瞳、升高眼内压、调节痉挛

E. 缩瞳、降低眼内压、调节痉挛

13. 苯二氮䓬类药物催眠作用的机制是

A. 减少 Na^+ 内流，稳定神经细胞膜

B. 促进抑制性递质 GABA 的释放

C. 减慢抑制性递质 GABA 的降解

D. 增强 GABA 能神经的抑制功能

E. 阻断脑内的 DA 受体

14. 治疗癫痫持续状态的首选药是

A. 苯妥英钠　　　　　B. 苯巴比妥

C. 丙戊酸钠　　　　　D. 地西泮

E. 乙琥胺

15. 药物的治疗指数是

A. ED_{50}/LD_{50}　　　　B. ED_{50}/LD_{50}

C. LD_{50}/ED_{50}　　　　D. LD_{50}/ED_{10}

E. ED_{95}/ED_5

16. 治疗Ⅱ度、Ⅲ度房室传导阻滞宜选用

A. 肾上腺素　　　　　B. 去甲肾上腺素

C. 异丙肾上腺素　　　D. 多巴胺

E. 多巴酚丁胺

17. 能使肾上腺素升压作用翻转的药物是

A. 普萘洛尔　　　　　B. 苯海拉明

C. 酚妥拉明　　　　　D. 硝苯地平

E. 硝酸甘油

18. ACE 抑制药降低慢性心力衰竭死亡率的基本作用是

A. 扩张血管，减轻心脏负荷

B. 减慢心率，降低心肌耗氧

C. 逆转左心室肥大

D. 改善血流动力学

E. 改善左室射血功能

19. 毛果芸香碱引起瞳孔缩小的机制是

A. 激动瞳孔括约肌的 M 受体

B. 阻断瞳孔括约肌的 M 受体

C. 激动睫状肌的 M 受体

D. 阻断睫状肌的 M 受体

E. 激动括约肌和睫状肌的 M 受体

20. 作用快而强，可用于各种局部麻醉方法的是

A. 普鲁卡因　　　　　B. 利多卡因

C. 丁卡因　　　　　　D. 布比卡因

E. 硫喷妥钠

21. 治疗变异型心绞痛首选

A. 普萘洛尔　　　　　B. 硝酸甘油

C. 硝苯地平　　　　　D. 硝普钠

E. 阿司匹林

22. 解热、镇痛抗炎药

A. 对各类疼痛都有效

B. 可降低正常及发热的体温

C. 都可治疗风湿性关节炎

D. 都能抑制血栓形成

E. 可用于治疗轻度癌痛

23. 胰岛素的药理作用不包括

A. 加速葡萄糖氧化

B. 抑制脂肪分解

C. 促进蛋白质合成

D. 促进糖原异生

E. 促进 K^+ 进入细胞

24. 阿托品抗休克的主要机制是

A. 加快心率，增加心排血量

B. 扩张肾血管，改善肾功能

C. 扩张血管，改善微循环

D. 兴奋中枢，提高机体功能

E. 收缩血管，升高血压

25. H_1 受体阻断药可用于治疗

A. 过敏性休克　　　　B. 支气管哮喘

C. 过敏性皮疹　　　　D. 消化性溃疡

E. 反流性食管炎

26. 青霉素类的抗菌机制是

A. 抑制细菌叶酸的合成

B. 抑制细菌核酸的合成

C. 抑制细菌蛋白质的合成

D. 抑制细菌细胞壁的合成

E. 影响细菌胞浆膜的通透性

27. 硝酸甘油治疗变异型心绞痛的主要机制是

A. 舒张冠状血管　　　B. 降低心肌耗氧量

C. 降低心脏前负荷　　D. 降低心脏后负荷

E. 改善心脏代谢

28. 糖皮质激素和抗生素合用治疗严重感染的目的是

A. 增强抗生素的抗菌作用

B. 增强机体的防御能力

C. 拮抗生素的某些副作用

D. 提高机体对有害刺激的耐受力

E. 增强机体的免疫功能

29. 磺酰脲类药物降血糖的机制是

A. 刺激胰岛 B 细胞合成胰岛素

B. 刺激胰岛 B 细胞释放胰岛素

C. 延缓食物中葡萄糖的吸收

D. 减少糖原异生

E. 抑制碳水化合物水解为葡萄糖

30. 对乙酰氨基酚

A. 镇痛作用迅速而强大

B. 可降低正常及发热的体温

C. 可治疗风湿性关节炎

D. 能抑制血栓形成

E. 可用于治疗轻度癌痛

31. 异烟肼的作用特点是

A. 杀灭静止期结核杆菌

B. 杀灭活动期结核杆菌

C. 结核杆菌不易产生抗药性

D. 对革兰阴性菌也有效

E. 对肝脏无明显损伤

32. 可治疗慢性心功能不全及心房纤颤的药物是

A. 普萘洛尔   B. 硝苯地平

C. 卡托普利   D. 地高辛

E. 奎尼丁

33. 叶酸主要用于治疗

A. 慢性失血导致的贫血

B. 妊娠期巨幼红细胞性贫血

C. 乙胺嘧啶所致巨幼红细胞性贫血

D. 再生障碍性贫血

E. 溶血性贫血

34. 双侧肾血管性高血压患者不宜选用

A. 哌唑嗪   B. 氢氯噻嗪

C. 美托洛尔   D. 硝苯地平

E. 卡托普利

35. 用于控制疟疾复发及传播的药物是

A. 氯喹   B. 奎宁

C. 青蒿素   D. 伯氨喹

E. 乙胺嘧啶

36. 能诱发"流感综合征"的药物是

A. 利福平   B. 多黏菌素

C. 链霉素   D. 哌拉西林

E. 头孢孟多

37. 阿司匹林引起胃肠道反应的主要原因是

A. 直接抑制胃黏液分泌

B. 刺激延脑催吐化学感受区

C. 促使胃酸分泌增加

D. 促使胃蛋白酶分泌增加

E. 抑制胃黏膜合成前列腺素

38. 他汀类药物对血脂的影响是

A. 降低血浆 TG 强于降 TC

B. 降低血浆 VLDL 强于降 LDL

C. 降 TC 同时明显升高血浆 HDL

D. 明显降低 TG 和 VLDL，轻度升高 HDL

E. 明显降低 TC 和 LDL，轻度升高 HDL

39. 普鲁卡因不用于下列哪一种麻醉

A. 表面麻醉   B. 传导麻醉

C. 蛛网膜下隙麻醉   D. 硬膜外麻醉

E. 浸润麻醉

40. 氯沙坦降低血压的机制是

A. 降低血浆肾素活性

B. 抑制血管紧张素 I 转化酶

C. 降低醛固酮的活性

D. 抑制血管紧张素 II 的生成

E. 阻断血管紧张素 II 受体

41. 强心苷治疗心房纤颤的主要机制是

A. 缩短心房有效不应期

B. 延长心房有效不应期

C. 降低窦房结自律性

D. 降低心房异位节律点自律性

E. 减慢房室传导

42. 可防止和逆转高血压患者心血管重构的药物是

A. 利尿降压药   B. 钙拮抗剂

C. β 受体阻断剂   D. ACE 抑制剂

E. α₁ 受体阻断剂

43. 可同时加重心源性哮喘和支气管哮喘的药物是

A. 新斯的明   B. 酚妥拉明

C. 吗啡   D. 普萘洛尔

E. 维拉帕米

44. 用硝酸甘油治疗心绞痛时舌下给药的目的是

A. 加速药物的吸收   B. 加速药物的分布

C. 避免药物被胃酸破坏   D. 避免药物的首关消除

E. 减轻药物对胃肠道的刺激

45. 治疗严重感染时，辅助应用糖皮质激素的目的是

A. 增强机体的防御能力

B. 增强抗菌药的杀菌作用

C. 直接中和细菌内毒素

D. 直接抑制病原菌生长繁殖

E. 增强机体对有害刺激的耐受力

46. 抗风湿作用强，对胃肠道损伤轻的药物是

A. 阿司匹林   B. 对乙酰氨基酚

C. 吲哚美辛   D. 布洛芬

E. 保泰松

47. 用异烟肼时合用维生素 B₆ 的目的是

A. 促进异烟肼吸收

B. 增强异烟肼的疗效

C. 延缓耐药性产生

D. 降低异烟肼对神经的毒性

E. 减轻异烟肼对肝脏的毒性

48. 利多卡因适用于治疗

A. 房室传导阻滞

B. 阵发性室上性心动过速

C. 各种室性心律失常

D. 窦性心动过缓

E. 房性期前收缩

49. 肝素的主要药理作用是

A. 抑制凝血因子形成

B. 抑制凝血酶形成

C. 抑制血小板聚集

D. 激活纤溶酶原变为纤溶酶

E. 激活 AT Ⅲ，灭活多种凝血因子

50. 能逆转心肌肥厚并降低病死率的抗心力衰竭药是

A. 地高辛   B. 哌唑嗪

C. 氢氯噻嗪   D. 硝苯地平

E. 卡托普利

51. 激动药是指药物与受体

A. 有强亲和力，无内在活性

B. 有弱亲和力，无内在活性

C. 无亲和力，有内在活性

D. 无亲和力，无内在活性

E. 有亲和力，有内在活性

52. 生物利用度是指

A. 药物在体内消除的程度和速度

B. 药物在体内分布的程度和速度

C. 注射药物被机体吸收利用的程度和速度

D. 口服药物被机体吸收利用的程度和速度

E. 各种途径用药后药物被机体吸收利用的程度和速度

53. 治疗癫痫小发作的首选药是

A. 丙戊酸钠   B. 卡马西平

C. 硝西泮   D. 乙琥胺

E. 苯巴比妥

54. 阿托品的临床用途是

A. 青光眼   B. 各种休克

C. 重症肌无力   D. 房室传导阻滞

E. 前列腺肥大

55. 三类抗心绞痛药的抗心绞痛共性是

A. 缩短射血时间   B. 减慢心率

C. 抑制心肌收缩力   D. 减少心室容积

E. 降低心肌耗氧量

56. 苯妥英钠的临床应用是

A. 癫痫大发作和小发作

B. 癫痫大发作和心律失常

C. 癫痫小发作和外周神经痛

D. 癫痫小发作和心律失常

E. 各种原因引起的惊厥

57. 钙拮抗剂不具有下列哪一种作用

A. 负性肌力作用   B. 负性频率作用

C. 负性传导作用   D. 舒张动脉血管

E. 收缩支气管平滑肌

58. 多西环素的特点是

A. 抗菌活性弱于四环素

B. 对耐药金葡菌无效

C. 抗菌作用维持时间短

D. 适用于肾外感染伴肾衰竭者

E. 易引起二重感染

59. 伴水肿的轻度高血压患者，应首选

A. 氢氯噻嗪   B. 硝苯地平

C. 卡托普利   D. 哌唑嗪

E. 呋塞米

60. 药物经零级动力学消除的特点是

A. 恒量消除，半衰期恒定

B. 恒量消除，半衰期不恒定

C. 恒比消除，半衰期恒定

D. 恒比消除，半衰期不恒定

E. 消除速率随血药浓度而改变

61. 药物的副作用是指

A. 继发于治疗作用之后出现的一种不良后果

B. 用量过大或用药时间过长出现的有害作用

C. 治疗量时出现的与用药目的无关的作用

D. 与用药剂量无关的一种病理性免疫反应

E. 停药后血药浓度降至阈浓度以下时出现的生物效应

62. 硝酸甘油常与 β 受体阻断剂合用治疗心绞痛的原因是两者

A. 均可减慢心率

B. 均可减小心室容积

C. 均可减弱心肌收缩力

D. 可协同扩张外周血管

E. 可相互拮抗对心室压力的改变

63. 阿托品滴眼引起

A. 扩瞳、眼内压升高、调节麻痹

B. 扩瞳、眼内压升高、调节痉挛

C. 扩瞳、眼内压降低、调节麻痹

D. 缩瞳、眼内压降低、调节麻痹

E. 缩瞳、眼内压降低、调节痉挛

64. 强心苷治疗慢性心功能不全的原发作用是

A. 减慢心率

B. 降低心肌耗氧量

C. 增加心排血量

D. 增加心肌收缩力

E. 改善心肌能量代谢

65. 氯丙嗪对下列哪一种原因引起的呕吐无效

A. 恶性肿瘤   B. 放射病

C. 胃肠炎   D. 晕动病

E. 药物

66. 支气管哮喘与心源性哮喘相鉴别如有困难时忌用

A. 特布他林   B. 氨茶碱

C. 异丙嗪   D. 泼尼松

E. 吗啡

67. 奥美拉唑属于

A. 胃黏膜保护药   B. 胃壁细胞 H^+ 泵抑制药

C. 胃泌素受体阻断药   D. H_2 受体阻断药

E. M 受体阻断药

68. 主要用于病因性预防的抗疟药是

A. 乙胺嘧啶
B. 伯氨喹
C. 青蒿素
D. 奎宁
E. 氯喹

69. 长期大量应用氯丙嗪治疗精神病时，最常见的不良反应是

A. 直立性低血压
B. 锥体外系反应
C. 肾脏损害
D. 肝脏损害
E. 内分泌紊乱

70. 地高辛治疗心房颤动的主要机制是

A. 抑制窦房结
B. 降低心房自律性
C. 减慢房室传导
D. 降低心室自律性
E. 延长心房有效不应期

71. 治疗过敏性休克首选

A. 酚妥拉明
B. 地塞米松
C. 肾上腺素
D. 氯苯那敏
E. 多巴胺

72. 沙丁胺醇治疗哮喘的作用机制为

A. 阻断 M 受体
B. 抑制磷酸二酯酶
C. 激动支气管平滑肌的 β_2 受体
D. 抑制肥大细胞释放过敏物质
E. 对抗组胺等过敏介质的作用

73. 抗铜绿假单胞菌作用最强的药物是

A. 第一代头孢菌素
B. 第二代头孢菌素
C. 第三代头孢菌素
D. 氨基糖苷类抗生素
E. 大环内酯类抗生素

74. 对青霉素类过敏的 G^+ 菌感染者可选用

A. 苯唑西林
B. 头孢曲松
C. 红霉素
D. 甲硝唑
E. 阿米卡星

75. 链霉素抗菌作用针对的细菌结构部位是

A. 细胞壁上肽聚糖
B. 细胞壁上脂多糖
C. 细胞膜上中介体
D. 细胞质中核蛋白体
E. 细胞染色体 DNA

76. 伴肾衰竭的胆道感染宜选用

A. 阿米卡星
B. 庆大霉素
C. 多西环素
D. 氨苄西林
E. 头孢唑林

77. 糖皮质激素类药物的禁忌证是

A. 中毒性菌痢
B. 感染性休克
C. 严重高血压
D. 结核性脑膜炎
E. 类风湿关节炎

78. 雷尼替丁主要用于治疗

A. 消化性溃疡
B. 支气管哮喘
C. 荨麻疹
D. 胃肠功能紊乱
E. 晕动病

79. 磺酰脲类降血糖的机制是

A. 刺激胰岛 B 细胞合成胰岛素
B. 刺激胰岛 B 细胞释放胰岛素
C. 延缓食物中葡萄糖的吸收
D. 促进糖原合成，减少糖原异生
E. 抑制碳水化合物水解为葡萄糖

80. 能防止或逆转血管壁增厚和心肌肥大的药物是

A. 氢氯噻嗪
B. 普萘洛尔
C. 卡托普利
D. 维拉帕米
E. 哌唑嗪

81. 能阻滞钾通道、钠通道和钙通道，明显延长 APD 的药物是

A. 维拉帕米
B. 普萘洛尔
C. 利多卡因
D. 胺碘酮
E. 奎尼丁

82. 左旋多巴抗帕金森病的作用机制是

A. 在外周脱羧转变成多巴胺
B. 促进中枢多巴胺能神经元释放多巴胺
C. 进入脑内脱羧生成多巴胺
D. 直接激动中枢神经系统多巴胺受体
E. 在脑内抑制多巴胺的再摄取

83. 卡托普利的降压机制不包括

A. 减少血管紧张素 II 生成
B. 直接抑制肾素分泌
C. 减少缓激肽降解
D. 减少醛固酮分泌
E. 引起 NO 释放增加

84. 治疗窦性心动过缓宜选用

A. 肾上腺素
B. 胺碘酮
C. 阿托品
D. 麻黄碱
E. 多巴胺

85. 具有广谱抗心律失常作用的药物是

A. 利多卡因
B. 维拉帕米
C. 普萘洛尔
D. 胺碘酮
E. 苯妥英钠

86. 阿司匹林的作用是

A. 解热、镇痛
B. 抗炎、抗风湿
C. 防止血栓形成
D. 抑制体温调节中枢
E. 引起胃溃疡和胃出血

87. 治疗癫痫持续状态首选

A. 地西泮
B. 苯巴比妥
C. 硫酸镁
D. 丙戊酸钠

E. 苯妥英钠

88. 哌替啶不同于吗啡的临床用途为

　　A. 癌症疼痛　　　　　　B. 心源性哮喘
　　C. 分娩止痛　　　　　　D. 心肌梗死剧痛
　　E. 创伤剧痛

89. 与巴比妥类相比较，地西泮治疗失眠的优点是

　　A. 易诱导入睡
　　B. 使睡眠持续时间延长
　　C. 停药后无反跳性多梦现象
　　D. 缩短快动眼睡眠时相
　　E. 缩短慢动眼睡眠时相

90. 肾上腺素的临床用途是

　　A. 各种休克　　　　　　B. 上消化道出血
　　C. 房室传导阻滞　　　　D. 急性肾功能不全
　　E. 支气管哮喘急性发作

91. 可用于治疗休克和急性肾衰竭的药物是

　　A. 多巴胺　　　　　　　B. 阿托品
　　C. 呋塞米　　　　　　　D. 肾上腺素
　　E. 酚妥拉明

92. 阿托品对下列哪一种平滑肌解痉效果最好

　　A. 支气管平滑肌　　　　B. 胃肠道平滑肌
　　C. 胆道平滑肌　　　　　D. 输尿管平滑肌
　　E. 子宫平滑肌

93. 阻断 H_2 受体而抑制胃酸分泌的药物是

　　A. 雷尼替丁　　　　　　B. 奥美拉唑
　　C. 哌仑西平　　　　　　D. 阿托品
　　E. 硫糖铝

94. 可引起冠状血管痉挛，不适用于变异型心绞痛的药物是

　　A. 普萘洛尔　　　　　　B. 硝酸甘油
　　C. 地尔硫草　　　　　　D. 硝苯地平
　　E. 维拉帕米

95. 选择性激动 β_2 受体而扩张支气管的药物是

　　A. 肾上腺素　　　　　　B. 硝苯地平
　　C. 特布他林　　　　　　D. 氯苯那敏
　　E. 氨茶碱

96. 阿莫西林适用于治疗

　　A. 铜绿假单胞菌感染　　B. 口腔厌氧菌感染
　　C. 肺炎链球菌感染　　　D. 耐药金葡菌感染
　　E. 布氏杆菌感染

97. 异烟肼的特点是

　　A. 具有广谱抗菌作用
　　B. 不能吞噬细胞内的结核杆菌
　　C. 结核杆菌不易产生耐药性
　　D. 杀灭活动期结核杆菌作用强
　　E. 长期应用不损伤肝脏

98. 治疗细菌性痢疾最常选用的药物是

　　A. 磺胺嘧啶　　　　　　B. 庆大霉素
　　C. 妥布霉素　　　　　　D. 阿米卡星

E. 多西环素

99. 药物经一级动力学消除的特点是

　　A. 恒量消除，半衰期恒定
　　B. 恒量消除，半衰期不恒定
　　C. 恒比消除，半衰期恒定
　　D. 恒比消除，半衰期不恒定
　　E. 消除速率与给药剂量无关

100. 长期应用糖皮质激素治疗，停药时应注意

　　A. 检查患者血细胞
　　B. 了解胃黏膜有无损伤
　　C. 补充蛋白质
　　D. 服用抗糖皮质激素药物
　　E. 逐次减量停药

101. 下列属于阿片类药物的是

　　A. 地西泮
　　B. 甲基苯丙胺
　　C. 美沙酮
　　D. 麦角酸二乙酰胺
　　E. 可拉明

A3/A4 型题

1.（共用题干） 患者女，48 岁。因胆道梗阻并发休克入院，使用去甲肾上腺素升压，血压不易维持，波动较大，应用氢化可的松后血压升高并维持平稳。治疗 3 天时，患者出现精神失常、躁狂。

（1）患者出现精神失常、躁狂，是因为氢化可的松可以

　　A. 提高中枢神经的兴奋性
　　B. 加速蛋白质的分解代谢
　　C. 减少脑组织对葡萄糖的利用
　　D. 过量引起感染的扩散
　　E. 增强升压药的作用

（2）加用氢化可的松后，去甲肾上腺素升压作用增强的现象为

　　A. 糖皮质激素的允许作用
　　B. 两种药物的协同作用
　　C. 糖皮质激素的刺激作用
　　D. 糖皮质激素的抗感染作用
　　E. 两种药物作用的叠加

B1 型题

1.（共用备选答案）

　　A. 周围神经炎　　　　　B. 二重感染
　　C. 血液系统损害　　　　D. 肾脏损害
　　E. 过敏性休克

（1）异烟肼易引起的不良反应是
（2）庆大霉素最严重的不良反应是

2.（共用备选答案）

　　A. 胃肠道反应　　　　　B. 二重感染
　　C. 造血系统损害　　　　D. 肾损害

E. 过敏性休克

（1）氯霉素最严重的不良反应是

（2）四环素最常见的不良反应是

（3）青霉素 G 最严重的不良反应是

3.（共用备选答案）

A. 青霉素 G　　　　　　　B. 氨基糖苷类

C. 大环内酯类　　　　　　D. 头孢菌素类

E. 四环素类

（1）治疗流行性脑脊髓膜炎宜首选

（2）治疗支原体肺炎应首选

（3）治疗斑疹伤寒应首选

4.（共用备选答案）

A. 硝酸甘油　　　　　　　B. 普萘洛尔

C. 卡托普利　　　　　　　D. 硝苯地平

E. 维拉帕米

（1）既可预防也可迅速终止心绞痛发作的药物

（2）不宜用于治疗变异型心绞痛的药物

（3）对变异型心绞痛疗效最好的药物

5.（共用备选答案）

A. 肾上腺素　　　　　　　B. 特布他林

C. 雷尼替丁　　　　　　　D. 氯苯那敏

E. 奥美拉唑

（1）阻断 H_2 受体而治疗消化性溃疡的药物是

（2）选择性激动 β_2 受体而治疗支气管哮喘的药物是

（3）抑制胃壁细胞分泌 H^+ 而治疗消化性溃疡的药物是

6.（共用备选答案）

A. 哌替啶　　　　　　　　B. 吲哚美辛

C. 氯丙嗪　　　　　　　　D. 布洛芬

E. 对乙酰氨基酚

（1）在物理降温配合下，可使体温降至正常以下，用于人工冬眠的药物是

（2）仅降低发热者体温，不影响正常体温，常用于感冒发热的药物是

（3）抗炎、抗风湿作用强，胃肠道不良反应轻的药物是

第九章　医学心理学

A1/A2 型题

1. 属于影响行为的倾向因素的是

A. 态度　　　　　　　　　B. 资源

C. 政策　　　　　　　　　D. 法律

E. 责任

2. 某人做事总是风风火火，速度很快，脾气暴躁，缺乏耐性，而且时不时会出些错误。其气质类型属于

A. 胆汁质　　　　　　　　B. 多血质

C. 黏液质　　　　　　　　D. 多动质

E. 抑郁质

3. 医学心理学对于健康和疾病的基本观点不包括

A. 认知评价的观点　　　　B. 个性特征作用的观点

C. 情绪因素作用的观点　　D. 被动适应的观点

E. 心身统一的观点

4. 张某是某医院的主管护师，在平常工作中，十分重视对患者的心理护理，能根据不同患者的不同心理问题制定相应的计划进行干预，其心理护理所遵循的原则是

A. 启迪性原则　　　　　　B. 针对性原则

C. 保密性原则　　　　　　D. 稳定性原则

E. 自我管理原则

5. 根据韦氏智力测验结果，个体智商在多少以上称极优秀，智商小于多少为智力缺损

A. 120，84　　　　　　　B. 120，70

C. 120，54　　　　　　　D. 130，84

E. 130，70

6. "食之无味，弃之可惜"属于动机冲突中的

A. 双趋冲突　　　　　　　B. 双避冲突

C. 趋避冲突　　　　　　　D. 双重趋避冲突

E. 多重趋避冲突

7. 韦氏量表诊断智力缺损的智商临界值是

A. 110～119　　　　　　B. 90～109

C. 80～89　　　　　　　D. 70～79

E. 69 以下

8. 由治疗学家创造一种充满关怀与信任的氛围，使患者原已被扭曲了的自我得到自然恢复，使自我完善的潜能得到发挥，从而使他们能更好地适应生活。这种治疗要旨属于

A. 患者中心疗法　　　　　B. 精神分析治疗

C. 行为治疗　　　　　　　D. 认知疗法

E. 暗示治疗

9. 健康的概念是

A. 身体处于良好状态

B. 身体和道德处于良好状态

C. 身体和心理处于良好状态

D. 身体、心理和社会适应处于良好状态

E. 身体、心理、社会适应和道德品质处于良好状态

10. 青少年期心理健康的重点是

A. 发展良好的自我意识

B. 接受现实确立奋斗目标

C. 消除心理代沟

D. 性心理和生理健康、性道德和法制教育

E. 以上都正确

11. 某种心理测验在某一人群中测查结果的标准量数是

A. 常模　　　　　　　　　B. 标准化

C. 量表　　　　　　　　　D. 信度

E. 效度

12. 在精神分析中，治疗师会潜意识恋慕或憎恨患者，称为
A. 疏泄
B. 反移情
C. 负移情
D. 正移情
E. 自由联想

13. 现代心理学中研究大脑神经功能与个体行为及心理活动关系的分支学科是
A. 神经生理学
B. 神经心理学
C. 生理心理学
D. 认知心理学
E. 医学心理学

14. 直接影响活动效果，使活动顺利完成的个性特征
A. 气质
B. 性格
C. 兴趣
D. 能力
E. 需要

15. 青少年期的心理健康问题是
A. 处于"第二反抗期"
B. 由幼稚走向成熟的一个过渡阶段
C. 自我意识的矛盾
D. 性心理卫生
E. 以上都正确

16. 认为个体的行为是理性评价的结果，而非本能和外界刺激决定，这种观点符合
A. 精神分析理论
B. 行为主义理论
C. 人本主义理论
D. 认知理论
E. 生理心理学理论

17. 情绪相对于情感而言，具有的特点是
A. 是情感的外在表现
B. 与社会需要是否获得满足有关
C. 高级的心理活动
D. 具有稳定性
E. 具有深刻性

18. 强调丘脑作用的情绪学说是
A. 阿诺德理论
B. 沙赫特－辛格理论
C. 艾利斯理论
D. 坎农－巴德理论
E. 詹姆士－兰格理论

19. 心理治疗奏效的重要前提条件是
A. 综合治疗
B. 治疗方法的选择
C. 来访者的人格特点
D. 良好的治疗关系
E. 治疗师的理论水平

20. 心理应激对健康影响的生理机制是
A. 心理－神经中介机制
B. 心理－神经－内分泌中介机制
C. 心理－神经－免疫机制
D. 塞里的全身适应综合征
E. 以上都正确

21. 心理应激概念的核心强调
A. 生理反应
B. 心理反应
C. 生理刺激物
D. 心理刺激物
E. 适应和应对"过程"

22. 合格的心理治疗家应
A. 有建立和睦关系的能力
B. 受过系统训练
C. 患者的利益至上
D. 要恰当估计自己的能力
E. 以上都正确

23. 在心理应激中起关键作用的因素是
A. 认知评价
B. 社会支持
C. 应对方式
D. 事件发生的可预测性
E. 事件发生的可控制性

24. 提出应对分为情绪关注应对和问题关注应对的学者是
A. 拉扎卢斯
B. 弗洛伊德
C. 塞里
D. 洛采
E. 华生

25. 心理过程包括
A. 动机、兴趣、世界观
B. 认知、人格、行为
C. 认知、情绪、意志
D. 气质、性格、能力
E. 自我认识、自我体验、自我调控

26. 经典精神分析疗法常用的技术是
A. 识别负性自动想法
B. 暴露疗法
C. 自由联想
D. 逐步接近法
E. 自我管理法

27. 中年人心理卫生的重点是
A. 处理心理矛盾，保持心理健康
B. 形成正确世界观的社会行为
C. 培养自我意识
D. 修炼人格
E. 以上都正确

28. 合理化机制是为摆脱痛苦而给自己找理由，是最常见的一种防御机制，表现为
A. 酸葡萄机制
B. 眼不见为净
C. 鸵鸟策略
D. 此地无银三百两
E. 做"白日梦"

29. 价值观形成和发展的关键期是
A. 幼儿期
B. 儿童期
C. 青少年期
D. 青年期
E. 中年期

30. 最常见和有效的心理咨询方式是
A. 院内咨询
B. 门诊咨询
C. 信件咨询
D. 专栏咨询
E. 电话咨询

31. 患者能从治疗性医患关系中感到受重视、真诚、理解、协调、信赖，患者在直接经验、平等协作、促进成长的治疗方式中实现态度和行为的转变。这种心理治疗方法称为
    A. 精神分析　　　　　　B. 自由联想法
    C. 放松训练法　　　　　D. 合理情绪法
    E. 患者中心疗法

32. 从事研究不同年龄人的心理发展特点，运用教育和培训手段，帮助人们形成健全的人格和正常的心理过程，适应社会环境，预防疾病，消除不良行为的专业是
    A. 临床心理学　　　　　B. 变态心理学
    C. 心理生理学　　　　　D. 心理卫生学
    E. 环境心理学

33. 行为主义理论认为心理障碍的心理学原因是
    A. 不良的认知模式
    B. 潜意识内的心理冲突
    C. 获得性学习结果
    D. 个人成长受到阻抑
    E. 心理－神经－内分泌－免疫机制作用

34. 在医学心理学的主要理论学派中，"第三势力"是指
    A. 精神分析理论　　　　B. 心理生理论
    C. 认知学派理论　　　　D. 人本主义学派
    E. 行为学派

35. 一般能力指完成各种活动都需要的共同能力，就是智力，不包括
    A. 记忆力　　　　　　　B. 注意力
    C. 观察力　　　　　　　D. 思维力
    E. 音色分辨力

36. 人对客观现实稳定的态度和与之相适应的习惯化的行为方式是指
    A. 态度　　　　　　　　B. 行为
    C. 性格　　　　　　　　D. 气质
    E. 能力

37. 错误的心理治疗概念是
    A. 治疗家受过严格训练
    B. 劝说是基本技能
    C. 以医学心理学的某种理论体系为指导
    D. 治疗的关键是帮助患者发展自己
    E. 是特殊的人际关系

38. 手术前患者最常见的情绪反应是
    A. 抑郁　　　　　　　　B. 焦虑
    C. 敌意　　　　　　　　D. 愤怒
    E. 绝望

39. 先吃糖，后喝苦药，就会觉得药更苦，这是
    A. 感觉的适应　　　　　B. 感觉对比
    C. 感受性的补偿　　　　D. 感受性的发展
    E. 后像

40. "前有悬崖，后有追兵"产生的动机冲突属于
    A. 双趋冲突　　　　　　B. 双避冲突

    C. 趋避冲突　　　　　　D. 双重趋避冲突
    E. 多重趋避冲突

41. 医患关系模式从主动－被动、指导－合作型到共同参与型，医生对患者的"主导"作用逐渐（　），沟通能力的要求逐渐（　）
    A. 削弱－增高　　　　　B. 削弱－减弱
    C. 增高－增高　　　　　D. 增高－减弱
    E. 增高－不变

42. 不适合采取心理治疗的心理障碍是
    A. 综合性医院的非精神病
    B. 精神分裂症急性发作期
    C. 性行为障碍
    D. 儿童行为障碍
    E. 适应问题

43. 投射是让受试者在一种情境中，按情境对其意义和感受做出的反应。采用投射原理编制的心理测验是
    A. 艾森克人格问卷
    B. 韦氏智力量表
    C. 卡特尔十六项人格因素问卷
    D. 主题统觉测验
    E. 明尼苏达多项人格调查表

44. 自我意识和自然人成为社会人标志着
    A. 情绪成熟　　　　　　B. 人格形成
    C. 自我实现　　　　　　D. 性格成熟
    E. 理想我的形成

45. 下列疾病中，不属于心身疾病的是
    A. 支气管哮喘　　　　　B. 十二指肠溃疡
    C. 癌症　　　　　　　　D. 焦虑症
    E. 糖尿病

46. 有些人在工作中认真负责，有些人敷衍了事，有些人得过且过。这些表现在人的性格特征中属于
    A. 态度特征　　　　　　B. 理智特征
    C. 认知特征　　　　　　D. 情绪特征
    E. 意志特征

47. 潜意识又称无意识，在人的心理活动中一般处于
    A. 警觉状态　　　　　　B. 缓冲状态
    C. 知觉状态　　　　　　D. 清晰状态
    E. 压抑状态

48. 有些人在面对应激事件时易采用"钻牛角尖"的方式应对，这种应对方式属于
    A. 自我防御反应　　　　B. 情绪反应
    C. 行为反应　　　　　　D. 生理反应
    E. 认知反应

49. 女，18 岁，某大学一年级新生。入学后对新的学习环境和教学模式不适应，出现情绪焦虑、失眠等情况。该生的辅导员、老师及同学们给予其热情的帮助、疏导和安慰，使该生逐渐走出适应不良的状态。这种应对应激的方法属于
    A. 回避应激源

B. 催眠心理治疗

C. 专业思想教育

D. 运用自我防御机制

E. 取得社会支持

50. 男，46 岁，投资顾问，因社交焦虑接受心理治疗，在心理治疗师的帮助下焦虑明显改善。患者心存感激，欲将掌握的投资信息告知心理治疗师以作报答，但被婉言谢绝，在此治疗关系中，该心理治疗师遵循的原则是

A. 保密性　　　　　B. 正式性

C. 单向性　　　　　D. 时限性

E. 系统性

51. 体现了新公共健康精神的是

A. 预防为主

B. 三级预防

C. 强化社区行动

D. 人人享有卫生保健

E. 群众性自我保健

A3/A4 型题

（共用题干）患者女，18 岁。近几个月来常因琐事与父母发生激烈争吵，闷闷不乐，被诊断为抑郁症而入院治疗。2 周后，其父母去探视，患者起初表现出既想见又不想见的矛盾心理，但最终还是决定拒绝见其父母。医生根据病情同意了患者的决定。

1. 该患者起初的心理状态属于

A. 双重趋避冲突　　　　B. 趋避冲突

C. 回避冲突　　　　　　D. 双避冲突

E. 双趋冲突

2. 根据《精神卫生法》，医生可以限制患者父母会见患者的理由是

A. 医疗机构尚未做出再次诊断结论

B. 未取得医疗机构负责人同意

C. 为了避免妨碍治疗

D. 患者父母要求见面的理由不充分

E. 未取得当地卫生计生行政部门批准

第十章　医学伦理学

A1/A2 型题

1. 对疑似甲类传染病患者予以隔离所体现的公共卫生伦理原则是

A. 互相协同原则　　　　B. 社会公正原则

C. 社会公益原则　　　　D. 信息公开原则

E. 全社会参与原则

2. 医疗机构使用非卫生技术人员从事医疗卫生技术工作应给予罚款处罚，其最高金额是

A. 5 千元　　　　　　　B. 8 千元

C. 2 千元　　　　　　　D. 1 万元

E. 3 千元

3. 有助于患者记忆的信息沟通方式不包括

A. 规范使用医学缩略术语

B. 指导问题力求具体

C. 重要医嘱首先提出

D. 语言表达通俗易懂

E. 归纳总结医嘱内容

4. 相对于一般契约关系而言，医生在医患关系负有更重的义务，但这些义务中不包括

A. 监督义务　　　　　　B. 保密义务

C. 披露义务　　　　　　D. 注意

E. 忠实义务

5. 为了达到目的和手段的一致，必须遵循的原则不包括

A. 有效性原则　　　　　B. 优化原则

C. 一致性原则　　　　　D. 社会性原则

E. 医学原则

6. 医德良心对每个医务人员有

A. 教育作用　　　　　　B. 反省作用

C. 评价作用　　　　　　D. 动力作用

E. 激励作用

7. 医德修养的方法是

A. 积极参加医院的各种政治学习

B. 让领导多督促自己

C. 让同事多提醒自己

D. 让患者多监督自己

E. 追求慎独

8. 人类辅助生殖技术的目的是

A. 赢利

B. 演进性优生

C. 有利于未婚男女生儿育女

D. 治疗、补偿已婚夫妇的生育功能

E. 控制人口数量

9. 生殖技术的合理使用必须遵循维护社会公益原则，其中规定同一供精者的精子最多只能

A. 提供给 2 名妇女受孕

B. 提供给 3 名妇女受孕

C. 提供给 4 名妇女受孕

D. 提供给 5 名妇女受孕

E. 提供给 6 名妇女受孕

10. 人体试验

A. 只要医学研究需要就可进行

B. 只要经过大量、可靠的动物试验后就可进行

C. 只要课题组论证充分就可进行

D. 只要在专家组的监督下就可进行

E. 只要课题组上报完整、严谨的报告，经专家组及上级主管部门经规定程序审批后就可进行

11. 现实中的医疗伤害现象，依据其与医方主观意愿的关系，可以分为
    A. 有意伤害、可知伤害、可控伤害和责任伤害
    B. 有意伤害、无意伤害、可控伤害和责任伤害
    C. 有意伤害、可知伤害、可预见伤害和责任伤害
    D. 有意伤害、可知伤害、可控伤害和不可控伤害
    E. 有意伤害、无意伤害、可控伤害和不可控伤害

12. 医疗伤害带有一定的
    A. 可控性   B. 必然性
    C. 可预见性   D. 责任性
    E. 可知性

13. 患者的道德义务有
    A. 保持健康和恢复健康的责任
    B. 服从医生制定的医疗方案
    C. 帮助医务人员工作
    D. 服从医院的行政领导
    E. 要求家属帮助护士工作

14. 供体器官分配的医学标准不包括
    A. 血缘亲疏
    B. 是否利于医学科技进步
    C. 引起并发症的可能性
    D. 患者的心理素质
    E. 患者全身抗体的强弱

15. 关于单身妇女进行人工授精，叙述正确的是
    A. 不得为单身妇女实施人工授精
    B. 可允许给孀居的单身妇女实施
    C. 可允许给处于永久同居关系的妇女实施
    D. 可允许给有能力负起养育子女责任的单身妇女实施人工授精
    E. 可允许给愿意负起养育子女责任单身妇女实施人工授精

16. 由于伦理方面的原因，目前尚未在人类身上成为现实的辅助生殖技术是
    A. 代孕技术   B. 无性生殖
    C. 异源人工授精   D. 同源人工授精
    E. 体外受精

17. 人们对医疗行为进行道德价值判断是通过
    A. 医德活动   B. 医德教育
    C. 医德修养   D. 医德评价
    E. 医德境界

18. 患者的基本医疗权不包括
    A. 应该得到基本医疗保健服务的权利
    B. 生病后得到及时医疗的权利
    C. 平等享受医疗服务的权利
    D. 能够选择自己应该得到何种医疗的权利
    E. 医疗保健不受民族、性别、财产状况影响的权利

19. 1948 年，世界医学大会以希波克拉底誓词为蓝本，形成了著名的
    A. 《赫尔辛基宣言》
    B. 《日内瓦宣言》
    C. 《医学伦理学日内瓦协议法》
    D. 《悉尼宣言》
    E. 《阿拉木图宣言》

20. 不同发展阶段的医学伦理学
    A. 都是以前一阶段的医学伦理学为基础发展而来的
    B. 与前一阶段的医学伦理学没有关系，是一种新体系
    C. 与前一阶段的医学伦理学没有关系，内容是全新的
    D. 与前一阶段的医学伦理学没有区别，只是名称不同
    E. 与前一阶段的医学伦理学没有区别，只是内容更详细

21. 医德与医术的关系是
    A. 医术是最重要的，有了精湛医术必然有高尚医德
    B. 医德是最重要的，有了高尚医德必然有精湛医术
    C. 医德与医术密不可分，医学道德以医学技术为依托，医学技术以医学道德为指导
    D. 医德与医术没有关系，医德高尚的不一定是医术精湛的
    E. 医德与医术没有关系，医术精湛的不一定是医德高尚的

22. 医务人员应当保守的医疗秘密是
    A. 患者的病情
    B. 患者的医疗方案
    C. 患者的性别
    D. 医务人员的家庭住址
    E. 医院及医务人员的特色、特长

23. 关于患者的知情同意权，叙述正确的是
    A. 如果患者拒绝医生的治疗方案，医生只能听之任之
    B. 家属可以代替患者行使知情同意权，因此，如果患者拒绝而家属同意，医生也可执行自己制定的治疗方案
    C. 患者知情同意的前提是不影响医患关系的确立
    D. 患者知情同意的前提是不影响医生治疗方案的选择
    E. 只要患者有知情同意的能力，就要首先考虑患者自己的意志

24. 患者权利受到普遍关注的原因是
    A. 人们的生活水平提高
    B. 人们的文化水平提高
    C. 人们已意识到医源性疾病所致的严重危害性
    D. 患者的医疗消费能力不足
    E. 患者的医疗消费水平提高

25. 医患关系出现物化趋势的最主要原因是
    A. 医学高技术手段的大量应用
    B. 医院分科越来越细，医生日益专科化
    C. 医生工作量加大
    D. 患者对医生的信任感降低
    E. 患者过多依赖医学高技术的检测手段

26. 医德义务的特点是
    A. 医务人员对服务对象的一种承诺

B. 不以获得权力为前提
C. 以提高医疗质量为目的
D. 以规章制度为保障
E. 以法律规范为保障

27. 关于临终关怀，叙述正确的是
A. 仍以延长患者生命的治疗积极为主
B. 临终关怀是 24 小时的全程服务
C. 临终关怀注重的是对临终患者的照护
D. 临终患者死亡，临终关怀即可结束
E. 临终患者已脱离社会，因此，他们没有社会需求

28. 目前，国际上从立法角度认可安乐死的国家是
A. 澳大利亚   B. 美国
C. 荷兰   D. 德国
E. 英国

29. 现代医学伦理学中，对生命的看法已转变为
A. 生命神圣论
B. 生命质量论
C. 生命价值论
D. 生命质量与生命价值相统一的理论
E. 生命神圣与生命质量、生命价值相统一的理论

30. 1946 年诞生的人体实验的医学伦理文件是
A. 《赫尔辛基宣言》
B. 《悉尼宣言》
C. 《日内瓦协议法》
D. 《阿拉木图宣言》
E. 《纽伦堡法典》

31. 某中学生因车祸受伤，昏迷中被送往医院，手术后醒来时，发现自己的左下肢被切除，开始时愤怒异常，大喊大叫，后来不吃不喝，也从不与任何人说话。这种情况属于患者角色转化中的
A. 角色行为冲突
B. 角色行为减退
C. 角色行为强化
D. 角色行为缺如
E. 角色行为异常

32. 在自己独处、无人监督的情况下，仍能按照医学道德规范的要求行事是指
A. 内省   B. 反省
C. 省悟   D. 慎独
E. 自律

33. 下列选项中符合手术治疗伦理要求的是
A. 涉及方案应当经患方知情同意
B. 患者坚决要求而无指征的手术也可实施
C. 手术对患者确实有益时，可无须患者知情同意
D. 手术方案必须经患者单位同意
E. 患者充分信任时，医生可自行决定手术方案

34. 下列不属于传染病防控工作伦理要求的是
A. 采取走访患者家庭以预防医患冲突
B. 做好传染病的监测和报告
C. 尊重传染病患者的人格和权利
D. 尊重科学事实
E. 开展传染病的预防宣传教育

35. 医学伦理学属于
A. 描述伦理学   B. 境遇伦理学
C. 规范伦理学   D. 元伦理学
E. 生态伦理学

36. 医技工作的道德要求不包括
A. 严谨求实，防止差错
B. 及时准确，尊重患者
C. 精心管理，保证安全
D. 积极进取，加强协作
E. 调配迅速，坚持查对

37. 患者男，56 岁。患慢性粒细胞白血病 4 年，恶液质，符合安乐死条件，医生使用药物结束其痛苦的生命，称为
A. 强迫安乐死   B. 医助安乐死
C. 被动安乐死   D. 主动安乐死
E. 自杀安乐死

A3/A4 型题

1.（共用题干）连某，因患严重的躁狂抑郁障碍，正在精神病专科医院住院治疗。因病情恶化，出现伤人毁物等行为，医院在没有其他可替代措施的情况下，对其实施了约束身体的措施，但实施后没有及时通知连某的监护人。连某的父亲作为监护人探视时，看到儿子被捆绑在病床上非常气愤。

（1）依照《精神卫生法》，对患者连某实施约束行为的性质属于
A. 治疗性措施
B. 惩罚性措施
C. 保护性医疗措施
D. 诊断性措施
E. 警告性措施

（2）对患者连某实施身体约束而未告知其监护人的做法，侵犯的患方权利是
A. 生命权   B. 健康权
C. 认知权   D. 知情权
E. 名誉权

（3）该案例中所形成的医患关系模式是
A. 主动－被动型   B. 指导－合作型
C. 契约许可型   D. 指导－参与型
E. 共同参与型

第十一章　卫生法规

A1/A2 型题

1. 医疗机构临床用血管理的第一责任人是
A. 临床用血的医师
B. 血站
C. 临床用血所在科室的负责人
D. 临床用血医师的上级医师
E. 医疗机构法定代表人

2. 医务人员必须经过省级卫生计生行政部门考核并取得相应合格证书方可从事的母婴保健服务项目是
A. 结扎手术
B. 家庭接生
C. 产前诊断
D. 婚前医学检查
E. 终止妊娠手术

3. 依据《侵权责任法》，医务人员实施手术前应当向患者说明的事项是
A. 医疗纠纷处理方式
B. 隐私保密要求
C. 替代医疗方案
D. 承担赔偿责任的情形
E. 复印病例资料范围

4. 负责向全社会发布突发公共卫生事件信息的法定单位是
A. 县级人民政府
B. 省级人民政府
C. 国务院卫生计生行政部门
D. 国务院新闻办公室
E. 设区的市级人民政府

5. 主治医师为一名择期手术患者提交了临床用血申请，经上级医师核准后予以签发，依照《医疗机构临床用血管理办法》的规定，申请的备血量应是
A. 1000ml
B. 1200ml
C. 1600ml
D. 600ml
E. 900ml

6. 受血者配血试验的血标本必须是输血前
A. 2 天之内的
B. 3 天之内的
C. 4 天之内的
D. 5 天之内的
E. 6 天之内的

7. 传染病暴发、流行时，所在地县级以上地方人民政府应当
A. 立即组织力量，按照预防、控制预案进行防治，切断传染病的传播途径
B. 限制或者停止集市
C. 停工、停业、停课
D. 封闭或者封存被传染病病原体污染的公共饮用水源
E. 控制或者扑杀染疫野生动物、家畜家禽

8. 从事母婴保健工作的人员，违反母婴保健法的规定有下列行为，情节严重的，依法取消执业资格
A. 胎儿性别鉴定的
B. 实施终止妊娠手术的
C. 产前检查的
D. 医学技术鉴定的
E. 婚前医学检查的

9. 关于病历资料，叙述正确的是
A. 医疗机构应按要求书写病历资料并交由患者或其家属保管
B. 因抢救急危患者，未及时书写病历的要在抢救结束后 12 小时内据实补记
C. 医务人员书写病历时可以涂改
D. 发生医疗事故争议时，应封存病历资料的原件
E. 病历资料不包括会诊意见

10. 医疗机构工作人员上岗工作，必须佩戴
A. 载有本人姓名、性别和年龄的标牌
B. 载有本人姓名、年龄和专业的标牌
C. 载有本人姓名、专业和职务的标牌
D. 载有本人姓名、职务或者职称的标牌
E. 载有本人姓名、职称及科室的标牌

11. 医师进行实验性临床医疗，应当
A. 经医院批准或患者本人同意
B. 经医院批准或患者家属同意
C. 征得患者本人或其家属同意
D. 经医院批准并征得患者本人或者其家属同意
E. 经医院批准或征得患者本人及其家属同意

12. 医疗机构用血应符合以下规定，除了
A. 医疗机构在供血充足的情况下可以将无偿献血者的血液出售给血液制品生产单位
B. 医疗机构应当积极推行按血液成分针对医疗实际需要输血
C. 医疗机构对临床用血必须进行核查，不得将不符合国家规定标准的血液用于临床
D. 医疗机构临床用血应当制定用血计划，由县级以上人民政府卫生行政部门指定的血站供给
E. 临床用血的包装、储存、运输，必须符合国家规定的卫生标准和要求

13. 医务人员违反献血法规定，将不符合国家规定标准的血液用于患者的可承担以下法律责任，除了
A. 由县级以上卫生行政部门责令改正
B. 给患者健康造成损害的，应当依法赔偿
C. 由县级以上卫生行政部门处以罚款
D. 对直接负责的主管人员，依法给予行政处分
E. 构成犯罪的，依法追究刑事责任

14. 任何单位或者个人开展诊疗活动，必须依法取得
A. 《设置医疗机构批准书》
B. 《设置医疗机构备案回执》
C. 《医疗机构执业许可证》
D. 《医疗机构校验申请书》
E. 《医疗机构申请变更登记注册书》

15. 何某因意外事故受伤被同事送到医院抢救，何某被送到医院时已昏迷，此时何某急需输血治疗但其家人还未赶到医院，对何某输血时采取的以下措施是符合临床输血技术规范的
  A. 报何某所在单位同意、备案并记入病历
  B. 在何某家人赶到同意后再输血
  C. 报医院主管领导同意、备案，并记入病历
  D. 报经治医师所在科室主任同意、备案，并记入病历
  E. 由何某同事同意并签字、备案，并记入病历

16. 医疗机构发现甲类传染病时应当采取下列措施，除了
  A. 对患者予以隔离治疗
  B. 对疑似患者，确诊前在指定场所隔离治疗
  C. 拒绝隔离治疗的由公安机关协助采取强制隔离治疗措施
  D. 对病原携带者予以隔离治疗
  E. 对医疗机构内的疑似患者的密切接触者，在指定场所进行医学观察

17. 发生以下重大医疗过失行为时，医疗机构应向所在地卫生行政部门报告
  A. 可能是二级医疗事故的
  B. 可能是三级医疗事故的
  C. 患者因病死亡的
  D. 导致一人人身损害后果的
  E. 导致两人人身损害后果的

18. 《医疗机构管理条例》规定，医疗机构不得使用非卫生技术人员从事的工作为
  A. 医疗后勤服务　　　B. 医疗卫生技术
  C. 医院安全保卫　　　D. 医院财务审计
  E. 医疗器械采购

19. 医师在执业活动中，按执业规则可以
  A. 发现患者非正常死亡时，向有关部门报告
  B. 经医院批准后，进行实验性临床医疗
  C. 在医院的服务范围内出具医学证明文件
  D. 使用祖传的特效药为患者治疗
  E. 发现传染病疫情时按规定向当地人民政府报告

20. 执业医师法适用于
  A. 医疗机构中工作的人员
  B. 保健机构中的医务人员
  C. 乡村医生
  D. 计划生育技术服务机构的医师
  E. 疾病预防控制机构的医生

21. 下列传染病采取甲类传染病预防、控制措施的是
  A. 传染性非典型肺炎、人感染高致病性禽流感、肺炭疽、鼠疫
  B. 人感染高致病性禽流感、艾滋病、肺炭疽、霍乱
  C. 传染性非典型肺炎、人感染高致病性禽流感、艾滋病、肺炭疽
  D. 传染性非典型肺炎、艾滋病、鼠疫、霍乱
  E. 人感染高致病性禽流感、肺炭疽、艾滋病、鼠疫

22. 以下情况的血袋可以发出的是
  A. 标签完整、字迹清晰
  B. 有破损、漏血
  C. 血液中有不明显凝块
  D. 血浆中有明显气泡、絮状物或粗大颗粒
  E. 血液中有明显凝块

23. 青年李某，右下腹疼痛难忍，到医院就诊。经医师检查、检验，当即诊断为急性阑尾炎，遂对其施行阑尾切除术。手术情况正常，但拆线时发现伤口愈合欠佳，有淡黄色液体渗出。手术医师告知，此系缝合切口的羊肠线不为李某人体组织吸收所致，在临床中少见。经过近1个月的继续治疗，李某获得痊愈。根据《医疗事故处理条例》规定，李某被拖延近1个月后才得以痊愈这一客观后果，应当属于
  A. 二级医疗事故
  B. 三级医疗事故
  C. 四级医疗事故
  D. 因患者体质特殊而发生的医疗意外
  E. 因不可抗力而造成的不良后果

24. 对不予医师执业注册有异议的可以
  A. 申请复议或申诉　　　B. 申请复议或起诉
  C. 申诉或起诉　　　　　D. 先申请复议再起诉
  E. 先申诉再申请复议

25. 未经批准擅自开办医疗机构行医或非医师行医的
  A. 由县级以上卫生行政部门予以警告
  B. 由县级以上卫生行政部门予以取缔，没收其违法所得及其药品、器械，并处 10 万元以上罚款
  C. 对医师吊销执业证书并给予行政拘留
  D. 给患者造成损害的，承担赔偿责任
  E. 应当追究刑事责任

26. 医疗事故的行为主体在医疗活动中违反了
  A. 法律、行政规章
  B. 行政法规和规章
  C. 医疗卫生管理法律、行政法规、部门规章和诊疗护理规范、常规
  D. 卫生国际条约
  E. 部门规章

27. 下列有关医疗事故鉴定错误的是
  A. 医疗事故鉴定由负责医疗事故技术鉴定工作的医学会组织
  B. 省级地方医学会负责医疗事故的再次鉴定工作
  C. 医疗事故技术鉴定，实行合议制，鉴定组人数应为单数
  D. 医疗事故鉴定可以由卫生行政部门提起
  E. 当事人对首次医疗事故技术鉴定结论不服的，可以申请复议

28. 我国法定的传染病分为
  A. 甲、乙、丙三类 34 种
  B. 甲、乙、丙三类 35 种
  C. 甲、乙、丙三类 36 种

D. 甲、乙、丙三类 37 种
E. 甲、乙、丙三类 38 种

29. 根据《母婴保健法》，医疗保健机构可以开展以下活动，除了

A. 婚前医学检查
B. 遗传病诊断
C. 非医学需要的胎儿性别鉴定
D. 施行结扎手术
E. 产前诊断

30. 医疗机构配制制剂，应是本单位临床需要而市场上没有供应的品种，并须经所在地下列部门批准后方可配制

A. 省级卫生行政部门
B. 省级药品监督管理部门
C. 县级卫生行政部门
D. 地市级药品监督管理部门
E. 省级工商行政管理部门

31. 下列情形中，属于医疗事故的是

A. 在紧急情况下为抢救垂危患者生命而采取紧急医学措施造成不良后果的
B. 在医疗活动中由于患者病情异常或者患者体质特殊而发生医疗意外的
C. 在现有医学科学技术条件下，发生无法预料或者不能防范的不良后果的
D. 过错输血感染造成不良后果的
E. 由于患者不配合治疗而延误诊疗导致不良后果的

32. 国家对传染病管理实行的方针是

A. 预防为主、防治结合、统一管理、健康教育、依靠群众
B. 预防为主、防治结合、分类管理、依靠科学、依靠群众
C. 预防为主、防治结合、划区管理、依靠科学、依靠教育
D. 预防为主、防治结合、分片管理、健康教育、依靠群众
E. 预防为主、防治结合、层级管理、依靠科学、健康教育

33. 构成医疗事故的要件之一是

A. 行为主体主观上是故意
B. 行为主体主观上是过失
C. 行为主体的行为造成了患者的损害
D. 客观上实施了违反法律法规的行为
E. 客观上实施了医疗行为

34. 以不正当手段取得医师执业证书的

A. 对负有直接责任的主管人员依法给予行政处罚
B. 由发证的卫生行政部门予以吊销并依法给予行政警告
C. 由发证的卫生行政部门吊销所在医疗机构的执业许可证
D. 对负有直接责任的主管人员依法给予行政处分
E. 由发证的卫生行政部门责令停止执业并依法给予

罚款

35. 申请医师执业注册时，以下可以注册情形的是

A. 不具有完全民事行为能力
B. 受刑事处罚，自刑罚执行完毕之日起至申请注册之日已 1 年
C. 受刑事处罚，自刑罚执行完毕之日起至申请注册之日已 3 年
D. 受吊销医师执业证书行政处罚，自处罚决定之日起至申请注册之日止已 6 个月的
E. 受吊销医师执业证书行政处罚，自处罚决定之日起至申请注册之日止已 1 年的

36. 新生儿溶血症如需要换血疗法的

A. 由患儿家属申请并签字同意
B. 由经治医师申请并经患儿家属签字同意
C. 由主治医师申请并经患儿监护人同意
D. 由经治医师申请并经主治医师批准
E. 由主治医师申请并经患儿家属签字同意

37. 医师注册后有下列情形，应由卫生行政部门注销注册，收回其执业证书

A. 被罚款的
B. 受警告行政处罚的
C. 被责令暂停执业 6 个月的
D. 终止医师执业活动满 1 年的
E. 受吊销医师执业证书行政处罚的

38. 具有高等学校医学专业本科学历，参加执业医师资格考试的条件是

A. 在执业医师的指导下，在医疗机构中工作满 1 年
B. 在执业医师的指导下，在医疗机构中试用期满 1 年
C. 在医疗机构中试用期满 2 年
D. 在医疗机构中工作满 2 年
E. 在执业医师的指导下，在医疗机构中工作满 5 年

39. 医疗机构出售无偿献血的血液所承担的法律责任是

A. 给予医疗机构负责人行政处分
B. 予以取缔并处 10 万元以上罚款
C. 没收违法所得并处 15 万元以下罚款
D. 处 10 万元以上的罚款
E. 构成犯罪的，依法追究刑事责任

40. 根据我国的献血法，关于医疗机构采血的叙述，正确的是

A. 医疗机构是提供临床用血的唯一机构
B. 医疗机构是非营利性的唯一采血机构
C. 为保证应急用血，医疗机构可临时采集血液，但应遵守献血法的有关规定
D. 医疗机构向公民采集血液，须报经县级以上人民政府卫生行政部门备案
E. 经国务院卫生行政部门批准后医疗机构可设立采血点向公民采集血液

41. 根据母婴保健法，婚前医学检查的主要内容是指

A. 进行性卫生知识、生育知识的教育
B. 进行遗传病知识的教育

C. 对有关婚配问题提供医学意见

D. 对有关生育保健问题提供医学意见

E. 对严重遗传疾病、指定传染病等的检查

42. 下列行为符合交叉配血技术规范的是

A. 受血者配血试验的血标本必须是输血前 7 天之内的

B. 急诊抢救时输血科应检查患者 Rh（D）血型

C. 遇到交叉配血不合的情况时必须做抗体筛选试验

D. 有输血史的患者需要输血时不必做抗体筛选试验

E. 交叉配血试验必须由两人互相核对

43. 关于传染病防治法适用对象的叙述，正确的是

A. 我国的一切个人

B. 我国的一切单位

C. 适用于我国的一切个人和一切单位

D. 我国境内的一切单位和一切个人

E. 我国境内的一切个人和我国的一切单位

44. 疑似输血引起不良后果，需要对血液进行封存保留的，医疗机构应通知到场的是

A. 提供该血液的采供血机构的人员

B. 医疗机构输血科（库）负责人

C. 所在地卫生行政部门工作人员

D. 患者或其家属的委托人

E. 医患双方共同指定的公证人

45. 医疗机构施行特殊检查时

A. 由经治医师所在科室集体讨论后实施

B. 由医疗机构负责人批准后实施

C. 由经治医师决定后实施

D. 征得患者同意，并取得其家属或关系人同意及签字后实施

E. 征得患者或者其家属同意后实施

46. 对医师的业务水平、工作成绩和职业道德状况，依法享有定期考核权的单位是

A. 县级以上人民政府

B. 县级以上人民政府卫生行政部门

C. 受县级以上人民政府卫生行政部门委托的机构或者组织

D. 医师所在地医学会或者医师协会

E. 医师所工作的医疗、预防、保健机构

47. 受理执业医师注册申请的机构是

A. 户籍所在地卫生行政部门

B. 所在地县级以上卫生行政部门

C. 国务院卫生行政部门

D. 执业机构所在地卫生行政部门

E. 省级卫生行政部门

48. 某市疾病预防控制机构工作人员严某，在下乡检查工作的过程中发现该乡的一个村流行性感冒流行，于是严某按传染病防治法的规定进行了报告，严某进行疫情报告应遵循的原则是

A. 就近管理原则　　　　　B. 及时管理原则

C. 属地管理原则　　　　　D. 属人管理原则

E. 网络直报管理

49.《疫苗流通和预防接种管理条例》规定的预防接种异常反应情形是

A. 受种者在接种时正处于某种疾病的潜伏期，接种后偶合发病

B. 因心理因素发生的个体或者群体的心因性反应

C. 合格疫苗在规范接种过程中相关各方均无过错但造成受种者机体组织器官损害

D. 因疫苗质量不合格给受种者造成的损害

E. 因疫苗本身特性引起的接种后一般反应

50. 按照甲类传染病管理的乙类传染病是

A. 猩红热　　　　　　　　B. 艾滋病

C. 登革热　　　　　　　　D. 脊髓灰质炎

E. 肺炭疽

51. 医疗机构应对无正当理由开具抗菌药物超常处方达到一定次数的医师提出警告。应当予以警告的最低次数是

A. 2 次　　　　　　　　　B. 6 次

C. 3 次　　　　　　　　　D. 4 次

E. 5 次

52. 医务人员就医疗行为进行说明的首选对象是

A. 患者朋友

B. 患者同事

C. 患者所在单位领导

D. 患者本人

E. 患者亲属

53. 某县医院收治了数名高热伴头痛、鼻塞、流涕、全身酸痛等症状的患者，后被确诊为 H7N9 型禽流感。为了防止疾病传播，该医院严格按照有关规定立即对患者予以隔离和治疗，同时在规定的时限内向当地卫生计生行政部门进行了报告。该规定时限是

A. 3 小时　　　　　　　　B. 5 小时

C. 4 小时　　　　　　　　D. 1 小时

E. 2 小时

54. 属于医师执业规则的是

A. 医师在执业活动中，人格尊严、人身安全不受侵犯

B. 医师在执业活动中，应当遵守法律、法规，遵守技术操作规范

C. 对考核不合格的医师，可以责令其接受培训和继续医学教育

D. 医师应当使用经国家有关部门批准使用的药品、消毒药剂和医疗器械

E. 对医学专业技术有重大突破、做出显著贡献的医师，应当给予表彰或者奖励

55. 母婴保健法及其实施办法中，婚前医学检查服务的内容是指

A. 进行性卫生知识、生育知识的教育

B. 进行遗传病知识的教育

C. 对有关婚配问题提供医学意见

D. 对有关生育健康问题提供医学意见

E. 对严重遗传疾病指定传染病和有关精神病的检查

A3/A4 型题

1.（共用题干）患儿，5 岁，诊断为多动症，医生给其开具了处方药，但父母没有立即取药。

（1）患儿父母几天后再去取药，被告知已无法取药，其原因是

A. 处方超过规定用量

B. 一张处方中超过 5 种药品

C. 中药与西药开在同一张处方

D. 家属未按规定签字

E. 处方已超过期限

（2）若开具的是哌醋甲酯，每张处方不得超过多少天的常用量

A. 90 天   B. 20 天

C. 30 天   D. 7 天

E. 15 天

B1 型题

1.（共用备选答案）

A. 实施隔离措施   B. 停工、停业、停课

C. 宣布为疫区   D. 实施封锁

E. 对出入疫区的人员、物资和交通工具实施卫生检疫

（1）对已经发生甲类传染病病例的场所，所在地县级以上地方人民政府可

（2）对本行政区域内的甲类传染病疫区，省级人民政府可

（3）甲类传染病暴发、流行时县级以上人民政府报上一级人民政府决定可以

2.（共用备选答案）

A. 医师在执业活动中，人格尊严、人身安全不受侵犯

B. 医师在执业活动中，应当遵守法律、法规，遵守技术操作规范

C. 对医学专业技术有重大突破，做出显著贡献的医师，应当给予表彰或者奖励

D. 医师应当使用经国家有关部门批准使用的药品

E. 对考核不合格的医师，可以责令其接受培训和继续医学教育

（1）属于医师执业权利的是

（2）属于医师执业义务的是

（3）属于医师执业规则的是

3.（共用备选答案）

A. 一级甲等医疗事故   B. 一级乙等医疗事故

C. 二级甲等医疗事故   D. 二级乙等医疗事故

E. 不属于医疗事故

（1）医务人员在医疗活动中违反诊疗护理常规，过失造成患者死亡的。属于

（2）医务人员在医疗活动中违反诊疗护理常规，过失造成患者器官严重畸形的。属于

（3）医务人员在医疗活动中因不可抗力给患者造成不良后果的。属于

4.（共用备选答案）

A. 由卫生行政部门给予处分，没收违法所得

B. 由工商行政管理部门处 1 万元以上 20 万元以下的罚款

C. 由卫生行政部门吊销其执业证书

D. 依法追究刑事责任

E. 依法承担赔偿责任

（1）医疗机构违反法律规定，给药品使用者造成损害的

（2）医疗机构负责人收受药品生产企业给予的财物的

（3）医疗机构在药品购销中暗中给予、收受回扣或者其他利益的

5.（共用备选答案）

A. 准予注册   B. 不予注册

C. 注销注册   D. 重新注册

E. 撤销注册

（1）中止执业 2 年以上的

（2）不具有完全民事行为能力的

（3）受刑事处罚的

6.（共用备选答案）

A. 进行消毒处理

B. 立即进行卫生处理、就近火化

C. 进行卫生处理后按照规定深埋

D. 在疾病预防控制机构的指导下，进行严格的消毒

E. 须依法实施消毒和无害化处置

（1）医疗机构内被传染病病原体污染的场所、物品

（2）患甲类传染病、炭疽死亡的，应将尸体

第十二章   预防医学

A1/A2 型题

1. 医疗保险基金主要由雇主和雇员按一定比例缴纳，政府适当补贴，这种模式属于

A. 国家医疗保险   B. 储蓄医疗保险

C. 商业医疗保险   D. 补充医疗保险

E. 社会医疗保险

2. 关于食物中毒的发病特点，叙述正确的是

A. 发病与某种食物有关

B. 发病曲线呈缓慢上升趋势

C. 人与人之间有传染性

D. 临床症状完全不同

E. 潜伏期较长

3. 由于医务人员医疗水平对患者安全构成威胁的因素属于

A. 医院服务因素

B. 医院专业因素

C. 医院管理因素

D. 医院社会因素

E. 医院环境因素

4. 流行病学中与发病相关的常用指标除了发病率外，还有

A. 死亡率、续发率

B. 死亡率、流行率

C. 死亡率、病死率

D. 病死率、流行率

E. 罹患率、患病率

5. 目前临床常用的戒烟药物包括

A. 普萘洛尔

B. 肝素

C. 阿司匹林

D. 肾上腺素

E. 尼古丁贴片

6. 在相关与回归分析中，下列正确的是

A. $r > 0$ 时，$b < 0$

B. $r > 0$ 时，$b > 0$

C. $r = 0$ 时，$b = 0$

D. r 的正负与 b 值无关

E. 以上均不对

7. 某患者单独进入到百货商场购物时，就会感到胸闷、出冷汗，所以一直回避这些场所。心理治疗师详尽地了解了患者焦虑的场合和回避的程度，训练患者学习放松技术，制定了一张等级表进行分级暴露，这种治疗方法为

A. 快速暴露法

B. 厌恶疗法

C. 示范法

D. 系统脱敏法

E. 消退法

8. 在疫苗双盲法试验中，必须是

A. 试验组接受疫苗接种，对照组接受安慰剂

B. 观察者和受试者都不知道安慰剂性质

C. 观察者和受试者都不知道哪些对象接受疫苗，哪些对象接受安慰剂

D. 试验组和对照组都不知道观察者是同一个人

E. 对照组不知道试验组的受试人

9. 地球化学性疾病的成因是

A. 土壤受"三废"污染

B. 污染引起土质改变

C. 地质化学条件区域性异常

D. 大气污染物沉降地壳表面

E. 水质的间接污染

10. 社区卫生服务的特点中，哪一种说法不正确

A. 以基层卫生保健为主要内容

B. 提供综合性、连续性服务

C. 提供的是可及性服务

D. 进行协调性服务

E. 针对疑难杂症

11. 提出"生物医学逐渐演变为生物 – 心理 – 社会医学是医学发展的必然"这一观点的是

A. 希波克拉底

B. 恩格尔

C. 帕兹瓦尔

D. 胡弗兰德

E. 皮内尔

12. 预防地方性甲状腺肿最方便、可靠的措施是

A. 投碘化剂

B. 碘化食糖

C. 碘化食盐或食油

D. 碘化水质

E. 移民

13. 下列哪一种说法是错误的

A. 传染源向四周传播病原体所能涉及的范围称为疫源地

B. 流行过程是指一系列相互联系、相继发生的疫源地构成传染病的流行过程

C. 传染病流行强度一般分为散发、流行、大流行、暴发

D. 对疫源地进行了彻底的消毒后就可宣布疫源地被消灭

E. 疫源地连成片称为疫区

14. 两项都是影响健康的生活方式的是

A. 吸烟、抑郁

B. 酗酒、衰老

C. 高盐饮食、缺少运动

D. 药物依赖、生活压力事件

E. 成熟、发育

15. 统计工作的步骤包括，除了

A. 搜集资料

B. 统计设计

C. 分析资料

D. 整理资料

E. 得出结论

16. 高温作业时，机体会发生生理功能的改变，常影响到以下系统的机制，除了

A. 神经系统

B. 心血管系统

C. 消化系统

D. 免疫系统

E. 泌尿系统

17. 下列气体中，哪一种属于刺激性气体

A. Cl_2

B. CO

C. H_2S

D. HCN

E. CH_4

18. 吸烟与肺癌关系的调查结果之一是 $\chi^2 = 12.36$，$P < 0.01$，$RR = 3.3$，正确的结论是

A. 病例组肺癌患病率明显大于对照组

B. 病例组发生肺癌的可能性明显大于对照组

C. 对照组发生肺癌的可能性明显大于病例组

D. 对照组肺癌患病率明显小于病例组

E. 不吸烟者发生肺癌的可能性明显小于吸烟者

19. 根据赫尔姆斯的调查，若生活变化单位（LCU）累计得分在 200 ~ 299，则第二年的患病率约为

A. 20%

B. 35%

C. 50%

D. 65%

E. 80%

20. 关于医源性感染污染的途径，叙述错误的是

A. 交叉感染

B. 空气

C. 药品

D. 医疗器械

E. 手

21. 关于影响健康的生物因素不包括下列哪一项

A. 生物疫源地性因素

B. 遗传性疾病

C. 成熟

D. 发育

E. 衰老

22. 关于食物中毒特征，错误的是
   A. 暴发而潜伏期短
   B. 临床表现相似
   C. 无传染性易集体发病
   D. 发病与食用某种食物有关
   E. 发病曲线有很长的余波

23. 在恶性肿瘤的主要危险因素中，最主要的是
   A. 生物因素　　　　　B. 物理因素
   C. 化学因素　　　　　D. 体力活动
   E. 社会 - 心理因素

24. 抢救氰化物中毒最有效的急救方法是
   A. 快速用硫代硫酸钠
   B. 快速用亚硝酸钠
   C. 先用亚硝酸钠，接着用硫代硫酸钠
   D. 先用硫代硫酸钠，接着用亚硝酸钠
   E. 静脉注射亚甲蓝

25. 可使人群易感性升高的因素不包括
   A. 新生儿增加
   B. 免疫人口免疫力的自然消退
   C. 易感人口的迁入
   D. 隐性感染发生后
   E. 免疫人口的迁出或死亡，使人群易感性升高

26. 一个 300 万人口的城市，过去每年发生伤寒患者 30 例左右，某年发生了 300 名，此种情况称
   A. 暴发　　　　　　　B. 散发
   C. 流行　　　　　　　D. 大流行
   E. 世界大流行

27. 在抽样研究中，样本是
   A. 总体中的一部分
   B. 总体中任意一部分
   C. 总体中的典型部分
   D. 总体中有代表性的一部分
   E. 以上都不是

28. 病例组有暴露史的比例显著高于对照组，则
   A. 暴露与该病有因果关系
   B. 暴露是该病的病因
   C. 该病是由这种暴露引起的
   D. 该病与暴露存在联系
   E. 该病与暴露没有联系

29. 相关系数反映了事物间的
   A. 依存关系　　　　　B. 函数关系
   C. 比例关系　　　　　D. 因果关系
   E. 相关关系

30. 人群较常遇到非电离辐射的影响，下列不属于非电离辐射的是
   A. 紫外线　　　　　　B. 放射线
   C. 可见光　　　　　　D. 激光
   E. 红外线

31. 计算流感疫苗接种后血清检查的阳转率，分母为
   A. 流感易感儿童
   B. 流感患儿人数
   C. 流感疫苗接种人数
   D. 流感疫苗接种后的阳转人数
   E. 以上均不是

32. 医学模式转变对医务人员提出的要求是
   A. 建立新的医患模式
   B. 建立新的医际关系
   C. 加大继续教育的力度
   D. 改变传统的医德观念
   E. 改变传统的问诊方式

33. 劳动者在职业活动中接触职业性有害因素所直接引起的疾病称为
   A. 工作有关疾病　　　B. 工伤
   C. 职业性多发病　　　D. 职业病
   E. 职业特征

34. 传染源是指
   A. 体内有病原体的人
   B. 体内有病原体的人和动物
   C. 体内有病原体繁殖的人和动物
   D. 体内有病原体繁殖，并排出病原体的人
   E. 体内有病原体繁殖，并排出病原体的人和动物

35. 衡量某种疾病对人类生命威胁程度的指标是
   A. 发病率　　　　　　B. 患病率
   C. 病死率　　　　　　D. 治愈率
   E. 死亡率

36. 在同一正态总体中抽样有 99% 的样本均数在下述范围内
   A. $\bar{\chi} \pm 2.58 S_{\bar{x}}$　　　　B. $\bar{\chi} \pm 1.96 S_{\bar{x}}$
   C. $u \pm 1.96 S$　　　　　D. $\mu \pm 2.58 S_{\bar{x}}$
   E. $\bar{\chi} \pm 2.58 \bar{x}$

37. 我国居民膳食中糖类供热占总热能的适宜比是
   A. <50%　　　　　　B. 50%
   C. 60% ~ 70%　　　　D. >70%
   E. 以上都不是

38. 急性苯中毒主要损害
   A. 呼吸系统　　　　　B. 神经系统
   C. 造血系统　　　　　D. 消化系统
   E. 心血管系统

39. 关于环境污染对人体健康危害的特点，错误的是
   A. 多因素相互作用复杂性
   B. 受害人群广泛性
   C. 作用多样性
   D. 低剂量长期性
   E. 急性中毒最为常见

40. 计算麻疹疫苗接种后血清检查的阳转率，分母为
   A. 麻疹易感儿童
   B. 麻疹患儿人数

C. 麻疹疫苗接种人数

D. 麻疹疫苗接种后的阳转人数

E. 以上均不是

41. 某市近 10 年某病的病死率用

　　A. 直条图　　　　　　B. 线图

　　C. 圆形图　　　　　　D. 统计地图

　　E. 散点图

42. 为比较工人、干部中高血压患者所占比例有无不同，进行了 χ^2 检验，χ^2 值为 9.56，χ^2（0.05，1）= 3.84，应得出的结论是

　　A. 接受 $\pi_1 = \pi_2$　　　B. 拒绝 $\pi_1 = \pi_2$

　　C. 接受 $\pi_1 > \pi_2$　　　D. 拒绝 $\pi_1 > \pi_2$

　　E. 拒绝 $\pi_1 < \pi_2$

43. 小白菜在烹调过程中最易损失的营养素为

　　A. 维生素 A　　　　　B. 维生素 E

　　C. 维生素 D　　　　　D. 维生素 B_1

　　E. 维生素 C

44. 自 1945～1975 年，观察到做夜光表（放射性核素）的 1000 名女工中得骨癌者 20 例，而同期 1000 名话务员中得骨癌者 4 例。本研究方法是

　　A. 前瞻性研究　　　　B. 回顾性研究

　　C. 临床试验研究　　　D. 实验流行病学研究

　　E. 现况调查研究

45. 衡量人群中在短时间内新发病例的频率，采用的指标为

　　A. 罹患率　　　　　　B. 发病率

　　C. 患病率　　　　　　D. 感染率

　　E. 发病比

46. 预防医学研究的主要环境包括

　　A. 生活环境、生产环境

　　B. 空气、水、土壤

　　C. 原生环境和次生环境

　　D. 自然环境和社会环境

　　E. 生活环境和职业环境

47. 就多数传染病而论，下列传染过程中哪一种最为多见

　　A. 显性感染　　　　　B. 隐性感染

　　C. 潜在性感染　　　　D. 带菌状态

　　E. 带虫状态

48. χ^2 检验中，自由度的计算为

　　A. 行 × 列

　　B. $n - 1$

　　C. 样本含量

　　D.（行 -1）×（列 -1）

　　E. 以上都不是

49. 平衡膳食应满足下列要求，除了

　　A. 摄取的食物应供给足量的营养素和热能以适应机体需要

　　B. 食物通过合理加工烹调、储存，以减少营养素的损失，提高消化吸收率，并具有良好的色、香、味，引起食欲

C. 食物应对人体无毒害；不应有微生物污染及腐败变质；无农药或其他化学物质污染；加入的食物添加剂应符合规定要求

D. 营养品、滋补品等可提高机体的抵抗力和免疫力

E. 摄取的食物应保持各种营养素的平衡，包括各种营养素摄入量和消耗量以及各种营养素之间的平衡

50. 职业性慢性汞中毒的三大主要特征是

　　A. 易兴奋性、震颤、口腔炎

　　B. 易兴奋性、口腔炎、皮炎

　　C. 易兴奋性、震颤、血压脉搏体温降低

　　D. 易兴奋性、震颤、肾炎

　　E. 易兴奋性、口腔炎、肠炎

51. 当 $P > a$，差别无显著性，下列结论错误的是

　　A. 可能确实无差异

　　B. 观察数目不够多

　　C. 比较的事物间来自同一总体

　　D. 按 a 检验水准，不拒绝 H_0

　　E. 应拒绝 H_0

52. 环境对人类健康影响的危险度评价包括

　　A. 危害鉴定、暴露评定、剂量效应关系评定、危险度特征分析

　　B. 危害鉴定、暴露评定、暴露因素评定、危险度特征分析

　　C. 最高容许浓度评定、暴露评定、剂量效应关系评定、危险度特征分析

　　D. 危害鉴定、间接效应评定、剂量效应关系评定、危险度特征分析

　　E. 危害鉴定、暴露评定、相关性评定、危险度特征分析

53. 预防饮水所致地方性氟中毒的首要措施是

　　A. 改善营养　　　　　B. 更换水源

　　C. 移民　　　　　　　D. 水中除氟

　　E. 投药

54. 膳食纤维素的营养作用不包括

　　A. 供给机体热能　　　B. 降低血胆固醇

　　C. 刺激肠蠕动　　　　D. 预防大肠病、直肠癌

　　E. 增加粪便体积

55. 某地病研究所普查地方性甲状腺肿，半个月内查完全乡 12000 人，查出各型患者 420 人，则该乡地方性甲状腺肿

　　A. 患病率为 3.5%　　　B. 生存率为 3.5%

　　C. 发病率为 3.5%　　　D. 罹患率为 3.5%

　　E. 感染率为 3.5%

56. 计算样本率的抽样误差适用公式为

　　A. $\sqrt{P(1-P)/n}$　　　B. $\sqrt{P(1-P)/n-1}$

　　C. $\sqrt{\pi(1-P)/n}$　　　D. $\sqrt{\pi(1-\pi)/n-1}$

　　E. $\sqrt{P(1-P)/N}$

57. 预防医学是研究环境因素与

　　A. 人体内环境的关系　　B. 人体外环境的关系

C. 人体健康的关系 D. 人体状况的关系

E. 人体功能的关系

58. 医学模式的发展经历了几个阶段

A. 两个阶段 B. 三个阶段

C. 四个阶段 D. 五个阶段

E. 六个阶段

59. 在直线回归分析中，如果算得回归系数 $b > 0$，则

A. 不需要进行假设检验确定 β 是否等于零

B. 还需进行假设检验确定 β 是否等于零

C. β 大于 0

D. β 等于 0

E. β 小于 0

60. 以躯干、四肢等大肌肉群参与为主的，有节律、时间较长、能够维持在一个稳定状态的身体活动称为

A. 阻力活动 B. 体适能

C. 协调性活动 D. 无氧运动

E. 有氧运动

61. 在流行病学研究中，由因到果的研究为

A. 生态学研究 B. 筛检

C. 队列研究 D. 现状研究

E. 病例对照研究

62. 属于环境中的二次污染物的是

A. 二手烟 B. 光化学烟雾

C. 镉 D. 二氧化碳

E. 汞

63. 中国营养学会提出的平衡膳食宝塔提供了

A. 食物分类的概念

B. 膳食中营养素的适宜摄入量

C. 比较理想的膳食模式

D. 理想的一日食谱

E. 每日必须摄入的食物数量

64. 下述生产性毒物中，属于窒息性气体的是

A. 氢氰酸 B. 氯气

C. 氯乙烯 D. 一氧化氮

E. 苯

65. 利用健康高危人群的就医机会进行的针对性检查称为

A. 特殊性体检 B. 健康体检

C. 社会性体检 D. 医疗性体检

E. 机会性筛检

66. 关于经济因素对健康的影响，不正确的说法是

A. 经济因素对健康的影响是多方面的

B. 经济的发展应与社会发展及促进人群健康水平同步

C. 人群收入的绝对水平决定着经济对健康的影响程度

D. 单纯注重经济增长将危害人类的健康

E. 人群的健康水平影响经济的发展

67. 下列不属于职业卫生服务原则的是

A. 保护和预防原则

B. 全面的初级卫生保健原则

C. 适应原则

D. 健康促进原则

E. 治疗优先原则

68. 健康维护计划的制定原则不包括

A. 健康为导向 B. 个人积极参与

C. 普适性 D. 综合利用

E. 动态性

69. 下列疾病的预防以第一级预防为主要控制策略的是

A. 结肠直肠癌 B. 类风湿关节炎

C. 乳腺癌 D. 胰腺癌

E. 碘缺乏病

70. Meta 分析中异质性检验的目的是检验各个独立研究结果的

A. 真实性 B. 同质性

C. 代表性 D. 敏感性

E. 可靠性

71. 医疗保险设置开始支付医疗费用的最低标准，低于该标准的医疗费用由患者自付，该标准被称为

A. 自付线 B. 共付线

C. 封顶线 D. 起付线

E. 封底线

72. 某年，甲、乙两人群中，几种特殊部位的肿瘤新报告病例的构成比如下表：

癌肿部位	甲人群（%）	乙人群（%）
肺癌	15.0	7.7
乳腺癌	30.0	20.0
子宫颈癌	25.0	15.7
其他肿瘤	30.0	56.6
合计	100.0	100.0

据此推论甲人群较乙人群更易患肺癌、乳腺癌和子宫颈癌，该推论

A. 不正确，因为未用率指标测量

B. 不正确，因为未进行率的标化

C. 不正确，因为未设对照组

D. 正确

E. 不正确，因为未区分发病率或死亡率

73. 为了解某地区铅污染的情况，抽样收集了 130 人的尿铅值，经分析发现数据为偏态分布。若要对数据进行描述，应选择集中趋势和离散程度的指标为

A. 中位数和标准差

B. 中位数和极差

C. 中位数和四分位间距

D. 算术均数和标准差

E. 算术均数和四分位间距

74. 不属于地球化学生物疾病的是

A. 氟中毒 B. 镉中毒

C. 砷中毒 D. 碘缺乏

E. 克山病

75. 与水体富营养化密切相关的元素是

    A. 氟、氮　　　　　　　B. 汞、氟

    C. 铅、汞　　　　　　　D. 氮、磷

    E. 碘、磷

A3/A4 型题

1.（共用题干）若对某疾病进行流行病学的研究，选用病例对照调查。

（1）那么调查对象应是

    A. 病例组应选择怀疑患某病的患者，对照应选不患某病的人

    B. 病例组应是确定患某病的患者，对照应选怀疑患某病的人

    C. 病例组应是确定患某病的患者，对照也是患某病的人

    D. 病例和对照都未被确定患某病

    E. 病例应是确定患某病的人，对照应是不患某病的人

（2）研究中应注意混杂因素的影响，混杂因素是指

    A. 影响研究结果判定的因素

    B. 影响统计处理的因素

    C. 与研究的病和所研究的暴露因素都有联系的因子

    D. 仅与研究的病有联系

    E. 仅与对照组有联系

（3）在成组病例对照研究中，对 OR 值的描述哪一个是正确的

    A. $OR > 1$，说明某因素是危险因素

    B. $OR < 1$，说明某因素是危险因素

    C. $OR = 1$，说明某因素是危险因素

    D. $OR = 1$，说明某因素是保护因素

    E. 以上均不是

2.（共用题干）某工人从事开山凿岩的野外工作，工龄 1 年半，近来经常出现胸闷，气短，咳嗽，平时无吸烟习惯。

（1）考虑该工人患的是

    A. 速发型硅沉着病　　　B. 晚发型硅沉着病

    C. 急性苯中毒　　　　　D. 慢性苯中毒

    E. 肺癌

（2）如考虑该工人患的是硅沉着病，还应做哪些检查，除了

    A. 现场空气二氧化硅的测定

    B. 工人呼吸功能的检查

    C. 工人血液、尿液的检查

    D. 检查工作场所防护情况

    E. 检查工人个人防护情况

（3）目前诊断硅沉着病分期的最主要依据是

    A. 接触矽尘职业史　　　B. 临床症状和体征

    C. 化验检查结果　　　　D. X 线胸片检查所见

    E. 肺功能测定结果

3.（共用题干）男，45 岁，因反复咳嗽 1 个月到社区卫生服务中心就诊。医生与其交谈中得知该患者已经吸烟 20 多年，3 年前曾经尝试戒烟 1 个月并得到家人的支持和鼓励，但后来患者由于听说戒烟会生病等传闻而不再考虑戒烟。

（1）家人对其的戒烟督促属于影响行为的

    A. 倾向因素　　　　　　B. 促成因素

    C. 强化因素　　　　　　D. 内在因素

    E. 诱导因素

（2）根据行为改变的阶段模式，目前该患者处于

    A. 维持阶段　　　　　　B. 行动阶段

    C. 无打算阶段　　　　　D. 打算阶段

    E. 准备阶段

（3）针对该患者的情况，根据提高患者戒烟动机的干预措施的"5R"法，此时医生应侧重于采用下列哪一项措施进行干预

    A. 建议改吸低焦油卷烟

    B. 使患者认识到戒烟可能的障碍

    C. 强调吸烟与其家人健康的相关性

    D. 指出二手烟暴露的健康危害

    E. 说明戒烟的益处

4.（共用题干）某大学学生发生不明原因集体腹泻。

（1）为了寻找病因及流行的线索，首先应进行的研究是

    A. 病例对照研究

    B. 队列研究

    C. 临床试验研究

    D. 理论流行病学研究

    E. 现况调查研究

（2）结果提示大批学生的腹泻可能与食堂饭菜有关，下一步最好采取

    A. 病例对照研究

    B. 队列研究

    C. 况调查研究

    D. 理论流行病学研究

    E. 临床试验研究

5.（共用题干）用钼靶 X 线摄片检查方法做乳腺癌的筛检试验，分别检查了 100 名经活检确诊为乳腺癌的女性和 100 名未患乳腺癌的女性，结果显示：乳腺癌妇女筛查结果，阳性 64 例，阴性 36 例；非乳腺癌妇女筛查结果，阳性 16 例，阴性 84 例。

（1）此项筛检试验中灵敏度为

    A. 16%　　　　　　　　B. 84%

    C. 64%　　　　　　　　D. 36%

    E. 74%

（2）此项筛检试验中特异度为

    A. 16%　　　　　　　　B. 84%

    C. 64%　　　　　　　　D. 36%

    E. 74%

（3）此项筛检试验中粗一致率为

A. 16%
B. 84%

C. 64%
D. 36%

E. 74%

B1 型题

1. （共用备选答案）

A. 血液运氧功能障碍

B. 组织利用氧功能障碍

C. 空气中氧含量减少

D. 血液循环障碍

E. 肺通气量减少

（1）氰化氢中毒缺氧主要因为

（2）一氧化碳中毒缺氧主要因为

2. （共用备选答案）

A. 维生素 A 与胡萝卜素

B. 维生素 B_1

C. 维生素 B_2

D. 维生素 C

E. 以上都不是

（1）参与糖类的代谢，维持神经、肌肉、消化、循环的正常功能的是

（2）参与组织呼吸及氧化还原过程，并与视网膜的感光作用和生长发育有关的是

（3）可维持牙齿血管骨骼的正常功能，增加抗病能力，促进伤口愈合，促进铁吸收，阻断亚硝胺的形成，具有抗癌防癌的作用；与铅、苯、汞、砷等重金属离子络合可减少其毒性作用的是

3. （共用备选答案）

A. 家庭自制发酵食品
B. 鱼、虾、蟹、贝类

C. 剩饭
D. 肉类、禽类、蛋类

E. 谷类

（1）引起沙门菌属食物中毒的好发食品是

（2）引起肉毒中毒的好发食品是

4. （共用备选答案）

A. 诊断试验
B. 队列研究

C. 筛检
D. 病例对照研究

E. 现况研究

（1）由果追因的研究属于

（2）由因及果的研究属于

5. （共用备选答案）

A. 样本率与总体率比较的目的

B. 配对计数资料的比较目的

C. 两个样本率比较的目的

D. 多个样本率作比较的目的

E. 将两个或多个样本构成比作比较的目的

（1）通过单一样本数据推断两种处理结果有无差别是

（2）推断样本率所代表的总体率与总体率是否相等

（3）推断两个样本各自代表的两总体率是否相等是

6. （共用备选答案）

A. 入院率偏倚

B. 不依从偏倚

C. 回忆偏倚

D. 失访偏倚

E. 现患病例－新发病例偏倚

（1）开展膳食与糖尿病关系的病例对照研究，若选用确诊 1 年以上的糖尿病患者作为病例组，则最常见的偏倚是

（2）开展以医院为基础的病例对照研究，最常见的偏倚是

7. （共用备选答案）

A. 化学预防
B. 健康筛查

C. 预防接种
D. 危险度评价

E. 健康咨询

（1）患者女，30 岁，体检时医生为其行巴氏涂片检查，属于

（2）孕妇定期产检，医生嘱其口服叶酸，属于

8. （共用备选答案）

A. 国家医疗保险
B. 社会医疗保险

C. 商业医疗保险
D. 储蓄医疗保险

E. 企业医疗保险

（1）通过市场机制来筹集费用和提供服务的保险模式是

（2）通过国家立法形式强制实施，主要由雇主和雇员缴纳保费的保险模式是

9. （共用备选答案）

A. 铅中毒
B. 汞中毒

C. 砷中毒
D. 硒缺乏

E. 镉缺乏

（1）与克山病有关的是

（2）与乌脚病有关的是

第十三章 呼吸系统

A1/A2 型题

1. 针对我国结核病疫情，首先需要控制的是

A. 活动性肺结核的高患病率

B. HIV 感染增加

C. 城市人口的高感染率

D. 地区患病率差异大

E. 结核病患者的高死亡率

2. 关于支气管哮喘的药物治疗，叙述错误的是

A. 规律联合使用吸入糖皮质激素＋长效 $β_2$ 受体激动剂

B. 规律使用吸入糖皮质激素

C. 规律长效 $β_2$ 受体激动剂单药治疗

D. 按需使用短效 $β_2$ 受体激动剂

E. 规律使用白三烯调节剂

3. 急性肺源性心脏病最常见的病因是
- A. 重症肺结核
- B. 支气管哮喘
- C. 肺血栓栓塞
- D. 过敏性肺炎
- E. 慢性阻塞心肺疾病

4. 下列细胞因子中，与慢性阻塞性肺疾病慢性气道炎症发病关系最密切的是
- A. IL－4
- B. IL－10
- C. IL－5
- D. IL－8
- E. IL－13

5. 目前治疗慢性阻塞性肺疾病最重要的药物是
- A. 支气管舒张剂
- B. 吸入糖皮质激素
- C. 抗氧化剂
- D. 祛痰药
- E. 黏液生成抑制剂

6. 下述疾病最易出现Ⅱ型呼吸衰竭的是
- A. 糖尿病酮症酸中毒
- B. 慢性阻塞性肺疾病
- C. 哮喘急性发作
- D. 重症肺炎
- E. 肺血栓栓塞

7. 慢性支气管炎最主要的并发症是
- A. 肺出血
- B. 支气管扩张
- C. 小叶肺炎
- D. 肺栓塞
- E. 肺气肿、肺心病

8. 引起哮喘不可逆气道阻塞的原因是
- A. 炎性细胞浸润
- B. 支气管平滑肌痉挛
- C. 黏液栓形成
- D. 气道壁重建
- E. 气道黏膜水肿

9. 男，55岁，吸烟史35年，活动后气急3年。下列哪一项指标对诊断肺气肿最有意义
- A. 心电图呈低电压
- B. 动脉血氧分压下降
- C. 最大通气量＜预计值80%
- D. 残气量/肺总量比＞40%
- E. FEV1/ FVC%＜70%

10. 引起二氧化碳潴留的主要机制是
- A. 动静脉分流
- B. 通气不足
- C. 无效腔通气
- D. 通气/血流比例失调
- E. 弥散障碍

11. 引起大叶性肺炎最常见病原菌为
- A. 葡萄球菌
- B. 溶血性链球菌
- C. 肺炎球菌
- D. 肺炎克雷伯杆菌
- E. 结核菌

12. 最有助于临床诊断肺脓肿的症状是
- A. 畏寒高热
- B. 咳嗽伴咯血
- C. 呼吸困难
- D. 咳大量脓臭痰
- E. 剧烈胸痛

13. 结核性脑膜炎与癌性胸膜炎的最主要鉴别点是
- A. 胸水 ADA 测定
- B. 胸水生长速度
- C. 胸痛程度
- D. 胸水 CEA 测定
- E. 胸水细胞学和细菌学检查

14. 女性，30岁，喘息、呼吸困难发作1天，过去有类似发作史。体检：呼吸浅快、发绀，双肺满布哮鸣音，心率120次/分，律齐，无杂音。院外已用过氨茶碱、特布他林无效。对该患者除立即吸氧外，应首先给予的治疗措施为
- A. 联合应用氨茶碱、特布他林静脉滴注
- B. 联合应用抗生素静脉滴注
- C. 琥珀酸氢化可的松静脉滴注
- D. 二丙酸倍氯米松气雾吸入
- E. 5%碳酸氢钠静脉滴注

15. 男性，24岁，发热、咳脓痰2周。体温波动于38～39℃。X线胸片示右肺下叶大片致密影。最常见的致病菌是
- A. 厌氧菌
- B. 链球菌
- C. 葡萄球菌
- D. 大肠埃希菌
- E. 肺炎球菌

16. 一急性肺脓肿患者，经内科积极治疗4个月，症状有改善，但仍有3cm大小脓腔未闭合，进一步治疗应考虑
- A. 气管内给药
- B. 继续用抗生素
- C. 体位引流
- D. 纤维支气管镜吸引
- E. 外科手术

17. 男性患者，72岁，有慢性支气管炎、阻塞性肺气肿病史20年。胸闷、气短加重1周，血气检查：pH 7.29，$PaCO_2$ 78mmHg，PaO_2 58mmHg，HCO_3^- 32mmol/L，BE 5mmol/L。据此结果该患者酸碱失衡的类型最可能是
- A. 失代偿性呼吸性碱中毒
- B. 代谢性酸中毒
- C. 失代偿性呼吸性酸中毒
- D. 代偿性呼吸性酸中毒
- E. 代偿性呼吸性碱中毒

18. 男，65岁，有肺结核史10年，未曾正规治疗。X线胸片示右上肺3.5cm大小球形病灶，内有2cm大小的空洞。水平裂增厚上移，两下肺散在钙化灶，诊断应首先考虑
- A. 浸润性肺结核
- B. 慢性血行播散型肺结核
- C. 纤维空洞型肺结核
- D. 结核球
- E. 慢性肺脓肿

19. 慢性支气管炎典型病变中没有
- A. 黏膜上皮鳞化
- B. 支气管腺体和杯状细胞增生
- C. 支气管内有多量泡沫细胞
- D. 支气管壁有炎性细胞浸润
- E. 黏膜下平滑肌断裂、萎缩

20. 胸部开放性损伤的定义是
- A. 胸部有伤口

B. 胸部刀刺伤

C. 胸部伤口深达肋骨

D. 胸部伤口穿破壁层胸膜

E. 胸部伤口穿破脏层胸膜

21. 关于急性脓胸，下列哪一项是错误的
   A. 高热、胸憋、呼吸急促
   B. 气管向患侧移位
   C. 患侧胸部叩浊
   D. 患侧胸廓呼吸运动减弱
   E. 患侧呼吸音减弱

22. 下列各项不符合肺心病体征的是
   A. 颈静脉怒张
   B. 肺动脉瓣听诊区第二心音亢进
   C. 剑突下示心脏搏动
   D. 下肢水肿
   E. 心浊音界向左下扩大

23. 对I型呼吸衰竭患者若给予高浓度氧疗仍无效，其原因很可能为
   A. 严重肺通气功能障碍
   B. 严重肺动 – 静脉样分流
   C. 通气/血流比例增大
   D. 肺弥散功能障碍
   E. 耗氧量增加

24. 缺氧患者最典型的症状是
   A. 心率加快　　　　　B. 发绀
   C. 头痛　　　　　　　D. 兴奋
   E. 呼吸困难

25. 肺炎球菌致病力是由于
   A. 细菌产生内毒素
   B. 细菌对组织的破坏作用
   C. 细菌的大量繁殖
   D. 细菌产生的溶血素
   E. 荚膜对组织的侵袭作用

26. 原发性肺脓肿最常见的病原菌是
   A. 金黄色葡萄球菌　　B. 肺炎球菌
   C. 厌氧菌　　　　　　D. 真菌
   E. 链球菌

27. 男性，70岁，反复咳嗽、咳痰30年，活动后气短12年。动脉血气分析示 $PaCO_2$ 50mmHg，PaO_2 45mmHg，能够延长寿命，防止肺动脉高压发展的最有效的家庭治疗是
   A. 抗生素控制感染　　B. 支气管舒张剂治疗
   C. 吸入糖皮质激素　　D. 呼吸肌锻炼
   E. 长期家庭氧疗

28. 一张力性气胸患者，急诊入院。X线片见右肺完全萎缩，纵隔向右移位，立即给右锁骨中线第二肋间置闭式引流溢出大量气体，但患者呼吸困难不见好转，左侧呼吸音消失，皮下气肿有扩延，此诊断应考虑为
   A. 支气管或肺广泛裂伤　B. 食管裂伤
   C. 引流管位置过高　　　D. 血心包

E. 并发血胸

29. 男性，65岁。吸烟40余年，慢性咳嗽，咳痰20余年。近2年来劳累时有气急。查体：两肺呼吸音减弱，肺下界下移，两肺底有细小湿啰音。最可能的诊断是
   A. 大叶性肺炎　　　　B. 肺气肿
   C. 胸腔积液　　　　　D. 支气管哮喘
   E. 气胸

30. 对某些脾破裂患者，行裂口修补术及部分脾切除术，是为了
   A. 节约时间
   B. 保留造血功能不受影响
   C. 避免日后可能因免疫低下招致严重感染
   D. 脾内贮有血液，避免失血过多
   E. 降低手术难度

31. 男，35岁，高热伴咳嗽、咳痰3天。体检：右上肺语颤增强，闻及湿啰音和支气管呼吸音。血白细胞计数为 $12.0 \times 10^9/L$，中性0.8，下列哪一项诊断可能性最大
   A. 急性支气管炎　　　B. 细菌性肺炎
   C. 肺结核　　　　　　D. 支原体肺炎
   E. 病毒性肺炎

32. 诊断张力性气胸最可靠的证据是
   A. 大量皮下气肿　　　B. 颈静脉怒张
   C. 气管移位　　　　　D. 叩诊鼓音
   E. 穿刺有气体冲出

33. 引流胸腔液体，放引流的部位
   A. 锁骨中线第2肋间
   B. 腋中线第4~5肋间
   C. 腋中线与腋后线之间第6~8肋间
   D. 肩胛线第6~8肋间
   E. 肋膈角处

34. 闭合性多根、多处肋骨骨折，若骨折范围较小，治疗时采用哪一种方法纠正反常呼吸最合适
   A. 牵引固定法　　　　B. 压力包扎固定
   C. 肋骨内固定法　　　D. 胶布肋骨固定法
   E. 用呼吸器行辅助呼吸

35. 张力性气胸主要的病理、生理改变是
   A. 纵隔向健侧移位　　B. 纵隔扑动
   C. 胸壁反常呼吸运动　D. 肺内气体对流
   E. 皮下气肿

36. 慢性阻塞性肺疾病（COPD）最重要的病因是
   A. 长期吸烟　　　　　B. 呼吸道感染
   C. 大气污染　　　　　D. 营养不良
   E. 寒冷气候

37. 结核病患者治疗时使用糖皮质激素的指征不包括
   A. 干酪性肺炎
   B. 结核性脑膜炎患者体温不降
   C. 结核性胸膜炎胸腔积液量多
   D. 胸膜增厚粘连
   E. 急性粟粒性肺结核

38. 张力性气胸急救应
- A. 面罩吸氧
- B. 加压包扎
- C. 胸外按摩
- D. 粗针头排气
- E. 气管插管

39. 前上纵隔肿瘤最常见的是
- A. 胸骨后甲状腺肿
- B. 畸胎瘤
- C. 淋巴类肿瘤
- D. 皮样囊肿
- E. 心包囊肿

40. 女性，32 岁，哮喘急性发作入院。入院查体发现过度通气体征，与肺气肿十分相似，此时最好的鉴别方法是
- A. 拍摄 X 线胸片
- B. 测定 RV、TLC，测定 RV/TLC%
- C. 给予支气管舒张药物，待呼吸困难缓解后再拍摄 X 线胸片，测定 RV、TLC
- D. 高分辨 CT
- E. 支气管镜检查

41. 男，32 岁，上腹部周期性节律性疼痛 2 周，今晨突然呕吐咖啡色液 2 次，解黑便 1 次，自觉头晕、乏力，出汗，心慌，脉率 96 次/分，该患者出血量估计为
- A. < 200ml
- B. < 400ml
- C. < 1000ml
- D. < 1500ml
- E. < 2000ml

42. 胸部损伤外科治疗的原则是
- A. 纠正酸碱平衡失调
- B. 纠正电解质紊乱
- C. 给予脱水利尿剂
- D. 给予止痛，输血
- E. 纠正循环、呼吸功能障碍

43. 慢性阻塞性肺疾病肺气肿常见的病理类型是
- A. 灶性肺气肿
- B. 小叶中央型肺气肿
- C. 全小叶型肺气肿
- D. 混合型肺气肿
- E. 间质性肺气肿

44. 女性，18 岁，前胸撞伤 1 天，查体：右侧第三、第四肋骨软骨连接部明显错位、压痛，诊断骨折依靠
- A. 体格检查
- B. X 线胸片
- C. 2～3 周后复查
- D. 胸部 CT
- E. 磁共振成像

45. 男性，18 岁，体格检查胸透，发现右侧第五胸椎旁直径 5cm 肿块影。最可能的诊断是
- A. 肺肿瘤
- B. 包裹性脓胸
- C. 神经源肿瘤
- D. 淋巴肿瘤
- E. 畸胎瘤

46. 诊断支原体肺炎的主要依据不包括
- A. 临床表现
- B. 肺功能检查
- C. X 线表现
- D. 血清冷凝集试验
- E. 培养、分离支原体

47. 男性患者，65 岁，有慢性支气管炎、肺气肿病史 30 年，咳嗽、咳痰、喘加重 10 天，血气检查：pH 7.21，$PaCO_2$ 76mmHg，PaO_2 57mmHg，HCO_3^- 27mmol/L，BE 6mmol/L，据此结果该患者酸碱失衡的类型最可能是
- A. 代谢性酸中毒

- B. 呼吸性酸中毒合并代谢性碱中毒
- C. 呼吸性酸中毒
- D. 代谢性碱中毒
- E. 呼吸性酸中毒合并代谢性酸中毒

48. 胸腔闭式引流管应插入液面下
- A. 1～2cm
- B. 3～4cm
- C. 5～6cm
- D. 7～8cm
- E. 10cm 以上

49. 关于 Horner 综合征，叙述错误的是
- A. 患侧上眼睑下垂
- B. 患侧眼裂变小
- C. 患侧眼球塌陷
- D. 患侧瞳孔放大
- E. 患侧颜面无汗

50. 治疗多根、多处肋骨骨折的重点是
- A. 止痛、保持呼吸道通畅
- B. 加压包扎
- C. 面罩吸氧
- D. 雾化吸入
- E. 预防并发症

51. II 型呼吸衰竭时血气变化应为
- A. $PaO_2 < 60mmHg$，$PaCO_2 > 50mmHg$
- B. $PaO_2 > 60mmHg$，$PaCO_2 < 50mmHg$
- C. $PaO_2 > 50mmHg$，$PaCO_2 > 60mmHg$
- D. $PaO_2 < 70mmHg$，$PaCO_2 > 50mmHg$
- E. $PaO_2 < 60mmHg$，$PaCO_2 < 50mmHg$

52. 肋骨骨折后，保持呼吸道通畅，首选
- A. 止痛
- B. 胶布固定
- C. 多头胸带包扎
- D. 雾化吸入
- E. 气管插管

53. 医院内获得性肺炎最常见的致病菌是
- A. 病毒
- B. 革兰阳性球菌
- C. 厌氧菌
- D. 革兰阴性杆菌
- E. 真菌

54. 男性，46 岁，反复咳嗽、咳痰、喘 5 年余，冬季加重，1 周前上述症状加重，经治疗无效住院。体检：胸廓对称，双肺干湿啰音，X 线胸片示双肺纹理增强，其诊断可能为
- A. 慢性支气管炎急性发作
- B. 慢性喘息性支气管炎急性发作
- C. 慢性支气管炎迁延期
- D. 慢性喘息性支气管炎迁延期
- E. 慢性喘息性支气管炎缓解期

55. 女性，45 岁，反复咳嗽、咳脓痰 20 余年。支气管造影证实右下、左下叶支气管扩张。近 1 周发热，痰量增多，下列哪一项处理是错误的
- A. 应用祛痰药
- B. 手术治疗
- C. 体位引流
- D. 选用敏感抗生素
- E. 痰细菌学检查

56. 患者男，32 岁，咳嗽 1 个月余，伴低热、痰中带血 10 天，胸片示：右肺上叶尖段炎症，伴有空洞形成。最可

能的诊断是

A. 肺脓肿   B. 浸润型肺结核

C. 支气管扩张   D. 癌性空洞伴感染

E. 金黄色葡萄球菌肺炎

57. 某男，65 岁，有冠心病、陈旧性心肌梗死病史 2 年，近 1 个月来出现夜间憋气而惊醒，呼吸深快伴有少量哮鸣音，端坐位休息后可以缓解，最可能的原因是

A. 支气管哮喘   B. 急性肺梗死

C. 左心衰竭   D. 心脏神经症

E. 以上都不是

58. 患者，1 个月前发热，胸痛，咳嗽，有大量脓痰，经抗感染治疗不见好转，1 周前咳嗽加重，并有呼吸困难。胸部 X 线片见左胸大片状阴影，经胸膜腔穿刺抽出脓汁，反复穿刺排脓不能控制，其治疗应为

A. 抗感染，输血，补液

B. 继续胸膜腔穿刺并注入抗生素

C. 开放引流

D. 纤维板切除术

E. 低位胸腔闭式引流

59. 关于开放性气胸的病理、生理改变，叙述错误的是

A. 伤侧负压消失   B. 伤侧肺萎陷

C. 肺内部分气体对流   D. 纵隔扑动

E. 伤侧有反常呼吸

60. 诊断肋骨骨折下述哪一项是可靠的

A. 直接疼痛   B. 局部肿胀

C. 间接疼痛   D. 皮下气肿

E. 伤部皮下淤血

61. 男，52 岁，突发呼吸困难 4 小时。既往糖尿病、高血压病史 10 年。查体：R 32 次/分，BP 100/70mmHg，颈静脉怒张，双肺呼吸音清晰，未闻及干湿性啰音。心率 105 次/分，$P_2 > A_2$。行 CTPA 示右下肺动脉内充盈缺损。该患者宜采取的治疗措施首选

A. 口服华法林

B. 静脉滴注 rt – PA

C. 肺动脉内注射尿激酶

D. 皮下注射低分子肝素

E. 手术取栓

62. 女，54 岁，发热、咳嗽 2 天。查体：端坐位，T 37.8℃，右侧胸廓略饱满，右下肺第四前肋间以下叩诊呈实音，呼吸音明显减弱。该患者最可能出现的其他体征是

A. 右下肺可闻及湿性啰音

B. 右下肺可闻及胸膜摩擦音

C. 气管向右侧移位

D. 右下肺语音共振减弱

E. 右下肺可闻及支气管呼吸音

63. 脾切除术的年龄限制为

A. 大于 2 岁   B. 大于 4 岁

C. 大于 6 岁   D. 青春期以后

E. 没有限制

64. 治疗肋骨骨折后疼痛，最有效的方法是

A. 口服药物   B. 肌内注射镇痛

C. 患者控制镇痛   D. 肋间神经封闭

E. 硬脊膜外腔插管镇痛

65. 克雷伯杆菌肺炎的 X 线表现有叶间隙下坠，其原因是

A. 细菌在细胞内生长繁殖，引起组织坏死、液化形成

B. 病变中的炎性渗出液黏稠而重

C. 肺泡内的渗出液由 Cohn 孔向周围肺泡蔓延所致

D. 肺泡内的纤维蛋白渗出较多

E. 肺泡内的渗出含有较多的红白细胞

66. 在慢性肺心病的发生、发展过程中，导致肺血管阻力增加的最主要因素是

A. 缺氧

B. 高碳酸血症

C. 呼吸性酸中毒合并代谢性碱中毒

D. 电解质紊乱

E. 肺部感染

67. 诊断慢性呼吸衰竭最重要的依据是

A. 有呼吸困难、发绀等症状

B. 意识障碍伴球结膜水肿

C. $SaO_2 < 90\%$

D. $PaO_2 < 80mmHg$，$PaCO_2 > 50mmHg$

E. $PaO_2 < 50mmHg$，或伴有 $PaCO_2 > 50mmHg$

68. 最易引起脓气胸的肺炎是

A. 肺炎球菌肺炎   B. 军团菌肺炎

C. 金黄色葡萄球菌肺炎   D. 支原体肺炎

E. 克雷伯杆菌肺炎

69. 肺脓肿早期的 X 线表现与下列哪一种疾病最相似

A. 肺囊肿   B. 支气管肿瘤

C. 支原体肺炎   D. 细菌性肺炎

E. 肺结核

70. 胸部开放性损伤缝合伤口后不会出现的情况

A. 皮下气肿   B. 张力性气胸

C. 纵隔扑动   D. 进行性血胸

E. 凝固性血胸

71. 肺癌不常见的远处转移是

A. 肝   B. 脑

C. 骨   D. 肾

E. 肾上腺

72. 慢性支气管炎并发肺气肿时 X 线一般不表现下列哪一项

A. 胸廓扩张、活动度减弱

B. 两肺纹理增粗乱

C. 两肺透亮度增加

D. 两肺多发性空洞

E. 横膈低平

73. 慢性阻塞性肺疾病的主要特征是

A. 大气道阻塞   B. 小气道阻塞

C. 双肺哮鸣音   D. 桶状胸

E. 胸片示肺纹理增粗

74. 肺心病心力衰竭时可出现以下常见症状和体征，除了

A. 颈静脉怒张　　　　　B. 水肿

C. 肝大和压痛　　　　　D. 尿少

E. 咳粉红色泡沫状痰

75. 慢性支气管炎的诊断标准中，咳嗽、咳痰反复发作时间应为

A. 每年发作至少 3 个月，持续 10 年以上

B. 每年发作至少 1 个月，持续 2 年以上

C. 每年发作至少 2 个月，持续 3 年以上

D. 每年发作至少 3 个月，持续 2 年以上

E. 每年发作至少 6 个月，持续 4 年以上

76. Kartagener 综合征，除有支气管扩张表现外，还有

A. 软骨环缺失

B. 鼻窦炎和内脏转位

C. 先天性结缔组织异常

D. α_1-抗胰蛋白酶缺乏

E. 机体免疫失调

77. 急性胰腺炎多有

A. 白细胞计数升高　　　B. 血钙值升高

C. 白细胞计数减少　　　D. 磷脂酶值升高

E. 血小板计数升高

78. 呼吸衰竭最主要的临床表现是

A. 呼吸困难与发绀　　　B. 呼吸频率增快

C. 呼吸费力伴呼气延长　D. 神经精神症状

E. 双肺有大量湿啰音

79. 急性肺脓肿最具特征的症状是

A. 畏寒高热　　　　　　B. 咳嗽伴咯血

C. 呼吸困难　　　　　　D. 咳大量脓臭痰

E. 咳嗽伴胸痛

80. 下列哪一型肺结核最易导致肺心病

A. 原发型肺结核　　　　B. 血行播散型肺结核

C. 浸润型肺结核　　　　D. 慢性纤维空洞型肺结核

E. 结核性胸膜炎

81. 与呼吸困难无明显关系的疾病包括

A. 肺炎　　　　　　　　B. 急性胃炎

C. 大量腹腔积液　　　　D. 急性一氧化碳中毒

E. 脑出血

82. 某脓胸患者，反复胸腔穿刺后发现脓液变稠，不易抽出。查体：胸下部仍有大片叩诊浊音区。此时应考虑

A. 加大抗生素剂量　　　B. 改用大号针头穿刺

C. 胸腔闭式引流　　　　D. 胸腔开放引流

E. 纤维板剥除术

83. 咯血不常见于

A. 肺结核

B. 风湿性心脏病二尖瓣狭窄伴肺动脉高压

C. 肺癌

D. 胸膜炎

E. 支气管扩张症

84. 支气管哮喘典型的临床症状是

A. 胸闷　　　　　　　　B. 胸痛

C. 咯血　　　　　　　　D. 干咳

E. 反复发作的伴有哮鸣音的呼气性呼吸困难

85. 下列哪一项是渗出液的产生机制

A. 胸膜毛细血管通透性增加

B. 血浆胶体渗透压降低

C. 胸膜毛细血管静水压增高

D. 毛细血管胶体渗透压降低

E. 胸膜毛细血管静水压降低

86. 抗结核治疗疗效的主要指标是

A. 临床症状减轻　　　　B. 胸部 X 线病变吸收

C. 体温正常　　　　　　D. 痰菌转阴

E. 咯血停止

87. 早期发现肺结核的首选方法是

A. 纤维支气管镜检查　　B. 结核菌素试验

C. 血清酶联免疫试验　　D. 胸部 X 线检查

E. 痰结核杆菌检查

88. 参与速发型支气管哮喘的主要免疫细胞为

A. 肥大细胞　　　　　　B. 血小板

C. 巨噬细胞　　　　　　D. 中性粒细胞

E. T 淋巴细胞

89. 男性，18 岁，左前胸刀刺伤半小时。血压 70/50mmHg，心音不清，两肺呼吸音清，最可能为

A. 张力性气胸　　　　　B. 开放性气胸

C. 心脏压塞　　　　　　D. 低血糖休克

E. 失血性休克

90. 男性，30 岁，午后发热 1 周伴干咳、左胸痛，活动后气急 2 天。胸透提示左侧胸腔积液，血白细胞计数 7.8 × 10^9/L，胸水为淡血性渗出液，淋巴细胞 0.65。最可能的诊断是

A. 化脓性胸膜炎　　　　B. 癌性胸腔积液

C. 细菌性肺炎伴胸膜炎　D. 结核性胸膜炎

E. 肺栓塞并胸腔积液

91. 下列哪一项不是危重哮喘的表现

A. 气急不能讲话　　　　B. 意识模糊

C. 胸腹部矛盾呼吸　　　D. 两肺满布响亮哮鸣音

E. 奇脉

92. 女性，50 岁，右下肺脓肿，内科积极治疗 4 个月，症状改善，胸片有 3cm 大小厚壁空洞，下一步治疗应首选

A. 气管内给药　　　　　B. 体位引流

C. 经纤支镜灌洗吸引　　D. 继续抗生素治疗

E. 胸外科手术

93. 最可能引起漏出液的疾病是

A. SLE　　　　　　　　B. 结核病

C. 肝硬化　　　　　　　D. 恶性肿瘤

E. 食管破裂

94. 防治肺结核，主要应抓好

A. 定期普遍预防性服用 INH

B. 进行结核菌素试验普查，阳性者进行化疗

C. 接种卡介苗及活动性肺结核的化疗

D. 劝阻不要随地吐痰，提倡戒烟

E. 凡胸片有改变者，均应住院治疗，避免扩散

95. 损伤性血胸，胸腔内积血不凝固的原因是

A. 多种凝血因子的减少

B. 胸腔内渗出液稀释

C. 主要是凝血酶原减少

D. 腔静脉出血

E. 肺、心脏、膈活动去纤维蛋白作用

96. 男，60 岁，有肺气肿病史。高热咳嗽 1 周伴气急发绀，痰为脓性带血，呈胶胨状。最可能诊断是

A. 支原体肺炎   B. 浸润型肺结核

C. 肺炎球菌肺炎   D. 肺炎杆菌肺炎

E. 军团菌肺炎

97. 男，56 岁，5 小时前突发右侧胸痛伴咳嗽、憋气。否认其他病史。查体：R 24 次/分，BP 130/80mmHg，双肺呼吸音清晰，未闻及干、湿性啰音及胸膜摩擦音。心率 102 次/分，$P_2 > A_2$，心脏各瓣膜听诊区未闻及杂音。胸部 X 线片未见异常。动脉血气分析示：pH 7.45，$PaCO_2$ 32mmHg，PaO_2 55mmHg。下列检查对明确诊断意义最大的是

A. CT 肺动脉造影   B. 心肌坏死标志物

C. 血 D - 二聚体   D. UCG

E. ECG

98. 患者胸部受伤，急诊入院，经吸氧，呼吸困难无好转，有发绀，休克。查体：左胸饱满，气管向右移位，左侧可触及骨擦音，叩之鼓音，听诊呼吸音消失，皮下气肿明显，诊断首先考虑是

A. 肋骨骨折

B. 张力性气胸

C. 肋骨骨折并张力性气胸

D. 血心包

E. 闭合性气胸

99. 判断肺结核有无传染性最主要的依据是

A. 结核菌素试验阳性   B. 血沉增快

C. 反复痰中带血   D. 胸部 X 线有空洞

E. 痰结核杆菌检查阳性

100. 男性，57 岁，吸烟 40 年，近 2 周痰中带血，伴发热，X 线胸片示右上肺以肺门为中心的炎症改变，应首先考虑

A. 右上肺炎   B. 右上肺结核

C. 右上肺中心型肺癌   D. 支气管异物

E. 支气管腺瘤

101. 男，30 岁，咳嗽 3 个月，曾有血痰。1 周前发热，咳大量脓痰，胸片示左下肺阴影，诊断首先考虑

A. 肺结核   B. 细菌性肺炎

C. 支气管囊肿   D. 支气管肺癌

E. 支气管扩张

102. 男性，38 岁，车祸伤半小时。查体：发绀，烦躁不安，呼吸困难。左胸第五肋间处见直径约 4cm 不规则创口并可闻及气体进出声。此病例的病理生理改变是

A. 纵隔扑动造成循环衰竭

B. 急性肺水肿导致气体交换降低

C. 纵隔向健侧移位，伤侧肺代偿性膨胀

D. 胸膜腔内压力不断升高导致呼吸衰竭

E. 吸气时健侧胸膜腔内压力增高，纵隔摆向伤侧

103. 下述关于无创机械通气应用的基本条件哪一项是错误的

A. 清醒能够合作   B. 呼吸道里有大量脓痰

C. 血流动力学稳定   D. 不需要气管插管保护

E. 能耐受鼻/面罩

104. 慢性支气管炎患者的下列表现中，哪一项不应使用抗生素

A. 咳黏液样痰   B. 发热

C. 喘息伴哮鸣音   D. 肺内多量湿啰音

E. 外周血白细胞 $15 \times 10^9/L$

105. 引起阻塞性肺气肿的遗传因素与下列哪一项关系最密切

A. 弹性蛋白酶分泌增加

B. 丙种球蛋白缺乏

C. α1 - 抗胰蛋白酶减少

D. cAMP/cGMP 降低

E. 前列腺素 E 增加

106. 以下各项中不是慢性肺心病心电图表现是

A. 电轴右偏

B. $SV_1 + RV_5 \geqslant 1.05mV$

C. V_1 和 V_2 导联出现 QS 波

D. 肺型 P 波

E. 右束支传导阻滞

107. 下列哪一项指标不符合渗出液

A. 胸水蛋白 > 30g/L

B. 胸水蛋白/血清蛋白比值 > 0.5

C. 胸水 LDH > 200IU/L

D. 胸水 LDH/血清 LDH < 0.6

E. 胸水细胞数 $> 10 \times 10^8/L$

108. 干性支气管扩张是指

A. 干咳为主

B. 仅有早晨咳嗽及咳痰

C. 纤维支气管镜检见支气管黏膜干燥、萎缩

D. 仅有反复咯血，一般无咳嗽、咳痰

E. 病变局限于上叶

109. 女，12 岁，车祸半小时，右侧气胸，锁骨中线第二肋间置引流后，持续大量漏气，立位胸片见右肺完全萎陷并下坠。此时应考虑

A. 支气管内分泌物潴留

B. 肺裂伤较深

C. 肺实变

D. 右主支气管断裂

E. 食管破裂

110. 仰卧位者吸入性肺脓肿的好发部位是

 A. 右下叶前基底段 B. 右上叶后段

 C. 左上叶前段   D. 右中叶内侧段

 E. 左下叶前基底段

111. 对胸腔积液患者，胸穿抽出有臭味混浊液体，此时应对胸液做何检查以明了病因

 A. 需氧菌和真菌培养

 B. 涂片革兰染色和抗酸染色检菌

 C. 找寄生虫卵

 D. 查瘤细胞

 E. 厌氧菌培养

112. 关于速发性哮喘反应，叙述不正确的是

 A. 6 小时左右发病

 B. 平滑肌收缩

 C. B 细胞合成特异性 IgE

 D. 有肥大细胞脱颗粒

 E. 有 T 细胞参与

113. 支气管扩张引起大咯血的原因为

 A. 支气管动脉先天性解剖畸形

 B. 支气管动脉与肺动脉终末支扩张血管瘤破裂

 C. 合并重度支气管炎

 D. 支气管发生囊性扩张

 E. 支气管黏膜溃疡

114. 某老年患者，常于夜间发作呼吸困难，伴频繁咳嗽，咳出粉红泡沫痰，有时带血丝，双肺底闻及湿啰音。以下哪一种疾病的可能性大

 A. 支气管哮喘 B. 心源性哮喘

 C. 喘息性支气管炎 D. 肺癌

 E. 过敏性肺炎

115. 男，40 岁，哮喘急性发作 1 周，昨夜气急突然加重。体检：发绀，大汗，两肺叩诊过清音，两肺闻及哮鸣音，左肺呼吸音减弱，心率 126 次/分，律齐。用氨茶碱、激素后，哮鸣音改善，但气急无好转。病情加重的原因最可能是

 A. 严重支气管痉挛 B. 并发左心衰竭

 C. 并发呼吸衰竭 D. 继发肺部感染

 E. 并发气胸

116. 下列疾病中，最常表现为呼气性呼吸困难的疾病是

 A. 气管异物 B. 急性喉炎

 C. 气胸   D. 支气管哮喘

 E. 心力衰竭

117. 吸入性肺脓肿最常见的病原体是

 A. 铜绿假单胞菌

 B. 厌氧菌

 C. 表皮金黄色葡萄球菌

D. 金黄色葡萄球菌

E. 肺炎链球菌

118. 局限性胸痛，按压后疼痛加重，提示病变主要累及的部位是

 A. 临近胸膜肺组织

 B. 胸壁软组织

 C. 脏层胸膜

 D. 肋间神经

 E. 壁层胸膜

119. 鉴别中心型肺癌和周围型肺癌最有价值的检查是

 A. 血肿瘤标志物

 B. 胸部正、侧位 X 线检查

 C. 胸部 CT 检查

 D. 胸部磁共振检查

 E. 痰细胞学检查

120. 男，60 岁，突发喘憋 1 小时。查体：BP 160/70mmHg，双肺满布湿性啰音，心率 105 次/分，该患者最适宜的治疗措施是

 A. 口服氨苯蝶啶

 B. 静脉滴注小剂量多巴胺

 C. 静脉推注呋塞米

 D. 口服螺内酯

 E. 口服氢氯噻嗪

121. 男，21 岁，畏寒，高热，咳嗽伴左胸痛 5 天。查体：BP 80/50mmHg，心率 120 次/分。胸部 X 线片见左肺下叶大片状致密影。实验室检查：血 WBC 12.2 × 10^9/了，N 0.87。该患者最可能感染的病原体是

 A. 肺炎支原体

 B. 肺炎链球菌

 C. 军团菌

 D. 金黄色葡萄球菌

 E. 结核分枝杆菌

122. 男，34 岁，四肢广泛挤压伤后 3 小时急诊入院。查体：BP 85/65mmHg，呼吸急促，口唇发绀，双肺可闻及湿啰音，心率 140 次/分。血气分析（未吸氧）：PaO_2 50mmHg，$PaCO_2$ 30mmHg，除扩容治疗外，此时应首选的治疗措施为

 A. 应用糖皮质激素 B. 持续高浓度吸氧

 C. 持续低浓度吸氧 D. 静脉应用抗生素

 E. 机械通气

123. 男，35 岁，低热伴咳嗽 3 周，咳少量白痰，使用多种抗生素治疗无效。胸部 X 线片示右下叶背段斑片状影，有多个不规则空洞，无液平面。为明确诊断，应首先进行的检查是

 A. 痰涂片革兰染色 B. 痰涂片抗酸染

 C. 支气管镜   D. 痰真菌培养

 E. 胸部 CT

124. 女，28 岁，发作性干咳、胸闷 3 年，夜间明显，无咯血、发热。每年发作 2~3 次，约 1~2 周可自行缓解。

近 2 天来再次出现上述症状而就诊。查体：双肺呼吸音清晰，未闻及干湿性啰音，心率 86 次/分，心脏各瓣膜听诊区未闻及杂音。胸部 X 线片未见异常，肺通气功能正常。为明确诊断，应采取的进一步检查是

- A. 支气管镜
- B. 胸部高分辨 CT
- C. 胸部 MRI
- D. 胸部增强 CT
- E. 支气管激发试验

125. 男，42 岁，5 个月前咳嗽，咳黄脓痰，经检查诊断为"右下肺脓肿"。现住院治疗 4 个月余，仍间断咯血、发热，复查胸部 X 线片示右下肺可见空洞，内有液平。此时，应采取的最佳治疗措施是

- A. 经皮穿刺引流
- B. 祛痰及体位引流
- C. 纤支镜冲洗、引流
- D. 手术切除病变组织
- E. 继续抗感染治疗

126. 可见燕麦细胞的肺癌类型是

- A. 鳞状细胞癌
- B. 腺癌
- C. 小细胞肺癌
- D. 大细胞癌
- E. 腺鳞癌

127. 大叶性肺炎患者出现明显发绀等缺氧症状时，其病变基础是

- A. 合并肺肉质变
- B. 充血水肿期
- C. 红色肝样变期
- D. 灰色肝样变期
- E. 溶解消散期

128. 患者男，60 岁。胸闷、气促 2 周。查体：吸气时 BP 85/60mmHg，呼气时 BP 100/75mmHg，心尖搏动减弱，心界向两侧扩大，心率 125 次/分，律齐，心音低钝、遥远，心脏各瓣膜区未闻及杂音。与上述临床表现相符合的体征是

- A. DeMusset 征
- B. Ewart 征
- C. Corrigan 征
- D. Quincke 征
- E. Traube 征

129. 男性，65 岁。COPD 急性发作伴发热。使用头孢他啶 10 天，体温曾降至正常，症状缓解 3 天后再次出现发热，检查发现口腔黏膜有白色念珠菌感染，此时抗生素拟改用

- A. 红霉素
- B. 氯霉素
- C. 青霉素
- D. 两性霉素 B
- E. 环丙沙星

130. 下列检查结果中，对诊断痰菌阴性肺结核意义最大的是

- A. PPD 试验阳性
- B. 典型的胸部 X 线表现
- C. 血结核抗体阳性
- D. 痰结核杆菌 PCR 阳性
- E. 血 ADA（腺苷脱氨酶）水平增高

131. 反复肺部感染造成肺气肿的主要机制是

- A. α－抗胰蛋白酶的活性降低
- B. 破坏小支气管壁软骨而失去支架作用
- C. 使细支气管管腔狭窄而形成不完全阻塞
- D. 肺组织供血减少致营养障碍而使肺泡壁弹性减退
- E. 使白细胞释放的蛋白分解酶增加而形成肺大疱

132. 慢性支气管炎有小气道阻塞时，最早出现的肺功能改变是

- A. 肺活量下降
- B. 残气容积增加
- C. 闭合容量减小
- D. 肺最大通气量降低
- E. 流量－容积曲线降低

133. 支气管哮喘长期控制最常用的药物是

- A. 口服头孢他啶
- B. 口服地塞米松
- C. 吸入利多卡因
- D. 吸入糖皮质激素
- E. 口服阿托品

A3/A4 型题

1. （共用题干）男，52 岁，右肩及上臂尺侧疼痛 2 个月，颈椎轻度增生，胸片示右肺尖密度增高，第一、第二肋骨破坏。

（1）诊断应考虑为

- A. 右上肺结核
- B. 肋骨肉瘤
- C. 肋骨转移瘤
- D. 胸廓出口综合征
- E. Pancoast 瘤

（2）此患者体格检查还可能有

- A. Cushing 综合征
- B. Horner 综合征
- C. 重症肌无力
- D. 上腔静脉阻塞征
- E. 男性乳腺增生

2. （共用题干）男性，7 岁，6 小时前由货车上跌下，伤后即有呼吸困难，并逐渐加重。入院查体：脉搏 130 次/分，颜面发绀，吸气性呼吸困难，颈上胸部有皮下气肿，气管向左移位，右侧呼吸音消失。

（1）其诊断首先考虑

- A. 多根多处肋骨骨折
- B. 血胸
- C. 血心包
- D. 开放性气胸
- E. 张力性气胸

（2）急救措施是

- A. 立即输血补液抗休克
- B. 抗休克同时开胸探查
- C. 胸腔闭式引流排气减压
- D. 大量吸氧
- E. 呼吸机辅助呼吸

3. （共用题干）男性，29 岁，车祸 40 分钟，胸憋，极度呼吸困难，颈胸部皮下气肿，右侧胸部叩诊鼓音，呼吸音消失。

（1）最可能的诊断

- A. 心脏压塞
- B. 闭合性气胸
- C. 张力性气胸
- D. 进行性血胸
- E. 连枷胸

（2）紧急处理应

- A. 面罩吸氧
- B. 气管插管

C. 胶布固定　　　　　　D. 开胸探查

E. 右胸腔排气

4.（共用题干）女，45 岁。发热、咳脓痰 1 周，胸片示右下背段浸润阴影。用青霉素治疗体温稍下降，但痰量增多，为脓血痰，有臭味。胸片示大片浸润阴影中出现空腔。

（1）治疗中需加用

A. 祛痰药　　　　　　　B. 甲硝唑

C. 阿米卡星　　　　　　D. 红霉素

E. 卡巴克洛

（2）治疗 2 周后，患者临床症状明显改善，胸片示空腔缩小，抗生素总疗程一般宜持续

A. 2 周　　　　　　　　B. 3 周

C. 4 周　　　　　　　　D. 6 周

E. 8 周

（3）如果作体位引流，应采取的体位是

A. 左侧卧位　　　　　　B. 右侧卧位

C. 头低仰卧位　　　　　D. 头低俯卧位

E. 坐位

5.（共用题干）男，55 岁，因肺炎入院，应用抗生素和输液后，体温未下降，今晨出现呼吸急促，烦躁。体检：呼吸 46 次/分，血压 100/70mmHg，脉搏 100 次/分，口唇有发绀，两肺闻及哮鸣音。

（1）最可能是并发了

A. 支气管哮喘　　　　　B. 自发性气胸

C. ARDS　　　　　　　D. 心肌炎

E. 脑膜炎

（2）为明确诊断应首选下述哪一项检查

A. 胸片　　　　　　　　B. 心电图

C. 脑脊液　　　　　　　D. B 超

E. 血常规

6.（共用题干）女性，74 岁，2 年前诊断肺心病，近 1 周来咳嗽、咳痰、喘息加重，双下肢水肿。体检：肺内多量湿啰音，心率 100 次/分，肝肋下 2.5cm，双下肢水肿。白细胞计数及中性粒细胞分类均增高，血气分析：pH 7.35，PaO_2 50mmHg，$PaCO_2$ 78mmHg，HCO_3^- 34mmol/L，BE 4mmol/L。

（1）该患者目前不存在下列哪一种并发症

A. 肺部感染　　　　　　B. 心力衰竭

C. 呼吸衰竭　　　　　　D. 呼吸性酸中毒

E. 呼吸性酸中毒合并代谢性酸中毒

（2）关于该患者的治疗，下列哪一项不恰当

A. 控制感染　　　　　　B. 保持呼吸道通畅

C. 氨溴索祛痰　　　　　D. 持续低流量吸氧

E. 5%碳酸氢钠纠正酸中毒

（3）根据上述血气分析结果，本患者应属于下列哪一种酸碱平衡失调

A. 呼吸性酸中毒合并代谢性碱中毒

B. 代谢性酸中毒合并呼吸性碱中毒

C. 呼吸性酸中毒代偿

D. 呼吸性酸中毒失代偿

E. 代谢性碱中毒

（4）根据上述结果，最首要的治疗是下列哪一项

A. 氧疗　　　　　　　　B. 呼吸兴奋剂

C. 人工通气　　　　　　D. 积极控制感染

E. 应用利尿剂

7.（共用题干）男性，68 岁，发热伴咳嗽、咳脓痰 1 周入院。体检：面色苍白，口唇轻度发绀，体温 39℃，血压 80/50mmHg，右下肺可闻及少许湿啰音，胸片示右下肺肺炎。急查外周血白细胞总数 $12 \times 10^9/L$，中性粒细胞 0.90。

（1）该患者诊断应考虑为

A. 右下肺炎

B. 右下肺肺炎伴感染性休克

C. 败血症

D. 急性成人呼吸窘迫综合征

E. 肺结核

（2）以下哪一项指标提示晚期休克

A. 皮肤苍白、发绀

B. 神情烦躁或意识不清

C. 收缩压小于 80mmHg

D. 尿量小于 30ml/h

E. 出现 DIC

（3）经过补充血容量后低血压仍不能纠正时，进一步首选的措施是

A. 纠正酸中毒　　　　　B. 血管活性药物的使用

C. 纠正碱中毒　　　　　D. 重要器官功能的维护

E. 调整抗生素

8.（共用题干）男性，70 岁，慢性咳嗽、咳痰 20 余年，每年持续 3～4 个月，近 2～3 年出现活动后气短，有时双下肢水肿。今晨起突感左上胸针刺样疼痛，与呼吸有关，继之出现呼吸困难、大汗，不能平卧，来院就诊。

（1）询问病史的重点应是

A. 胸痛的部位、性质及伴随症状

B. 冠心病、心绞痛病史

C. 吸烟史

D. 近期心电图检查情况

E. 近期胸部 X 线检查情况

（2）体检重点应是

A. 肺部啰音　　　　　　B. 心脏听诊

C. 胸膜摩擦音　　　　　D. 肺下界位置

E. 胸部叩诊音及呼吸音双侧对比

（3）以下检查中最有价值的是

A. 外周血象检查　　　　B. 心电图检查

C. 胸部 X 线检查　　　　D. 血气分析

E. 超声波检查

9.（共用题干）女性，45 岁，发热，咳脓痰 10 天，左侧胸憋、胸痛、气短 5 天。查体：左胸叩浊，呼吸音弱，X

线检查示左侧胸腔积液。

（1）进一步诊断应首选
    A. 胸腔穿刺　　　　　　B. 胸部超声检查
    C. 胸部 CT　　　　　　D. 痰细菌培养加药敏
    E. 白细胞计数和分类

（2）最可能的诊断是
    A. 肺部感染　　　　　　B. 肺结核
    C. 脓胸　　　　　　　　D. 胸腔积液
    E. 胸膜肥厚

10. （共用题干）女性，36 岁，幼年患支气管肺炎，以后常有咳嗽、咳脓性痰，咳痰量每日不等，4 年前开始咯血，1 周前因发热、咳痰量增加，每日 150ml 左右入院治疗。

（1）此时检查最可能发现的体征是
    A. 两肺呼吸音低　　　　B. 肺部无异常体征
    C. 下胸部局限性湿啰音　D. 两肺散在干啰音
    E. 两肺哮鸣音

（2）为明确诊断，首选的辅助检查是
    A. 痰培养及药敏试验　　B. 高分辨 CT
    C. 纤维支气管镜检查　　D. 血气分析
    E. 肺功能检查

（3）经检查，诊断明确后，首选的治疗是
    A. 抗感染加体位引流　　B. 手术治疗
    C. 支气管舒张药治疗　　D. 雾化吸入治疗
    E. 纤维支气管镜吸痰

11. （共用题干）女，24 岁，在春季旅游中途发生胸闷，呼吸困难，全身大汗。体查：唇稍发绀，呼吸急促，双肺满布干啰音，心率 90 次/分，律齐。过去曾有类似发作，休息后自行缓解。

（1）下列诊断哪一项的可能性最大
    A. 过敏性休克　　　　　B. 支气管哮喘
    C. 喘息性支气管炎　　　D. 心源性哮喘
    E. 变态反应性肺浸润

（2）用下列哪一种药物治疗最合适
    A. 毛花苷丙　　　　　　B. 呋塞米（速尿）
    C. 氨茶碱　　　　　　　D. 阿托品
    E. 山莨菪碱

（3）经处理后仍无明显缓解，且连续发作一天多。可能发生了下列哪一种情况
    A. 气胸　　　　　　　　B. 哮喘持续状态
    C. 过敏性肺炎　　　　　D. 急性左心衰竭
    E. 纵隔气肿

（4）下列哪一项处理不适当
    A. 氧疗
    B. 氨茶碱 + 激素静脉滴注
    C. 立即静脉注射毛花苷丙
    D. 排痰保持气道通畅
    E. 纠正酸碱失衡

12. （共用题干）男性，69 岁，反复咳嗽、咳痰 30 年，气短 8 年，1 周前开始发热，咳嗽，咳脓性痰，呼吸困

难，来院诊治。血气分析：pH 7.40，PaO_2 50mmHg，$PaCO_2$ 70mmHg，BE 14.5mmol/L。

（1）该患者的诊断是
    A. ARDS　　　　　　　B. 呼吸衰竭
    C. 肺性脑病　　　　　　D. 重度支气管哮喘
    E. 支气管扩张

（2）根据血气分析，其酸碱平衡失调类型属于
    A. 呼吸性酸中毒（代偿期）
    B. 呼吸性酸中毒（失代偿期）
    C. 呼吸性酸中毒合并代代谢性碱中毒
    D. 呼吸性酸中毒合并代谢性酸中毒
    E. 呼吸性碱中毒

（3）该患者采用哪一种浓度的氧疗较为合适
    A. 10% ~20%　　　　　B. 25% ~30%
    C. 35% ~40%　　　　　D. 45% ~50%
    E. 55% ~60%

13. （共用题干）女，45 岁，支气管哮喘急性发作 3 天，体检：呼吸 30 次/分，两肺叩诊过清音，闻及广泛哮鸣音，心率 110 次/分，律齐。

（1）此时行肺功能测定，最可能的表现是
    A. 限制性通气功能障碍
    B. 阻塞性通气功能障碍伴弥散功能障碍
    C. 混合性通气功能障碍
    D. 弥散功能障碍
    E. 阻塞性通气功能障碍

（2）为判断病情严重度，应选哪一项检查
    A. 痰涂片和培养　　　　B. 血白细胞
    C. 胸片　　　　　　　　D. 动脉血气分析
    E. 血清 IgE

14. （共用题干）女性，50 岁，反复咳嗽、咳痰 6 年，每逢冬季加重，近 2 周来上述症状加重，并咳脓痰，体检双肺底可闻湿啰音。

（1）此患者最可能的诊断是
    A. 支气管哮喘
    B. 支气管扩张
    C. 慢性喘息性支气管炎
    D. 慢性支气管炎急性发作期
    E. 慢性阻塞性肺气肿

（2）此患者 5 年来逐渐出现呼吸困难，活动后加重，下列哪一项检查所见，对判断呼吸困难的原因最有意义
    A. 桶状胸，叩诊过清音，肺肝界下移
    B. X 线片示透亮度增加，心影狭小
    C. 呼吸音减弱，呼气延长
    D. 心电图示肢体导联低电压
    E. 肺功能检查残气量/肺总量 >40%

15. （共用题干）男，62 岁，间隔咳嗽、咳痰 10 余年，喘息 5 年，加重 3 天入院。患者曾吸烟 41 年，30 支/天，现已戒烟 5 年。查体：烦躁、球结膜充血、水肿，口唇发

绀，桶状胸，双肺呼吸音低，右下肺可闻及少许湿性啰音，肝肋下 5cm，肝颈静脉回流征（＋），双下肢水肿。血 K⁺ 4.5mmol/L，Na⁺ 129mmol/L，Cl⁻ 90mmol/L。

（1）若该患者出现意识障碍，最可能的原因是
A. 感染中毒性脑病　　B. 脑血管意外
C. 肝性脑病　　D. 肺性脑病
E. 低钠血症

（2）该患者目前最重要的治疗措施为
A. 抗感染
B. 静脉滴注支链氨基酸
C. 无创通气
D. 利尿
E. 纠正电解质紊乱

16.（共用题干）男，66 岁，活动后突发左侧胸痛伴呼吸困难 1 天，既往有慢性阻塞性肺疾病病史 10 余年。查体：R 26 次/分，BP 95/60mmHg，口唇发绀，左肺呼吸音明显减弱，心率 102 次/分，律齐。

（1）该患者最可能的诊断是
A. 急性心肌梗死　　B. 自发性气胸
C. 阻塞性肺不张　　D. 胸腔积液
E. 肺栓塞

（2）为明确诊断，应先采取的检查措施是
A. CT 肺动脉造影　　B. 胸腔穿刺
C. 支气管镜　　D. 胸部 X 线片
E. 心电图

17.（共用题干）男，63 岁，咳嗽、痰中带血丝半年余，吸烟 40 余年。胸部 X 线片示右上肺近肺门处肿块影。

（1）为明确病理诊断，首选的检查是
A. 开胸活检　　B. 胸腔镜活检
C. 纵隔镜活检　　D. 经胸壁肺穿刺活检
E. 支气管镜活检

（2）如拟手术治疗，下列不属于手术禁忌证的是
A. 对侧肺门淋巴结转移
B. 肝转移
C. 锁骨上淋巴结转移
D. 同侧肺门淋巴结转移
E. 脑转移

18.（共用题干）女，31 岁。咳嗽，咳脓痰，间断咯血 10 年，近 5 天受凉后咳痰加剧伴咯血，查体：T 37℃，左下肺闻及湿啰音。实验室检查：WBC 13 × 10⁹/L，N 0.85，Hb 101g/L；痰培养示铜绿假单胞菌生长。

（1）该患者最可能的诊断是
A. 先天性肺囊肿　　B. 大叶性肺炎
C. 支气管扩张　　D. 肺脓肿
E. 慢性支气管炎

（2）该患者抗感染治疗首选的抗生素是
A. 头孢曲松　　B. 氨苄西林
C. 头孢他啶　　D. 青霉素
E. 阿米卡星

B1 型题

1.（共用备选答案）
A. 结核球　　B. 原发型肺结核
C. 肺脓肿　　D. 结节病
E. 浸润型肺结核

（1）女，35 岁，职员，乏力伴少量咯血 2 个月。体检：浅表淋巴结无肿大，右上肺有少量湿啰音。胸片右上肺密度不均匀片状阴影，诊断首先考虑

（2）男，30 岁，农民，低热，乏力，干咳 1 个月。体检：浅表淋巴结无肿大，肺部无异常体征。胸片示右肺门淋巴结肿大，诊断首先考虑

2.（共用备选答案）
A. 粉红色泡沫样痰　　B. 脓血痰
C. 砖红色胶陈样痰　　D. 铁锈色痰
E. 脓臭痰

（1）金黄色葡萄球菌肺炎可见
（2）克雷伯杆菌感染可见
（3）左心衰竭肺水肿可见

3.（共用备选答案）
A. 茶碱类　　B. β₂ 受体激动剂
C. 抗胆碱能类　　D. 糖皮质激素
E. 抗过敏药

（1）沙丁胺醇属于
（2）丙酸倍氯米松属于

4.（共用备选答案）
A. 多为单发病灶，以段叶分布
B. 常为多发病灶，两肺外带多见
C. 肺部病变继发感染所致
D. 肺结核空洞继发感染
E. 肺脓肿直接蔓延

（1）吸入性肺脓肿
（2）血源性肺脓肿

5.（共用备选答案）
A. 脑血管疾病　　B. 肺性脑病
C. 中毒性脑病　　D. 右心衰竭
E. 肾衰竭

（1）肺心病患者，咳喘加重 1 周，昏迷 1 天，应首先考虑
（2）肺心病患者，气急少尿 1 周，下肢水肿明显，应首先考虑

6.（共用备选答案）
A. 神经源性肿瘤　　B. 淋巴肉瘤
C. 气管支气管囊肿　　D. 畸胎瘤
E. 皮样囊肿

（1）可呈哑铃状生长的肿瘤是
（2）位于前纵隔心底部大血管前的囊肿是
（3）位于中纵隔的肿瘤是

7.（共用备选答案）
A. 小细胞肺癌　　B. 腺癌
C. 鳞癌　　D. 大细胞癌

E. 混合型癌

（1）早期发生血行和淋巴转移的是

（2）细支气管肺泡癌属于

8.（共用备选答案）

    A. 反常呼吸运动

    B. 胸膜腔压力持续升高

    C. 呼吸时纵隔左右扑动

    D. 静脉压升高，心搏微弱，动脉压降低

    E. 胸膜腔引流血量 >200ml/h，连续 3 小时

（1）进行性血胸表现为

（2）多根多处肋骨骨折会出现

（3）心脏压塞的特征是

（4）张力性气胸表现为

9.（共用备选答案）

    A. 青霉素　　　　　　　　B. 红霉素

    C. 头孢唑林　　　　　　　D. 两性霉素 B

    E. 万古霉素

（1）男，20 岁，发热 1 周伴咳嗽，X 线片示两肺散在小片状阴影，部分可见小液平面。痰细菌培养为金黄色葡萄球菌，苯唑西林耐药，宜选用

（2）女，18 岁，干咳，X 线片示左下肺边缘可见模糊小斑片阴影，痰细菌培养为草绿色链球菌冷凝集试验阳性，宜选用

10.（共用备选答案）

    A. 头孢唑林　　　　　　　B. 左氧氟沙星

    C. 庆大霉素　　　　　　　D. 克林霉素

    E. 阿奇霉素

（1）男，14 岁，发热、干咳伴全身肌痛 2 天，胸部 X 线片示间质性肺炎，同班级中数人有类似症状。治疗首选的是

（2）男，42 岁，发热 3 天，咳嗽有痰 1 天，胸部 X 线片示右下叶空洞影，其内有液平。治疗首选的是

11.（共用备选答案）

    A. 咯血颜色鲜红

    B. 铁锈色血痰

    C. 砖红色胶胨样黏痰

    D. 粉红色乳样痰

    E. 粉红色浆液性泡沫样痰

（1）肺炎链球菌肺炎表现为

（2）左心衰竭并发肺水肿表现为

第十四章　心血管系统

A1/A2 型题

1. 指导低血容量性休克补液治疗最可靠的检测指标是

    A. 血红蛋白　　　　　　　B. 颈外静脉充盈度

    C. 中心静脉压　　　　　　D. 肢端温度

    E. 血细胞比容

2. 大型室隔缺损后期出现青紫时肺血管的主要改变是

    A. 梗阻型肺动脉高压　　　B. 动力型肺动脉高压

    C. 肺动脉痉挛　　　　　　D. 肺血增多

    E. 肺血减少

3. 左向右分流型先天性心脏病出现显著肺动脉高压时主要改变是

    A. 左心室增大　　　　　　B. 右心室增大

    C. 左心房增大　　　　　　D. 右心房增大

    E. 左心房、左心室增大

4. 心室颤动电除颤的正确方法是

    A. 必须在心电监测下进行　B. 不能反复多次电除颤

    C. 首先需静脉推注地西泮　D. 非同步电除颤

    E. 电击能量一般 <200J

5. 二尖瓣狭窄患者最常见的心律失常是

    A. 三度房室传导阻滞　　　B. 窦性心动过缓

    C. 心室颤动　　　　　　　D. 室性心动过速

    E. 心房颤动

6. 符合二尖瓣关闭不全的典型表现是

    A. 右心房增大

    B. S_1 增强

    C. 心尖部全收缩期吹风样杂音

    D. P_2 降低

    E. 右心室增大

7. 急性心肌梗死出现频发性室性期前收缩或室性心动过速，应该首选

    A. 利多卡因

    B. CVP↑，BP↓心功能不全或血容量相对过多——强心扩血管

    C. 美托洛尔

    D. 直流电复律

    E. 安置临时起搏器

8. 女，70 岁，急性心肌梗死，查血压 83/60mmHg，中心静脉压 1.96kPa（20cmH$_2$O），应首先采取哪一项措施

    A. 应用呋塞米（速尿）　　B. 应用毛花苷丙

    C. 应用激素　　　　　　　D. 应用硝普钠

    E. 继续观察

9. 有效循环血量是指

    A. 在微循环内的总血量

    B. 全身总血量

    C. 单位时间内通过心血管系统进行循环的血量

    D. 在动脉内的血量

    E. 在静脉内的血量

10. 不稳定型心绞痛的发生机制是

    A. 严重贫血

    B. 心脏负荷突然增加

    C. 冠状动脉管腔严重狭窄

D. 循环血流量减少，如休克

E. 不稳定斑块内出血，纤维帽破裂，血小板的聚集与血栓形成

11. 单纯收缩期高血压的诊断标准是

    A. SBP ＞180mmHg

    B. SBP 为 110 ~ 160mmHg

    C. SBP ＞140mmHg 和 DBP ＜90mmHg

    D. SBP ＞150mmHg 或 DBP ＜90mmHg

    E. SBP ＞160mmHg 和 DBP ＜90mmHg

12. 一位心脏病患者，心电图：窦性心律，P – R 间期为 0.14 秒，心率为 120 次/分，余无异常，其心电图诊断

    A. 正常心电图   B. 窦性心动过速

    C. 预激综合征   D. 阵发性室上性心动过速

    E. 室性心动过速

13. 可引起低血钾的药物是

    A. 螺内酯   B. 呋塞米

    C. 氨苯蝶啶   D. 阿米洛利

    E. 依那普利

14. 患者因急性心肌梗死入院。入院第三天，于心尖部出现3/6 级收缩期杂音，同时心力衰竭加重。使用纠正心力衰竭的药物，效果很差而死亡。最可能的诊断为心肌梗死并发

    A. 室间隔穿孔   B. 急性肺心病

    C. 梗死后综合征   D. 心室游离壁破裂

    E. 乳头肌或腱索断裂

15. 引起左心室后负荷增高的主要因素是

    A. 肺循环高压   B. 体循环高压

    C. 回心血量增加   D. 主动脉瓣关闭不全

    E. 血细胞比容增大

16. 男性，40 岁，因感染性心内膜炎而引起急性主动脉瓣关闭不全。在以下体征中，错误的是

    A. 心动过速常见

    B. 有明显周围血管征

    C. P_2 增强，第三心音常见

    D. 收缩压、舒张压和脉压可以正常

    E. 主动脉瓣区舒张期杂音时程短而音调低

17. 女，40 岁，发现高血压 1 年，血压经常维持在 170/100mmHg。平时有乏力感，口渴，多尿，曾经有肢体瘫痪 1 次，经过补充钾盐好转，血钾 3.5mmol/L。其诊断可能是

    A. 肾脏疾病   B. 嗜铬细胞瘤

    C. 脑血管栓塞   D. 原发性高血压

    E. 原发性醛固酮增多症

18. 男，26 岁，无症状。查体：心界正常，心率 80 次/分，期前收缩 1 ~ 3 次/分，心音正常，无杂音。心电图示室性期前收缩，处理措施是

    A. 美托洛尔

    B. 美西律

    C. 胺碘酮

    D. 不予药物治疗，定期复查

    E. 莫雷西嗪

19. 男，60 岁，腹痛伴发热和黄疸 3 天。烦躁，有上腹压痛、反跳痛，肌紧张不明显。血常规 WBC 3.5 × 10^9/L，N 0.85。血、尿淀粉酶正常。经抗感染治疗第二天症状不缓解，患者神志淡漠，血压 75/60mmHg，尿量减少。此时患者合并有

    A. 低血容量性休克   B. 心源性休克

    C. 过敏性休克   D. 神经源性休克

    E. 感染性休克

20. 男性，40 岁，近 1 年来进行性心悸、气短，腹胀，下肢水肿。查体：血压 100/64mmHg，心界向两侧扩大，S_1 减弱，心尖部 2/6 级收缩期杂音，肺底湿啰音。肝大，下肢水肿。心电图示完全性右束支传导阻滞并左前分支阻滞。其最可能的诊断是

    A. 心包炎   B. 扩张型心肌病

    C. 高血压性心脏病   D. 心肌梗死伴乳头肌断裂

    E. 风湿性二尖瓣关闭不全

21. 扩张型心肌病晚期合并左束支传导阻滞患者使用三腔起搏器治疗目的是

    A. 提高心率   B. 替代药物治疗

    C. 增加心肌收缩力   D. 弥补心脏的传导功能

    E. 调整左心室、右心室的收缩顺序，缓解症状

22. 二尖瓣狭窄患者最常见的早期症状为

    A. 劳力性呼吸困难   B. 阵发性夜间呼吸困难

    C. 端坐呼吸   D. 咯血

    E. 声音嘶哑

23. 循环骤停是指心脏不能泵出有效量的血液供给主要脏器的需要，下列叙述哪一项与其不符

    A. 心脏完全停搏

    B. 心脏电生理与机械分离，心电图有心室融合波

    C. 心室颤动

    D. 一侧心室颤动而另一侧心室完全停搏

    E. 心跳微弱

24. 诊断休克的主要依据是

    A. 临床表现

    B. 脉率变快

    C. 血压下降

    D. 动脉血氧分压 ＜60mmHg

    E. 尿少

25. 休克患者经补液后，血压仍低，中心静脉压不高，5 ~ 10 分钟内经静脉注入等渗盐水 250ml，如血压升高，而中心静脉压不变，提示

    A. 心功能不全   B. 血容量过多

    C. 血容量不足   D. 血管张力过高

    E. 以上均不是

26. 假性动脉瘤为

    A. 血管壁全层局部扩张

    B. 血管壁部分由纤维组织构成的局部扩张

    C. 动脉粥样硬化性动脉瘤

D. 检查时有震颤并可听到连续性杂音

E. 压迫动脉瘤出口部出现血压升高、脉压缩小及脉率缓的现象

27. 以下哪一种疾病较少引起亚急性感染性心内膜炎

A. 室间隔缺损　　　　　　B. 动脉导管未闭

C. 二尖瓣关闭不全　　　　D. 主动脉瓣关闭不全

E. 二尖瓣狭窄合并心房颤动

28. 心包压塞时最快、最有效的缓解症状方法为

A. 病因治疗　　　　　　　B. 使用镇静剂

C. 心包切除术　　　　　　D. 心包穿刺抽液

E. 使用抗生素

29. 男，30 岁，因心搏骤停经抢救后心跳恢复，而后出现呼吸困难，换气无力。下列哪一项患者不会出现

A. 肺换气功能不足　　　　B. 血 pH 低于 7.35

C. 血 PCO_2 增高　　　　　D. 血 HCO_3^- 下降

E. 血 HCO_3^- 正常

30. 男，70 岁，行走时突然跌倒，不省人事，即送来急诊，呼之不应，呼吸停止，颈动脉搏动消失，心音未能闻及。可以确定的诊断

A. 脑卒中　　　　　　　　B. 心脏骤停

C. 癫痫大发作　　　　　　D. 主动脉夹层破裂

E. 大面积肺栓塞

31. 不属于亚急性感染性心内膜炎体征的是

A. Roth 点　　　　　　　　B. Janeways 结

C. 指甲下出血　　　　　　D. 皮下小结

E. Osler 结节

32. 以下哪一项是亚急性感染性心内膜炎的主要诊断标准

A. 基础心脏病　　　　　　B. 发热，体温≥38℃

C. 栓塞、细菌性动脉瘤　　D. 超声心动图发现赘生物

E. 肾小球肾炎、Osler 结节

33. 65 岁以上单纯主动脉瓣狭窄的常见病因是

A. 风湿性瓣膜病

B. 单纯主动脉瓣狭窄

C. 二叶式主动脉瓣钙化

D. 退行性钙化性主动脉瓣狭窄

E. 冠状动脉粥样硬化性心脏病

34. 急性心肌梗死最常见的心律失常是

A. 心房颤动　　　　　　　B. 房室传导阻滞

C. 室性期前收缩　　　　　D. 窦房传导阻滞

E. 加速性室性自主心律

35. 心肌梗死的发生机制不包括哪一项

A. 粥样斑块破溃　　　　　B. 粥样斑块出血

C. 冠状动脉严重狭窄　　　D. 粥样斑块下血管痉挛

E. 粥样斑块破溃后血栓形成

36. 米力农属哪一类药物

A. ACEI　　　　　　　　　B. 多巴胺类

C. 洋地黄类　　　　　　　D. 磷酸二酯酶抑制剂

E. β受体阻断剂

37. 扩张型心肌病患者使用β受体阻断剂治疗的机制是在心力衰竭时

A. β受体密度上调　　　　B. β受体密度下调

C. 抑制心肌收缩力　　　　D. 降低心室率

E. 降低房室传导

38. 主动脉瓣狭窄患者发生晕厥的机制错误的是

A. 合并脑血管病变

B. 休息时晕厥可由于心律失常

C. 运动时，周围血管阻力反射性降低

D. 运动加重心肌缺血，导致心排量降低

E. 主动脉瓣狭窄限制心排量同步地增加

39. 扩张型心肌病的诊断依据是

A. 典型病史　　　　　　　B. 超声心动图检查

C. 放射性核素检查　　　　D. 心脏扩大及心律失常

E. 结合临床资料的排除性诊断

40. 心包压塞体征中不包括

A. 发绀　　　　　　　　　B. 心包摩擦音

C. 颈静脉怒张　　　　　　D. 脉速，脉压小

E. 肝大，下肢水肿

41. 主动脉瓣关闭不全瓣膜置换术的适应证不包括反流严重并且

A. 有症状和左室功能不全

B. 无症状伴左室功能不全

C. 急性主动脉瓣关闭不全

D. LVEF≤0.15～0.20、LVEDD≥80mm

E. 有症状而左室功能正常，内科治疗效果差

42. 静脉注射毛花苷丙，24 小时总量为

A. 0.2～0.4mg　　　　　B. 0.5～0.75mg

C. 0.8～1.2mg　　　　　D. 1.4～1.8mg

E. 2.0～2.5mg

43. 关于风湿性二尖瓣狭窄的心电图下列哪一项是错误的

A. 心房颤动　　　　　　　B. 右心室肥大

C. 左心室肥大　　　　　　D. 右束支传导阻滞

E. 左房肥大，P 波增宽

44. 男性，48 岁，血压 150/70mmHg，心底部有舒张期叹气样杂音，以胸骨左缘第二、第三肋间最响，A_2 减弱。X 线检查示："靴形心"，主动脉增宽。最可能的诊断是

A. 高血压性心脏病

B. 风湿性主动脉瓣关闭不全

C. 先天性心脏病，二叶式主动脉瓣

D. 主动脉粥样硬化，主动脉瓣关闭不全

E. 肺动脉高压，相对性肺动脉瓣关闭不全

45. 女性，25 岁，原有风湿性二尖瓣狭窄并主动脉瓣关闭不全。20 天来乏力、食欲缺乏，无发热。查体：皮肤有瘀点，心尖部舒张期杂音，主动脉瓣区舒张期杂音，脾刚触及。Hb 80g/L。最符合以下哪一种疾病

A. 风湿性心肌炎

B. 贫血性心脏病

C. 风湿性心脏病、心力衰竭

D. 先天性主动脉瓣病变

E. 风湿性瓣膜病合并感染性心内膜炎

46. 女，32 岁，反复突发心悸、心慌、胸闷伴尿频 5 年，今无明显诱因症状又出现，持续 1 小时来院急诊，心电图示：心率 186 次/分，P 波在 Ⅱ、Ⅲ、aVF 导联倒置，QRS 波群时限及形态均正常并与 P 波保持固定关系，其诊断应是

A. 阵发性室上性心动过速

B. 窦性心动过速

C. 快速心房颤动

D. 快速心房扑动

E. 短阵室性心动过速

47. 扩张型心肌病与心包积液相鉴别，哪一项检查最有帮助

A. X 线　　　　　　　B. 心电图

C. 心肌酶谱　　　　　D. 超声心动图

E. 放射性核素

48. 下列不属于周围血管征的

A. 水冲脉　　　　　　B. 短绌脉

C. 毛细血管搏动征　　D. 股动脉枪击音

E. Duroziez 血管杂音

49. Austin Flint 杂音见于

A. 二尖瓣关闭不全　　B. 二尖瓣狭窄

C. 主动脉瓣关闭不全　D. 主动脉瓣狭窄

E. 肺动脉瓣关闭不全

50. 病态窦房结综合征的心电图表现不包括

A. 严重窦性心动过缓　B. 心房颤动

C. 窦房阻滞　　　　　D. 交界区逸搏

E. 阵发室速

51. 变异型心绞痛的主要特点是

A. 心绞痛发作时常可见 Q 波

B. 常于劳累后发作

C. 情绪激动是常见诱因

D. 发作时 ST 段上移

E. 发作时 ST 段明显下移

52. 男，75 岁，急性心肌梗死。查体：血压 80/60mmHg，中心静脉压 1.96kPa（20cmH_2O），应首先采取下述哪一项措施

A. 应用呋塞米（速尿）　B. 应用毛花苷丙

C. 应用激素　　　　　　D. 继续观察

E. 应用硝普钠

53. 风湿性心脏病严重二尖瓣狭窄突发大咯血是由于

A. 肺毛细血管破裂　　B. 合并肺结核

C. 急性肺水肿　　　　D. 支气管静脉破裂

E. 合并支气管扩张

54. 急性心肌梗死发生心源性休克的主要机制是

A. 心排血量急剧下降　B. 快速性心律失常

C. 血容量不足　　　　D. 周围血管扩张

E. 迷走神经张力过高

55. 充血性心力衰竭的主要特征为

A. 肺循环和（或）体循环缺血

B. 肺循环和（或）体循环淤血

C. 肺动脉和（或）主动脉压力降低

D. 肺动脉和（或）主动脉压力增高

E. 肺循环缺血，体循环淤血

56. 女性，31 岁，有风湿性心脏病病史 4 年，近 10 天来发热，疑诊为亚急性感染性心内膜炎，以下处理最恰当的是

A. 做血培养后立即肌内注射青霉素

B. 先用 3 天抗生素，再血培养

C. 做血培养后立即考虑瓣膜置换术

D. 做血培养，待结果回报后选择用药

E. 做血培养后立即静脉滴注大剂量青霉素

57. 下肢静脉曲张行高位结扎及剥脱术的禁忌证是

A. 浅静脉血栓　　　　B. 小腿慢性溃疡

C. 深静脉阻塞　　　　D. 交通支瓣膜功能不全

E. 浅静脉瓣膜功能不全

58. 血栓闭塞性脉管炎行腰交感神经节切除术应切除

A. 患侧第二、第三、第四腰交感神经节及神经链

B. 患侧和对侧第三、第四腰交感神经节及神经链

C. 患侧及对侧第二腰交感神经节及神经链

D. 患侧第二腰交感神经节及神经链

E. 患侧第三、第四腰交感神经节及神经链

59. 下列哪一种因素肯定与血栓闭塞性脉管炎的发生、发展密切相关

A. 病原体感染　　　　B. 外伤

C. 寒冷潮湿的环境　　D. 吸烟

E. 酗酒

60. 洋地黄中毒最常见的心律失常为

A. 房室传导阻滞

B. 非阵发性交界性心动过速

C. 室性期前收缩二联律

D. 交界性逸搏心律

E. 心房颤动

61. 下列疾病最容易发生夜间阵发性呼吸困难的是

A. 房间隔缺损　　　　B. 原发性高血压

C. 肺源性心脏病　　　D. 肺动脉瓣狭窄

E. 慢性缩窄性心包炎

62. 下列措施可治疗阵发性室性心动过速，但除外

A. 毛花苷丙治疗　　　B. 电击治疗

C. 利多卡因治疗　　　D. 胺碘酮

E. 普鲁卡因胺

63. 诊断心绞痛最常用的无创性检查是

A. 胸片　　　　　　　B. 心电图

C. 磁共振　　　　　　D. 冠状动脉造影

E. 彩色多普勒超声

64. 下肢静脉曲张的主要并发症是
　　A. 深静脉血栓形成　　　B. 深静脉瓣功能不全
　　C. 小腿溃疡　　　　　　D. 小腿丹毒
　　E. 足部溃疡

65. 冠心病心绞痛与心肌梗死时胸痛的主要鉴别点是
　　A. 疼痛的持续时间及对含服硝酸甘油的反应不同
　　B. 疼痛的部位不同
　　C. 疼痛性质不同
　　D. 疼痛的放射部位不同
　　E. 疼痛时是否伴发恶心

66. 在我国，引起二尖瓣关闭不全最常见的病因是
　　A. 风湿性瓣膜病　　　　B. 二尖瓣脱垂
　　C. 二尖瓣环钙化　　　　D. 感染性心内膜炎
　　E. 冠状动脉粥样硬化性心脏病

67. 以下哪一项不是心包炎的常见类型
　　A. 心肌损伤后综合征　　B. 化脓性或结核性
　　C. 非特异性　　　　　　D. 肿瘤性
　　E. 痛风性

68. 急性心包炎心包积液时最突出的症状是
　　A. 发热　　　　　　　　B. 吞咽困难
　　C. 呼吸困难　　　　　　D. 声音嘶哑
　　E. 心前区疼痛

69. 动脉瘤最常见的治疗方法是
　　A. 人造补片动脉瘤包裹术
　　B. 切线切除及动脉修补术
　　C. 动脉瘤栓塞术
　　D. 动脉瘤切除及血管重建术
　　E. 观察和药物治疗

70. 男性，63 岁，6 年前曾经患心肌梗死，此后时有心前区疼痛发生。近 2 年来出现劳力性呼吸困难。感冒后加重，不能平卧，咳嗽、咳痰，无下肢水肿。查体：心界明显扩大，S_1 低，节律整齐，心尖部 2/6 级 **SM**。按照 1979 年 **WHO** 的冠心病分类，该患者应诊断为
　　A. 心绞痛　　　　　　　B. 心肌梗死
　　C. 缺血型心肌病　　　　D. 扩张型心肌病
　　E. 无症状性心肌缺血

71. 男，63 岁，患高血压 10 年，血压一直维持 130～140/85～95mmHg。近 1 年来尿蛋白（＋），发现糖耐量异常。降压药物的最佳选择是
　　A. 利尿剂
　　B. 钙拮抗剂
　　C. β 受体阻断剂
　　D. 血管紧张素转换酶抑制剂
　　E. 血管扩张剂

72. 患者，女性，62 岁，有糖尿病病史 5 年，心绞痛病史 2 年。因突发作胸闷、出汗、胸部紧缩感紧急住院。血压 110/70mmHg，做心电图显示：胸前导联的 ST 段压低 0.2mV，T 波倒置，无病理性 Q 波。查心肌损伤标志物升高。应诊断为

　　A. 心绞痛发作　　　　　B. 低血糖反应
　　C. 升主动脉夹层　　　　D. 急性非 Q 波型心肌梗死
　　E. 糖尿病酮症酸中毒

73. 女性，18 岁，体检发现心尖部有舒张期隆隆样杂音，心律整齐，**HR** 76 次/分，双肺（－），肝不大，下肢不肿，既往体健。其适合的处理为
　　A. 长期服用洋地黄
　　B. 长期使用小剂量利尿剂
　　C. 避免感冒及重体力劳动
　　D. 卧床休息，减轻心脏负荷
　　E. 像正常青年人一样活动

74. 循环骤停进行复苏时最有效的药物是
　　A. 肾上腺素　　　　　　B. 异丙肾上腺素
　　C. 去甲肾上腺素　　　　D. 间羟胺
　　E. 多巴胺

75. 有效循环血量一般不依赖下列哪一项
　　A. 充足的血容量　　　　B. 通畅的微循环
　　C. 有效的心排血量　　　D. 良好的周围血管张力
　　E. 正常的心功能

76. 血栓闭塞性脉管炎的特征是
　　A. 没有间歇性跛行　　　B. 游走性血栓性浅静脉炎
　　C. 累及内脏　　　　　　D. 肢体皮肤正常
　　E. 与酒精中毒有关

77. 二度 I 型房室传导阻滞最主要的诊断依据是
　　A. P 波与 QRS 无关
　　B. 有心室漏搏
　　C. P－R 间期逐渐延长
　　D. P－R 间期逐渐缩短
　　E. P－R 间期逐渐延长加心室漏搏

78. 阵发性室上性心动过速的发生机制主要是
　　A. 心肌缺血　　　　　　B. 折返机制
　　C. 高血压病　　　　　　D. 感染性心内膜炎
　　E. 洋地黄中毒

79. 高血压脑病的特征，下述哪一项是错误的
　　A. 可发生于嗜铬细胞瘤
　　B. 可发生于急进性高血压
　　C. 以颅内压增高为主要表现
　　D. 发作时先有血压突然升高
　　E. 大多数伴有急性肺水肿的表现

80. 变异型心绞痛的发生机制主要是
　　A. 严重贫血
　　B. 冠状动脉痉挛
　　C. 冠状动脉管腔严重狭窄
　　D. 循环血流量减少，如休克
　　E. 不稳定斑块内出血、纤维帽破裂、血小板的聚集与血栓形成

81. 循环骤停的临界时间是
　　A. 1 分钟　　　　　　　B. 2 分钟
　　C. 4 分钟　　　　　　　D. 8 分钟

E. 10 分钟

82. 下列各项临床表现中最不支持心绞痛诊断的是
A. 疼痛多在睡眠中发生
B. 含服硝酸甘油，疼痛在 3～5 分钟内缓解
C. 疼痛在劳累时发生，运动、情绪激动可诱发
D. 反复出现的局限性心前区刺痛，每次持续仅 2～3 秒
E. 疼痛常在休息时发生，持续可达 30 分钟以上

83. 关于扩张型心肌病的临床表现，叙述错误的是
A. 起病隐匿而缓慢
B. 可以发生严重心律失常
C. 以充血性心力衰竭为表现
D. 发病人群大多数为老年人
E. 心脏普遍增大，以左心室为主

84. 以下哪一项不属于原发性心肌病
A. 酒精性心肌病
B. 肥厚型心肌病
C. 限制型心肌病
D. 扩张型心肌病
E. 致心律失常型右室心肌病

85. 亚急性感染性心内膜炎的发病机制中不包括哪一项
A. 血流动力学改变
B. 暂时性菌血症
C. 血液的高凝状态
D. 细菌感染无菌性赘生物
E. 非细菌性血栓性心内膜炎

86. Austin Flint 杂音见于
A. 二尖瓣关闭不全
B. 二尖瓣狭窄
C. 主动脉瓣关闭不全
D. 主动脉瓣狭窄
E. 肺动脉瓣关闭不全

87. 下列心脏瓣膜病中，最易引起心绞痛的是
A. 二尖瓣狭窄
B. 二尖瓣关闭不全
C. 主动脉瓣狭窄
D. 主动脉瓣关闭不全
E. 肺动脉瓣狭窄

88. 以下哪一项检查对确诊心包积液最有帮助
A. X 线
B. 心电图
C. 胸部透视
D. 超声心动图
E. 心脏放射性核素

89. 急性心肌梗死时血心肌坏死标记物中升高最早的是
A. 肌钙蛋白
B. 肌红蛋白
C. 乳酸脱氢酶（LDH）
D. 门冬氨酸氨基转移酶（AST）
E. 肌酸磷酸激酶同工酶（CPK－MB）

90. 有关心功能分级的叙述，错误的是
A. 心功能 I 级指无心脏病证据，活动量不受限制，一般活动无症状
B. 心功能 II 级指心脏病患者的体力活动轻度受限，一般活动有症状
C. 心功能 III 级指心脏病患者的体力活动明显受限，小于平时的一般活动即有症状
D. 心功能 IV 级指心脏病患者不能从事任何体力活动休

息状态也有症状
E. 心功能 C 级指有严重的心血管疾病表现

91. 血压 170/100mmHg 伴心肌梗死的患者应诊断为高血压病
A. 2 级（低危）
B. 2 级（中危）
C. 2 级（高危）
D. 2 级（极高危）
E. 3 级（极高危）

92. 充血性心力衰竭时血流动力学异常，其中心泵功能减退表现为
A. 外周循环阻力增高
B. 心室舒张末压增高，心排血量降低
C. 心室舒张末压降低，心排血量降低
D. 心室舒张末压增高，心排血量增高
E. 心室舒张末压降低，心排血量不变

93. 急性左心衰竭应选用的利尿剂为
A. 氢氯噻嗪
B. 螺内酯
C. 呋塞米
D. 氨苯蝶啶
E. 阿米洛利

94. 血栓闭塞性脉管炎营养障碍期的主要表现是
A. 趾端经久不愈的溃疡
B. 静息痛
C. 游走性静脉炎
D. 间歇性跛行
E. 趾端发黑干性坏疽

95. 下列情况不伴静脉曲张的是
A. 肝静脉阻塞
B. 深静脉血栓形成
C. 动静脉瘘
D. 门静脉血栓形成
E. 血栓闭塞性脉管炎

96. 男 60 岁，外伤后测得中心静脉压为 0.29kPa（3cmH$_2$O），外周动脉血压在正常范围，该患者可能是以下哪一种情况
A. 心功能不全
B. 血容量不足
C. 血容量过多
D. 容量血管过度收缩
E. 容量血管过度扩张

97. 二尖瓣狭窄最严重的并发症是
A. 心房颤动
B. 右心衰竭
C. 血栓栓塞
D. 急性肺水肿
E. 感染性心内膜炎

98. 循环骤停施行胸外心脏按压时正确的方法是
A. 按压左胸部使心脏受到挤压
B. 在右侧胸部加压
C. 在胸骨上段按压
D. 在胸骨中下 1/3 交界处、压力要使胸骨下沉 5～6cm
E. 在剑突下向心脏方向按压

99. 休克失代偿期的微循环变化主要为
A. 微循环收缩期
B. 微循环扩张期
C. 微循环衰竭期
D. 直接通道开放
E. 动静脉短路开放

100. 心脏骤停一旦确诊，应立即
A. 尝试捶击复律及清理呼吸道

B. 气管内插管

C. 人工呼吸

D. 口对口呼吸

E. 心脏按压

101. 男性，34 岁，发热 1 周伴胸痛，用硝酸甘油无效。体检：心音低沉，有舒张期附加音，血压 110/80mmHg（14.7/10.7kPa），肘部静脉压 180mmH$_2$O，心电图：ST 段抬高，弓背向下，未见病理性 Q 波，诊断可能为

A. 急性心肌梗死　　　B. 缩窄性心包炎

C. 变异型心绞痛　　　D. 稳定型心绞痛

E. 急性渗出性心包炎

102. 男性，36 岁，有风湿性心脏病病史多年。查体：颈静脉怒张，肝大、压痛，心尖部舒张期杂音；胸骨左缘 4、5 肋间 2/6 级收缩期杂音，P$_2$ 亢进分裂；X 线检查示左心房、右心室扩大。最可能的诊断为

A. 二尖瓣狭窄并关闭不全

B. 二尖瓣狭窄并器质性三尖瓣关闭不全

C. 二尖瓣狭窄并相对性三尖瓣关闭不全

D. 二尖瓣狭窄并主动脉瓣狭窄

E. 特发性肥厚性主动脉瓣下狭窄

103. 男性，69 岁，患糖尿病 7 年，无心悸、胸痛史。早餐后 1 小时，突然烦躁，面色苍白、出汗、恐惧感、胸闷，无胸痛。心率 100 次/分，血压 86/70mmHg。首先应该考虑

A. 急性心肌梗死　　　B. 不典型心绞痛

C. 低血糖反应　　　　D. 变异型心绞痛

E. 糖尿病酮症酸中毒

104. 某风湿性心脏病患者感心悸、胸闷，心脏听诊心律不齐，心电图示：P 波消失，代之以 f 波，R – R 间期绝对不匀齐，室率 120 次/分，心电图诊断最可能为

A. 室上性心动过速　　B. 房早二联律

C. 阵发性房性心动过速　　D. 心房颤动

E. 阵发性室性心动过速

105. 发作时心电图 ST 段抬高的是

A. 恶性型劳力性心绞痛

B. 变异型心绞痛

C. 初发型心绞痛

D. 稳定型心绞痛

E. 梗死后心绞痛

106. 按心力衰竭发展阶段分级，临床心力衰竭阶段至少相当于

A. NYHA 分级 Ⅱ 级　　B. NYHA 分级 Ⅳ 级

C. NYHA 分级 Ⅰ 级　　D. NYHA 分级 Ⅲ 级

E. Killip 分级 Ⅰ 级

107. 最有助于感染性心内膜炎诊断的实验室检查是

A. 血培养　　　　　　B. 尿常规

C. 血常规　　　　　　D. 金黄色葡萄球菌

E. 血沉

108. 以下心血管疾病中最易引起咯血的是

A. 二尖瓣狭窄　　　　B. 肺动脉瓣狭窄

C. 急性心包炎　　　　D. 三尖瓣狭窄

E. 主动脉瓣狭窄

109. 心力衰竭合并肾衰竭患者利尿药物首选

A. 阿米洛利　　　　　B. 氨苯蝶啶

C. 呋塞米　　　　　　D. 螺内酯

E. 氢氯噻嗪

110. 以下情况最常于听诊时发现心律不齐的是

A. 室性心动过速

B. 室上性心动过速

C. 室性期前收缩

D. 三度房室传导阻滞

E. 窦性心动过速

111. 周围血管疾病用测定双侧肢体皮肤温差的方法判断动脉血流减少情况，温度相差至少应大于

A. 0.5℃　　　　　　　B. 1.5℃

C. 2.5℃　　　　　　　D. 2.0℃

E. 1.0℃

112. 休克指数的计算方法是

A. 收缩压和舒张压之比

B. 心率与收缩压之比

C. 脉率与舒张压之比

D. 脉率与脉压之比

E. 脉率与收缩压之比

113. 女，62 岁，干咳、呼吸困难 2 周，逐渐加重，现不能平卧，无发热。查体：R 24 次/分，BP 85/70mmHg，端坐位，颈静脉怒张，双肺呼吸音弱，心浊音界向两侧扩大，心率 108 次/分，律齐，心音低而遥远，心脏各瓣膜区未闻及杂音，奇脉。心电图：窦性心动过速，各导联 QRS 波低电压。该患者最关键的治疗措施是

A. 静脉滴注抗生素

B. 静脉滴注硝酸甘油

C. 口服美托洛尔

D. 心包穿刺

E. 静脉注射呋塞米

114. 男，25 岁，无诱因突发心悸 1 小时来诊。查体：BP 130/80mmHg，心率 240 次/分，律齐。压迫颈动脉窦后心率突然降至 70 次/分，律齐。该患者最可能的诊断是

A. 阵发性室上性心动过速

B. 心动过缓 – 心动过速综合征

C. 室性心动过速

D. 窦性心动过速

E. 心房扑动

115. 男，60 岁，突发心悸，气促 2 小时，咳粉红色泡沫样痰，不能平卧。有高血压病史 20 年，未规律服用降压药。查体：BP 180/130mmHg，双肺满布干湿性啰音，心界扩大，心率 110 次/分，律绝对不齐。对该患者最

恰当的治疗是

A. 硝酸甘油、毛花苷丙、美托洛尔

B. 硝普钠、地尔硫䓬、呋塞米

C. 硫酸甘油、地尔硫䓬、呋塞米

D. 尼尔地平、毛花苷丙、美托洛尔

E. 硝普钠、毛花苷丙、呋塞米

116. 男，55岁，心房颤动5年，1年前曾发作语言不利伴肢体活动障碍。该患者长期抗栓治疗的药物首选

A. 阿司匹林　　　　　B. 尿激酶

C. 低分子肝素　　　　D. 双嘧达莫

E. 华法林

117. 男，54岁，发作性胸痛3天，于劳累时发作，休息5分钟可缓解，每天发作3~4次，最近2小时内上述症状发作2次，每次持续20分钟。该患者最恰当的处理措施是

A. 门诊预约超声心动图检查

B. 立即收住院行心电图运动负荷试验

C. 立即收住院监测心电图和血肌钙蛋白

D. 门诊预约动态心电图检查

E. 立即收住院行胸部X线片检查

118. 男，76岁，高血压病史1年，血压波动于170~190/60~65mmHg。查体：未见明显异常。实验室检查：血常规、尿常规、肾功能、空腹血糖、血脂等均正常，心电图正常。该患者的收缩压控制目标值至少低于

A. 140mmHg　　　　B. 170mmHg

C. 130mmHg　　　　D. 150mmHg

E. 160mmHg

119. 男，68岁，持续胸痛2小时，既往体健。查体：BP 110/65mmHg，双肺呼吸音清，心率94次/分，心音低钝，$A_2 > P_2$。心电图：$V_1 \sim V_6$ 导联ST段弓背向上抬高0.3~0.5mV。实验室检查：血清肌钙蛋白I水平正常。该患者最可能的诊断是

A. 急性心肌梗死　　　B. 肺血栓栓塞

C. 不稳定型心绞痛　　D. 急性心包炎

E. 急性心肌炎

120. 男，5岁，上腹痛1周，伴发热、少尿3天。查体：T 39.5℃，P 110次/分，R 22次/分，BP 85/50mmHg。表情淡漠，皮肤、巩膜轻度黄染。腹部膨隆，右上腹压痛（+），轻度肌紧张和反跳痛，肠鸣音减弱。实验室检查：Hb 110g/L，WBC 15.0×10^9/L，N 0.92，血 Cr 59μmol/L。此时首要的处理措施是

A. 剖腹探查　　　　　B. 应用利尿剂

C. 应用强心剂　　　　D. 补充血容量

E. 抗生素治疗

121. 关于高钾血症易引起心脏骤停的发病机制，叙述不正确的是

A. 增加了心肌复极2期时 Ca^{2+} 的内流

B. 动作电位0期心肌细胞膜内电位上升的速度减慢

C. 细胞膜处于部分去极化

D. 动作电位时间和有效不应期均缩短

E. 细胞内钾的外流比正常时加快

122. 患者女，23岁。突发心悸半小时，自数脉率为180次/分，律齐，将面部沉浸在冰水中，心悸突然好转，自数脉率为70次/分，律齐。冷刺激使其症状缓解的最主要机制是

A. 房室交界区不应期延长

B. 窦房结自律细胞增强

C. 异常传导的兴奋性增高

D. 房室延搁时间缩短

E. 房室交界区细胞4期自动去极化减弱

123. 继发性高血压最常见的病因是

A. 内分泌疾病

B. 妊娠期合并高血压

C. 肾脏疾病引起的高血压

D. 肥厚型心肌病

E. 糖尿病

124. 高血压伴有低钾血症首先考虑

A. 皮质醇增多症

B. 嗜铬细胞瘤

C. 原发性醛固酮增多症

D. 继发性慢性肾炎的高血压

E. 肾动脉狭窄

125. 洋地黄中毒常见的心律失常是

A. 室上性心动过速

B. 室性期前收缩二联律

C. 心房纤颤

D. 房室传导阻滞

E. 房性期前收缩

126. 患者男，55岁。有吸烟史。突发胸痛伴大汗3小时，首选的检查是

A. 胸部X线片　　　　B. 心肌核磁显影

C. 冠状动脉CT造影　　D. 心电图

E. 超声心动图

A3/A4型题

1.（共用题干）女性，65岁，冠心病心绞痛史8年，无高血压史，夜间突发心前区疼痛8小时入院，入院时血压为150/90mmHg（20/12kPa），经心电图检查，诊断急性前壁心肌梗死。

（1）最可能的心电图表现为

A. Ⅱ、Ⅲ、aVF出现异常Q波，伴ST段弓背向上抬高

B. $V_1 \sim V_4$ 出现异常Q波伴ST段弓背向上抬高

C. $V_1 \sim V_4$ 出现冠状T波

D. 频发室性期前收缩

E. 三度房室传导阻滞

（2）此时最具特征性的实验室检查改变是

A. 血清LDH水平增高

B. 血清GOT（AST）水平增高

C. 血清GPT（ALT）水平增高

D. 血清CPK-MB水平增高

E. 血清肌红蛋白下降

（3）上述患者出现频发室性期前收缩，有时呈短阵室速，最恰当的处理是
A. 静脉滴注维拉帕米　　B. 口服美西律
C. 静脉使用利多卡因　　D. 口服普鲁卡因胺
E. 静脉滴注硝酸酯类药物

（4）第二日患者血压 70/50mmHg，出冷汗、面色苍白，窦性心律，HR 126 次/分，双肺底少许湿啰音。此时患者发生了
A. 心源性休克　　B. 急性左心衰竭
C. 急性心力衰竭　　D. 急性右心衰竭
E. 感染性休克

（5）起病 4 周后，患者反复低热，心前区闻及心包摩擦音，此时应考虑并发
A. 肺部感染　　B. 急性心包炎
C. 感染性心内膜炎　　D. 心肌梗死后综合征
E. 肺栓塞

2.（共用题干）男性，50 岁，3 个月前因肺癌行手术治疗。近 10 天来感气短，下肢水肿。1 天前症状加重。查体：BP 105/84mmHg，呼吸急促，颈静脉怒张，双肺未闻及啰音，心界向两侧扩大，HR 120 次/分，心音遥远，有奇脉，肝脏肋下 2cm，下肢水肿，心电图示窦性心动过速。

（1）该患者诊断为
A. 心包压塞　　B. 心力衰竭
C. 呼吸衰竭　　D. 心动过速
E. 上腔静脉综合征

（2）为了证实诊断，应该立即做哪一项检查
A. 胸片　　B. 心电图
C. 超声心动图　　D. 心导管检查
E. 心脏放射性核素

（3）证实诊断后，应立即采取哪一项急救措施
A. 吸氧　　B. 多巴胺
C. 毛花苷丙　　D. 补充血容量
E. 心包穿刺抽液

（4）首次行该操作时，抽液量应
A. <100ml　　B. 100～200ml
C. 300～500ml　　D. 600～800ml
E. 1000ml

3.（共用题干）男性，66 岁，患高血压病 10 年，劳力性心前区疼痛 2 年。平时活动量稍大或上三楼时出现胸部疼痛，休息缓解。近 1 个月发作频繁，1～2 次/天，约 15 分/次，休息时也有发作，发作时做心电图 ST 段压低。

（1）该患者应该诊断为
A. 心肌梗死　　B. 主动脉夹层
C. 变异型心绞痛　　D. 稳定型心绞痛
E. 不稳定型心绞痛

（2）心绞痛的严重程度分级是
A. Ⅰ级　　B. Ⅱ级
C. Ⅲ级　　D. Ⅳ级

E. Ⅴ级

（3）具有确诊意义的检查是
A. 运动心电图　　B. 24 小时动态心电图
C. 心肌核素显像　　D. 超声心动图
E. 冠状动脉造影

4.（共用题干）男，40 岁，原有风湿性心脏病，主动脉瓣关闭不全，因劳累性呼吸困难 1 周就诊。体检：心脏向左下扩大，胸骨左缘第三、第四肋间有舒张期叹气性递减型杂音，心尖部有 Austin Flint 杂音。

（1）确定此患者是否曾有急性心力衰竭，下列哪一项是最主要的
A. 心电图示左室高压及 T 波倒置
B. 心脏听诊有无奔马律
C. 有无水冲脉
D. 肺部有无哮鸣音
E. 有无夜间入睡后突然憋气而端坐呼吸

（2）急性左心衰竭的主要治疗为
A. 强心利尿扩血管药物
B. 吸氧、休息、低盐饮食
C. 平喘、止咳、化痰
D. 利尿剂＋氯化钾
E. GIK（极化液）

（3）心尖部有 Austin Flint 杂音应与哪一种疾病产生的杂音进行鉴别
A. 室间隔缺损　　B. 二尖瓣关闭不全
C. 三尖瓣关闭不全　　D. 二尖瓣狭窄
E. 房间隔缺损

（4）应进行何种检查进一步明确诊断
A. MRI　　B. 心脏 CT
C. 心脏核素显像　　D. 心脏三位片
E. 超声心动图

5.（共用题干）某男，68 岁，有高血压、高脂血症病史 8 年，入院前 1 小时负重上四楼后，突发剧烈胸痛，继之发作晕厥伴大小便失禁一次，触诊脉搏缓慢。

（1）其最可能的诊断是
A. 急性脑梗死　　B. 急性肺梗死
C. 急性心肌梗死　　D. 颈动脉窦高敏综合征
E. 低血糖反应

（2）其晕厥发生的原因，最大可能是
A. 一度房室传导阻滞
B. 二度Ⅰ型房室传导阻滞
C. 三度房室传导阻滞
D. 室上性心动过速
E. 心房扑动

（3）其确定诊断的方法是立即做哪一项检查
A. 脑 CT　　B. 心肌酶学
C. 血气分析＋电解质　　D. 心电图
E. 颈动脉窦按摩

6. （共用题干）男，68 岁，近 2 周来反复胸痛，发作与劳累及情绪有关，休息可以缓解。3 小时前出现持续性疼痛，进行性加剧，并气促，不能平卧，血压 110/70mmHg，心率 120 次/分，律齐，心尖部可闻及 3/6 级收缩期杂音，双肺散在哮鸣音及湿啰音。

（1）根据上述临床表现，该患者的诊断最可能是
　　A. 风湿性心脏病、二尖瓣关闭不全
　　B. 扩张型心肌病
　　C. 支气管哮喘
　　D. 支气管肺炎
　　E. 急性心肌梗死并发左心衰竭

（2）应首选检查
　　A. X 线胸片　　　　　　B. 心电图
　　C. 超声心动图　　　　　D. 血清心肌酶
　　E. 心肌放射性核素扫描

（3）应首选下列何种治疗方案
　　A. β 受体阻断剂预防室性心律失常
　　B. 抗生素控制感染
　　C. 洋地黄类药物治疗
　　D. 肾上腺皮质激素减轻支气管痉挛
　　E. 吗啡和利尿剂治疗

7. （共用题干）男，25 岁，背部刀伤，伤口流血 2 小时。查体：神志尚清楚，诉口渴，皮肤苍白，稍冷，脉搏 110 次/分，血压 90/70mmHg，脉压小，表浅静脉塌陷，尿少。

（1）此患者休克达到何种程度
　　A. 中度　　　　　　　　B. 轻度
　　C. 重度　　　　　　　　D. 晚期
　　E. 代偿期

（2）估计此患者失血量约占全身血容量的多少
　　A. <20%　　　　　　　 B. 20%
　　C. 20% ~ 40%　　　　　D. 40% 左右
　　E. 50% 左右

（3）应采取何种措施
　　A. 门诊观察　　　　　　B. 胸部 X 线摄片
　　C. 全血细胞计数　　　　D. 收住院手术治疗
　　E. 输血

8. （共用题干）女性，31 岁，发现"风湿性瓣膜病" 2 年。2 周前因感冒出现呼吸困难，咳嗽，不能平卧。查体：半卧位，颈静脉充盈，双肺底湿啰音，心率 127 次/分，心房颤动，可闻及开瓣音，心尖部舒张期杂音，肝肋下 0.5cm，下肢轻度水肿。

（1）以下哪一项结果与病情不符合
　　A. 心电图示左房肥大
　　B. 心电图示右室肥大
　　C. X 线检查示心影呈"靴形心"
　　D. X 线检查示心影呈"梨形心"
　　E. 超声心动图示后叶前向移动和瓣叶增厚

（2）此时首选的治疗是
　　A. 静脉注射毛花苷丙　　B. 静脉注射利多卡因
　　C. 静脉注射维拉帕米　　D. 静脉注射胺碘酮
　　E. 电复律

（3）经过治疗病情平稳，口服地高辛 0.25mg/d 维持治疗。1 天前感胸闷、恶心，HR 67 次/分。心电图示心房颤动伴频发室性期前收缩。此时的治疗应在补钾基础上
　　A. 地高辛减半量　　　　B. 维持原剂量
　　C. 停用地高辛　　　　　D. 地高辛增加剂量
　　E. 继续使用，同时静脉注射利多卡因

（4）病情好转后，为了缓解二尖瓣狭窄，首选的治疗方法是
　　A. 继续药物治疗　　　　B. 二尖瓣闭式分离术
　　C. 二尖瓣直视分离术　　D. 人工瓣膜置换术
　　E. 经皮二尖瓣球囊扩张术

（5）但患者未行特殊治疗。半年后，发现下肢水肿逐渐明显，而呼吸困难明显减轻。其原因是
　　A. 病情自然好转　　　　B. 病情自然痊愈
　　C. 恢复成了窦性心律　　D. 右心衰竭减轻了左房压
　　E. 添加了其他瓣膜损害

9. （共用题干）男性，28 岁，风湿性心瓣膜病 3 年，曾经诊断为"二尖瓣狭窄并关闭不全"。近半个月来发热，体温 37 ~ 38℃，心力衰竭症状加重。查体：端坐位，贫血貌，皮肤无瘀点。颈静脉怒张，心界扩大，心尖部舒张期隆隆样杂音，主动脉瓣区舒张期叹气样杂音，脾大，下肢不肿。

（1）该患者的初步诊断是
　　A. 风湿性心肌炎
　　B. 贫血性心脏病
　　C. 风湿性心脏病、心力衰竭
　　D. 先天性主动脉瓣病变
　　E. 风湿性瓣膜病合并亚急性感染性心内膜炎

（2）此时首先需要做的是
　　A. 做超声心动图
　　B. 立即使用抗生素
　　C. 准备急诊瓣膜置换术
　　D. 抽血培养后使用抗生素
　　E. 查血常规后使用抗生素

（3）该患者最常见的并发症是
　　A. 心力衰竭　　　　　　B. 肾小球肾炎
　　C. 迁移性脓肿　　　　　D. 细菌性动脉瘤
　　E. 脑栓塞与脑脓肿

10. （共用题干）男性，18 岁，近半年来出现间断性黑矇、晕厥，多在活动时发作，无胸痛及夜间阵发性呼吸困难。查体：无颈静脉怒张，心界不大，心律整齐，胸骨左缘 3、4 肋间 3/6 级收缩期杂音，下蹲位时减弱，肝脏不大，下肢不肿。

（1）患者的初步诊断是
　　A. 风湿性主动脉瓣狭窄　　B. 梗阻性肥厚型心肌病

C. 陈旧性心肌梗死　　　　D. 室间隔缺损

E. 二尖瓣脱垂

（2）若要证实诊断而行超声心动图检查，下列哪一项符合本病

A. 二尖瓣前叶收缩期前向移动

B. 主动脉瓣叶增厚、钙化，瓣口缩小

C. 室间隔与舒张期左室后壁之比 >1.3:1

D. 二尖瓣前叶运动曲线呈"城墙样"

E. 舒张期二尖瓣前叶或室间隔纤细扑动

（3）给本患者做心电图发现异常，下述哪一项改变不符合本病

A. T 波倒置　　　　B. 左心室肥大

C. ST 段抬高　　　　D. 深而不宽的 Q 波

E. V_1 导联 R 波增高，R/S 比例增大

（4）本患者选择哪一类药物治疗最好

A. 洋地黄　　　　B. 硝酸酯类

C. 转换酶抑制剂　　　　D. β 受体阻断剂

E. 肾上腺素能受体兴奋剂

11.（共用题干）女性，28 岁，因反复心慌气短 1 年，加重 2 天入院。平时劳累和感冒时症状加重，不能平卧，痰中带血，7 年前有关节疼痛史。查体：BP 150/60mmHg，半卧位，颈静脉充盈，颈部搏动明显，双侧肺底部湿啰音。胸骨左缘第二肋间舒张期叹气样杂音，向心尖部传导；心尖部舒张期隆隆样杂音，无传导；周围血管征阳性，胸片示"靴形心"。

（1）该患者初步诊断为

A. 二尖瓣狭窄

B. 主动脉瓣狭窄

C. 二尖瓣狭窄并主动脉瓣狭窄

D. 主动脉瓣关闭不全并二尖瓣狭窄

E. 主动脉瓣关闭不全并三尖瓣狭窄

（2）进一步确诊需要行哪一项检查

A. 心电图　　　　B. 心音图

C. X 线检查　　　　D. 超声心动图

E. 放射性核素心肌灌注

（3）若经过检查证实二尖瓣无器质性病变，则心尖部舒张期杂音原因为

A. Austin Flint 杂音

B. Graham Steell 杂音

C. 主动脉瓣杂音传导所致

D. 三尖瓣关闭不全

E. 合并了肺动脉瓣关闭不全

12.（共用题干）男性，27 岁，发现室间隔缺损 20 年。近 1 个月来出现不规则发热，体温 37.5℃左右，入院前已经不规则使用抗生素 2 周。查体：皮肤、结膜下有瘀点，胸骨左缘 3、4 肋间 4/6 级收缩期杂音，脾大，杵状指。化验血红蛋白 75g/L。

（1）初步诊断为

A. 慢性白血病　　　　B. 贫血性心脏病

C. 系统性红斑狼疮　　　　D. 室间隔缺损，心力衰竭

E. 亚急性感染性心内膜炎

（2）该患者可能的致病菌是

A. 真菌　　　　B. 肠球菌

C. 肺炎链球菌　　　　D. 草绿色链球菌

E. 金黄色葡萄球菌

（3）若患者的血培养结果为阴性，哪一项检查有助于诊断

A. 胸片　　　　B. 全血分析

C. 肝肾功能　　　　D. 超声心动图

E. 肝、胆、脾超声

（4）本病与风湿热相鉴别时，下述哪一项最有帮助

A. 血沉　　　　B. 体温高度

C. 皮肤瘀点　　　　D. 肝肾功能

E. 白细胞计数

13.（共用题干）男，33 岁，活动时气短、心前区疼痛 1 年。查体：BP 146/80mmHg，双肺呼吸音清，心率 78 次/分，律齐，胸骨左缘第三至第四肋间可闻及 3/6 级收缩期喷射性杂音。超声心动图示舒张期间室间隔与左室后壁厚度之比 >1.5。

（1）该患者最可能的诊断是

A. 高血压性心脏损害　　　　B. 风湿性心脏病

C. 病毒性心肌炎　　　　D. 肥厚型心肌病

E. 扩张型心肌病

（2）该患者最适宜的治疗药物是

A. 硝酸甘油　　　　B. 地高辛

C. 美托洛尔　　　　D. 氢氯噻嗪

E. 氨茶碱

14.（共用题干）女，50 岁，活动后胸闷 1 年，夜间阵发性呼吸困难 4 天。查体：BP 130/80mmHg，P_2 亢进，心尖部可闻及舒张期隆隆样杂音，余瓣膜区未闻及杂音。

（1）该患者最可能的诊断是

A. 二尖瓣关闭不全　　　　B. 主动脉瓣关闭不全

C. 主动脉瓣狭窄　　　　D. 室间隔缺损

E. 二尖瓣狭窄

（2）该患者最易出现的心律失常

A. 三度房室传导阻滞　　　　B. 室上性心动过速

C. 心房扑动　　　　D. 室性心动过速

E. 心房颤动

（3）该患者突发心悸，伴胸闷、喘憋。查体：BP 70/40mmHg，心率 160 次/分，心律绝对不齐。首选的治疗措施是

A. 置入临时起搏器　　　　B. 静脉注射毛花苷丙

C. 静脉应用胺碘酮　　　　D. 非同步直流电复律

E. 同步直流电复律

B1 型题

1.（共用备选答案）

A. 左室充盈障碍　　　　B. 左室后负荷突然增加

C. 左室舒张期过短　　　　D. 左室排血量急剧下降

E. 左室前负荷突然增加

（1）阵发性室上性心动过速可见

（2）急性广泛性前壁心肌梗死可见

（3）老年人输液速度过快可见

2.（共用备选答案）

    A. 心力衰竭时收缩期杂音较响，随心力衰竭好转而减轻

    B. 有类似心绞痛发作，特征性杂音，猝死率高

    C. 有感冒病史，心律失常，心肌酶升高

    D. 两侧血压不对称，上腹部有血管杂音

    E. 发作后，心电图出现动态演变

（1）梗阻性肥厚型心肌病的表现是

（2）扩张型心肌病的表现是

（3）心肌炎的表现是

3.（共用备选答案）

    A. 颈部和锁骨上窝

    B. 左腋下和肩胛下区

    C. 胸骨左缘和心底部

    D. 胸骨左缘和心尖部

    E. 心尖部

下列各心脏病变所产生的杂音可以传导至

（1）二尖瓣后叶关闭不全

（2）主动脉瓣关闭不全

（3）主动脉瓣狭窄

4.（共用备选答案）

    A. 维拉帕米   B. 西地兰

    C. 美托洛尔   D. 尼莫地平

    E. 苯妥英钠

（1）房室结折返性心动过速宜选用

（2）急性心肌梗死二级预防宜选用

（3）洋地黄中毒导致室性期前收缩宜选用

5.（共用备选答案）

    A. 地高辛   B. 卡托普利

    C. 美托洛尔   D. 硝苯地平

    E. 硝酸甘油

（1）变异型心绞痛时宜选用

（2）终止心绞痛发作应选用

（3）心绞痛发作伴高血压宜选用

6.（共用备选答案）

    A. 交通支静脉瓣膜功能

    B. 大隐静脉瓣、小隐静脉瓣、交通支静脉瓣功能

    C. 下肢功能

    D. 深静脉功能

    E. 浅静脉功能

（1）Trendelenburg 试验可检查

（2）Perthes 试验可检查

（3）Pratt 试验可检查

7.（共用备选答案）

    A. 中心静脉压很低，尿量多

    B. 中心静脉压偏低，尿量少

    C. 中心静脉压偏低，尿量多

    D. 中心静脉压偏高，尿量多

    E. 中心静脉压很高，尿量少

（1）提示血容量不足的是

（2）说明液体量已补充足的是

（3）可能有心功能不全存在的是

8.（共用备选答案）

    A. 真菌   B. 肠球菌

    C. 肺炎链球菌   D. 草绿色链球菌

    E. 金黄色葡萄球菌

（1）急性感染性心内膜炎最常见的致病菌是

（2）亚急性感染性心内膜炎最常见的致病菌是

9.（共用备选答案）

    A. 心尖部舒张中晚期隆隆样杂音

    B. 胸骨左缘第三肋间舒张期叹气样杂音

    C. 心尖部全收缩期吹风样杂音

    D. 胸骨右缘第二肋间收缩期喷射性杂音

    E. 胸骨左缘第四~第五肋间收缩期杂音

（1）二尖瓣狭窄可见

（2）主动脉瓣狭窄可见

10.（共用备选答案）

    A. 恶化型心绞痛

    B. ST 段抬高型心肌梗死

    C. 非 ST 段抬高型心肌梗死

    D. 初发型心绞痛

    E. 变异型心绞痛

（1）需要紧急溶栓的是

（2）急性冠脉综合征同等体力活动下心脏症状发作时间延长，属于

第十五章　消化系统

A1/A2 型题

1. 腹部钝性损伤，腹壁未破裂却导致腹内下列某一脏器破裂。出现腹膜炎症状最晚的是

    A. 空肠   B. 回肠

    C. 结肠   D. 十二指肠

    E. 胃

2. 向肝脏输送血液最多的血管是

    A. 肝静脉   B. 胃右动脉

    C. 肝动脉   D. 门静脉

    E. 肠系膜上动脉

3. 血清淀粉酶水平是临床上诊断和监测急性胰腺炎的重要指标，其升高的高峰一般出现在发病后

A. 4 小时   B. 48 小时

C. 12 小时   D. 24 小时

E. 8 小时

4. 病人因急性弥漫性腹膜炎需急诊手术，正确的原则和步骤不包括

A. 关腹前在腹腔内用抗生素控制感染

B. 术后一般放置腹腔引流

C. 寻找引起腹膜炎的原发灶

D. 根据怀疑病变脏器的部位确定手术切口

E. 用生理盐水冲洗腹腔至清洁

5. 克罗恩病的主要手术指征是

A. 持续性粪隐血阳性   B. 严重腹泻

C. 营养不良，体重减轻   D. 疑有恶变

E. 合并结肠息肉

6. 肝硬化最常见的并发症是

A. 自发性腹膜炎   B. 肝性脑病

C. 门静脉血栓形成   D. 上消化道出血

E. 原发性肝癌

7. 急性梗阻性化脓性胆管炎典型临床表现"Reynolds 五联征"不包括

A. 腹痛   B. 神经系统症状

C. 休克   D. 黄疸

E. 呕吐

8. 胃黏膜中分泌胃蛋白酶原的细胞是

A. 壁细胞   B. G 细胞

C. 黏液细胞   D. 主细胞

E. 肥大细胞

9. 急性胃炎急诊胃镜检查应在上消化道出血后

A. 7 ~ 8 天内进行   B. 5 ~ 6 天内进行

C. 2 ~ 3 天内进行   D. 1 ~ 2 天内进行

E. 即刻进行

10. 急性糜烂性胃炎出血的主要症状是

A. 恶心、呕吐   B. 腹胀、腹泻

C. 腹部不适   D. 呕血、黑便

E. 食欲减退

11. 腹部闭合性损伤诊断的关键在于确定有无

A. 休克   B. 内脏损伤

C. 腹壁损伤   D. 腹膜后血肿

E. 颅脑损伤

12. 对出血坏死型胰腺炎最具诊断价值的是

A. 血脂肪酶增高   B. 血淀粉酶增高

C. 血钙降低   D. 血胆红素增高

E. B 超检查胰腺增大

13. 十二指肠球部溃疡时，壁细胞总数是

A. 明显增加   B. 减少

C. 缺如   D. 正常

E. 轻度增加

14. 肝硬化患者全血细胞减少最主要的原因

A. 营养吸收障碍   B. 脾功能亢进

C. 骨髓造血功能低下   D. 上消化道出血

E. 肝肾综合征

15. 巨大卵巢囊肿与腹水的鉴别最有诊断价值的是

A. 腹部触诊   B. 腹部叩诊

C. 腹部 X 线摄片   D. 腹部胃肠钡餐透视

E. 腹腔 B 型超声检查

16. 克罗恩病最常见的并发症是

A. 腹腔内脓肿   B. 急性肠穿孔

C. 癌变   D. 肠梗阻

E. 尿路结石

17. 男，54 岁，体检 B 超发现肝右叶 3cm 实质性占位，查甲胎蛋白（AFP）1000 ng/ml，肝功能正常，8 年前有肝炎病史。最佳处理方案是

A. 观察随访   B. 手术治疗

C. 肝动脉栓塞   D. 放疗

E. 化疗

18. 男，35 岁，2 小时前突然呕鲜血约 1000ml 来院，2 年前诊断为慢性乙型病毒性肝炎。查体：贫血貌，BP 90/60mmHg，P 120 次/分，肝肋下未触及，脾肋下 3cm；血红蛋白 60g/L，红细胞计数 2.6×10^{12}/L，血小板计数 60×10^9/L，最有效的紧急止血措施是

A. 三腔二囊管压迫

B. 补充凝血因子

C. 口服止血药

D. 静脉注射生长抑素制剂

E. 冷盐水洗胃

19. 关于上消化道出血，叙述错误的是

A. 上消化道大量出血后多数可出现低热

B. 胃内积血 250 ~ 300ml 可引起呕血

C. 每日出血 50 ~ 100ml 可出现黑粪

D. 周围血可见晚幼红细胞与嗜多彩红细胞

E. 急性大出血时血常规检查为早期诊断和病情观察的依据

20. 男，40 岁，上腹不适 5 年伴嗳气，胃镜检查见胃窦黏膜苍白，皱襞变细而平坦，活检发现中度不典型增生，最重要的措施是

A. 外科手术切除

B. 定期做胃酸分泌功能测定

C. 定期复查胃肠钡餐检查

D. 防止幽门梗阻发生

E. 定期胃镜检查追踪观察

21. 根据临床表现难以区分肠结核与克罗恩病时，最可靠的鉴别方法是

A. 多次粪便结核杆菌培养

B. X 线全程钡餐检查

C. 全结肠镜检查

D. 诊断性抗结核治疗

E. 剖腹探查

22. 急性阑尾炎穿孔最易形成弥漫性腹膜炎者为
A. 老年人
B. 儿童
C. 孕妇
D. 慢性阑尾炎急性发作者
E. 全身抵抗力低下者

23. 上消化道出血可表现为呕吐或黑便，最重要取决于
A. 出血的部位
B. 出血的量和速度
C. 病变的性质
D. 凝血机制
E. 胃肠蠕动情况

24. 胃及十二指肠急性穿孔施行非手术疗法最关键的治疗措施为
A. 禁食
B. 胃肠减压
C. 补液，输血
D. 针灸，中药
E. 选用抗生素

25. 在诊断闭合性腹部外伤合并内出血中以下哪一项最重要
A. 左季肋部挫伤并肋骨骨折
B. 血红蛋白 80g/L，红细胞 2.5×10^{12}/L
C. 左上腹明显压痛及肌紧张
D. 腹腔穿刺抽出不凝固血液
E. 血压 80/60mmHg，脉搏 110 次/分

26. 治疗十二指肠溃疡欲达到消除神经性胃分泌，而不引起胃滞留，保留幽门括约肌的功能和正常胃容积，下列哪一种手术方式为首选
A. 高选择胃迷走神经切断术
B. 迷走神经干切断术
C. 选择性胃迷走神经切断术
D. 胃窦部切除加胃十二指肠吻合术
E. 选择性胃迷走神经切断术加幽门成形术

27. 当腹部闭合性损伤尚未明确，在观察期间下列哪一项措施是不恰当的
A. 不随便搬动患者，以免加重伤情
B. 不给饮食，以防消化道穿孔者腹腔污染加重
C. 注射止痛剂，以防止创伤性休克
D. 注射广谱抗生素，预防和治疗可能存在的感染
E. 胃肠减压，减轻腹胀

28. 慢性胃窦炎最主要的病因是
A. 胆汁反流
B. 非甾体抗炎镇痛药
C. 吸烟
D. 饮酒
E. 幽门螺杆菌感染

29. 最易发生幽门梗阻症状的溃疡是
A. 胃角溃疡
B. 胃窦溃疡
C. 球后溃疡
D. 幽门管溃疡
E. 胃多发性溃疡

30. 有关消化性溃疡的病史，下列哪一项描述不正确
A. 具有节律性周期性发作特点
B. 肝浊音区消失，应怀疑溃疡穿孔
C. 45 岁以上十二指肠溃疡患者，大便隐血阳性，考虑

癌变
D. 部分患者以上消化道出血为首发症状
E. 出血后可使原有的溃疡症状减轻

31. 内因子是由胃黏膜的哪一种细胞产生的
A. D 细胞
B. 黏液细胞
C. 壁细胞
D. 主细胞
E. G 细胞

32. 毕 I 式与毕 II 式胃大部切除术的主要区别是
A. 切断十二指肠
B. 切除胃的多少
C. 胃肠吻合口的部位
D. 近端空肠与胃小弯的关系
E. 结肠前或结肠后胃肠吻合

33. 男，34 岁，近 4 年来常出现右上腹痛，午夜尤甚，疼痛放射至背部，先后曾发生 4 次上消化道大出血，胃肠钡餐检查未发现异常，体检仅右上腹压痛。以下最有可能的是
A. 胃癌
B. 慢性胃炎
C. 十二指肠球后溃疡
D. 胃溃疡
E. 胃黏膜脱垂

34. 胃癌的主要转移途径是
A. 肝转移
B. 肺转移
C. 骨转移
D. 淋巴转移
E. 腹腔种植转移

35. 对 Crohn 病最有诊断意义的病理改变是
A. 肠腺隐窝脓肿
B. 炎性息肉
C. 肠瘘形成
D. 肠壁非干酪性上皮样肉芽肿
E. 肠系膜淋巴结肿大

36. 上消化道大出血最常见的原因是
A. 门静脉高压
B. 出血性胃炎
C. 胃癌
D. 胃、十二指肠溃疡
E. 应激性溃疡

37. 大便时和便后肛门剧痛并带少量鲜血的病有
A. 肛管直肠周围脓肿
B. 直肠息肉
C. 肛裂
D. 混合痔
E. 血栓性外痔

38. 腹部外伤伴有内出血休克，最重要的处理原则是
A. 补充液体
B. 给予镇静药
C. 使用血管活性物质
D. 控制感染
E. 及时手术探查

39. 轻中型溃疡性结肠炎治疗的首选药物是
A. 肾上腺皮质激素
B. 柳氮磺吡啶
C. 免疫抑制剂
D. 抗生素
E. 乳酸杆菌制剂

40. 急性胰腺炎引起休克的主要原因
A. 感染
B. 心肌损害
C. 神经源性
D. 有效循环血容量不足

E. 使用哌替啶

41. 下述哪一项与氨中毒诱发肝性脑病的因素关系最小

   A. 便秘   B. 上消化道出血

   C. 代谢性酸中毒   D. 低钾性碱中毒

   E. 低血容量与缺氧

42. 男性，42 岁，呕吐、腹泻 2 天，意识模糊、烦躁不安半天急诊入院。查体：BP 110/70mmHg，神志恍惚，巩膜中度黄染，颈部可见数枚蜘蛛痣，心肺未见异常，腹软，肝肋下未触及，脾肋下 3cm，双上肢散在出血点，Hb 90g/L，WBC 3.2×10^9/L，血糖 7.0mmol/L，尿糖（＋），尿酮（－），尿镜检（－）。最可能的诊断是

   A. 肝性脑病

   B. 糖尿病酮症酸中毒

   C. 高渗性非酮症糖尿病昏迷

   D. 尿毒症

   E. 脑血管病

43. 下述哪一项不是溃疡性结肠炎的常见并发症

   A. 中毒性巨结肠   B. 直肠结肠出血

   C. 癌变   D. 多发性瘘管

   E. 急性肠穿孔

44. 肝性脑病患者可采取下列何种溶液灌肠

   A. 肥皂水   B. 稀乙酸液

   C. 地塞米松   D. 谷氨酸钾

   E. 精氨酸

45. 肝硬化患者肝功能减退的临床表现不包括

   A. 齿龈出血   B. 脾大

   C. 黄疸   D. 水肿

   E. 肝掌

46. 胃大部切除术后近端空肠综合征的主要表现为

   A. 呕吐胆汁及食物   B. 呕吐大量胆汁

   C. 呕吐食物不伴胆汁   D. 上腹部疼痛

   E. 黄疸

47. 男性，40 岁，因门静脉高压食管胃底静脉曲张出血，已行脾切除，贲门周围血管离断术 1 年，近 2 天来又有黑粪，每日 4 次，糊状，每次 150ml 左右，血红蛋白 80g/L，血压 90/60mmHg，应首先考虑做何种检查

   A. 急诊胃肠钡餐检查

   B. 急诊胃镜

   C. 先止血待患者情况好转后再做胃镜检查

   D. 选择性动脉造影

   E. 经皮肝穿刺行门静脉造影术

48. 梗阻性黄疸时，BUS 显示胆总管和肝内胆管均不扩张，为明确诊断应选择哪一项检查

   A. 放射性核素胰腺扫描   B. PTC

   C. 低张十二指肠造影   D. ERCP

   E. CT

49. 男，70 岁，有多年排尿不畅，呈滴淋状，近 2 年双侧腹股沟区出现半圆形肿块，站立时明显，平卧后消失，体检时压迫内环肿块仍出现，诊断为

   A. 腹股沟斜疝   B. 腹股沟直疝

   C. 股疝   D. 切口疝

   E. 巨大疝

50. 男性，60 岁，半年来经常便秘，3 天前出现腹部持续疼痛，阵发性加剧，呕吐 2 次，系胆汁性液体，约 500ml，过去无类似发作史。查体：血压 135/97mmHg，体温 37.5℃，右下腹稍压痛，腹软，未触及肿块，肠鸣音亢进，白细胞计数 9×10^9/L，其可能为

   A. 急性胃炎   B. 急性胆囊炎

   C. 急性胰腺炎   D. 肠梗阻

   E. 急性肠扭转

51. 男性，35 岁，突然腹痛 1 小时，肝右肋下 2cm，质硬，触痛，脾未及，腹部弥漫性压痛，腹水征阳性，应首先采取的诊断方法是

   A. 摄胸片   B. B 超

   C. 化验检查   D. 胃钡餐透视

   E. 腹穿抽液检查

52. 女性，52 岁，B 型超声波检查发现肝占位性病变 1 周，查肝功能正常，下列哪一项检查阳性最有助于诊断原发性肝癌

   A. γ - GT   B. AFP

   C. MRI   D. CT

   E. B 超

53. 男性，55 岁，反复大呕血 7 次，确诊为食管静脉曲张破裂大出血。查体：贫血，腹壁静脉曲张，脾大季肋下四指，血压 80/60mmHg，血红蛋白 60g/L，血小板计数 50×10^9/L，白细胞计数 3.4×10^9/L，氨基转移酶 100U/L，应

   A. 静脉滴注垂体后叶素   B. 口服去甲肾上腺素

   C. 行断流手术   D. 行分流手术

   E. 三腔两囊管压迫

54. 男性，50 岁，3 年前曾行胆总管切开取石术，现持续黄疸 1 个月，肝大肋下 3cm，血清胆红素为 70μmol/L，BUS 显示胆总管直径 2cm，下述何种检查方法是最优

   A. 口服法胆囊造影术   B. 静脉法胆道造影术

   C. 低张性十二指肠造影   D. CT

   E. PTC

55. 男性，45 岁，上腹痛 4 天伴恶心，呕吐，吐少量胃内容物。查体：上腹部压痛，巩膜可疑黄染，体温 38℃，白细胞计数 15×10^9/L，血清淀粉酶值 64 温氏单位，尿淀粉酶 326 温氏单位，可考虑为

   A. 急性胰腺炎   B. 急性胆囊炎

   C. 急性胆管炎   D. 急性肠系膜淋巴结炎

   E. 溃疡病穿孔

56. 在腹股沟管的解剖结构中，下列哪一项是错误的

   A. 内口为内环，外口为皮下环

   B. 上壁为腹外斜肌的弓状下缘

   C. 下壁为腹股沟韧带和陷窝韧带

   D. 前壁为腹外斜肌腱膜

E. 后壁为腹横筋膜和腹膜

57. 对创伤性肝破裂患者的手术处理，下列哪一项是错误的
A. 彻底清创
B. 确切止血
C. 清除胆汁溢漏
D. 裂口不深者可直接缝合裂口
E. 止血彻底者可不放置引流物

58. 男性，40岁，直肠癌，B超见肝左叶孤立转移结节，余无异常，适宜的治疗是
A. 乙状结肠造口术
B. 根治术＋肝左叶切除
C. 单纯放疗
D. 单纯化疗
E. Miles手术

59. 男性，15岁，突发心窝部阵发性钻顶样疼痛6小时，疼痛时大汗淋漓，辗转不安，痛止时又平息如常。体检：剑突偏右方有深在压痛，无腹肌紧张及反跳痛，为明确诊断应采取简单安全的方法是
A. BUS
B. 右上腹X线平片
C. 测定血清淀粉酶
D. 十二指肠引流液检查
E. ERCP

60. 患者56岁，直肠癌，距肛门5cm，未侵出浆膜，经病理检查报告病理类型为腺癌，应选择哪一种治疗
A. 拉下式直肠癌切除术
B. 经腹直肠癌切除术
C. 经腹会阴联合直肠癌根治术
D. 保留肛门，直肠癌切除，腹壁造瘘
E. 姑息乙状结肠造瘘术

61. 男性，45岁，突起寒战，高热，右上腹痛，体温39℃～40℃，为弛张热，肝大，右上腹触痛伴肌紧张，白细胞计数增高，核左移，胸腹部透视见右膈升高，运动受限，超声示液平，放射性核素扫描见肝占位病变，应首先考虑
A. 肝癌
B. 急性肝炎
C. 阿米巴性肝脓肿
D. 细菌性肝脓肿
E. 胆道感染

62. 男性，50岁，阵发性腹痛，腹胀，无排便排气5天，2年前，有阑尾手术史。查体：腹膨隆，可见肠型，腹软无压痛，肠音亢进，腹部X线平片见中下腹部小肠有数个液气平面，盲肠、升结肠肠腔扩张，下列各病中以哪一种的可能性最大
A. 机械性肠梗阻
B. 麻痹性肠梗阻
C. 高位小肠梗阻
D. 低位小肠梗阻
E. 绞窄性肠梗阻

63. 患者，1岁3个月，其母发现其右腹股沟区肿块3个月，在哭闹时明显。查体：右腹沟区肿块约鸽卵大小，压迫内环后肿块不出现。其手术治疗的方法为
A. McVay法
B. Ferguson法
C. Halsted法
D. 疝囊高位结扎法

E. 疝成形术

64. 男性，胃大部切除术后4天，突发右上腹剧痛，右侧腹膜炎体征，白细胞计数11×10⁹/L，最可能的诊断是
A. 胃肠吻合口破裂
B. 十二指肠残端破裂
C. 急性胆囊炎穿孔
D. 急性胰腺炎
E. 应激性溃疡穿孔

65. 男性，35岁，已有胃痛史4年，以往有黑便史，4小时前突发上腹部刀割样疼痛，腹部板状强直，术中证实为十二指肠前壁穿孔，穿孔直径为0.5cm，下述哪一种手术方法最理想
A. 穿孔修补术
B. 胃大部切除术，Billroth Ⅰ式
C. 胃大部切除术，Billroth Ⅱ式
D. 穿孔修补术加胃、空肠吻合术
E. 穿孔修补术加迷走神经切除术

66. 乙状结肠破裂，立位腹部X线平片，下列部位出现半月形气影，哪一项正确
A. 右侧腹部
B. Douglas腔
C. 回盲部
D. 膈下
E. 左侧腹

67. 急性腹膜炎发生严重休克的主要因素为
A. 水和电解质紊乱
B. 血容量减少和吸收大量毒素
C. 腹腔内有无原发病灶
D. 发病年龄不同
E. 腹膜有无刺激征

68. 男性，45岁，查体时发现肝硬化5年。3天前与朋友聚餐时出现呕血，鲜红色，量约1000ml。患者出现头晕、心慌、出冷汗等。经输血、补液和应用止血药物治疗后病情好转，血压和心率恢复正常。1天前出现睡眠障碍，并出现幻听和言语不清。化验检查示：血氨130μg/dl，血糖5.6mmol/L，尿素氮7.2mmol/L，该患者最可能的诊断是
A. 尿毒症
B. 脑血管意外
C. 流行性乙型脑炎
D. 糖尿病酮症酸中毒
E. 肝性脑病

69. 男性，24岁，因外科疾患入院，腹痛甚。查体：体温38.5℃，血压90/60mmHg，呼吸30次/分，血HCO₃⁻14mmol/L。产生上述改变的常见原因不应包括
A. 急性弥漫性腹膜炎
B. 感染性休克
C. 长期不能进食
D. 持续大量呕吐胃内容物
E. 急性肾衰竭少尿期

70. 男性，52岁，因上腹饱胀伴呕吐2周，吐出物有腐臭味，少量胆汁，吐后舒适，拟诊为胃癌。根据病史，该患者手术前准备最重要的是
A. 禁食3日，补液
B. 禁食3日，纠正水、电解质失衡
C. 禁食3日，洗胃
D. 选择应用抗菌药物

E. 输全血及血浆

71. 男性，10 岁，突发剑突下阵发性剧烈绞痛 3 小时，发作时辗转不安，呻吟痛苦，伴恶心呕吐，发作过后如常人。检查无发热、无黄疸，腹平软无明显压痛，白细胞计数正常，应诊断为何病

A. 急性胃炎
B. 急性胆囊炎
C. 肠套叠
D. 胆道蛔虫病
E. 胃溃疡穿孔

72. 门静脉高压分流术后，门静脉压力下降最明显，同时肝性脑病发生率最高的术式是

A. 脾肾静脉分流术
B. 门腔静脉分流术
C. 脾腔静脉分流术
D. 肠系膜上 – 下腔静脉分流术
E. 下腔静脉与肠系膜上静脉之间"桥式"吻合术

73. 十二指肠球部后壁溃疡并发大出血，血管多来自

A. 胃右动脉
B. 胃网膜右动脉
C. 腹腔动脉
D. 脾动脉的分支
E. 胰十二指肠上动脉

74. 胃迷走神经切断术的基本要求是术后

A. 神经性胃酸分泌完全消失
B. 胃蛋白酶分泌完全消失
C. 胃相所致的胃酸分泌消失
D. 非壁细胞的分泌完全消失
E. 肠相所致的胃酸分泌消失

75. 胃溃疡急性穿孔，最理想的治疗方法是

A. 非手术治疗（包括胃肠减压）
B. 穿孔修补术
C. 溃疡楔形切除术
D. 胃大部切除术
E. 迷走神经切断和穿孔修补术

76. 诊断慢性阑尾炎，下列哪一项最重要

A. 慢性右下腹隐痛史
B. 有过典型的急性发作病史
C. 右下腹有轻度压痛
D. X 线钡餐检查阑尾炎未显影
E. 排除阑尾炎以外疾病的可能

77. 直肠肛管交界的齿线在临床上的重要性是

A. 齿线上的直肠有神经反射弧
B. 齿线上的直肠易受感染
C. 齿线上下血液供应、神经、淋巴引流各异
D. 齿线、肛管容易受伤
E. 齿线下是外括约肌所在部位

78. 肛裂最突出的表现是

A. 排便时和便后肛门剧烈疼痛
B. 经常便秘
C. 排便时粪便表面有血迹
D. 便后鲜血滴出
E. 肛门瘙痒

79. 小儿 1 岁以内腹股沟斜疝，应采用哪一种治疗方法

A. 非手术治疗
B. 疝囊切除，高位结扎疝囊
C. Ferguson 修补法
D. Bassini 修补法
E. 疝成形术

80. 关于肠梗阻的全身变化，下列哪一项是错误的

A. 失水后失盐
B. 大量呕吐，丢失胃液发生酸中毒
C. 血液浓缩
D. 血容量减少
E. 毒素吸收，毒血症，全身中毒休克

81. 下列哪一种疾病与结肠癌无关

A. 溃疡型结肠炎
B. 结肠腺瘤
C. 家族性息肉病
D. 增生型肠结核
E. 结肠血吸虫病性肉芽肿

82. 急性弥漫性腹膜炎伴有气腹最常见于

A. 阑尾炎穿孔
B. 十二指肠后壁损伤
C. 梅克尔憩室穿孔
D. 急性胃十二指肠溃疡穿孔
E. 外伤性回肠末段穿孔

83. 女性，42 岁，嵌顿性股疝 6 小时，经用力按压还纳疝块后 2 小时，腹部持续性痛伴下腹压痛，肌紧张，反跳痛，肠鸣音消失，此时应考虑

A. 股疝内容物血运不佳
B. 回纳疝内容物为大网膜合并坏死
C. 嵌顿疝内容物未完全还纳
D. 肠坏死穿孔腹膜炎
E. 并发附件炎

84. 对疑有早期原发性肝癌的患者，首先应采用哪一种方法检查较好

A. 放射性核素肝扫描
B. 血清甲胎蛋白动态观察检查
C. 肝区超声波检查
D. 血清 γ – 谷氨酰转肽酶
E. 选择性肝动脉造影

85. 胃十二指肠急性穿孔最易形成

A. 右侧膈下脓肿
B. 左侧膈下脓肿
C. 盆腔脓肿
D. 肠间脓肿
E. 肝脓肿

86. 肛瘘手术治疗中，最重要的是

A. 麻醉充分
B. 肛管括约肌松弛
C. 找出外口
D. 明确瘘管与括约肌关系
E. 手术后呈 V 形创面

87. 急性胆囊炎致病菌主要来源于

A. 肠道逆行入侵胆囊
B. 淋巴管道
C. 邻近脏器
D. 经门静脉
E. 经胃十二指肠动脉

88. 继发性腹膜炎的病原菌，其中毒症状严重的原因为
    A. 金黄色葡萄球菌感染
    B. 溶血性链球菌感染
    C. 大肠埃希菌感染
    D. 各种细菌混合感染
    E. 肺炎链球菌感染

89. 慢性胃十二指肠溃疡并发大出血，最常见的部位在
    A. 胃底部　　　　　　B. 胃大弯部
    C. 胃窦部　　　　　　D. 十二指肠球前壁
    E. 十二指肠球后壁

90. 急性胰腺炎的基本病理改变是
    A. 纤维性变　　　　　B. 水肿、出血、坏死
    C. 假性囊肿　　　　　D. 脓肿
    E. 萎缩、退化

91. 胆道结石合并胰腺炎的治疗应为
    A. 立即手术
    B. 做好术前准备后再手术
    C. 抗感染，对症处理
    D. 非手术治疗不缓解，进一步做手术治疗
    E. 中西医结合治疗

92. 食管癌的典型症状是
    A. 胸骨后烧灼感　　　B. 食管内异物感
    C. 咽下食物哽噎感　　D. 咽下食物停滞感
    E. 进行性吞咽困难

93. 男性，55岁，胃溃疡病史3年，今晨突发，小腹剧痛，诊断为急性穿孔。理想的手术为
    A. 穿孔修补术　　　　B. 大网膜填塞术
    C. 胃大部切除术　　　D. 溃疡楔形切除
    E. 穿孔修补加选择性迷走神经切断术

94. 男性，40岁，有胃病病史多年，并向腰背部放射疼痛，经内科药物治疗效果不显著，经胃镜检查诊断为胃角后壁溃疡，向胰腺穿透，病理检查排除癌肿，首选手术方式
    A. 选择性迷走神经切断术
    B. 毕Ⅰ式胃大部切除术
    C. 毕Ⅱ式胃大部切除术
    D. 胃大部切除术，溃疡旷置
    E. 胃空肠吻合术

95. 男性，20岁，突发上腹刀割样剧痛，迅速波及全腹，腹呈板状硬，右下腹压痛明显，膈下无游离气体，应考虑为
    A. 急性阑尾炎　　　　B. 急性胆囊炎
    C. 急性胆扭转　　　　D. 肠伤寒穿孔
    E. 溃疡病穿孔

96. 继发性腹膜炎的细菌感染多是
    A. 链球菌　　　　　　B. 葡萄球菌
    C. 铜绿假单胞菌　　　D. 变形杆菌
    E. 大肠埃希菌

97. 直肠指诊时伴有疼痛，最常见的是
    A. 内痔　　　　　　　B. 肛瘘
    C. 肛裂　　　　　　　D. 直肠息肉
    E. 直肠癌

98. Whipple三联征是指
    A. 癫痫状发作、空腹血糖＜2.8mmol/L、用葡萄糖后缓解
    B. 空腹恶心呕吐、甲苯磺丁脲激发试验阳性、注射胰高血糖素后缓解
    C. 腹痛、血清胰岛素值高于正常、用葡萄糖后缓解
    D. 腹痛、空腹血糖＜2.8mmol/L、用葡萄糖后缓解
    E. 癫痫状发作、空腹血糖＜2.8mmol/L、注射胰高血糖素后缓解

99. Oddi括约肌与下列哪一项关系最大
    A. 胃肠功能　　　　　B. 肝脏功能
    C. 胆囊功能　　　　　D. 胆道功能
    E. 胰岛功能

100. 急性胰腺炎发病后3周，上腹可扪及肿块伴有低热，应首先考虑为
    A. 胰腺脓肿　　　　　B. 胰腺肿大
    C. 胰腺假性囊肿　　　D. 胆囊肿大
    E. 胰腺真性囊肿

101. 无痛性黄疸伴胆囊增大最可能是
    A. 十二指肠乳头炎　　B. 胆道蛔虫病
    C. 壶腹周围癌　　　　D. 胆囊结石
    E. 硬化性胆管炎

102. 对便血患者强调要做直肠指诊，其主要目的是
    A. 排除肛瘘　　　　　B. 排除肛窦炎
    C. 排除肿瘤　　　　　D. 诊断外痔
    E. 诊断内痔

103. 男性，62岁，近来咽第一口饭时常有哽噎感，首先应考虑
    A. 食管炎　　　　　　B. 食管息肉
    C. 食管癌　　　　　　D. 贲门失弛缓症
    E. 食管憩室

104. 女，45岁，疑胆总管结石行ERCP检查，4小时后剑突下出现持续性疼痛伴呕吐。体检：体温38℃，剑突下压痛，无反跳痛及肌紧张，最可能的诊断是
    A. 急性十二指肠炎　　B. 急性胆管炎
    C. 急性胆囊炎　　　　D. 急性胰腺炎
    E. 急性胃炎

105. 女，18岁，低热、腹痛、腹泻伴腹胀2个月。查体：腹壁揉面感，腹部移动性浊音阳性，腹水为渗出液。为明确诊断，下列哪一项检查最有价值
    A. 血培养　　　　　　B. 结核菌素试验
    C. 腹膜活检　　　　　D. 腹水细菌培养
    E. 血沉

106. 急性梗阻化脓性胆管炎最常见的梗阻原因是
    A. 胆道肿瘤

B. 胆管结石

C. 肝脓肿胆道出血阻塞胆管

D. 急性胆囊炎胆囊肿大压迫胆总管

E. 胆管狭窄

107. 急性胆囊炎需急诊手术，除外

A. 右上腹压痛明显

B. 有频繁呕吐者

C. 老年患者

D. 全身中毒症状重或有感染性休克

E. 临床症状重，胆囊肿大或有穿孔可能

108. 关于胃十二指肠大出血，下列哪一项是正确的

A. 肠鸣音减弱或消失

B. 可有移动性浊音

C. 出现休克，说明失血量至少超过 1500ml

D. 胃小弯溃疡出血，常来自胃左、右动脉

E. 十二指肠后壁出血来自胰十二指肠下动脉

109. 下列哪一项不是细菌性肝脓肿的临床特征

A. 常继发于胆道感染

B. 全身中毒症状明显

C. 血液细菌培养可为阳性

D. B 超示肝大，占位，可有液性暗区

E. 穿刺脓液为咖啡色

110. 门静脉高压分流术的主要缺点是

A. 肝功能易受损　　B. 不能迅速纠正脾亢

C. 容易发生血栓　　D. 手术复杂，不易推广

E. 肝性脑病发生率高

111. 急性阑尾炎易发生阑尾坏疽穿孔的主要原因是

A. 阑尾蠕动慢而弱

B. 阑尾淋巴丰富

C. 阑尾开口小

D. 阑尾动脉系终末支，易致血运障碍

E. 阑尾系膜短，易卷曲扭转

112. 鉴别腹股沟斜疝与直疝最有意义的体征是

A. 疝块的形状　　B. 疝块是否降入阴囊

C. 单侧或双侧　　D. 是否易嵌顿

E. 回纳疝块后，压住内环，增加腹内压是否脱出

113. 下列脾破裂的处理，错误的是

A. 破裂严重时，可行脾切除

B. 破裂小可行脾修补

C. 待失血性休克好转后再行手术

D. 可收集腹腔内血液行自身输血

E. 输血补液以纠正血容量不足

114. 有关急性弥漫性腹膜炎的感染途径，下列哪一项是错误的

A. 病原菌由外界直接进入腹腔

B. 空腔脏器穿孔

C. 腹腔器官炎症蔓延扩散

D. 腹壁血栓性静脉炎

E. 经血运转移

115. 导致粘连性肠梗阻最常见的原因是

A. 腹腔内炎症　　B. 腹腔内出血

C. 腹腔内异物　　D. 腹腔内创伤

E. 腹腔内手术

116. 某肝病患者，近半个月来出现肝臭、黄疸，近 3 天来嗜睡，但可唤醒，其症状属

A. 肝性脑病Ⅰ度　　B. 肝性脑病Ⅱ度

C. 肝性脑病Ⅲ度　　D. 肝性脑病Ⅳ度

E. 不属肝性脑病

117. 腹部闭合性损伤中，较多见的实质性脏器损伤为哪一个脏器

A. 肝　　　　　　　B. 肾

C. 脾　　　　　　　D. 肾上腺

E. 胰

118. 回肠小穿孔早期查体无腹膜刺激症状，原因是

A. 邻近肠管紧贴穿孔，堵塞穿孔

B. 肠腔空虚内无粪便

C. 机体防御能力强，反应迟钝

D. 肠管痉挛，黏膜外翻，血凝块堵塞

E. 肠麻痹，肠蠕动消失，肠内容物不外漏

119. 胃溃疡最常发生的部位是

A. 贲门旁　　　　　B. 胃后壁

C. 胃小弯　　　　　D. 胃大弯

E. 幽门前壁

120. 早期食管癌的病变范围是

A. 限于黏膜层　　　B. 侵入或侵透肌层

C. 远处淋巴能够转移　　D. 其他器官转移

E. 病变长度超过 5cm

121. 断流手术的主要优点不包括

A. 明显降低门静脉压力，减少出血的机会

B. 手术并发症少

C. 既能控制出血又能保证肝的血液供应

D. 手术简便，易于推广

E. 手术创伤小，患者恢复快

122. 出现咽下困难最早的是哪一型食管癌

A. 髓质型　　　　　B. 溃疡型

C. 蕈伞型　　　　　D. 缩窄型

E. 混合型

123. 断流手术时不应结扎的血管是

A. 左膈下静脉　　　B. 胃后静脉

C. 胃短静脉　　　　D. 冠状静脉

E. 胃右静脉

124. 女，56 岁，左下肢突然肿胀，压痛，浅静脉曲张，体温 38℃，经多普勒超声检查发现髂股静脉阻塞，拟采用 Fogarty 导管取栓术，此手术的时限为

A. 发病后 48 小时以内

B. 发病后 24 小时以内

C. 发病后 12 小时以内

D. 发病后 2 小时以内

E. 发病后 1 小时以内

125. 男性，72 岁，食后呕吐，全身情况差，相关检查提示瘢痕性幽门梗阻。该病例宜采取的处理措施是
A. 迷走神经切断术
B. 胃次全切除术
C. 胃空肠吻合术
D. 加强营养，改善全身情况
E. 迷走神经切断加幽门成形术

126. 男性，75 岁，腹痛、腹胀、呕吐，肛门停止排便、排气 2 天。全腹压痛明显，腹部平片示肠管可见多处液平面。首先考虑为
A. 急性阑尾炎
B. 胃溃疡穿孔
C. 急性肠梗阻
D. 急性胰腺炎
E. 急性胆囊炎

127. 男，28 岁，汽车司机，因车祸腹部被汽车方向盘撞伤后腹痛 3 小时入院，伴有呕吐。查体：痛苦表情，血压 115/75mmHg，脉搏 98 次/分，腹平，腹肌紧张，全腹压痛及反跳痛明显。最可能的诊断是
A. 肝破裂
B. 肠系膜大血管损伤
C. 胰腺损伤
D. 腹内空腔脏器损伤
E. 腹膜后巨大血肿

128. 一车祸伤员送至急诊时，诉呼吸困难，腹部剧痛，检查发现左胸有一伤口，有气泡与血液从伤口涌出，右上腹皮肤有伤痕，神志清楚，血压 60/30mmHg，心率 110 次/分，呼吸 40 次/分，B 超发现有肝破裂。此伤员应属于
A. 多发伤
B. 联合伤
C. 复合伤
D. 胸腹伤
E. 混合伤

129. 男性，40 岁，上腹胀痛 2 年，有嗳气，无反酸，血清胃泌素 14pg/ml，胃镜见胃窦部萎缩性胃炎，病理结果为慢性黏膜炎症，伴重度不典型增生。最理想的治疗方法为
A. 手术治疗
B. H_2 受体阻断剂
C. 多巴胺受体阻断剂
D. 胰酶制剂
E. 肾上腺皮质激素

130. 一阑尾炎穿孔并弥漫性腹膜炎患者，急诊手术后于右下腹放置烟卷式引流条一根，下列处理措施中哪一项正确
A. 放置 1~2 天后即可拔除
B. 每次换药时旋转拔出约 1~2cm，术后 1~2 天即可拔除
C. 每次换药时旋转并拔出约 1~2cm，术后 3 天即可拔除
D. 视引流情况，至术后 6~7 天方可拔除
E. 应于术后 1 周方可拔除

131. 下列哪一项不是腹部闭合性损伤的手术适应证
A. 有失血性休克
B. 有急性腹膜炎体征

C. 腹腔穿刺有凝固血液
D. 腹部有明显移动性浊音
E. X 线片示膈下游离气体

132. 股疝经股环、股管突出于
A. 腹股沟韧带上方
B. 股部小转子部位
C. 股三角内
D. 股部卵圆窝
E. 股三角外

133. 急腹痛发病 1 周后，对胰腺炎较具有诊断价值的检查为
A. 白细胞计数及分类
B. 血清淀粉酶
C. 空腹血糖测定
D. 血清脂肪酶
E. X 线腹部平片

134. 上段食管是指
A. 食管入口至胸廓入口
B. 食管入口至主动脉弓
C. 胸廓入口至主动脉弓
D. 胸廓入口至气管分叉
E. 胸廓入口至下肺静脉

135. 原发性肝胆管结石患者，首选的治疗方法是
A. 震波碎石疗法
B. 溶石疗法
C. 手术去除病灶，解除梗阻，通畅引流
D. 针灸排石疗法
E. 中药排石汤急攻疗法

136. 直肠指诊可以扪到下列一些常见病变，除外
A. 直肠下端肿瘤
B. 肛管肿瘤
C. 肛瘘
D. 痔核
E. 直肠上端肿瘤

137. 下列细菌何者不引起侵袭性肠炎
A. 产毒性大肠埃希菌
B. 金黄色葡萄球菌
C. 耶尔森菌
D. 志贺菌属
E. 空肠弯曲菌

138. 下列哪一项指标对诊断结核性腹膜炎有重要意义
A. 腹水葡萄糖 <3.4mmol
B. 腹水 pH <7.35
C. 腹水腺苷脱氨酶增高
D. 腹水 LDH 增高
E. 腹水比重 1.016

139. 结核性腹膜炎的病理解剖多发类型依次为
A. 渗出型 - 粘连型 - 干酪型
B. 渗出型 - 干酪型 - 粘连型
C. 粘连型 - 渗出型 - 干酪型
D. 粘连型 - 干酪型 - 渗出型
E. 干酪型 - 粘连型 - 渗出型

140. 下列治疗消化性溃疡的药物中，抑酸作用最强、疗效最佳的是
A. 西咪替丁
B. 阿托品
C. 硫酸铝
D. 奥美拉唑
E. 枸橼酸铋钾

141. 急性糜烂性胃炎的确诊应依据
A. 上消化道出血的临床表现

B. 胃液分析

C. X 线胃肠钡餐检查

D. 急诊胃镜检查

E. 腹部 B 超

142. 急性阑尾炎与肠系膜淋巴结炎通过下列哪一项予以鉴别

A. 腹痛前后有高热　　　B. 疼痛类型

C. 白细胞计数升高　　　D. 有无肿块

E. 体温曲线

143. 动脉粥样硬化病变最常累及哪一支冠状动脉

A. 左冠状动脉主干　　　B. 左冠状动脉回旋支

C. 左冠状动脉前降支　　D. 右冠状动脉后降支

E. 右冠状动脉窦房结支

144. 内痔的早期症状是

A. 黏液血便　　　　　　B. 便血

C. 便秘　　　　　　　　D. 疼痛

E. 痔核脱出

145. 下列细菌性肝脓肿的鉴别诊断，除外的是

A. 右膈下脓肿　　　　　B. 肝癌

C. 胆道感染　　　　　　D. 肝内胆管结石

E. 阿米巴肝脓肿

146. 胃大部切除术治疗十二指肠溃疡的原因是

A. 切除溃疡病变　　　　B. 预防癌变

C. 阻断迷走神经刺激　　D. 降低胃酸分泌

E. 预防穿孔

147. 关于早期食管癌症状，叙述错误的是

A. 咽下食物哽噎感　　　B. 胸骨后烧灼样疼痛

C. 胸骨后针刺样疼痛　　D. 胸骨后摩擦牵拉样疼痛

E. 咽下食物时呛咳

148. 关于脾破裂，叙述错误的是

A. 行脾切除术

B. 行脾缝合修补术

C. 待失血性休克好转后再行手术

D. 可收集腹腔内出血行自身输血

E. 行脾部分切除术

149. 女性，67 岁，因突发恶心，呕鲜血 300ml 伴柏油样便入院，有肝炎病史 8 年，B 超示肝硬化，体检脾肋下 2 指，肝肋下未及，补液止血治疗的同时用三腔管压迫，下列哪一项正确

A. 三腔管以 250g 重物悬吊

B. 一般胃气囊充气量为 100ml

C. 做好患者思想工作，边吞咽边插三腔管

D. 患者仰卧便于牵引压迫

E. 放置三腔管同时不宜持续超过 6 ~ 7 天

150. 女性，43 岁，因右上腹阵发性绞痛，伴恶心呕吐 4 小时来院。检查：体温 37℃，右上腹轻度深压痛，无腹肌紧张，Murphy 征阴性，为确诊进一步检查应首选

A. 白细胞计数和分类　　B. 腹部 X 线平片

C. BUS　　　　　　　　D. 测血清淀粉酶

E. PTE

151. 女性，36 岁，突然发生右上腹阵发性绞痛，伴发热寒战，排柏油样便少量。查体：急性病容，巩膜黄染，应考虑是

A. 门静脉高压　　　　　B. 胃十二指肠溃疡

C. 出血性胃炎　　　　　D. 胆道出血

E. 应激性溃疡出血

152. 女，56 岁，腹痛、腹胀月余，停止排便、排气 2 天，直肠指诊发现距肛门 7cm 处环形肿物，术中发现肿物巨大，与盆壁固定，最适宜的手术是

A. 扩大直肠癌根治术

B. 乙状结肠造口术

C. 经腹直肠癌切除术

D. 拉下式直肠癌切除术

E. 腹会阴联合直肠癌根治术

153. 男性，32 岁，剧烈呕吐后，呕出中等量鲜血。首先应考虑

A. 食管炎

B. 食管息肉

C. Weiss – Mallory 综合征

D. 贲门失弛缓症

E. 食管憩室

154. 男性，52 岁，6 个月发现进食哽噎感，其后症状逐渐加重，近 3 周只能进全流质，体重减轻，体力下降。查体：脉搏 85 次/分，血压 127/90mmHg，体温 36.5℃，消瘦，颈/锁骨上淋巴结未触及，化验正常，食管钡剂造影，于食管中、下段见 8cm 狭窄，黏膜破坏，其诊断是

A. 贲门失弛缓症　　　　B. 食管良性肿瘤

C. 腐蚀性食管灼伤　　　D. 食管炎

E. 食管癌

155. 男性，55 岁，进行性吞咽困难 7 个月，近 20 天只能进少量牛奶。查体：明显消瘦，脱水，锁骨上可触及肿大淋巴结，X 线食管造影见中下段食管有约 8cm 狭窄，黏膜不规整，上段食管轻度扩张，其治疗方法是

A. 病变食管切除，食管重建

B. 食管内置管术

C. 放射疗法

D. 放疗后手术切除

E. 胃造瘘术

156. 嵌顿疝内容物中的肠管是小肠憩室，称为

A. 闭孔疝　　　　　　　B. 瑞契（Richter）疝

C. 里脱（Litter）疝　　D. 腹股沟滑动性疝

E. 腹股沟疝

157. 患者胸部外伤 2 小时。查体：脉搏 120 次/分，血压 90/60mmHg，右胸可触到骨擦感和皮下气肿，叩诊鼓音，呼吸音消失，急救处理是

A. 输血，补液，抗休克

B. 立即胸腔排气

C. 胶布固定

D. 应用升压药

E. 氧气吸入

158. 男，43 岁，5 年前曾患肝炎，腹胀 2 个月，加重 1 周。体检：面色黝黑，颈部见散在分布的蜘蛛痣，蛙状腹，腹围 100cm，移动性浊音（＋），肝肋下 2cm 质地硬，脾肋下 4cm。拟诊肝硬化伴腹水。下述治疗措施哪一项不妥

A. 低盐饮食

B. 限制进水量，每日约给予 1000ml 左右

C. 强化利尿，致每周体重减轻 2～3kg

D. 间歇输注血浆或清蛋白

E. 利尿效果不佳时做腹水浓缩回输

159. 胃大部切除术后吻合口溃疡好发于

A. 吻合口的空肠侧　　　　B. 吻合口的胃侧

C. 胃小弯　　　　　　　　D. 近端空肠

E. 远端空肠

160. 下列哪一项可判断为早期胃癌

A. 病灶局限于胃窦内

B. 病灶局限于黏膜或黏膜下层

C. 直径有 2cm 以内

D. 无淋巴结转移

E. 病灶局限于胃小弯

161. 女性，18 岁，因下腹部隐痛月余就诊。低热腹泻，贫血外观，右下腹触及肿块，压痛明显。白细胞计数 $10 \times 10^9/L$，血沉 25mm/h。既往有结核病史。X 线腹平片检查：小肠多处小液气平面，钡灌肠盲肠充盈缺损，黏膜破坏，阑尾未充盈。为明确诊断，进一步检查应做

A. 腹部 B 超

B. 纤维结肠镜

C. 选择性肠系膜血管造影

D. 腹部 CT

E. 放射性核素显像

162. 胰腺癌最好发的部位是

A. 胰腺头部　　　　　　　B. 胰腺体部

C. 胰腺尾部　　　　　　　D. 全胰腺

E. 异位胰腺

163. 胰腺疾病与胆道疾病互相关系的解剖基础是

A. 胆总管与胰管有共同通道及出口

B. 胆总管与胰腺紧贴，并位于其后方

C. 胰腺炎胰腺肿大时常能压迫胆总管

D. 均属肝门部器官

E. 均受肝内胆汁分泌压的影响

164. 对上消化道大出血最有价值的诊断方法是哪一项

A. 临床观察判定　　　　　B. 吞少量稀钡检查

C. 红细胞比容测定　　　　D. 凝血因子的检查

E. 急诊胃镜检查

165. 急性梗阻性化脓性胆管炎最常见的原因是

A. 胆总管结石　　　　　　B. 胆总管末端狭窄

C. 胆道出血继发感染　　　D. 胆总管癌

E. 先天性胆总管扩张症

166. Murphy 征阳性则提示

A. 细菌性肝脓肿　　　　　B. 急性胆管炎

C. 肝总管结石　　　　　　D. 左肝管结石

E. 急性胆囊炎

167. 门静脉高压食管曲张静脉破裂出血最有效的止血方法是

A. 垂体后叶加压素静脉滴注

B. 立即输新鲜全血

C. 应用各种止血药物

D. 三腔管气囊压迫

E. 去甲肾上腺素加入冷盐水口服

168. 下列哪一种情况适宜做穿刺检查

A. 肝管细胞癌　　　　　　B. 继发性肝癌

C. 肝包囊虫病　　　　　　D. 阿米巴肝脓肿

E. 肝细胞癌

169. 诊断化脓性腹膜炎的主要依据是

A. 患者是否有脉快和休克

B. 白细胞计数增高

C. 腹部有无压痛、反跳痛、肌紧张

D. 腹腔穿刺结果

E. 腹部 X 线摄片结果

170. 结肠癌最早出现的症状是

A. 腹部胀痛

B. 排便习惯与粪便性状改变

C. 腹部肿块

D. 贫血、消瘦、乏力等全身症状

E. 肠道梗阻

171. 不完全性肠梗阻不同于完全性肠梗阻主要表现于

A. 腹胀不显著或无腹胀

B. 腹痛不剧烈或无腹痛

C. 偶见肠型或不见肠型

D. 肠鸣音不亢进或无肠鸣音

E. 呕吐可有可无，少量排气、排便

172. 诊断肠梗阻最主要的根据是

A. 间歇性腹痛　　　　　　B. 腹部隐痛

C. 恶心、呕吐　　　　　　D. 肛门停止排便、排气

E. X 线检查见腹部有多个液气平面及胀气肠袢

173. 较早出现食管阻塞的食管癌，病理类型常是

A. 溃疡型　　　　　　　　B. 缩窄型

C. 蕈伞型　　　　　　　　D. 髓质型

E. 癌侵及周围组织

174. 阑尾残端安全处理的最好方法是

A. 结扎　　　　　　　　　B. 结扎和包埋

C. 单纯包埋　　　　　　　D. 挤压

E. 苯酚（石炭酸）烧灼

175. 直肠镜、乙状结肠镜、纤维光束结肠镜检查最危险的并发症是

A. 肛门撕裂引起大便失禁

B. 引起直肠大出血

C. 交叉感染及癌细胞种植性转移

D. 引起直肠穿破

E. 引起内痔出血

176. 肛裂的临床症状为

A. 脓血便、疼痛，肛门痉挛

B. 疼痛、便秘、出血

C. 里急后重、疼痛

D. 肛门持续痉挛、大量出血

E. 肛门烧灼痛、黑便、便秘

177. 肛瘘手术中影响手术效果的关键步骤在于

A. 要广泛切除瘘管周围瘢痕组织

B. 切除瘘管后应一期缝合

C. 正确找出内口，据与括约肌关系选择式型

D. 必须用探针穿入肛管造成内口再切开

E. 麻醉选择

178. 最容易引起嵌顿的疝是

A. 切口疝   B. 股疝

C. 脐疝   D. 腹股沟直疝

E. 腹股沟斜疝

179. 机械性肠梗阻出现的阵发性绞痛的原因是

A. 梗阻近端肠管的膨胀

B. 梗阻近端肠管的强烈蠕动

C. 梗阻肠段神经受压

D. 肠腔渗出液刺激

E. 上述因素都不是

180. 下列哪一项不是肠套叠的症状

A. 果酱样血便   B. 阵发性腹痛

C. 早期出现高热   D. 腹部可触及腊肠样肿块

E. 恶心、呕吐

181. 在急性腹膜炎的情况下，下列哪一类原因最常引起早期发热

A. 胃、十二指肠溃疡穿孔

B. 急性阑尾炎、胆囊炎穿孔

C. 实质脏器破裂

D. 结肠破裂早期

E. 代谢性酸中毒

182. 原发性肝癌早期的转移途径为

A. 肺内转移   B. 淋巴转移

C. 直接浸润转移   D. 肝内进行转移

E. 骨转移

183. 门静脉高压大出血的特点是

A. 发生急，来势猛，迅速引起休克

B. 发生急，出血量不大

C. 右上腹绞痛后黑便

D. 剧烈呕吐、呕血及黑便

E. 只有便血，无呕血

184. 男性，32 岁，右上腹疼痛不适，无畏寒、发热、黄疸，血 AFP 阳性。B 超：肝右叶 1.5cm 占位病变。最适宜的治疗方法是

A. 手术切除   B. 化疗

C. 放疗   D. 免疫治疗

E. 肝移植

185. 突然呕血 1500ml 出现休克的患者，在了解一般情况后，首先应

A. 止血药物的应用   B. 做中心静脉压测定

C. 检查出血原因   D. 静脉切开输血

E. 剖腹探查手术

186. 患者阑尾炎穿孔致腹膜炎 24 小时，下列处置最关键的是

A. 补液，纠正水、电解质紊乱

B. 输血

C. 应用大量有效抗生素

D. 禁食、水，胃肠减压

E. 急诊手术

187. 男性，46 岁，因急性肠梗阻 3 天入院，患者诉口渴，全身乏力，不能坐起。查体：脉搏 120 次／分，血压 75/60mmHg，眼窝凹陷，皮肤弹性差，尿比重 1.025，血清 Na^+ 154mmol/L。最可能的诊断是

A. 高渗性缺水   B. 等渗性缺水

C. 低渗性缺水   D. 缺钠性休克

E. 继发性缺水

188. 男性，65 岁，因阑尾穿孔切除术后 8 小时感下腹部胀痛，躁动不安，未解小便。根据病史，首先应想到的原因是

A. 腹腔内出血   B. 膀胱炎

C. 尿潴留   D. 腹腔感染

E. 肠粘连，肠麻痹

189. 上腹部损伤后，出现右上腹痛及背部疼痛，呕吐物为血性，X 线检查发现腹膜后积气。应怀疑

A. 肝或胆囊破裂   B. 右半结肠损伤

C. 右肾损伤   D. 胃损伤

E. 十二指肠损伤

190. 男性，51 岁，有溃疡病史 7 年。近半年来上腹隐痛，无规律，进食后加重，钡餐检查示胃黏膜增粗，胃窦部见 0.3cm×0.3cm 龛影，胃蠕动正常。下列诊断首先考虑的是

A. 胃溃疡   B. 复合性溃疡

C. 胃溃疡恶变   D. 胃溃疡合并幽门梗阻

E. 胃溃疡但不排除恶变

191. 男性，25 岁，上腹部刀割样疼痛 2 小时，并迅速转移至右下腹。查体：全腹压痛，伴反跳痛及肌紧张，肠鸣音消失，肝浊音界缩小，既往无溃疡病史。最可能的诊断是

A. 急性阑尾炎穿孔   B. 十二指肠溃疡穿孔

C. 急性胰腺炎　　　　　D. 急性胆囊炎

E. 急性肠梗阻

192. 男，65 岁，大便秘结半年，逐渐变细，近 1 个月来反复脓血便，3～4 次/天，经治疗稍缓解，5 天前开始停止排便、排气，伴呕吐。查体：全腹胀，对称，肛诊未及肿块。结肠镜检：距肛门 9cm 可见环形狭窄，菜花样外观，肠镜不能通过。最可能的诊断是

A. 直肠中段癌　　　　　B. 直肠上段癌

C. 直肠炎性狭窄　　　　D. 直肠多发息肉

E. 溃疡性直肠炎

193. 女，60 岁，黄疸、食欲缺乏 3 个月。查体：皮肤明显黄染，肝大，可扪及肿大的胆囊。血胆红素 171μmol/L，肝功能正常。可能的诊断是

A. 胆总管囊肿　　　　　B. 胆道蛔虫病

C. 壶腹周围肿瘤　　　　D. 急性病毒性肝炎

E. 急性溶血性黄疸

194. 男性，50 岁，消瘦无力 3 个月，呕吐宿食，X 线钡餐见胃小弯侧胃窦部有充盈缺损，应诊断为

A. 胃溃疡　　　　　　　B. 十二指肠溃疡

C. 胃癌　　　　　　　　D. 胃溃疡并幽门梗阻

E. 胃癌幽门梗阻

195. 男性，60 岁，溃疡穿孔单纯修补术后 7 天，体温 38℃，右上腹痛，肝区叩痛，右肺下野呼吸音弱，X 线检查示右膈升高，可能并发

A. 右下肺炎　　　　　　B. 急性胆囊炎

C. 再穿孔　　　　　　　D. 右膈下脓肿

E. 急性胰腺炎

196. 40 岁患者，排便后肛门外剧烈疼痛，并出现一触痛性明显的肿块，最可能的诊断是

A. 内痔脱出嵌顿　　　　B. 直肠息肉脱出

C. 肛周脓肿　　　　　　D. 血栓性外痔

E. 肛裂并前哨痔

197. 滑动疝最易发生的部位是

A. 外伤处

B. 小网膜孔

C. 脐血管穿过的脐环

D. 髂窝区后腹膜与后腹壁结合处

E. 愈合不良的手术切口

198. 诊断胆囊结石简单而可靠的方法是

A. BUS　　　　　　　　B. ERCP

C. PTC　　　　　　　　D. 口服法胆囊造影

E. 十二指肠引流术

199. 女，47 岁，全身皮肤瘙痒 2 年，家人发现其巩膜及皮肤黄染。检查：肝肋下 6cm，质地硬，表面平滑，脾肋下 4cm。尿色加深，粪色变浅，血清胆红素增高，免疫球蛋白 IgM 升高，抗线粒体抗体滴度明显增高。最可能的诊断是

A. 肝炎后肝硬化　　　　B. 血色病肝硬化

C. 肝豆状核变性　　　　D. 淤血性肝硬化

E. 胆汁性肝硬化

200. 男，45 岁，转移性右下腹痛 12 小时。查体：体温 37℃，右下腹压痛，无肌紧张及反跳痛，结肠充气试验阳性，血白细胞计数 9×10⁹/L，诊断为急性阑尾炎，恰当的处理是

A. 抗感染、补液　　　　B. 禁饮食

C. 胃肠减压　　　　　　D. 抗感染

E. 及时手术

201. 女，46 岁，近 1 个月来粪便中有黏液或脓血，每天大便 4～5 次，肛门坠胀感，此时最先要做的检查是

A. X 线钡灌肠造影　　　B. B 超检查

C. 纤维结肠镜检查　　　D. 直肠指诊

E. 大便常规及培养

202. 男，50 岁，突然寒战、高热，右上腹胀痛，体温 39.5℃，肝大，右上腹触痛伴肌紧张，白细胞计数 20×10⁹/L。X 线腹部透视：右膈肌抬高，活动受限，B 超提示：肝占位性病变，应考虑

A. 胆道感染　　　　　　B. 急性肝炎

C. 细菌性肝脓肿　　　　D. 阿米巴肝脓肿

E. 肝癌

203. 女，40 岁，上腹部隐痛 7 个月，发现上腹部包块 2 个月余。腹部探查见：胃窦部有一 6cm×5cm 肿块，与胰腺浸润固定，左、右肝叶均可扪及 1.5cm×1.5cm 大小结节。此患者应行

A. 姑息性胃肿瘤切除术

B. 剖腹探查后关腹

C. 胃癌根治术

D. 胃空肠吻合术

E. 胃癌根治及肝叶切除

204. 男，30 岁，建筑工人，半小时前从 5m 高处摔下，急诊摄片显示左第十、第十一肋骨骨折，留院观察，第三天出现剧烈腹痛伴休克。首先应考虑为

A. 肠穿孔　　　　　　　B. 肾破裂出血

C. 血胸加重　　　　　　D. 延迟性脾破裂

E. 食管贲门黏膜撕裂

205. 对结核性腹膜炎最具诊断价值的是

A. 腹水检查　　　　　　B. 腹壁柔韧感

C. 腹腔镜检查　　　　　D. 腹部 X 线检查

E. 结核菌素皮肤试验

206. 关于消化性溃疡的流行病学，叙述正确的

A. 我国球部溃疡和胃溃疡发病率相同

B. 女性与男性之比约为（3～4）：1

C. 60 岁以上老年人一般不发生

D. 十二指肠球部溃疡近年来发病率下降

E. 胃溃疡多见于胃角和胃窦

207. 男，55 岁，中下段食管癌长 3cm，既往行胃大部切除术（Billroth Ⅰ式），应采取下列哪一种治疗方法

A. 食管癌切除食管胃吻合术

B. 食管癌切除结肠代食管术

C. 食管癌切除食管端端吻合术

D. 胃造瘘术

E. 空肠造瘘术

208. 下列哪一项不是继发性腹膜炎的病因

    A. 化脓性输卵管炎   B. 阑尾穿孔

    C. 胃十二指肠溃疡穿孔   D. 肝硬化继发腹水感染

    E. 后腹膜血肿继发感染

209. 男，35 岁，左下腹被拖拉机压伤后 4 天入院，入院时有弥散性腹膜炎、感染性休克。经积极抗休克治疗后，行剖腹探查术，术中见腹腔内有黄色脓液及粪便，降结肠下段有一 0.5cm 大小的穿孔，有粪便溢出。下列术式哪一项最妥当

    A. 降结肠修补

    B. 左半结肠切除

    C. 降结肠穿孔处切除，端端吻合

    D. 降结肠外置

    E. 穿孔处修补、横结肠造口

210. 判断慢性胃炎是否属活动性的病理依据是

    A. 幽门螺杆菌感染的程度

    B. 黏膜糜烂的程度

    C. 脓性分泌物的多少

    D. 黏膜充血水肿的程度

    E. 黏膜有无中性粒细胞浸润

211. 45 岁，上腹痛一天伴恶心呕吐，2 小时前出现全腹痛。右下腹压痛，反跳痛，腹肌紧张。结肠充气试验阳性，白细胞计数 $24 \times 10^9/L$。应诊断为

    A. 急性胰腺炎   B. 急性胆囊炎

    C. 上消化道穿孔   D. 急性阑尾炎穿孔

    E. 右侧输尿管结石

212. 男，18 岁，因固定性右下腹痛，18 小时急诊行阑尾切除术。术中证实为化脓性阑尾炎伴局限性坏疽。术后 6 小时，患者仍感腹痛，躁动不安，未解小便，查体：体温 38.2℃，血压 80/60mmHg，面色稍苍白，皮肤湿冷，心率 108 次/分，较弱，腹部稍胀，脐周及下腹压痛，轻度肌紧张，肠鸣音变弱，该患者目前应考虑最可能的情况是

    A. 肠麻痹，肠梗阻   B. 腹腔内感染

    C. 急性尿潴留   D. 阑尾残端瘘

    E. 腹腔内出血

213. 男，46 岁，上腹胀痛、乏力、消瘦、食欲下降 5 个月。查体：腹肌稍紧张，腹部有移动性浊音，贫血。直肠指诊于膀胱直肠窝扪及结节状硬块，无压痛，不活动。应考虑

    A. 直肠息肉   B. 前列腺癌

    C. 盆腔脓肿   D. 胃癌盆腔种植转移

    E. 直肠癌

214. 肠结核的好发部位为

    A. 回盲部   B. 空肠

    C. 回肠   D. 升结肠

E. 十二指肠

215. 下列晚期胃癌的特点，应除外

    A. 血性腹水   B. 癌肿固定

    C. 腹膜广泛转移   D. 锁骨上淋巴结广泛转移

    E. 肝左叶孤立转移性肿块

216. 伴有黄疸、肝功能不全的急性胆囊炎、胆石症患者不应进行哪一项检查

    A. 肝功能检查   B. B 超检查

    C. 胸腹透视   D. 经皮肝穿刺造影

    E. 胆囊造影

217. 门静脉高压的临床表现下列哪一项是错误的

    A. 无黄疸   B. 可有肝大

    C. 腹水   D. 呕血或黑便

    E. 脾大、脾功能亢进

218. 腹外疝最重要的发病原因是

    A. 慢性咳嗽

    B. 长期便秘

    C. 排尿困难

    D. 腹壁有薄弱点或腹壁缺损

    E. 经常从事腹内压增高的工作

219. 凡有创伤史者，遇有下列情况均应疑有腹内脏器损伤，除外

    A. 伤后早期出现休克征象

    B. 伤后有明显腹膜刺激征

    C. Grey – Turner 征

    D. 有气腹表现

    E. 腹部出现移动性浊音

220. 腹腔穿刺抽出凝固的血液提示

    A. 腹膜后血肿   B. 出血性胰腺炎

    C. 肝、脾破裂   D. 腹腔内积血

    E. 抽出为血管内血液

221. 溃疡的好发部位是

    A. 胃底部   B. 胃大弯

    C. 贲门部   D. 胃后壁

    E. 胃小弯

222. 女，26 岁，妊娠 7 个月，转移性右下腹疼痛 2 天，伴发热、恶心、呕吐。查体：宫底脐上 3 指，麦氏点外上有压痛及反跳痛，诊断为急性化脓性阑尾炎，治疗措施为

    A. 抗感染治疗

    B. 黄体酮安胎治疗

    C. 手术时应放置腹腔引流

    D. 及早手术治疗

    E. 尽量避免手术治疗

223. 不属于原发性腹膜炎特点的是

    A. 是急性化脓性腹膜炎中罕见的一类

    B. 可发生在任何年龄，多见于青年

    C. 脓液培养，多为溶血性链球菌

    D. 与机体抗病能力低下有关

E. 细菌性血运感染所致

224. 男，18 岁，因关节疼痛服用吲哚美辛（消炎痛）3 天，出现上腹不适，呕吐咖啡色液体 3 口，为进一步明确诊断，首选的检查措施为

A. 急诊胃肠钡餐检查　　B. 急诊内镜检查

C. 急诊剖腹探查　　　　D. 吞线试验

E. 出血停止 1 周后再做有关检查

225. 确诊为腹膜后血肿之后，在治疗上最需注意的是

A. 失血性休克的防治　　B. 肠麻痹的处理

C. 失水、酸中毒的纠正　D. 感染的防治

E. 电解质紊乱的纠正

226. 胰头癌最主要的首发症状是

A. 呕血、黑便　　　　　B. 黄疸

C. 发热　　　　　　　　D. 消瘦乏力

E. 腹痛、腹部不适

227. 下列指标哪一项升高是诊断急性胰腺炎的客观指标

A. 血钙　　　　　　　　B. 尿淀粉酶

C. 血清淀粉酶　　　　　D. 白细胞总数及分类

E. 血清脂肪酶

228. 诊断原发性肝癌具有较高特异性的检查是

A. 血清 AFP 测定　　　 B. CT

C. 选择性肝动脉造影　　D. B 超检查

E. MRI

229. 直肠癌出现梗阻时，最佳的手术方式是

A. 姑息性病灶切除　　　B. Hartmann 手术

C. Dixon 手术　　　　　D. Miles 手术

E. 回肠造瘘

230. 有关急性阑尾炎，哪一项是错误的

A. 坏疽性阑尾炎肠鸣音减弱

B. 妊娠时并发腹膜炎常不易局限

C. 老年人易引起穿孔

D. 幼儿多有显著的体温升高

E. 穿孔时，腹部 X 线平片常可见游离气体

231. 确诊肝硬化最可靠的证据是

A. 食管钡餐检查发现静脉曲张

B. 腹壁有水母头状静脉怒张

C. 肝穿刺活检示假小叶形成

D. 血浆清蛋白/球蛋白比例倒置

E. 血清单胺氧化酶活性增高

232. 绞窄性肠梗阻最易发生的酸碱失衡类型是

A. 呼吸性碱中毒

B. 代谢性酸中毒

C. 代谢性碱中毒

D. 呼吸性酸中毒

E. 呼吸性酸中毒和代谢性碱中毒

233. 发生应激性溃疡最常见的部位是

A. 十二指肠降部　　　　B. 食管

C. 口腔　　　　　　　　D. 空肠

E. 胃

234. 对疑有腹腔内空腔脏器破裂的腹部闭合损伤患者，在观察期内处理错误的是

A. 使用广谱抗生素

B. 注射止痛剂

C. 禁饮食

D. 胃肠减压

E. 补充血容量

235. 肝硬化最常见的并发症是

A. 门静脉血栓形成

B. 原发性肝癌

C. 肝性脑病

D. 上消化道大出血

E. 自发性腹膜炎

236. 细菌性肝脓肿最主要的原因是

A. 膈下脓肿蔓延

B. 开放性肝脏损伤

C. 化脓性门静脉炎

D. 脓毒症

E. 胆管结石并感染

237. 下列根除幽门螺杆菌的方案中，首选的是

A. 质子泵抑制剂＋克拉霉素＋铋剂，治疗 2 周

B. H$_2$ 受体拮抗剂＋阿莫西林＋甲硝唑，治疗 1 周

C. 质子泵抑制剂＋克拉霉素＋铋剂＋阿莫西林，治疗 10 天

D. 铋剂＋克拉霉素＋法莫替丁，治疗 10 天

E. 质子泵抑制剂＋克拉霉素＋阿莫西林＋硫糖铝，治疗 1 个月

238. 腹膜返折以上直肠癌早期淋巴转移的主要途径是

A. 向直肠上动脉旁淋巴结转移

B. 向腹股沟淋巴结转移

C. 向髂内淋巴结转移

D. 向直肠下动脉旁淋巴结转移

E. 向侧方淋巴结转移

239. 根除幽门螺杆菌治疗后，不宜选用的复查方法是

A. ^{13}C 或 ^{14}C 尿素呼气试验

B. 血清幽门螺杆菌抗体检查

C. 组织学检查

D. 快速尿素酶试验

E. 幽门螺杆菌培养

240. 用于胃食管反流病诊断性治疗的药物是

A. 多潘立酮　　　　　　B. 枸橼酸铋钾

C. 奥美拉唑　　　　　　D. 铝碳酸镁

E. 雷尼替丁

241. 胃大部切除术后患者，发生早期倾倒综合征的最晚时间是餐后

A. 20 分钟　　　　　　 B. 50 分钟

C. 40 分钟　　　　　　 D. 30 分钟

E. 10 分钟

242. 上消化道大出血最常见的病因是

A. 门静脉高压   B. 胆道出血

C. 胃癌   D. 胃淋巴瘤

E. 消化性溃疡

243. 采用高选择性迷走神经切断术治疗十二指肠溃疡的主要依据是

A. 溃疡很少恶变

B. 能够减少胃酸分泌

C. 患者年龄大于 70 岁

D. 能防治幽门螺杆菌感染

E. 溃疡病灶小

244. 先天性腹股沟斜疝发生的最主要原因是

A. 腹横肌发育不全

B. 腹横筋膜发育不全

C. 腹外斜肌发育不全

D. 腹内斜肌发育不全

E. 腹膜鞘突不闭锁

245. 男，32 岁。恶心、呕吐、腹胀，乏力 4 天，发热、胡言乱语 1 天，既往无肝病病史。查体：巩膜明显黄染，肝浊音界缩小，扑翼样震颤阳性。实验室检查：血 ALT 130U/L，TBIL 240μmol/L。该患者的肝脏可能发生的主要病理改变是

A. 肝淤血性改变

B. 假小叶形成

C. 肝细胞气球样变

D. 肝细胞广泛坏死

E. 肝细胞碎屑样坏死

246. 男，65 岁。反复反酸、胃灼热、上腹胀 4 年，加重 1 个月。胃镜检查：食管下段见 3 条纵行黏膜破损，相互融合。目前最主要的治疗药物是

A. 硫糖铝   B. 西咪替丁

C. 铝碳酸镁   D. 奥美拉唑

E. 枸橼酸铋钾

247. 女，79 岁。1 小时前家属发现其呼吸困难而来诊。查体：T 36.8℃，R 32 次/分，BP 140/90mmHg，嗜睡，球结膜水肿，皮肤潮湿，口唇发绀，双下肺可闻及细湿啰音和哮鸣音。心率 120 次/分，双下肢水肿。为明确诊断，进一步检查宜首选的是

A. 胸部 CT   B. 心肌坏死标志物

C. 心电图   D. 头颅 CT

E. 动脉血气分析

248. 女，48 岁，乏力、腹胀伴尿黄 3 周。慢性乙型病毒性肝炎 5 年，肝功能反复异常。查体：重病容，巩膜与皮肤重度黄染，见肝掌及蜘蛛痣，腹水征（＋）。实验室检查：ALT 200U/L，TBIL 370μmol/L，HBsAg（＋）。该患者最可能的诊断是

A. 慢性重型肝炎

B. 慢性肝炎急性发作

C. 急性重型肝炎

D. 慢性肝炎

E. 亚急性重型肝炎

249. 男，25 岁，反复腹痛、腹泻、便血 10 个月。近日加重伴发热，体温 39℃，1 天前因腹痛肌内注射阿托品治疗 6 小时后腹胀明显。查体：BP 70/50mmHg，心率 120 次/分。最可能出现的情况是

A. 肠套叠   B. 肠穿孔

C. 肠梗阻   D. 肠出血

E. 中毒性巨结肠

250. 女，23 岁，腹痛、腹泻、里急后重伴发热半天。查体：T 39.2℃，BP 126/80mmHg，腹软，左下腹压痛（＋），反跳痛（－）。实验室检查：血 WBC 18×10^9/L，N 0.87，L 0.13。粪便镜检 WBC 满视野，RBC 20/HP。最可能的诊断是

A. 急性细菌性痢疾   B. 急性阑尾炎

C. 急性阿米巴痢疾   D. 霍乱

E. 急性肠炎

251. 男，40 岁，术后粘连性肠梗阻 3 天，加重 1 天。查体：可见肠蠕动波，肠鸣音亢进，右下腹有局限性压痛，多次立位腹部 X 线平片可见固定肠襻。正确的治疗措施是

A. 继续补液、观察病情变化

B. 注射吗啡止痛

C. 灌肠治疗

D. 剖腹探查

E. 出现腹膜刺激征后手术

252. 男，32 岁，因十二指肠溃疡行 Billroth Ⅱ 式胃大部切除术后 6 个月。术后出现反酸、胃灼热症状。应用抑酸剂治疗无效。上述症状逐渐加重，并呕吐胆汁样物，上腹部和胸骨后烧灼样疼痛，体重减轻。查体：贫血貌，消瘦，营养不良，巩膜无黄染，胃液中无游离酸。胃镜检查见黏膜充血、水肿、糜烂。最适当的治疗措施是

A. 采用少食多餐方式

B. 行 Roux－en－Y 胃空肠吻合术

C. 长期应用考来烯胺治疗

D. 注意餐后勿平卧

E. 应用 H_2 受体拮抗剂

253. 男，68 岁，排便习惯改变 3 个月，便中带血 1 周。查体：浅表淋巴结未触及肿大，腹平软，未触及包块，移动性浊音（－），肠鸣音正常。直肠指诊：直肠前壁距肛缘 4cm 菜花样肿物，侵及直肠 1/4 周径，肿物直径 2cm，指套染血。未明确诊断及选择治疗方式，最佳的辅助检查是

A. 腹部 MRI   B. 腹部 CT

C. 腹部 B 超   D. 直肠镜

E. 结肠镜

254. 女，35 岁，腹胀、便秘、乏力 6 个月。近 1 周来症状加重伴呕吐。查体：T 37.6℃，右腹可触及 5cm×3cm 大小包块，质中等，边界不清，轻触痛。胸片示右侧胸膜肥厚，右上肺钙化灶。首先考虑的临床诊

断是

A. 右侧卵巢肿物　　　　B. 肠结核

C. 结肠癌　　　　　　　D. 克罗恩病

E. 阑尾周围脓肿

255. 男，52岁，皮肤、巩膜黄染2个月。大便颜色变浅，无腹痛及发热。查体：皮肤、巩膜黄染，右上腹触及囊性包块，无压痛。腹部B超示：胆总管扩张，胆囊大，胰腺显示不清。该患者最可能的诊断是

A. 胆总管结石　　　　　B. 胆囊癌

C. 慢性胆囊炎　　　　　D. 慢性胰腺炎

E. 壶腹周围癌

256. 男，42岁，寒战、发热5天，右季肋部痛2天，疼痛于深呼吸及咳嗽时加重。查体：巩膜轻度黄染，肝肋下2cm，Murphy征阴性，肝区叩击痛阳性。胸部X线片示右侧膈肌抬高，肋脊角消失。肝脏B超：肝右叶可见6cm×5cm低回声区，边界欠清晰，中心有液性暗区。首先考虑的诊断是

A. 肺炎　　　　　　　　B. 肝脓肿

C. 肝结核　　　　　　　D. 结核性胸膜炎

E. 肝癌

257. 男，32岁，反复脓血便伴里急后重1年，抗生素治疗无效。下消化道X线钡剂造影检查发现直肠、乙状结肠多发龛影，黏膜粗乱及颗粒样改变。最可能的诊断是

A. 克罗恩病　　　　　　B. 溃疡性结肠炎

C. 肠结核　　　　　　　D. 细菌性痢疾

E. 结肠癌

258. 男，28岁，间断腹痛、发热3年。结肠镜检查：回肠末段见4cm×1cm纵行溃疡，周围黏膜铺路石样改变。活检标本可能出现的主要病理改变是

A. 隐窝脓肿　　　　　　B. 杯状细胞减少

C. 非干酪样肉芽肿　　　D. 干酪样肉芽肿

E. 可见包涵体

259. 对出血坏死型胰腺炎最具诊断价值的是

A. 血脂肪酶增高　　　　B. 血淀粉酶增高

C. 血钙降低　　　　　　D. 血胆红素增高

E. B超检查胰腺增大

260. 男，46岁。大便带血1年，血色鲜红，便中滴鲜血。自述在便秘或饮酒后便血更甚。有头晕和贫血，但无疼痛不适，肛门外观有皮赘。直肠指检未发现肿块，则进一步处理的原则是

A. 对症处理，密切定期门诊随访

B. 肛门镜检查

C. 钡剂灌肠X线摄片

D. B超检查

E. 纤维结肠镜检查

261. 某护士在给一位乙型肝炎病毒携带者注射时，不慎被患者用过的针头刺伤手指。为预防乙型肝炎病毒感染，首先应采取的措施是

A. 注射抗生素

B. 注射丙种球蛋白

C. 注射乙型肝炎疫苗

D. 注射α干扰素

E. 注射HBVIg

262. 肝体积明显缩小，外观黄绿色，表面呈结节状，光镜下见肝细胞大片坏死，同时可见肝细胞再生结节，明显淤胆，大量炎症细胞浸润，结节间纤维组织及小胆管明显增生。根据上述病变，应诊断为

A. 急性黄疸性普通型肝炎

B. 重度慢性肝炎

C. 急性重型肝炎

D. 亚急性重型肝炎

E. 门脉性肝硬化

263. 内痔的好发部位是截石位的

A. 2点、7点、11点　　B. 2点、6点、10点

C. 3点、9点、12点　　D. 3点、7点、11点

E. 4点、8点、12点

264. 男，49岁。反复出现腹胀3年。慢性肝炎病史15年。查体发现脐周静脉曲张呈海蛇头样，其最可能的原因为

A. 心包积液　　　　　　B. 上腔静脉阻塞

C. 下腔静脉阻塞　　　　D. 门静脉高压

E. 肝静脉阻塞

265. 男，80岁。体重45kg。因胃癌需要手术治疗。脉搏100次/分；血压140/95mmHg；Hb 60g/L；血小板90×10^9/L。医生决定给予输血，此时应该选用

A. 新鲜全血　　　　　　B. 浓缩红细胞

C. 红细胞悬液　　　　　D. 浓缩红细胞和血浆

E. 红细胞悬液和血浆

266. 成人每日消化道出血多少毫升出现黑粪

A. 5ml　　　　　　　　B. 20ml

C. 30ml　　　　　　　D. 40ml

E. 50ml

267. 诊断肝癌首选的影像学检查是

A. CT　　　　　　　　B. MRI

C. 血管造影　　　　　　D. 放射性核素肝扫描

E. 腹部B超

268. 无助于肝硬化判断病情的是

A. 肝性脑病　　　　　　B. 腹水

C. 白蛋白　　　　　　　D. 血清电解质

E. 凝血酶原时间

269. 车祸伤后腹腔淀粉酶1000U/L，可能损伤的部位是

A. 肝　　　　　　　　　B. 脾

C. 胰腺　　　　　　　　D. 肾

E. 胃

270. 溃疡性结肠炎的X线钡餐特征性表现是

A. 结肠呈铅管样

B. 回肠末端呈线样征

C. 回肠部呈跳跃征

D. 盲肠充盈缺损，肠腔狭窄

E. 盲肠运动加速，结肠袋加深，张力增强

A3/A4 型题

1.（共用题干）女，10 岁，阵发性腹痛，黑便 2 天，双下肢散在出血点，双膝关节肿胀，腹软，双下腹压痛，白细胞计数 $12.5 \times 10^9/L$，血小板计数 $200 \times 10^9/L$，血红蛋白 110g/L，尿常规：蛋白质（+），红细胞（+），颗粒管型 0~3 个/HP。

（1）最可能的诊断是

    A. 急性阑尾炎   B. 肠套叠

    C. 风湿性关节炎   D. 过敏性紫癜

    E. 急性肾小球肾炎

（2）哪一项是不常见的病因

    A. 细菌病毒   B. 食物，如鱼、牛奶

    C. 某些药物   D. 寒冷因素

    E. 放射性物质

（3）首选治疗措施是

    A. 急诊手术   B. 肾上腺皮质激素

    C. 抗生素   D. 氯苯那敏

    E. 雷尼替丁

2.（共用题干）患者被车撞伤 4 小时，右上腹痛，查血压 80/60mmHg，脉搏 120 次/分，右肋见皮肤擦伤，右上腹压痛明显，全腹轻度肌紧张，移动性浊音阳性，肠音弱，尿色正常。

（1）应首先进行下列哪一项检查

    A. 腹部 CT   B. 腹部 B 超

    C. 腹部 X 线   D. 尿常规

    E. 腹腔穿刺

（2）应诊断为

    A. 肝破裂失血性休克   B. 脾破裂失血性休克

    C. 肾破裂失血性休克   D. 胃破裂失血性休克

    E. 胰腺破裂失血性休克

3.（共用题干）女性，52 岁，有胆管结石病史，近 2 天来右上腹痛，体温 37.8℃，2 小时前突然寒噤、寒战，体温达 40℃，精神紧张兴奋，口渴、面色苍白，脉搏 98 次/分、有力，血压 110/96mmHg，尿量每小时 26ml。

（1）患者处于何种情况

    A. 急性胆管炎，无休克   B. 休克代偿期

    C. 中度休克   D. 重度休克

    E. 高排低阻型休克

（2）下列哪一项不是其微循环变化的特征

    A. 微动脉、微静脉收缩   B. 动静脉短路开放

    C. 直捷通路开放   D. 组织灌流减少

    E. 静脉回心血量减少

（3）为排除发生弥散性血管内凝血的可能做了多项检查，下列哪一项监测检查结果是无意义的

    A. 血小板计数低于 $80 \times 10^9/L$

    B. 纤维蛋白原少于 1.5g/L

C. 凝血酶原时间较正常延长 3 秒以上

D. 副凝固试验阳性

E. 凝血时间明显缩短

（4）下列哪一项治疗原则是错误的

    A. 积极补充血容量

    B. 联合应用抗菌药物

    C. 尽早做胆管引流

    D. 纠正酸中毒

    E. 静脉滴注间羟胺

4.（共用题干）男性，35 岁，右腹股沟肿块 10 年，站立时明显，平卧后消失，有时可降入阴囊，可还纳。查：右腹股沟肿块，手拳大小还纳腹腔，外环容 3 指，压迫内环后肿块未再出现。

（1）该患者最可能的诊断为

    A. 精索鞘膜积液   B. 股疝

    C. 腹股沟直疝   D. 腹股沟斜疝

    E. 先天性鞘膜积液

（2）该患者最佳手术方式为

    A. 疝囊高位结扎   B. 紧缩内环

    C. 疝前壁修补术   D. 疝后壁修补术

    E. 疝囊高位结扎 + 紧缩内环 + 疝后壁修补术

（3）该患者最容易出现的并发症是

    A. 逆行性嵌顿

    B. 急性肠梗阻

    C. 感染性休克

    D. 嵌顿疝并绞窄性肠梗阻

    E. 以上均不是

（4）如上述患者，行 Halsted 修补术精索的位置是

    A. 腹外斜肌腱下，腹内斜肌外侧

    B. 腹内斜肌下，腹横肌外

    C. 皮下，腹外斜肌腱膜外

    D. 腹内斜肌内侧，腹膜外

    E. 没有改变精索位置

5.（共用题干）50 岁，男性十二指肠溃疡出血，入院时神志清，表情淡漠，口渴明显，面色苍白，四肢湿冷，脉搏 120 次/分，心律齐，血压 85/75mmHg，Hb 90g/L，尿少。既往无高血压、冠心病史。

（1）进一步检测不选用

    A. 心电图   B. 尿量

    C. 中心静压   D. 血细胞比容

    E. 颅脑 CT

（2）进一步治疗不应考虑

    A. 补充血容量   B. 静脉滴注碳酸氢钠

    C. 止血药物   D. 急症手术

    E. 脱水治疗

6.（共用题干）40 岁，发热伴慢性腹泻 40 天，大便 3~5 次/天，暗红色，略带腥臭味，伴近 2 周觉右上腹痛，体检：体温 39.5℃，消瘦，肝肋下 2cm，右腋前线第七、第八肋间有明显压痛。外周血象：血红蛋白 100g/L，白

细胞计数 $12 \times 10^9/L$，中性粒细胞 0.86。胸部 X 线透视：右膈上升伴活动受限。超声波检查肝右叶外上方有一 $3cm \times 4.5cm$ 大的液平段。肝穿刺抽出灰褐色脓液，细菌培养为革兰阴性杆菌。

（1）诊断最可能为
   A. 细菌性肝脓肿
   B. 阿米巴肝脓肿
   C. 阿米巴脓肿继发细菌感染
   D. 肝癌
   E. 肝炎并发化脓性胆囊炎

（2）对病原治疗下列哪一种药物应首选
   A. 甲硝唑　　　　　　B. 依米丁（吐根碱）
   C. 氯喹　　　　　　　D. 氯喹加庆大霉素
   E. 氯喹加巴龙霉素

7.（共用题干）女，27岁。已婚，突发脐周痛，2小时后局限于右下腹伴呕吐。查体：右下腹压痛，血常规：WBC $11 \times 10^9/L$，中性粒细胞0.80，尿常规：WBC 1～2个/高倍视野，RBC 0～2个/高倍视野，月经过期10天。

（1）应首先考虑的是
   A. 胃穿孔可能性大，应与美克尔憩室相鉴别
   B. 急性阑尾炎可能性大，应与黄体破裂相鉴别
   C. 肠系膜淋巴结炎可能性大，应与胃穿孔相鉴别
   D. 急性阑尾炎可能性大，应与右侧输尿管结石相鉴别
   E. 急性阑尾炎可能性大，应与异位妊娠破裂相鉴别

（2）该病最合适的处理是
   A. X 线腹平片
   B. 静脉肾盂造影
   C. 胸腹透视
   D. 查妊娠试验，请妇科会诊
   E. MRI

8.（共用题干）一创伤患者，伴恶心、呕吐、腹痛入院。查体：面色苍白，脉搏微弱，左下胸可见皮肤瘀斑，胸廓挤压征（＋），左肺呼吸音减弱，移动性浊音（＋），无明显腹膜炎体征。

（1）首选的检查方法是
   A. 腹腔穿刺　　　　　B. 腹腔灌洗
   C. 选择性脾动脉造影　D. 腹部 B 超
   E. 胸腹 X 线摄片

（2）首先考虑的诊断是
   A. 左肋骨骨折
   B. 左肋骨骨折，左胸膜腔积血
   C. 左胸膜腔积血
   D. 脾破裂，左侧多发性肋骨骨折，左胸膜腔积血
   E. 脾破裂，左肾挫伤

（3）最适合的抢救措施是
   A. 抗休克
   B. 抗休克治疗后进一步检查
   C. 抗休克，肋骨骨折固定
   D. 在抗休克的同时剖腹探查

   E. 抗休克，左胸膜腔穿刺引流后剖腹探查

9.（共用题干）男性，18岁，因转移性右下腹痛12小时入院，诊断为"急性阑尾炎"，当晚行阑尾切除术，病理为坏疽性阑尾炎。自术后次晨起，患者表现为腹痛，烦躁不安，未解小便。查体：面色较苍白，皮肤湿冷，心率110次/分，较弱，血压80/60mmHg，腹稍胀，全腹压痛，轻度肌紧张，肠鸣音减弱。

（1）该患者目前情况，应考虑为何种可能
   A. 术后肠麻痹　　　　B. 术后疼痛所致
   C. 术后尿潴留　　　　D. 术后腹腔内出血
   E. 机械性肠梗阻

（2）为明确诊断，最好选择采取何种措施
   A. 继续观察病情变化　B. 腹部 X 线透视
   C. 腹部 B 超　　　　　D. 诊断性腹腔穿刺
   E. 导尿

（3）诊断明确后，应采取何种治疗方法
   A. 镇静、止痛治疗　　B. 留置导尿管
   C. 输液、输血治疗　　D. 持续胃肠减压
   E. 行剖腹探查术

10.（共用题干）男性，65岁。进行性吞咽困难2个月，现仅能进流质食物。查体：消瘦，锁骨上未触及肿大淋巴结，食管 X 线钡餐透视显示：食管中段黏膜破坏，充盈缺损，管腔狭窄。

（1）进一步检查应首选
   A. 食管镜　　　　　　B. 食管拉网
   C. 放射性核素　　　　D. 胸部及纵隔 CT
   E. 腹部超声波和肝功检查

（2）如患者出现声音嘶哑，提示肿瘤已侵犯
   A. 声带　　　　　　　B. 气管隆突
   C. 迷走神经　　　　　D. 喉返神经
   E. 喉上神经

（3）腹部超声波检查发现肝内有多发性转移瘤，提示来自食管癌的
   A. 直接浸润　　　　　B. 血行转移途径
   C. 淋巴转移途径　　　D. 种植转移途径
   E. 消化道黏膜下浸润

11.（共用题干）男性，32岁，饱食后突感右上腹部剧痛，迅速转移到右下腹和下腹部，伴恶心，呕吐不能减轻腹痛。发病6小时来院急诊，体检：痛苦貌，血压90/60mmHg，脉搏120次/分，全腹肌紧张，压痛，反跳痛，以上腹和右上腹部为着，肠鸣音消失，肝浊音界存在，白细胞计数 $16 \times 10^9/L$，中性0.9。

（1）最可能的诊断是
   A. 肠扭转
   B. 十二指肠溃疡急性穿孔
   C. 急性胆囊炎伴穿孔
   D. 急性胰腺炎
   E. 阑尾炎穿孔致腹膜炎

（2）为明确诊断首先要进行

A. 血清淀粉酶测定　　　　B. 急诊钡餐造影

C. 急性静脉胆道造影　　　D. 摄腹部立位平片

E. 腹腔穿刺

（3）经检查决定行剖腹手术，术前准备中最关键的措施是

A. 禁食　　　　　　　　　B. 插胃管，胃肠减压

C. 半卧位　　　　　　　　D. 应用抗生素

E. 补液，输血

12.（共用题干）男，45 岁，1 周前因急性阑尾炎，进行手术治疗时阑尾系膜出血，缝扎止血时致回肠末段血运障碍，行回肠部分切除吻合术，腹腔引流，间断性引出血性液每日约 200ml。查体：腹胀，右侧腹压痛，未触及肿块，鸣音弱，BP 120/82mmHg，P 20 次/分，WBC 12×10^9/L，N 0.80。

（1）诊断首先应考虑为

A. 粘连性肠梗阻　　　　　B. 绞窄性肠梗阻

C. 麻痹性肠梗阻　　　　　D. 小肠吻合口狭窄，梗阻

E. 以上都不是

（2）进一步检查首先应选择

A. 腹部 X 线平片　　　　　B. B 超

C. CT　　　　　　　　　　D. 钡剂灌肠

E. 腹腔穿刺

（3）应采取的主要措施是

A. 剖腹探查　　　　　　　B. 支持疗法

C. 腹腔灌洗　　　　　　　D. 肠造口术

E. 以上均不是

13.（共用题干）男，48 岁，乙型病毒性肝炎病史 10 年，因乏力、低热、腹胀、少尿，来院就诊。查体：巩膜黄染，腹部膨隆，有大量腹水存在。超声显像见肝略缩小，脾大，肝硬化结节形成，门静脉和脾静脉增宽。诊断为肝炎后肝硬化，门静脉高压。

（1）哪一项指标不能提示肝功能严重损害

A. 清蛋白明显降低

B. 氨基转移酶明显升高

C. 重度黄疸

D. 大量腹水

E. 扑翼样震颤

（2）不适当的治疗措施为

A. 卧床休息

B. 忌盐饮食

C. 给予复方氨基酸和清蛋白

D. 合并应用保钾和排钾利尿剂

E. 反复多次抽放腹水

（3）入院后出现持续发热（37.5～38.3℃），弥漫性腹痛，腹水增多。腹水常规检查：淡血性色，白细胞计数 1.0×10^9/L，中性 0.86。最可能的诊断是肝硬化并发

A. 自发性腹膜炎　　　　　B. 结核性腹膜炎

C. 癌性腹水　　　　　　　D. 下腔静脉阻塞

E. 肠系膜静脉阻塞

14.（共用题干）男性，62 岁，右上腹阵发性绞痛伴恶心呕吐 20 小时，急诊入院，寒战高热，明显黄疸。检查：巩膜及全身皮肤黄染，P 120 次/分，T 40℃，BP 90/60mmHg，剑突下压痛，腹肌紧张，WBC 20×10^9/L。

（1）此患者应诊断为

A. 急性胆源性胰腺炎

B. 肝脓肿

C. 急性化脓性胆囊炎

D. 十二指肠溃疡急性穿孔

E. 急性梗阻性化脓性胆管炎

（2）本例的治疗原则是

A. 大量使用抗生素

B. 胃肠减压，维持水电解质平衡

C. 解痉挛，镇痛

D. 服用大量中药利胆

E. 胆道减压引流，解除梗阻

（3）急诊剖腹探查术，术中见胆总管直径为 1.8cm，穿刺有脓性胆汁，P 30 次/分，BP 50/30mmHg，此时应采用术式

A. 胆囊切除并胆总管切开引流减压术

B. 胆囊切除术

C. 胆囊空肠改良式 Roux－Y 吻合

D. 胆总管空肠 Roux－Y 吻合

E. 胆总管切开引流减压 T 形管引流

15.（共用题干）男性，24 岁，腹部闭合性损伤后 2 小时，血压 120/80mmHg，脉搏 96 次/分，全腹压痛，反跳痛，肌紧张，移动性浊音不明显，肠音消失，尿无异常。

（1）应诊断为

A. 腹腔内实质脏器损伤　　B. 腹腔内空腔脏器损伤

C. 泌尿系损伤　　　　　　D. 胰腺损伤

E. 肝破裂

（2）应如何处置

A. 立即手术

B. 观察 12 小时后手术

C. 非手术治疗

D. 抗感染治疗，补液，如血压、脉搏异常则手术

E. 补液 2000ml 后手术

16.（共用题干）女性，50 岁，腹部阵发性胀痛 1 天，呕吐为胃内容物，近 3 个月来有时腹胀，大便带有黏液无脓血。查体：BP 127/90mmHg，P 86 次/分，腹胀，未见肠型，右下腹触及一斜行肿块，质韧压痛，腹部透视见一个气液平面，白细胞计数 11×10^9/L。血红蛋白87g/L。

（1）下列检查意义最大的是哪一项

A. X 线钡餐透视　　　　　B. 纤维结肠镜

C. 腹部 B 超　　　　　　　D. 腹部 CT

E. 以上都不是

（2）诊断首先考虑为

A. 阑尾周围脓肿　　　　　B. 卵巢囊肿

C. 结肠癌　　　　　　　　D. 回盲部结核

E. 回盲部套叠

（3）应采取的治疗措施为

　　A. 中药治疗　　　　　B. B超引导下穿刺

　　C. 手术治疗　　　　　D. 结肠充气复位

　　E. 对症支持疗法

17.（共用题干）女性，35岁，临床表现为腹痛，寒战，高热，黄疸。

（1）临床上应首先考虑为

　　A. 胆囊结石　　　　　B. 壶腹周围癌

　　C. 急性化脓性胆囊炎　D. 肝内胆管结石

　　E. 结石阻塞的继发性胆管炎

（2）首选的辅助检查方法是

　　A. ERCP　　　　　　B. PET

　　C. BUS　　　　　　　D. CT

　　E. MRI

（3）进一步的治疗原则是

　　A. 胰十二指肠切除术

　　B. 减压胆道取石T形管引流

　　C. 胆总管空肠Roux-Y吻合术

　　D. 胆囊空肠Roux-Y吻合术

　　E. 胆囊切除术

18.（共用题干）男性患者，45岁，近2个月出现肝区疼痛，乏力，消瘦明显，消化不良，腹胀，食欲减退，无黄疸。查体：肝于右肋下可触及3.0cm，移动性浊音（-），诊断为肝癌。

（1）对诊断有重要意义的实验室检查是

　　A. 血常规　　　　　　B. 肝炎系列

　　C. 肝功能　　　　　　D. AFP

　　E. 血浆蛋白测定

（2）诊断价值不大的检查是

　　A. CT　　　　　　　　B. B超

　　C. MRI　　　　　　　D. ERCP

　　E. ECT

（3）在可能实施的情况下，治疗最有效的方法为

　　A. 手术切除病灶　　　B. 肝动脉结扎

　　C. 肝动脉栓塞　　　　D. 化疗

　　E. ^{60}Co（钴）照射

19.（共用题干）男，35岁，反复上腹部疼痛6年，多于每年秋季发生，疼痛多出现于餐前，进餐后可缓解，近2日疼痛再发，伴反酸。体检发现剑突下压痛，Hb 10g/L，粪便隐血（+++）。

（1）该患者首先应考虑的诊断是

　　A. 消化性溃疡

　　B. 急性胃黏膜损害

　　C. 食管贲门黏膜撕裂综合征

　　D. 胃癌

　　E. 胃黏膜脱垂

（2）进一步应先做哪一项检查

　　A. 胃肠钡餐透视　　　B. 胃液分析

　　C. 内镜　　　　　　　D. 腹部B超

　　E. 幽门螺杆菌检测

（3）应首先采取哪一种治疗方法

　　A. 紧急输血

　　B. 6-氨基己酸静脉滴注

　　C. 质子泵抑制剂静脉滴注

　　D. 生长抑素静脉滴注

　　E. 血管升压素静脉滴注

（4）如幽门螺杆菌阳性应采用哪一种治疗方法

　　A. 质子泵抑制剂+克拉霉素

　　B. 阿莫西林+克拉霉素+甲硝唑

　　C. 质子泵抑制剂+阿莫西林+克拉霉素

　　D. 胶体铋+阿莫西林

　　E. 胶体铋+质子泵抑制剂+甲硝唑

20.（共用题干）男，65岁，上腹部不适，食欲不振3个月。近1个月来，出现黄疸并进行性加重，伴有低热，无疼痛。查体：全身黄染，可扪及肿大的胆囊，血胆红素171μmol/L，尿胆红素阳性。

（1）首先应考虑下列哪一项诊断

　　A. 胰腺脓肿　　　　　B. 慢性胰腺炎

　　C. 病毒性肝炎　　　　D. 胰头癌

　　E. 胆囊炎、胆石症

（2）下列进一步检查哪一项应除外

　　A. MRCP　　　　　　B. DSA

　　C. ERCP　　　　　　D. PTC

　　E. CT

21.（共用题干）女性，32岁，间歇性吞咽困难5年，消瘦。

（1）应首先考虑

　　A. 食管癌　　　　　　B. 食管平滑肌瘤

　　C. 食管良性狭窄　　　D. 贲门失弛缓症

　　E. 食管憩室

（2）检查首选

　　A. 食管带网气囊脱落细胞检查

　　B. 食管吞钡造影

　　C. 食管超声检查

　　D. 食管染色检查

　　E. 食管镜检查

22.（共用题干）男，45岁，乙型病毒性肝炎后肝硬化10年，突然呕血800ml。查体：贫血貌，血压90/60mmHg，脉搏110次/分。腹软，肝未及，脾肋下3cm，血红蛋白60g/L，白细胞计数3.5×10⁹/L，血小板计数50×10⁹/L。

（1）患者出血的原因最可能是

　　A. 胃出血　　　　　　B. 胆道出血

　　C. 应激性溃疡出血　　D. 溃疡病出血

　　E. 食管胃底曲张静脉破裂出血

（2）患者的诊断可能是

　　A. 失血性休克　　　　B. 胃癌

C. 门静脉高压   D. 原发性肝癌

E. 出血性胃炎

23.（共用题干）女，56岁，进行性吞咽困难半年。

（1）首先考虑

A. 食管癌   B. 贲门失弛缓症

C. 食管息肉   D. 食管炎

E. 食管腐蚀性狭窄

（2）检查首选

A. 胸部 CT   B. 食管超声

C. 食管吞钡造影   D. 食管拉网脱落细胞检查

E. 食管镜检查

24.（共用题干）女，33岁，4 年前始反复上腹痛，餐前出现，餐后缓解。今晨突然出现剧烈腹痛，来诊。查体：**BP 80/40mmHg，体温 38.9℃，上腹部压痛、反跳痛及肌紧张，肠鸣音减弱，RBC 4.2 × 10^{12}/L，WBC 22 × 10^9/L。**

（1）可能的诊断是

A. 急性肠梗阻   B. 急性胰腺炎

C. 急性胆囊炎   D. 消化性溃疡穿孔

E. 急性胃炎

（2）为进一步确诊首先应做哪一项检查

A. 腹部 B 型超声   B. X 线腹部立位片

C. 内镜   D. 腹腔穿刺

E. 血清淀粉酶

（3）该患者最重要的是首先应采取哪一项治疗方法

A. 抗生素   B. 胃肠减压

C. 立即手术   D. 禁食

E. 抗酸剂应用

25.（共用题干）男，40岁，每日饮白酒 200ml 达 10 年以上，近 2 年来反复间歇发作上腹部疼痛，腹痛可被抗酸剂缓解。体检示上腹部有轻度压痛。实验室检查：红细胞比容 0.45，白细胞计数 10 × 10^9/L，血清肌酐 106μmol/L，血清淀粉酶 274.4μmol/L［800U（Somogyi）］，尿肌酐 10.6mmol/L，尿淀粉酶 27.44μmol/L［80U（Somogyi）］，粪便隐血（＋＋），X 线钡餐检查示十二指肠球部畸形。

（1）该患者的淀粉酶/肌酐清除率（比率）是

A. 0.001%   B. 0.01%

C. 0.1%   D. 1%

E. 10%

（2）最可能的诊断为

A. 急性胰腺炎伴十二指肠球部痉挛

B. 急性胰腺炎伴十二指肠球部炎症

C. 急性胰腺炎伴十二指肠球部溃疡

D. 十二指肠球部溃疡伴高淀粉酶血症

E. 十二指肠球部后壁穿透性溃疡

26.（共用题干）男，33岁，冬春季发作性节律性上腹部疼痛 10 年，近 1 周来疼痛剧烈，以半夜为甚，偶伴呕吐。胃镜检查示十二指肠后壁有直径 0.5 ~ 1.5cm 溃疡，周围

充血水肿，诊断为十二指肠球部活动性溃疡入院治疗。

（1）为迅速缓解症状，选用强烈的抑酸药物，下列何者作用最强

A. 西咪替丁   B. 雷尼替丁

C. 法莫替丁   D. 硫糖铝

E. 奥美拉唑

（2）有关消化性溃疡的病史，下列哪一项描述不正确

A. 具有节律性周期性发作

B. 肝浊音区消失，应怀疑溃疡穿孔

C. 45 岁以上十二指肠溃疡患者，大便隐血阳性，考虑癌变

D. 部分患者以上消化道出血为首发症状

E. 出血后可使原有的溃疡症状减轻

（3）有关消化性溃疡穿孔的并发症，下列描述哪一项是错误的

A. 游离穿孔，十二指肠溃疡比胃溃疡多见

B. 十二指肠溃疡穿孔多发生于前壁

C. 胃溃疡并发穿孔多发生于小弯侧

D. 十二指肠后壁溃疡穿孔可并发出血

E. 十二指肠后壁溃疡发生穿孔速度很快

27.（共用题干）男，24 岁，冬春季节上腹痛发作已有 4 年，近半个月来上腹痛加重，伴反酸及饥饿痛，并有半夜痛，痛醒后进食使疼痛缓解，1 小时前突然发作上腹部刀割样剧痛，大汗淋漓，面色苍白，腹痛迅速蔓延至全腹而来院急诊。

（1）该患者在体检时最可能出现的体征是

A. 肠鸣音亢进   B. 振水音阳性

C. 腹部板状强直   D. 皮肤巩膜黄染

E. 移动性浊音阳性

（2）首选哪一项检查来协助做出诊断

A. 血白细胞分类计数   B. 血清淀粉酶

C. B 型超声   D. 腹部平片

E. 急诊胃镜检查

（3）据上述症状、体征及检查考虑诊断为何病

A. 胆石症   B. 胆道蛔虫病

C. 溃疡病穿孔   D. 急性胰腺炎

E. 消化道出血

28.（共用题干）女，68 岁。突发上腹阵发性绞痛 2 小时，短时间内寒战、高热，小便呈浓茶样，随后嗜睡。查体：**T 39.6℃，P 128 次/分，R 30 次/分，BP 80/50mmHg。神志不清，躁动，巩膜黄染，右上腹肌紧张，有压痛和反跳痛。**

（1）导致该患者所患疾病最可能的病因是

A. 胆管肿瘤   B. 胆管结石

C. 胆管蛔虫   D. 胆管狭窄

E. 胆管畸形

（2）以下非手术治疗措施中，错误的是

A. 持续吸氧

B. 联合使用足量抗生素

C. 纠正水、电解质紊乱

D. 输注 2 个单位红细胞

E. 禁食、胃肠减压

（3）急症手术最有效的手术方式是

A. 胆总管切开减压术

B. 腹腔镜胆囊切除术

C. 胆囊造瘘术

D. 胆总管空肠吻合术

E. 胆总管十二指肠吻合术

29.（共用题干）男，45 岁，进食高脂餐并饮酒后上腹持续疼痛 8 小时，呕吐 2 次后疼痛无缓解。查体：T 37.8℃，上腹偏左压痛、反跳痛阳性。

（1）最有诊断意义的辅助检查是

A. 血清脂肪酶

B. 血常规

C. 血清淀粉酶

D. 立位腹部 X 线平片

E. 心电图

（2）最可能的诊断是

A. 急性胃炎　　　　　B. 急性胆囊炎

C. 肠梗阻　　　　　　D. 急性胰腺炎

E. 急性心肌梗死

（3）如需使用抗生素治疗，抗生素选择的最佳配伍是甲硝唑和

A. 阿奇霉素　　　　　B. 克林霉素

C. 环丙沙星　　　　　D. 头孢拉啶

E. 青霉素

30.（共用题干）男，70 岁，饮酒 1 小时后呕咖啡样物 100ml，后排黑便 100g，既往体健。查体：P 110 次/分，BP 90/50mmHg。

（1）首选的治疗药物是

A. 多巴胺　　　　　　B. 硫糖铝

C. 氨甲苯酸　　　　　D. 纳洛酮

E. 奥美拉唑

（2）对诊断及治疗最有意义的检查是

A. 胃镜

B. 腹部 X 线平片

C. 上消化道 X 线钡餐造影

D. 腹部 B 超

E. 腹部 CT

31.（共用题干）男，65 岁，大量呕血、黑便 1 天。既往有胃溃疡病史 20 年，曾有多次出血史。查体：P 126 次/分，BP 86/50mmHg，神情紧张，烦躁，手足湿冷，腹软，上腹部压痛（＋），肠鸣音亢进。血常规：Hb 90g/L，血细胞比容 0.30，心电图示窦性心动过速。

（1）对该患者目前首选的重要治疗措施是

A. 输注浓缩红细胞

B. 立即静脉注射止血药物

C. 立即静脉滴注垂体后叶素

D. 冰盐水 200ml ＋去甲肾上腺素 8mg 胃内灌注

E. 快速静脉滴注平衡盐溶液

（2）经急诊胃镜发现胃角切迹大溃疡，活动出血明显，决定行胃大部切除术，为达到治疗效果，至少应切除胃的

A. 30% 左右　　　　　B. 50% 左右

C. 80% 左右　　　　　D. 40% 左右

E. 60% 左右

32.（共用题干）男，68 岁，阵发性腹痛 1 年，自觉有"气块"在腹中窜动，起初大便次数增加，近 3 个月腹胀、便秘，近 3 天无肛门排气、排便，呕吐物有粪便臭味，一直感乏力和低热。

（1）根据病史考虑肠梗阻应为

A. 高位完全梗阻　　　B. 低位不完全梗阻

C. 血运性肠梗阻　　　D. 高位不完全梗阻

E. 低位完全梗阻

（2）该患者引起梗阻的病因最可能的是

A. 粪块　　　　　　　B. 炎性狭窄

C. 肠系膜血栓　　　　D. 肿瘤

E. 粘连带

（3）禁忌使用的检查是

A. 结肠镜

B. 立位腹部 X 线平片

C. 腹部 B 超

D. 腹部 CT

E. 全消化道钡餐造影

33.（共用题干）女，35 岁，腹胀、腹部隐痛伴低热 3 个月，突发脐周绞痛 6 小时，呕吐数次，无排气、排便。

（1）最可能的诊断是

A. 消化性溃疡并幽门梗阻

B. 慢性阑尾炎急性发作

C. 结肠癌并肠穿孔

D. 结核性腹膜炎并肠梗阻

E. 缺血性肠病并肠梗阻

（2）首选的检查是

A. 结肠镜检查　　　　B. 立位腹部 X 线平片

C. 腹部 B 超　　　　　D. 腹部 CT

E. 腹部 MRI

34.（共用题干）女，57 岁。既往有 10 年乙肝病史。晚餐进食后突发呕血 3 小时，呕吐物鲜红色，量约 500ml。查体：T 36.5℃，P 100 次/分，R 20 次/分，BP 110/70mmHg。皮肤未见出血点，双肺呼吸音清，未闻及干湿啰音，心律齐，腹软，无压痛。

（1）该患者发生呕血最可能的原因是

A. 胃溃疡大出血

B. 十二指肠溃疡大出血

C. 急性胆道大出血

D. 食管胃底曲张静脉破裂

E. 急性糜烂性胃炎

（2）患者拟接受手术止血，最主要的处置是
    A. 结扎切断胃底贲门周围血管
    B. 结扎切断胃十二指肠血管
    C. 结扎切断右胃网膜及左胃网膜血管
    D. 结扎切断胃左动脉及胃右动脉
    E. 缝合结扎食管旁曲张静脉

35.（共用题干）女，35 岁。择期经上腹正中切口行胃大部切除术，并置切口内乳胶片引流。

（1）一般拔除引流片的时间为术后
    A. 2 周　　　　　　　　B. 7 ~ 8 天
    C. 5 ~ 6 天　　　　　　D. 3 ~ 4 天
    E. 1 ~ 2 天

（2）正常情况下，该患者拆线时间应为术后
    A. 2 周　　　　　　　　B. 10 ~ 12 天
    C. 7 ~ 9 天　　　　　　D. 5 ~ 6 天
    E. 3 ~ 4 天

36.（共用题干）女，66 岁。反复上腹胀痛 2 年，进食后呕吐 2 个月，呕吐物含有宿食。查体：贫血貌，消瘦，上腹可见胃型，可闻及振水音。

（1）最有价值的辅助检查是
    A. B 超　　　　　　　　B. 腹部 CT
    C. 纤维胃镜　　　　　　D. 腹部 X 线平片
    E. MRl

（2）患者最早出现的酸碱失衡和水、电解质紊乱的类型是
    A. 低钾血症、代谢性碱中毒
    B. 高钾血症、代谢性酸中毒
    C. 高钾血症、代谢性碱中毒
    D. 低钾血症、代谢性酸中毒
    E. 低氯血症、代谢性酸中毒

37.（共用题干）女，65 岁。反复不规律上腹部胀痛 3 年，胃镜诊断为萎缩性胃炎。

（1）判断该患者炎症活动的客观依据是
    A. 胃黏膜肠上皮化生
    B. 胃黏膜出血
    C. 胃黏膜内中性粒细胞增多
    D. 胃黏膜中增多的主要是淋巴细胞
    E. 胃黏膜纤维组织增生

（2）该患者如考虑为 A 型胃炎，叙述正确的是
    A. 壁细胞抗体阴性
    B. 胃酸升高
    C. 不出现厌食、体重下降
    D. 不出现恶性贫血
    E. 主要位于胃体部

38.（共用题干）男，64 岁。反复发作上腹部疼痛 4 年，近 2 天上腹绞痛，伴发热、寒战，皮肤巩膜黄染。

（1）该病最可能的原因是
    A. 肿瘤　　　　　　　　B. 结石
    C. 蛔虫　　　　　　　　D. 炎性狭窄
    E. 炎症

（2）若患者出现神志淡漠、嗜睡，血压 90/50mmHg，最有效的治疗措施是
    A. 纠正水、电解质和酸碱平衡紊乱
    B. 给予有效足量抗生素
    C. 应用肾上腺皮质激素
    D. 紧急手术解除胆道梗阻并减压
    E. 继续观察

39.（共用题干）男，41 岁。上腹疼痛 7 小时，伴发热，体温 38.5℃，频繁呕吐。查体发现上腹部肌紧张，压痛，无移动性浊音。血白细胞 $15 \times 10^9/L$。X 线检查：膈下未见游离气体。

（1）如果患者治疗期间出现上腹部包块，首先考虑的诊断是
    A. 腹膜转移癌　　　　　　B. 粘连性肠梗阻
    C. 胰腺假性囊肿　　　　　D. 胰腺癌
    E. 结肠癌

（2）该患者治疗最重要的措施是
    A. 急诊手术
    B. 禁食和胃肠减压
    C. 腹腔穿刺引流
    D. 腹腔镜切除胆囊
    E. 应用大量广谱抗生素

40.（共用题干）男，45 岁。反酸、烧心 2 个月，站立时症状减轻，卧位、弯腰时加重。

（1）首先考虑的诊断是
    A. 消化性溃疡
    B. 胃食管反流病
    C. 食管癌
    D. 食管贲门失弛缓症
    E. 食管裂孔疝

（2）造成该病的主要发病机制不包括
    A. 食管酸廓清能力下降
    B. 下食管括约肌压力降低
    C. 胃排空异常
    D. 夜间胃酸分泌过多
    E. 异常的下食管括约肌一过性松弛

B1 型题

1.（共用备选答案）
    A. 胆囊切除术
    B. 胆囊造口术
    C. Oddi 括约肌切开成形术
    D. 胆囊切除加胆管空肠 Roux Y 吻合术
    E. 胆囊切除加胆总管探查引流术
（1）胆囊多发性小结石有黄疸史宜采用
（2）慢性胆囊炎合并胆囊积水宜采用
（3）肝内胆管大量泥沙样结石宜采用
（4）胆囊积脓穿孔合并感染性休克宜采用

2.（共用备选答案）
    A. 便血量多而鲜红　　　　B. 便血少而疼痛

C. 便血污秽而臭　　　　D. 便血量多而色黑

E. 便污血而疼痛

（1）肛裂可见

（2）内痔可见

（3）血栓性外痔可见

（4）直肠癌可见

3.（共用备选答案）

A. 鲜红血便　　　　　　B. 创伤后呕血

C. 出血伴腹痛、发热　　D. 呕血及黑便

E. 出血来势凶猛，以呕血为主

（1）食管胃底静脉曲张破裂出血表现为

（2）胆道出血表现为

（3）应激性溃疡表现为

4.（共用备选答案）

A. 左半结肠癌　　　　　B. 右半结肠癌

C. 小肠肿瘤　　　　　　D. 局限性肠炎

E. 溃疡性结肠炎

（1）腹部不适，无力，消瘦，发热伴贫血，粪便带脓血或黏液。应诊断为

（2）腹痛，腹胀，便秘或腹泻，不完全性低位肠梗阻。应诊断为

5.（共用备选答案）

A. 上腹刀割样痛伴肌紧张

B. 上腹烧灼痛伴反酸

C. 上腹钻顶样痛

D. 右上腹绞痛

E. 中上腹持续性剧痛

（1）十二指肠球部溃疡表现为

（2）胆道蛔虫表现为

（3）内脏穿孔表现为

6.（共用备选答案）

A. 十二指肠球部溃疡　　B. 胰源性溃疡

C. 浅表性胃炎　　　　　D. 胃窦溃疡

E. 胃窦癌

（1）BillrothⅡ式胃大部切除术适用于

（2）BillrothⅠ式胃大部切除术适用于

7.（共用备选答案）

A. AFP < 20μg/L

B. AFP > 100μg/L

C. AFP > 200μg/L 持续 6 周

D. AFP > 200μg/L 持续 8 周

E. AFP > 500μg/L 持续 2 周

（1）可以诊断肝细胞癌的是

（2）与胆管细胞癌相关的是

8.（共用备选答案）

A. 胃镜检查　　　　　　B. 钡餐造影

C. 腹部 CT　　　　　　D. 腹部 B 超

E. 胃液分析

（1）诊断急性胃炎主要依据

（2）了解溃疡病患者胃酸分泌情况依据

9.（共用备选答案）

A. 地图形溃疡

B. 边缘呈堤坝样隆起的溃疡

C. 长轴与局部肠管纵轴平行的溃疡

D. 边缘整齐如刀切的圆形溃疡

E. 口小底大的烧瓶状溃疡

（1）消化性溃疡病出现

（2）溃疡型胃癌出现

（3）细菌性痢疾出现

10.（共用备选答案）

A. 腹水比重 < 1.016，蛋白 20g/L

B. 腹水比重 > 1.018，李凡他试验阳性

C. 乳糜样腹水

D. 腹水细胞总数 > 1000×10^6/L，分类以中性粒细胞为主

E. 腹水细胞总数 100×10^6/L，分类以间皮细胞为主

（1）最可能为肝硬化腹水的是

（2）最可能为结核性腹膜炎腹水的是

11.（共用备选答案）

A. 常发生在进油腻食后　B. 过食、饮酒后发生

C. 腹痛在剧烈活动后发生　D. 持续性腹痛阵发加重

E. 转移性疼痛

（1）急性胆囊炎发病与饮食的关系是

（2）急性胰腺炎发病与饮食的关系是

（3）胆石症合并胆道感染时腹痛为

12.（共用备选答案）

A. 胆道蛔虫病

B. 急性梗阻性化脓性胆管炎

C. 肝脓肿

D. 急性水肿型胰腺炎

E. 急性化脓性胆囊炎

（1）胆囊结石最常见的并发症是

（2）最易引起感染性休克的疾病是

13.（共用备选答案）

A. 十二指肠损伤断裂　　B. 肝破裂

C. 胃破裂　　　　　　　D. 胰腺损伤断裂

E. 乙状结肠严重损伤断裂

（1）较大裂伤可在彻底止血后，放置引流，不予缝合的是

（2）在修补术后，行胃部分切除，胃空肠吻合术。术后胃肠减压 7 ~ 10 天，是指

14.（共用备选答案）

A. 急性胆囊炎　　　　　B. 急性阑尾炎

C. 胃十二指肠溃疡穿孔　D. 急性胰腺炎

E. 右输尿管结石

（1）转移性右下腹痛可见于

（2）上腹部束带样疼痛，多呈持续性可见于

（3）右腰部阵发性绞痛向会阴部扩散可见于

15.（共用备选答案）

A. 未闭的鞘状突为一条细小管道

B. 鞘状突下段闭锁而上段未闭

C. 鞘状突两段闭锁而中段不闭

D. 右侧睾丸下降迟于左侧

E. 腹内斜肌弓状下缘发育不全或位置偏高

（1）腹股沟疝或复发疝的发病机制是

（2）右腹股沟疝多见的原因是

（3）交通性睾丸鞘膜积液可见

16.（共用备选答案）

A. 急性化脓性胆囊炎

B. 胆囊结石

C. 急性梗阻化脓性胆管炎

D. 急性出血坏死性胰腺炎

E. 胆总管结石

（1）Charcot 三联征见于

（2）Murphy 征见于

（3）Reynolds 五联征见于

17.（共用备选答案）

A. McBurney 点压痛   B. Murphy 征阳性

C. 腹中部压痛   D. 脐周压痛

E. 下腹正中压痛

（1）急性胆囊炎表现为

（2）急性阑尾炎表现为

18.（共用备选答案）

A. 一日出血量 10ml

B. 一日出血量 60ml

C. 胃内储积血量 300ml

D. 一日出血量为 400ml

E. 一日出血量为 1200ml

（1）仅表现为黑粪的是

（2）可出现呕血的是

（3）有循环障碍休克表现的是

19.（共用备选答案）

A. 丙氨酸氨基转移酶

B. 碱性磷酸酶

C. 谷氨酸氨基转移酶

D. 白蛋白

E. 甲胎蛋白

（1）反映肝硬化肝功能减退的血清指标是

（2）继发性肝癌一般不会发生变化的指标是

20.（共用备选答案）

A. 肛裂   B. 直肠癌

C. 肛瘘   D. 内痔

E. 直肠息肉

（1）肛诊检查触及不规则肿物，质硬、固定，最可能是

（2）肛诊检查触及黏膜外条索状肿物，质地稍硬、固定，最可能是

21.（共用备选答案）

A. 肛瘘   B. 肛裂

C. 内痔   D. 直肠癌

E. 直肠息肉

（1）长期便秘，大便干燥、带血，考虑

（2）直肠指检肛门条索状肿物，考虑

22.（共用备选答案）

A. 肛瘘   B. 肛裂

C. 内痔   D. 直肠癌

E. 直肠息肉

（1）直肠指诊摸到不平质硬肿物，指套上有脓血与黏液，应考虑

（2）直肠指检触及表面光滑且圆软的可推动肿物，应考虑

23.（共用备选答案）

A. 抑制细菌，减少氨气形成

B. 促进氨的代谢

C. 维持氨的平衡

D. 减少假性神经递质产生

E. 减少氨的吸收

（1）使用甲硝唑治疗肝性脑病的机制是

（2）使用天冬氨酸鸟氨酸治疗肝性脑病的机制是

24.（共用备选答案）

A. 病毒性肠炎

B. 真菌性肠炎

C. 侵袭性大肠埃希菌性肠炎

D. 出血性大肠埃希菌性肠炎

E. 金黄色葡萄球菌性肠炎

（1）起病急，体温 40℃，粪便呈黏液和脓血状，中毒症状明显，伴里急后重，考虑

（2）应用多种抗生素后，出现呕吐、腹泻，暗绿色水样便，镜检发现大量脓细胞，考虑

第十六章　泌尿系统（含男性生殖系统）

A1/A2 型题

1. 肾盂结石直径 2.8cm，肾功能正常，中度肾积水。首选的治疗方法是

A. 肾盂切开取石

B. 药物排石

C. 体外冲击波碎石

D. 多饮水密切随访

E. 经皮肾镜碎石取石

2. IgA 肾病最常见的临床表现为

A. 蛋白尿   B. 白细胞尿

C. 血尿   D. 水肿

E. 高血压

3. 肾结核多来源于

A. 骨结核   B. 肠结核

C. 肺结核   D. 膀胱结核

E. 生殖系结核

4. 肾小球源性血尿的特点是

    A. 变形红细胞尿   B. 终末血尿

    C. 尿痛血尿   D. 初始血尿

    E. 血凝块伴血尿

5. 蛋白尿的定义是 24 小时尿蛋白超过

    A. 150mg   B. 100mg

    C. 200mg   D. 250mg

    E. 300mg

6. 体外冲击波碎石的禁忌证，下列哪一项是错误的

    A. 妊娠   B. 过于肥胖

    C. 肉眼血尿   D. 安装有心脏起搏器者

    E. 结石远端尿路梗阻

7. 以下哪一种不是尿道下裂的病理分型

    A. 会阴型   B. 阴囊型

    C. 阴茎型   D. 尿道型

    E. 阴茎头型

8. 腹股沟部隐睾最常见的并发症为

    A. 恶变   B. 腹股沟疝

    C. 疼痛   D. 静脉曲张

    E. 鞘膜积液

9. 后尿道损伤最常见的后期并发症为

    A. 尿道直肠瘘   B. 直肠损伤

    C. 尿外渗   D. 尿道狭窄

    E. 阳痿

10. 肾结核最常见的临床表现是

    A. 尿频、尿痛   B. 血尿、脓尿

    C. 肾区疼痛、肿块   D. 贫血、乏力

    E. 潮热、盗汗

11. 肾结核最常见的晚期并发症为

    A. 结核性尿道狭窄   B. 结核性膀胱阴道瘘

    C. 结核性膀胱直肠瘘   D. 膀胱挛缩和对侧肾积水

    E. 肾钙化

12. 闭合性肾损伤保守治疗期间发生以下哪一种情况无须手术

    A. 抗休克后生命体征仍未见改善

    B. 血尿逐渐加重，血红蛋白和血细胞比容继续降低

    C. 腰、腹部肿块明显增大

    D. 血尿持续存在

    E. 有腹腔脏器损伤可能

13. 脓尿患者，一般抗感染治疗无效，普通培养无细菌生长，首先考虑

    A. 肾盂肾炎   B. 膀胱肿瘤

    C. 间质性膀胱炎   D. 泌尿系结石

    E. 泌尿系结核

14. 有关前列腺增生症，下列哪一项是错误的

    A. 前列腺增生的症状与前列腺大小不成正比

    B. 前列腺增生起始于围绕尿道精阜部位的腺体，即中央带

    C. 前列腺体积不大者也可有尿频、尿急和排尿困难

    D. 前列腺增生患者检测 PSA，主要是为了判断增生程度

    E. 前列腺增生症状轻者可观察等待

15. 男，25 岁，病毒性呼吸道感染后 4 天发现肉眼血尿，无皮疹与水肿。应首先怀疑

    A. 急性肾小球肾炎   B. IgA 肾病

    C. 过敏性紫癜性肾炎   D. 肺肾综合征

    E. 狼疮性肾炎

16. 肾病综合征患者应用泼尼松治疗 5 周后，尿蛋白定量由 3.8g/24h 减少至 2.6g/24h，但仍有双下肢的水肿，应当进行下述治疗

    A. 继续泼尼松治疗

    B. 换用地塞米松

    C. 将泼尼松减量，加强利尿

    D. 加用吲哚美辛

    E. 加用环磷酰胺

17. 女，22 岁，突然发热，腰痛，卧床不起，尿蛋白（−），红细胞 10 个/HP，白细胞 20 ~ 30 个/HP，下列哪一项不符合急性肾盂肾炎

    A. 发热   B. 尿白细胞管型

    C. 高血压   D. 膀胱刺激征

    E. 肾区叩痛

18. 睾丸鞘膜积液的最佳治疗方法是

    A. 鞘膜翻转术   B. 穿刺抽液术

    C. 结扎鞘突   D. 中药

    E. 理疗

19. 鉴别慢性肾盂肾炎与慢性肾小球肾炎有效的是

    A. 血尿程度

    B. 蛋白尿程度

    C. 肾功能减退程度

    D. 影像检查示一侧肾缩小或表面凹凸不平

    E. 高血压程度

20. 女，45 岁，慢性尿路感染反复发作 10 年，现血尿素氮 9mmol/L，血肌酐 186μmol/L，尿中红细胞 5 ~ 10 个/HP。其肾功能属

    A. 肾功能正常期   B. 肾功能代偿期

    C. 肾功能失代偿期   D. 肾衰竭期

    E. 肾衰竭加重期

21. 男，30 岁，1 小时前被自行车撞到腰部。血压 100/65mmHg，尿常规：红细胞 30 ~ 40 个/高倍视野，最可能的诊断是

    A. 肾蒂裂伤   B. 肾盂裂伤

    C. 肾碎裂伤   D. 肾皮质深部裂伤

    E. 肾挫伤

22. 女，30 岁，尿频、尿急 3 年，尿沉渣镜检：脓细胞（＋＋＋＋），红细胞（＋），尿培养（−）性。排泄性尿路造影：左肾未显影，左肾区见散在性小片状高密度阴影，右肾积水，膀胱如乒乓球大小。诊断为

A. 左肾结核　　　　　　　　B. 右肾结核

C. 双肾结核　　　　　　　　D. 左肾结石

E. 左肾肿瘤

23. 男，30岁，发作性左腰区疼痛1周，每次疼痛数小时，腹部X线平片可见左侧腹部有一高密度阴影，在肾下极下2cm，直径为1.2cm，诊断考虑是左输尿管结石，目前首选治疗方案为

A. 大量饮水　　　　　　　　B. 输尿管镜取石

C. ESWL　　　　　　　　　D. 解痉、抗感染

E. 以上都不是

24. 男，27岁，发现左阴囊肿块4个月，临床诊断为左睾丸肿瘤，检查可见腹膜后淋巴结多发性肿大。术后病理报告为：精原细胞瘤。该患者最合适的治疗方案是

A. 经阴囊行睾丸切除术

B. 经腹股沟高位睾丸切除术

C. 高位睾丸切除 + 腹膜后放疗

D. 高位睾丸切除 + 腹膜后淋巴结清扫

E. 经阴囊睾丸切除 + 腹膜后放疗

25. 男，70岁，排尿困难2年，腹部平片提示膀胱区有直径2.0cm椭圆形致密影。典型的临床症状是

A. 膀胱刺激症状　　　　　　B. 进行性排尿困难

C. 血尿　　　　　　　　　　D. 腰痛、血尿、脓尿

E. 尿流中断，改变体位后好转

26. 男，28岁。左阴囊内肿块半年，时有挤压痛，无热，不影响活动。查体：左阴囊肿大，触之睾丸上部有一鹅卵大小囊性肿块，牵拉睾丸可随之活动，挤压不变小，睾丸可触之正常大小，透光试验阳性，应诊断为

A. 睾丸鞘膜积液　　　　　　B. 精索鞘膜积液

C. 交通性鞘膜积液　　　　　D. 左斜疝

E. 精液囊肿

27. 女，46岁，反复发生尿急、尿频、尿痛6年。多次尿检白细胞0～2个/HP，尿细菌定量培养（－），最可能的诊断是

A. 慢性膀胱炎　　　　　　　B. 慢性肾盂肾炎

C. 尿路感染复发　　　　　　D. 尿道综合征

E. 神经官能症

28. 男，76岁，高血压30余年，平时血压在（150～180）/（90～110）mmHg，不规则服用降压药。近2周来胸闷、气促，贫血貌，颈静脉怒张，心界向左下扩大，心率104次/分，两肺底有细小湿啰音，肝肋下二指，下肢水肿（＋＋），尿蛋白（＋），血肌酐884μmol/L（10mg/dl）。肾衰竭最可能病因是

A. 慢性肾小球肾炎致肾性高血压

B. 肾小动脉硬化

C. 慢性肾盂肾炎

D. 老年性肾硬化

E. 心力衰竭致肾功能减退

29. 下列哪一项是血液透析的禁忌证

A. 尿素氮 ＞30mmol/L　　　B. 血清钾 ＞6.5mmol/L

C. 血清肌酐 ＞908μmol/L　　D. 严重酸中毒

E. 休克

30. 慢性肾功能不全尿毒症期血肌酐应是

A. Cr ＜450μmol/L　　　　B. Cr ＞450μmol/L

C. Cr ＞707μmol/L　　　　D. Cr ＜707μmol/L

E. Cr ＞507μmol/L

31. 女，29岁，尿频、尿急、尿痛2年余，有终末血尿。尿检：脓细胞（＋＋），红细胞（＋＋），尿细菌培养阴性。静脉肾盂造影：右肾不显影，左肾上下盏均有虫蚀样改变伴有轻度积水。血肌酐100μmol/L，血红蛋白110g/L。诊断为双肾结核，该患者应怎样治疗

A. 非手术抗结核治疗

B. 抗结核治疗后右肾切除

C. 左肾造瘘

D. 右肾切除，左肾造瘘

E. 右肾切除

32. 以下哪一项不是临床诊断前列腺癌的基本方法

A. 直肠指诊　　　　　　　　B. 经直肠超声

C. 血 PSA　　　　　　　　　D. 膀胱尿道镜

E. 前列腺穿刺活检

33. 睾丸肿瘤主要的临床表现是

A. 睾丸肿大，有沉重感　　　B. 睾丸疼痛

C. 血尿　　　　　　　　　　D. 发热

E. 腹股沟淋巴结肿大

34. 前列腺增生最重要的症状是

A. 尿频　　　　　　　　　　B. 排尿困难

C. 尿失禁　　　　　　　　　D. 尿潴留

E. 尿流中断

35. 易引起排尿突然中断的结石是

A. 肾盏结石　　　　　　　　B. 肾盂结石

C. 输尿管结石　　　　　　　D. 膀胱结石

E. 以上都不是

36. 选择性蛋白尿以

A. 球蛋白为主　　　　　　　B. 清蛋白为主

C. 本周蛋白为主　　　　　　D. IgA 为主

E. β_2 微球蛋白为主

37. 治疗慢性肾小球肾炎的主要目的是

A. 消除水肿　　　　　　　　B. 消除血尿

C. 消除蛋白尿　　　　　　　D. 控制高血压

E. 延缓肾功能减退

38. 男性，67岁，排尿困难1个月余，B超、CT示前列腺内低回声光团，局限于包膜内。活检为前列腺癌，其最合适的治疗方案是

A. 经尿道前列腺电切术

B. 前列腺癌根治术

C. 前列腺摘除术

D. 切除双侧睾丸 + 前列腺摘除术

E. 暂不处理，密切观察

39. 男，35 岁。10 岁时因右侧隐睾行睾丸固定术，近 1 个月以来右侧阴囊肿大伴疼痛。查：右侧阴囊下垂明显，皮温不高，睾丸肿大，质硬，有明显沉重感，透光试验阴性。应初诊为
A. 右睾丸炎　　　　　B. 右附睾炎
C. 右睾丸鞘膜积液　　D. 右睾丸肿瘤
E. 右睾丸结核

40. 慢性肾盂肾炎的典型临床表现是
A. 血尿　　　　　　　B. 长期低热、腰痛
C. 高血压　　　　　　D. 反复急性发作
E. 无症状菌尿

41. 导致尿毒症高血压的各种因素中，最主要的是
A. 肾素增加　　　　　B. 水钠潴留
C. 交感神经兴奋性增高　D. 儿茶酚胺增多
E. 前列腺素减少

42. 男，36 岁，慢性肾炎多年，近来出现恶心、呕吐，呼吸深而快，血尿素氮 20mmol/L（55mg/dl），肌酐 450μmol/L（5mg/dl），血 pH 7.25，血 HCO_3^- 20mmol/L，该肾功能处于
A. 正常期　　　　　　B. 代偿期
C. 失代偿期　　　　　D. 衰竭期
E. 终末期

43. 男性，32 岁，排尿困难 2 年余，3 年前有骨盆骨折病史。B 超测残余尿量150ml。引起排尿困难的原因最可能是
A. 前列腺炎　　　　　B. 膀胱损伤
C. 尿道结石　　　　　D. 尿道损伤
E. 尿道狭窄

44. 急性肾小管坏死的正确处理原则是
A. 少尿期——充分补液后利尿
B. 多尿期——补足液体，量出为入
C. 控制感染——大剂量青霉素钾盐静脉滴注
D. 初发期诊断性治疗——甘露醇、呋塞米
E. 饮食原则——低盐、高蛋白、高糖

45. 男，25 岁，右侧阴囊坠胀 3 个月。查体：右侧睾丸增大、质硬，有沉重感。应首先考虑的疾病是
A. 鞘膜积液　　　　　B. 睾丸炎
C. 睾丸扭转　　　　　D. 睾丸肿瘤
E. 睾丸结核

46. 以下哪一项是决定膀胱癌预后最主要的因素
A. 肿瘤大小
B. 肿瘤分布部位
C. 肿瘤的数目
D. 肿瘤浸润深度 + 分化程度
E. 分化程度

47. 男性，车祸后半小时，血压 90/56mmHg，心率 120 次/分，下腹膨隆，不能自排小便，尿道口有少量出血，X 线检查示骨盆骨折，尿道造影提示后尿道断裂，最佳处理是
A. 立即导尿
B. 耻骨上穿刺排尿
C. 后尿道修补术
D. 尿道会师术
E. 抗休克治疗后耻骨上膀胱造瘘术

48. 病理改变主要在肾而临床表现主要在膀胱，见于
A. 肾结石　　　　　　B. 肾肿瘤
C. 肾结核　　　　　　D. 肾积水
E. 多囊肾

49. 尿道球部外伤时最常见的原因为
A. 尿道器械检查　　　B. 骑跨伤
C. 刀伤　　　　　　　D. 骨盆骨折
E. 手术损伤

50. 损伤出现明显血尿的是
A. 肾蒂血管断裂
B. 肾动脉血栓形成
C. 肾盂广泛裂伤
D. 输尿管断裂或被血块阻塞
E. 肾部分裂伤，肾盂肾盏黏膜破裂

51. 下列哪一项不是急进性肾炎的临床特点
A. 起病急，初期表现似急性肾炎
B. 常有贫血
C. 常出现少尿甚至无尿
D. 可有咯血及肺部病变
E. 强化治疗无效时可长期透析

52. 前列腺增生症早期的症状是
A. 排尿费力　　　　　B. 尿频
C. 尿潴留　　　　　　D. 尿失禁
E. 尿急

53. 男，30 岁，慢性肾炎 6 年。查血 BUN 18mmol/L，Cr 285μmol/L，血红蛋白 80g/L。尿蛋白（＋＋），最合适的治疗为
A. 低蛋白饮食 + 酮酸　B. 血液透析
C. 肾移植　　　　　　D. 腹膜透析
E. 中草药

54. 下面哪一种血尿应考虑为上尿路结石
A. 无痛性血尿　　　　B. 活动后血尿
C. 终末血尿　　　　　D. 初期血尿
E. 血尿伴血块

55. 导致肾盂肾炎的常见致病菌为
A. 克雷伯杆菌　　　　B. 大肠埃希菌
C. 变形杆菌　　　　　D. 葡萄球菌
E. 粪链球菌

56. 下列哪一项属慢性肾功能不全失代偿期（氮质血症期）
A. GFR＞50/ml/min，Cr＜1 78μmol/L（＜2mg/dl）
B. GFR＜50ml/min，Cr＞1 78μmol/L（＞2mg/dl）
C. GFR＜25ml/min，Cr＞450μmol/L（＞7mg/dl）
D. GFR＜15ml/min，Cr＞607μmol/L（＞3mg/dl）
E. GFR＜10ml/min，Cr＞884μmol/L（＞10mg/dl）

57. 在我国引起慢性肾衰竭最常见的原因是
    A. 慢性肾小球肾炎　　　　B. 慢性肾盂肾炎
    C. 遗传性肾小球肾炎　　　D. 糖尿病肾病
    E. 高血压肾病

58. 女，32 岁，蛋白尿 2 年，尿少 1 周入院，全身凹陷性水肿，血压正常，血清蛋白 11g/L，肾功能正常，尿蛋白 10g/24h，诊断为肾病综合征。哪一项处理不当
    A. 卧床休息　　　　　　　B. 低盐、正常蛋白饮食
    C. 静脉输注清蛋白　　　　D. 肾上腺皮质激素首选
    E. 利尿消肿

59. 男，65 岁，水肿，全身多处疼痛 5 个月余。尿蛋白 5g/L，颅骨、骨盆 X 线呈穿凿样空洞，血浆蛋白电泳见 M 带，尿本周蛋白阳性。可能的诊断为
    A. 肾淀粉样变性　　　　　B. 多发性骨髓瘤肾病
    C. 淋巴瘤　　　　　　　　D. 狼疮性肾炎
    E. 糖尿病肾病

60. 女性，52 岁，患类风湿关节炎已 12 年，双膝、双髋关节严重的屈曲畸形，四肢肌肉萎缩，不能行走，整天坐轮椅或卧床，四肢关节无肿胀，个别关节有疼痛，ESR 10mm/h，血尿常规均正常，X 线片示双髋关节间隙消失，关节破坏融合。该患者的治疗应选择
    A. 雷公藤多苷片
    B. 非甾体抗炎镇痛药
    C. 甲氨蝶呤 + 氯喹 + 柳氮磺胺吡啶
    D. 外科治疗，如关节置换等手术治疗
    E. 甲氨蝶呤 + 激素

61. 对区分急、慢性肾衰竭最有意义的是
    A. 蛋白尿程度　　　　　　B. 血尿程度
    C. 肾脏体积的大小　　　　D. 氮质血症程度
    E. 酸中毒程度

62. 尿毒症心血管系统表现中不常见
    A. 高血压　　　　　　　　B. 心内膜炎
    C. 心力衰竭　　　　　　　D. 心律失常
    E. 心包炎

63. 在我国成年人中，引起原发性肾病综合征最常见的病理类型是
    A. 微小病变
    B. 系膜增生性肾炎
    C. 系膜毛细血管性肾炎
    D. 膜性肾病
    E. 局灶性节段性肾小球硬化

64. 肉眼血尿反复发作，最常见于
    A. 急性肾小球肾炎　　　　B. 狼疮性肾小球肾炎
    C. 急进性肾小球肾炎　　　D. 过敏性紫癜肾炎
    E. IgA 肾病

65. 男，45 岁，因交通事故，双股骨干粉碎性骨折并肌肉损伤第二日，24 小时尿量 200ml，下列化验结果不符合急性肾衰竭的是
    A. 血钾 5.3mmol/L

B. 尿素氮 14.2mmol/L
C. 血镁 1.3mmol/L
D. 血磷 0.89mmol/L、血钙 2.86mmol/L
E. 血肌酐 106μmol/L

66. 前列腺增生症最主要的症状是
    A. 血尿　　　　　　　　　B. 排尿痛
    C. 进行性排尿困难　　　　D. 会阴疼痛和便秘
    E. 尿流中断

67. 确诊前列腺癌最有帮助的检查是
    A. 直肠指诊　　　　　　　B. 经直肠超声
    C. 血 PSA　　　　　　　　D. 前列腺穿刺活检
    E. CT

68. 尿毒症高血压伴血钾增高时，降压治疗不宜使用
    A. β 受体阻断剂　　　　　B. 袢利尿剂
    C. 钙拮抗剂　　　　　　　D. 血管扩张剂
    E. 血管紧张素转换酶抑制剂

69. 下列哪一项不是急进性肾炎的临床特点
    A. 起病急，初期表现似急性肾炎
    B. 常有贫血
    C. 常出现少尿甚至无尿
    D. 可有咯血及肺部病变
    E. 强化治疗无效时可长期透析

70. 男，29 岁。结婚 4 年不育来就诊，查：左侧阴囊下垂，左睾丸较右侧小，质地较右侧软，左精索可触及团状肿块，该患诊断为
    A. 左精索静脉曲张　　　　B. 左睾丸炎
    C. 左睾丸萎缩　　　　　　D. 左精索静脉炎
    E. 左斜疝

71. 男，52 岁。间断无痛全程肉眼血尿 3 天，查：肾区无叩痛，尿检红细胞满视野，膀胱镜未见异常，静脉尿路造影示右肾盂有充盈缺损，首先应考虑诊断为
    A. 肾盂肾炎　　　　　　　B. 肾结核
    C. 肾结石　　　　　　　　D. 肾囊肿
    E. 肾盂癌

72. 女，26 岁，蛋白尿 2 个月，血压 18/9kPa，尿蛋白（＋＋＋），红细胞（＋＋），肾活检病理示肾小球系膜区多种抗体和补体沉积，血中 C4 降低及多种自身抗体阳性，可确诊为
    A. 狼疮性肾小球肾炎　　　B. IgA 肾病
    C. 过敏性紫癜肾炎　　　　D. 急性肾小球肾炎
    E. 慢性肾小球肾炎

73. 男，18 岁，左侧阴囊有坠胀感，可扪及蚯蚓状团块，平卧后团块缩小，最可能的诊断是
    A. 原发性精索静脉曲张　　B. 继发性静脉曲张
    C. 睾丸鞘膜积液　　　　　D. 附睾结核
    E. 斜疝

74. 泌尿男性生殖器结核原发灶多在
    A. 肾　　　　　　　　　　B. 输尿管
    C. 膀胱　　　　　　　　　D. 附睾

E. 前列腺

75. 精索内静脉曲张多见于左侧的原因不包括

A. 左侧精索内静脉受到前方乙状结肠压迫

B. 肠系膜上动脉和主动脉在搏动时压迫左肾静脉，影响左精索内静脉回流

C. 左侧精索内静脉行程较长，并垂直进入左肾静脉，因而血流阻力较大

D. 精索内静脉周围的结缔组织薄弱，瓣膜功能不全，左侧受影响最为明显

E. 下尿路梗阻时，可发生左侧精索静脉曲张

76. 在腹部平片不易显影的结石是

A. 磷酸盐结石 　　　B. 草酸盐结石

C. 尿酸结石 　　　D. 碳酸盐结石

E. 混合结石

77. 下列哪一项最符合急性肾盂肾炎的诊断

A. 发热、水肿、尿频、尿痛及尿沉渣白细胞增多

B. 高血压、水肿、尿频、尿痛及尿沉渣检查白细胞成堆

C. 水肿、发热、尿频、尿急、尿痛及蛋白尿

D. 高热、尿频、尿急、尿痛、肾区叩痛及尿白细胞增多

E. 发热、尿频、尿急、尿痛及尿蛋白增多

78. 睾丸肿瘤分型哪一项没有

A. 精原细胞瘤 　　　B. 胚胎癌

C. 畸胎癌 　　　D. 畸胎瘤

E. 乳头状癌

79. 男性，27岁，发现左阴囊肿块4个月，临床诊断为左睾丸肿瘤，检查可见腹膜后淋巴结多发肿大。术后病理报告为：精原细胞瘤。该患者最合适的治疗方案是

A. 经阴囊行睾丸切除术

B. 经腹股沟高位睾丸切除术

C. 高位睾丸切除 + 腹膜后放疗

D. 高位睾丸切除 + 腹膜后淋巴结清扫

E. 经阴囊睾丸切除 + 腹膜后放疗

80. 肾损伤非手术疗法应除外

A. 抗休克治疗

B. 密切观察

C. 应用止血剂，止痛和镇静剂

D. 抗感染治疗

E. 血尿转清后即可下床活动

81. 尿道膜部损伤，尿生殖膈没损伤时，尿外渗至

A. 会阴部 　　　B. 阴囊部

C. 阴茎部 　　　D. 膀胱前列腺周围

E. 下腹壁

82. 肾结核常见的晚期并发症是

A. 结核性尿道狭窄

B. 结核性膀胱阴道瘘

C. 附睾结核

D. 前列腺结核

E. 膀胱挛缩和对侧肾积水

83. 精索静脉曲张的后果是

A. 睾丸发硬 　　　B. 睾丸肿胀

C. 精索水肿 　　　D. 精索粘连输精管不通

E. 影响睾丸生精能力

84. 左侧继发性精索静脉曲张，应考虑的疾病是

A. 胰腺囊肿 　　　B. 左肾肿瘤

C. 左肾囊肿 　　　D. 嗜铬细胞瘤

E. 睾丸肿瘤

85. 骑跨伤常造成尿道哪个部位损伤

A. 阴茎部 　　　B. 球部

C. 膜部 　　　D. 前列腺部

E. 膀胱颈部

86. 球部尿道损伤后出现严重尿外渗，局部处理方法应是

A. 局部穿刺抽吸外渗的尿和血液

B. 局部热敷

C. 理疗

D. 尿外渗部位多处切开引流

E. 抗感染，预防感染即可

87. T2期膀胱肿瘤浸润哪一层组织

A. 黏膜层 　　　B. 固有层

C. 浅肌层 　　　D. 深肌层

E. 浆膜层

88. 肾癌淋巴结转移最先到何处

A. 主动脉旁淋巴结 　　　B. 腔静脉旁淋巴结

C. 肾蒂淋巴结 　　　D. 腰淋巴结

E. 髂淋巴结

89. 从高处落下若伤及外阴部，最易发生血肿的部位是

A. 大阴唇 　　　B. 小阴唇

C. 会阴部 　　　D. 阴阜

E. 阴蒂

90. 哪一种细菌尿路感染有利于磷酸盐结石形成

A. 大肠埃希菌 　　　B. 变形杆菌

C. 产气杆菌 　　　D. 铜绿假单胞菌

E. 金黄色葡萄球菌

91. 下列哪一种症状，体征和检查可确诊为后尿道完全断裂

A. 会阴部血肿

B. 下腹及骨盆部皮下瘀斑

C. 骨盆挤压痛

D. 插导尿管不能进入膀胱

E. 尿道造影见造影剂外溢于后尿道周围不进入膀胱

92. 骨盆骨折最易损伤的尿道部位是

A. 阴茎部 　　　B. 球部

C. 膜部 　　　D. 前列腺部

E. 膀胱颈部

93. 男，36岁，慢性肾炎多年，近来出现恶心，呕吐，呼吸深而快，血尿素氮 20mmol/L（55mg/dl）、肌酐 450μmol/L（5mg/dl），血 pH 7.25，血 HCO_3^-

20mmol/L，该肾功能处于

A. 正常期　　　　　　　B. 代偿期

C. 失代偿期　　　　　　D. 衰竭期

E. 终末期

94. 急性肾衰竭无尿或少尿期早期，发生水中毒的常见原因是

A. 低蛋白血症　　　　　B. 内生水过多

C. 抗利尿激素增加　　　D. 钠潴留

E. 不适当输入过多水分

95. 精索静脉曲张多见于左侧原因应除外

A. 左侧垂直进入肾静脉

B. 左侧受乙状结肠压迫

C. 肠系膜上动脉和主动脉，在搏动时压迫左肾静脉，影响左精索静脉

D. 精索静脉周围的结缔组织薄弱，瓣膜功能不全，左侧影响大

E. 下尿路梗阻时，可发生左精索静脉曲张

96. 一侧肾下盏结核，充分抗结核治疗后最好的治疗方法

A. 病灶清除术

B. 肾部分切除术

C. 肾切除术

D. 保守治疗抗结核药物应用

E. 根治性肾切除术

97. 与遗传因素关系最密切的是

A. 草酸钙结石　　　　　B. 磷酸盐结石

C. 尿酸结石　　　　　　D. 胱氨酸结石

E. 以上都不是

98. 男，76 岁。排尿困难 3 年，多次尿潴留，每次导尿后拔除尿管仍不能排尿，现留置导尿管。查：肛门指诊前列腺 II 度增生，弹性硬；B 超：双肾无积水，前列腺 II 度增大，患者不能平卧，心功能不全，长期慢性气管炎病史，该患者最佳治疗方法是

A. 耻骨后膀胱前列腺切除术

B. 膀胱前列腺切除术

C. 经尿道前列腺电切除

D. 局部麻醉下膀胱造瘘双睾丸切除术

E. 继续留置导尿

99. 前列腺增生症伴尿潴留，首先考虑的处理方法应是

A. 导尿一次拔除导尿管　　B. 导尿并保留导尿管

C. 耻骨上膀胱穿刺排尿　　D. 用金属导尿管导尿

E. 急诊行膀胱造瘘

100. 肾癌血尿的特点是

A. 镜下血尿　　　　　　B. 肉眼血尿

C. 持续性全程血尿　　　D. 腰痛伴血尿

E. 无痛性间歇性肉眼血尿

101. 男，52 岁，反复无痛肉眼血尿 1 个月。偶伴尿频、尿急。首先应考虑的疾病是

A. 膀胱肿瘤　　　　　　B. 膀胱炎

C. 慢性前列腺炎　　　　D. 膀胱结石

E. 前列腺增生

102. 膀胱结石的最佳确诊方法是

A. 依据典型症状尿流中断

B. 双合诊检查

C. 金属尿道探子检查

D. 腹部平片检查

E. 膀胱镜检查

103. 肾细胞癌最常见的病理类型是

A. 透明细胞癌

B. 乳头状肾细胞癌

C. 未分类肾细胞癌

D. 嫌色细胞癌

E. 集合管癌

104. 慢性肾脏病（CKD）4 期是指

A. GFR15 ～ 29ml/（min・173m^2）

B. GFR≥60ml/（min・173m^2）

C. GFR＜15ml/（min・173m^2）

D. GFR＞90ml/（min・173m^2）

E. GFR50 ～ 59ml/（min・173m^2）

105. 女，32 岁，发热伴寒战 3 天，肉眼血尿 1 天，无尿频、尿痛。查体：右肾区叩痛（＋）。尿常规：蛋白（＋），RBC 30 ～ 40/HP，WBC 20 ～ 30/HP，管型 3 ～ 5/LP。其管型最可能是

A. 透明管型　　　　　　B. 蜡样管型

C. 白细胞管型　　　　　D. 颗粒管型

E. 上皮细胞管型

106. 男，68 岁，间断发热 1 个月，咯血伴进行性少尿 10 天。查体：BP 165/100mmHg，双中下肺可闻及湿性啰音，双下肢水肿。尿常规：RBC 40 ～ 50/HP，蛋白（＋＋）。血 Cr 455μmol/L，BUN 18.5mmol/L，B 超示双肾增大，ANA（－），抗中性粒细胞胞浆抗体阳性。最可能的诊断是

A. 急进性肾小球肾炎 II 型

B. 急进性肾小球肾炎 III 型

C. 急进性肾小球肾

D. IgA 肾病

E. 急进性肾小球肾炎 I 型

107. 女，15 岁，双下肢水肿 1 个月。实验室检查：尿 RBC 25 ～ 30/HP，尿蛋白定量 3.9g/d，肾功能正常，血 Alb 29g/L，抗核抗体（－），HBsAg 阳性，肾脏病理提示膜性肾病。最可能的诊断是

A. 狼疮性肾炎

B. 原发性肾病综合征

C. 过敏性紫癜性肾炎

D. 乙型病毒性肝炎相关性肾小球肾炎

E. 急性肾小球肾炎

108. 患者行 X 线检查，见输尿管结石在第 5 腰椎水平，属于输尿管的哪段

A. 上段　　　　　　　　B. 中段

C. 下段　　　　　　　　　　D. 盆腔段

E. 内段

109. 弥漫性新月体性肾小球肾炎因肾小囊内新月体形成，阻塞囊腔，患者可迅速出现的临床表现是

A. 血尿　　　　　　　　　　B. 蛋白尿

C. 少尿　　　　　　　　　　D. 管型尿

E. 多尿

110. 急性肾炎补体恢复正常一般在病后

A. 1 周内　　　　　　　　　B. 2 周内

C. 4 周内　　　　　　　　　D. 6 周内

E. 8 周内

111. 尿毒症患者高血压最主要的原因是

A. 肾素增多

B. 促红细胞生成素减少

C. 水钠潴留

D. 血管升压素增多

E. 交感神经兴奋

112. 尿路感染最常见的途径是

A. 上行感染　　　　　　　　B. 血行感染

C. 直接感染　　　　　　　　D. 淋巴道感染

E. 呼吸道感染

113. 男，58 岁。无痛性全程肉眼血尿 3 天。IVP 见左肾盂内有不规则充盈缺损，膀胱镜检见左侧输尿管口喷血，应首先考虑诊断为

A. 肾结核　　　　　　　　　B. 膀胱癌

C. 肾结石　　　　　　　　　D. 肾盂癌

E. 肾炎

A3/A4 型题

1.（共用题干）男，68 岁。因患前列腺增生症，排尿困难，需手术治疗。

（1）在前列腺手术指征中，下列哪一种情况不是绝对的手术指征

A. 膀胱残余尿量超过 50ml

B. 有尿潴留史

C. 伴膀胱结石

D. 心、肺和肾功能耐受手术

E. 前列腺明显增大

（2）该患者不需与哪一种疾病相鉴别

A. 膀胱颈硬化　　　　　　　B. 膀胱炎

C. 前列腺癌　　　　　　　　D. 神经源性膀胱

E. 膀胱癌

（3）现患者残余尿 200ml，以中叶大为主，心肺功能好，最好采用哪一种治疗

A. 经尿道切除前列腺

B. 药物治疗

C. 膀胱造瘘

D. 热疗

E. 经膀胱耻骨上前列腺切除术

2.（共用题干）患儿，9 个月。右睾丸未下降阴囊内，查右阴囊空虚未触及睾丸，左侧发育正常。

（1）该患儿应采取的正确治疗是

A. 右隐睾牵引

B. 右睾丸切除

C. 药物绒毛膜促性腺激素治疗

D. 等到 1 岁时仍不下降用绒毛膜促性腺激素治疗

E. 睾酮治疗

（2）患儿 2 岁仍未下降应采取的治疗是

A. 右隐睾牵引

B. 右睾丸切除

C. 睾酮治疗

D. 绒毛膜促性腺激素治疗

E. 观察等待到 5 岁

（3）该患儿手术中发现右睾丸发育极差如黄豆粒大小，应采取的治疗是

A. 右睾丸切除

B. 右睾丸切除如有斜疝行修补术

C. 右睾丸牵引术＋绒毛膜促性腺激素治疗

D. 右睾丸牵引术＋睾酮治疗

E. 右睾丸切除＋睾酮治疗

3.（共用题干）男，63 岁，尿频，排尿迟缓 4 年，间歇肉眼血尿 1 年。B 超检查可见膀胱壁毛糙，可见 1.5cm × 2.0cm×2.0cm 大小强回声光团伴声影，前列腺 4.2cm × 4.0cm×5.0cm 大小，残余尿 100ml。

（1）该患者主要的诊断是

A. 前列腺增生

B. 前列腺增生合并膀胱血块

C. 膀胱肿瘤

D. 前列腺增生合并膀胱结石

E. 慢性膀胱炎合并膀胱结石

（2）该患者宜采用下列哪一种治疗

A. 膀胱切开取石术

B. 抗感染

C. 膀胱肿瘤电切术

D. 前列腺电切术及膀胱碎石术

E. 膀胱内碎石术

（3）膀胱结石的典型症状是

A. 肉眼血尿　　　　　　　　B. 中药排石

C. 排尿中断　　　　　　　　D. 会阴部下坠感

E. 剧烈腰痛

（4）诊断膀胱结石最可靠的方法是

A. 有尿线中断史　　　　　　B. 膀胱刺激症状

C. 膀胱区平片检查　　　　　D. B 超检查

E. 直肠指检

4.（共用题干）男，76 岁，高血压 30 余年，平时血压在（150～180）／（90～110）mmHg，不规则服用降压药。近 2 周来胸闷、气促，贫血貌，颈静脉怒张，心界向左下扩大，心率 104 次/分，两肺底有细小湿啰音，肝肋下

二指，下肢水肿中度，尿蛋白（+），血肌酐 884μmol/L（10mg/dl）。

（1）最适宜治疗为

A. 洋地黄制剂　　　　　　B. 大剂量的利尿剂

C. 扩张血管药　　　　　　D. ACEI 制剂

E. 透析疗法

（2）若血钾增高时，降压治疗不宜使用

A. β 受体阻断剂　　　　　B. 袢利尿剂

C. 钙拮抗剂　　　　　　　D. 血管扩张剂

E. 血管紧张素转换酶抑制剂

5.（共用题干）男，58 岁，无症状，体检时 B 超发现左肾上极有一 3.0cm×3.0cm×3.6cm 大小低回声占位，其内回声不均，肾包膜完整。尿常规化验无异常。

（1）此患者的诊断哪一项是错误的

A. 多为恶性　　　　　　　B. 多为肾癌

C. 不可能是肾结石　　　　D. 不可能是错构瘤

E. 不可能为肾盂癌

（2）假如诊断为肾癌，下列哪一项是错误的

A. 最少见的组织细胞为透明细胞

B. 最先出现的淋巴转移在肾蒂淋巴结

C. 最高发的年龄在 50～60 岁

D. 男性多于女性

E. 常为单侧

（3）假如诊断为肾癌，其临床表现哪一项是错误的

A. 可以低热就诊

B. 可以精索静脉曲张就诊

C. 可以咯血就诊

D. 可以骨折就诊

E. 不可能没有症状

（4）如行肾癌根治，下列哪一项是错误的

A. 在肾周筋膜内游离　　　B. 切除肾周脂肪

C. 切除肾蒂淋巴结　　　　D. 取出癌栓

E. 先结扎肾蒂

6.（共用题干）男，35 岁，头痛、头晕 1 年，加重 1 周伴心悸、乏力、鼻出血及牙龈出血。查体：血压 170/110mmHg，皮肤黏膜苍白，Hb 65g/L，PLT 148×10^9/L，尿蛋白（+++），尿红细胞 3～5 个/HP，BUN 38mmol/L，Cr 887μmol/L，CCr 10ml/min，肾脏 B 超左肾 8.9cm×4.6cm×4.1cm，右肾 8.7cm×4.4cm×4.1cm，双肾皮质变薄。

（1）该患者诊断可能为

A. 急性肾小球肾炎、急性肾衰竭

B. 慢性肾小球肾炎、氮质血症期

C. 慢性肾小球肾炎、尿毒症期

D. 高血压肾损害、慢性肾衰竭

E. 急进性肾小球肾炎、急性肾衰竭

（2）该患者最佳的治疗措施是

A. 纠正贫血　　　　　　　B. 控制高血压

C. 积极止血　　　　　　　D. 胃肠透析

E. 血液净化

（3）下列哪一项生化异常不应出现

A. 高血钾　　　　　　　　B. 低血钙

C. 低血钠　　　　　　　　D. 低血磷

E. 代谢性酸中毒

7.（共用题干）男性，58 岁。尿频，排尿困难 3 年。尿流中断半年，下腹平片及 B 超可见膀胱区 2 枚 3.0cm×2.5cm×2.5cm 和 2.5cm×2.0cm×2.0cm 结石，上尿路未见异常改变。

（1）治疗后为预防结石，下列措施中错误的是

A. 定期 X 线或 B 超检查

B. 大量饮水

C. 膀胱镜检查

D. 依结石成分调节饮食

E. 少吃盐和糖

（2）尿中无感染者宜采用哪一种治疗方法

A. 饮用磁化水　　　　　　B. 膀胱内碎石术

C. 膀胱切开取石　　　　　D. 套石术

E. 药物排石

（3）查尿白细胞满视野，采用哪一种方法最佳

A. 先留置尿管，抗感染治疗后再膀胱切开取石

B. 立即膀胱切开取石

C. 膀胱镜碎石

D. 先留置尿管抗感染治疗后，再碎石

E. 抗感染等非手术治疗方法

（4）该患者是膀胱结石，原因是

A. 膀胱炎　　　　　　　　B. 前列腺增生症

C. 膀胱颈硬化　　　　　　D. 神经源性膀胱

E. 前列腺癌

8.（共用题干）男性，66 岁，排尿费力多年，日前饮酒后一夜未尿，下腹胀痛。查体：膀胱膨胀达脐下 1 指，触痛。

（1）该患者最可能的病因是

A. 膀胱破裂　　　　　　　B. 前列腺炎

C. 尿路结石　　　　　　　D. 前列腺增生

E. 前列腺癌

（2）该患者在急诊处理过程中，下列哪一项是错误的

A. 立即给予导尿，引流尿液

B. 估计排尿功能一时难以恢复，应留置导尿

C. 导尿管插入后应尽快放空膀胱内尿液，减轻病人痛苦

D. 导尿应无菌操作

E. 不能插入导尿管时做耻骨上膀胱穿刺

（3）该患者进一步检查需要做直肠指诊，关于直肠指诊下列哪一项描述是错误的

A. 检查时应注意大小、形态、质地，有无触痛等

B. 检查应在排尿后进行，这样比较准确

C. 若前列腺不大可排除前列腺增生

D. 前列腺质硬，有结节应排除前列腺癌

E. 应注意肛门括约肌张力

（4）为了确定诊断，首先考虑的检查是

   A. PSA   B. 膀胱镜

   C. 尿常规   D. 静脉肾盂造影

   E. B 超

9. （共用题干）男，45 岁，因上吐下泻住院治疗，每天静脉途径给庆大霉素 24 万 U 共 9 天，近 5 天来无尿，眼结膜水肿，腹水，下肢水肿。实验室检查：尿素氮 42mmol/L，血清肌酐 1.04μmol/L，血清钾 6.8mmol/L。

（1）应诊断为

   A. 庆大霉素过敏反应

   B. 庆大霉素肾中毒，导致急性肾衰竭

   C. 双输尿管结石梗阻

   D. 前列腺肥大

   E. 原发病导致失水

（2）最好的治疗方法是

   A. 5% 碳酸氢钠溶液静脉注射

   B. 10% 葡萄糖酸钙溶液静脉注射

   C. 离子交换树脂及山梨醇保留灌肠

   D. 大剂量呋塞米（速尿）静脉注射

   E. 透析疗法

（3）下列哪一项检查对本例诊断最有帮助

   A. KUB   B. 病史及肾穿刺活检

   C. B 超   D. 肾血管造影

   E. 逆行肾盂造影

10. （共用题干）男性，34 岁。双侧耻骨支骨折，伤后 6 小时无尿，血压、脉搏正常。

（1）应考虑的原因是

   A. 血容量不足   B. 急性肾衰竭

   C. 尿道断裂   D. 输尿管损伤

   E. 直肠损伤

（2）首选的处理是

   A. 补充血容量   B. 导尿

   C. 利尿药   D. 膀胱镜检

   E. 逆行输尿管造影

11. （共用题干）女，25 岁。尿频、尿急、尿痛，血尿伴发热 39℃ 1 天入院，无呕吐、无腰痛，尿蛋白（＋）、红细胞 30～40 个/HP，白细胞满视野。

（1）患者最可能诊断为

   A. 急性膀胱炎   B. 急性肾盂肾炎

   C. 急性肾小球肾炎   D. 肾结核

   E. 急性间质性肾炎

（2）最适宜的进一步诊断方法是

   A. 肾功能检查

   B. 尿细胞学检查

   C. 尿比重和尿渗透压检查

   D. 尿细菌学检查

   E. 尿路影像学检查

（3）对本例患者最重要的治疗是

   A. 抗菌药物   B. 饮水

   C. 中西药联合应用   D. 碱化尿液

   E. 卧床休息

12. （共用题干）男，18 岁。双下肢及颜面水肿 1 周。实验室检查：尿蛋白 12.2g/d，RBC 0～2/高倍视野，血 Alb 18g/L，Cr 79μmol/L，ANA（－），乙型病毒性肝炎病毒标志物均（－）。

（1）该患者肾脏最可能的病理类型是

   A. 毛细血管内增生性肾小球肾炎

   B. 膜增生性肾小球肾炎

   C. 膜性肾病

   D. 局灶节段性肾小球硬化

   E. 微小病变型肾病

（2）如果经足量糖皮质激素治疗 12 周无效。其病理类型最可能是

   A. 毛细血管内增生性肾小球肾炎

   B. 膜增生性肾小球肾炎

   C. 膜性肾病

   D. 局灶节段性肾小球硬化

   E. 微小病变型肾病

13. （共用题干）男，25 岁。发现血尿、蛋白尿 2 年。查体：BP 150/90mmHg，双下肢无水肿。实验室检查：尿蛋白定量 0.5～0.8g/d，尿 RBC 5～10/HP，血 Cr 125μmol/L，血胆固醇 6.0mmol/L。B 超表示双肾大小正常。

（1）该患者最可能的临床诊断为

   A. 肾病综合征

   B. 无症状性蛋白尿和血尿

   C. 高血压肾病

   D. 慢性肾小球肾炎

   E. 急性肾小球肾炎

（2）首选的进一步检查项目是

   A. 肾穿刺病理检查

   B. 双肾 CT

   C. 肾小管功能检查

   D. 肾动脉造影

   E. 24 小时尿钠测定

（3）该患者最重要的治疗措施是

   A. 注意休息   B. 控制血脂

   C. 消除血尿   D. 控制血压

   E. 低蛋白饮食

（4）该患者目前首选的治疗药物是

   A. 糖皮质激素

   B. 他汀类降脂药

   C. 血管紧张素转换酶抑制剂

   D. 利尿剂

   E. 阿司匹林

14. （共用题干）男，30 岁，1 小时前从 3m 高处坠落，右腰部受伤，局部疼痛，肉眼血尿。查体：生命体征平

稳，腹软。住院 5 日后下床活动，右腰部疼痛加剧并出现腰部包块，此时 **P 120 次/分，BP 80/40mmHg**。

（1）为了解右腰部包块来源，应采用的检查是

A. 放射性核素肾图　　　　B. B 超

C. KUB　　　　　　　　　D. 血常规

E. 尿常规

（2）下一步最恰当的治疗措施是

A. 抗休克同时准备手术

B. 输血

C. 抗感染

D. 输液

E. 继续观察

15.（共用题干）女，32 岁，慢性膀胱刺激症状逐渐加重 3 个月。**KUB + IVU** 见右肾有钙化影，肾影增大，无功能。

（1）应考虑的疾病是

A. 右肾结核　　　　　　　B. 右肾肿瘤

C. 右肾结石　　　　　　　D. 肾盂肾炎

E. 右肾积水

（2）对确诊最有价值的尿液检查是

A. 尿三杯试验

B. 尿蛋白测定

C. 尿结核分枝杆菌培养

D. 尿常规

E. 尿普通细菌培养

16.（共用题干）女，38 岁，发热、皮疹、脱发和口腔溃疡 **6 个月**。查体：**T 39.0℃**，面部有充血性红斑，双手近端指间关节压痛，轻度肿胀，双下肢凹陷性水肿。实验室检查：尿蛋白（＋＋＋），尿红细胞（＋＋＋），24 小时尿蛋白 **3.8g**，血 **PLT 88 × 10⁹/L**，ANA1∶640，抗 SSA 抗体（＋），抗双链 DNA 抗体（＋），补体 C₃ 低下。

（1）不能提示患者疾病处于活动期的指标是

A. 补体 C₃ 低下

B. 尿蛋白（＋＋＋）

C. 抗双链 DNA 抗体（＋）

D. 血小板减少

E. 抗 SSA（＋）

（2）最佳治疗方案是泼尼松 1mg/（kg·d）联合

A. 布洛芬　　　　　　　B. 血浆置换

C. 环磷酰胺　　　　　　D. 青霉素

E. 柳氮磺吡啶

17.（共用题干）男，40 岁。夜尿增多 1 年余。偶有双下肢水肿。查体：**BP 150/110mmHg**，尿蛋白（＋），血肌酐 **180μmol/L**。

（1）最可能的诊断是

A. 急性肾小球肾炎　　　B. 慢性肾小球肾炎

C. 肾病综合征　　　　　D. 急进性肾小球肾炎

E. 高血压肾损害

（2）该患者应首选的降压药物是

A. 袢利尿剂

B. 血管紧张素转换酶抑制剂

C. 钙通道阻滞剂

D. β 受体拮抗剂

E. α 受体拮抗剂

B1 型题

1.（共用备选答案）

A. 鞘膜积液　　　　　　B. 精索静脉曲张

C. 鞘膜积血　　　　　　D. 隐睾

E. 附睾炎

（1）常见于左侧的是

（2）会引起恶变的是

（3）继发于外伤的是

（4）透光试验阳性的是

2.（共用备选答案）

A. 结石、损伤、肿瘤或结核

B. 盆腔内疾病

C. 先天性畸形

D. 前列腺增生症

E. 包皮过长

（1）小儿泌尿系梗阻常见原因是

（2）成人泌尿系梗阻常见原因是

（3）妇女泌尿等梗阻常见原因是

（4）老年男性泌尿系梗阻常见原因是

3.（共用备选答案）

A. 多次尿培养菌落计数为 10²/ml，患者无尿路刺激征

B. 多次尿检查白细胞 0～1 个/HP，患者无尿路刺激征

C. 多次尿检查红细胞 5～10 个/HP，患者无尿路刺激征

D. 多次尿培养菌落计数为 10³/ml，患者感尿急、尿频、尿痛

E. 多次尿检查颗粒管型 2～5 个/HP，患者感尿急、尿频、尿痛

（1）无症状性菌尿可见

（2）尿道综合征可见

4.（共用备选答案）

A. 前列腺癌　　　　　　B. 睾丸肿瘤

C. 肾盂癌　　　　　　　D. 肾癌

E. 肾结核

（1）双侧睾丸切除术用于治疗

（2）肾、输尿管及输尿管开口处膀胱壁切除术用于治疗

5.（共用备选答案）

A. 肾结核的主要临床表现

B. 肾结石的主要临床表现

C. 膀胱癌的主要临床表现

D. Wilms 瘤的主要临床表现

E. 前列腺增生症的主要临床表现

（1）尿频、尿痛、血尿和脓尿为

（2）无痛性肉眼血尿为

（3）老年男性进行性排尿困难为

（4）小儿腹部巨大肿块为

6.（共用备选答案）

　　A. 中央带　　　　　　B. 外周带

　　C. 移行带　　　　　　D. 前纤维基层区

　　E. 肌纤维层

（1）前列腺增生起源于

（2）前列腺癌起源于

7.（共用备选答案）

　　A. 水钠潴留　　　　　B. 促红细胞生成素减少

　　C. 活性维生素 D_3 减少　D. 出血倾向

　　E. 含氮代谢物潴留

（1）肾性骨病最常见的原因是

（2）尿毒症患者发生贫血的主要原因是

8.（共用备选答案）

　　A. 肾形小，尿比重 1.012

　　B. 肾形不小，尿比重 1.009

　　C. 肾形不小，尿比重 1.031

　　D. 大量血尿，尿比重 1.020

　　E. 大量蛋白尿，尿比重 1.022

（1）与急性肾衰竭相关的是

（2）与慢性肾衰竭相关的是

（3）与肾前性氮质血症相关的是

9.（共用备选答案）

　　A. 水肿、血尿、高血压

　　B. 血尿、贫血、肾衰竭

　　C. 发作性肉眼血尿，无水肿与高血压

　　D. 水肿、蛋白尿、高血脂、低蛋白血症

　　E. 水肿、血尿、蛋白尿、高血压

（1）与急性肾小球肾炎相关的是

（2）与肾病综合征相关的是

10.（共用备选答案）

　　A. 左肾静脉受压　　　B. 尿路结石

　　C. 泌尿系肿瘤　　　　D. 肾小球肾炎

　　E. 尿路感染

（1）男，35 岁，突发右侧腰部剧痛半天。尿常规红细胞满视野，相差显微镜红细胞为正常形态。最可能的原因为

（2）男，15 岁，"上呼吸道感染"后 2 周出现肉眼血尿伴水肿、血压升高。最可能的原因为

11.（共用备选答案）

　　A. 肾淀粉样变性　　　B. 紫癜性肾炎

　　C. 肾病综合征　　　　D. 狼疮肾炎

　　E. 膜性肾病

（1）青少年继发性肾炎最常见的类型是

（2）属于慢性肾炎病理类型的是

12.（共用备选答案）

　　A. 颗粒管型　　　　　B. 上皮细胞管型

　　C. 红细胞管型　　　　D. 脂肪管型

　　E. 白细胞管型

（1）对急性肾小球肾炎诊断有意义的尿常规检查是

（2）对急性肾盂肾炎诊断有意义的尿常规检查是

第十七章　女性生殖系统

A1/A2 型题

1. 属于盆腔炎性疾病特异性诊断标准的是

　　A. 宫颈举痛或子宫压痛或附件区压痛

　　B. 实验室检查证实的宫颈淋病奈瑟菌或衣原体阳性

　　C. 宫颈或阴道异常脓性分泌物

　　D. 阴道分泌物生理盐水涂片见大量白细胞

　　E. 经阴道超声或磁共振检查显示输卵管积液

2. 下列可引起原发性闭经的疾病是

　　A. 空蝶鞍综合征　　　B. Turner 综合征

　　C. 神经性厌食　　　　D. Asherman 综合征

　　E. 颅咽管瘤

3. 子宫颈癌的始发部位通常是

　　A. 子宫颈组织学内口区　B. 子宫颈管柱状上皮区

　　C. 子宫颈移行带区　　　D. 子宫颈解剖学内口区

　　E. 宫颈鳞状上皮区

4. 产后出血最常见的病因是

　　A. 子宫收缩乏力　　　B. 胎盘滞留

　　C. 急性肝炎　　　　　D. 软产道损伤

　　E. 血液系统疾病

5. 关于正常产褥期临床表现的叙述，正确的是

　　A. 体温在产后 24 小时内一般升高超过 38℃

　　B. 产后宫缩痛多见于初产妇

　　C. 产后 1 周出现褥汗

　　D. 产后 1 日子宫上升达脐平

　　E. 产后 14 日子宫底位于脐下 2 横指

6. 维持阴道微生态平衡最重要的菌群是

　　A. 乳杆菌　　　　　　B. 厌氧菌

　　C. 加德纳菌　　　　　D. 肠球菌

　　E. 念珠菌

7. 属于药物流产禁忌证的是

　　A. 妊娠剧吐　　　　　B. 瘢痕子宫

　　C. 宫颈发育不良　　　D. 严重骨盆畸形

　　E. 哺乳期妊娠

8. 无排卵性功能失调性子宫出血的特点是

　　A. 基础体温双相，月经周期长，经期正常

　　B. 基础体温双相，月经周期短，经期正常

　　C. 基础体温双相，月经周期正常，经期延长

　　D. 基础体温单相，月经周期紊乱，经期长短不一

E. 基础体温双相，月经周期长，经期长短不一

9. 先兆早产的主要临床表现是

A. 规则宫缩 60 分钟内 ≥8 次，伴有宫颈管的进行性改变

B. 规则宫缩 20 分钟内 ≥4 次，伴有宫颈管的进行性改变

C. 宫颈扩张 1cm 以上

D. 不规则宫缩，伴有宫颈管进行性缩短

E. 宫颈展平 ≥80%

10. 初产妇第一产程潜伏期延长是指潜伏期超过

A. 8 小时   B. 10 小时

C. 12 小时   D. 14 小时

E. 16 小时

11. 妊娠期高血压疾病孕妇伴脑水肿时首选药物是

A. 硫酸镁   B. 哌替啶

C. 肼苯达嗪   D. 阿托品

E. 甘露醇

12. 人工流产吸宫术适用于

A. 妊娠 14 周

B. 急性生殖道炎症

C. 各种慢性病的急性期

D. 手术当天体温两次超过 37.5℃

E. 妊娠 10 周内，患有某种严重疾病不宜继续妊娠

13. 某 50 岁女性，因阴道不规则流血诊断为宫颈癌 Ⅱa 期，其病变范围应累及

A. 宫颈、阴道上 1/3 处，无明显宫旁浸润

B. 宫颈、阴道上 1/3 及宫旁浸润

C. 宫颈、阴道上 2/3 范围内，无明显宫旁浸润

D. 宫颈、宫旁浸润但未达盆壁

E. 宫颈、阴道下 1/3

14. 女性生殖器淋巴流向正确的是

A. 外阴淋巴大部分注入腹股沟深淋巴结

B. 阴道下段淋巴注入闭孔淋巴结

C. 腹股沟深、浅淋巴结均汇入髂淋巴结

D. 宫颈两侧淋巴结沿圆韧带进入腹股沟浅淋巴结

E. 阴道上段淋巴结注入腹股沟浅淋巴结

15. 52 岁妇女，绝经 3 年，阴道口脱出肿物 1 年，休息时能还纳，近来休息后也不能还纳。妇检：会阴 Ⅱ 度陈旧性裂伤，阴道前壁有球形膨出，子宫稍大，双侧附件阴性，诊断子宫脱垂 Ⅱ 度。处理为

A. 子宫托   B. Manchester 手术

C. 阴道纵隔成形术   D. 阴道前后壁修补术

E. 经阴道子宫全切除 + 阴道前后壁修补

16. 女孩 15 岁，月经来潮已 3 次，周期 6 日/（18~30）日，量不多，基础体温单相型。最恰当的处理是

A. 子宫内膜活检   B. 氯米芬治疗

C. 人工周期   D. HCG

E. 不必处理

17. 32 岁女性，患卵巢肿瘤伴甲状腺功能亢进 2 年，如怀疑甲状腺功能亢进由卵巢肿瘤引起，应为

A. 卵巢卵泡膜细胞瘤   B. 卵巢无性细胞瘤

C. 卵巢畸胎瘤   D. 卵巢纤维瘤

E. 卵巢内胚窦瘤

18. 维持子宫的正常位置，主要依靠的是

A. 子宫韧带及直肠支托

B. 盆底组织支托

C. 子宫韧带、骨盆底肌肉及筋膜

D. 腹肌收缩力及膈肌收缩力

E. 膀胱及直肠支托

19. 28 岁女性，妊娠 4 个月，因阴道流血 2 个月检查后诊断为宫颈癌 Ⅰb 期。应选择下列哪一种治疗方案

A. 应尽快行广泛性子宫切除及盆腔淋巴结清扫术

B. 立即体外放疗，待胎儿自然流产后行子宫全切术

C. 立即剖宫取胎后行全子宫切除术

D. 立即剖宫取胎，1~2 周后行子宫切除

E. 随访至妊娠 36 周时剖宫产并行全子宫切除术

20. 30 岁女性，有胃癌病史。查体：移动性浊音阴性，双附件区均可触及 **5cm** 左右实性、活动度良好包块，余未见异常，应疑为

A. 库肯勃瘤   B. 卵巢畸胎瘤

C. 卵巢纤维瘤   D. 卵巢内胚窦瘤

E. 卵巢黏液瘤

21. 15 岁女孩，剖腹手术中快速冰冻病理切片回报：左卵巢颗粒细胞瘤低度恶性。肉眼所见：右卵巢略大，左卵巢未见异常，探查盆腹腔未见其他异常，应行何种手术

A. 左附件切除

B. 双附件切除

C. 子宫全切 + 左附件切除

D. 子宫次全切 + 左附件切除

E. 左附件切除 + 放疗

22. 52 岁女性，因月经不规则 2 年就诊，当地医院诊断为"功能失调性子宫出血"，给予人工周期治疗，效果欠佳。妇科检查：外阴阴道（-），宫颈光滑，子宫稍大，略软，双侧附件未触及异常。下述诊疗措施哪一项最恰当

A. 口服避孕 1 号   B. 应用甲睾酮

C. 应用孕酮   D. 分段刮宫

E. 阴道镜检查

23. 63 岁女性，绝经 15 年，腹胀消瘦 2 个月，妇检：腹水征（+），子宫萎缩，盆腔大量肿块，不规则，并可在腹部扪及。抽出腹水呈淡血性，病理检查见瘤细胞。最可能的诊断是

A. 宫颈癌   B. 内膜癌

C. 卵巢囊腺瘤   D. 卵巢癌

E. 胃癌

24. 女性 27 岁，G_1P_0，孕 39^{+2} 周，3 岁时曾患小儿麻痹症，最可能产生

A. 软产道异常   B. 骨产道异常

C. 宫缩力异常   D. 肛提肌收缩力异常

E. 胎位异常

D. 血清肌酐

E. 胆红素

25. 26 岁女性，G_1P_0，孕 38 周，下腹不规则阵痛 1 天，阴道见红，拉稀便 1 次，伴尿频，临床诊断最可能是
    A. 先兆临产　　　　　　B. 假临产
    C. 肠炎　　　　　　　　D. 胃肠炎
    E. 尿道炎

32. 患者 26 岁，婚后 3 年不孕，月经周期不规则。妇科检查无异常发现，基础体温呈单相型。应考虑为
    A. 无排卵性功能失调性子宫出血
    B. 排卵性功能失调性子宫出血
    C. 黄体发育不全
    D. 黄体萎缩不全
    E. 多囊卵巢综合征

26. 初孕妇，孕 34 周，先兆子痫，住院治疗时，突感下腹痛，2 小时后，脸色苍白，宫底上升，胎心消失，宫缩间隙子宫不放松，宫口开 2cm，头先露。下列最佳处理方案
    A. 人工破膜加速产程
    B. 立即剖宫产
    C. 注射镇静剂，调整宫缩
    D. 静脉滴注催产素
    E. 宫口开全后行穿颅术

33. 关于中心腱的叙述，正确的是
    A. 中心腱位于肛提肌的深层
    B. 分娩时虽极度受压但因坚韧故不易撕裂
    C. 由三对肌肉和肛门外括约肌的肌腱组成
    D. 对盆腔脏器起强大的托扶作用
    E. 由外向内逐渐变宽

27. 初产妇，27 岁，孕 1 产 0，孕 39 周，临产 12 小时入院，骨盆外测量正常，估计胎儿体重 3400g，宫口开大 5cm，S−1，宫缩 40°~50″/3′~4′，中等强度，应采取下述哪一种处理
    A. 静脉滴注小剂量催产素
    B. 人工破膜
    C. 剖宫产
    D. 等待自然分娩
    E. 肌内注射哌替啶

34. 26 岁未婚女性，婚前检查发现有盆腔肿块，妇科检查：子宫正常大小，左附件区可触及 5cm 大小包块，质中，活动好，无粘连。下面哪一种检查最能明确诊断
    A. B 超　　　　　　　　B. 彩超
    C. CT　　　　　　　　 D. 腹腔镜
    E. X 线

35. 女性，28 岁，未生育，诊断为绒毛膜癌，首选的治疗方法是
    A. 放疗　　　　　　　　B. 手术治疗
    C. 中医治疗　　　　　　D. 化疗
    E. 手术 + 放疗

28. 某初产妇妊娠 40 周，产前无痛性阴道流血 3 次，自然分娩，胎盘娩出后阴道流血约 500ml，检查胎盘完整，胎膜破口距胎盘边缘 4cm，此产妇出血的原因最大可能是
    A. 胎盘早剥　　　　　　B. 前置胎盘
    C. 宫缩乏力　　　　　　D. 胎盘残留
    E. 副胎盘

36. 女，30 岁，因停经 42 天，少量阴道流血 2 天，行吸宫术，吸出少量组织，病检报告为"蜕膜组织"，首先应考虑何种疾病
    A. 子宫性闭经　　　　　B. 月经期子宫内膜
    C. 先兆流产　　　　　　D. 月经失常
    E. 输卵管妊娠

29. 57 岁，绝经 2 年，未婚，未育，阴道少量流血半个月。查体：无明显阳性体征，有糖尿病病史。可能的诊断是
    A. 卵巢肿瘤　　　　　　B. 子宫内膜癌
    C. 宫颈癌　　　　　　　D. 输卵管癌
    E. 阴道炎

37. 孕 3 产 3，因停经 7 个月，阴道流血 4 天，增多 1 小时，急诊入院，查血压 90/60mmHg，P 115 次/分，宫底剑突下三横指，臀先露 LSA，胎心 136 次/分，有不规律宫缩。为进一步确诊首选的检查是
    A. B 超检查　　　　　　B. 肛诊
    C. 阴道检查　　　　　　D. 颈管内指诊
    E. 腹部平片

30. 50 岁女性，妇科检查见宫颈肥大，表面呈糜烂状外观，阴道前穹窿变浅，靠近宫颈处质硬。盆腔检查未见异常，病理示宫颈鳞癌侵犯间质。其最佳治疗方案为
    A. 子宫全切术 + 双侧附件切除术
    B. 扩大子宫全切术
    C. 次广泛子宫切除术
    D. 广泛性子宫切除术 + 盆腔淋巴结清扫术
    E. 单纯子宫切除术

38. 35 岁女性，性交后阴道流血 2 个月，妇科检查见宫颈中度糜烂状，宫颈活组织检查示异型细胞占据上皮层的下 1/3~2/3，应如何处置
    A. 可暂时按炎症处理
    B. 应行子宫全切除术
    C. 可行激光、冷凝等治疗，术后定期随访
    D. 应行子宫全切及双侧附件切除术
    E. 暂时不需处理，随访观察

31. 21 岁女性，G_1P_0，妊娠 4 个月时子宫停止增大。检查时发现子宫小于妊娠月份，但 6 周后仍未自然流产。应密切观察下述哪一项
    A. 红细胞容积和血红蛋白
    B. 纤维蛋白原
    C. 血尿素氮

39. 妇女一生各阶段中，持续时间最长的是
    A. 新生儿期　　　　　　B. 儿童期

C. 青春期　　　　　　　　D. 性成熟期

E. 围绝经期

40. 妊娠合并重型肝炎的诊断要点中哪一项是不正确的

A. 肝脏进行性缩小，肝功能明显异常

B. 黄疸迅速加深，皮肤瘙痒严重

C. 凝血功能障碍，全身出血倾向

D. 可出现急性肾衰竭

E. 迅速出现肝性脑病症状

41. 心脏病孕妇妊娠期间，最危险的时期是

A. 妊娠 34～35 周　　　　B. 妊娠 32～34 周

C. 妊娠 24～27 周　　　　D. 妊娠 28～31 周

E. 产褥期 7 天后

42. 某女，婚后 2 年，漏服避孕药 3 天后停经 50 天，妊娠试验阳性，阴道流血 1 周，略少于月经量，伴有腹痛，以选择哪一项措施为最佳

A. 注射大量黄体酮保胎

B. 口服大量黄体酮保胎

C. 卧床休息，同时长期用苯巴比妥

D. 吸宫术

E. 复查妊娠试验

43. 下述不符合Ⅲ度胎盘早剥的有

A. 宫缩正常　　　　　　　B. 产妇面色苍白

C. 脉搏细弱　　　　　　　D. 阴道出血量少

E. 妊娠期高血压疾病患者血压可在正常范围

44. 早期先兆流产最先出现的症状是

A. 停经

B. 子宫停止增大

C. 妊娠试验由阳性转为阴性

D. 阵发性腹痛

E. 少量阴道流血

45. 产褥感染的定义

A. 产后 1 个月内每 4 小时测体温，温度大于 38℃，WBC 10000/m³

B. 产后 24 小时至 10 天内，每 4 小时测体温，温度两次大于 38℃

C. 分娩后至子宫内膜完全修复时引起的感染

D. 分娩后由生殖道感染所引起的感染

E. 分娩 24 小时至 30 天内，体温大于 38℃

46. 属于异常恶露的是

A. 产后第 3 天，恶露有血腥味，不臭

B. 产后第 4 天，血性恶露中有坏死蜕膜

C. 产后第 9 天，血性恶露

D. 产后第 9 天，浆液性恶露

E. 产后 2 周，白色恶露

47. 关于输卵管绝育手术时间的叙述，正确的是

A. 经后 3～4 天　　　　　B. 经前 3～5 天

C. 经后 12 小时　　　　　D. 自然流产后 24 小时

E. 哺乳期

48. 关于胎盘物质交换及转运方式，下列哪一项是错误的

A. 简单扩散　　　　　　　B. 易扩散

C. 主动运输　　　　　　　D. 不能通过血管合体膜

E. 较大物质可通过血管合体膜间隙

49. 关于胎膜早破患者阴道流液的 pH，说法正确的是

A. pH 4.5　　　　　　　　B. pH 4.5～5.5

C. pH 5.5～6.0　　　　　 D. pH 6.0～6.5

E. pH≥6.5

50. 卵巢分泌的甾体激素，下列错误是

A. 雌激素

B. 孕激素

C. 雄激素

D. 甾体激素属于类固醇激素

E. 甲状腺素

51. 确诊前置胎盘首选

A. 产后检查，胎膜破口距胎盘边缘 5cm

B. 腹部正位片，子宫体部无胎盘影

C. 窥器检查，宫颈未见病变

D. B 型超声检查，可见胎盘覆盖宫颈内口

E. 阴道穹隆扪诊，可发现宫颈口周围有软组织

52. 引起胎盘早剥的主要诱因是

A. 叶酸缺乏　　　　　　　B. 胎动活跃

C. 全身水肿　　　　　　　D. 妊娠高血压疾病

E. 羊水过少

53. 用羊水指数法表示，大于多少考虑羊水过多

A. 10cm　　　　　　　　　B. 12cm

C. 14cm　　　　　　　　　D. 18cm

E. 22cm

54. 妊娠早期心脏病患者，决定是否继续妊娠的主要依据是

A. 心脏病种类　　　　　　B. 孕妇的体重

C. 胎儿大小　　　　　　　D. 病变发生部位

E. 患者年龄

55. 孕妇患乙型病毒性肝炎，传给胎儿的主要方式为

A. 经粪－口传播　　　　　B. 注射血浆制品传染

C. 母婴垂直传播　　　　　D. 经输血传播

E. 经哺乳传播

56. 具备下列哪一种条件方可试产

A. 头位、骶耻外径 17cm，入口前后径 8.5cm

B. 头位、骶耻外径 15cm，入口前后径 8cm

C. 坐骨棘间径 9cm，坐骨切迹 <2 横指

D. 坐骨结节间径与后矢状径之和 <15cm

E. 均小骨盆，估计胎儿体重 3500g

57. 出现先兆子宫破裂时，应立即

A. 吸氧　　　　　　　　　B. 补液

C. 剖宫产　　　　　　　　D. 行穿颅术

E. 行产钳术

58. 孕妇尿中检出的激素中与胎儿胎盘功能关系最密切的是

A. 雌三醇　　　　　　　　B. 皮质醇

C. 孕二醇　　　　　　D. 雌二醇

E. 醛固酮

59. 更年期功能性子宫出血的激素变化是

A. LH 水平低　　　　B. FSH 水平低

C. FSH 及 LH 均低　　D. FSH 及 LH 均高

E. 孕激素水平高

60. 首选的诊断早孕的辅助检查方法是

A. 阴道脱落细胞学检查　　B. 基础体温测定

C. 尿妊娠试验　　　　　　D. 黄体酮试验

E. 宫颈黏液涂片干燥后镜检

61. 下列哪一项不能作为确诊中期妊娠的依据

A. 18～20 周开始自觉胎动

B. 胎心音每分钟 120～160 次

C. 妊娠 20 周后可触及胎体

D. 子宫明显增大

E. 出现尿频

62. 诊断子宫性闭经最简单而可靠的方法是

A. 子宫输卵管碘油造影

B. 阴道涂片

C. 雌、孕激素序贯试验

D. 雌激素试验

E. 诊断刮宫

63. 我国现定义的围生期是指

A. 从妊娠满 28 周至产后 1 周

B. 围绕分娩前后 1 周以内的阶段

C. 分娩前 1 周到分娩后 24 小时以内

D. 妊娠 20 周以后到分娩后 4 周以内

E. 妊娠 28 周以后到分娩后 4 周以内

64. 胎盘功能测定中，下述哪一种能代表胎儿胎盘功能

A. 阴道脱落细胞涂片检查

B. 尿 E_3 测定

C. 缩宫素激惹试验

D. 羊膜镜检查

E. 血清 HPL 测定

65. 胎头在完成内旋转时，除了子宫收缩力之外，还有下述哪一组肌肉参与

A. 膈肌　　　　　　B. 腹肌

C. 肛提肌　　　　　D. 四肢骨骼肌

E. 胎儿躯干肌肉

66. 下列叙述中，正确的是

A. 产后 30 天，子宫体恢复正常大小

B. 产后 4 周时子宫颈完全恢复正常形态

C. 产后 4 天内宫颈内口关闭

D. 产后 1 周，子宫于腹部不可扪及

E. 产后子宫底每天下降 3cm

67. 关于正常产褥的叙述，错误的是

A. 出汗较多，睡眠和初醒时更为明显

B. 一般在产后 24 小时内体温轻度升高，不超过 38℃

C. 子宫复旧主要是肌细胞数目减少及体积缩小

D. 浆液性恶露内含细菌

E. 产后约 2 周经腹部检查不易摸到子宫底

68. 提示子宫即将破裂的是

A. 听不到胎心音

B. 宫底迅速上升

C. 宫缩增强，出现病理缩复环

D. 持续大量阴道出血

E. 胎儿先露部于内诊时触不到

69. 因难产损伤而形成的尿瘘何时手术修补为宜

A. 立即修补　　　　　　B. 3～6 个月后修补

C. 1～3 个月后修补　　　D. 6～12 个月后修补

E. 12 个月后修补

70. 下列关于产后出血原因错误的是

A. 完全性植入胎盘　　　B. 凝血功能障碍

C. 宫颈撕裂　　　　　　D. 全身出血性疾病

E. 宫缩乏力

71. 下列哪一项不是无排卵性功能失调性子宫出血子宫内膜的病理变化

A. 简单型增生过长　　　B. 复杂型增生过长

C. 不典型增生过长　　　D. 增生期子宫内膜

E. 分泌期子宫内膜

72. 绒毛膜癌最常见的转移部位依次是

A. 肺、脑、肝、阴道　　B. 阴道、肺、肝、脑

C. 肺、阴道、肝、脑　　D. 肝、脑、阴道、肺

E. 肝、肺、阴道、脑

73. 部分性葡萄胎核型常为

A. 单倍体　　　　　　B. 二倍体

C. 三倍体　　　　　　D. 四倍体

E. 五倍体

74. 关于急性盆腔炎患者的护理和治疗措施，下列哪一项是错误的

A. 协助患者保持会阴清洁，防止感染因素

B. 保持休息，补充营养和水分

C. 用含抗菌药的溶液做阴道灌洗

D. 选用足量、有效的抗生素全身使用

E. 如有脓肿形成，准备手术治疗

75. 外阴色素减退疾病分为

A. 外阴鳞状上皮增生和硬化性苔藓

B. 接触性皮炎

C. 外阴毛囊炎

D. 银屑病

E. 念珠菌外阴炎

76. 绝经后妇女出现血性白带，除生殖器恶性肿瘤外，最常见的疾病是

A. 宫颈糜烂　　　　　　B. 宫颈息肉

C. 宫颈黏膜炎　　　　　D. 宫腔积脓

E. 老年性阴道炎

77. 产褥病率的主要原因是

A. 产褥感染　　　　　　B. 上呼吸道感染

C. 泌尿系感染　　　　　D. 风湿热

E. 乳腺炎

78. 关于受精的叙述，正确的是

A. 卵子停留在输卵管峡部等待受精

B. 精子获能的主要部位是阴道

C. 精子与卵子相遇时发生顶体反应

D. 精子与卵子相遇，标志受精过程已开始

E. 精原核与卵圆核相融合，标志受精过程即将完成

79. 子宫性不孕，下列何者不正确

A. 子宫畸形　　　　　　B. 子宫发育不良

C. 子宫内膜炎　　　　　D. 子宫内膜结核

E. 浆膜下子宫肌瘤

80. 27 岁妇女，末次月经不清，产科检查：宫高 33cm，腹围 100cm，胎头已衔接，其孕周应为

A. 24 周　　　　　　　　B. 28 周

C. 32 周　　　　　　　　D. 36 周

E. 40 周

81. 58 岁女性，绝经 5 年，少许阴道流血 2 个月，妇科检查：外阴丰满，阴道可见黏膜皱襞，分泌物多，应疑为

A. 卵巢无性细胞瘤　　　B. 卵巢颗粒细胞瘤

C. 卵巢纤维瘤　　　　　D. 卵巢内胚窦瘤

E. 睾丸母细胞瘤

82. 24 岁女性，停经 35 天，阴道流血 1 天，血 HCG > 100IU/L，最可能的诊断是

A. 早期妊娠　　　　　　B. 多胎妊娠

C. 先兆流产　　　　　　D. 异位妊娠

E. 葡萄胎

83. 关于产褥感染的定义，叙述正确的是

A. 产褥期细菌侵入生殖道创面所致的炎性反应

B. 产褥期发热，尿痛及尿潴留

C. 产后 3 天咽痛、发热

D. 产后 3 天发热，乳房胀痛，乳汁少

E. 分娩与产褥期生殖道受病原体侵袭，引起局部或全身的感染

84. 第一产程发生羊水栓塞时的处理原则是

A. 应用催产素加速分娩

B. 立即剖宫产

C. 立即切除子宫

D. 改善母体呼吸和循环功能，纠正凝血功能障碍，再处理分娩

E. 防止肾衰竭

85. 关于产后出血的定义，叙述正确的是

A. 胎儿娩出后的 24 小时内失血量 >500ml

B. 胎盘娩出后阴道出血 >500ml

C. 胎儿娩出后阴道流血 >500ml

D. 分娩过程中的失血量 >500ml

E. 产后 24 小时后到产后 42 天阴道流血 >500ml

86. 可能发生肩难产的因素，下列哪一项是正确的

A. B 超测定胎儿胸径大于胎头双顶径 1.3cm

B. B 超测定胎儿胸径大于胎头双顶径 1.6cm

C. B 超测定胎儿胸径大于胎头双顶径 1.8cm

D. B 超测定胎儿胸围大于头围 1.5cm

E. B 超测定胎儿肩围大于头围 1.8cm

87. 巨大胎儿的相关因素有

A. 吸烟　　　　　　　　B. 长期酗酒

C. 过期妊娠　　　　　　D. 低经济收入

E. 父母身材矮小

88. 关于乳房护理，叙述正确的是

A. 产后即开奶

B. 生后 24 小时内，每 1～3 小时哺乳一次

C. 哺乳前不需洗手

D. 哺乳期以 6～8 个月为宜

E. 哺乳前不需清洁乳房

89. 31 岁女性，葡萄胎二次清宫后 2 个月，阴道不规则流血持续存在，尿 HCG（＋）。如 B 超检查发现子宫肌层呈蜂窝样改变应考虑为

A. 持续性葡萄胎

B. 侵蚀性葡萄胎

C. 绒毛膜癌

D. 胎盘部位滋养细胞肿瘤

E. 子宫内膜癌

90. 绒毛膜癌是一种恶性肿瘤，其最常见的转移部位是

A. 阴道　　　　　　　　B. 肺

C. 脑　　　　　　　　　D. 肝、胆囊

E. 肾

91. 右侧卵巢动脉来自

A. 腹主动脉　　　　　　B. 髂总动脉

C. 髂外动脉　　　　　　D. 髂内动脉

E. 肾动脉

92. 关于受精卵着床，下列错误的是

A. 受精卵着床之后透明带必须消失

B. 囊胚细胞滋养细胞必须分化出合体滋养细胞

C. 囊胚和子宫内膜必须同步发育并相互配合

D. 孕妇体内必须有足够数量的黄体酮

E. 受精卵产生的早孕因子有利于受精卵着床

93. Hegar sign（黑加征）是指

A. 宫颈变软、紫蓝着色

B. 宫体增大变软

C. 子宫峡部极软，宫颈与宫体似不相连

D. 乳房出现色素沉着

E. 乳头周围出现褐色小结节

94. 孕妇在产前检查时，手测宫底高度在脐平，其孕周大致为

A. 20 周末　　　　　　　B. 20～24 周

C. 24 周末　　　　　　　D. 24～28 周

E. 16～20 周

95. 开始进行产前系列的检查时间为

A. 妊娠 3 个月后
B. 确诊早孕时开始
C. 妊娠 20 周后
D. 妊娠 28 周后
E. 妊娠 36 周后

96. 杜某，孕 36 周，产前检查中发现胎儿近 3 周增长缓慢。实习医师建议的下列哪一项检查不能反映胎盘功能

A. 胎动记数
B. 雌三醇测定
C. 尿雌激素/肌酐比值
D. 血清胎盘生乳素
E. HCG 测定

97. 妊娠 32 周末的宫底高度为

A. 脐下 2 横指
B. 脐下 1 横指
C. 脐下 3 横指
D. 脐与剑突之间
E. 剑突下 2 横指

98. 与子宫肌瘤的临床表现无明显相关的是

A. 不孕
B. 反复早期流产
C. 排便困难
D. 尿频、尿急、尿痛
E. 贫血

99. 除下列哪一种疾病外，都应与妊娠合并病毒性肝炎相鉴别

A. 妊娠期高血压疾病引起的肝损害高血压综合征
B. 妊娠期急性脂肪肝
C. 妊娠合并糖尿病
D. 妊娠期肝内胆汁淤积症
E. 妊娠剧吐引起的肝损害

100. 初产妇，26 岁，39^{+5} 周妊娠，阵发性下腹坠胀 14 小时，昨晚一夜仅能间断入眠共 1 小时，今来诊。检查：骨盆外测量正常，LOT，胎心好，宫缩 20″/8′ ~ 10′，宫口开大 1cm，先露 S-1，胎膜未破，首选下列哪一项处理措施

A. 剖宫产
B. 人工破膜
C. 肌内注射哌替啶
D. 肌内注射催产素 2.5U
E. 严密观察，等待其自然分娩

101. 子宫输卵管碘油造影能诊断的疾病是

A. 子宫腺肌病
B. 子宫内膜异位症
C. 多囊卵巢综合征
D. 子宫浆膜下肌瘤
E. 输卵管结核

102. 宫颈糜烂的患者，活组织检查报告鳞状上皮化，提示

A. 癌前病变
B. 不典型增生
C. 原位癌
D. 糜烂愈合过程
E. 宫颈息肉

103. 临床常用的流产药物是

A. 米非司酮
B. 卡孕栓
C. 环磷酰胺
D. 米非司酮 + 米索前列醇
E. 卡孕栓 + 米索前列醇

104. 女性不孕症最常见的因素是

A. 输卵管
B. 卵巢
C. 子宫
D. 宫颈
E. 阴道

105. 某患者，24 岁，孕 0 产 0，孕 40 周，晚 11 时许起宫缩为 20~30″/5~6′一次，4 小时后 30~35″/4~5′，急

诊查胎心 140 次/分，宫颈消失，宫口开大 2cm，有羊膜囊感。目前最正确的处理是

A. 待破膜后入院待产
B. 待宫缩加密后再入院
C. 立即收住院待产
D. 注射哌替啶 100mg，区别真假临产
E. 暂留急诊室观察

106. 初产妇，25 岁，停经 50 天，阵发性腹痛伴阴道流血 3 天，妇科检查：宫颈口开大 1cm，有羊膜囊堵塞子宫口，子宫孕 50 天大小。最可能的诊断是

A. 先兆流产
B. 过期流产
C. 难免流产
D. 完全流产
E. 习惯性流产

107. 初产妇，30 岁，平时月经规则，因停经 43 天阴道流血 3 天就诊。妇科检查：阴道少量血液，宫颈口关闭，子宫孕 40 天大小，妊娠试验阳性。对该患者的处理应首选

A. 立即刮宫
B. 镇静休息
C. 抗感染治疗
D. 先做凝血功能检查
E. 口服雌激素

108. 30 岁初孕妇，孕 37 周，下肢水肿 1 周，头痛 12 小时，无恶心、呕吐。查体：血压 160/100mmHg，下肢水肿（+++），尿蛋白（+），透明管型 0~2 个/HP。正确的处理方案为

A. 立即剖宫产
B. 立即人工破膜引产
C. 静脉滴注催产素引产
D. 症状控制 24 小时后终止妊娠
E. 观察

109. 57 岁女性，未生育过，已绝经 1 年，近 2 个月再现阴道流血。查子宫稍大稍软。对诊断有价值的病史是

A. 消瘦
B. 未生育
C. 曾患肝疾病
D. 低血压
E. 慢性肾炎

110. 初产妇，足月临产 30 小时，查：平脐处可见缩复环，下段压痛，胎心微弱，已破膜，羊水混浊，宫口近开全，先露头，S=0。其诊断考虑为

A. 胎盘早剥
B. 高张性宫缩乏力
C. 先兆子宫破裂
D. 子宫破裂
E. 痉挛性狭窄环

111. 基础体温测定，有排卵的妇女后半月经周期，体温高

A. 0.1~0.2℃
B. 0.3~0.5℃
C. 0.5~1℃
D. 1.2~1.5℃
E. 1.6~1.8℃

112. 关于细菌性阴道炎，叙述正确的是

A. 阴道分泌物为黏稠白带
B. 阴道 pH 接近中性
C. 阴道黏膜充血明显
D. 病理特征无炎症改变

E. 加入 10% KOH 于阴道分泌物中无臭味

113. 34 岁已婚妇女，白带多伴有外阴痒 2 周。查：外阴皮肤有抓痕，检查见阴道后穹隆处有多量稀薄泡沫状分泌物，阴道黏膜有多处、多个散在红色斑点。该患者最可能的诊断是

A. 外阴阴道假丝酵母菌病

B. 滴虫阴道炎

C. 老年性阴道炎

D. 细菌性阴道炎

E. 慢性宫颈炎

114. 试管婴儿是

A. 人工授精

B. 配子输卵管内移植

C. 宫腔配子移植

D. 体外受精与胚胎移植

E. 胚泡移植

115. 有关口服短效避孕药禁忌证，错误的是

A. 严重心血管疾病

B. 血栓性或血液性疾病

C. 恶性肿瘤、癌前期病变、子宫或乳房肿瘤

D. 年龄 >35 岁吸烟妇女可长期服用

E. 哺乳期不可服用

116. 有关子宫脱垂下列哪一项正确

A. 均伴有膀胱或阴道膨出

B. 宫颈外口达坐骨棘水平

C. 宫颈外口达坐骨棘水平以下

D. 宫颈外口达坐骨棘水平以上

E. 均伴有阴道口松弛

117. 膀胱膨出的主要病因是

A. 长期慢性咳嗽、便秘

B. 长期重体力劳动

C. 盆腔巨大肿瘤

D. 分娩时膀胱相关筋膜、韧带过度伸展或撕裂

E. 盆底组织老年退化萎缩

118. 下列哪一项为子宫性闭经

A. 给予孕酮无子宫出血

B. 给予孕酮有子宫出血

C. 雌孕激素序贯治疗有子宫出血

D. 雌孕激素序贯治疗无子宫出血

E. 给予促性腺激素有子宫出血

119. 关于流产原因以下哪一项是错误的

A. 染色体异常胚胎多发生早期自然流产

B. 宫颈内口松弛多发生晚期自然流产

C. 胎盘内分泌功能不足是晚期自然流产的重要原因

D. 母儿双方免疫不适应可引起母体对胎儿排斥而自然流产

E. 母体甲状腺功能低下或黄体功能不足可引起自然流产

120. 初产妇，足月临产，宫口开全近 2 小时，胎头不下，查胎心 160～180 次/分，骨盆正常，LOT，双顶径达坐骨棘水平，宫缩 20″/7′～8′，最恰当的处理是

A. 静脉滴注催产素

B. 待自然分娩

C. 剖宫产

D. 手法逆时针转 90° 后助产

E. 手法顺时针转 90° 后助产

121. 妊娠 24 周末的宫底高度为

A. 脐下 2 横指

B. 脐下 1 横指

C. 脐下 3 横指

D. 脐上 1 横指

E. 脐上 2 横指

122. 过期妊娠指

A. 平素月经规则，妊娠 >42 周，而尚未分娩者

B. 平素月经规则，妊娠 >41 周，而终止妊娠者

C. 平素月经规则，妊娠 >40 周，而终止妊娠者

D. 平素月经规则，妊娠 >43 周，而终止妊娠者

E. 平素月经 45 天，妊娠 >42 周．而终止妊娠者

123. 妊娠晚期羊水量少于多少时称羊水过少

A. 300ml

B. 400ml

C. 600ml

D. 800ml

E. 1000ml

124. 羊水超过多少称为羊水过多

A. 500ml

B. 800ml

C. 1000ml

D. 1500ml

E. 2000ml

125. 初乳指

A. 产后 7 天内分泌的乳汁

B. 产后 5 天内分泌的乳汁

C. 产后 6 天内分泌的乳汁

D. 产后 4 天内分泌的乳汁

E. 产后 8 天内分泌的乳汁

126. 末次月经第一日是 2000 年 10 月 26 日，计算预产期应是

A. 2001 年 8 月 1 日

B. 2001 年 8 月 2 日

C. 2001 年 8 月 3 日

D. 2001 年 8 月 4 日

E. 2001 年 8 月 5 日

127. 24 岁妇女，孕 33 周，初产妇，产前检查：胎背位于母体腹部右侧，胎心位于脐右上，宫底部触及浮球感，耻骨上方先露部较软，不规则，诊断何种胎方位

A. ROA

B. ROP

C. RSA

D. RST

E. RSP

128. 黄体功能不足的临床特征是

A. 经期延长达 9～10 天，出血量多，周期正常

B. 月经周期缩短，月经频发

C. 月经中期出血，量少于正常月经

D. 月经规则，仅表现为经量过多

E. 月经不规则，血量过多

129. 产后恢复排卵的时间为

A. 产后 1 个月

B. 产后 42 天

C. 不哺乳者，产后 10 周；有哺乳者，产后 4～6 个月

D. 不哺乳者，产后 4 周；有哺乳者，产后 6 个月

E. 产后 6 个月

130. 初孕妇，孕 38 周，无痛性阴道流血，出血量达600ml，胎心好，140 次/分，无宫缩，B 超提示前置胎盘，最恰当的处理是

    A. 绝对卧床休息

    B. 催产素静脉滴注引产

    C. 剖宫产终止妊娠

    D. 行人工破膜

    E. 水囊引产

131. 妊娠期血容量增加达最高峰时间是

    A. 妊娠 32～34 周   B. 妊娠 20～25 周

    C. 妊娠 37～40 周   D. 妊娠 35～37 周

    E. 妊娠 28～32 周

132. 葡萄胎的随访时间应为

    A. 3 个月   B. 6 个月

    C. 1 年   D. 2 年

    E. 3 年

133. 不是发现羊水栓塞时应采取的措施的是

    A. 抗过敏治疗

    B. 立即正压给氧

    C. 用血管扩张药物解除肺动脉高压

    D. 尽早给予氨甲苯酸

    E. 预防心力衰竭

134. 和经血量增多关系密切的是

    A. 子宫肌瘤的大小

    B. 子宫肌瘤的数目

    C. 子宫肌瘤生长的部位

    D. 子宫肌瘤与子宫肌层的关系

    E. 子宫肌瘤发生的年龄

135. 子宫肌瘤红色变性常发生在

    A. 肌瘤扭转时   B. 性功能活跃时

    C. 妊娠期   D. 分娩期

    E. 月经期经量多时

136. 经产妇，孕 36 周，血压 150/110mmHg，水肿（＋＋），血 Hb 80g/L，尿蛋白（＋＋），诉头晕、头痛、胸闷，最恰当的处理是

    A. 卧床休息等待临产

    B. 积极治疗 24～48 小时，无好转应终止妊娠

    C. 输血治疗

    D. 立即行剖宫产术

    E. 补钙利尿等治疗

137. 29 岁妇女，停经 44 天，有早孕反应，妇科检查：宫颈呈紫蓝色，子宫体正常大小，双侧附件正常，首选的处理方法是

    A. B 型超声检查   B. 黄体酮肌内注射

    C. 保胎治疗   D. 尿妊娠试验

    E. 基础体温测定

138. 孕妇，近 1 周外阴痒。妊娠检查：阴道黏膜充血，有白色膜状物，擦除后露出红肿黏膜面。最可能的诊断是

    A. 外阴瘙痒

    B. 滴虫阴道炎

    C. 外阴阴道假丝酵母菌病

    D. 细菌性阴道病

    E. 外阴炎

139. 30 岁女性，主诉白带增多，检查宫颈阴道部宫口周围外观呈细颗粒状红色区，占整个宫颈面积的 2/3，宫颈刮片未见癌细胞。本例恰当处置应是

    A. 药物阴道冲洗   B. 阴道放置药物

    C. 红外线凝结法   D. 宫颈锥形切除

    E. 子宫全切除术

140. 32 岁，初孕妇，孕 38 周。查体：血压 105/65mmHg。骨盆正常，宫高 38cm。腹围 112cm，脐右上胎心是 140 次/分，脐左下胎心是 148 次/分，双胎，一头一臀，第一胎儿为头先露。有关产程的处理，下列哪一项是错误的

    A. 严密观察产程进展

    B. 第一儿娩出后，若无胎盘早剥及脐带脱垂，则应等待胎儿自然娩出而不需要处理

    C. 第一儿娩出后，助手在腹部固定胎儿维持纵产式

    D. 胎盘娩出后仔细检查胎盘胎膜以判定胎儿类型

    E. 第一儿娩出后，若已等待 15 分钟仍无宫缩，可行人工破膜加缩宫素静脉滴注促进子宫收缩

141. 生殖器结核最主要的传播途径是

    A. 血行传播   B. 直接传播

    C. 淋巴传播   D. 性交传播

    E. 接触性传播

142. 双卵双胎的性别和血型

    A. 一定相同

    B. 一定不同

    C. 可以相同也可以不同

    D. 性别不同，血型相同

    E. 性别相同，血型不同

143. 下列哪一种情况不是过期妊娠的原因

    A. 头盆不称

    B. 无脑儿畸形

    C. 先天性胎盘硫酸酯酶缺乏

    D. 巨大儿

    E. 内源性前列腺素和雌二醇分泌不足

144. 以下哪一种检查不属于胎盘功能检查

    A. 胎动记数   B. 尿 E/C 比值

    C. 血 HPL 值   D. L/S 比值

    E. 胎儿电子监护

145. 下列哪一项不是妊娠合并心脏病的诊断依据

    A. X 线可见明显的心界扩大

    B. 心前区可闻及Ⅲ级以上收缩期杂音

C. 心电图提示心律失常

D. 心尖搏动向左上方移位

E. 心前区闻及舒张期杂音

146. 关于妊娠与肝炎的相互影响，下列哪一项不正确

A. 妊娠期患肝炎易发展为重型肝炎

B. 妊娠期肝脏负担加重，使原有肝损害进一步加重

C. 肝炎可使孕妇的早孕反应加重

D. 妊娠合并肝炎易出现产后出血

E. 妊娠合并肝炎者其死亡率与非孕者近似

147. 关于骨盆狭窄的诊断，哪一项是错误的

A. 入口前后径 <10cm 为骨盆入口狭窄

B. 骨盆各径线比正常值小 1cm 为均小骨盆

C. 坐骨棘间径 9cm 为中骨盆狭窄

D. 耻骨弓 <80 可能为骨盆出口狭窄

E. 骨盆出口横径 + 后矢状径 =15cm 属于出口正常

148. 关于持续性枕后位及枕横位，正确的是

A. 骨盆入口狭窄是引起持续性枕横位的原因

B. 枕横位时及枕后位时，产妇过早加腹压可加速产程进展

C. 枕横位时经阴道检查除矢状缝及大小囟门外，可以根据胎儿耳郭方向来确定胎方位

D. 让产妇向胎背所在方向侧卧，有利于胎头枕部向前旋转

E. 胎头双顶径降至坐骨棘以下，旋转胎头成枕前位困难时应行剖宫产手术

149. 处理不协调性子宫收缩乏力的首选措施是

A. 肌内注射哌替啶 100mg

B. 温肥皂水灌肠

C. 行人工破膜

D. 静脉滴注缩宫素加强宫缩

E. 静脉补充能量

150. 关于死胎，下列哪一项是正确的

A. 凡孕期内胎儿无心跳等生命征象者为死胎

B. 胎死宫内多数在 4 周后自然娩出

C. 孕妇均会发生凝血功能障碍，产后流血

D. 确诊死胎后应终止妊娠

E. 羊水中甲胎蛋白值明显降低

151. 关于外阴鳞状上皮细胞增生的主要病理变化，下列哪一项是不正确的

A. 表皮层角化过度和角化不全

B. 棘细胞层不规则增厚

C. 上皮脚向下延伸，末端钝圆或较尖，上皮脚延长则尖端愈细

D. 上皮脚之间的真皮层乳头明显，并有轻度水肿及淋巴细胞和少量浆细胞浸润

E. 上皮细胞层次排列不整齐，极性消失，细胞的大小、核形态、染色不正常

152. 有关Ⅲ度胎盘早剥的临床表现，叙述不正确的是

A. 主要以内出血或混合性出血为主

B. 可出现持续性腹痛、腰酸、腰背痛

C. 子宫大小与停经月份不相符合

D. 贫血程度与外出血相符合

E. 剥离面积 >1/2，胎儿易缺氧死亡

153. 关于淋病，以下哪一项是错误的

A. 由淋球菌引起的以泌尿生殖系统脓性感染为主要表现的性传播性疾病

B. 其病原体对泌尿生殖系统柱状上皮和移行上皮具有亲和力

C. 淋球菌最易侵犯并隐匿于女性泌尿生殖道

D. 孕妇感染淋球菌后治疗效果好，对妊娠结局无不良影响

E. 淋球菌可吸附于精子上，随精子进入宫颈管引起感染

154. 梅毒的早期临床表现为

A. 皮肤黏膜损害　　　　B. 神经系统损害

C. 淋巴结肿大　　　　　D. 心血管系统损害

E. 骨膜炎

155. 关于先天巨细胞病毒感染对围产儿的影响，以下哪一项不正确

A. 胎儿在宫内发生巨细胞病毒感染，其先天发育异常的发病率高且病情严重

B. 巨细胞病毒感染可引起流产、死胎、死产及新生儿死亡，围产儿死亡率显著增加

C. 巨细胞病毒感染的新生儿中约 10% 出现严重并发症，死亡率高达 50% ~80%

D. 因巨细胞病毒感染而出现严重并发症的新生儿若幸存，通常不发生智力低下、听力丧失、中枢神经系统损害等远期后遗症

E. 巨细胞病毒感染后无症状的新生儿中约有 5% ~15% 在出生 2 年后出现发育异常

156. 子宫肌瘤在妊娠期间容易发生的变性是

A. 玻璃样变　　　　　　B. 脂肪样变

C. 囊性变　　　　　　　D. 红色变

E. 肉瘤变

157. 下列哪一项不符合子宫脱垂

A. 阴道外口见子宫颈，即可诊断为子宫脱垂

B. 子宫脱垂常引起月经失调

C. 重度子宫脱垂，必须与子宫内翻相鉴别

D. 子宫脱垂常发生于产后过早参加重体力劳动的妇女

E. 子宫脱垂常伴发阴道前后壁膨出

158. 不孕症是指婚后未避孕有性生活

A. 3 个月未孕者　　　　B. 6 个月未孕者

C. 10 个月未孕者　　　 D. 18 个月未孕者

E. 12 个月未孕者

159. 有关宫内节育器放置时间哪一项是错误的

A. 月经干净后 3 ~7 天无性交者

B. 人工流产后可立即放置

C. 哺乳期随时放置

D. 产褥期后

E. 剖宫产术后半年

160. 女性，28 岁，白带增多，外阴痒 5 天，有念珠菌阴道炎病史，查阴道黏膜充血，白带稀薄泡沫状，以下哪一项处理不正确

A. 阴道分泌物查念珠菌

B. 阴道分泌物查滴虫

C. 阴道清洁度检查

D. 可用甲硝唑治疗

E. 宜用碱性液冲洗阴道

161. 临床上病理缩复环常见于

A. 胎儿脑积水　　　B. 宫缩乏力

C. 胎头下降受阻　　D. 软产道异常

E. 臀位

162. 某 35 岁孕妇，孕 2 产 0，40 周妊娠，自觉胎动减少 1 天来院就诊，行胎心监护 OCT 试验有频发晚期减速，24 小时尿雌三醇小于 10mg，则下一步处理是

A. 尽快终止妊娠　　B. 加强营养

C. 注意休息　　　　D. 左侧卧位

E. 继续观察

163. 羊水栓塞 DIC 的早期，首选的处理是

A. 肝素治疗　　　　B. 止血药

C. 输新鲜血　　　　D. 输纤维蛋白原

E. 肌内注射双嘧达莫

164. 关于卵巢生理，下列正确的是

A. 卵巢卵泡外膜细胞是排卵前产生雌激素的部位

B. 在月经周期中，雌激素仅出现一次高峰，是在排卵前

C. 当卵泡成熟时，尿中孕酮值明显增高

D. 成熟卵泡在 FSH 出现陡直高峰后出现排卵

E. 卵巢合成和分泌少量雄激素

165. 关于乙型病毒性肝炎的传播途径中，下列哪一项不正确

A. 产后与母亲密切接触传播

B. 经过哺乳传播

C. 分娩时接触母血或羊水传播

D. 经粪 – 口传播

E. 经胎盘传播

166. 月经周期为 28 日的妇女，下列选项中，与正常月经周期相符的是

A. 月经第 21 日，血中孕酮及雌二醇均升高

B. 月经第 7 日，血中雌二醇较低水平

C. 月经第 14 日，血中孕酮及雌二醇均有高峰

D. 月经第 14 日，雌二醇、FSH 及 LH 均有高峰

E. 月经第 25 日，血中孕酮及雌二醇均低水平

167. 关于正常恶露的叙述，正确的是

A. 血性恶露持续 1 周

B. 浆液性恶露含大量白细胞、坏死蜕膜组织

C. 白色恶露持续 1 周

D. 恶露含有血液、胎盘绒毛碎片

E. 胎盘或胎膜残留时恶露较多

168. 关于月经的叙述，下列正确的是

A. 初潮时多为有排卵性月经

B. 两次月经第一日的间隔时间为 1 个月经周期

C. 月经周期的长短主要取决于分泌期的长短

D. 正常月经失血量不少于 80ml

E. 月经血是凝固的，至少有小血块

169. 子宫峡部的下界为

A. 组织学内口　　　　B. 组织学外口

C. 解剖学内口　　　　D. 解剖学外口

E. 宫颈内口

170. 阴道的形态学及组织学特征是

A. 阴道下端比上端宽

B. 阴道后壁长，前壁短

C. 下端开口于前庭前部

D. 黏膜覆以单层柱状上皮

E. 阴道壁有丰富的腺体

171. 妊娠合并风湿性心脏病，早期心力衰竭的可靠诊断依据是

A. 心界扩大

B. 心尖部闻及二级收缩期杂音

C. 肺底部持续性湿啰音，咳嗽后不消失

D. 休息时心率 >100 次/分

E. 踝部凹陷性水肿

172. 病理性缩复环最常见于

A. 男性骨盆　　　　B. 高张性宫缩乏力

C. 软产道损伤　　　D. 先兆子宫破裂

E. 枕后位

173. 测定胎儿 – 胎盘功能，最常用的方法是

A. 测定尿中孕二醇值

B. 测定耐热性碱性磷酸酶值

C. 测定尿中雌三醇值

D. 测定尿中绒毛膜促性腺激素

E. 测定尿中胎盘生乳素

174. 关于子宫收缩乏力性产后出血，首选的处理措施是

A. 子宫切除

B. 按摩子宫并注射宫缩剂

C. 双手压迫腹部按摩子宫

D. 压迫腹主动脉

E. 乙醚刺激

175. 下列何项不是胎儿窘迫的临床表现

A. 心率小于 120 次/分或大于 160 次/分

B. 头位，羊水粪染

C. 胎动减弱，次数减少

D. 宫缩时胎心 110 次/分

E. 胎儿头皮血 pH 7.15

176. 关于胎膜早破的处理不正确的是

A. 等待疗法适用于孕 28 ~ 35 周不伴感染，羊水池深度 ≥3cm

B. 破膜 12 小时以上者应预防性使用抗生素

C. 孕期达 35 周以上分娩发动，可令其自然分娩

D. 胎膜早破均应选择剖宫产终止妊娠

E. 避免不必要的肛诊与阴道检查

177. 妊娠合并病毒性肝炎，妊娠期及分娩期的正确处理为

    A. 妊娠早期保胎治疗

    B. 妊娠中期需立即终止妊娠

    C. 分娩前备好新鲜血，注意防止产后出血

    D. 对重型肝炎应积极治疗，并尽量自然分娩

    E. 为防止产道损伤，应避免阴道助产

178. 25 岁初孕妇，39 周妊娠已临产，产程进展顺利，宫口开全时突然出现胎心率减少至 100 次/分，羊水 II 度污染，行阴道检查发现胎儿先露部已达坐骨棘平面以下 3cm，则应选择何种处理方法

    A. 立即剖宫产   B. 左侧卧位

    C. 继续观察胎心率变化   D. 无须特殊处理

    E. 吸氧同时尽快阴道助产

179. 下列哪一个征象肯定进入第二产程

    A. 产妇进气向下用力   B. 胎头部分露于阴道

    C. 产妇排尿困难   D. 子宫口开全

    E. 脐带脱出于阴道口外

180. 临产的主要标志是

    A. 不规则宫缩

    B. 见红

    C. 规律性宫缩，阴道流血

    D. 规律性宫缩，宫颈口扩张

    E. 规律性宫缩并逐渐加强，伴宫颈口扩张和胎先露下降

181. 29 岁初产妇，妊娠 40 周，分娩经过正常，在胎儿娩出后产妇突然气急，呼吸困难，随即昏迷，BP 60/40mmHg，最可能的诊断是

    A. 呼吸衰竭   B. 心脑血管意外

    C. 羊水栓塞   D. 子宫破裂

    E. 胎盘早剥

182. 27 岁初孕妇，35 周妊娠，下肢水肿，血压升高 3 天不伴头晕头痛。检查：血压 165/110mmHg，心率 88 次/分，下肢水肿（＋＋）。宫高 30cm，腹围 94cm，胎位 LOA，胎心率 150 次/分。尿蛋白（＋＋）。入院应用硫酸镁治疗 2 天后，血压仍波动在 150/90mmHg 和 165/100mmHg，复查尿蛋白（＋~＋＋），尿比重 1.024，血细胞比容 0.38。还应采取何种治疗

    A. 催眠药   B. 利尿药

    C. 镇静药   D. 扩容

    E. 中药

183. 足月临产，产程进展缓慢，胎心 140 次/分，宫缩 30″~45″/2′~3′强，阴道检查羊水清，宫口开大 8cm，胎头 S＋2，小囟门在 5 点处，矢状缝在左斜径上，正确处理是

    A. 孕妇反胎背方向侧卧

B. 剖宫产

C. 立即产钳助产

D. 徒手使胎儿枕部逆时针转 135°后，等待自然分娩

E. 徒手使胎儿枕部顺时针转 45°后，等待自然分娩

184. 产后子宫复旧的时间是

    A. 产后 6 周   B. 产后 8 周

    C. 产后 10 周   D. 产后 4 周

    E. 产后 30 天

185. 关于羊水过多但胎儿正常的处理，错误的是

    A. 症状严重孕妇，胎龄不足 37 孕周，应穿刺放羊水

    B. 一次放羊水量不超过 1500ml

    C. 前列腺素合成酶抑制剂——吲哚美辛有抑制利尿的作用，应广泛用于治疗羊水过多

    D. 症状较轻可以继续妊娠，注意休息，低盐饮食

    E. 妊娠已近 37 周，在确定胎儿已成熟的情况下，可行人工破膜

186. 盆腔炎的并发症和后遗症中，极少见的是

    A. 输卵管妊娠   B. 输卵管积水

    C. 继发性不孕   D. 粘连性子宫后屈

    E. 弥漫性腹膜炎

187. 关于羊水过少的处理，不正确的是

    A. 妊娠足月者，应尽快破膜引产

    B. 若破膜后出现胎儿窘迫的表现，估计短时间内不能结束分娩者应在除外胎儿畸形后，选择剖宫产

    C. 羊膜腔输液防治妊娠中晚期羊水过少

    D. 剖宫产比阴道分娩可明显降低围产儿死亡率

    E. 羊水过少者一律剖宫产

188. 关于老年性阴道炎，正确的是

    A. 常见于围绝经期妇女

    B. 阴道壁常有较深溃疡

    C. 窥器见阴道黏膜大片出血斑

    D. 口服尼尔雌醇有效

    E. 局部用药前应先用碱性液体洗涤

189. 关于流产的概念正确的是

    A. 流产指妊娠于 20 周前终止，胎儿体重不足 500g 者

    B. 先兆流产时子宫大小与停经月份不符

    C. 不可避免流产一般多由先兆流产发展而来

    D. 习惯性流产是指自然流产连续发生 2 次者

    E. 过期流产指胎儿死亡 4 周尚未排除者

190. 急性盆腔结缔组织炎可导致

    A. 急性子宫肌炎   B. 急性子宫内膜炎

    C. 急性输卵管炎   D. 急性宫颈炎

    E. 弥漫性腹膜炎

191. 羊水栓塞的早期诊断依据是

    A. 典型的临床表现

    B. 下腔静脉采血查到羊水成分

    C. 胸部 X 线检查

    D. 放射性核素肺部扫描

    E. 心电图检查

192. 宫缩乏力性出血的诊断要点中错误的是
  A. 暗红色血呈间歇性流出
  B. 胎儿娩出后数分钟才发生
  C. 子宫时软时硬
  D. 胎盘胎膜完整
  E. 子宫轮廓清

193. 胎盘功能检查的方法不包括
  A. 尿 E_3 测定
  B. 尿 E/C 比值测定
  C. 血清 HPL 值测定
  D. 催产素激惹试验
  E. 羊水脂肪细胞出现率

194. 先兆子宫破裂的临床表现不包括
  A. 病理性缩复环
  B. 休克
  C. 血尿
  D. 产妇疼痛难忍
  E. 胎儿窘迫

195. 初产妇,急产一体重 4000g 新生儿,胎儿娩出后较多量持续性鲜红色阴道出血,出血原因最可能是
  A. 宫缩乏力
  B. 子宫破裂
  C. 胎盘剥离不全
  D. 软产道损伤
  E. 凝血功能障碍

196. 关于妊娠合并心脏病心功能 I 级,孕妇的分娩期处理是
  A. 剖宫产
  B. 缩短第二产程
  C. 忌用吗啡
  D. 无感染者不需用抗生素
  E. 为预防产后出血,应肌内注射麦角新碱

197. 32 岁经产妇,近 3 年痛经并逐渐加重,伴经量多,需服止痛药。子宫后倾,大如妊娠 8 周,质硬。痛经逐渐加重的原因最可能是
  A. 子宫内膜结核
  B. 功能性痛经
  C. 子宫腺肌病
  D. 子宫黏膜下肌瘤
  E. 子宫内膜癌

198. 患者 19 岁,未婚,原发性闭经,乳房发育正常,外阴无异常,子宫略小于正常,两侧附件正常,首先应如何处理
  A. 孕激素试验
  B. 雌激素试验
  C. 人工周期
  D. HCG
  E. 氯米芬

199. 29 岁女性,婚后 4 年一直未孕,伴有痛经。应考虑
  A. 多囊卵巢综合征
  B. 子宫内膜异位症
  C. 子宫内膜增殖症
  D. 卵巢囊肿
  E. 黏膜下子宫肌瘤

200. 30 岁女性,人流术后 4 个月,未来月经,子宫大小正常,用雌-孕激素序贯疗法治疗无撤退性出血,最大可能是
  A. 卵巢性闭经
  B. 子宫性闭经
  C. 垂体性闭经
  D. 下丘脑性闭经
  E. 妊娠

201. 28 岁女性,继发闭经 4 个月。妇科检查:子宫无增大,双侧附件正常,尿妊娠试验阴性。肌内注射黄体酮 10mg,每日 1 次;共 5 天,停药后 4 天有撤退性流

血。再行垂体兴奋试验,注药后 45 分钟黄体生成素增高 8 倍。引起此病例闭经的病变位于
  A. 丘脑下部
  B. 垂体前叶
  C. 卵巢
  D. 肾上腺皮质
  E. 子宫

202. 关于中央性前置胎盘大出血的治疗方法,叙述正确的是
  A. 剖宫产
  B. 催产素引产阴式分娩
  C. 胎头吸引
  D. 臀位行牵引术
  E. 人工破膜

203. 25 岁女性,足月分娩后 2 个月,阴道持续少量流血,血 HCG 持续阳性但 <3000IU/L,最可能的诊断是
  A. 葡萄胎
  B. 侵蚀性葡萄胎
  C. 绒毛膜癌
  D. 胎盘残留
  E. 胎盘部位滋养细胞肿瘤

204. 习惯性晚期流产最常见的原因是
  A. 孕卵发育异常
  B. 黄体功能不足
  C. 甲状腺功能不足
  D. 染色体异常
  E. 子宫颈内口松弛

205. 关于死胎,下列不正确的是
  A. B 超见胎心胎动消失是诊断死胎的可靠依据
  B. 胎儿死亡后约 80% 在 2~3 周内自然娩出
  C. 死胎一经确诊应立即引产
  D. 孕妇 24 小时尿雌三醇含量在 3mg 以下
  E. 超过 3 周后,或胎儿过大需行剖宫产术

206. 关于子宫颈的叙述,正确的是
  A. 主要由结缔组织构成
  B. 宫颈管内膜为复层鳞状上皮
  C. 腺体能分泌少量酸性黏液
  D. 宫颈内口是宫颈癌的好发部位
  E. 宫颈黏膜无周期性的变化

207. 为了解雌激素水平进行阴道脱落细胞检查,最理想的取材部位是
  A. 阴道前庭
  B. 阴道下 1/3 段前壁
  C. 阴道中 1/3 段后壁
  D. 阴道上 1/3 段侧壁
  E. 阴道后穹隆

208. 下列哪一项不是女性生殖器的自然防御功能
  A. 阴道杆菌分解糖原使阴道呈酸性环境
  B. 盆底肌肉的作用使阴道口闭合,防止外界的污染
  C. 阴道上皮在雌激素作用下增生变厚,增加对病原体侵入的抵抗力
  D. 子宫内膜周期性剥脱
  E. 阴道内同时寄居需氧菌、厌氧菌,形成一种平衡的生态

209. 使子宫保持前倾位置的主要韧带是
  A. 阔韧带
  B. 子宫骶骨韧带
  C. 主韧带
  D. 骨盆漏斗韧带
  E. 圆韧带

210. 导致产褥病率的主要原因是
  A. 手术切口感染
  B. 乳腺炎

C. 上呼吸道感染　　　　D. 泌尿系统感染

E. 产褥感染

211. 经产妇，临产后 8 小时入院，有急产史，第一胎顺产，新生儿体重 4000g，查：LOA，宫口开大 4cm，胎膜未破，宫缩 50″/2′～3′，胎心率 150 次/分，规律，下列哪一项处理不恰当

A. 立即准备接生

B. 立即肌内注射哌替啶 100mg

C. 吸氧左侧卧位

D. 胎心监护

E. 严密观察产程进展情况

212. 月经来潮后，子宫内膜再生来自

A. 致密层　　　　　　　B. 海绵层

C. 基底层　　　　　　　D. 功能层

E. 黏膜层

213. 关于骨盆底形态学特征，叙述正确的是

A. 外层为盆膈

B. 中层为泌尿生殖膈

C. 肛门外括约肌属盆膈范畴

D. 球海绵体肌有松弛阴道作用

E. 肛提肌是组成骨盆底外层的肌肉

214. 子宫内膜腺上皮细胞出现含糖原小泡，相当于子宫内膜周期中的

A. 增生期中期　　　　　B. 增生期晚期

C. 分泌期早期　　　　　D. 分泌期中期

E. 分泌期晚期

215. 45 岁女性，接触性阴道流血 5 个月，查宫颈重度糜烂状，宫体前位，正常大小，宫旁主韧带有增厚感，未达盆壁。为确定诊断应作哪项检查

A. 宫颈刮片细胞学检查　B. 阴道镜检查

C. 宫颈活组织检查　　　D. 宫颈锥形切除术

E. 碘试验

216. 下列哪一项与子宫脱垂的发生无关

A. 肛提肌　　　　　　　B. 卵巢固有韧带

C. 主韧带　　　　　　　D. 子宫骶韧带

E. 圆韧带

217. 关于淋球菌的传播途径，以下哪一项不正确

A. 性交是淋球菌最主要的传播途径

B. 淋球菌多由女性感染后传播给男性

C. 接触被淋球菌污染的衣物、洁具等物品可引起感染

D. 淋病孕妇在分娩过程中可将淋球菌传播给胎儿

E. 应用消毒不彻底的检查器械可引起医源性淋球菌感染

218. Ⅲ度子宫脱垂患者，阴道掉出物的特点是

A. 呈茄子状，末端为子宫颈外口

B. 有长蒂与肿物相连

C. 肿物呈球形，两侧见输卵管开口

D. 肿物表面呈暗红色海绵状

E. 肿物呈囊性位于阴道前壁，表面为阴道黏膜

219. 28 岁，孕 1 产 0，孕 40 周，胎位 LOA，胎心 140 次/分，头浅定，骨盆测量：髂棘间径 23cm，髂嵴间径 27cm，骶耻外径 20cm，坐骨结节间径 6cm，后矢状径 6.5cm，胎儿估计 3000g，正确的分娩方式

A. 自然分娩　　　　　　B. 会阴侧切术

C. 胎头吸引术　　　　　D. 产钳术

E. 剖宫产术

220. 初产妇，33 岁，孕 41 周，产前检查均正常。自觉胎动减少 1 天收入院。查体：血压 110/75mmHg，宫高 35cm，腹围 100cm，胎位 LOA，胎头先露，胎心率为 120 次/分。以下哪一项并不提示胎儿窘迫

A. 胎儿头皮血 pH 7.2

B. NST 有反应型

C. OCT 重度变异减速

D. OCT 频发晚期减速

E. 胎心率基线 110～120 次/分

221. 患者自然流产后，宫内节育器放置的时机为

A. 产后 12 小时　　　　B. 产后立即

C. 产后 3～7 天　　　　D. 产后来一次月经后

E. 产后 1 个月

222. 吸宫术后应注意的错误的是

A. 休息 2 周　　　　　　B. 禁性交 2 周

C. 定期复诊　　　　　　D. 抗感染对症治疗

E. 多运动，防止宫腔积血

223. 50 岁女性，体检时发现宫颈中度糜烂，子宫正常大小，双附件未触及异常，宫颈活检示宫颈原位癌，应

A. 子宫全切除术

B. 宫颈锥形切除术后，根据病理结果决定手术方法

C. 子宫全切除术及双侧附件切除术

D. 子宫全切除术、双侧附件切除术及盆腔淋巴结清扫术

E. 放疗

224. 关于女型骨盆入口，下列哪一项是正确的

A. 骨盆入口前后径长而横径短

B. 骨盆入口横径较前后径稍长

C. 骨盆入口呈纵椭圆形

D. 骨盆入口呈三角形

E. 骨盆入口呈圆形

225. 某患者，26 岁，孕 0 产 0，孕 39 周，近来食欲增加，晚 11 点有腹部阵痛，一夜未睡，今晨 7 点就诊，精神疲乏，有宫缩，10″～20″/10′～35′，宫缩时，宫壁不硬。肛查：先露头，半固定，宫口开指尖，前羊水囊不明显，坐骨切迹 >2 横指。最恰当的处理是

A. 肥皂水灌肠

B. 催产素静脉滴注

C. 人工破膜

D. 哌替啶 100mg 肌内注射

E. 补液纠酸

226. 某孕妇，36 岁，妊娠 36 周，自觉胎动消失 1 天而来院就诊。B 超检查发现胎心胎动消失，确诊为死胎。正确的处理方法是
   A. 立即剖宫产
   B. 为防止产后大流血，应行凝血功能检查
   C. 等待自然发动宫缩
   D. 立即引产
   E. 立即寻找死亡原因

227. 首次产前检查最恰当的时期应是
   A. 停经 6 周　　　　　　B. 停经 8 周
   C. 停经 10 周　　　　　 D. 停经 12 周
   E. 确诊早孕时

228. 乳头及其周围皮肤着色，乳晕周围形成小隆起，称为
   A. 蜕膜斑　　　　　　　B. 蒙氏结节
   C. 黑加征　　　　　　　D. 色素沉着
   E. 乳腺腺泡

229. 风湿性心脏病，心功能 III 级的妇女，异位妊娠，右侧输卵管妊娠破裂，手术应行
   A. 右附件切除
   B. 右附件切除，左输卵管结扎
   C. 右输卵管切除
   D. 子宫次全切除加右附件切除
   E. 右输卵管切除，左输卵管结扎

230. 有关分娩机制，不正确的是
   A. 衔接是指颅骨最低点接近坐骨棘水平
   B. 正常情况下胎头以面先露入盆
   C. 下降是连续性贯穿于分娩全过程
   D. 内旋转动作在第一产程末完成
   E. 子宫收缩力和腹压两者合力而发生仰伸

231. 晚期囊胚透明带消失后，相当于受精后第几日开始着床
   A. 2 ~ 3 天　　　　　　B. 4 ~ 5 天
   C. 6 ~ 7 天　　　　　　D. 8 ~ 9 天
   E. 10 ~ 11 天

232. 24 岁女性，10 天前因停经 41 天，妊娠试验阳性，行吸宫流产术，今晨突然晕倒在地，体温 37.5℃，血压 75/52.5mmHg，脉搏 100 次/分，下腹压痛及反跳痛明显，阴道少量流血，宫颈举痛明显，宫口闭，子宫稍大、稍软，右侧似有一包块边缘不清，有压痛。查白细胞 $10 \times 10^9/L$，中性粒细胞 0.70，最准确的诊断是
   A. 人工流产不全　　　 B. 流产后右附件炎
   C. 右输卵管妊娠破裂　 D. 宫颈粘连
   E. 急性阑尾炎

233. 关于胎盘合成的蛋白激素，下列哪一项是错误的
   A. 人绒毛膜促性腺激素
   B. 妊娠特异性 β_1 - 糖蛋白
   C. 人绒毛膜促甲状腺激素
   D. 胎盘生乳素

234. 关于胎儿电子监测，不正确的是
   A. OCT 阳性提示胎儿窘迫
   B. FHR 有 BFHR 及 PFHR 两种基本变化
   C. 无激惹试验是宫缩时 FHR 的变化
   D. FHR 基线变异表示胎儿的储备能力
   E. 晚期减速是胎儿缺氧的表现

235. 25 岁初产妇。孕 38 周，诉头晕、头痛、胸闷 1 周入院。血压 170/100mmHg，尿蛋白（＋＋），下肢水肿（＋＋）。估计胎儿重约 3200g，胎心率 140 次/分。入院治疗 24 小时，患者自觉症状消失，血压在 150/90mmHg 左右，尿蛋白（＋），进一步的处理是
   A. 继续治疗　　　　　 B. 终止妊娠
   C. 等待自然临产　　　 D. 卧床休息
   E. B 超监护，继续妊娠

236. 关于受精卵发育与着床，叙述正确的是
   A. 获能的精子穿透初级卵母细胞的透明带为受精的开始
   B. 妊娠期的子宫内膜称为蜕膜
   C. 精子到达输卵管与卵子相遇，顶体外膜破裂释放出顶体酶，称精子获能
   D. 囊胚与子宫肌层间的蜕膜为真蜕膜
   E. 早孕因子不能抑制淋巴细胞活性

237. 产褥病率的定义是
   A. 产后 24 小时应每 4 小时测体温 1 次，体温 2 次达到或超过 38℃者
   B. 产后 24 小时至 10 天内，用口表每日测量体温 4 次，有 2 次≥38℃者
   C. 产后每 4 小时测体温 1 次，体温 2 次达到 38℃者
   D. 产后 10 天，每 4 小时测体温 1 次，体温 2 次达到或超过 38℃者
   E. 产褥期内两次体温达到或超过 38℃者

238. 妊娠 38 周，患者早晨醒来时发现躺在血泊中，急诊入院，查：血压 90/60mmHg，脉搏 118 次/分，神清，宫高 36cm。臀先露、高浮、胎心 160 次/分，骨盆正常，阴道少量活动性流血。最适当的处理是
   A. 输血输液同时行剖宫产
   B. 人工破膜
   C. 期待疗法
   D. 臀位牵引术
   E. 催产素滴注引产

239. 某 25 岁初产妇，孕 39 周，羊水过多，规律宫缩 10 小时，破膜后突然剧烈腹痛，阴道少量流血，查体：血压 95/56mmHg，脉搏 120 次/分，宫底剑突下一横指，有压痛。胎心胎位不清，宫口开大 2cm，胎头 S＋1。最恰当的处理是
   A. 静脉滴注缩宫素　　 B. 立即剖宫产
   C. 头皮钳牵引　　　　 D. 抗凝止血
   E. 肌内注射哌替啶

E. 雌激素

240. 55 岁女性，绝经 5 年，近 3 个月阴道水样白带，近半个月出现阴道间断少量流血。查宫颈光滑，宫体稍大且软，附件未扪及。诊刮出较多量、较脆内膜。本例最可能的诊断为
    A. 颈管腺癌
    B. 子宫内膜增生过长
    C. 子宫内膜息肉
    D. 子宫内膜癌
    E. 输卵管癌

241. 52 岁女性，绝经 4 年。阴道流血 3 个月，妇科检查：外阴丰满，阴道无萎缩，子宫正常大，右附件区可触及 5cm 大小质中包块，表面光滑，余未见异常。何种治疗最佳
    A. 化疗
    B. 放疗
    C. 化疗 + 放疗
    D. 右附件切除
    E. 全子宫切除 + 双附件切除

242. 提示胎盘功能低下的是
    A. NST 无反应
    B. 缩宫素激惹试验阳性
    C. 妊娠 32 周后，尿雌三醇连测多次在 15mg/24h 以上
    D. 妊娠 35 周以后血清胎盘生乳素升高
    E. 羊膜镜检羊水呈深绿色

243. 孕早期患下列何种疾病应终止妊娠
    A. 细菌性阴道炎
    B. 巨细胞病毒感染
    C. 沙眼衣原体感染
    D. 外阴阴道念珠菌感染
    E. 生殖道尖锐湿疣

244. 关于卵巢性激素以胆固醇为原料的合成途径，叙述正确的是
    A. 雄激素→雌激素→孕激素
    B. 雌激素→孕激素→雄激素
    C. 孕激素→雄激素→雌激素
    D. 雌激素→雄激素→孕激素
    E. 孕激素→雌激素→雄激素

245. 黄体萎缩不全的患者月经周期 5 ~ 6 天刮宫的病理表现为
    A. 增殖期与分泌期并存
    B. 复杂型增生
    C. 分泌期内膜
    D. 单纯型内膜
    E. 增殖期内膜

246. 前置胎盘的常见致病因素不包括
    A. 受精卵滋养层发育迟缓
    B. 子宫内膜炎
    C. 双胎妊娠
    D. 多次刮宫史
    E. 初孕妇

247. 关于我国孕产妇管理的说法，正确的是
    A. 出院时保健手册应交给产妇
    B. 在确保婴儿安全的基础上保证孕妇安全
    C. 产后 3 个月结束系统管理
    D. 城市开展三级分工，农村开展二级分工
    E. 妊娠 3 个月开始系统管理

248. 复发性外阴阴道假丝酵母菌病（RVVC）的维持治疗应持续
    A. 1 个月
    B. 3 天
    C. 3 个月
    D. 6 个月
    E. 7 ~ 14 天

249. 发生子痫前期的高危因素不包括
    A. 双胎妊娠
    B. 糖尿病
    C. 羊水过多
    D. 前置胎盘
    E. 营养不良

250. 急性胎儿窘迫的重要临床征象不包括
    A. 胎心率异常
    B. 胎动减少
    C. 羊水胎粪污染
    D. 胎盘功能减退
    E. 胎儿头皮血 pH < 7.35

251. 关于妊娠期生殖系统的变化，叙述正确的是
    A. 卵泡发育及排卵活跃，可见多个黄体形成
    B. 子宫各部均匀增大
    C. 子宫峡部在妊娠晚期开始变软并延长
    D. 阴道皱襞增多并伸展性增加
    E. 宫颈管内的腺体肥大增生并黏液减少

252. 女，28 岁，婚后 4 年未孕。月经初潮 12 岁。5 年前起月经稀发、经量减少，近 2 年闭经，体重增加 8kg。查体：BP 120/80mmHg，BM 126，双乳有触发泌乳。最可能的诊断是
    A. 垂体泌乳素瘤
    B. 卵巢功能早衰
    C. 希恩综合征
    D. 腺垂体功能减退症
    E. 多囊卵巢综合征

253. 女，23 岁，外阴瘙痒、白带增多 5 天。有不洁性交史。妇科检查：外阴皮肤黏膜充血，小阴唇内侧见多个小菜花状赘生物，宫颈光滑，子宫正常大，附件无异常。最可能的诊断是
    A. 淋病
    B. 梅毒
    C. 尖锐湿疣
    D. 外阴阴道念珠菌病
    E. 滴虫阴道炎

254. 女，25 岁，葡萄胎清宫术后 13 个月，阴道流血 2 周。妇科检查：阴道口处见一直径 2cm 紫蓝色结节，子宫稍大，质软，双侧附件正常。胸部 X 线片未见异常。尿妊娠试验（＋）。阴道病灶组织病理学检查见成对高度增生滋养细胞，无绒毛结构，最有可能的诊断
    A. 绒毛膜癌
    B. 子宫内膜异位症
    C. 葡萄胎
    D. 侵蚀性葡萄胎

E. 阴道癌

255. 女，48 岁，放置宫内节育器（IUD）10 年，不规则阴道流血 3 个月。妇科检查：宫颈光滑。宫颈细胞学检查无异常。首选处理方法

A. 止血药治疗

B. 抗感染治疗

C. 取出 IUD + 诊断性刮宫术

D. 取出 IUD + 抗感染治疗

E. 人工周期治疗

256. 初孕妇，26 岁，妊娠 35 周，自觉头痛、视物模糊 2 周，晨起突然出现持续性腹痛且逐渐加重。腹部检查：子宫板状硬。该患者最可能的诊断是

A. 先兆早产　　　　　B. 胎盘早剥

C. 急性阑尾炎　　　　D. 前置胎盘

E. 先兆子宫破裂

257. 初孕妇，24 岁，妊娠 38 周，自觉头痛，视物不清 4 天。下列情况与疾病严重程度关系较小的是

A. 血压水平　　　　　B. 水肿程度

C. 眼底检查　　　　　D. 自觉症状

E. 尿蛋白

258. 孕妇，37 岁，G_2P_1，2 年前顺产 1 男婴，确诊为 21 三体综合征，本次自然受孕，现孕 16 周，咨询唐氏筛查事宜，对其合理的建议应为

A. 行孕早期、孕中期联合唐氏筛查

B. 20～24 周 B 超筛查有无唐氏儿可能

C. 羊膜腔穿刺性染色体检查

D. 行孕早期唐氏筛查

E. 行孕中期唐氏筛查

259. 初产妇，28 岁，孕足月临产后静脉滴注缩宫素，自然破膜 1 分钟后出现烦躁不安、呛咳、呼吸困难、发绀，数分钟后死亡。该患者最可能的诊断是

A. 子宫破裂　　　　　B. 重度胎盘早剥

C. 重度子痫前期　　　D. 子痫

E. 羊水栓塞

260. 葡萄胎患者行清宫术，需刮除的组织是

A. 肌层绒毛　　　　　B. 宫腔绒毛

C. 子宫内绒毛　　　　D. 蜕膜组织

E. 宫外绒毛

261. 患者女，36 岁。月经周期延长，月经量较前减少，且出现泌乳、体重下降。考虑诊断催乳素腺瘤，最适宜的治疗是

A. 溴隐亭药物治疗

B. 经鼻 - 蝶窦垂体腺瘤切除术

C. 环磷酰胺化疗

D. 放射治疗

E. 黄体酮药物治疗

262. 某边远医院收治一名宫外孕破裂失血性休克患者，紧急手术并输血，当时该医院库存血液不足，又无自体血液回输条件，血站送血需要 3 小时车程。在此情况下，医院的正确做法应当是

A. 动员社会人员互助捐血

B. 等待血站送血

C. 外借自体血液回输设备

D. 立即将患者转院

E. 临时采集血液，并确保采血用血安全

263. 关于外阴阴道假丝酵母菌病治疗，叙述正确的是

A. 阴道内放置咪康唑栓

B. 阴道内放置甲硝唑栓

C. 阴道内放置己烯雌酚栓

D. 外阴应用氢化可的松软膏

E. 外阴应用 0.5% 醋酸液清洗

A3/A4 型题

1. （共用题干）50 岁女性，孕 5 产 5，绝经 3 年，阴道不规则流血 1 个月。妇科检查：外阴阴道正常，宫颈肥大、糜烂、触之易出血，子宫后屈、稍大，双侧附件未见异常。

（1）该患者绝经后最可能的出血原因是

A. 子宫颈炎　　　　　B. 子宫颈癌

C. 子宫内膜癌　　　　D. 子宫颈尖锐湿疣

E. 子宫内膜炎

（2）进一步确诊时需做

A. B 型超声检查　　　B. 宫颈涂片细胞学检查

C. 宫颈活组织检查　　D. 子宫颈碘试验

E. 阴道镜检查

（3）若以上检查未发现可疑病灶，下一步最恰当的处理是

A. 分段刮宫

B. 子宫镜 + 子宫内膜活检

C. 宫颈激光

D. 宫颈锥切术

E. 3～6 个月后复查

2. （共用题干）某初孕妇，28 岁，妊娠 34 周，睡眠中突然出现阴道大量流液，此后起床活动时有持续流液，因胎膜早破收入院。

（1）胎膜早破的确诊方法有

A. 阴道检查

B. 肛门检查

C. 阴道液 pH 不变

D. 取阴道后穹窿黏液涂片观察到羊齿状结晶

E. B 超观察羊水池深度

（2）此时最重要的处理是

A. 卧床休息　　　　　B. 注意预防感染

C. 吸氧，左侧卧位　　D. B 超了解胎儿大小

E. 剖宫产结束妊娠

3. （共用题干）50 岁女性，已生育，渐进性痛经 5 年，难以忍受，经治疗症状反复。妇检：子宫后位，常大，活动欠佳，后壁峡部扪及 2～3 个痛性结节，右附件扪及 3cm×4cm 之囊性包块，不活动。

（1）该患者的诊断考虑为

A. 子宫内膜异位症（巧克力囊肿）

B. 慢性盆腔炎

C. 卵巢恶性肿瘤

D. 盆腔炎性包块

E. 盆腔结核

（2）该患者的治疗首选

 A. 达那唑治疗   B. 雄激素治疗

 C. 内膜病灶切除术 D. 保留卵巢功能手术

 E. 根治性手术

4. （共用题干）某患者，26 岁，孕 1 产 0，孕 40 周。因有规律性宫缩入院，入院后检查胎心 140 次/分，宫口已开全，阴道检查，胎头矢状缝与骨盆横径一致，小囟门在 3 点处，大囟门在 9 点处。

（1）该病例为何胎方位

 A. LOT   B. ROT

 C. LOA   D. ROA

 E. LOP

（2）该病例目前处于分娩的哪一个阶段

 A. 潜伏期   B. 活跃期

 C. 加速期   D. 第二产程

 E. 第三产程

（3）胎头方位应向哪一个方向转动才能娩出

 A. 逆时针转 90° B. 顺时针转 90°

 C. 逆时针转 45° D. 顺时针转 45°

 E. 不需转动

5. （共用题干）54 岁女性，因白带增多、阴道不规则流血检查发现宫颈肥大，表面呈糜烂状，阴道前穹窿变浅，靠近宫颈处质硬，子宫大小、质地正常，宫旁主韧带无增厚及短缩，宫颈活检为宫颈鳞癌。

（1）其诊断为

 A. 宫颈鳞癌 I B 期 B. 宫颈鳞癌 II A 期

 C. 宫颈鳞癌 II B 期 D. 宫颈鳞癌 I A 期

 E. 宫颈鳞癌 III A 期

（2）本病例最佳治疗方案为

 A. 广泛性子宫切除术及盆腔淋巴结清扫术

 B. 放射治疗

 C. 化学治疗

 D. 全子宫切除术 + 双附件切除术

 E. 放疗后行手术治疗

6. （共用题干）29 岁妇女，结婚 4 年不孕，痛经 2 年且逐渐加重。妇科检查：直肠子宫陷凹扪及两个有触痛结节，右附件区可扪及鹅卵大的囊性肿物，活动度欠佳，压痛不明显。

（1）该患者右附件肿物最可能是

 A. 卵巢滤泡囊肿 B. 卵巢黄体囊肿

 C. 多囊卵巢综合征 D. 卵巢巧克力囊肿

 E. 输卵管卵巢囊肿

（2）最有诊断价值的确诊检查是

 A. B 超检查   B. 诊断性刮宫

 C. X 线摄片   D. 子宫输卵管碘油造影

E. 腹腔镜检查

7. （共用题干）52 岁妇女，阴道口脱出肿物已 1 年休息时能还纳，近半个月来，经休息亦不能回纳，大笑、咳嗽时有小便流出，有尿频，每次排尿量不多，腰酸下坠感 3 年，以往有 3 次足月产史，妇科检查：会阴 II 度陈旧性裂伤，阴道前壁有球形膨出，宫颈脱出于阴道外，子宫略小，水平位，两侧附件未触及。

（1）诊断应为

 A. 子宫脱垂 II 度轻型、膀胱膨出伴尿道膨出、III 度阴道前壁膨出

 B. 子宫脱垂 II 度轻型伴阴道前壁膨出

 C. 宫颈延长伴阴道前壁膨出

 D. 阴道前壁膨出伴张力性尿失禁

 E. 子宫脱垂 III 度伴阴道前后壁膨出

（2）此病最主要预防措施是

 A. 积极治疗慢性咳嗽

 B. 对老年人适当补充激素

 C. 推行科学接生和作好产褥期保健

 D. 经常保持大便通畅

 E. 注意休息，加强营养

8. （共用题干）患者 33 岁，停经 35 天，以突发左下腹撕裂样痛 1 小时就诊，现腹痛渐加重，发冷，BP 80/40mmHg，P 120 次/分，全腹压痛、反跳痛阳性，移动浊音阳性。妇科检查：宫颈举痛，子宫稍大、软，漂浮感，双附件区压痛，左侧明显，未触及包块。

（1）最简便又最能帮助迅速确立诊断的检查方法是

 A. B 型超声   B. 妊娠试验

 C. 腹腔镜检查 D. 诊断性刮宫

 E. 后穹窿穿刺

（2）此患者最可能的诊断是

 A. 流产合并感染 B. 急性输卵管炎

 C. 输卵管妊娠破裂 D. 急性阑尾炎

 E. 完全流产

（3）对于该患者，最恰当的处理方法是

 A. 纠正休克后手术 B. 立即进行开腹探查

 C. 纠正休克同时手术 D. 输血

 E. 中药活血化瘀治疗

9. （共用题干）55 岁女性，绝经 6 年，阴道淋漓流血半个月。查体：外阴丰满，阴道有皱襞，子宫正常大小，右附件区可触及近新生儿头大小的质实肿物。

（1）本例最可能的诊断是

 A. 右卵巢纤维瘤

 B. 右卵巢浆液性囊腺瘤

 C. 右卵巢良性囊性畸胎瘤

 D. 右卵巢黏液性囊腺瘤

 E. 右卵巢颗粒细胞瘤

（2）对该患者该如何处置

 A. 化疗

 B. 放疗

C. 右附件切除术

D. 全子宫 + 双附件切除术 + 化疗

E. 全子宫 + 双附件切除术

10. （共用题干）61 岁女性，较胖，绝经 10 年后阴道流血 2 周，妇科检查阴道、宫颈、子宫及双附件均未见异常。

（1）应先行何种检查有效

  A. 血常规　　　　　　　B. 超声

  C. 分段刮宫　　　　　　D. 宫颈刮片

  E. 腔镜下活检

（2）若进一步辅助检查发现空腹血糖 10.7mmol/L，则该患者最可能患有哪一种妇科疾病

  A. 子宫内膜癌　　　　　B. 卵巢肿瘤

  C. 老年性子宫内膜炎　　D. 输卵管癌

  E. 子宫肉瘤

11. （共用题干）42 岁经产妇，近 2 年痛经进行性加重，伴经量多。子宫后倾，如鸭卵大，质硬。

（1）最可能的诊断是

  A. 子宫内膜结核　　　　B. 子宫肌瘤

  C. 功能性痛经　　　　　D. 子宫腺肌病

  E. 子宫内膜癌

（2）最需要的辅助检查是

  A. B 型超声　　　　　　B. 子宫输卵管碘油造影

  C. 输卵管通液术　　　　D. 宫腔镜检查

  E. 诊断性刮宫

（3）处置是

  A. 性激素治疗　　　　　B. 镇痛药物治疗

  C. 期待疗法　　　　　　D. 手术治疗

  E. 放射治疗

12. （共用题干）某患者，孕 1 产 0，足月临产 14 小时，宫口开 7cm，产程进展缓慢，胎心 140～150 次/分，胎头矢状缝与坐骨棘间径一致，枕骨在母体右侧，S－2。

（1）其诊断是下列哪一项

  A. 右枕前位　　　　　　B. 持续性右枕横

  C. 持续性左枕横　　　　D. 持续性左枕后

  E. 持续性右枕后

（2）其处理应首选

  A. 等待宫口开全助产　　B. 徒手向左旋转 135°

  C. 徒手向左旋转 90°　　D. 徒手向右旋转 135°

  E. 徒手向右旋转 90°

13. （共用题干）初产妇，孕 40 周，临产 14 小时，阴道流水 12 小时，宫缩 20″/10′，胎心 168 次/分，羊水 Ⅱ 度粪染，宫口开大 5cm，先露头 S＋1，矢状缝在左斜径上，小囟门在 4～5 点处，坐骨棘突，坐骨切迹小于 2 横指，骶骨前面平直。

（1）下列哪一项诊断是错误的

  A. 继发性宫缩乏力　　　B. LOP

  C. 中骨盆狭窄　　　　　D. 胎儿窘迫

  E. 胎膜早破

（2）下列哪一项处理最恰当

  A. 加用抗生素　　　　　B. 吸氧

  C. 肌内注射地西泮　　　D. 静脉注射三联针

  E. 立即行剖宫产术

14. （共用题干）初产妇，孕 41 周，临产 14 小时，阴道流水 12 小时，宫缩 20″/10′，胎心 168 次/分，羊水中有胎粪，宫口开大 5cm，先露头 S0，矢状缝在左斜径上，小囟门在 4～5 点处，坐骨棘突小于 2 横指，骶骨前面平直。

（1）下列诊断何项是错误的

  A. 继发性宫缩乏力　　　B. LOP

  C. 中骨盆狭窄　　　　　D. 胎儿窘迫

  E. 胎膜早破

（2）下列处理哪一项最恰当

  A. 加用抗生素　　　　　B. 静脉注射三联针

  C. 吸氧　　　　　　　　D. 立即行剖宫产术

  E. 肌内注射地西泮

15. （共用题干）初孕妇，28 岁，孕 34 周，血压：150/110mmHg，尿蛋白（＋＋），眼底动静脉管径之比 1:2，胎儿宫内生长受限。

（1）此时应用硫酸镁治疗，其作用下列哪一项是错误的

  A. 有预防子痫作用

  B. 有消除脑水肿作用

  C. 对宫缩和胎儿有影响

  D. 治疗量与中毒量接近

  E. 治疗时应常规备钙剂

（2）降压药治疗，下列哪一项最合适

  A. 卡托普利　　　　　　B. 硝苯地平

  C. 硝普钠　　　　　　　D. 利血平

  E. 双氢克尿噻

16. （共用题干）某患者，23 岁，孕 1 产 0，孕 38 周，在乡医院已分娩 24 小时，让其转院就诊，从未进行过产前检查，请回答下列问题。

（1）该患者目前最恰当的诊断是

  A. 潜伏期延长　　　　　B. 活跃期延长

  C. 第二产程延长　　　　D. 滞产

  E. 胎头下降延缓

（2）医生在进行腹部检查时，发现的最危急情况是

  A. 子宫收缩乏力

  B. 胎头尚未入盆

  C. 腹部可见病理性缩复环

  D. 胎位扪不清

  E. 尿潴留

（3）根据判断应进行的处理是

  A. 若胎儿存活行剖宫产术

  B. 若胎儿死亡经阴道行穿颅术

  C. 等待自然分娩

  D. 给予镇静剂观察病情进展

  E. 立即行剖宫产术

17. （共用题干）32 岁，外阴瘙痒伴分泌物多 4～5 天，妇科检查：阴道黏膜散在红色斑点，阴道内多量脓性泡沫状分泌物，有臭味

（1）对此患者进行检查时，不正确操作是
   A. 取分泌物前不能做双合诊
   B. 取分泌物前先行碱性液体冲洗
   C. 取分泌物行悬滴法检查
   D. 可疑患者多次悬滴法阴性时做培养
   E. 检查标本应注意保暖

（2）此患者确切诊断为
   A. 细菌性阴道炎　　　　B. 霉菌阴道炎
   C. 滴虫阴道炎　　　　　D. 淋球菌阴道炎
   E. 外阴瘙痒症

（3）此患者，治疗应
   A. 局部用药即可达治愈
   B. 需全身用药
   C. 使用碱性液冲洗阴道可提高疗效
   D. 症状消失复查分泌物转阴即停药
   E. 男方不易感染，无须用药治疗

18. （共用题干）49 岁女性，因月经间期白带带血就诊。体格检查：一般状态良好，血压 150/100mmHg，尿糖（＋＋）。妇科检查：外阴阴道正常，宫颈轻度糜烂，宫体略大，质略软，活动，双侧附件正常。

（1）该患者应采取哪一种方法确诊
   A. B 超　　　　　　　　B. X 线
   C. 分段刮宫　　　　　　D. 化验内分泌
   E. 宫颈活检如果分段刮宫宫腔深度 8.0cm，病理结果为宫体腺癌

（2）该患者应采取哪一种治疗方法
   A. 化疗
   B. 放疗
   C. 扩大子宫行全切除术及双附件切除术
   D. 子宫全切除术
   E. 放疗后行子宫全切除术

（3）该患者确诊前，应和下列除哪一项外的疾病相鉴别
   A. 子宫颈癌　　　　　　B. 黏膜下子宫肌瘤
   C. 功能性子宫出血　　　D. 子宫内膜息肉
   E. 外阴癌

19. （共用题干）某患者，24 岁，孕 1 产 0，孕 39⁺⁵ 周，凌晨 3 时临产，当晚 8 时宫口开全，宫缩 20″/2′，至 11 时 30 分宫缩持续 20″/4′，胎心率 135 次/分，羊水 I 度污染，阴道检查胎头 S－1，胎头矢状缝与母体骨盆前后径一致，后囟在前方。

（1）该病例目前处于分娩的哪个阶段
   A. 潜伏期　　　　　　　B. 活跃期
   C. 加速期　　　　　　　D. 第二产程
   E. 第三产程

（2）最正确的诊断为
   A. ROA　　　　　　　　B. 第二产程延长

   C. 胎儿宫内窘迫　　　　D. 胎头内旋转受阻
   E. 胎头阻滞

（3）最恰当的处理为
   A. 给缩宫素
   B. 剖宫产
   C. 会阴侧切＋胎头吸引助娩
   D. 继续观察
   E. 腹部加压助娩

20. （共用题干）初产妇，孕 39 周，临产 15 小时，腹围 99cm，宫高 36cm，胎位 LOA，胎心 138 次/分，宫口开大 8cm，先露 S＋2，胎膜已破，羊水清，宫缩 40″/2′，观察 2 小时，宫口扩大及先露下降无进展，阴道检查：矢状缝在左斜径上，大囟门在 1 点处，坐骨棘间径 9.5cm，坐骨切迹宽度 3 横指，骶尾关节活动。

（1）目前的诊断下列哪一项是正确的
   A. 不协调性宫缩乏力　　B. 持续性枕后位
   C. 中骨盆狭窄　　　　　D. 漏斗骨盆
   E. 持续性枕横位

（2）正确的处理是
   A. 静脉滴注缩宫素
   B. 手转胎位至枕前位，严密观察产程
   C. 立即行剖宫产术
   D. 肌内注射镇静剂
   E. 立即产钳助产

21. （共用题干）28 岁经产妇，2 年前因胎儿窘迫行剖宫产术，停经 36 周，腹痛 5 小时入院，待产过程中宫缩强，诉全腹疼痛。查体：BP 65/45mmHg，P 122 次/分，全腹压痛、反跳痛，胎体清楚扪及，胎心消失，阴道有鲜血流出。

（1）最可能的诊断是
   A. 先兆子宫破裂　　　　B. 妊娠合并阑尾炎
   C. 胎盘早剥　　　　　　D. 子宫破裂
   E. 羊水栓塞

（2）发生的原因可能是
   A. 产程停滞　　　　　　B. 子宫瘢痕破裂
   C. 巨大儿　　　　　　　D. 胎位不正
   E. 宫缩过强

（3）此时的处理应
   A. 继续观察产程　　　　B. 抑制宫缩
   C. 阴道检查　　　　　　D. 等待宫口开全行毁胎术
   E. 输血，抗休克，尽快行剖宫产术

22. （共用题干）32 岁女性，白带增多 1 年，查宫颈有 2/3 区域呈红色，颗粒状，宫口无脓性分泌物，无接触出血。

（1）该患者应诊断为
   A. 宫颈肥大　　　　　　B. 宫颈糜烂
   C. 宫颈黏膜炎　　　　　D. 宫颈不典型增生
   E. 宫颈腺囊肿

（2）在治疗前应常规做哪一项检查
    A. 宫颈活检　　　　　B. 宫颈分泌物检查
    C. 宫颈刮片细胞学检查　　D. 宫颈碘试验
    E. 阴道镜检查

23. （共用题干）43 岁患者，近 1 年月经不规则，周期20～
    30 天，经期延长达 10 余天，月经量增多，此次出血已
    20 多天，量多，伴头晕、心悸。体格检查：外观贫血。
    妇检：阴道内经量血，宫颈光，宫口闭，宫体前位正常
    大小、软、无压痛，双附件正常。
（1）该患者的诊断考虑为
    A. 子宫肌瘤
    B. 子宫腺肌症
    C. 排卵性功能失调性子宫出血
    D. 无排卵性功能失调性子宫出血
    E. 子宫颈息肉
（2）为明确诊断应行何种检查
    A. 诊断性刮宫
    B. 月经干净后行子宫、输卵管碘油造影
    C. 血检 FSH、LH、E_2、PRL
    D. 血检 HCG
    E. B 超检查子宫 + 双附件

24. （共用题干）有一左卵巢囊肿患者住院等待手术期间，
    某晚在大便后突然左下腹持续疼痛，随后肿块逐渐
    增大。
（1）这一征象表明
    A. 囊肿破裂　　　　　B. 瘤蒂扭转
    C. 囊内出血　　　　　D. 囊内感染
    E. 恶变
（2）该患者该如何处理
    A. 继续观察　　　　　B. 立即开腹探查
    C. 抗感染治疗　　　　D. 止痛治疗
    E. 暂时对症处理，不好转再手术

25. （共用题干）孕妇，26 岁，既往有 3 次人工流产病史，
    现孕 34 周，突然无痛性阴道出血约 50ml，血压：110/
    70mmHg，P 88次/分，Hb 90g/L，腹围 96cm，宫高
    32cm，NST 有反应型。
（1）此时对诊断最有帮助的检查是
    A. B 超　　　　　　　B. 阴道检查
    C. 窥器检查　　　　　D. OCT 试验
    E. 泡沫试验
（2）该患者处理方案中哪一项是不正确的
    A. 立即行剖宫产术
    B. 期待疗法
    C. 宫缩抑制剂、止血剂
    D. 促胎肺成熟
    E. 绝对卧床休息
（3）应与该病相鉴别的疾病除外
    A. 胎盘早剥
    B. 脐带帆状附着的前置血管破裂

    C. 先兆流产
    D. 宫颈息肉，宫颈糜烂
    E. 胎盘边缘血窦破裂

26. （共用题干）某患者，足月自然分娩后 3 天，出现下腹
    痛，体温正常，恶露多，有臭味，宫底脐上 1 指，宫
    体软。
（1）首先考虑的诊断为
    A. 子宫内膜炎　　　　B. 子宫肌炎
    C. 盆腔结缔组织炎　　D. 急性输卵管炎
    E. 腹膜炎
（2）下列处理措施哪一项是错误的
    A. 支持疗法
    B. 应用宫缩剂
    C. 宫腔分泌物培养 + 药敏
    D. 在药敏结果回报前首先应用广谱抗生素
    E. 阴道冲洗

27. （共用题干）28 岁已婚妇女，现停经 62 天，突发右下
    腹疼痛来诊，查子宫鹅卵大呈球形，软，右附件区触及
    7cm 大囊性包块，表面光滑，活动好，触痛（+），尿
    妊娠试验（+）。
（1）对该患者最有意义的辅助检查是
    A. 血 CA125 检查　　　B. CT 检查
    C. 血 HCG 检查　　　　D. 血 AFP 检查
    E. 超声多普勒检查
（2）对该患者应采取何种治疗措施
    A. 立即行人工流产术，观察附件肿物是否增大
    B. 妊娠 12 周后剖腹切除肿物
    C. 妊娠 24 周后剖腹切除肿物
    D. 立即剖腹切除肿物
    E. 待产后切除附件区肿物

28. （共用题干）初孕妇，24 岁，以妊娠 33 周，头痛 6 日就
    诊。查体：血压 180/120mmHg，脉搏 96 次/分，宫高
    28cm，臀先露，胎心 150 次/分，全身水肿（++++）。
（1）此时最重要的辅助检查是
    A. 血红蛋白计数及血红蛋白测定
    B. 血细胞比容
    C. 血沉
    D. 眼底检查
    E. 尿常规
（2）患者住院，不应立即采取的措施是
    A. 左侧卧位休息　　　B. 给予强心剂
    C. 给予利尿剂　　　　D. 给予降压剂
    E. 给予解痉剂
（3）很少受累的器官是
    A. 脑　　　　　　　　B. 眼
    C. 肺　　　　　　　　D. 心
    E. 肾

29. （共用题干）女性，36 岁，已婚，因葡萄胎行刮宫术
    后 2 个月，少量阴道流血 30 天来就诊，妇检：阴道右

侧见直径 **1.5cm** 的紫蓝色结节，子宫较正常略大，右、左侧附件分别扪及直径 **4cm** 和 **2cm** 囊性包块，能活动。

（1）最可能的诊断是
    A. 先兆流产   B. 卵巢巧克力囊肿
    C. 卵巢恶性肿瘤   D. 侵蚀性葡萄胎
    E. 绒毛膜癌

（2）首选何种辅助检查
    A. 血 HCG 测定   B. CA125 测定
    C. B 超   D. 血抗子宫内膜抗体测定
    E. 阴道结节活检

（3）采取何种治疗方法
    A. 清宫术   B. 达那唑治疗
    C. 化学药物治疗   D. 卵巢癌根治术
    E. 子宫全切术

30.（共用题干）50 岁女性，有慢性胃溃疡病史 5 年，无意中发现下腹部有肿物。查体：移动性浊音（−）双附件区均可触及约 **6cm** 大小实性肿物，活动良，余未见异常。

（1）可疑诊断为
    A. 卵巢内胚窦瘤
    B. 卵巢纤维瘤
    C. 卵巢浆液性囊腺瘤
    D. 卵巢黏液性肿瘤
    E. 库肯勃瘤

（2）下列哪一项检查对该患者协助诊断意义不大
    A. 胃镜   B. 腹部 B 超
    C. 腹部 CT   D. 血 HCG
    E. 血 CEA

31.（共用题干）45 岁妇女，下腹疼痛，经期加重 7 年，经期长，经量多，药物治疗无效。妇科检查：子宫均匀增大，如妊娠 8 周大小，有轻压痛，余未见异常。

（1）最有价值的诊断是
    A. 宫颈锥切   B. 诊断性刮宫
    C. X 线摄片   D. 子宫输卵管碘油造影
    E. 腹腔镜检查

（2）最可能的诊断是
    A. 子宫肌瘤   B. 子宫内膜异位症
    C. 子宫腺肌病   D. 盆腔炎
    E. 宫体癌

（3）应采用的治疗措施是
    A. 药物治疗   B. 期待疗法
    C. 高效孕激素   D. 保留生育功能手术
    E. 子宫切除术保留附件

32.（共用题干）某女，21 岁。未婚，因白带多、外阴疼痛、尿痛 2 天就诊，过去健康，月经正常，未生育过，一周来与一商人同居。妇科检查：前庭充血，阴道有大量绿色脓性分泌物，挤压阴道前壁尿道口有脓流出，宫颈充血水肿，有脓性分泌物流出，子宫前位，大小正

常，活动好，附件（−）。

（1）此时，首选的检查是
    A. 抽血查 ESR
    B. 尿常规
    C. 宫颈细胞学涂片防癌检查
    D. 宫颈分泌物涂片革兰染色及淋菌培养
    E. 滴虫真菌检查

（2）本病的潜伏期通常为
    A. 24 小时   B. 2 天
    C. 1 ~ 14 天   D. 10 ~ 15 天
    E. 2 个月

（3）下列何项治疗最有效
    A. 甲硝唑 0.2g，每日 3 次，连服 3 天
    B. 青霉素 480 万 U，每日 1 次，肌内注射，连续 3 天
    C. 红霉素 0.5g，每 6 小时 1 次，连续 7 天
    D. 大观霉素 4.0g，每日 1 次，肌内注射，连续 3 天
    E. 头孢呋辛 1.5g，每日 2 次，静脉滴注，连续 3 天

33.（共用题干）27 岁已婚妇女，结婚 2 年未孕。现停经 62 天。查子宫鹅卵大呈球形，软。左附件区触及 **4cm** 大囊性包块，表面光滑、壁薄界清、活动好、无触痛。尿妊娠试验（+）。

（1）该包块最可能是
    A. 黄体囊肿   B. 卵巢皮样囊肿
    C. 卵巢浆液性囊腺瘤 D. 卵巢黏液性囊腺瘤
    E. 输卵管妊娠

（2）对该患者最恰当的处理应是
    A. 立即行人工流产术，观察包块是否增大
    B. 妊娠 12 周后剖腹切除肿物
    C. 妊娠 24 周后剖腹切除肿物
    D. 立即剖腹切除肿物
    E. 不需特殊处理，随诊观察

34.（共用题干）女，24 岁。停经 6 周诊断为早孕，行人工流产术，吸宫后探宫腔发现探不到宫底，出血不多，自诉心悸、轻度腹痛及恶心。

（1）该患者最可能的诊断是
    A. 子宫畸形
    B. 子宫穿孔
    C. 人工流产综合征反应
    D. 羊水栓塞
    E. 葡萄胎

（2）此时该患者首选的处理方法是
    A. 吸氧，给予升压药
    B. 继续手术，清空子宫
    C. 暂停手术，密切观察病情
    D. 静脉注射阿托品
    E. 立即行剖腹探查术

35.（共用题干）女，60 岁，G₄P₄。近 2 年来阴道脱出一肿物，逐渐增大。妇科检查：宫颈光滑，屏气用力后宫颈和部分宫体脱出阴道口外，子宫萎缩，双侧附件正常。

（1）对该患者子宫脱垂程度判断正确的是

    A. Ⅰ度轻型　　　　　B. Ⅲ度

    C. Ⅱ度轻型　　　　　D. Ⅰ度重型

    E. Ⅱ度重型

（2）该患者适宜的治疗方法是

    A. 放置子宫托

    B. 经阴道子宫切除术

    C. 阴道纵隔形成术

    D. Manchester 手术

    E. 盆底肌肉锻炼

36.（共用题干）女，28 岁。停经 3 个月，早孕反应消失，阴道少许流血 2 天。妇科检查：宫口闭，子宫如妊娠 8 周大，质软，双侧附件区未触及异常。

（1）为明确诊断，首选的检查是

    A. 腹部 CT 检查　　　B. 多普勒超声检查

    C. B 超检查　　　　　D. 诊断性刮宫

    E. 血孕酮测定

（2）该患者最可能的诊断是

    A. 完全流产　　　　　B. 难免流产

    C. 流产感染　　　　　D. 稽留流产

    E. 先兆流产

（3）该患者正确的处理措施是

    A. 继续观察 1 周

    B. 孕激素保胎治疗

    C. 静脉滴注缩宫素引产

    D. 雌激素治疗后刮宫

    E. 孕激素治疗后刮宫

37.（共用题干）女，30 岁，已婚，平时月经规律，现停经 40 天，右下腹剧痛 4 小时伴头晕及肛门坠胀感。查体：BP 80/56mmHg，面色苍白，痛苦病容，下腹部压痛及反跳痛（＋），尤以右侧为著，肌紧张不明显，移动性浊音（＋）。妇科检查：宫颈举痛，宫体稍大，右附件区触及不规则包块，大小约 4cm×3cm×3cm，压痛（＋）。实验室检查：Hb 100g/L。

（1）该患者最可能的诊断是

    A. 卵巢脓肿蒂扭转

    B. 卵巢子宫内膜异位囊肿破裂

    C. 卵巢滤泡囊肿破裂

    D. 卵巢黄体囊肿破裂

    E. 输卵管妊娠破裂

（2）该患者简单可靠的辅助检查是

    A. 腹部 CT 检查

    B. 阴道后穹窿穿刺

    C. 腹部 X 线摄片检查

    D. 宫腔镜检查

    E. 腹腔镜检查

（3）该患者正确的处理措施是

    A. 口服止血药物

    B. 肌内注射甲氨蝶呤

    C. 手术治疗

    D. 中药活血化瘀

    E. 对症处理，严密观察

38.（共用题干）女，70 岁，外阴、阴道灼热感 4 天。妇科检查：阴道黏膜有散在出血点，阴道内少许分泌物，呈淡黄色。

（1）该患者首先考虑的诊断为

    A. 萎缩性阴道炎　　　B. 淋菌性阴道炎

    C. 细菌性阴道炎　　　D. 外阴阴道念珠菌病

    E. 滴虫阴道炎

（2）其最可能的病因是

    A. 雌激素水平低下　　B. 淋菌感染

    C. 阴道菌群失调　　　D. 念珠菌感染

    E. 滴虫感染

（3）该患者首选的外用药物是

    A. 制霉菌素　　　　　B. 红霉素

    C. 孕激素　　　　　　D. 雌激素

    E. 甲硝唑

39.（共用题干）初产妇，27 岁。剖宫产术后 16 天，突发阴道大量流血 3 小时入院就诊。入院时测血压 80/60mmHg，心率 120 次/分。急查血常规：Hb 84g/L。

（1）该患者应立即采取的处理措施不包括

    A. 行 B 超检查

    B. 行清宫术止血

    C. 静滴缩宫素

    D. 建立静脉通道，补液输血

    E. 静滴广谱抗生素预防感染

（2）该患者最可能的出血原因是

    A. 胎盘附着面复旧不全

    B. 胎盘、胎膜残留

    C. 胎盘附着面血栓脱落

    D. 继发性子宫收缩乏力

    E. 子宫切口裂开出血

（3）该患者最有效的处理措施是

    A. 清宫术

    B. 子宫切除术

    C. 剖腹探查，行子宫次全切除术

    D. 剖腹探查，行子宫全切除术

    E. 剖腹探查，若切口周围组织坏死范围小，则清创缝合

40.（共用题干）女，28 岁。葡萄胎清宫术后阴道持续少量流血 3 个月。妇科检查：子宫如妊娠 50 天大小，质软，双侧附件均可触及囊性肿物，大小约 5cm×4cm，活动

好。尿 hCG 阳性。盆腔超声示子宫肌层有 4cm×3cm 的不均质回声，血流信号丰富，两侧附件区有囊性低声包块。

（1）该患者最可能的诊断为

A. 子宫腺肌病合并卵巢囊肿

B. 不全流产

C. 早孕合并卵巢囊肿

D. 绒毛膜癌

E. 侵蚀性葡萄胎

（2）首选的治疗为

A. 卵巢囊肿切除术

B. 放射治疗

C. 子宫病灶切除术

D. 清宫术

E. 化疗

41.（共用题干）女，40 岁。因患子宫腺肌病住院进一步治疗。

（1）若行保留双附件的全子宫切除术，不需要切断的韧带是

A. 骨盆漏斗韧带　　B. 卵巢固有韧带

C. 子宫主韧带　　D. 子宫阔韧带

E. 子宫骶骨韧带

（2）若予保守治疗，药物宜选用

A. 雌激素　　B. 孕激素

C. GnRH-a　　D. 雌孕激素交替

E. 镇痛药物

42.（共用题干）某产妇，正常分娩，分娩过程中胎头已出，左肩露出，后产程延长。

（1）目前情况考虑

A. 肩难产　　B. 第二产程延长

C. 小儿发育畸形　　D. 巨大儿

E. 滞产

（2）助产士手法助产后，顺娩一 4500g 胎儿，检查发现胎儿左手不能抬，可能的原因是

A. 臂丛神经损伤　　B. 肌皮神经损伤

C. 腋神经损伤　　D. 肱骨骨折

E. 肌肉拉伤

43.（共用题干）初产妇，31 岁。宫口已开全，阴道检查胎头矢状缝与骨盆横径一致，胎儿小囟门在 3 点位，大囟门 9 点位。

（1）根据目前情况，胎儿属于什么胎位

A. LOT　　B. LOP

C. LOA　　D. ROA

E. ROT

（2）分娩时要如何旋转才能正常娩出

A. 顺时针旋转 45°　　B. 顺时针旋转 90°

C. 逆时针旋转 90°　　D. 逆时针旋转 45°

E. 不需要旋转

B1 型题

1.（共用备选答案）

A. 宫颈肥大　　B. 宫颈糜烂

C. 宫颈息肉　　D. 宫颈腺囊肿

E. 巴氏腺囊肿

（1）炎症刺激使宫颈管黏膜增生形成

（2）宫颈糜烂愈合过程中形成

（3）宫颈外口处的宫颈阴道部分，外观呈颗粒状红色区的是

2.（共用备选答案）

A. LOA　　B. ROA

C. LOT　　D. ROP

E. LOP

（1）先露为头，胎儿肢体在左下腹，胎心在右下腹近中线处，为

（2）胎儿矢状缝位于骨盆入口右斜径上，小囟门在骨盆左前方，为

（3）胎儿矢状缝位于骨盆入口横径上，小囟门在骨盆左侧，为

3.（共用备选答案）

A. 胎体纵轴与母体纵轴的关系

B. 最先进入骨盆入口的胎儿部分

C. 胎儿先露部的指示点与母体骨盆的关系

D. 胎头俯屈，颏部接近胸壁，脊柱略弯曲，四肢屈曲交叉胸前

E. 胎儿位置与母体骨盆的关系

（1）胎产式是

（2）胎先露是

（3）胎儿在子宫内的姿势是

4.（共用备选答案）

A. 雌激素　　B. 孕激素

C. 雄激素　　D. FSH

E. LH

（1）使子宫内膜增生的是

（2）使子宫内膜由增生期变为分泌期的是

（3）有蛋白合成作用的是

5.（共用备选答案）

A. 浆膜下子宫肌瘤　　B. 子宫肌瘤玻璃样变

C. 子宫肌瘤肉瘤变　　D. 子宫肌瘤红色变

E. 黏膜下子宫肌瘤感染

（1）27 岁，有子宫肌瘤病史，产后 2 个月腹痛，检查发现肌瘤较前增大，为

（2）42 岁，有子宫肌瘤 10 年，近 2 个月有不规则阴道流血，查子宫较前增大，为

6.（共用备选答案）

   A. 增生中期   B. 分泌早期

   C. 分泌晚期   D. 增生早期

   E. 增生晚期

（1）25 岁，月经周期 5/28 天，现月经周期第 19 天，基础体温双相，此时子宫内膜的改变为

（2）40 岁，月经周期 7/30 天，现月经周期第 10 天，基础体温双相，此时子宫内膜的改变为

7.（共用备选答案）

   A. 子宫肌瘤红色变性

   B. 子宫肌瘤恶变

   C. 肌壁间子宫肌瘤

   D. 子宫黏膜下肌瘤

   E. 子宫浆膜下肌瘤

（1）常伴明显的月经改变的是

（2）妇检时可能难与卵巢瘤区别的是

（3）一般发生于妊娠期的是

（4）子宫肉瘤属

8.（共用备选答案）

   A. 皮样囊肿   B. 黏液性囊腺瘤

   C. 浆液性囊腺瘤   D. 纤维瘤

   E. 库肯勃瘤

（1）梅格斯征可见

（2）最易发生蒂扭转的是

9.（共用备选答案）

   A. 40 岁患者超声发现"子宫肌瘤"，如孕 2 个多月大小

   B. 黏膜下子宫肌瘤脱出阴道内

   C. 子宫肌瘤如孕 2 个月大小，血红蛋白 87.0g/L

   D. 48 岁患者，发现肌瘤 3 年，如孕 50 天左右大小

   E. 28 岁患者，孕 1 产 0，发现肌壁间肌瘤 5cm 大小

（1）经阴道剔除肌瘤，术后加强会阴护理

（2）输液、输血后考虑手术

（3）随访，定期复查

（4）剔除子宫肌瘤，保留子宫，术后严密观察阴道流血情况

（5）子宫切除术

10.（共用备选答案）

   A. 低张性宫缩乏力   B. 高张性宫缩乏力

   C. 原发性宫缩乏力   D. 继发性宫缩乏力

   E. 正常子宫收缩乏力

（1）临产后，宫缩一直短而弱，间歇长，产程进展慢，为

（2）产程进展到一定阶段后，宫缩减弱，出现宫缩乏力，为

（3）子宫收缩保持正常极性，仅间歇长，持续短，弱而无力，为

11.（共用备选答案）

   A. 胎头位于耻骨上方，胎心位于脐左下方

   B. 胎头位于母体左侧，胎心位于母体腹前壁靠近脐下

   C. 胎头位于宫底部，胎心于脐右下方

   D. 胎头在脐右上，胎心靠脐上

   E. 胎头在脐左上，胎心在脐上

（1）LOA 是指

（2）LSA 是指

（3）RSA 是指

12.（共用备选答案）

   A. 月经周期规律，但周期短

   B. 月经间隔时间正常，经期流血时间长

   C. 周期、经期、经量都不正常

   D. 突然大量出血，并发痛经

   E. 月经周期无规律

（1）黄体发育不全可表现为

（2）黄体萎缩不全可表现为

13.（共用备选答案）

   A. 胎儿不受挤压

   B. 防止胎儿畸形

   C. 保持羊膜腔内恒温

   D. 不利于胎儿体液平衡

   E. 润滑和冲洗阴道，减少感染机会

（1）关于羊水的功能哪一项是错误的

（2）破膜后羊水起的作用是

14.（共用备选答案）

   A. 黏膜下子宫肌瘤   B. 浆膜下子宫肌瘤

   C. 肌壁间肌瘤   D. 阔韧带肌瘤

   E. 子宫颈肌瘤

（1）最易出现蒂扭转的肌瘤是

（2）合并妊娠易引起胎位异常的肌瘤为

（3）最易发生阴道多量出血及肌瘤坏死的是

15.（共用备选答案）

   A. 滴虫性阴道炎

   B. 外阴阴道假丝酵母菌病

   C. 老年性阴道炎

   D. 细菌性阴道炎

   E. 阿米巴阴道炎

（1）育龄妇女阴道 pH 升高时容易发生

（2）用碱性溶液冲洗阴道，可提高疗效的是

（3）糖尿病患者及长期使用广谱抗生素患者易发生

16.（共用备选答案）

   A. 月经周期缩短，基础体温双相

   B. 月经周期正常，但经期延长，基础体温双相

   C. 月经周期不规则，经量增多，基础体温单相

   D. 月经周期不规则，经量减少，呈点滴状

   E. 月经规则，经量无改变

（1）与子宫内膜不规则脱落有关的是

（2）与黄体功能不足有关的是

（3）与无排卵性功能失调性子宫出血有关的是

17.（共用备选答案）

   A. 观察   B. 吸氧

   C. 立即行剖宫产术   D. 减弱宫缩

   E. 静脉滴注缩宫素

（1）初产妇，28 岁，41 周妊娠。产程进展过程中因潜伏期延长行人工破膜术，宫口扩张 2cm，胎头位于坐骨棘水平上 2cm，羊水Ⅲ度混浊，量 5ml。胎心率 140 次/分。应如何处理

（2）30 岁初产妇，38 周妊娠。宫口扩张至 5cm 时胎膜自破，羊水量多，Ⅱ度混浊。胎心率 132 次/分，宫缩持续 60～70 秒，间歇 2～3 分钟；强度：强，并有胎心率同步减慢，应如何处理

18.（共用备选答案）

 A. 库肯勃瘤   B. 纤维瘤

 C. 无性细胞瘤   D. 畸胎瘤

 E. 浆液性癌

（1）镜下可见典型印戒细胞的卵巢肿瘤是

（2）切除肿瘤后胸水、腹水可自行消失的卵巢肿瘤是

19.（共用备选答案）

 A. 肌内注射哌替啶

 B. 静脉滴注缩宫素

 C. 人工破膜

 D. 剖宫产术

 E. 阴道内应用前列腺素栓

（1）协调性子宫收缩乏力时应采用的治疗是

（2）不协调性子宫收缩乏力时应采用的治疗是

20.（共用备选答案）

 A. 胎盘早剥   B. 子宫收缩乏力

 C. 凝血功能障碍   D. 胎盘剥离不全

 E. 软产道损伤

（1）产妇娩出胎儿 10 分钟后，出现大量阴道流血，子宫轮廓清晰。最可能的原因是

（2）某产妇，胎儿娩出后，立即出现阴道流血，数分钟内出鲜血 200ml，出血的原因是

（3）双胎生产，第一胎顺产，第二胎人工破膜后随即出血，出血的原因是

21.（共用备选答案）

 A. 透明细胞癌   B. 腺鳞癌

 C. 内膜腺样癌   D. 鳞状细胞癌

 E. 腺癌

（1）宫颈癌最常见的病理类型是

（2）子宫内膜癌最常见的病理类型是

22.（共用备选答案）

 A. 稽留流产   B. 不全流产

 C. 复发性流产   D. 完全流产

 E. 先兆流产

（1）最容易出现凝血功能障碍的流产是

（2）最容易出现失血性休克的流产是

第十八章 血液系统

A1/A2 型题

1. 成分输血的优点不包括

 A. 容易制备   B. 疗效好

 C. 纯度高   D. 便于保存

 E. 保护血液资源

2. 观察铁剂治疗缺铁性贫血是否有效的早期指标是

 A. 血红蛋白上升

 B. 红细胞数上升

 C. 网织红细胞上升

 D. 血清转铁蛋白饱和度上升

 E. 血清铁蛋白增加

3. 诊断缺铁性贫血铁减少期的敏感指标是

 A. 血清铁蛋白   B. 血红蛋白

 C. 红细胞游离原卟啉   D. 转铁蛋白饱和度

 E. 血清铁

4. 女，25 岁，妊娠 35 周。头晕、乏力、心悸 2 个月。既往体健。血常规：HB 80g/L，MCV 108fl，MCH 35pg，MCHC 33%，网织红细胞 0.02。为明确诊断，首先应进行的检查是

 A. 尿 Rous 试验

 B. 粪隐血试验

 C. 血清铁、铁蛋白测定

 D. Coombs 试验

 E. 血清叶酸、维生素 B_{12} 测定

5. 男，36 岁，双侧颈部淋巴结肿大伴发热 1 周，查体：T38.4℃，颈部及右侧腹股沟区可触及数枚肿大淋巴结，最大 3cm×2cm，肝肋下未触及，脾肋下 2cm。活检证实淋巴瘤，该患者临床分期为

 A. ⅢSB   B. ⅡEB

 C. ⅢA   D. ⅡB

 E. ⅢEB

6. 女性，29 岁，贫血病史 1 年，浅表淋巴结不肿大，肝脾未触及，血常规呈现全血细胞减少，若诊断为再生障碍性贫血，哪一项意义最大

 A. 网织红细胞减少

 B. 骨髓增生低下，造血细胞减少

 C. 骨髓非造血细胞增多，NAP 增加

 D. 铁粒幼细胞消失

 E. 巨核细胞增多

7. 女性，70 岁。体检时发现 RBC $3.0×10^{12}$/L，WBC $8.0×10^9$/L，PLT $124×10^9$/L，IgA 3465mg/L 呈现单峰，其他的检验尚未有结果。患者本人无特殊的不适，也未有明显的异常体征。最有可能的是

 A. 白血病

 B. MDS

 C. 淋巴瘤

 D. 骨髓纤维化

E. 克隆性免疫球蛋白增多

8. 过敏性紫癜最常见的类型是

A. 皮肤型　　　　　　　B. 腹型

C. 关节型　　　　　　　D. 肾型

E. 中枢神经受累

9. DIC 发生过程中的关键因素是

A. 单核巨噬细胞系统受抑制

B. 纤溶系统活性降低

C. 高凝状态

D. 缺氧、酸中毒

E. 凝血酶和纤溶酶的形成

10. 特发性血小板减少性紫癜的治疗首选

A. 抗纤溶药物　　　　　B. 免疫抑制剂

C. 糖皮质激素　　　　　D. 脾切除

E. 氨肽素

11. 患者女，28 岁，产后 3 天，高热。血压 70/40mmHg，恶露奇臭，四肢及躯干皮肤呈大片状瘀斑，既往无肝炎及出血病史。血红蛋白 90g/L，白细胞 4.0 × 10⁹/L，血小板进行性下降，最低为 30 × 10⁹/L，PT 20 秒（对照 13 秒），APTT 65 秒（对照 45 秒），3P（+），血 FDP 190mg/L，纤维蛋白原测定 1.7g/L，D - 二聚体（+ +）。出血原因可能为

A. 血小板减少性紫癜　　B. DIC

C. 过敏性紫癜　　　　　D. 骨髓增生异常综合征

E. 再生障碍性贫血

12. 再生障碍性贫血与下列哪种疾病难以鉴别

A. 低增生性白血病　　　B. 缺铁性贫血

C. 脾功能亢进　　　　　D. PNH 不发作型

E. 巨幼细胞贫血

13. 下列哪一种成分最适合需要多次输血而有发热的贫血患者

A. 浓缩红细胞　　　　　B. 全血

C. 冷冻红细胞　　　　　D. 少浆血

E. 洗涤红细胞

14. 急性淋巴细胞白血病患者，出现恶心、呕吐、剧烈头痛。脑脊液检查：压力增高，蛋白增多，可见白血病细胞。考虑到病变累及到中枢神经系统，则鞘内注射的药物首选

A. 甲氨蝶呤　　　　　　B. 泼尼松

C. 柔红霉素　　　　　　D. 长春新碱

E. 阿糖胞苷

15. 治疗再生障碍性贫血首选

A. 脾切除术　　　　　　B. 糖皮质激素

C. 雄激素　　　　　　　D. 右旋糖酐铁注射

E. 止血药物

16. 下列哪一项结果不符合溶血性贫血

A. 尿胆红素阴性，但尿胆原增多

B. 网织红细胞数明显增高

C. 红细胞形态正常，而寿命缩短

D. 骨髓内幼红细胞明显减少

E. 血中胆红素增高而肝功能正常

17. 不属于白血病器官和组织浸润表现的是

A. 绿色瘤　　　　　　　B. 胸骨的压痛

C. 皮肤粒细胞肉瘤　　　D. 中枢神经系统白血病

E. 白细胞淤滞症

18. 关于慢性粒细胞白血病加速期的叙述，错误的是

A. 血或骨髓原始细胞≥20%

B. 不明原因的血小板进行性减少或增高

C. 除 Ph 染色体外又出现其他染色体异常

D. 可持续几个月到几年

E. 外周血嗜碱性粒细胞 >20%

19. 对白血病化疗的表述，不正确的是

A. 目的是达到完全缓解并延长生存期

B. 目前多采用联合化疗

C. 儿童急性淋巴细胞白血病患者的诱导缓解治疗，常用 VP 方案

D. 急性非淋巴细胞白血病的常用标准诱导缓解方案是：DA 方案

E. VP 方案中，P 指的是柔红霉素

20. 麻醉中的手术患者输入几十毫升血后即出现手术区渗血和低血压，应考虑

A. 出血倾向　　　　　　B. 变态反应

C. 过敏反应　　　　　　D. 细菌污染反应

E. 溶血反应

21. 过敏性紫癜哪一种类型病情最为严重

A. 单纯型　　　　　　　B. 腹型

C. 关节型　　　　　　　D. 肾型

E. 混合型

22. 脾大最显著的疾病是

A. 急性粒细胞白血病　　B. 急性淋巴细胞白血病

C. 急性单核细胞白血病　D. 慢性粒细胞白血病

E. 慢性淋巴细胞白血病

23. 32 岁，女性，近 2 周来持续低热、皮肤苍白，且有散在出血点。以前曾有肝炎病史。血常规示：血红蛋白 65g/L，红细胞计数 2.3 × 10¹²/L，白细胞计数 1.3 × 10⁹/L，分类：中性粒细胞 0.18，淋巴细胞 0.76，单核细胞 0.03，网织红细胞 0.001。骨髓涂片：红系、粒系、巨核系均显著减少，淋巴 0.74。本病最可能的诊断是

A. 慢性白血病

B. 粒细胞缺乏症

C. 肝炎后再生障碍性贫血

D. 脾功能亢进

E. ITP

24. 关于急性 ITP，叙述正确的是

A. 多见于成人

B. 多见于女性

C. 骨髓幼稚巨核细胞增加

D. 大多数患者可迁延不愈转为慢性型

E. 血小板寿命正常

25. 根据病因及发病机制，贫血可分为

A. 红细胞生成减少、造血功能不良二类

B. 红细胞生成减少、造血功能不良及红细胞破坏过多三类

C. 红细胞生成减少、红细胞破坏过多及失血三类

D. 红细胞生成减少、溶血、失血、再生障碍及缺铁五类

E. 红细胞生成减少、红细胞过度破坏、失血及造血功能不良四类

26. 用 APTT 监测 DIC 患者肝素抗凝治疗，其延长多少为肝素治疗的最佳剂量

A. 10% ~ 40%   B. 40% ~ 60%

C. 60% ~ 100%   D. 100% ~ 140%

E. 140% ~ 180%

27. 男，30 岁，持续发热伴鼻出血 5 天。查体：T 39℃，中度贫血貌，牙龈增生如海绵状，胸骨压痛明显。血红蛋白 70g/L，白细胞计数 $40 \times 10^9/L$，血小板计数 $20 \times 10^9/L$，骨髓检查：原始细胞为 0.8，过氧化物酶染色弱阳性，糖原染色可见胞浆弥漫性淡染、非特异性酯酶阳性，可被 NaF 抑制。本例的诊断是

A. 急性早幼粒细胞白血病

B. 慢性粒细胞白血病

C. 急性淋巴细胞白血病

D. 急性巨核细胞白血病

E. 急性单核细胞白血病

28. 男，14 岁，患者血尿伴黑便 2 天，无既往史，体检肝脾不大，上腹无压痛。血红蛋白 70g/L，白细胞 $12.0 \times 10^9/L$，血小板 $20 \times 10^9/L$。骨髓象示：增生活跃，巨核细胞数量增多，伴成熟障碍。其最可能的诊断是

A. 急性特发性血小板减少性紫癜

B. 慢性再生障碍性贫血

C. 缺铁性贫血

D. 慢性特发性血小板减少性紫癜合并缺铁性贫血

E. 溶血性贫血

29. 男性，32 岁，反复牙龈出血 1 年余，皮肤黏膜有出血点，颈部淋巴结及肝、脾无肿大，血红蛋白 65g/L，血小板 $56 \times 10^9/L$。骨髓检查示：骨髓增生活跃，巨核细胞数明显增多，颗粒型巨核细胞比例增多，最可能的诊断是

A. 再生障碍性贫血

B. 急性白血病

C. 过敏性紫癜

D. 血小板减少性紫癜合并失血性贫血

E. 骨髓增生异常综合征

30. 女性，36 岁，2 年前确诊为慢性粒细胞性白血病。最近感乏力，头晕，胸骨轻微疼痛。查 Hb 60g/L，PLT $145 \times 10^9/L$，骨髓原始细胞占 15%，Ph 染色体阳性。患者处于慢性粒细胞白血病的哪一阶段

A. 稳定期   B. 急变期

C. 缓解期   D. 初发期

E. 加速期

31. 使慢性粒细胞白血病达到血液学缓解的首选药物是

A. 白消安   B. 尼洛替尼

C. 靛玉红   D. α - 干扰素

E. 环磷酰胺

32. 铁剂治疗缺铁性贫血，其疗效指标最早出现的是

A. 血红蛋白上升

B. 红细胞数上升

C. 红细胞平均体积增大

D. 红细胞平均血红蛋白浓度升高

E. 网织红细胞数上升

33. 男，40 岁，确诊为 HD I A 期，最佳的治疗方案是

A. 扩大照射：膈上用斗篷式，膈下用倒 "Y" 字式

B. VP 方案

C. DA 方案

D. 营养支持治疗

E. 手术治疗

34. 女，37 岁，腹胀、腹泻与便秘交替半年，常有午后低热，夜间盗汗。体检：腹壁揉面感，轻度压痛，肝脾未触及，腹水征（＋）。腹水检验：比重 1.018，蛋白 25g/L。白细胞 $0.7 \times 10^9/L$，中性 0.30，淋巴 0.70，红细胞 $0.3 \times 10^9/L$。本例最可能诊断是

A. 结核性腹膜炎   B. 原发性腹膜炎

C. 癌性腹膜炎   D. 巨大卵巢囊肿

E. 肝静脉阻塞综合征

35. 急性溶血的早期症状是

A. 腰背及四肢酸痛、头痛、呕吐、寒战、高热等

B. 血红蛋白尿

C. 休克

D. 昏迷

E. 肾衰竭

36. 以下哪一项不是输血的禁忌证

A. 充血性心力衰竭   B. 急性肺水肿

C. 恶性高血压   D. 严重感染

E. 肾衰竭

37. 男，56 岁，低热，牙龈与鼻腔出血一周，白细胞 $4.6 \times 10^9/L$，血红蛋白 60g/L，血小板 $36 \times 10^9/L$；骨髓检查：增生明显活跃。幼稚细胞 0.76，细胞较大，胞浆中有大小不等的颗粒，并可见到 Auer 小体，过氧化物酶染色强阳性，则该患者的治疗应给予

A. VP 方案

B. DA 方案

C. 甲氨蝶呤 + 地塞米松，鞘内注射

D. 免疫抑制剂的应用，如 ATG、ALG

E. 全反式维 A 酸

38. 下列实验室检查结果中，符合过敏性紫癜的是

A. 血小板减少   B. 凝血酶时间延长

C. 凝血时间延长　　　　　D. 血块收缩不良

E. 毛细血管脆性试验阳性

39. 内源性凝血途径和共同途径的筛选试验是

　　A. PT　　　　　　　　　B. APTT

　　C. D－二聚体测定　　　D. BT

　　E. 血小板计数

40. 恶性淋巴瘤比较有特征性的临床表现是

　　A. 无痛性的淋巴结肿大　B. 贫血

　　C. 体重有明显的减轻　　D. 持续或周期性的发热

　　E. 局部及全身皮肤瘙痒

41. 不可以进行骨髓移植治疗的血液病是

　　A. 再生障碍性贫血　　　B. 自身免疫性贫血

　　C. 霍奇金病　　　　　　D. 骨髓异常增生综合征

　　E. 多发性骨髓瘤

42. 诊断再生障碍性贫血的主要检查是

　　A. 临床表现　　　　　　B. 一般实验室检查

　　C. 磁共振成像　　　　　D. 骨髓检查和活检

　　E. 放射性核素扫描

43. 成分输血的优点不包括

　　A. 减轻输注全血所致的血液循环负担

　　B. 减少各种免疫抗体的产生

　　C. 减少感染肝炎的机会

　　D. 减少肺梗死的发生率

　　E. 节约用血，避免浪费

44. 缺铁性贫血时，细胞形态学分类属于

　　A. 小细胞正色素性贫血　B. 小细胞低色素性贫血

　　C. 正细胞正色素性贫血　D. 大细胞低色素性贫血

　　E. 大细胞性贫血

45. 男性，28 岁，头晕乏力一年半，皮肤散在出血点，Hb
65g/L，RBC 2×10^{12}/L，WBC 1.8×10^9/L，PLT 30×10^9/L，白细胞分类淋巴细胞 0.8，中性 0.2，肝脾无肿大，骨髓增生低下，最可能的诊断是

　　A. 骨髓纤维化　　　　　B. 慢性再生障碍性贫血

　　C. 急性再生障碍性贫血　D. 脾功能亢进

　　E. 白血病

46. 血清铁减低，总铁结合力增高及转铁蛋白饱和度减低
见于

　　A. 海洋性贫血　　　　　B. 感染性贫血

　　C. 缺铁性贫血　　　　　D. 再生障碍性贫血

　　E. 铁粒幼细胞性贫血

47. 关于中枢神经系统白血病，下列哪一项是正确的

　　A. 成人较儿童多

　　B. 主要见于急性淋巴细胞白血病

　　C. 初诊时见不到

　　D. 脑膜不受累

　　E. 脑脊液中无白血病细胞

48. 急性粒细胞白血病与急性淋巴细胞白血病的鉴别要点是

　　A. 前者多有贫血、发热、出血

B. 前者白细胞计数往往更高

C. 前者较易发生中枢神经系统白血病

D. 前者骨髓增生多极度活跃

E. 前者原始细胞 POX 染色阳性

49. 青年女性，农民，头晕、心悸、面色苍白 5 年，并感吞
咽困难。Hb 45g/L，RBC 2.0×10^{12}/L，白细胞及血小
板正常，血片见红细胞大小不等，以小细胞为主，中心
染色浅，首选抗贫血制剂为

　　A. 维生素 B_{12}　　　　　B. 叶酸

　　C. 口服铁剂　　　　　　D. 雄激素

　　E. 泼尼松

50. 诊断温抗体型自身免疫性溶血性贫血的最主要的实验室
检查是

　　A. Ham 试验

　　B. 蛇毒因子溶血试验

　　C. Coombs 试验

　　D. Donath－Landsteiner 试验

　　E. 血红蛋白电泳

51. 诊断急性白血病的主要依据是

　　A. 白细胞数目增多

　　B. 胸骨压痛

　　C. 有贫血、发热、出血的三大症状

　　D. 骨髓象：原始 + 幼稚细胞≥30%

　　E. 出现正常细胞性贫血

52. 粒红比例减低见于

　　A. 急性髓细胞白血病　　B. 急性化脓菌感染

　　C. 类白血病反应　　　　D. 溶血性贫血

　　E. 纯红细胞再生障碍性贫血

53. 血小板生成减少的出血性疾病为

　　A. 特发性血小板减少性紫癜

　　B. DIC

　　C. 脾功能亢进

　　D. 再生障碍性贫血

　　E. 过敏性紫癜

54. 中性粒细胞碱性磷酸酶活性明显增高见于

　　A. 慢性粒细胞白血病　　B. 类白血病反应

　　C. 急性粒细胞白血病　　D. 急性淋巴细胞白血病

　　E. 淋巴瘤

55. 来源于 T 淋巴细胞的淋巴瘤类型是

　　A. 边缘区淋巴瘤

　　B. Burkitt 淋巴瘤

　　C. 间变性大细胞淋巴瘤

　　D. 套细胞淋巴瘤

　　E. 滤泡性淋巴瘤

56. 女，25 岁，头晕、乏力 2 个月。既往体健，近 1 年来
月经量明显增多。实验室检查：Hb 95g/L，RBC 3.5×10^{12}/L，红细胞大小不等，中心淡染区扩大，WBC
4.5×10^9/L，PLT 310×10^9/L，粪隐血（－）。最根本
的治疗措施是

A. 治疗妇科疾病　　B. 给予雄性激素
C. 给予铁剂　　D. 给予糖皮质激素
E. 给予维生素 B_{12} 及叶酸

57. 男，40岁，因急性粒细胞白血病入院。查体：四肢皮肤多处出血点和瘀斑。实验室检查：$PLT\ 8 \times 10^9/L$。给予单采血小板输注。输注 4 小时后，患者出现胸闷、呼吸困难。急查胸部 X 线片可见弥漫性阴影，患者出现胸闷、呼吸困难。患者最可能发生的输血不良反应是
A. 急性过敏反应　　B. 急性溶血反应
C. 细菌性感染　　D. 循环超负荷
E. 输血相关急性肺损伤

58. 粒细胞缺乏症的诊断标准是指外周血的中性粒细胞绝对值低于
A. $0.2 \times 10^9/L$　　B. $0.5 \times 10^9/L$
C. $4.0 \times 10^9/L$　　D. $1.5 \times 10^9/L$
E. $3.0 \times 10^9/L$

59. 慢性粒细胞白血病用伊马替尼治疗无效后的治疗措施是
A. 造血干细胞移植　　B. 改用羟基脲治疗
C. 改用马利兰治疗　　D. 改用 α - 干扰素治疗
E. 脾切除

60. 男，33岁。患慢性粒细胞白血病 3 年，应用羟基脲常规治疗。近 1 周出现发热。查体：T 39.2℃，脾肋下6cm。查红细胞无异常，$Hb\ 70g/L$，$WBC\ 50 \times 10^9/L$，$PLT\ 50 \times 10^9/L$，骨髓增生极度活跃，原始粒细胞占15%。该患者目前最重要的治疗是
A. 高剂量阿糖胞苷
B. 小剂量高三尖杉酯碱 + 阿糖胞苷
C. 高剂量甲氨蝶呤
D. 小剂量柔红霉素 + 阿糖胞苷
E. 高剂量羟基脲

61. 男，35岁。1周来，乏力、发热伴牙龈肿胀出血。实验室检查：$Hb\ 65g/L$，$WBC\ 3.0 \times 10^9/L$，分类见原幼细胞30%，$PIT\ 35 \times 10^9/L$。骨髓检查原始细胞80%，POX 染色部分呈弱阳性，非特异性酯酶染色阳性，NaF 可抑制。该例急性白血病最可能的 FAB 分型是
A. M1 型　　B. M2 型
C. M3 型　　D. M4 型
E. M5 型

A3/A4 型题

1. （共用题干）男，36岁，发现无痛性的锁骨上淋巴结肿大 2 个月，且伴发热，盗汗，近几个月来自感体重减轻明显，偶尔出现皮肤的瘙痒，肝脾不大。
（1）为进一步诊治有必要做下列哪一项检查
A. 淋巴结活检　　B. 血常规
C. 胸部 X 线片　　D. PPD 试验
E. 上述试验均有必要
（2）胸部 X 线片未见异常，淋巴结活检时找到了 R - S 细胞，则患者可能会出现的症状和体征不包括
A. 带状疱疹

B. 胸骨的压痛
C. 饮酒后的淋巴结疼痛
D. 咳嗽、胸闷、气促
E. 轻或中度的贫血

（3）若进一步检查发现患者仅局限锁骨上淋巴结受累，则首选的治疗方案应该是
A. 联合化疗加局部照射
B. 单纯化疗
C. 颈部淋巴结切除
D. 扩大照射：膈上用斗篷式
E. 免疫抑制剂的使用

2. （共用题干）女，15岁，发热伴血尿 2 天来就诊。查体：面色苍白，全身皮肤黏膜未见黄染，皮肤有散在出血点，未见齿龈增生，左腋下淋巴结肿大，胸骨压痛（+），肝肋下未及，脾轻度肿大。血常规示：$Hb\ 70g/L$，$WBC\ 19.2 \times 10^9/L$，$PLT\ 60 \times 10^9/L$。
（1）上述情况不太支持的诊断是
A. 急性白血病　　B. 结核病
C. 淋巴瘤　　D. ITP
E. 骨髓增生异常综合征
（2）为进一步诊治，该患者做了如下检查：骨髓涂片示：增生活跃，原始细胞占56%，PAS（+）成块状。血清和尿溶菌酶低。未见 R - S 细胞。PAIg、PAC3 阴性，则最有可能的诊断是
A. 急性淋巴细胞白血病
B. 淋巴瘤
C. 急性早幼粒细胞白血病
D. ITP
E. MDS
（3）如果该患者为首诊，则首选的治疗方案是
A. 使用雄激素和一些免疫抑制剂，如 AIG、ATG
B. 使用维 A 酸
C. 选用 VP 方案或 VLP 方案
D. 选用 CHOP 方案
E. 放射治疗

3. （共用题干）女，36岁，发热、面色苍白伴牙龈出血一周入院。入院次日起出现皮肤多处片状瘀斑、血尿。血红蛋白80g/L，白细胞$2.0 \times 10^9/L$，血小板$50 \times 10^9/L$，血浆纤维蛋白原0.8g/L。骨髓检查：有核细胞增生极度活跃，细胞浆颗粒粗大的早幼粒细胞占85%。
（1）患者出血的首要原因是
A. 异常早幼粒细胞浸润血管壁
B. 血小板减少
C. 血小板减少伴功能异常
D. 凝血因子Ⅱ、Ⅶ、Ⅸ、Ⅹ缺乏
E. DIC
（2）首选的治疗方案应为
A. 小剂量阿糖胞苷
B. 柔红霉素加阿糖胞苷
C. DA 方案 + 小剂量肝素

D. 高三尖杉酯碱加阿糖胞苷

E. 全反式维 A 酸 + 肝素

（3）获得完全缓解后的治疗策略是

A. 化疗与全反式维 A 酸交替治疗

B. 单用全反式维 A 酸维持治疗

C. 定期联合化疗

D. 中剂量阿糖胞苷强化治疗

E. 停药，定期随诊

4.（共用题干）女，36 岁，主诉头晕、乏力，近 3 年来月经量多，浅表淋巴结及肝、脾无肿大，血红蛋白58g/L，白细胞 8.0×10^9/L，血小板 185×10^9/L，血片可见红细胞中心淡染区扩大，网织红细胞计数 0.005。

（1）明确诊断需做的检查应除外下述哪一项

A. 骨髓检查　　　　B. 血清铁和总铁结合力

C. 染色体检查　　　D. 血清铁蛋白检查

E. MCV、MCH、MCHC

（2）寻找病因应做哪一项检查

A. 放射性核素骨扫描

B. 妇科检查

C. ^{51}Cr 红细胞半衰期测定

D. 钡剂灌肠

E. 胸部 X 线检查

（3）除病因治疗，还应采取哪一项措施

A. 血浆输注

B. 补充铁剂

C. 大剂量丙球蛋白滴注

D. 维生素 B_{12} 和叶酸

E. 红细胞集落刺激因子

（4）对上述治疗效果反应最早的指标是

A. 血红蛋白含量　　B. 白细胞数量

C. 网织红细胞计数　D. 叶酸、维生素 B_{12} 含量

E. 铁蛋白含量

5.（共用题干）女，15 岁，发现贫血、黄疸 5 年。脾肋下 2~5cm，质中。血红蛋白90g/L，网织红细胞0.05，白细胞和血小板数均正常。红细胞渗透脆性试验：0.7% 盐水溶液开始溶血。其父也有轻度黄疸。

（1）下列哪一种贫血最有可能

A. 缺铁性贫血

B. 海洋性贫血

C. 遗传性球形细胞增多症

D. 遗传性铁粒幼细胞贫血

E. 巨幼细胞贫血

（2）要明确诊断，最有价值的实验室检查是

A. 周围血片　　　　B. 骨髓象

C. 血清铁总铁结合力　D. 血红蛋白电泳

E. 肝功能试验

6.（共用题干）女，58 岁，乏力、低热 1 个月。查体：双侧颈部、腋窝和腹股沟均可触及肿大淋巴结，最大者直径 2cm，质韧、无触痛，胸骨无压痛，肝肋下未触及，

脾肋下 3cm。实验室检查：Hb 76g/L，WBC 5.2 × 10^9/L，PLT 123 × 10^9/L，网织红细胞0.14，Coombs 试验（＋），尿胆红素（－），尿胆原（＋＋＋）。

（1）最可能的诊断是

A. 急性粒细胞白血病

B. 淋巴瘤

C. 淋巴结炎

D. 急性淋巴细胞白血病

E. 骨髓增生异常综合征

（2）为确诊首选的辅助检查是

A. 腹部 B 超　　　　B. 骨髓活检

C. 骨髓细胞学检查　D. 胸部 X 线片

E. 淋巴结活检

（3）针对该患者的贫血首选的治疗药物是

A. 泼尼松　　　　　B. 促红细胞生成素

C. 环磷酰胺　　　　D. 环孢素

E. 丙种球蛋白

7.（共用题干）男，40 岁。反复发热半个月。查体：T 38.5℃，双侧颈部及右侧腹股沟区可触及数个肿大淋巴结，最大为 2cm×2cm，活动，无压痛。腹软，肝、脾肋下未触及。淋巴结活检找到 R - S 细胞。胸部 CT 显示右侧胸腔积液，穿刺胸水见大量淋巴瘤细胞。

（1）该患者首选的化疗方案为

A. ABVD 方案　　　B. CHOP 方案

C. COP 方案　　　　D. HA 方案

E. DVLP 方案

（2）该患者的临床分期为

A. Ⅲ期 B　　　　　B. Ⅳ期 B

C. Ⅳ期 A　　　　　D. Ⅱ期 B

E. Ⅲ期 A

（3）患者最可能的诊断是

A. 霍奇金淋巴瘤

B. 淋巴结转移癌

C. 非霍奇金淋巴瘤

D. 急性淋巴细胞白血病

E. 急性粒细胞白血病

B1 型题

1.（共用备选答案）

A. 羟基脲　　　　　B. 阿糖胞苷

C. 鞘内注射甲氨蝶呤　D. 别嘌呤醇

E. DA 方案

（1）防止高尿酸血症肾病可选用

（2）慢性粒细胞白血病常首选的化疗方案是

（3）治疗脑膜白血病可选用

2.（共用备选答案）

A. 珠蛋白生成障碍性贫血

B. G - 6 - PD 缺乏症

C. 阵发性睡眠性血红蛋白尿

D. 自身免疫性溶血性贫血

E. 遗传性球形红细胞增多症

（1）女，25 岁，近 1 个月来腰酸伴酱油色尿。体检：贫血面容，肝、脾无肿大，红细胞 $2.5 \times 10^{12}/L$，血红蛋白 $65g/L$，白细胞 $4 \times 10^9/L$，血小板 $120 \times 10^9/L$，网织红细胞计数 0.12，Ham 试验阳性，Rous 试验阳性。应诊断为

（2）男，30 岁，低热伴面色苍白 2 个月。体检：巩膜黄染，脾肋下 3cm，红细胞 $3.0 \times 10^{12}/L$，血红蛋白 $80g/L$，白细胞 $5 \times 10^9/L$，血小板 $120 \times 10^9/L$，网织红细胞计数 0.15，Coombs 试验阳性。应诊断为

（3）男，20 岁，面色苍白 3 年，其母有贫血史。体检：贫血面容，脾肋下 3cm。红细胞 $2.2 \times 10^{12}/L$，血红蛋白 $70g/L$，白细胞 $5 \times 10^9/L$，血小板 $120 \times 10^9/L$，血片可见 25% 左右球形红细胞，网织红细胞计数 0.15，Coombs 试验阴性。应诊断为

3.（共用备选答案）
- A. 自身免疫性溶血
- B. 急性淋巴细胞白血病
- C. 慢性粒细胞白血病
- D. 多发性骨髓瘤
- E. MDS

（1）临床上会表现出巨脾的是
（2）较易累及中枢神经系统的是

4.（共用备选答案）
- A. 病变仅累及下颌下淋巴结
- B. 左锁骨上淋巴结、腹股沟淋巴结肿大，且伴有脾受累
- C. 有腋下淋巴结肿大，肝脏局限性受累
- D. 右锁骨上淋巴结，左耳后淋巴结受累
- E. 累及左颈及纵隔淋巴结

（1）Ⅰ 期淋巴瘤可表现为
（2）Ⅲ 期淋巴瘤可表现为
（3）Ⅳ 期淋巴瘤可表现为

5.（共用备选答案）
- A. 缺铁性贫血
- B. 巨幼细胞贫血

- C. 自身免疫性溶血性贫血
- D. 珠蛋白生成障碍性贫血
- E. 阵发性睡眠性血红蛋白尿

（1）男，22 岁，贫血，黄疸，脾大。血红蛋白 $70g/L$，白细胞 $5.5 \times 10^9/L$，网织红细胞计数 0.09，Coombs 试验阳性。应诊断为

（2）女，38 岁，贫血，血清铁 $5\mu mol/L$，血清总铁结合力 $410\mu mol/L$，血清铁蛋白 $10\mu g/L$，网织红细胞计数 0.015，血清铁饱和度 1.5%。应诊断为

6.（共用备选答案）
- A. 过氧化物酶强阳性
- B. 中性粒细胞碱性磷酸酶偏低
- C. 非特异酯酶染色阳性，可被氟化钠抑制
- D. 细胞内铁染色强阳性
- E. 糖原染色阳性，呈块状或颗粒状以上细胞化学染色有助于诊断下列疾病的是

（1）急性早幼粒细胞白血病可见
（2）急性单核细胞白血病可见

7.（共用备选答案）
- A. 应用全反式维 A 酸
- B. 应用 α - 干扰素
- C. 放射治疗
- D. 造血干细胞移植
- E. 应用羟基脲

（1）急性早幼粒细胞白血病（M3）首选的治疗是
（2）使慢性粒细胞白血病达到血液学缓解首选的治疗是

8.（共用备选答案）
- A. MCV > 94fl，MCH > 32pg，MCHC > 38%
- B. MCV < 80fl，MCH 28 ~ 32pg，MCHC 32% ~ 38%
- C. MCV 80 ~ 94fl，MCH28 ~ 32pg，MCHC 32% ~ 38%
- D. MCV < 80fl，MCH < 28pg，MCHC < 32%
- E. MCV > 94fl，MCH > 32pg，MCHC 32% ~ 38%

（1）营养性巨幼细胞贫血的检查结果为
（2）缺铁性贫血的检查结果为

第十九章　代谢、内分泌系统

A1/A2 型题

1. 甲状腺患侧腺叶大部切除术适用于
- A. 甲状腺乳头状癌
- B. 青少年原发性甲亢
- C. 单纯性弥漫性甲状腺肿
- D. 甲状腺高功能腺瘤
- E. 桥本病

2. 糖尿病高渗高血糖综合征常见于
- A. 2 型糖尿病合并妊娠
- B. 饮食控制不佳的 2 型糖尿病
- C. 青少年 2 型糖尿病
- D. 1 型糖尿病
- E. 老年 2 型糖尿病

3. 主要表现为餐前（午、晚）低血糖的疾病是
- A. 腺垂体功能减退症
- B. 2 型糖尿病
- C. 胰岛素瘤
- D. 糖原累积症
- E. 肝硬化

4. 女，66 岁。乏力 1 个月。既往高血压病史 4 年。查体：BP 150/70mmHg，心率 67 次/分，律齐。腹软，腹部未闻及血管杂音。实验室检查：血钾 2.9mmol/L，血肾素水平降低，醛固酮水平增高。CT 示左侧肾上腺增生。该患者的最适宜降压药物是
- A. 氢氯噻嗪
- B. 美托洛尔
- C. 呋塞米
- D. 螺内酯

E. 普萘洛尔

5. 男，40 岁，性欲降低及勃起功能障碍 1 年，伴头痛，无视野缺损和视觉障碍，无乳腺增生，无药物服用史。查体：睾丸质软。实验室检查：血清泌乳素水平 700μg/L（正常 <20μg/L），首选的治疗方法为

A. 开颅手术切除肿瘤

B. 口服溴隐亭

C. 经蝶窦手术切除肿瘤

D. 放射治疗

E. 定期复查垂体 MRI

6. 下列结节性甲状腺肿的手术适应证，哪一项是错误的

A. 有压迫症状

B. 伴有甲状腺功能亢进症

C. 疑有癌变

D. 病史较长者

E. 胸骨后甲状腺肿

7. 男性，40 岁，上腹部隐痛 4 个月伴嗳气，反酸，尤以进食后为重，查：消瘦体形，上腹部偏右轻压痛，未见异常，经纤维胃镜下证实胃窦部及十二指肠球部各有直径 **2.0cm** 大小溃疡，较深，黏膜皱襞集中，诊断除怀疑消化性溃疡外，还应注意

A. 甲状旁腺功能亢进症　　B. 胃癌

C. 促胃液素瘤　　D. 胃淋巴瘤

E. 胃类癌

8. 等渗性缺水短期内出现血容量明显不足时，提示体液丧失达体重的

A. 3%　　B. 3.5%

C. 4%　　D. 4.5%

E. 5%

9. 女，24 岁，有明显基础代谢高及交感神经兴奋症状，突眼，甲状腺肿大。质软，无压痛，可闻及血管杂音，其最可能的诊断是

A. 毒性弥漫性甲状腺肿

B. 地方性甲状腺肿

C. 慢性淋巴细胞性甲状腺炎

D. 亚急性甲状腺炎

E. 碘致甲状腺功能亢进症

10. 女性，16 岁，1 个月前出现食量明显增加．不到就餐时间便出现饥饿，近来经常与同学争吵，检查发现右侧甲状腺部有一直径 **20cm** 的结节，SPET 检查报告为热结节，另一有诊断意义的检查是

A. 心电图检查　　B. 血糖测定

C. FT$_3$、FT$_4$、TSH 测定　　D. 血脂检查

E. TGA、MCA 测定

11. 患儿 5 岁，便血，新鲜，量不多，位于大便外面，考虑哪一种疾病的可能性最大

A. 痢疾　　B. 痔

C. 直肠癌　　D. 直肠息肉

E. 肛周脓肿

12. 抗利尿激素的合成部位是

A. 腺垂体　　B. 神经垂体

C. 垂体柄　　D. 下丘脑

E. 肾

13. 硫脲类抗甲状腺药可引起的严重不良反应是

A. 黏液性水肿　　B. 心动过缓

C. 粒细胞缺乏症　　D. 低蛋白血症

E. 再生障碍性贫血

14. 甲状腺功能亢进症最常见的原因是

A. 碘致甲状腺功能亢进症

B. 甲状腺炎伴甲状腺功能亢进

C. 毒性弥漫性甲状腺肿

D. 多结节性甲状腺肿伴甲状腺功能亢进症

E. 自主性高功能甲状腺结节

15. 有关甲状腺手术后导致呼吸困难的原因，不包括下列哪一项

A. 伤口内出血、压迫气管

B. 双侧喉上神经损伤

C. 双侧喉返神经损伤

D. 急性喉头水肿

E. 气管软化、塌陷

16. 下述甲状腺疾病中，哪一种必须手术

A. 结节性甲状腺肿继发甲状腺功能亢进

B. 轻度原发性甲状腺功能亢进

C. 青春期甲状腺肿

D. 妊娠早期甲状腺肿

E. 青少年甲状腺功能亢进

17. 女性，25 岁，无意中发现甲状腺肿块 7 天，近 3 天肿块迅速增长，伴有胀痛，甲状腺 SPECT 检查甲状腺右叶冷结节，应初步诊断为

A. 单纯性甲状腺肿

B. 结节性甲状腺肿

C. 甲状腺瘤

D. 甲状腺癌

E. 甲状腺囊腺瘤并囊内出血

18. 预防甲状腺功能亢进症术后甲状腺危象的关键是

A. 防止术中损伤、操作粗暴

B. 术后加强护理

C. 术时尽量选用全身麻醉

D. 术后应用镇静剂

E. 术前使基础代谢率降至正常

19. 男性，28 岁，无意中发现甲状腺肿块 15 天，近 3 天来似有增大，⁹⁹ᵐ锝扫描示"冷结节"，硒甲状腺扫描示冷结节处有放射性浓聚，甲状腺 B 超结果为实质性肿块，最可能的诊断是

A. 单纯性甲状腺肿

B. 青春期甲状腺肿

C. 甲状腺腺瘤并囊内出血

D. 结节性甲状腺肿

E. 甲状腺癌

20. 女，40 岁，诊断为毒性弥漫性甲状腺肿多年，曾先后出现以下症状，其中何为该病少见而又特征性的表现
- A. 明显多食
- B. 月经减少
- C. 心房颤动
- D. 双下肢软瘫
- E. 胫前黏液性水肿

21. 幽门梗阻所致持续呕吐可造成
- A. 低氯高钾性碱中毒
- B. 缺钾性酸中毒
- C. 低氯低钾性酸中毒
- D. 低氯高钠性碱中毒
- E. 低氯低钾性碱中毒

22. 下列叙述中，正确的是
- A. 高渗性脱水常有细胞内水肿
- B. 等渗性脱水主要是细胞脱水
- C. 低渗性脱水易发生休克
- D. 重度低渗性脱水口渴极明显
- E. 重度高渗性脱水易出现神经系统症状

23. 下列最易致低钾血症的是
- A. 大量出汗
- B. 严重肠瘘
- C. 大面积烧伤
- D. 感染性休克
- E. 大量输血

24. 高钾血症时，血清钾高于
- A. 5mmol/L
- B. 4.5mmol/L
- C. 4mmol/L
- D. 5.5mmol/L
- E. 3.5mmol/L

25. 高渗性缺水时，血清钠高于
- A. 150mmol/L
- B. 155mmol/L
- C. 160mmol/L
- D. 165mmol/L
- E. 170mmol/L

26. 男性，17 岁，右侧甲状腺有单发冷结节，最好的疗法是
- A. 抗甲状腺药物
- B. 镇静药及碘剂
- C. 放射碘治疗
- D. 手术治疗
- E. 多吃海带、紫菜

27. 鉴别甲状腺单发结节为良性或恶性时，最重要的是
- A. 详细的病史
- B. 确切的体检
- C. ^{131}I 核素扫描
- D. 同侧扪及肿大淋巴结
- E. 穿刺细胞学检查

28. 等渗性缺水的患者，大量输入生理盐水治疗可导致
- A. 高钾血症
- B. 低钾血症
- C. 低氯血症
- D. 高钙血症
- E. 高氯血症

29. 垂体危象时，以下何种情况最为多见
- A. 低血糖性昏迷
- B. 低钾性麻痹
- C. 谵妄
- D. 脑梗死
- E. 高钠高渗性昏迷

30. 72 岁，女性，原无恙，最近消瘦，嗜睡，神态淡漠。胃镜、肠镜检查无阳性，肝、肾功能正常，心电图示房颤，该患者诊断最大可能是

- A. 冠心病房颤
- B. 抑郁症
- C. 甲状腺功能减退症
- D. 淡漠型甲状腺功能亢进症
- E. 老年性痴呆症

31. 2 型糖尿病最基本的病理生理改变是
- A. 极度肥胖者
- B. 长期大量摄糖者
- C. 长期使用糖皮质激素者
- D. 胰岛素分泌绝对或相对不足及靶组织对胰岛素敏感性降低者
- E. 老年人

32. 双胍类降糖药的主要作用机制为
- A. 抑制葡萄糖异生
- B. 加速糖的无氧酵解，促进外周组织摄取葡萄糖
- C. 刺激胰岛素分泌
- D. 抑制胰高血糖素分泌
- E. 抑制生长激素分泌

33. 1 型和 2 型糖尿病相鉴别时，临床特征以何为主
- A. 年轻与年老
- B. 消瘦与肥胖
- C. 有无自发性酮症倾向
- D. 有无明显"三多一少"症状
- E. 并发症的多少与严重程度

34. 女，46 岁，糖尿病病史 3 年，经饮食治疗并服用二甲双胍，病情控制良好。近日受凉后发热，咳嗽，咳黄痰，X 线检查为右下肺炎。血糖 18.6mmol/L。尿糖（＋＋＋＋）。对该患者除治疗肺炎外，糖尿病的处理应
- A. 用胰岛素治疗
- B. 增加二甲双胍剂量
- C. 改用格列吡嗪
- D. 加用格列吡嗪
- E. 加用 α－葡萄糖苷酶抑制剂

35. 女，16 岁。心慌、多汗、手颤 2 个月。无明显突眼，甲状腺Ⅰ度弥漫性肿大。血游离 T_3、T_4 增高，TSH 降低。肝、肾功能正常，血 WBC 6.8×10^9/L。诊断为甲状腺功能亢进症。既往无甲状腺功能亢进症病史。治疗应选择
- A. 放射性核素^{131}I 治疗
- B. 甲状腺部分切除术
- C. 抗甲状腺药物治疗
- D. 抗甲状腺药物治疗后放射性手术治疗
- E. 抗甲状腺药物治疗后放射性核素^{131}I 治疗

36. 一老年女性，毒性弥漫性甲状腺肿病史多年，且从未间断治疗，本次因并发持续性心房颤动而入院，其最佳治疗方案为
- A. 应用抗甲状腺药物
- B. 甲状腺次全切除
- C. 放射性核素^{131}I 治疗
- D. 大剂量应用 β 受体阻断剂
- E. 电击或药物复律

37. 患者，女性，20 岁，1 型糖尿病患者，出现恶心、厌食 2 天，神志不清 1 小时。查体：面色潮红，呼吸深快，意识障碍。诊断方面最可能是
   A. 糖尿病酮症酸中毒
   B. 糖尿病高渗性昏迷
   C. 乳酸性酸中毒
   D. 糖尿病合并尿毒症酸中毒
   E. 低血糖昏迷

38. 关于磺脲类降糖药的应用，叙述正确的是
   A. 1 型糖尿病可合并应用本药加双胍类
   B. 单用饮食管理不能获得满意控制的 2 型糖尿病患者
   C. 糖尿病患者手术前控制血糖
   D. 糖尿病合并感染时
   E. 糖尿病合并妊娠

39. 男，80 岁，2 型糖尿病 16 年，平素服用格列本脲或格列齐特，每日 3 次，每次 1 片。近日少食，不愿意运动，表情淡漠。家人依然按时给予服用上述药物。现昏迷急诊。此患者的诊断可能为
   A. 高渗性非酮症昏迷   B. 低血糖性昏迷
   C. 脑梗死   D. 脑溢血
   E. 老年痴呆症

40. 甲巯咪唑（他巴唑）治疗毒性弥漫性甲状腺肿的作用机制是
   A. 抑制 TSH 与甲状腺滤泡细胞的受体结合
   B. 抑制甲状腺球蛋白的分解
   C. 抑制甲状腺过氧化物酶活性、酪氨酸碘化及碘酪氨酸的偶联
   D. 抑制甲状腺释放 T_3、T_4
   E. 抑制 T_4 周围组织中转化为 T_3

41. 下列治疗甲状腺危象的方案中，最完善的是
   A. 抗甲状腺药物、强心药、镇静剂、抗生素
   B. 抗甲状腺药物、强心药、镇静剂、β 受体阻断剂
   C. 大剂量抗甲状腺药物、糖皮质激素、镇静剂
   D. 大剂量丙硫氧嘧啶、大量复方碘溶液、糖皮质激素、β 受体阻断剂
   E. 大剂量复方碘溶液、糖皮质激素、β 受体阻断剂、强心药

42. 65 岁，有糖尿病病史 15 年，近日来水肿，血压 154/90mmHg，血糖 7mmol/L，尿蛋白 5g/L，血 BUN 12mmol/L，Cr 184μmol/L。最重要的治疗是
   A. 皮质激素   B. 非甾体抗炎镇痛药
   C. ACEI + 胰岛素   D. 胰岛素治疗
   E. 利尿消肿

43. 男，68 岁，2 型糖尿病，长期疏于治疗，所以先后出现以下 5 种并发症，试问何为糖尿病所特有
   A. 严重高脂血症、高血压
   B. 冠心病
   C. 脑血栓形成
   D. 肾小球毛细血管间硬化症
   E. 下肢坏疽

44. 下列检查中，诊断早期糖尿病肾病较有意义的是
   A. 尿常规检查   B. 尿微量清蛋白测定
   C. 尿渗透压测定   D. 双肾 B 超
   E. 肌酐清除率

45. 女，36 岁，腹痛伴频繁呕吐 2 天。查体：脉搏 120 次/分，呼吸 32 次/分，血压 90/60mmHg，呼吸深，似可闻及烂苹果气味。最好应进行下列哪一种检查
   A. 血清钙测定   B. 血清钾测定
   C. 血气分析   D. 血清钠测定
   E. 血 $CO_2 - CP$ 测定

46. 低渗性缺水，血清尚未出现缺钠之前，尿中氯化钠
   A. 正常   B. 略高
   C. 时高时低   D. 减少或缺乏
   E. 由低升高

47. 关于毒性弥漫性甲状腺肿并发周期性瘫痪，叙述错误的是
   A. 年轻男性多见，可无甲状腺肿大
   B. 大量糖的摄入或静脉注射高糖可诱发
   C. 发作时血钾降低
   D. 发作时尿钾排出增加
   E. 甲状腺功能亢进症控制后，本病发作减少或消失

48. 库存枸橼酸钠血，一般超过几周不宜再用
   A. 3 周   B. 4 周
   C. 6 周   D. 8 周
   E. 12 周

49. 低渗性缺水引起体液容量的变化为
   A. 血浆、组织间液都减少，以血浆减少为主
   B. 只有血浆减少
   C. 血浆、组织间液都减少，以组织间液减少为主
   D. 只有组织间液减少
   E. 以血液浓缩为主

50. 女，26 岁，首次妊娠 2 个月余伴甲状腺功能亢进症。查体：甲状腺肿大，有轻度压迫症状，最合适的治疗是
   A. 抗甲状腺药物治疗
   B. 手术（甲状腺大部切除）治疗
   C. 终止妊娠加手术治疗
   D. 终止妊娠加抗甲状腺药物治疗
   E. 终止妊娠加 ^{131}I 治疗

51. 既能阻断甲状腺激素生物合成，又能阻止周围组织中 T_4 转化为 T_3 的药物为
   A. 丙硫氧嘧啶
   B. 甲巯咪唑（他巴唑）
   C. 卡比马唑（甲亢平）
   D. 普萘洛尔（心得安）
   E. 大剂量碘

52. 关于甲状腺功能亢进症手术治疗的适应证，不正确的是
   A. 高功能腺瘤
   B. 中度以上原发性甲状腺功能亢进症
   C. 甲状腺肿大有压迫症状

D. 抗甲状腺药物或放射性 ^{131}I 治疗无效者

E. 妊娠早期甲状腺功能亢进症患者

53. 某肠梗阻术后患者，血清 Na^+ 130mmol/L，K^+ 3mmol/L，Cl^- 98mmol/L，BUN 8mmol/L，应考虑与下列哪一个因素有关

A. 补充了大量等渗盐水

B. 水分补充不足

C. 补充了大量等渗糖水

D. 补充了足量的钾盐

E. 肾功能不全

54. 关于低钾血症的叙述，正确的是

A. 临床上常表现为精神亢奋、肢体抽搐

B. 机体总钾量总是减少的

C. 心电图表现为 T 波高尖、呈帐篷样

D. 常伴有代谢性酸中毒

E. 严重时可发生室性心动过速，甚至室颤

55. 关于机体水钠代谢失调，叙述正确的是

A. 脱水就是指水分的减少

B. 低渗性脱水时，尿钠可以消失

C. 高渗性脱水的治疗应以补盐为主

D. 各种原因引起的脱水都使体重减轻

E. 重度等渗性脱水需大量补液时以生理盐水为宜

56. 关于 2 型糖尿病的叙述，错误的是

A. 年龄多在 40 岁以上者

B. 常超重或肥胖

C. 易发生酮症酸中毒

D. 口服降糖药一般有效

E. 常可发现血浆胰岛素增高

57. 腺垂体功能减退症最常见的病因是

A. 垂体或邻近的肿瘤　　B. 颅内感染

C. 产后大出血　　D. 颅脑外伤

E. 脑血管疾病

58. 合并下列哪一种疾病时，应禁忌使用垂体后叶加压素治疗食管静脉曲张破裂出血

A. 冠心病　　B. 溃疡性结肠炎

C. 肺结核　　D. 消化性溃疡

E. 支气管扩张

59. 哪一种病理类型的甲状腺癌预后最差

A. 乳头状腺癌　　B. 滤泡状腺癌

C. 未分化癌　　D. 髓样癌

E. 甲状腺癌恶变

60. 正常人血中 HCO_3^- 与 H_2CO_3 之比为

A. 10 : 1　　B. 15 : 1

C. 20 : 1　　D. 25 : 1

E. 30 : 1

61. 女，65 岁，糖尿病 14 年，长期用 D860 治疗，最近诊断为糖尿病肾病，并发现血肌酐升高，磺脲类口服降糖药中应选择何种为好

A. 继续使用甲苯磺丁脲（D860）

B. 格列本脲（优降糖）

C. 格列喹酮（糖适平）

D. 格列吡嗪（美吡达）

E. 格列齐特（达美康）

62. 低钾血症患者，经补充钾治疗后，病情仍无改善，应考虑有

A. 低钠血症　　B. 低镁血症

C. 高钙血症　　D. 代谢性酸中毒

E. 低氯血症

63. 女性，30 岁，颈前肿块多年，近 1 个月来肿块生长迅速，并出现声音嘶哑，颈前可触及 $2cm \times 3cm$ 肿块，质地较硬，表面欠光滑。诊断首先考虑

A. 甲状舌骨囊肿

B. 结节性甲状腺肿单发结节

C. 甲状腺腺瘤囊内出血

D. 甲状腺癌

E. 慢性甲状腺炎

64. 诊断代谢性酸中毒的主要依据是

A. 呼吸浅而慢，血浆二氧化碳结合力下降

B. 呼吸深而快，血浆二氧化碳结合力上升

C. 呼吸深而快，有酮味，血浆碳酸氢根值下降

D. 呼吸困难，血浆碳酸氢根值上升

E. 呼吸慢，心律慢，血压高，神志不清

65. 女，16 岁。心慌、多汗、手颤 2 个月。无明显突眼，甲状腺 I 度弥漫性肿大。血游离 T_3、T_4 增高，TSH 降低。肝、肾功能正常，血 WBC $6.8 \times 10^9/L$。诊断为甲状腺功能亢进症。既往无甲状腺功能亢进症病史。应选择

A. 放射性核素 ^{131}I 治疗

B. 甲状腺部分切除术

C. 抗甲状腺药物治疗

D. 抗甲状腺药物治疗后手术治疗

E. 抗甲状腺药物治疗后核素 ^{131}I 治疗

66. 甲状腺功能亢进的主要诊断依据是

A. 临床表现　　B. 基础代谢率测定

C. 放射性碘摄试验　　D. 甲状腺扫描

E. PBI 测定（血清蛋白结合碘）

67. 男，50 岁，无"三多一少"症状，空腹血糖6.5mmol/L，有糖尿病家族史，疑糖尿病就诊，下列哪一项试验最具诊断意义

A. 尿糖定性

B. 24 小时尿糖定量

C. 餐后血糖

D. 葡萄糖耐量 + 胰岛素释放试验

E. 糖化血红蛋白

68. 男，26 岁，十二指肠残端瘘 20 天，目前进食少，全身乏力，直立时晕倒。血清 K^+ 3mmol/L，Na^+ 125mmol/L。其水盐代谢失调应为

A. 低钾血症，高渗性缺水

B. 高钾血症，重度低渗性缺水

C. 低钾血症，等渗性缺水

D. 低钾血症，中度低渗性缺水

E. 低渗性缺水

69. 男，68 岁，近 2 周来多饮、多尿，食欲减退，精神差，软弱无力。今晨被发现神志不清而就诊。血压 80/60mmHg，血糖 38.1mmol/L，尿糖（＋＋＋＋），尿酮体（±）。最可能的诊断是

A. 脑出血

B. 脑血栓形成

C. 糖尿病酮症酸中毒昏迷

D. 高渗性非酮症性糖尿病昏迷

E. 乳酸性酸中毒昏迷

70. 男，45 岁，心慌、乏力、记忆力不好，曾有癫痫样发作 4 次，早晨起床后晕倒，神志模糊，经静脉输注葡萄糖溶液后症状消失，应考虑为

A. 心血管疾病　　　　　B. 胰岛素瘤

C. 胃泌素瘤　　　　　　D. 癫痫发作

E. 脑血管疾病

71. 目前主张的糖尿病患者"高糖饮食"，其中碳水化合物（糖类）应占总热量的比例为

A. 10%　　　　　　　　B. 20%

C. 30%　　　　　　　　D. 40%

E. 60% 左右

72. 关于低血糖症的叙述，正确的是

A. 口服 α－葡萄糖苷酶抑制剂易发生低血糖

B. 低血糖可伴有精神症状

C. 部分 2 型糖尿病可表现为低血糖

D. 胰岛素瘤较少出现空腹低血糖

E. 腺垂体功能减退低血糖时血胰岛素升高

73. 甲状腺功能亢进症的手术禁忌证是

A. 中度 Graves

B. 胸骨后甲状腺肿伴甲状腺功能亢进症

C. 高功能腺瘤

D. 妊娠早期重度甲状腺功能亢进症

E. 青少年患者

74. 男，40 岁，发作性心悸、头晕、大汗 4 个月，每次发作持续约 20 分钟。发作时血压 180/120mmHg，平素血压不高，对诊断最有帮助的是在血压升高时检查尿中的

A. 儿茶酚胺水平　　　　B. 钾、钠水平

C. 蛋白水平　　　　　　D. 钙、磷水平

E. 皮质醇水平

75. 男，45 岁，畏寒、乏力、性欲减低 1 年。2 年前曾因脑部肿瘤行放射治疗。多次因低血压、低血钠入院，静脉输注生理盐水治疗可好转。查体：T 36℃，卧位 BP 120/70mmHg，心率 90 次/分，坐位 BP 100/60mmHg，心率 110 次/分。皮肤黏膜干燥，阴毛、腋毛稀疏，睾丸小。实验室检查：Hb 103g/L，血细胞比容 0.3，血清尿素氮 4mmol/L，血肌酐 88.4μmol/L，血钠 123mmol/L，

血钾 3.9mmol/L，血浆渗透压 264mmol/L，尿渗透压 354mmol/L。该患者最可能的诊断是

A. 原发性甲状腺功能减退症

B. 抗利尿激素分泌失调综合征

C. 腺垂体功能减退症

D. 直立性低血压

E. 原发性肾上腺皮质功能减退症

76. 男，49 岁，拟行甲状腺癌根治术。既往有 2 型糖尿病病史 10 余年，平素糖尿病饮食，长期口服短效降糖药控制血糖。术前正确的处理措施是

A. 提前 1 天改服长效降糖药物

B. 提前 1 周换用普通胰岛素

C. 服用降糖药物至手术前 1 天晚上

D. 提前 3 天换用普通胰岛素

E. 术中皮下注射胰岛素

77. 女，50 岁，恶心伴乏力、少尿 6 小时，呕吐量大，无口渴。2 年前有腹部手术史。此时患者最可能出现的水电解质平衡紊乱是

A. 高渗性缺水　　　　　B. 稀释性低钠血症

C. 低渗性缺水　　　　　D. 等渗性缺水

E. 高钾血症

78. 糖尿患者由于反复注射胰岛素，在注射局部出现红肿、出血、坏死等剧烈的炎症，应是

A. 类风湿性关节炎

B. 类 Arthus 反应

C. 血清病

D. 免疫复合物型肾小球性肾炎

E. SLE

79. 符合糖尿病眼病Ⅲ期表现的是

A. 微血管瘤　　　　　　B. 机化物增生

C. 玻璃体积血　　　　　D. 棉絮状软性渗出

E. 视网膜脱离

A3／A4 型题

1. （共用题干）女，34 岁，住院患者，有明显基础代谢增高症状及交感神经兴奋症状，浸润性突眼，甲状腺Ⅲ度弥漫性肿大，质软，双侧甲状腺上下极均可闻及血管杂音。

（1）病史中下列哪一项可能是错误的

A. 多食反而消瘦　　　　B. 易激动

C. 月经量多　　　　　　D. 大便次数增多

E. 复视

（2）入院后，当天所做化验中，下列哪一项结果是不可能的

A. T_3、T_4 升高　　　　B. FT_3、FT_4 升高

C. TSAb 阳性　　　　　D. TSH 升高

E. 胆固醇下降

（3）入院后经鉴别诊断，此患者最可能的诊断是

A. 毒性弥漫性甲状腺肿

B. 地方性甲状腺肿

C. 慢性淋巴细胞性甲状腺炎

D. 亚急性甲状腺炎

E. 碘甲状腺功能亢进症

（4）诊断确立后，对此患者，下列何治疗在任何时间采用都是错误的

A. 抗甲状腺药物

B. 于甲状腺药物治疗后行甲状腺次全切除术

C. ^{131}I

D. β受体阻断剂

E. 消瘿汤（含海藻、昆布）

2.（共用题干） 男性，46 岁，体重 60kg。因急性肠梗阻 3 天入院，诉口渴，全身乏力，不能起坐。查体：脉搏 100 次/分，血压 100/60mmHg，眼窝凹陷，皮肤弹性差，发病后未进食，24 小时尿量 1000ml。

（1）最可能的诊断是

A. 高渗性脱水　　　　　B. 等渗性脱水

C. 低渗性脱水　　　　　D. 继发性脱水

E. 缺钠性休克

（2）入院后查：血红蛋白 170g/L，红细胞比容 53%，血清钠 134mmol/L，血清钾 3.6mmol/L，尿比重 1.025，动脉血气分析：pH 7.166，$PaCO_2$ 3.33kPa，HCO_3^- 8.7mmol/L。当日液体治疗宜用

A. 平衡液 1500ml，5% 葡萄糖 2000ml，10% 氯化钾 40ml，5% 碳酸氢钠 150ml

B. 平衡液 1500ml，5% 葡萄糖 2000ml，10% 氯化钾 30ml，5% 碳酸氢钠 500ml

C. 平衡液 2000ml，5% 葡萄糖 2000ml，10% 氯化钾 40ml，5% 糖盐水 500ml

D. 平衡液 1000ml，5% 葡萄糖 3000ml，5% 糖盐水 500ml，5% 碳酸氢钠 150ml

E. 生理盐水 1500ml，5% 葡萄糖 2000ml，10% 氯化钾 40ml，5% 碳酸氢钠 150ml

3.（共用题干） 男，45 岁，较肥胖，因面部反复疖肿 2 个月就诊，无明显"三多一少"症状，空腹血糖 7.6mmol/L，父母均为 2 型糖尿病患者。

（1）此时首选具有诊断意义的检查是

A. 100g 法葡萄糖耐量试验 + C 肽释放试验

B. 75g 法葡萄糖耐量试验 + 胰岛素释放试验

C. 尿糖测定

D. 空腹血糖测定

E. 糖化血红蛋白测定

（2）若该患者临床 2 型糖尿病已证实，其首选治疗方案是

A. 口服双胍类降糖药　　B. 体育锻炼

C. 减肥药物　　　　　　D. 口服磺脲类降糖药

E. 胰岛素

（3）经磺脲类治疗后，患者空腹及餐后血糖多次正常，之后最不合适的处理为

A. 可停止药物治疗

B. 继续药物治疗，并随访血糖以调整剂量

C. 继续药物治疗，并根据糖化血红蛋白随访疗效

D. 加用二甲双胍并调整原来药物剂量

E. 血脂仍高，加用降脂药物

（4）该患者如发生严重肺部感染，出现糖尿病酮症酸中毒昏迷，治疗时以下列哪一项为主

A. 补充液体和电解质，积极纠正酸中毒

B. 小剂量胰岛素治疗，积极纠正酸中毒

C. 小剂量胰岛素治疗，补充液体和平衡电解质

D. 小剂量胰岛素，中枢兴奋剂

E. 积极纠正酸中毒，中枢兴奋剂

（5）长期疏于治疗，所以先后出现以下 5 种并发症，试问何为糖尿病所特有

A. 严重高脂血症、高血压

B. 冠心病

C. 脑血栓形成

D. 肾小球毛细血管间硬化症

E. 下肢坏疽

4.（共用题干） 一女性患者，诊断为巨大结节性甲状腺肿，在颈丛麻醉下行一侧甲状腺全切，一侧甲状腺次全切除术，术后第二天突然发生窒息，手足持续痉挛。

（1）此时首要的操作是

A. 查引流管通畅与否

B. 除颈部伤口缝线，检查有无积血

C. 气管切开

D. 静脉注射 10% 氯化钙 20ml

E. 立即行喉镜检查

（2）进一步的检查是

A. 抽血查血清钙、磷浓度

B. 抽血查 T_3、T_4

C. 抽血查血糖

D. 抽血进行血气分析

E. 抽血查肝功能

（3）预防此种并发症发生的关键是

A. 结扎、切断甲状腺上动脉应紧贴甲状腺上极

B. 结扎甲状腺下动脉要靠近颈总动脉

C. 保留腺体要适当

D. 术中常规行气管切开术

E. 必须保存两叶腺体背面部分

5.（共用题干） 男，48 岁，颈部增粗 20 年，近一年消瘦 10kg，并有心悸。体检发现双侧甲状腺多个结节。基础代谢率 +31%，2 小时内甲状腺摄碘 29%。

（1）最可能的诊断是

A. 单纯性甲状腺肿

B. 结节性甲状腺肿

C. 原发性甲状腺功能亢进症

D. 继发性甲状腺功能亢进症

E. 甲状腺肿瘤

（2）最有效的治疗是

A. 长期抗甲状腺药物治疗

B. 手术治疗

C. 放射治疗

D. 甲状腺素治疗

E. 中医治疗

6.（共用题干）男，35 岁，消瘦、乏力、怕热、手颤 2 个月，夜间突然出现双下肢软瘫，急诊查：神志清，血压 **140/80mmHg**，心率 108 次／分，律齐，甲状腺轻度增大、无血管杂音。

（1）导致患者双下肢软瘫的直接原因可能是
　　A. 脑栓塞　　　　　　B. 运动神经元病
　　C. 重症肌无力　　　　D. 呼吸性碱中毒
　　E. 血钾异常

（2）为明确诊断，应首先进行的检查项目是
　　A. 头颅 CT、血糖测定
　　B. 肌电图及血电解质测定
　　C. 胸部 CT 及血抗乙酰胆碱受体抗体测定
　　D. 血气分析及血电解质测定
　　E. 血电解质测定及甲状腺功能测定

（3）此患者的急诊处理应
　　A. 螺内酯（安体舒通）治疗
　　B. 纠正电解质紊乱
　　C. 静脉滴注氯化钾及胰岛素
　　D. 吡斯的明和皮质激素治疗
　　E. 脱水降颅压治疗

7.（共用题干）女性，35 岁，颈部增粗，伴失眠，易激动。食欲亢进半年。查体：甲状腺弥漫性肿大，眼球突出，脉搏 100 次／分，血压 180/130mmHg。CT 示胸骨后甲状腺肿

（1）为明确诊断抽血测 T_3、T_4 和 TSH，预计下列哪一项检查结果与病情最为相符
　　A. T_3 略增高，T_4 显著增高，TSH 增高
　　B. T_3 显著增高，T_4 略为增高，TSH 增高
　　C. T_3 略增高，T_4 显著增高，TSH 正常
　　D. T_3 显著增高，T_4 略为增高，TSH 降低
　　E. T_3、T_4 和 TSH 均显著增高

（2）该患者首选的治疗方法是
　　A. I^{131} 治疗
　　B. 用普萘洛尔治疗
　　C. 甲状腺大部切除术
　　D. 抗甲状腺药物治疗
　　E. 多吃含碘丰富的食物，如海带、紫菜

8.（共用题干）男性，30 岁，右侧甲状腺单发结节，质硬，生长迅速，近 1 周伴声音嘶哑，ECT 示右甲状腺冷结节。

（1）为明确诊断下列哪一项检查最有意义
　　A. 确切的体检
　　B. 颈部 X 线摄片
　　C. 穿刺细胞学检查
　　D. 甲状腺 B 超
　　E. 甲状腺 CT

（2）如未能确诊，拟行手术，应采用何种术式
　　A. 结节切除术
　　B. 患侧腺体全切

C. 颈部淋巴结清除术
　　D. 患侧腺体大部切除加冷冻切片检查
　　E. 患侧全切，峡部切除，对侧大部切除

（3）如病理报告为甲状腺乳头状癌，又无远处转移表现应采用何种术式
　　A. 患侧全切加颈淋巴结清除
　　B. 患侧全切，峡部切除，对侧大部切除
　　C. 双侧甲状腺全部切除
　　D. 患侧腺体大部切除，峡部切除
　　E. 患侧腺体大部切除加颈淋巴结清除

9.（共用题干）女，64 岁，曾被诊断为"轻型"糖尿病，用饮食管理即能控制血糖在"正常范围"，近 10 天因口齿不利，在外院诊断为"脑血管意外"，昏迷 2 天后转入本院治疗。

（1）该患者在院外治疗时，下列哪一项对患者不利
　　A. 平时未用双胍类药物治疗
　　B. 平时未用磺脲类降糖药
　　C. 本次发病后未用正规胰岛素皮下注射
　　D. 本次发病后未用正规胰岛素静脉注射
　　E. 本次发病后用了较大量的 10% 葡萄糖及甘露醇静脉滴注

（2）在本院急诊室考虑患者为某一种糖尿病昏迷，在鉴别诊断时，下列检查哪一项应首先进行
　　A. 头颅 CT 或 MRI
　　B. 脑脊液检查
　　C. 动脉血气分析
　　D. 血糖、电解质、肾功能检查
　　E. 糖化血红蛋白测定

（3）转入病房后经上述检查，CT 发现为广泛性脑腔隙性梗死，血糖 30mmol/L，血钠 165mmol/L，尿酮（＋），患者昏迷的原因应为
　　A. 糖尿病酮症酸中毒
　　B. 高渗性非酮症性糖尿病昏迷
　　C. 乳酸性酸中毒
　　D. 广泛性脑腔隙性梗死
　　E. 脑血栓形成

（4）有关以上情况的说法哪一项不正确
　　A. 该综合征只见于糖尿病患者
　　B. 此综合征老年人多见
　　C. 此综合征处理不及时死亡率增高
　　D. 脱水是本病发生的常见诱因
　　E. 本病患者易出现神经系统的功能障碍

10.（共用题干）女，55 岁。糖尿病病史 1 年，服用二甲双胍治疗出现明显胃肠道反应，改为格列齐特缓释片 **30mg/d** 治疗 6 个月，复查空腹血糖 6.5mmol/L，餐后 2 小时血糖 10mmol/L，HbA1c 0.075，时有午餐前心慌、出汗。查体：**BP 150/90mmHg**，双下肢水肿。

（1）该患者心慌、出汗的原因最可能是
　　A. 低血糖　　　　　　B. 过敏反应
　　C. 高血压　　　　　　D. 焦虑
　　E. 心律失常

（2）该患者目前最合理的治疗是改用

    A. 瑞格列奈　　　　　　B. 阿卡波糖

    C. 吡格列酮　　　　　　D. 甘精胰岛素

    E. 格列吡嗪

11. （共用题干）男，59 岁，2 型糖尿病病史 7 年，口眼格列本脲 15mg/d 和二甲双胍 2.0g/d 治疗。8 个月前眼底检查可见微血管瘤、出血和硬性渗出。近 1 个月来视力明显减退，眼底检查可见视网膜新生血管形成和玻璃体积血。BP 160/100mmHg，BMI 28.4，空腹血糖 7.1mmol/L，餐后 2 小时血糖 14.6mmol/L，糖化血红蛋白 0.076。

（1）目前该患者糖尿病视网膜病变的分期为

    A. Ⅰ期　　　　　　　　B. Ⅴ期

    C. Ⅱ期　　　　　　　　D. Ⅲ期

    E. Ⅳ期

（2）对该患者糖尿病的治疗应调整为

    A. 格列本脲加量

    B. 改用胰岛素

    C. 二甲双胍加量

    D. 加用噻唑烷二酮类药

    E. 加用 α - 葡萄糖苷酶抑制剂

（3）对该患者糖尿病视网膜病变最合适的治疗为

    A. 降血压治疗　　　　　B. 抗纤溶治疗

    C. 激光治疗　　　　　　D. 扩血管治疗

    E. 抗凝治疗

12. （共用题干）女，59 岁，乏力伴心悸、多汗、手颤、易饥 3 个月，脾气暴躁。每天大便 4～5 次，不成形。体重下降 6.0kg。查体：甲状腺 Ⅱ 度肿大、质软，心率 110 次/分，律齐，心音有力。

（1）该患者最可能的诊断是

    A. 1 型糖尿病　　　　　B. 溃疡性结肠炎

    C. 2 型糖尿病　　　　　D. 甲状腺功能亢进症

    E. 更年期综合征

（2）目前确定诊断的主要检查项目是

    A. 口服葡萄糖耐量试验

    B. 结肠镜检查

    C. 胰岛素释放试验

    D. 甲状腺功能测定

    E. 甲状腺摄 ^{131}I 率

（3）该患者适宜的治疗是

    A. 胰岛素　　　　　　　B. 口服泼尼松

    C. 口服降血糖药　　　　D. ^{131}I 治疗

    E. 抗甲状腺药物

B1 型题

1. （共用备选答案）

    A. 抑制甲状腺激素生物合成

    B. 首先抑制甲状腺激素释放，也抑制其合成

    C. 抑制甲状腺激素生物合成，并阻抑外周组织 T_4 转换成 T_3

    D. 阻抑 T_4 转换成 T_3

    E. 破坏甲状腺腺泡上皮细胞及使甲状腺内淋巴细胞产生抗体减少

（1）普萘洛尔（心得安）能够

（2）抗甲状腺药物能够

（3）放射性 ^{131}I 能够

2. （共用备选答案）

    A. 代偿性呼吸性酸中毒

    B. 代偿性代谢性酸中毒

    C. 失代偿性呼吸性酸中毒

    D. 失代偿性代谢性碱中毒

    E. 无酸碱平衡紊乱

（1）pH 7.38，$PaCO_2$ 50mmHg，HCO_3^- 34mmol/L。应诊断为

（2）pH 7.45，$PaCO_2$ 40mmHg，HCO_3^- 25.8mmol/L。应诊断为

3. （共用备选答案）

    A. 抑制甲状腺激素生物合成

    B. 首先抑制甲状腺激素释放，也抑制其合成

    C. 抑制甲状腺激素生物合成，并阻抑外周组织 T_4 转换成 T_3

    D. 阻抑 T_4 转换成 T_3

    E. 破坏甲状腺腺泡上皮细胞及使甲状腺内淋巴细胞产生抗体减少

（1）丙硫氧嘧啶能够

（2）复方碘溶液能够

4. （共用备选答案）

    A. 饮食管理　　　　　　B. 双胍类

    C. 磺脲类　　　　　　　D. 磺脲类 + 双胍类

    E. 胰岛素

（1）女，45 岁，体重 75kg，身高 169cm，近 2 个月来发现患糖尿病；胃纳食欲良好，经饮食管理及体育锻炼未能使增高血糖下降，需加用药物，首选为

（2）女，25 岁，妊娠 4 个月。经葡萄糖耐量试验证实为糖尿病，空腹血糖 10mmol/L。其最恰当的治疗为

第二十章　精神、神经系统

A1/A2 型题

1. 左上睑下垂，左眼内收及上下视受限，左瞳孔散大，直接、间接对光反射均消失，病变部位是

    A. 视神经　　　　　　　B. 展神经

    C. 动眼神经　　　　　　D. 三叉神经

    E. 滑车神经

2. 关于精神疾病病因学的叙述，正确的是

    A. 5 - 羟色胺递质紊乱是躁狂发作的病因

B. 性格缺陷是焦虑障碍的主要病因

C. 精神障碍主要由心理因素导致

D. 极其严重的精神刺激是急性应激障碍发病的直接原因

E. 生活事件是精神分裂症发病的主要因素

3. 可见于酒精戒断综合征的是

A. 震颤谵妄　　　　　　　B. 酒精性痴呆

C. 酒精所致幻觉症　　　　D. 柯萨科夫综合征

E. Wernicke 脑病

4. 颅内肿瘤若表现为精神症状，常考虑肿瘤部位为

A. 小脑　　　　　　　　　B. 顶叶

C. 额叶　　　　　　　　　D. 枕叶

E. 岛叶

5. 关于精神分裂症单纯型的临床表现，不正确的说法是

A. 发病多在青少年期

B. 起病缓慢

C. 以阴性症状为主

D. 行为常有作态表现

E. 几乎没有幻觉、妄想

6. 对精神障碍木僵的临床表现，叙述不正确的是

A. 是一种精神活动的全面抑制

B. 表现为不吃、不喝、呼之不应、推之不动

C. 可出现蜡样屈曲

D. 有意识障碍

E. 可见于精神分裂症、抑郁症及反应性精神障碍

7. 诊断意义最小的听幻觉是

A. 评论性幻听　　　　　　B. 争论性幻听

C. 原始性幻听　　　　　　D. 命令性幻听

E. 辱骂性幻听

8. 颅内压增高患者昏迷，治疗呼吸道梗阻最有效的措施是

A. 通过鼻腔、口腔导管吸痰

B. 气管插管，呼吸机辅助呼吸

C. 环甲膜穿刺

D. 气管切开

E. 用开口器侧卧位引流

9. 对颅内动脉瘤患者的处理措施中，错误的是

A. 手术夹闭动脉瘤　　　　B. 手术加固动脉瘤

C. 介入治疗　　　　　　　D. 放射治疗

E. 不需要治疗

10. 男性，16 岁，突然四肢弛缓性瘫痪，双侧面瘫 1 周来院，无尿便失禁，无发热，腰穿正常。病前无感染史，首先应想到的诊断是

A. 吉兰 - 巴雷综合征　　　B. 脊髓灰质炎

C. 重症肌无力　　　　　　D. 周期性瘫痪

E. 急性脊髓炎

11. 女，48 岁，因头痛，左眼上睑下垂拟诊左侧颈内动脉后交通段动脉瘤，入院后经脑血管造影证实诊断。住院期间用力大便后突然头痛加重。首先应考虑为

A. 脑血管痉挛　　　　　　B. 颅内压增高

C. 蛛网膜下隙出血　　　　D. 动脉瘤增大

E. 血管性头痛

12. 重症肌无力的病变部位在

A. 周围神经　　　　　　　B. 横纹肌

C. 脊髓前角细胞　　　　　D. 神经 - 肌肉接头处

E. 大脑皮质运动区

13. 诊断癫痫主要依靠

A. 脑电图检查　　　　　　B. 神经系统体检

C. 脑 CT　　　　　　　　D. 临床表现

E. 脑脊液检查

14. 线形骨折最常合并的颅内血肿是

A. 硬膜外血肿　　　　　　B. 硬膜下血肿

C. 脑内血肿　　　　　　　D. 脑室内血肿

E. 迟发性外伤性血肿

15. 女，20 岁，吵架后突然倒在沙发上，全身抽搐。查体：面色苍白，呼吸急促，眼睑紧闭，眼球乱动，瞳孔对称，对光反射存在，双侧 Babinski 征未引出，常规脑电图未见异常。最可能的诊断是

A. 晕厥发作

B. 复杂部分性癫痫发作

C. 全身强直阵挛癫痫发作

D. 假性癫痫发作

E. 短暂性脑缺血发作

16. 女，45 岁，半身不遂 3 天，头颅 CT 见占位性病变，胸片见左下肺肿块影，肺部最可能的诊断为

A. 鳞癌　　　　　　　　　B. 小细胞癌

C. 腺癌　　　　　　　　　D. 脑瘤肺转移

E. 肺结核瘤

17. 黑质纹状体系统内使左旋多巴转化为多巴胺的酶是

A. 单胺氧化酶

B. 氨基酸脱羧酶

C. 酪氨酸羟化酶

D. 儿茶酚胺邻甲基转移酶

E. 胆碱酯酶

18. 蛛网膜下隙出血最常见的原因是

A. 先天性脑底动脉瘤　　　B. 颅脑外伤

C. 血液病　　　　　　　　D. 血管畸形

E. 动脉粥样硬化

19. 患者，女性，20 岁，近 3 周来因考试失败而出现情绪低落，兴趣缺乏，精力明显下降，易疲劳，言语动作减少，自觉"脑子笨，没以前聪明，像一块木头，世界看上去犹如灰色一片"。伴早醒，食欲差、心烦。悲观失望，多次欲自杀而未遂。该患者患有什么疾病

A. 神经衰弱　　　　　　　B. 抑郁症

C. 焦虑性神经症　　　　　D. 恐怖性神经症

E. 强迫症

20. 典型偏头痛先兆症状出现的原因是

A. 颅外动脉收缩　　　　　B. 颅外动脉扩张

C. 颅内动脉收缩　　　　　D. 颅内动脉扩张

E. 颅内和颅外动脉扩张

21. 患者男性，30 岁，近半年总觉得有人跟踪他，常听见有人在议论如何对付他，继而出现闷闷不乐，整天闭门

不出，写信到公安局要求保护。该患者诊断最可能是

A. 反应性抑郁   B. 抑郁症

C. 躁狂症   D. 精神分裂症偏执型

E. 精神分裂症单纯型

22. 通常三环类抗抑郁药每天的治疗剂量为

A. 50mg   B. 50～70mg

C. 75～100mg   D. 150～300mg

E. 300～400mg

23. 幻觉的定义是

A. 对客观事物的错误感受

B. 对客观事物的歪曲

C. 缺乏相应的客观刺激时的感知体验

D. 客观刺激作用于感觉器官的感知体验

E. 缺乏客观刺激时的思维过程

24. 65 岁患者，晨起说话不流利，只能讲一两个简单的字，但能理解别人言语，也能理解书写的东西，但是读出来有困难，病变应在优势半球

A. 颞上回后部   B. 颞中回后部

C. 顶叶角回   D. 额下回后部

E. 颞中及颞下回后部

25. 不属于按幻觉产生的条件分类的是

A. 功能性幻觉   B. 反射性幻觉

C. 入睡前幻觉   D. 心因性幻觉

E. 真性幻觉

26. 癔症发作最有效的治疗方法是

A. 行为治疗   B. 镇静药物

C. 暗示治疗   D. 抗精神病药

E. 物理治疗

27. 关于精神分裂症的临床特点，错误的是

A. 多数在青壮年发病

B. 自知力丧失

C. 常慢性起病、病程多迁延

D. 偏执型是最常见类型

E. 常有意识障碍和智能障碍

28. 关于惊恐发作的特点，以下哪一种说法不正确

A. 发作过后有担心再发作的心理

B. 发作时意识不清楚

C. 发作时间一般 5～20 分钟，很少超过 1 个小时

D. 常表现为明显的自主神经症状

E. 发作有不可预测性和突发性

29. 有关失眠症的诊断标准，以下哪一项是正确的

A. 每周失眠 2 次，持续 1 个月以上

B. 每周失眠 3 次，持续 2 个月以上

C. 每周失眠 3 次，持续 1 个月以上

D. 每周失眠 2 次，持续 2 个月以上

E. 每周失眠 3 次，持续 3 个月以上

30. 甲状腺危象时，伴精神障碍最主要的症状是

A. 意识障碍   B. 妄想

C. 抑郁   D. 焦虑紧张

E. 思维迟缓

31. 神经性厌食常发生于

A. 青少年男性   B. 青少年女性

C. 中年男性   D. 中年女性

E. 老年女性

32. 某颅内压增高的患者，病情有加剧的表现，处理的关键措施是

A. 头颅 CT，明确病变的性质和部位

B. 安静卧床，头抬高 30°

C. 保持便通

D. 20% 甘露醇 250ml，一日 2 次，静脉滴注

E. 限制水、盐入量

33. 我国精神疾病诊断分类（CCMD－3）分为

A. 7 大类   B. 8 大类

C. 9 大类   D. 10 大类

E. 11 大类

34. 女性，19 岁，学生。近 1 年来经常脑内反复思考问题，如做数学题时，反复核对答案，明知不对，但又无法控制，最可能的诊断是

A. 神经衰弱   B. 焦虑症

C. 癔症   D. 强迫症

E. 精神分裂症

35. 老年患者，无明显外伤史，渐进性头痛及左侧肢体无力 2 周。CT 示右侧额颞顶新月形低密度影，脑室受压，中线向左移位，最可能的诊断是

A. 急性硬膜下血肿

B. 亚急性硬膜下血肿

C. 慢性硬膜下血肿

D. 急性硬膜外血肿

E. 亚急性硬膜外血肿

36. 关于妄想，下列哪一种说法是正确的

A. 是一种病态的信念

B. 是一种不符合事实的信念

C. 是患者坚定不移的信念

D. 是一种可以通过讲事实、摆道理进行说服的信念

E. 是和他的文化水平相符合的信念

37. 阿尔茨海默病属于

A. 精神活性物质所致的精神障碍

B. 精神分裂症

C. 神经症

D. 人格障碍

E. 脑器质性精神障碍

38. 在精神障碍的病因中，促发因素是指

A. 遗传与环境因素   B. 创伤

C. 感染   D. 心理－社会因素

E. 躯体疾病

39. 颅前窝骨折最易损伤的脑神经是

A. 嗅神经   B. 面神经

C. 三叉神经   D. 展神经

E. 滑车神经

40. 属于心理因素相关生理障碍的是

    A. 神经性厌食　　　　　　B. 焦虑症

    C. 适应障碍　　　　　　　D. 神经衰弱

    E. 躯体形式障碍

41. 关于颅底骨折，下列哪一项是错误的

    A. 形态多为线形骨折

    B. 根据部位可分为三型

    C. 若伤及颈动脉，形成海绵窦瘘

    D. 可表现为中枢性面瘫

    E. X 线片仅显示 30% ~ 50% 的骨折线

42. 自发性蛛网膜下隙出血首选哪一项检查确定病因

    A. MRI　　　　　　　　　B. 腰穿

    C. CT　　　　　　　　　　D. 脑血管造影

    E. 脑电图

43. 关于脑疝，下列哪一项叙述不正确

    A. 常见的脑疝类型为小脑幕切迹疝，枕骨大孔疝，大脑镰下疝

    B. 脑疝是颅内压增高的严重后果

    C. 颅内占位性病变发展到严重程度均可导致颅内各分腔压力不均而引起脑疝

    D. 小脑幕切迹疝多由幕上占位引起，枕骨大孔疝多由幕下占位引起

    E. 脑疝形成后，可导致脑组织、血管及脑神经受压和移位，而脑脊液的循环不会受影响

44. 关于颅底骨折合并脑脊液漏，下列哪一项不正确

    A. 避免用力咳嗽、打喷嚏、擤鼻

    B. 避免堵塞及冲洗耳道、鼻腔

    C. 不做腰穿

    D. 给予抗生素

    E. 脑脊液漏 2 周不停止行手术修补

45. 男，65 岁，高血压史十余年，今晨发现，左皱额不能，左眼不能闭合，口角向右歪斜，左露齿、鼓腮动作均差，余神经系统检查均无异常，其病变部位在

    A. 右侧内囊区　　　　　　B. 左侧内囊区

    C. 右侧面神经　　　　　　D. 左侧面神经

    E. 左动眼神经

46. 关于精神分裂症单纯型，下列何种说法不正确

    A. 多在青少年期起病

    B. 病程缓慢

    C. 生活疏懒

    D. 兴趣及活动逐渐减退

    E. 常伴有幻觉、妄想

47. 男性，30 岁，职员。无明显诱因出现情绪低落、兴趣减退、思维迟缓、早醒。诊断为抑郁症，给予三环类抗抑郁药物治疗。常用的三环类抗抑郁药有以下几种，但除外

    A. 阿米替林　　　　　　　B. 多塞平

    C. 丙米嗪　　　　　　　　D. 氯丙米嗪

E. 吗氯贝胺

48. 不属于生物精神医学范畴的是

    A. 神经生化　　　　　　　B. 神经内分泌

    C. 精神药物学　　　　　　D. 精神疾病的流行学

    E. 精神疾病遗传学

49. 关于记忆及记忆障碍，哪一种说法是错误的

    A. 记忆包括识记、保持、再认及回忆四个基本过程

    B. 识记的事物越久远越易遗忘

    C. 记忆障碍可分为记忆质与记忆量方面的障碍

    D. 虚构症状多见于痴呆患者

    E. 遗忘也可出现在正常人身上

50. 女性，30 岁。因婚姻问题出现情绪低落，对生活失去信心，同时不能很好照顾家庭，伴失眠，继而出现消极状态而求医，诊断为抑郁症，下面哪一种症状不会为患者所有

    A. 兴趣缺乏　　　　　　　B. 言语动作迟缓

    C. 自责和厌世感　　　　　D. 睡眠障碍

    E. 思维散漫

51. 男性，21 岁。最近数月一直耳闻人语声，讲"有人要抓他"，为此非常害怕，并称："家中有窃听器、摄像机监视，马路上有人跟踪，全家被人下毒"，这是什么症状

    A. 思维散漫　　　　　　　B. 被害妄想

    C. 被控制感　　　　　　　D. 错觉

    E. 关系妄想

52. 造成多发性梗死性痴呆（MID）的常见原因为

    A. 颅内硬化动脉的血栓形成

    B. 颅内动脉破裂出血

    C. 颅外动脉的栓子

    D. 颅外肿瘤转移栓子

    E. 颅内肿瘤所致

53. 下列哪一项不会引起颅内压增高

    A. 颅腔狭小　　　　　　　B. 颅内占位病变

    C. 脑水肿　　　　　　　　D. 脑脊液吸收障碍

    E. 脑震荡

54. 药物依赖的治疗原则是

    A. 脱毒治疗 + 对症治疗 + 康复治疗

    B. 单独脱毒治疗

    C. 脱毒治疗 + 心理治疗

    D. 脱毒治疗 + 抗抑郁药物

    E. 镇静催眠药 + 心理治疗

55. 帕金森病患者的典型震颤是

    A. 静止性震颤　　　　　　B. 意向性震颤

    C. 姿态性震颤　　　　　　D. 扑翼样震颤

    E. 动作性震颤

56. 关于酒精依赖综合征，说法错误的是

    A. 对饮酒的渴求，无法控制

    B. 固定的饮酒模式

    C. 耐受性逐渐增加

    D. 戒断后如重新饮酒，很少再现依赖综合征的全部症状

E. 戒断综合征反复出现

57. 焦虑性神经症常伴有何种躯体症状

A. 口干   B. 自主神经功能亢进

C. 出汗   D. 性功能障碍

E. 上腹不适

58. 情感性精神障碍具有如下特点

A. 发作一次，加重一次，残留阴性症状

B. 反复发作，可自行缓解

C. 反复发作，从无缓解期

D. 一次发作，永不缓解

E. 一次发作，终生不发

59. 正常人在下列情况下可以出现错觉，但应除外

A. 光线不足   B. 恐惧

C. 放松状态   D. 紧张情绪

E. 期待状态

60. 下列抗精神病药物中，哪一种为非经典药物

A. 氟哌啶醇   B. 氯普噻吨

C. 奥氮平   D. 舒必利

E. 氯丙嗪

61. 抑郁症的主要临床表现是

A. 情绪低落、思维迟缓、意志活动减退

B. 情绪低落、思维贫乏、意志活动减退

C. 情绪淡漠、思维贫乏、意志活动减退

D. 情绪高涨、思维加快、意志活动增强

E. 情绪低落、思维迟缓、意志活动增强

62. 癔症发作与癫痫大发作的鉴别要点以下哪一种说法是不正确

A. 癫痫大发作时意识完全丧失

B. 癫痫大发作时瞳孔多散大且对光反射消失

C. 癫痫大发作常有咬破唇舌、跌伤和大小便失禁

D. 癫痫大发作抽搐无规律性

E. 癫痫大发作后完全不能回忆，脑电图检查有特征变化

63. 躯体疾病所致的精神障碍不包括下列哪一种疾病

A. 营养代谢疾病   B. 内分泌疾病

C. 感染   D. 心脏病

E. 颅内肿瘤

64. 抢救幕上脑疝（成人）时应首选

A. 气管切开

B. 20% 甘露醇 250ml 快速静脉滴注

C. 尽快行疝侧去骨瓣减压

D. 快速行脑室穿刺外引流

E. 以上全不是

65. 小脑幕裂孔疝致一侧瞳孔散大的原因是

A. 动眼神经核受压

B. 动眼神经受压

C. 疝侧中脑受压

D. 疝侧脑桥受压

E. 疝侧延髓受压

66. 右眼直接对光反射消失，而间接对光反射存在，其病变部位在

A. 右侧视神经   B. 右侧动眼神经

C. 左侧视神经   D. 左侧动眼神经

E. 中脑埃 - 魏核

67. 急性颅内压增高的典型表现是

A. 剧烈头痛、频繁呕吐

B. Cushing 征

C. 意识障碍加深

D. 去大脑强直发作

E. X 线片示脑回压迹加深

68. 视盘水肿对于临床诊断颅内病变的意义是

A. 出现视盘水肿，可肯定颅内有占位病变

B. 无视盘水肿，可排除颅内占位病变

C. 视盘水肿，对颅内占位病变性质有鉴别价值

D. 无视盘水肿，可排除颅内压增高

E. 视盘水肿是颅内压增高的重要体征之一

69. 外伤后急性脑受压，最可靠的早期临床表现是

A. 血压升高，呼吸、脉搏变慢

B. 头痛、呕吐、视盘水肿

C. 头痛、呕吐、进行性意识障碍

D. Cushing 反应

E. 瞳孔由正常变为不等大

70. 开放性颅脑损伤清创中，最主要的处置原则是

A. 清除污染物及异物

B. 充分修剪创缘皮肤

C. 严密缝合或修补硬膜

D. 及时使用广谱抗生素

E. 皮下放置引流

71. 原发性三叉神经痛和继发性三叉神经痛的主要鉴别点是

A. 疼痛的剧烈程度

B. 疼痛的分布区域

C. 有否面部感觉或角膜反射障碍

D. 是否为反复发作

E. 对药物的治疗反应

72. 小脑幕裂孔疝时，疝入小脑幕裂孔的组织是

A. 额叶内侧   B. 颞叶沟回

C. 顶下小叶   D. 枕叶

E. 小脑扁桃体

73. 下列哪一项属于原发性脑损伤

A. 开放性颅骨骨折   B. 脑水肿

C. 脑内血肿   D. 脑挫裂伤

E. 脑疝

74. 颅内压增高的"三主征"包括

A. 偏瘫，偏盲，偏身感觉障碍

B. 头痛，呕吐，偏瘫

C. 头痛，抽搐，意识障碍

D. 头痛，呕吐，视盘水肿

E. 头痛，呕吐，血压增高

75. 某颅脑外伤患者，伤后 6 小时来诊，神清、语利，颅 X 线摄片（−），下列哪一项处理不正确
 A. 头颅 CT 检查
 B. 对症治疗
 C. 观察生命体征及神经系统体征
 D. 回家
 E. 告知病情有加重可能

76. 某妊娠 8 个月患者，进行性视力下降半年，加重伴头痛入院，查：视力左 0.3，右 0.01，双颞侧偏盲，双侧眼底苍白，该患者可能的病变部位为
 A. 右侧眶内
 B. 鞍区
 C. 右颞内侧
 D. 右顶叶
 E. 右枕叶

77. 某男性患者，40 岁。诉头痛头晕，颈侧弯后伸后头晕加重并出现猝倒。肱二头肌肌腱反射亢进，颈椎斜位片显示钩椎关节增生，最大的可能是
 A. 梅尼埃病
 B. 体位性眩晕
 C. 脊髓肿瘤
 D. 椎动脉型颈椎病
 E. 粘连性蜘蛛膜炎

78. 某患者已发生小脑幕切迹疝，颅内压急剧增高，病情急转直下，其主要原因是
 A. 中脑受压，脑脊液循环受阻
 B. 严重脑缺氧
 C. 严重脑水肿
 D. 呼吸、循环紊乱
 E. 延髓受压

79. 某脑外伤患者，CT 示右额颞顶部新月状高密度影像，应诊断为
 A. 急性硬膜外血肿
 B. 急性硬膜下血肿
 C. 慢性硬膜下血肿
 D. 脑内血肿
 E. 高血压脑出血

80. 关于帽状腱膜下血肿，叙述正确的是
 A. 张力高、疼痛明显
 B. 不跨过骨缝
 C. 一般 1～2 周可自行吸收
 D. 范围多较广泛
 E. 常需切开引流

81. 诊断颅压高的可靠依据是
 A. 视盘水肿
 B. 剧烈头痛
 C. 频繁呕吐
 D. 癫痫发作
 E. 展神经麻痹

82. 脑干内侧纵束受损，出现何种眼肌麻痹
 A. 核性眼肌麻痹
 B. 核间性眼肌麻痹
 C. 核上性眼肌麻痹
 D. 核下性眼肌麻痹
 E. 眼内肌麻痹

83. 脊髓圆锥病变和马尾神经根病变的临床症状不同点是
 A. 有否锥体束征
 B. 有否下肢瘫痪
 C. 有否病理征
 D. 有否腹壁反射改变
 E. 有否大小便障碍

84. 特发性面神经麻痹（面神经炎）时不选用
 A. 皮质激素
 B. 维生素 B_6
 C. 抗生素
 D. 理疗
 E. 眼膏眼罩

85. 男性患者，甲状腺功能减退并伴有幻觉妄想，使用抗精神病药物治疗，最好选用以下哪一种药物
 A. 利培酮
 B. 氯丙嗪
 C. 多塞平
 D. 地西泮
 E. 氯氮平

86. 某患者意识清晰，智能相对良好，但出现近事记忆障碍，以及在交谈中有虚构倾向，最可能的综合征是
 A. 谵妄综合征
 B. 慢性脑病综合征
 C. 急性脑病综合征
 D. 痴呆综合征
 E. 遗忘综合征

87. 某颅脑外伤患者，来院已昏迷，一侧瞳孔散大，紧急处理首选
 A. CT 检查
 B. 脑血管造影
 C. 快速静脉滴注甘露醇
 D. 脑室穿刺外引流
 E. 钻孔探查

88. 男，40 岁，左颞部棒击伤 5 小时，伤后昏迷 20 分钟，1 小时前再次昏迷，左瞳孔散大，右侧偏瘫，病理征阳性，最可能的诊断是
 A. 急性硬膜下血肿伴脑疝
 B. 急性硬膜外血肿伴脑疝
 C. 脑挫裂伤伴脑疝
 D. 原发性脑干损伤
 E. 脑损伤伴脑疝

89. 不属于心身疾病的是
 A. 原发性高血压
 B. 神经性呕吐
 C. 糖尿病
 D. 紧张性头痛
 E. 抑郁症

90. 对鉴别上、下运动神经元瘫痪意义最大的是
 A. 有无肌肉萎缩
 B. 腱反射
 C. 病理反射
 D. 肌张力
 E. 肌力

91. 下列哪一项不是上运动神经元瘫痪的特点
 A. 肌张力增高
 B. 腱反射增强
 C. 肌萎缩明显
 D. 有病理反射
 E. 瘫痪以整个肢体为主

92. 高血压病脑出血时，最常见的出血部位是
 A. 小脑齿状核
 B. 小脑皮质
 C. 脑桥
 D. 基底节
 E. 延脑

93. 下列哪一种眼肌麻痹不会出现复视
 A. 核上性眼肌麻痹
 B. 核性眼肌麻痹
 C. 核间性眼肌麻痹
 D. 周围性眼肌麻痹
 E. 都会出现

94. 真性球麻痹和假性球麻痹症状的鉴别点是
A. 吞咽困难
B. 发音障碍
C. 伸舌不能
D. 双侧肢体活动障碍
E. 咽反射的存在或减弱消失

95. 急性脊髓炎最常累及的脊髓节段是
A. 颈1~颈4
B. 颈5~颈8
C. 胸3~胸5
D. 胸10~胸12
E. 腰2~腰4

96. 关于三叉神经痛的描述，不正确的是
A. 疼痛以第二、第三支最多见
B. 大多单侧性发病
C. 疼痛短暂、剧烈
D. 疼痛区感觉过敏
E. 有扳机点触发疼痛

97. 引出 Chaddock 征提示
A. 皮质脑干束损害
B. 脊髓丘脑束损害
C. 锥体束损害
D. 薄束损害
E. 楔束损害

98. 患肢可抬离床面，但是不能对抗阻力，其肌力为
A. Ⅰ级
B. Ⅱ级
C. Ⅲ级
D. Ⅳ级
E. Ⅴ级

99. 有关腱反射的叙述，正确的是
A. 是单突触反射
B. 感受器为腱器官
C. 缓慢牵拉肌腱而产生
D. 屈肌和伸肌同时收缩
E. 是维持姿势的基本反射

100. 精神疾病是在各种因素影响下造成下列哪一项损害所致的
A. 大脑功能失调
B. 小脑功能失调
C. 锥体外系失调
D. 锥体系失调
E. 脊髓神经失调

101. 下列哪一项提示有脑干损伤
A. 中间清醒期
B. Battle 征
C. 脑脊液耳漏
D. 去大脑强直
E. 头痛、呕吐、视神经盘水肿

102. 下列哪一项不会引起脑疝
A. 外伤所致各种颅内血肿
B. 颅内肿瘤
C. 脑脓肿
D. 颅内寄生虫病
E. 正压性脑积水

103. 高血压脑出血中，适宜手术治疗的是
A. 病情Ⅲ级
B. 出血破入脑室及内侧型血肿
C. 神志清，无恶化
D. 有严重的心肺肝肾疾患
E. 壳核出血，病情Ⅱ级，已有脑疝症状

104. 视交叉中部病变时，视野改变为
A. 双眼鼻侧偏盲
B. 双眼鼻侧向限盲
C. 右眼鼻侧盲
D. 左眼鼻侧盲
E. 双眼颞侧偏盲

105. 女，78岁，晨起进行性左侧肢体无力，有糖尿病病史。体验：左侧鼻唇沟浅．伸舌偏左，左上下肢肌力Ⅱ级，腱反射右＞左，左侧跖反射无反应，左偏侧针刺觉降低。血压150/80mmHg，CT无异常。临床诊断为
A. 右侧半球脑栓塞
B. 右侧半球脑出血
C. 右侧半球脑血栓形成
D. 蛛网膜下隙出血
E. 以上都不是

106. 关于病理性象征性思维，叙述正确的是
A. 属于思维内容障碍的一种
B. 正常人不可能出现象征性思维
C. 是思维形式障碍的表现之一
D. 与文化背景有关
E. 可以被人们共同理解

107. 伴有躯体症状的焦虑患者，首先应与下列哪一种疾病相鉴别
A. 呼吸系统疾病
B. 消化系统疾病
C. 心血管系统疾病
D. 泌尿系统疾病
E. 骨骼系统疾病

108. 外伤性颅内血肿的致命因素是
A. 急性脑受压（脑疝）
B. 脑脊液循环梗阻
C. 弥漫性脑水肿
D. 蛛网膜下隙出血
E. 昏迷、肺感染

109. 关于甲状腺功能减退伴精神障碍，以下哪一种说法不正确
A. 疾病始于婴幼儿期可导致呆小病
B. 儿童期发病一般不导致智力发育低下
C. 成年发病主要表现为记忆减退、抑郁
D. 发展到黏液水肿时，可伴有妄想及幻觉
E. 具有甲状腺功能减退的临床表现和实验室检查阳性发现

110. 帕金森综合征与帕金森病的最主要区别是
A. 有明确病因
B. 症状更多
C. 用多巴胺效果差
D. 伴有脑萎缩
E. 常有家族史

111. 精神科临床上常见的感觉障碍不包括
A. 感觉过敏
B. 感觉减退
C. 视物变形症
D. 内感性不适
E. 感觉消失

112. 焦虑性神经症常伴有躯体症状，主要是
A. 疲乏
B. 自主神经功能亢进
C. 出汗
D. 性功能障碍
E. 上腹不适

113. 抑郁症最常见的妄想有
A. 罪恶妄想与疑病妄想
B. 物理影响妄想
C. 非血统妄想
D. 钟情妄想

E. 被控制感

114. 男，18 岁，近 1 年来对家人亲友变得冷淡，不去上学不洗澡，不主动更换衣服，对与自己有关的各种事情表现得无动于衷。最可能的诊断是

A. 人格障碍　　　　　B. 精神分裂症

C. 抑郁症　　　　　　D. 恐怖症

E. 创伤后应激障碍

115. 女性，40 岁。朋友患肝炎后，近 1 年来总觉得自己的肝区疼痛、恶心、食欲减退，去多家医院重复检查肝功能指标均为正常，经 B 超、腹部 CT 检查也无异常，但患者总觉得不适而苦恼，怀疑患了严重的疾病。该患者的可能诊断是

A. 强迫症　　　　　　B. 神经症

C. 疑病症　　　　　　D. 焦虑症

E. 精神分裂症

116. 右侧内囊后肢受损，可能出现的病症是

A. 嗅觉丧失

B. 同侧肢体麻痹和半身躯体感觉丧失

C. 双眼左侧视野偏盲

D. 对侧半身痛温觉丧失而触觉存在

E. 右耳听觉丧失

117. 前颅底骨折的特点是

A. 熊猫眼征　　　　　B. Battle 征

C. 鼻出血　　　　　　D. 脑脊液鼻漏

E. 脑脊液耳漏

118. 关于夜惊，下列哪一种说法是正确的

A. 常见于青年人

B. 发生在睡眠前 1/3 阶段

C. 发生于 REM 睡眠时段

D. 发作时意识无障碍

E. 每次发作约持续 30 分钟以上

119. 关于非经典抗精神病药物利培酮的作用机制，叙述正确的是

A. 阻断中枢神经系统多巴胺受体和拮抗中枢去甲肾上腺素受体

B. 阻断中枢神经系统 5 - 羟色胺受体

C. 阻断中枢去甲肾上腺素受体

D. 阻断中枢神经系统多巴胺受体和 5 - 羟色胺受体

E. 阻断中枢神经系统多巴胺受体和乙酰胆碱受体

120. 关于脊髓休克的叙述，错误的是

A. 病变节段以下肌张力降低

B. 病变节段以下弛缓性瘫痪

C. 病变节段以下腱反射消失

D. 病变节段以下痛温觉消失

E. 病变节段以下病理征阳性

121. 女，10 岁，进行性走路不稳 2 年。查体：无肌张力变化，肌力正常，氨基转移酶高。家族中有类似病例。最应该做下列哪一项检查以明确诊断

A. 头颅 MRI　　　　　B. 肌酶谱

C. 风湿三项　　　　　D. 角膜 K - F 环

E. 下肢肌肉肌电图

122. 女性，30 岁，近 2 天来进行性双下肢瘫痪，大小便障碍，体温正常，胸 4 水平以下深浅感觉丧失和截瘫。脑脊液检查：压力正常，白细胞 $80 \times 10^6/L$（80 个/mm^3），淋巴细胞占 80%，蛋白轻度增高，最可能的诊断为

A. 脊髓出血　　　　　B. 急性脊髓炎

C. 脊髓肿瘤　　　　　D. 多发性硬化

E. 急性硬膜外脓肿

123. 吉兰 - 巴雷综合征，最常受累的脑神经是

A. 一侧面神经　　　　B. 双侧面神经

C. 动眼神经　　　　　D. 三叉神经

E. 双侧舌咽、迷走神经

124. 关于癔症，以下哪一种说法是错误的

A. 多见于女性

B. 首发年龄 20~30 岁

C. 临床主要表现为分离症状和转换性症状

D. 60%~80% 的患者可在 1 年内自发缓解

E. 癔症的预后较差

125. 下列哪一项不是枕骨大孔疝的特点

A. 颈项强直

B. 强迫头位

C. 意识障碍、一侧瞳孔散大

D. 突发呼吸骤停

E. 剧烈头痛、频繁呕吐

126. 最常见的幻觉是

A. 幻视　　　　　　　B. 幻触

C. 幻听　　　　　　　D. 幻味

E. 幻嗅

127. 女性，26 岁，已婚。一周前因生气而出现心情不佳，四肢发麻，抽动、双下肢瘫痪，但无神经系统损害的体征，该患者可能的诊断是

A. 神经衰弱　　　　　B. 抑郁症

C. 反应性精神障碍　　D. 癫痫

E. 癔症性躯体障碍

128. 不属于病理反射的是

A. Chaddock 征　　　　B. Babinski 征

C. Oppenheim 征　　　 D. Gonda 征

E. Kernig 征

129. 关于遗忘综合征，下列哪一种说法是正确的

A. 一种选择性或局灶性认知功能障碍

B. 一种广泛性认知功能障碍

C. 一种半侧脑认知功能障碍

D. 一种因深部加表部同时受损而出现的认知功能障碍

E. 一种严重的思维障碍

130. 明显与心理因素相关的躯体疾病是

A. 癔症　　　　　　　B. 反应性精神病

C. 疑病性神经症　　　D. 疼痛

E. 心身疾病

131. 轻度精神发育迟滞时智商为

A. 30～49　　　　　　B. 50～70

C. 20～34　　　　　　D. <20

E. 75～89

132. 酒精中毒指饮酒后所致的

A. 躯体障碍　　　　　B. 精神障碍

C. 意识障碍　　　　　D. 精神障碍和躯体障碍

E. 戒断症状

133. 动眼神经病变不会发生的障碍是

A. 眼球内收障碍　　　B. 眼球外展障碍

C. 上睑下垂　　　　　D. 瞳孔扩大

E. 向上活动障碍

134. 女，60 岁，在洗浴时晕倒，被人发现送来急诊，体检：昏迷状、血压 170/100mmHg，口唇呈樱桃红色，两肺满布湿鸣音，双侧巴氏征（＋）。该患者最可能是

A. 脑出血　　　　　　B. 心肌梗死

C. 糖尿病酮症酸中毒　D. 低血糖昏迷

E. 一氧化碳中毒

135. 一患者在硬膜外麻醉下行胆囊切除术，胸 7～胸 8 穿刺，首次给 1.33％利多卡因 30ml，给药后 20 分钟医生划刀时发现血色发紫，刀口不渗血，诊断心跳停止，应采取哪一种抢救措施

A. 头部降温

B. 脱水治疗

C. 胸内心脏按压

D. 气管插管及胸外心脏按压

E. 口对口人工呼吸

136. 急性脑病综合征主要的精神障碍是

A. 记忆障碍　　　　　B. 思维障碍

C. 人格障碍　　　　　D. 意识障碍

E. 情绪障碍

137. 病人感到周围的环境失去了色彩和生机，好像与自己隔了一层膜，该表现属于

A. 幻觉　　　　　　　B. 人格解体

C. 梦样状态　　　　　D. 朦胧状态

E. 非真实感

138. 患者意识障碍，可唤醒，但不能准确辨别人物和地点。该种意识状态

A. 浅昏迷　　　　　　B. 谵妄

C. 意识模糊　　　　　D. 昏睡

E. 嗜睡

139. 女，25 岁，近 2 年来在遇到不开心的事情时，出现四肢强直和抽搐样表现，发作时能听清楚家人的呼唤但不予回答，无唇舌咬伤和大小便失禁。查体：瞳孔无散大，对光反射存在。该患者最可能的诊断是

A. 创伤后应激障碍

B. 适应性障碍

C. 癫痫

D. 神经衰弱

E. 分离（转换）性障碍

140. 提示上运动神经元损害最有意义的体征是

A. 瘫痪肌肉不萎缩　　B. 病理征阳性

C. 腱反射减弱　　　　D. 浅反射消失

E. 肌张力正常

141. 老年人最常见的硬脊膜外肿瘤是

A. 脊膜瘤　　　　　　B. 淋巴瘤

C. 转移瘤　　　　　　D. 胶质瘤

E. 脊索瘤

142. 重症肌无力胆碱能危象的原因是

A. 抗胆碱酯酶活性消失

B. 抗胆碱酯酶药物用量不足

C. 抗胆碱酯酶药物作用突然消失

D. 抗胆碱酯酶药物过量

E. 抗胆碱酯酶药物过敏

143. 目前，确诊颅内动脉瘤主要的检查是

A. 腰椎穿刺示血性脑脊液

B. 头颅 CT

C. 蛛网膜下隙出血

D. 头痛反复发作史

E. 脑血管造影

144. 女，62 岁，突然头痛、恶心、伴呕吐，左侧肢体运动障碍 3 小时。头颅 CT 示右侧额叶高密度灶。最可能的诊断是

A. 脑出血　　　　　　B. 短暂性脑缺血发作

C. 颅内肿瘤　　　　　D. 脑血栓形成

E. 脑栓塞

145. 女，65 岁，头部外伤后昏迷 2 小时。查体：中度昏迷，右侧瞳孔散大。对光反射消失，左侧肢体肌张力增高，病理征（＋）。头颅 CT 示右额颞部高密度新月形影。最可能的诊断是

A. 急性硬脑膜下血肿

B. 急性硬脑膜外血肿

C. 急性硬脑膜下积液

D. 脑挫伤

E. 脑内血肿

146. 某考研学生，相信自己一定会通过考试，但成绩出来后发现并不理想，此后出现情绪低落、焦虑。该学生属于

A. 急性应激障碍　　　B. 适应障碍

C. 创伤后应激障碍　　D. 分离障碍

E. 强迫障碍

147. 女，32 岁。接受精神分析治疗，舒适的躺在沙发上，把进入头脑中的一切都讲出来，不论其如何微不足道、荒诞，都如实地报告出来，这种方法是

A. 移情　　　　　　　B. 自由联想

C. 释梦　　　　　　　D. 阻抗

E. 自我宣泄

148. 患儿女，25 天。不明原因反复惊厥发作 3 次，首选的止惊药物是

A. 地西泮   B. 苯巴比妥

C. 苯妥英钠   D. 异丙嗪

E. 硫喷妥钠

149. 某高血压患者，昏迷数小时后清醒。查体：右侧上下肢呈痉挛性瘫痪，腱反射亢进，病理反射阳性；伸舌时舌尖偏向左侧，左侧半舌肌萎缩。右侧躯干及上下肢振动觉和精细触觉消失，但全身痛觉、温觉正常。患者可能受损的部位和结构是

A. 左侧中脑腹侧部，受损结构有左侧锥体束、右侧内侧丘系

B. 左侧脑桥腹侧部，受损结构有左侧锥体束、右侧内侧丘系

C. 右侧脑桥腹侧部，受损结构有右侧锥体束、左侧内侧丘系、左侧三叉神经核

D. 左侧延髓腹侧部，受损结构有左侧锥体束、左侧内侧丘系、左侧舌下神经核

E. 右侧延髓腹侧部，受损结构有右侧锥体束、右侧内侧丘系、右侧舌下神经核

A3/A4 型题

1.（共用题干）患者，男，18 岁，早晨起床洗脸照镜子时发现右眼不能闭合，口角左歪，流涎，四肢活动良好。

（1）最可能的诊断是

A. 腮腺炎   B. 面神经炎

C. 动眼神经麻痹   D. 吉兰 - 巴雷综合征

E. 脑肿瘤

（2）急性期治疗应首选

A. 电刺激   B. 维生素

C. 糖皮质激素   D. 抗生素

E. 手术

（3）如果患者左眼也闭合不全，面部表情动作消失，伴四肢无力，则最可能的诊断是

A. 腮腺炎   B. 面神经炎

C. 动眼神经麻痹   D. 吉兰 - 巴雷综合征

E. 脑肿瘤

（4）如患者伴有左侧上下肢无力，则病变位于

A. 右面神经   B. 脊神经根

C. 右中脑   D. 右脑桥

E. 右内囊

2.（共用题干）男性，26 岁，无明显诱因出现担心门未锁好、煤气未关好，需反复检查，方可离去，为此影响生活、工作。

（1）这是一种什么症状

A. 躁狂症状   B. 牵连观念

C. 焦虑症状   D. 强迫症状

E. 强制性思维

（2）这种症状常见于哪一种疾病

A. 精神分裂症早期   B. 偏执性精神病

C. 广泛性焦虑   D. 强迫症

E. 恐怖症

（3）这类症状常可用什么方法治疗

A. 心理治疗

B. 抗抑郁药物 + 心理治疗

C. 抗精神病药 + 心理治疗

D. ECT 治疗

E. 苯二氮䓬类治疗

（4）患者数周后称，"这是为了防止有人捉弄我"，"这是自我防卫的需要"，并认为自己所作所为完全合理，此时要考虑哪一种疾病

A. 情感性精神病   B. 精神分裂症

C. 偏执性精神障碍   D. 强迫症

E. 脑器质性精神障碍

3.（共用题干）患者，男，45 岁，无高血压病史，与他人争执后突发剧烈头痛，呕吐伴烦躁不安 5 天。入院查体：血压 140/90mmHg，心率 100 次/分，呼吸 20 次/分，体温 37℃，神志淡漠，烦躁，四肢活动正常，颈抵抗（+），余神经系统检查（-）。

（1）最可能的诊断是

A. 蛛网膜下隙出血（SAH）

B. 脑出血

C. 脑梗死

D. 脑瘤卒中

E. TIA

（2）首选的检查是

A. MRI   B. MRA

C. CT   D. 腰穿

E. 放射性核素扫描

4.（共用题干）男，56 岁的心房纤颤患者，突然发生命名困难。2 周来共发生过 5 次，每次持续 2～15 秒。查体：无神经系统异常，脑 CT 无异常。

（1）可能的诊断是

A. 脑动脉瘤   B. 脑血栓形成

C. 脑出血   D. 脑血管畸形

E. 短暂性脑缺血发作

（2）主要累及的血管是

A. 基底动脉系   B. 椎动脉系

C. 颈内动脉系   D. 大脑后动脉

E. 大脑前动脉

（3）最适宜的预防治疗是

A. 阿司匹林   B. 低分子右旋糖酐

C. 丙戊酸钠   D. 胞磷胆碱

E. 降纤酶

5.（共用题干）男性，26 岁。病程 3 个月，首次住院，入院诊断为精神分裂症，首次使用抗精神病药物。

（1）该患者不适合使用下列哪一种药物

    A. 利培酮   B. 奥氮平

    C. 氯丙嗪   D. 奋乃静

    E. 氟西汀

（2）该精神分裂症患者急性期的治疗时间为

    A. 1 个月   B. 2 个月

    C. 3 个月   D. 6 个月

    E. 9 个月

6.（共用题干）男，63 岁，晨起床时，发现言语不清，右侧肢体不能活动。既往无类似病史。发病后 5 小时体检发现：血压 120/80mmHg，神志清楚。失语，右中枢性面瘫、舌瘫。右上、下肢肌力 2 级，右半身痛觉减退。颅脑 CT 未见异常。

（1）病变的部位可能是

    A. 左侧大脑前动脉   B. 右侧大脑前动脉

    C. 左侧大脑中动脉   D. 右侧大脑中动脉

    E. 椎 - 基底动脉

（2）病变的性质是

    A. 脑出血   B. 脑栓塞

    C. 脑肿瘤   D. 脑血栓形成

    E. 蛛网膜下隙出血

（3）应选择治疗方法是

    A. 调整血压   B. 溶栓治疗

    C. 应用止血剂   D. 手术治疗

    E. 脑保护剂

7.（共用题干）一名 53 岁男患者，入院前 3 小时突然头痛、呕吐，CT 检查后入院。入院查体：意识清，痛苦病容，四肢肌力改变不明显，项强（+），头 CT 左侧裂池有高密度影像。

（1）诊断是

    A. 脑出血   B. 脑梗死

    C. 蛛网膜下隙出血   D. 脑供血不足

    E. 脑膜炎

（2）最多的出血来源是

    A. 脑动脉硬化   B. 脑血管畸形

    C. 颅内动脉瘤   D. 烟雾病

    E. 脑卒中

（3）最根本的治疗方案是

    A. 冬眠物理降温   B. 脱水治疗

    C. 止血治疗   D. 绝对卧床休息

    E. 行动脉瘤夹闭术

8.（共用题干）男性，30 岁，1 年前下岗。近 5 个月来觉得邻居都在议论他，常不怀好意地盯着他，有时对着窗外大骂，自语、自笑，整天闭门不出，拨 110 电话要求保护。

（1）该病例最可能的诊断是

    A. 反应性精神病   B. 躁狂抑郁症

    C. 偏执性精神病   D. 分裂样精神病

    E. 精神分裂症

（2）该患者不存在

    A. 幻听   B. 关系妄想

    C. 被害妄想   D. 情绪低落

    E. 行为退缩

（3）治疗应首先选用

    A. 碳酸锂   B. 三环类抗抑郁药

    C. 电休克   D. 苯二氮䓬类

    E. 氯丙嗪

9.（共用题干）男，28 岁，突发剧烈头痛、呕吐 3 天，伴发热 1 天。体检：神志模糊，瞳孔右 6mm，对光反射消失；左 3mm，对光反射灵敏，四肢均有自主活动，颈有抵抗，Kernig 征（+）。体温 37℃，血压 140/75mmHg。

（1）临床的第一个诊断是

    A. 脑膜炎   B. 脑炎

    C. 急性硬膜下出血   D. 蛛网膜下隙出血

    E. 脑出血

（2）为了明确诊断，首选辅助检查是

    A. 脑电图   B. 腰穿脑脊液检查

    C. 头颅 CT   D. 头颅 MRI

    E. DSA 脑血管造影

（3）治疗中哪一项是不正确的

    A. 绝对卧床休息   B. 大剂量止血剂

    C. 早期应用钙拮抗剂   D. 脱水降颅压

    E. 保持大便通畅

10.（共用题干）老年患者出现远事记忆受损，智能减退，难以胜任简单家务劳动，不能正确回答自己亲人的名字与年龄，饮食不知饥饱，外出找不到家门，举动幼稚，不知羞耻等表现。

（1）对于该老年患者的疾病诊断，何者正确

    A. 老年期痴呆早期   B. 老年期痴呆中期

    C. 老年期痴呆晚期   D. 老年期抑郁症

    E. 正常老年衰退

（2）该老年患者如果是老年期痴呆后期应有哪一种症状

    A. 丧失生活能力，需人照顾

    B. 幻觉

    C. 妄想

    D. 远记忆障碍

    E. 注意力不集中

（3）该老年患者如果是多发性梗死性痴呆会存在哪一种因素

    A. 颅内硬化动脉的血栓形成

    B. 颅内动脉破裂出血

    C. 颅外动脉的栓子

    D. 颅外肿瘤转移栓子

    E. 颅内肿瘤所致

11.（共用题干）男性患者，头部外伤 15 小时，当时昏迷 20 分钟，3 小时前开始神志渐差。查体：刺痛可以静

眼，语言含糊不清，双侧瞳孔等大、等圆，光反应（＋），刺痛可以定位但左侧肢体力弱，左侧病理征（＋）。

（1）此患者 Glasgow 昏迷评分为

A. 12 分　　　　　　　B. 10 分

C. 8 分　　　　　　　D. 6 分

E. 4 分

（2）最可能的诊断是

A. 右侧硬膜下血肿　　B. 左侧硬膜下血肿

C. 脑震荡　　　　　　D. 左侧硬膜外血肿

E. 右侧硬膜外血肿

12.（共用题干）有一名 16 岁男孩，2 小时前从 3 楼掉下，一花盆击伤左顶部，当时有短暂意识障碍，左顶部有 1.5cm 长头皮不全裂伤，局部头皮肿胀，正侧切位颅片示左顶 1.0cm 凹陷骨折，头颅 CT 示左顶凹陷骨折，局部头皮肿胀。

（1）诊断是

A. 脑震荡

B. 头皮裂伤

C. 开放凹陷性颅骨骨折

D. 闭合性凹陷性颅骨骨折

E. 头皮血肿

（2）下列哪一项处理是错误的

A. 不全裂伤头皮有活动出血应止血

B. 应行凹陷骨折整复

C. 给予抗生素

D. 观察后无颅内血肿形成

E. 加压包扎

（3）凹陷骨折的整复指征，哪一项是错误的

A. 前额部深 0.6cm　　B. 左额后深 0.7cm

C. 左顶部深 0.6cm　　D. 右顶部深 1.0cm

E. 左顶部深 1.0cm

13.（共用题干）男，32 岁，突然短暂意识丧失，肢体抽搐，醒后剧烈头痛、呕吐。体检：神志模糊，瞳孔右 0.8cm，左 0.3cm，肢体有自主活动，颈有抵抗。右侧眼底玻璃体下片状出血。体温 37℃，血压 130/75mmHg。

（1）临床的第一个诊断是

A. 癫痫　　　　　　　B. 蛛网膜下隙出血

C. 急性硬膜下出血　　D. 脑膜炎

E. 脑出血

（2）辅助检查首先考虑

A. 脑电图　　　　　　B. 腰穿脑脊液检查

C. 头颅 CT　　　　　D. 血白细胞计数

E. 心电图

（3）治疗中哪一项是不正确的

A. 休息 1 周

B. 大剂量抗纤溶药物

C. 钙拮抗剂，如尼莫地平等

D. 抗癫痫药物，如苯妥英钠等

E. 保持大便通畅

14.（共用题干）女，74 岁，晨起发现左侧肢体无力，4 小时内进行性加重，糖尿病病史 8 年。体检：左鼻唇沟浅，伸舌偏右，左上肢肌力 0 级，左下肢肌力Ⅲ级，左侧面部和上肢感觉减退。血压 130/75mmHg，心率 70 次/分，偶有期前收缩。

（1）根据临床症状，最可能的诊断是

A. 脑栓塞　　　　　　B. 颅内硬膜下血肿

C. 脑出血　　　　　　D. 脑血栓形成

E. 脑瘤

（2）按体征考虑病变累及哪一支脑血管供血分布区

A. 右大脑前动脉　　　B. 右颈内动脉

C. 右大脑中动脉皮质支　D. 右大脑中动脉主干

E. 右大脑后动脉

（3）进一步明确诊断的主要措施是

A. 追询、补充有关病史

B. 脑电图

C. 腰穿脑脊液检查

D. 血糖、血脂和电解质检查

E. 头颅 CT

15.（共用题干）男，40 岁，间断头痛 1 年，有时呕吐，伴双眼视力下降。查体：发现双眼视盘边缘模糊，隆起且有散在点状出血，余（－）。

（1）对此患者的初步印象是

A. 视神经炎　　　　　B. 垂体瘤

C. 颅内压增高　　　　D. 重症高血压

E. 神经性头痛

（2）为查找病因，首选的辅助检查是

A. 头颅 CT 扫描　　　B. MRI

C. 头颅 X 线摄片　　　D. 腰穿

E. 脑血管造影

16.（共用题干）患者男性，26 岁。病程 3 个月，首次住院，入院诊断为精神分裂症，首次使用抗精神病药物。

（1）该患者不适合使用下列哪一种药物

A. 利培酮　　　　　　B. 奥氮平

C. 氯丙嗪　　　　　　D. 奋乃静

E. 氟西汀

（2）该精神分裂症患者急性期的治疗时间为

A. 1 个月　　　　　　B. 2 个月

C. 3 个月　　　　　　D. 6 个月

E. 9 个月

（3）该精神分裂症患者维持期的治疗时间为

A. 3 个月　　　　　　B. 2 个月

C. 1～2 年　　　　　D. 6～9 个月

E. 9 个月～1 年

17.（共用题干）男，34 岁。近 1 个月来多次因阵发性恐惧、胸闷、濒死感在医院急诊科就诊，症状持续约半小

时后消失。多次查血常规、心电图及头颅 CT 等未见明显异常。患者为此担心苦恼，但仍能坚持工作。

（1）该患者的主要症状是
A. 心前区疼痛
B. 急性焦虑发作
C. 慢性焦虑
D. 高血压危象
E. 转换症状

（2）最可能的诊断是
A. 二尖瓣脱垂
B. 甲状腺功能亢进症
C. 广泛性焦虑障碍
D. 疑病障碍
E. 惊恐障碍

（3）长期治疗最适当的药物是
A. 地西泮
B. 甲巯咪唑
C. 硝酸甘油
D. 帕罗西汀
E. 普萘洛尔

18.（共用题干）男，40 岁。近 1 个月出现情绪低落，对工作及娱乐圈没有兴趣，卧床多，不思饮食，入睡困难，早醒，有轻生想法。

（1）最可能的诊断是
A. 分裂情感性精神障碍
B. 精神分裂症后抑郁
C. 广泛性焦虑障碍
D. 适应障碍
E. 抑郁发作

（2）目前治疗宜首选
A. 传统抗精神病药物
B. 非典型抗精神病药物
C. MAOI
D. 三环类抗抑郁药
E. SSRIs

（3）经过上述所选择药物治疗 2 周后，患者的症状逐渐加重，表现为卧床不动，不说话，并有严重的自杀企图，此时宜选择的治疗措施是
A. 非典型抗精神病药
B. 电抽搐治疗
C. SSRIs + 碳酸锂
D. 三环类抗抑郁药 + 碳酸锂
E. 舒必利

19.（共用题干）男，17 岁。骑摩托车时不慎摔倒，左颞顶着力，短暂昏迷后清醒。伤后 30 分钟送医院，急诊头颅 CT 示左颞顶颅骨骨折。2 小时后头痛加剧，逐渐昏迷，左侧瞳孔散大，右侧肢体瘫痪。

（1）为明确诊断，应首选的检查是
A. 颅骨以及颈部正侧位 X 线片
B. 颈部 CT
C. 头颅 MRI
D. 脑电图
E. 头颅 CT

（2）首先考虑的诊断是
A. 颈椎损伤、颈髓受压
B. 脑挫伤、脑干损伤
C. 急性硬脑膜外血肿、小脑幕切迹疝

D. 急性硬脑膜下血肿、脑挫裂伤
E. 急性硬脑膜下血肿、枕骨大孔疝

（3）应采取的有效治疗措施是
A. 立即收入病房，观察生命征变化
B. 应用抗生素
C. 急诊行血肿清除减压术
D. 立即应用降颅内压药物
E. 急诊行颈椎牵引术

20.（共用题干）女，48 岁。近 1 年来怕脏，不敢倒垃圾和上厕所。在街上遇到垃圾车也害怕，会反复洗手。自己知道不应该，但不能控制，为此感到苦恼而就诊。

（1）首选的治疗药物是
A. 奥氮平
B. 地西泮
C. 阿普唑仑
D. 丁螺环酮
E. 氯米帕明

（2）最宜联合使用的治疗方法是
A. 家庭治疗
B. 电抽搐治疗
C. 口服丙戊酸钠
D. 认知行为治疗
E. 经颅磁刺激治疗

21.（共用题干）男，72 岁。车祸后即昏迷，伤后 2 小时被送至医院。查体：昏迷状态，左顶枕部有一直径 4cm × 4cm 头皮血肿，右侧瞳孔散大，对光反射消失，左侧肢体肌张力增高，病理反射阳性。头颅 CT 示右额颞部骨板下新月形高密度影。

（1）该患者最可能的诊断是
A. 右额颞脑内血肿，脑疝
B. 右额颞脑挫伤，脑疝
C. 右额颞急性硬脑膜外血肿，脑疝
D. 右额颞急性硬脑膜下积液，脑疝
E. 右额颞急性硬脑膜下血肿，脑疝

（2）该患者颅内出血最可能来自于
A. 矢状窦
B. 大脑中动脉
C. 脑表面小血管
D. 硬脑膜中动脉
E. 蛛网膜颗粒

（3）需要立即采取的治疗措施是
A. 激素治疗
B. 冬眠疗法
C. 气管切开
D. 止血，抗感染
E. 颅内血肿清除

22.（共用题干）男性患者，长期入睡困难，一会就醒，每周 3～4 次，害怕睡眠，越想越严重，害怕社交，怕自己免疫力降低。

（1）该患者目前的情况是
A. 广泛性焦虑障碍
B. 恐惧性焦虑障碍
C. 失眠障碍
D. 抑郁症
E. 躁狂

（2）应如何治疗
A. 认知疗法
B. 催眠
C. 生物反馈
D. 口服地西泮
E. 暗示疗法

B1 型题

1.（共用备选答案）

　　A. 上斜肌　　　　　　　　B. 下斜肌

　　C. 外直肌　　　　　　　　D. 眼轮匝肌

　　E. 瞳孔开大肌

（1）滑车神经支配的肌肉是

（2）动眼神经支配的肌肉是

2.（共用备选答案）

　　A. 延髓　　　　　　　　　B. 脊髓高颈髓

　　C. 脊髓颈膨大　　　　　　D. 胸髓

　　E. 腰膨大

（1）无脑神经障碍的痉挛性四肢瘫痪

（2）双下肢下运动神经元瘫痪

3.（共用备选答案）

　　A. 胸骨后甲状腺肿　　　　B. 胸腺瘤

　　C. 畸胎瘤　　　　　　　　D. 心包囊肿

　　E. 淋巴肉瘤

（1）对放疗敏感的肿瘤是

（2）X 线可见骨骼或牙的肿瘤是

（3）常位于右心膈角的肿瘤是

4.（共用备选答案）

　　A. 真性球麻痹伴四肢痉挛性瘫痪

　　B. 无脑神经障碍的四肢痉挛性瘫痪

　　C. 双上肢下运动神经元瘫痪，双下肢上运动神经元
　　　瘫痪

　　D. 双下肢痉挛性截瘫

　　E. 双下肢松弛性瘫痪

（1）与延髓相关的是

（2）与胸髓相关的是

5.（共用备选答案）

　　A. 伤后 3 小时内出现症状

　　B. 伤后 3 天内出现症状

　　C. 伤后 3 天～3 周内出现症状

　　D. 伤后 3 周后出现症状

　　E. 伤后 3 个月后出现症状

（1）急性颅内血肿是指

（2）亚急性颅内血肿是指

6.（共用备选答案）

　　A. 颅脑 X 线检查　　　　　B. 脑电图

　　C. 脑血管造影　　　　　　D. CT

　　E. MRI

（1）确定有无颅骨骨折可选用

（2）蛛网膜下腔出血病因诊断可选用

（3）颅内肿瘤的诊断可选用

7.（共用备选答案）

　　A. 谵妄综合征　　　　　　B. 痴呆综合征

　　C. 老年期痴呆　　　　　　D. 麻痹性痴呆

　　E. 多发性梗死性痴呆

（1）患者 65 岁，开始近记忆减退，性格变得主观任性，情

绪急躁易怒，多疑，夜眠差，以后远记忆受损，理解、
判断、计算等智能活动明显减退，生活不能自理。应
诊断为

（2）患者出现意识障碍，昼轻夜重，注意力涣散，记忆减
退，难以判断时间、人物和地点，并伴有视幻觉和错
觉，有恐惧心理，答非所问，思维不连贯。应诊断为

8.（共用备选答案）

　　A. 伤后无昏迷，3 小时后意识障碍

　　B. 伤后啼哭，抽搐

　　C. 伤后立即昏迷，伴去大脑强直发作

　　D. 伤后昏迷，片刻后清醒

　　E. 伤后浅昏迷，脑脊液血性

（1）脑震荡可表现为

（2）原发性脑干损伤可表现为

（3）脑挫伤可表现为

（4）急性硬膜外血肿可表现为

9.（共用备选答案）

　　A. 情感淡漠　　　　　　　B. 抑郁状态

　　C. 痴呆状态　　　　　　　D. 脑衰弱综合征

　　E. 缄默状态

（1）意识清楚，记忆力差，生活自理能力下降，缺乏同情
　　心，本能活动增多，见于

（2）意识清楚，兴趣减退，思维迟缓、言语动作减少，
　　见于

10.（共用备选答案）

　　A. 椎－基底动脉血栓形成

　　B. 大脑前动脉血栓形成

　　C. 大脑中动脉血栓形成

　　D. 蛛网膜下腔出血

　　E. 小脑出血

（1）有眩晕、眼震、构音障碍、交叉性瘫痪，见于

（2）有偏瘫、同向性偏盲、偏身感觉障碍，见于

11.（共用备选答案）

　　A. 假性幻觉　　　　　　　B. 功能性幻觉

　　C. 内脏性幻觉　　　　　　D. 反射性幻觉

　　E. 内感性不适

（1）患者告诉医生，每当他听到自来水的流动声时，就同
　　时听到有人议论他的声音，属于

（2）当某一感觉器官处于功能活动状态时，出现涉及另一
　　感觉器官的幻觉，属于

12.（共用备选答案）

　　A. 阻断多巴胺 D_2 受体

　　B. 使突触间隙的 NA 浓度下降

　　C. 去甲肾上腺素（NE）和 5－羟色胺（5－HT）双重
　　　摄取抑制剂

　　D. 选择性 5－羟色胺（5－HT）再摄取抑制剂

　　E. 单胺氧化酶抑制剂

（1）吗氯贝胺

（2）文拉法辛（博乐欣）

13. （共用备选答案）
    A. 苯妥英钠   B. 丙戊酸钠
    C. 乙琥胺   D. 卡马西平
    E. ACTH
癫痫发作类型不同，选用不同药物，下列发作首选药物为
（1）大发作合并失神发作
（2）失神发作

14. （共用备选答案）
    A. 头痛，呕吐，视盘水肿
    B. 呼吸骤停
    C. 昏迷，患侧瞳孔散大，对侧肢体偏瘫
    D. 血压升高，脉搏变慢，出现潮式呼吸
    E. 烦躁，高热，去大脑强直发作
（1）枕骨大孔疝可见
（2）小脑幕裂孔疝可见
（3）库欣反应可见
（4）颅压高三主征可见

15. （共用备选答案）
    A. 赘述症   B. 幼稚言语
    C. 模仿言语   D. 刻板言语
    E. 思维散漫
（1）患者在回答问题时，机械地重复问题的答案，属于
（2）患者在叙述一件事时不紧不慢，但加大许多不必要的细节，无法使他讲得扼要一点，一定要按他原来的方式讲完，属于

16. （共用备选答案）
    A. 搏动性突眼
    B. 中间清醒期
    C. 视神经盘水肿
    D. 腰穿呈血性脑脊液
    E. 两侧瞳孔不等大
（1）硬膜外血肿的特征是
（2）颈内动脉海绵窦瘘的典型症状是

17. （共用备选答案）
    A. 恐怖症   B. 急性焦虑发作
    C. 反应性抑郁   D. 躯体形式障碍
    E. 癔症
（1）女性，30 岁，近 2 年来常感到躯体不适，嗳气、反酸、恶心，四肢不固定部位疼痛，气短、胸闷、躯体及多项实验室检查均无异常发现。该患者可能的诊断是
（2）男性，16 岁。在与同学争吵以后表现为强烈恐惧，并伴有出汗、面色苍白、震颤、心跳加快、呼吸加快、气透不过来的感觉。该患者可能的诊断是

18. （共用备选答案）
    A. 精神症状   B. 内分泌功能紊乱
    C. 感觉障碍   D. 失语症
    E. 视野损害
（1）顶叶肿瘤可出现
（2）颞叶深部或枕叶肿瘤可出现

19. （共用备选答案）
    A. 脊髓后索   B. 后角
    C. 侧角   D. 前角
    E. 脊髓侧索
（1）含有交感神经元胞体的是
（2）含有感觉神经元胞体的是

第二十一章　运动系统

A1／A2 型题

1. 对解剖复位要求最高的骨折是
    A. 胫骨平台骨折   B. 股骨干骨折
    C. 腓骨中段骨折   D. 锁骨骨折
    E. 掌骨骨折

2. 关节内骨折最常见的并发症是
    A. 骨折不愈合   B. 创伤性关节炎
    C. 缺血性骨坏死   D. 骨化性肌炎
    E. 骨折急性愈合

3. 肱骨髁上骨折最容易出现的晚期并发症是
    A. 肱动脉损伤   B. 肘内翻畸形
    C. 肘关节外翻畸形   D. 尺神经损伤
    E. 骨折不愈合

4. 男，47 岁，从 3m 高处坠落致左胸外伤 8 小时。查体：T 36.5℃，P 95 次/分，R 16 次/分，BP 100/60mmHg，神清，反常呼吸运动，左胸壁可触及多根多处肋骨断端，左肺呼吸音明显减弱。最佳治疗方案首选
    A. 胸腔闭式引流
    B. 胸腔穿刺排气排液
    C. 开胸探查＋肋骨固定
    D. 胸壁加压包扎
    E. 镇静止痛，鼓励排痰

5. 男，32 岁。车祸致左大腿受伤。X 线片示坐骨皮质连续性中断。对诊断最有意义的临床表现是
    A. 瘀斑   B. 活动受限
    C. 压痛   D. 肿胀
    E. 反常活动

6. 确诊为腰椎间盘突出的患者，手术前除实验室检查外，首先最应做的检查是
    A. 肌电图   B. CT
    C. MRI   D. 腰椎管造影
    E. 腰椎正侧位 X 线平片

7. 腘窝部软组织严重损伤伴有腘动脉断裂的患者就诊，最简单直接的检测手段是
    A. 触诊足背动脉

B. 拍 X 线片检查

C. 观察小腿和足的肿胀情况

D. 检查小腿和足的感觉

E. 检查小腿和足的运动

8. 关于骨巨细胞瘤，下列哪一项是错误的

A. 属潜在恶性或介于良恶性之间的肿瘤

B. 多发于 20 ~40 岁青壮年

C. 膝关节的两骨端及桡骨远端最常见

D. 单纯刮除、植骨易复发

E. 生物学行为与病理分级一致

9. 关于骨软骨瘤，叙述错误的是

A. 多见于青少年

B. 多发生于长骨干骺端

C. 一般应手术切除

D. 1% 患者可以恶变

E. 广基底的骨软骨瘤有明显恶变倾向

10. 颈椎病的手术指征是

A. 颈痛伴手麻木

B. 头痛、头晕、眩晕

C. 颈肩痛较重，手握力减退，X 线片有骨棘生成，椎间隙狭窄

D. 反复发作，症状严重，长期保守治疗法无效，有脊髓受压或瘫痪

E. 颈肩痛，手部肌力减弱，头痛、头晕，耳鸣

11. 下列哪一项不是膝关节前后交叉韧带的检查项目

A. 抽屉试验　　　　　　　B. 侧方应力试验

C. 轴移试验　　　　　　　D. Lachman 试验

E. MRI

12. 关于腰椎间盘突出症，叙述错误的是

A. 常见于 20 ~50 岁人群

B. 多发生于老年

C. 首次发病常是半弯腰持重过程中

D. 男性发病率较女性高

E. 患者多有弯腰工作史

13. 26 岁男性患者，入院前 2 小时，被他人用斧砍伤致股骨下段骨折。来院查体：足背动脉触不到，足苍白，发凉，血压测不到，正确的诊断是

A. 股骨下段开放性骨折

B. 股骨下段骨折伴休克

C. 股骨下段开放性骨折，股动脉损伤伴休克

D. 股骨下段开放性损伤伴股动脉损伤

E. 股骨下段开放性骨折伴休克

14. 患者已确诊为骨巨细胞瘤，局部皮肤表浅静脉怒张，肿胀与压痛均显著，触诊有乒乓球样感觉。X 线片：骨密质已破坏，断裂。病理报告：骨巨细胞瘤Ⅲ级。治疗应选择

A. 截肢术　　　　　　　　B. 刮除植骨术

C. 刮除骨水泥充填术　　　D. 刮除灭活植骨术

E. 刮除灭活骨水泥充填术

15. 外伤致肱骨中下 1/3 骨折合并垂腕、垂指畸形 2 天，该患者最适合哪一种治疗

A. 复位后夹板固定

B. 复位后，石膏固定

C. 牵引治疗

D. 手术切开复位，内固定

E. 手法复位后，夹板或石膏固定，观察 2 ~3 个月，伸腕伸指不见恢复，再手术治疗

16. 测定大粗隆上移，可用哪一种方法

A. Bryant 三角　　　　　　B. Shenton 线

C. Pauwels 角　　　　　　D. Codman 三角

E. Schmorl 结节

17. 某 5 岁男孩，低热、颈痛数月，检查颈部旋转受限，X 线侧位片可见寰椎向前脱位，咽后壁增宽，其诊断最大可能为

A. 外伤性寰椎脱位　　　　B. 自发性寰椎脱位

C. 咽后壁脓肿　　　　　　D. 寰枢椎结核

E. 寰枢椎畸形

18. 肘关节提携角正常为

A. 1° ~5°　　　　　　　　B. 5° ~10°

C. 5° ~15°　　　　　　　　D. 15° ~20°

E. 20° ~25°

19. 下列哪型颈椎病不宜做颌枕吊带牵引

A. 神经根型　　　　　　　B. 脊髓型

C. 椎动脉型　　　　　　　D. 交感型

E. 混合型

20. 肱骨髁上骨折，有尺侧侧方移位，未能矫正时，最常见的后遗症是

A. 肘关节后脱位　　　　　B. 尺神经损伤

C. 肘内翻畸形　　　　　　D. 肘关节前脱位

E. 前臂缺血性肌挛缩

21. 急性血源性骨髓炎最常见的致病菌是

A. 白色葡萄球菌　　　　　B. 真菌

C. 金黄色葡萄球菌　　　　D. 大肠埃希菌

E. 肺炎链球菌

22. 股骨头血液供给的主要来源是

A. 股骨干的滋养动脉升支

B. 股骨头圆韧带的小凹动脉

C. 旋股内、外侧动脉的分支

D. 腹壁下动脉的分支

E. 腹壁浅动脉的分支

23. 运动系统检查法，最基本的是

A. X 线检查　　　　　　　B. 理学检查

C. 化验检查　　　　　　　D. 肌电图

E. 关节镜检查

24. "浮髌征" 阳性，见于膝关节

A. 少量积液　　　　　　　B. 中等量积液

C. 大量积液　　　　　　　D. 滑膜增生

E. 关节内粘连

25. **腕关节的功能位是背伸**
    A. 5°~15°
    B. 20°~25°
    C. 30°~40°
    D. 40°~50°
    E. 0°

26. **新鲜肩关节前脱位的患者，治疗宜首选的方法是**
    A. 悬吊牵引
    B. 皮肤牵引
    C. 骨牵引
    D. 手法复位外固定
    E. 手术切开复位内固定

27. **肩关节脱位最多见的类型是**
    A. 前脱位
    B. 后脱位
    C. 下脱位
    D. 盂上脱位
    E. 中心型脱位

28. **断肢再植吻合血管时，其所吻合的动、静脉比例应以**
    A. 1:2 为宜
    B. 1:1 为宜
    C. 1:4 为宜
    D. 2:1 为宜
    E. 2:1.5 为宜

29. **骨科的理学检查、X线检查和什么检查称为"三结合"检查**
    A. 病理检查
    B. 实验室检查
    C. 关节镜检查
    D. 电生理检查
    E. 神经系统检查

30. **腰椎间盘突出症，出现鞍区麻木及二便功能障碍，乃突出间盘压迫**
    A. 脊髓腰膨大部
    B. 脊髓圆锥
    C. 马尾神经
    D. 骶1神经根
    E. 骶2神经根

31. **下列哪一种骨折不容易愈合**
    A. 胫骨下1/3骨折
    B. 股骨转子间骨折
    C. 锁骨骨折
    D. 胫骨平台粉碎骨折
    E. 桡骨远端骨折

32. **骨关节结核最常见的发生部位是**
    A. 全身滑膜面积最大的膝关节
    B. 脊柱椎体
    C. 活动最多的髋关节
    D. 负重最大的踝关节
    E. 肌肉最不发达的腕关节

33. **臂丛牵拉试验阳性见于颈椎病的哪一种类型**
    A. 神经根型
    B. 脊髓型
    C. 椎动脉型
    D. 交感型
    E. 混合型

34. **骨盆骨折最为重要的体征是**
    A. 局部肿痛
    B. 骨盆分离、挤压实验（＋）
    C. 反常活动
    D. 畸形
    E. 骨擦音及骨擦感

35. **脊柱结核与脊柱转移性肿瘤的区别主要是**
    A. 为持续性疼痛，肿瘤为夜间疼痛
    B. X片表现：脊柱结核一般椎间隙消失，而肿瘤椎间隙正常
    C. 结核血沉增快
    D. 结核活动受限
    E. 病变发生于脊柱的部位、节段不同

36. **男，18岁，9个月前因左股骨下段骨肉瘤行髋关节离断术，并进行系统化疗，最近2周出现左胸痛伴咳嗽，胸片检查示左肺上叶转移性肿瘤，分析其转移途径可能是**
    A. 直接蔓延扩散
    B. 通过动脉传播
    C. 通过静脉回流
    D. 通过淋巴转移
    E. 手术种植转移

37. **男，18岁，右小腿中段伤口反复流脓，有时排出碎骨块7年。近2周高热，伤口流脓，周围红肿。X线片示胫骨上段增粗，可见死骨块，周围有新生骨。目前最佳治疗是**
    A. 死骨摘除术
    B. 病灶清除＋肌瓣填塞术
    C. 病灶清除＋植骨
    D. 抗感染治疗
    E. 穿刺抽脓＋药物注入

38. **男，50岁，因外伤造成腰1压缩性骨折合并截瘫，有吸烟史。骨折后1周出现体温升高最可能的原因是**
    A. 骨折后血肿吸收热
    B. 泌尿系或呼吸道感染引起的发热
    C. 脊髓损伤造成中枢调节功能减弱
    D. 自主神经功能紊乱
    E. 脊髓损伤造成排汗障碍

39. **肱骨外上髁炎的主要病因是**
    A. 急性化脓性感染
    B. 结核
    C. 类风湿
    D. 风湿
    E. 慢性损伤

40. **脊柱骨折患者在搬运过程中，最正确的体位是**
    A. 侧卧位
    B. 仰卧屈曲位
    C. 仰卧过伸位
    D. 俯卧位
    E. 半坐卧位

41. **成人股骨颈的血液供应主要来源于**
    A. 股骨头圆韧带内的小凹动脉
    B. 旋股内、外侧动脉分支
    C. 旋股内动脉
    D. 旋股外动脉
    E. 股骨干的滋养动脉

42. **颈椎高位骨折脱位，并出现呼吸困难，最先采取的措施应是**
    A. 手法复位
    B. 吸氧、应用呼吸兴奋剂
    C. 颈部制动，同时气管切开
    D. 手术切开复位
    E. 呼吸及辅助呼吸

43. **骨盆骨折最危险的并发症是**
    A. 盆腔内出血
    B. 膀胱破裂
    C. 尿道断裂
    D. 骶丛神经损伤

E. 直肠损伤

44. 女，58 岁，左股骨粗隆间骨折，依据哪一项可与股骨颈骨折相鉴别

A. 左髋压痛，活动受限　　B. Bryant 三角底边缩短

C. 患肢外旋 90°　　D. 大转子叩击痛

E. Nelaton 线大转子上移

45. 较稳定的股骨颈骨折是

A. 外展型　　B. 内收型

C. 粗隆间型　　D. 头下型

E. 颈基底部

46. 2 岁男孩，股骨中段斜行骨折，短缩移位 3cm，其治疗最好采用

A. 手法复位，小夹板固定

B. 手法复位，髋"人"字石膏固定

C. 用布朗架行持续骨牵引

D. 垂直悬吊皮牵引

E. 切开复位内固定

47. 治疗成人股骨头缺血性坏死，下列哪一项措施应特别强调

A. 理疗　　B. 非甾体抗炎镇痛药

C. 减少负重　　D. 高压氧

E. 扩血管药物

48. 颈椎病发病率最高的部位是

A. 颈 3、颈 4　　B. 颈 4、颈 5

C. 颈 5、颈 6　　D. 颈 6、颈 7

E. 颈 7、胸 1

49. 屈指肌腱损伤，修复后提倡

A. 固定 3 周后，逐渐练习功能

B. 保护性被动活动

C. 固定 4 周后，开始活动

D. 术后即开始功能练习

E. 固定 2 周，开始功能练习

50. 下列哪一体征不是由正中神经损伤引起

A. 拇内收无力　　B. 拇对掌无力

C. 拇背伸无力　　D. 拇外展无力

E. 拇屈曲无力

51. 肱骨髁上骨折最易损伤

A. 肱二头肌　　B. 肱三头肌

C. 肱动脉、肱静脉　　D. 肌皮神经

E. 桡神经

52. Colles 骨折最有诊断意义的体征是

A. 局部肿胀　　B. "枪刺样"典型畸形

C. 局部压痛　　D. 反常活动

E. 手功能受限

53. 骨筋膜室综合征，最主要的治疗措施

A. 给予血管舒张剂，消除血管痉挛

B. 抬高患肢，以利消肿

C. 被动按摩，以利消肿

D. 臂丛麻醉，解除血管痉挛

E. 去除包扎、固定物，经观察不见好转，切开筋膜减压

54. 下列哪一种骨折，为稳定性骨折

A. 单一桡骨干的斜骨折

B. 股骨干的横骨折

C. 伸直型肱骨髁上骨折

D. 尺骨、桡骨双骨的青枝骨折

E. 股骨颈骨折内收型

55. 前臂缺血性肌挛缩多见于

A. 肱骨髁上骨折　　B. 桡骨骨折

C. 尺骨骨折　　D. 尺、桡骨双折

E. Colles 骨折

56. 骨折的专有体征是

A. 疼痛　　B. 功能障碍

C. 反常活动　　D. 肿胀

E. 瘀斑

57. 30 岁男性，右手中环指肿胀，疼痛，X 线片示中、环指近节指骨膨胀性骨吸收，夹杂钙化斑。诊断内生软骨瘤，施刮除植骨术。术后 1 年复发，进一步的治疗是

A. 肿瘤段切除植骨术

B. 肿瘤段切除人工关节置换术

C. 刮除植骨术

D. 截指术

E. 放射治疗

58. 对狭窄性腱鞘炎疗效较好的方法是

A. 理疗

B. 限制活动和石膏固定

C. 体疗加内服药物

D. 伤湿止痛膏局部贴敷

E. 醋酸泼尼松龙局部封闭

59. 股骨上 1/3 骨折，近折端的移位方向是

A. 屈曲外展外旋位　　B. 屈曲内收内旋位

C. 后伸外展外旋位　　D. 后伸外展内旋位

E. 后伸内收内旋位

60. 下列哪一种骨折最易发生缺血性骨坏死

A. 股骨颈骨折　　B. 股骨粗隆间骨折

C. 髌骨骨折　　D. 胫骨平台粉碎骨折

E. 肱骨髁上骨折

61. 断指再植术后 28 小时患者，发现患指指甲发绀，指腹肿胀，毛细血管反应存在，皮温尚正常，其原因可能是

A. 动脉痉挛或栓塞　　B. 静脉痉挛或栓塞

C. 再灌注综合征所致　　D. 创口有活动性出血

E. 创口感染

62. 患者，颈椎外伤截瘫。查体：双上肢屈肘位，屈肘动作存在，伸肘功能丧失，损伤部位是在

A. 2 ~ 3 颈椎之间　　B. 3 ~ 4 颈椎之间

C. 4 ~ 5 颈椎之间　　D. 5 ~ 6 颈椎之间

E. 6 ~ 7 颈椎之间

63. 60 岁，女性。一年前因股骨颈骨折，行三刃钉固定术，髋活动仍有疼痛，X 线片示股骨头密度增高，纹理不清，应考虑为

A. 化脓性关节炎　　　　　B. 创伤性关节炎
C. 股骨头缺血发生坏死　　D. 老年性退行性关节炎
E. 关节结核

64. 前臂尺、桡骨双骨折青年患者，经手法复位失败，此时应采取的合理治疗是

A. 小夹板固定，3 周后再手术治疗
B. 石膏管型固定，3 周后再手术治疗
C. 持续骨牵引治疗
D. 手术切开复位内固定加外固定
E. 待骨折愈合后，再行矫形手术

65. 一名前臂骨折患者，经手法复位，小夹板固定 5 小时，感觉剧痛，手指麻木，肿胀，活动不灵，其主要原因是

A. 神经损伤　　　　　　　B. 神经受压和静脉受压
C. 动脉受压和静脉受压　　D. 静脉受压
E. 动脉损伤

66. 关节脱位的特有体征是

A. 疼痛与压痛　　　　　　B. 反常活动
C. 运动消失　　　　　　　D. 关节面外露
E. 弹性固定

67. 男，25 岁，因塌方致左趾骨上、下支骨折及骶髂关节脱位，在检查骨盆骨折的同时，应特别注意哪一项并发症

A. 关节僵硬　　　　　　　B. 缺血性骨坏死
C. 骶丛神经损伤　　　　　D. 骨折畸形愈合
E. 脂肪栓塞

68. 对骨盆骨折合并尿道损伤及失血性休克患者的处理，顺序正确的是

A. 骨盆骨折 - 尿道损伤 - 休克
B. 休克 - 尿道损伤 - 骨盆骨折
C. 休克 - 骨盆骨折 - 尿道损伤
D. 尿道损伤 - 休克 - 骨盆骨折
E. 同时处理休克和尿道损伤 - 骨盆骨折

69. 下列哪一项是骨折的专有体征之一

A. 休克　　　　　　　　　B. 功能障碍
C. 局部瘀斑　　　　　　　D. 畸形
E. 局部疼痛与压痛

70. 股骨颈骨折好发于

A. 儿童　　　　　　　　　B. 青年人
C. 成年人　　　　　　　　D. 老年人
E. 无年龄差别

71. 急性血源性骨髓炎早期局部穿刺的正确方法是

A. 一次穿入骨髓腔　　　　B. 一次穿入骨膜下
C. 逐层穿刺　　　　　　　D. 不可穿入骨髓内
E. 仅刺入软组织即可

72. 跟腱反射检查的是

A. 腰 1 神经根　　　　　　B. 腰 2 神经根

C. 腰 4 神经根　　　　　　D. 腰 5 神经根
E. 骶 1 神经根

73. 肌电图或诱发电位，主要是检查

A. 肌损伤　　　　　　　　B. 肌腱损伤
C. 骨关节损伤　　　　　　D. 肿瘤
E. 周围神经损伤

74. 组成臂丛的神经根是

A. 颈 1～颈 7 脊神经根
B. 颈 1～颈 4 脊神经前支
C. 颈 1～颈 4 脊神经后支
D. 颈 5～胸 1 脊神经前支
E. 颈 5～胸 1 脊神经后支

75. 关于骨折功能复位的标准，叙述错误的是

A. 成人下肢骨折缩短不超过 1cm
B. 长骨干骺端骨折对位 3/4 以上
C. 儿童下肢骨折缩短移位不超过 2cm
D. 长骨干横行骨折对位 1/3 以上
E. 可有轻度侧方成角移位

76. 治疗颈椎病下列哪一项不正确

A. 颈椎牵引（脊髓型除外）
B. 痛点激素封闭
C. 理疗按摩
D. 带围领限制活动
E. 睡觉时加高枕头

77. "浮髌试验"阳性见于膝关节

A. 少量积液　　　　　　　B. 中等量积液
C. 大量积液　　　　　　　D. 滑膜增生
E. 髌骨骨折

78. 脊髓震荡是指

A. 脊髓受压　　　　　　　B. 脊髓挫伤
C. 脊髓裂伤　　　　　　　D. 脊髓血运障碍
E. 脊髓暂时性功能抑制

79. 3 岁患儿上楼梯时，其父向上牵拉右上肢，患儿哭叫，诉肘部疼痛，不肯用右手取物，最可能的诊断是

A. 肘关节脱位　　　　　　B. 桡骨头骨折
C. 桡骨头半脱位　　　　　D. 肌牵拉伤
E. 尺骨鹰嘴撕脱伤

80. 男性，30 岁，搬重物后出现腰剧痛并向右下肢放射，咳嗽加剧。最可能的诊断是

A. 急性腰扭伤　　　　　　B. 腰椎间盘突出症
C. 腰椎压缩骨折　　　　　D. 腰椎横突骨折
E. 梨状肌综合征

81. 女性，2 岁，行走时不慎摔倒，其母用力提拉该女孩左手，随后患儿哭闹，诉左肘痛，不愿活动。查体：前臂略旋前，肘外侧有压痛，X 线片未发现异常，其诊断首先考虑

A. 左肘部软组织损伤　　　B. 左肘关节脱位
C. 左腕关节脱位　　　　　D. 左肩关节脱位
E. 左桡骨头半脱位

82. 男，20 岁。外伤致左肩关节前脱位，经手法复位后外固定，其肩关节应固定于
    A. 内收、内旋位，屈肘 90°
    B. 外展、内旋位，屈肘 90°
    C. 外展、外旋位，屈肘 90°
    D. 外展、外旋、伸肘位
    E. 内收、内旋、伸肘位

83. 男性，20 岁。右大腿被重物砸伤，当即局部剧痛，不能站立。用哪一种检查最安全迅速，无痛，还可判断有无骨折
    A. 移动式小型 X 线机照相
    B. 检查有无骨擦音
    C. 检查有无异常活动
    D. 检查有无较大瘀斑
    E. 检查有无纵向叩击痛

84. 女性，20 岁，因摔倒造成左尺骨鹰嘴骨折，行切开复位内固定。4 周后开始被动活动锻炼。10 周后关节屈伸活动范围反而从 120°降至 80°，X 线见肘前方软组织雾状密度增高影，考虑为
    A. 肘关节创伤性关节炎
    B. 原来漏诊的骨折块
    C. 肘关节外伤血肿机化
    D. 骨化性肌炎
    E. 过度生长的骨痂

85. 骨盆骨折并发症中，较少见的是
    A. 直肠损伤   B. 膀胱损伤
    C. 尿道损伤   D. 神经损伤
    E. 腹膜后血肿

86. 右前臂尺桡骨开放性骨折，清创复位，石膏外固定后 36 小时，患者高热，脉快，白细胞计数明显增高，伤口剧痛，有大量恶臭渗出液，X 线片显示皮下有气体，触诊有握雪感，应首先考虑
    A. 血肿吸收   B. 组织坏死
    C. 伤口严重化脓感染   D. 气性坏疽
    E. 骨筋膜室综合征

87. 女，65 岁。近半年来反复出现头痛、头晕，今晨在突然转头时感眩晕耳鸣，恶心呕吐，摔倒在地，2 分钟后缓解。既往曾类似发作 2 次，X 线片示颈 5 ~颈 6 椎体后缘骨质增生，椎间孔明显缩小，最可能的诊断是
    A. 神经根型颈椎病   B. 脊髓型颈椎病
    C. 交感神经型颈椎病   D. 椎动脉型颈椎病
    E. 癫痫发作

88. 男性青年，因车祸致胫腓骨中下 1/3 处开放性粉碎性骨折，行彻底清创术，摘除所有粉碎的骨片，术后行牵引治疗 8 个月后，骨折仍未愈合，其最可能的原因是
    A. 骨折处血液供应差
    B. 伤肢固定不确切
    C. 清创时摘除了过多的碎骨片
    D. 功能锻炼不够
    E. 未作内固定

89. 下列哪一种说法不正确
    A. 股骨干骨折常产生短缩移位
    B. 股骨干骨折移位与肌牵拉有关
    C. 成人股骨干骨折可采用持续骨牵引治疗
    D. 垂直悬吊牵引适用于 3 岁以下儿童股骨干骨折
    E. 儿童股骨干骨折可允许 3cm 短缩移位

90. 早期滑膜结核与类风湿关节炎相鉴别的可靠依据是
    A. 累及关节的数目
    B. 血沉是否正常
    C. 关节间隙是否狭窄
    D. 结核菌素试验
    E. 滑膜组织病理学检查

91. 髋关节全关节结核合并冷脓肿形成，诊断确定后最好
    A. 立即进行切开引流
    B. 立即进行病灶清除
    C. 应用抗结核药物 2 ~4 周后行病灶清除术
    D. 应用抗结核药物 2 ~4 周后行脓肿搔刮
    E. 髋"人"字形石膏固定，并应用抗结核药物

92. 骨肉瘤 X 线片可见病变
    A. 发生于骨端
    B. 短管状骨多见
    C. 有"日光照射"现象
    D. 可为膨胀性生长
    E. 与正常组织界限清楚

93. 脊柱结核合并截瘫，下列哪一种处理不当
    A. 抗结核药物治疗   B. 行病灶清除术
    C. 石膏外固定   D. 高蛋白饮食
    E. 绝对卧床，禁止翻身

94. 脊柱的哪一节段容易发生退行性改变
    A. $C_1 \sim C_2$ B. $C_7 \sim T_1$
    C. $T_{10} \sim T_{12}$ D. $T_{12} \sim L_1$
    E. $L_5 \sim S_1$

95. 腰椎间盘突出症的主要症状是
    A. 腰背痛   B. 腰骶部疼痛
    C. 双下肢感觉异常   D. 腰痛伴臀部疼痛
    E. 腰痛伴腿痛

96. 关于骨软骨瘤的表现，叙述正确的是
    A. 生长较快，伴明显疼痛
    B. 肿块明显，并可见其表面静脉怒张
    C. X 线检查见骨膜反应
    D. 本身可无症状，但压迫周围组织可影响功能
    E. 肿块与周围界限不清

97. 男，10 岁，2 小时前摔倒，左肘部着地。查体：左肘肿胀，半屈曲位畸形，压痛明显，前臂触诊肌张力高，手部皮肤发凉、感觉减退，桡动脉搏动微弱，测前臂组织压为 60mmHg，X 线检查结果为肱骨髁上骨折，明显移位。最佳的处理为
    A. 手法复位   B. 患肢石膏固定
    C. 尺骨鹰嘴持续牵引   D. 抬高患肢密切观察

E. 尽快手术

98. 女性，65 岁，跌倒后右手掌着地，腕部疼痛，肿胀，压痛，无反常活动，但餐叉状畸形明显，该患者最可能的诊断是

A. 右腕关节脱位

B. 右舟状骨骨折

C. 右腕 Colles（科雷）骨折

D. 尺骨茎突骨折

E. 右腕关节挫伤

99. 了解下肢和足的血液循环，最重要的检查是

A. 足趾能主动活动

B. 足是否肿胀或发凉

C. 足趾被动活动是否疼痛

D. 足背动脉触诊

E. 足的感觉是否正常

100. 髋关节脱位最多见的类型是

A. 前脱位

B. 后脱位

C. 中心型脱位

D. 合并髋臼骨折的脱位

E. 合并股骨头骨折的脱位

101. 下列哪一种骨折属于不稳定性骨折

A. 横形骨折

B. 斜形骨折

C. 青枝骨折

D. 嵌插骨折

E. 裂缝骨折

102. 30 岁女性，被摩托车撞伤右髋部，经 X 线摄片确诊为右股骨颈头下型骨折，严重移位，闭合复位未成功，故行切开复位内固定术。发生哪一种并发症的可能性最大

A. 脂肪栓塞

B. 坠积性肺炎

C. 急性骨萎缩

D. 关节强直

E. 缺血性骨坏死

103. 关于骨肉瘤，下列哪一项是错误的

A. 好发于股骨下端和胫骨上端

B. 局部疼痛，夜间尤其明显

C. X 线片上可见骨质破坏，骨膜下新骨形成和日光放射状阴影

D. 一经 X 线片诊断，应尽早行高位截肢术

E. 术前、术后均应用化疗

104. 颈椎压缩骨折合并脱位宜最先选择的治疗方法是

A. 枕颌带牵引

B. 手法复位，石膏固定

C. 颅骨牵引

D. 两桌复位法

E. 切开复位

105. 2 岁小儿股骨干骨折，最好选用哪一种治疗方法

A. 平衡皮牵引

B. 石膏绷带固定

C. 垂直悬吊皮牵引

D. 胫骨结节牵引

E. 切开复位内固定

106. 头晕、视物模糊、耳鸣、心前区疼痛等症状见于颈椎病的哪一种类型

A. 神经根型

B. 脊髓型

C. 椎动脉型

D. 交感型

E. 混合型

107. 脊柱损伤后，跟腱反射消失，膝腱反射正常，可能为脊髓哪一节段损伤

A. S_1 以下

B. S_2 以下

C. L_5 以下

D. L_2 以下

E. T_{12} 以下

108. 最常见的良性骨肿瘤为

A. 内生软骨瘤

B. 骨软骨瘤

C. 骨巨细胞瘤

D. 骨囊肿

E. 尤文氏瘤

109. Allen 试验是用于检查手的

A. 感觉情况

B. 供血情况

C. 运动情况

D. 发汗情况

E. 皮温情况

110. 青年男性患者，腰痛、腰僵硬，逐渐出现驼背，X 线片见骶髂关节模糊，间隙消失，可能诊断是

A. 慢性腰扭伤

B. 腰肌劳损

C. 腰椎结核

D. 腰椎间盘突出症

E. 强直性脊柱炎

111. 女性，10 岁，背痛、低热、盗汗 6 个月。查：轻度贫血貌，胸腰部后凸畸形，棘突叩痛（+），拾物试验（+）。首选检查是

A. 血沉

B. 碱性磷酸酶

C. 摄胸腰段脊柱 X 线片

D. 血常规

E. 肿瘤标志物

112. 男性，56 岁，双髋间歇性疼痛 6 年，加重 1 年。过去曾做过 15 年装卸工，20 年潜水员工作。发病以来疼痛明显时曾间断服用过小剂量激素及非甾体抗炎镇痛药。X 线摄片发现双髋臼浅，两侧股骨头增大扁平，有囊性变，诊断为双侧股骨头无菌性坏死。以下哪一条不是该患者患病的原因

A. 长期重体力劳动

B. 先天性髋臼发育不良，髋关节半脱位

C. 潜水员减压病

D. 服用肾上腺皮质激素

E. 服用非甾体抗炎镇痛药

113. 胸椎骨折脱位伴脊髓损伤患者，双下肢出现不全瘫。查体：侧卧位能屈髋，仰侧卧位不能屈髋。肌力是几级

A. 1 级

B. 2 级

C. 3 级

D. 4 级

E. 5 级

114. 58 岁女性，雪地滑倒时右手掌撑地，当即感右腕剧痛、活动受限，拇、示、中指掌侧麻木。查体：侧面观像"餐叉"，最可能的诊断是

A. 腕关节脱位

B. 腕舟骨骨折

C. 屈曲型桡骨下端骨折

D. Smiths′骨折

E. Colles 骨折

115. 男性，18 岁，左上臂摔伤造成上臂中下段畸形，腕关节不能主动背伸，拇指不能背伸，掌指关节不能伸直，手背桡侧感觉减退，初步诊断为
    A. 肱骨干骨折合并肌皮神经损伤
    B. 肱骨干骨折合并尺神经损伤
    C. 肱骨干骨折合并桡神经损伤
    D. 肱骨干骨折合并正中神经损伤
    E. 肱骨干骨折合并桡神经及正中神经损伤

116. 肱骨下 1/3 骨折，哪一项检查简单、实用、正确
    A. 肱骨下 1/3 部位 CT
    B. 肱骨全长的 CT
    C. 肱骨全长的 X 线正侧位
    D. 肱骨下 1/3 为中心，包括肘关节的正侧位 X 线片
    E. 肱骨下 1/3 正、侧、斜位 X 线片

117. 一患者被铁锨砍伤左腕部，伤后 30 小时来医院就诊，正确的处理原则是
    A. 清创闭合伤口，修复断裂的神经
    B. 清创闭合伤口，吻合肌腱及神经
    C. 清创闭合伤口后，神经、肌腱留待二期缝合
    D. 清创闭合伤口，肌腱吻合，神经不处理
    E. 清除异物和明显坏死组织后，待二期闭合伤口

118. 关于肩关节周围炎，叙述正确的是
    A. 多见于青少年
    B. 发病急，病程约数周
    C. 晚间疼痛减轻
    D. 可见典型疼痛弧
    E. 肩关节外展受限

119. 颈椎骨折脱位合并颈髓损伤，早期出现的严重并发症是
    A. 胃肠功能减弱
    B. 心力衰竭
    C. 呼吸衰竭
    D. 高热
    E. 电解质紊乱

120. 骨与关节结核的手术禁忌证有
    A. 有脊髓神经压迫症状
    B. 单纯滑膜结核经保守治疗仍无法控制，可能发展成全关节结核时
    C. 窦道经久不愈
    D. 死骨形成
    E. 合并有活动性肺结核

121. 在颈椎病各型中，发病率最高的是
    A. 神经根型
    B. 脊髓型
    C. 椎动脉型
    D. 交感型
    E. 混合型

122. 腰椎间盘突出症出现马尾神经受压症状，治疗最好采用
    A. 绝对卧床休息
    B. 静脉滴注脱水药
    C. 中医推拿按摩
    D. 骨盆牵引
    E. 手术治疗

123. 女，66 岁，人工膝关节置换术后膝关节周围加压包扎。1 天后发现右足不能背屈，跖屈正常，足背动脉搏动正常。最可能的原因是

    A. 腓总神经损伤
    B. 骨筋膜室综合征
    C. 坐骨神经损伤
    D. 胫神经损伤
    E. 深静脉血栓

124. 颈椎病最常见的类型为
    A. 神经根型
    B. 脊髓型
    C. 交感神经型
    D. 椎动脉型
    E. 混合型

125. 幼儿，7 岁。骤然起病，恶寒、高热 3 周，右小腿肿痛，膝关节活动受限右小腿弥漫性红肿，广泛压痛，膝关节积液。浮髌试验阳性，关节穿刺为浆液性渗出。X 线片示右胫骨上端骨密质散在虫蚀样骨破坏，骨膜反应明显。血常规：白细胞计数 $15.6 \times 10^9/L$，分层穿刺见软组织内与骨膜下大量细菌，转归是
    A. 痊愈
    B. 形成慢性骨髓炎
    C. 形成硬化性骨髓炎
    D. 形成 Brodie 骨脓肿
    E. 以上都不是

126. 下肢牵涉痛是因哪部分神经组织受刺激所致
    A. 脊神经前根
    B. 脊神经后根
    C. 交感神经
    D. 脊神经前支
    E. 脊神经后支

127. 颈 6 骨折脱位伴截瘫患者，检查时，股四头肌稍有收缩，但不引起膝关节活动，这时的肌力应该是
    A. 1 级
    B. 2 级
    C. 3 级
    D. 4 级
    E. 5 级

128. 下列哪一项是良性骨肿瘤的 X 线表现
    A. 边缘清楚，无骨膜反应
    B. 日光放射状阴影
    C. 边缘不清楚，有明显的骨膜反应
    D. 可见 Codman 三角
    E. 呈多处虫蚀状

129. 全关节结核是指
    A. 关节内积液增多
    B. X 线片可见骨质破坏
    C. 血沉明显增快
    D. 关节疼痛严重
    E. 病变累及骨、软骨及滑膜

130. 在治疗肱骨髁上骨折时，最应防止出现的畸形是
    A. 向前成角畸形
    B. 肘内翻畸形
    C. 肘外翻畸形
    D. 旋转畸形
    E. 向后成角畸形

131. 骨折后最易发生骨缺血性坏死的部位是
    A. 股骨头
    B. 肱骨头
    C. 桡骨远端
    D. 锁骨远端
    E. 胫骨内髁

132. 最容易引起骨折不连接的移位是
    A. 成角移位
    B. 侧方移位
    C. 分离移位
    D. 旋转移位
    E. 嵌插移位

133. 肌电图或诱发电位主要是检查
    A. 肌损伤   B. 肌腱损伤
    C. 骨关节损伤   D. 炎症
    E. 周围神经损伤

134. 运动系统最重要的体征是
    A. 肿胀   B. 波动
    C. 肿块   D. 压痛
    E. 运动受限

135. 内生性软骨瘤的治疗方案应选择
    A. 刮除植入松质骨
    B. 肿瘤段切除
    C. 必要时可行人工关节置换手术
    D. 截肢术
    E. 放疗、化疗、手术相结合

136. 没有椎间盘间隙的是
    A. 颈 1、颈 2 之间   B. 颈 3、颈 4 之间
    C. 颈 5、颈 6 之间   D. 颈 7、胸 1 之间
    E. 胸 1～胸 12 之间

137. 开放性骨折处理正确的是
    A. 用毛刷洗刷创口内污染的骨质
    B. 失去活力的大块肌肉组织可以部分保留
    C. 已污染的骨膜应完全切除
    D. 游离污染的小骨片应该去除
    E. 不能切除创口的边缘

138. 男，24 岁，手背部刀伤，创口出血不止。现场急救处理最简便而有效的止血方法是
    A. 前臂止血带止血
    B. 立即缝合创口
    C. 腕部止血带止血
    D. 上臂止血带止血
    E. 局部加压包扎

139. 男，36 岁，3 天前突发腰痛，伴右侧下肢放射痛，咳嗽后加重。查体：腰骶区压痛（＋），放射至小腿。右侧直腿抬高试验阳性，小腿前外侧和足内侧感觉减退，踇趾背伸肌力减弱。最可能受累的神经根是
    A. L_5 B. S_1
    C. L_3 D. L_2
    E. L_4

140. 男，22 岁，下腰痛 2 年余，加重 6 周。疼痛以夜间明显，有痛醒现象。查体：双侧 "4" 字试验阳性，腰部活动受限。实验室检查：血沉 48mm/h，HLA－B27 阳性。最可能的诊断是
    A. 腰椎间盘突出症   B. 类风湿关节炎
    C. 风湿性关节炎   D. 强直性脊柱炎
    E. 腰肌劳损

141. 男，75 岁。因左上臂丛损伤频发左上臂疼痛。频发痛属于
    A. 病边侵犯   B. 痛觉过敏
    C. 放射性痛   D. 扩散性痛

    E. 牵涉痛

142. 宜选用塞来昔布治疗的疾病是
    A. 胃溃疡   B. 痛风
    C. 骨关节炎   D. 支气管哮喘
    E. 肾绞痛

143. 成人最常见的延迟愈合的骨折是
    A. 胫骨上 1/3 骨折
    B. 胫骨中下 1/3 骨折
    C. 胫骨中上 1/3 骨折
    D. 胫骨下 2/3 骨折
    E. 腓骨颈骨折

144. 单侧多根多处肋骨骨折最严重的生理改变是
    A. 疼痛、呼吸运动减弱
    B. 胸壁软化、反常呼吸
    C. 咳嗽、血痰
    D. 严重皮下气肿
    E. 出血、休克

A3/A4 型题

1.（共用题干）男，19 岁，左胫腓骨闭合骨折 1 小时来就诊，行手法复位石膏外固定 12 小时后，出现患肢持续性剧烈疼痛，左足皮温降低。

（1）此时首先采取的措施应为
    A. 予以确切有效的止痛药物
    B. 立即解除石膏外固定
    C. 调整石膏松紧度、抬高患肢、静脉滴注脱水药
    D. 局部硫酸镁湿敷
    E. 患肢冷敷

（2）若患肢由疼痛转为无痛，出现皮肤苍白、大理石花纹、感觉异常、肌力减弱，足背动脉搏动减弱或消失，应考虑
    A. 骨筋膜室综合征   B. 缺血性肌挛缩
    C. 脂肪栓塞综合征   D. 下肢深静脉血栓
    E. 动脉损伤

（3）下列哪一项是本病首选的处理方法
    A. 改善微循环药物的应用
    B. 手术探查血管
    C. 立即切开筋膜
    D. 立即施行截肢术
    E. 大剂量糖皮质激素

2.（共用题干）男，32 岁，从高处摔下，左腰部落地，BP 88/56mmHg，Hb 120g/L，尿常规红细胞满视野，CT 示：左肾下极皮质裂伤，肾周围有血肿。

（1）目前最佳处理为
    A. 剖腹探查   B. 肾部分切除
    C. 肾修补术   D. 持续导尿
    E. 抗休克并密切观察

（2）一天后用力大便时再次出现肉眼血尿，腰腹部疼痛加剧，肿块增大，血红蛋白 80g/L，最适宜的处理为
    A. 抗休克治疗   B. 止血等药物

C. 抗感染治疗　　　　　　D. 手术治疗

E. 绝对卧床休息

（3）患者如果行手术治疗，最正确的处理是

A. 经腰部切口

B. 首先切开肾脂肪囊探查肾

C. 首先阻断肾蒂后探查肾

D. 肾术后探查腹腔脏器

E. 肾切除术

3.（共用题干）男，55 岁。双下肢无力半年，右侧明显，近 2 个月步态不稳，右手不能扣纽扣，无外伤史，无发热。体格检查：颈背部无明显压痛，两上肢前臂、手及上臂尺侧皮肤感觉减退，右侧尤其明显，四肢肌张力增高，肱二头肌反射亢进，双侧膝踝反射亢进，右髌阵挛阳性，右侧巴宾斯基征阳性。

（1）最可能的诊断是

A. 脑卒中　　　　　　　　B. 颈椎病

C. 颈椎肿瘤　　　　　　　D. 颈椎结核

E. 颈神经根炎

（2）根据体格检查，确定病变节段为

A. 颈 5 ~ 颈 6　　　　　　B. 颈 6 ~ 颈 7

C. 颈 7 ~ 胸 1　　　　　　D. 颈 4 ~ 颈 5

E. 臂丛神经

（3）最有助于鉴别诊断的辅助检查为

A. 颈椎 X 线片　　　　　　B. 颈段 X 线断层片

C. 肌电图　　　　　　　　D. 颈段 MRI

E. 放射性核素扫描

（4）应考虑的治疗是

A. 颈枕吊带牵引　　　　　B. 激素治疗

C. 推拿按摩治疗　　　　　D. 手术

E. 颈托围领

（5）致病因素是

A. 病毒感染　　　　　　　B. 细菌感染

C. 退行性改变　　　　　　D. 变态反应

E. 高血压

4.（共用题干）11 岁患儿，右肘部摔伤 3 小时。查体：右肘关节半屈位，活动受限，明显肿胀及压痛，肘后三角关系正常，桡动脉搏动消失。

（1）最可能的诊断是

A. 肘关节前脱位　　　　　B. 肘关节后脱位

C. 桡骨小头半脱位　　　　D. 肱骨髁上骨折

E. 尺骨鹰嘴骨折

（2）治疗应采取

A. 持续牵引

B. 立即手法复位

C. 立即切开减压

D. 立即手术探查血管

E. 立即手术复位，同时探查血管

5.（共用题干）患者男性，48 岁，2 天前突发右侧第一跖趾关节剧烈疼痛，局部红、肿、热，并伴有发热，T

39℃，局部不能碰，不能下地走路。

（1）该患者初步诊断印象是

A. 类风湿关节炎　　　　　B. 痛风

C. 骨关节炎　　　　　　　D. 强直性脊柱炎

E. 化脓性关节炎

（2）哪一项检查异常能确定此诊断

A. 抗核抗体　　　　　　　B. 类风湿因子

C. 血沉　　　　　　　　　D. 血肌酐

E. 血尿酸

6.（共用题干）患儿，6 岁，跌倒时手掌着地，查体：肘关节半屈状，肘部明显肿胀及压痛，皮下有瘀斑，呈向外突出畸形，桡动脉搏动减弱，肘后三角存在，被动伸指时有剧烈疼痛。

（1）该患儿最可能的诊断是

A. 伸直型肱骨髁上骨折

B. 屈曲型肱骨髁上骨折

C. 肘关节脱位

D. 桡骨小头半脱位

E. 尺骨鹰嘴骨折

（2）该患儿正确的治疗方案是

A. 立即切开筋膜减压

B. 尺骨鹰嘴牵引

C. 手法复位，石膏托固定

D. 切开复位，内固定

E. 臂丛麻醉或应用血管扩张剂无效后，手术探查肱动脉，同时行骨折复位，内固定

7.（共用题干）男，30 岁。右髋部疼痛一年，伴低热、盗汗、食欲缺乏及体重减轻。查：右髋关节呈屈曲畸形，活动受限，Thomas 征（＋），ESR 30mm/h。X 线片示右髋关节间隙变窄，关节面有骨质破坏，右髋臼有直径 2cm 大小空洞，内有坏死骨片。

（1）最可能的诊断是

A. 化脓性髋关节炎

B. 髋关节滑膜结核

C. 髋关节骨型结核

D. 全髋关节结核

E. 类风湿性髋关节炎

（2）最佳治疗方案是

A. 立即进行病灶清除

B. 髋"人"字形石膏固定

C. 患肢持续皮肤牵引

D. 抗结核治疗 2 ~ 4 周后行病灶清除术

E. 关节穿刺抽脓，注入抗结核药物

（3）在治疗期间右髋大转子处出现一 8cm × 6cm 大小包块，表面皮肤红热，有波动感，体温 39℃，为了解包块的性质，下列穿刺进针部位的选择哪一项最正确

A. 脓肿波动明显处

B. 于脓肿低位处

C. 于脓肿高位处

D. 于脓肿外周健康皮肤处

E. 只要能抽出脓液, 进针部位不限

8. （共用题干）男, 18 岁, 工作时从 10m 高处坠落, 40 分钟后送到医院。查: 神清、腹痛、右大腿畸形, 疼痛。

（1）医生应首先进行哪一方面检查
  A. 右股骨有无异常活动、骨擦音或骨擦感
  B. 右足感觉、运动是否正常
  C. 生命体征的检查
  D. 诊断性腹腔穿刺
  E. 摄右股骨正侧位 X 线片

（2）下列处理哪一项最妥当
  A. 立即行股骨内固定手术
  B. 密切观察患者腹部情况及全身情况变化
  C. 立即行剖腹探查术
  D. 密切观察病情的同时对右下肢进行简单的外固定
  E. 髋 "人" 字石膏固定

9. （共用题干）男, 25 岁, 右股骨上 1/3 闭合性横行骨折 1 年余, 曾行骨牵引、小夹板及石膏固定, 但仍存在异常活动, X 线摄片示两骨折端均被浓密的硬化骨质所封闭, 髓腔不通。

（1）目前应诊断为
  A. 右股骨骨折
  B. 右股骨陈旧性骨折
  C. 右股骨骨折延迟愈合
  D. 右股骨骨折畸形愈合
  E. 右股骨骨折不愈合

（2）治疗应采取
  A. 继续观察
  B. 闭合复位、带锁髓内钉固定
  C. 切开复位钢板内固定
  D. 切开复位、植骨、钢板或髓内钉固定
  E. 切开复位、植骨、外固定

10. （共用题干）男, 23 岁, 下腰部及左腿痛 3 个月加重 1 周。查体: 左侧直腿抬高试验 40°（+）, 加强试验（+）, 左跚趾背伸肌力减弱, X 线平片示腰椎曲度变直, 骶椎裂。

（1）依据病史、体征及 X 线检查, 应考虑
  A. 腰肌劳损
  B. 脊柱先天性畸形
  C. 腰椎管狭窄症
  D. 腰椎间盘突出症
  E. 隐性脊柱裂, 脑脊膜膨出

（2）为明确诊断, 哪一种检查既精确、安全又经济
  A. CT   B. B 超
  C. 脊髓造影   D. MRI 检查
  E. 硬膜外造影

11. （共用题干）男, 25 岁, 5 小时前骑摩托车与汽车相撞, 伤及右小腿后剧烈疼痛、伤口出血。查体: 神清, 烦躁, 面色苍白, 血压 80/60mmHg, 右小腿中段软组织广泛裂伤, 胫骨骨折端外露, 足背动脉搏动存在, 右

足背感觉麻木, 右踝及足趾不能主动背伸, 但能跖屈。

（1）关于骨折的诊断最合适的是
  A. 右胫骨中段骨折
  B. 右胫腓骨中段骨折
  C. 右胫骨中段骨折合并软组织裂伤
  D. 右胫骨中段 Ⅱ 度开放性骨折
  E. 右胫骨中段 Ⅲ 度开放性骨折

（2）目前最严重的并发症是
  A. 感染   B. 神经损伤
  C. 骨筋膜室综合征   D. 脂肪栓塞综合征
  E. 休克

（3）此外还有一个并发症是
  A. 右胫前动脉损伤   B. 右胫后动脉损伤
  C. 右胫神经损伤   D. 右腓总神经损伤
  E. 右趾伸肌腱损伤

（4）目前首要的处理是
  A. 手法复位骨折   B. 清创术
  C. 吻合神经   D. 探查血管
  E. 纠正休克

12. （共用题干）女, 23 岁, 近 3 个月来四肢关节肿胀, 尤以双手腕关节, 掌指关节, 近端指间关节肿胀明显。

（1）如考虑为类风湿关节炎, 应做哪一种检查排除其他的结缔组织病
  A. 血常规, 尿常规   B. 双手 + 双足 X 线片
  C. 抗核抗体谱检查   D. 类风湿因子
  E. 以上均是

（2）若诊断类风湿关节炎基本明确, 下列哪一项表现不是类风湿关节炎的活动指标
  A. X 线示关节破坏融合
  B. CRP 升高
  C. 高滴度类风湿因子
  D. 关节软组织肿胀或积液
  E. ESR 升高

13. （共用题干）女, 29 岁。半小时前从高处跌落, 右下肢疼痛, 活动受限。查体: 神志清楚, 右侧大腿、小腿压痛（+）, 畸形, 异常活动。

（1）为明确诊断, 首先应进行的检查是
  A. B 超   B. 肌电图
  C. MRI   D. X 线片
  E. CT

（2）若患者生命征平稳, 现场急救首选的处理是
  A. 切开复位   B. 皮牵引
  C. 临时固定   D. 闭合复位
  E. 镇静止痛

（3）若患者生命征稳定, 影像学检查示右股骨干多段粉碎性骨折、右胫腓骨多段骨折、明显移位, 右侧坐骨及耻骨支骨折、轻度移位。首选的治疗方法是
  A. 外敷中药   B. 石膏管型固定
  C. 夹板固定   D. 切开复位内固定

E. 下肢皮牵引

14.（共用题干）女，42 岁。系统性红斑狼疮患者，长期服用糖皮质激素。半年来，右侧髋部出现进行性疼痛，呈跛行。查白细胞正常，X 线显示髋关节形态好、间隙正常。

（1）最有价值的辅助检查是

A. MRl　　　　　　　B. B 超

C. 关节液检查　　　　D. 结核菌素试验

E. CT

（2）患者考虑诊断为

A. 股骨头缺血性坏死

B. 髋关节结核

C. 类风湿关节炎

D. 强直性脊柱炎

E. 髋关节骨关节炎

（3）该患者最适宜的治疗措施是

A. 口服糖皮质激素

B. 髋关节融合

C. 髓芯减压术

D. 关节镜下滑膜切除

E. 理疗、避免负重

15.（共用题干）男，26 岁。坐位乘车时，急刹车后右膝前方受到撞击，出现髋关节剧痛，髋关节运动障碍，处于屈曲、内收、内旋畸形状态。

（1）患者应诊断为

A. 股骨颈骨折　　　　B. 股骨粗隆间骨折

C. 股骨粗隆下骨折　　D. 髋关节后脱位

E. 髋关节前脱位

（2）应选择哪种治疗方法

A. Hippocrates 法　　B. Kocher 法

C. Allis 法　　　　　D. 骨牵弓

E. 皮牵引

（3）可能合并的损伤是

A. 坐骨神经　　　　　B. 股神经

C. 闭孔神经　　　　　D. 胫神经

E. 腓总神经

B1 型题

1.（共用备选答案）

A. 肱骨髁上伸直型骨折

B. 肱骨干骨折

C. 桡骨远端骨折

D. 锁骨骨折

E. 尺骨上 1/3 骨折

（1）前臂缺血性肌挛缩多见于

（2）桡神经损伤多见于

（3）老年人常见的骨折是

2.（共用备选答案）

A. 血管损伤　　　　　B. 神经损伤

C. 骨的缺血性坏死　　D. 骨筋膜室综合征

E. 骨折不愈合

（1）胫骨上 1/3 骨折易引起

（2）腓骨头、颈骨折易引起

3.（共用备选答案）

A. 肩关节外展受限

B. 肩部疼痛、无活动受限

C. 肘关节外侧疼痛

D. 肘关节活动受限

E. Finkelstein 试验阳性

（1）肩关节周围炎可表现为

（2）颈椎病可表现为

（3）桡骨茎突狭窄性腱鞘炎可表现为

（4）肱骨外上髁炎可表现为

4.（共用备选答案）

A. 内骨痂　　　　　　B. 外骨痂

C. 两者都有　　　　　D. 两者全无

E. 纤维组织钙化

（1）膜内化骨

（2）软骨内化骨

5.（共用备选答案）

A. Finkelstein 试验　　B. Mills 征

C. Tinel 征　　　　　 D. Dugas 征

E. Allen 试验

（1）检查桡骨茎突狭窄性腱鞘炎的特殊试验是

（2）检查肩关节脱位的特殊试验是

6.（共用备选答案）

A. 切开复位内固定

B. 闭合复位外固定支架固定

C. 持续性皮肤牵引

D. 手法复位石膏外固定

E. 持续性骨牵引

（1）女，67 岁，走路滑倒后左手掌着地，X 线片显示为 Colles 骨折，首选的治疗方案是

（2）男，18 岁，从高处坠落，颈部挫伤出现不完全性截瘫，X 线片显示，颈 5 椎体骨折并向前脱位约 30%，首选的治疗方案是

7.（共用备选答案）

A. 股骨颈骨折

B. 股骨粗隆间骨折

C. 股骨上 1/3 骨折

D. 股骨上中段骨折

E. 股骨髁上骨折

（1）骨折近折段外展，外旋屈曲移位为

（2）远折段向后倾斜移位为

（3）下肢短缩，外展，极度外旋位为

8.（共用备选答案）

A. Froment 试验　　　B. Dugas 征

C. Eaton 试验　　　　D. Thomas 征

E. Mills 征

（1）肱骨外上髁炎的阳性体征是
（2）髋关节屈曲挛缩的阳性体征是

9.（共用备选答案）
 A. 骨盆骨折   B. 肱骨髁上骨折

 C. 股骨颈骨折   D. 锁骨骨折
 E. Colles 骨折
（1）易损伤血管，且不易愈合的骨折是
（2）青少年易合并血管神经损伤，发生外翻畸形的骨折是

第二十二章 风湿免疫性疾病

A1/A2 型题

1. 结缔组织病包括
 A. 系统性红斑狼疮、类风湿关节炎、进行性全身性硬皮病、多发性肌炎、结节性多动脉炎
 B. 系统性红斑狼疮、类风湿关节炎、进行性全身性硬皮病
 C. 系统性红斑狼疮、类风湿关节炎、进行性全身性硬皮病、混合性结缔组织病
 D. 系统性红斑狼疮、类风湿关节炎、贝切特综合征、干燥综合征
 E. 系统性红斑狼疮、进行性全身性硬皮病、类风湿关节炎、韦格纳肉芽肿、脂膜炎

2. 系统性红斑狼疮患者最典型的面部表现是
 A. 痤疮   B. 湿疹
 C. 蝶形红斑   D. 色素沉着
 E. 紫癜

3. 晨僵在哪类关节炎中表现最为突出
 A. 骨性关节炎   B. 类风湿性关节炎
 C. 强直性脊柱炎 D. 感染性关节炎
 E. 风湿性关节炎

4. 风湿性疾病的关节表现中不常见的是
 A. 晨僵
 B. 关节肿胀
 C. 关节压痛
 D. 膝关节不能完全伸直
 E. 手的掌指关节有桡侧偏斜

5. 不符合系统性红斑狼疮的血液系统改变的是
 A. 白细胞减少
 B. 血小板减少
 C. 自身免疫性溶血性贫血
 D. 正色素细胞性贫血
 E. 类白血病样改变

6. 关于系统性红斑狼疮患者的妊娠问题，叙述错误的是
 A. 易发生流产、早产
 B. 应病情稳定，心肾功能正常，方可妊娠
 C. 可出现新生儿狼疮
 D. 妊娠时可使系统性红斑狼疮病情恶化
 E. 妊娠前 3 个月内可应用免疫抑制剂

7. 风湿性疾病是指
 A. 累及关节及周围软组织的一大类疾病
 B. 过敏性疾病

 C. 嗜酸粒细胞增多的一类疾病
 D. 病毒感染的一类疾病
 E. 血尿酸增高的一组疾病

8. 在风湿性疾病中，肾脏受累较少见的是
 A. 系统性红斑狼疮 B. 皮肌炎
 C. 干燥综合征   D. 结节性多动脉炎
 E. 血管炎

9. 几乎所有系统性红斑狼疮患者均可出现病变的脏器是
 A. 心脏   B. 肾
 C. 肺   D. 肝
 E. 胰腺

10. 关于风湿性疾病的概念，叙述正确的是
 A. 风湿病就是胶原性疾病
 B. 风湿病就是结缔组织病
 C. 风湿病只包括风湿热和类风湿性关节炎
 D. 风湿病、结缔组织病、胶原病均是同范畴的疾病
 E. 结缔组织病、胶原病仅是风湿病的一部分，不能互相等同

11. 不属于治疗风湿性疾病的药物的是
 A. 布洛芬   B. 青霉胺
 C. 环磷酰胺   D. 强的松
 E. 前列腺素

12. 关于系统性红斑狼疮关节病变，叙述错误的是
 A. 关节肿痛
 B. 呈多关节对称性损害
 C. 近端指间关节多受累
 D. 关节软骨破坏，关节畸形
 E. 大关节很少受累

13. 女，22 岁。持续高热 6 天，颜面出现水肿性皮肤损害，伴膝、踝关节肿痛，下肢浮肿，有散在淤点。实验室检查：ESR 98mm/h，Hb 76g/L，网织红细胞 0.10（10%），Coombs 试验（+），PLT 40×10^9/L，尿检蛋白（+++），RBC 6~8 个/HP。最可能的诊断是
 A. 风湿热
 B. 慢性肾炎
 C. 系统性红斑狼疮
 D. 自身免疫性溶血性贫血
 E. 特发性血小板减少性紫癜

14. 关于风湿性疾病的临床特点，叙述不正确的是
 A. 病程多呈慢性经过
 B. 临床表现差异很大

C. 反复发作与缓解交替出现

D. 免疫学异常表现复杂

E. 对治疗反应的个体差异不大

15. 男，42 岁。吃海鲜后夜间突发左侧第一跖趾关节剧烈疼痛 1 天。查体：关节局部红肿，压痛明显。既往无类似发作。查血尿酸 602mmol/L。目前最主要的治疗药物是

A. 苯溴马隆　　　　　　B. 别嘌醇

C. 抗生素　　　　　　　D. 依托考昔

E. 甲氨蝶呤

A3/A4 型题

1. （共用题干）女，30 岁，近 2 个月中度发热，全身肌肉痛，四肢关节肿痛，口腔溃疡。尿常规示红细胞（＋），蛋白（＋＋）。

（1）免疫学检查最可能出现的抗体是

　　A. 抗核抗体

　　B. 抗 Jo‐1 抗体

　　C. 抗 Scl‐70 抗体

　　D. 类风湿因子

　　E. 抗中性粒细胞胞质抗体

（2）最可能的诊断是

　　A. 类风湿关节炎　　　　B. 败血症

　　C. 皮肌炎　　　　　　　D. 系统性红斑狼疮

　　E. 急性肾小球肾炎

（3）为缓解病情，首选的药物应是

　　A. 抗生素　　　　　　　B. 糖皮质激素

　　C. 非甾体抗炎药　　　　D. 镇痛药

　　E. 抗疟药

2. （共用题干）女，45 岁。双手和膝关节肿痛伴晨僵 1 年。体格检查：肘部可及皮下结节，质硬，无触痛。

（1）最可能的诊断是

　　A. 系统性硬化症　　　　B. 骨关节炎

　　C. 痛风　　　　　　　　D. 类风湿关节炎

　　E. 风湿性关节炎

（2）最有助于确定诊断的检查是

　　A. 关节影像检查　　　　B. 滑液检查

　　C. 抗核抗体　　　　　　D. ESR

　　E. CRP

3. （共用题干）女，40 岁。反复手关节疼痛 1 年，曾诊断为类风湿关节炎，间断使用理疗和非甾体抗炎药，症状有缓解。近月来低热，关节痛加重，肘后出现多个皮下结节，实验室检查 ESR40mm/h，心脏彩超发现少量心包积液，考虑为类风湿关节炎活动。

（1）对诊断最有意义的检查是

　　A. C‐反应蛋白测定

　　B. 心包积液病理检查

　　C. 类风湿因子滴度检查

　　D. 关节影像学检查

　　E. 补体测定

（2）最适宜的治疗措施是

　　A. 维持原治疗方案　　　B. 改用糖皮质激素

　　C. 加用青霉素　　　　　D. 选用慢作用抗风湿药

　　E. 应用糖皮质激素＋慢作用抗风湿药

4. （共用题干）女，20 岁。反复高热伴游走性关节痛，口腔干燥、溃疡，脱发月余。实验室检查：尿蛋白（＋＋），颗粒管型 5 个/HP，间断有血尿，类风湿因子 1∶20（＋），抗 SSA 抗体阳性，抗双链 DNA 抗体阳性。

（1）最可能的诊断是

　　A. 风湿性关节炎

　　B. 类风湿关节炎

　　C. 系统性红斑狼疮

　　D. 慢性肾小球肾炎急性发作

　　E. 干燥综合征

（2）首选治疗药物的最佳组合为

　　A. 抗疟药＋双氯氨酸

　　B. 非甾类抗炎药＋小剂量糖皮质激素

　　C. 糖皮质激素＋甲氨蝶呤

　　D. 雷公藤＋柳氮磺胺吡啶

　　E. 糖皮质激素＋环磷酰胺

5. （共用题干）女，32 岁。发热、多关节疼痛、双侧胸腔积液、尿蛋白（＋）半年。实验室检查：ANA（＋），抗 SSA（＋），抗 Sm（＋）。

（1）最可能的诊断是

　　A. 原发性干燥综合征　　B. 系统性红斑狼疮

　　C. 原发性血管炎　　　　D. 类风湿关节炎

　　E. 结核性胸膜炎

（2）首选治疗药物为

　　A. 非甾体抗炎药　　　　B. 镇痛剂

　　C. 小剂量糖皮质激素　　D. 免疫抑制剂

　　E. 糖皮质激素联合免疫抑制剂

B1 型题

1. （共用备选答案）

　　A. 颊部蝶形皮疹、蛋白尿

　　B. 腕、掌指、近指关节受累

　　C. 膝关节受累

　　D. 第一趾较剧烈疼痛

　　E. 大量龋齿

（1）系统性红斑狼疮可见

（2）干燥综合征可见

（3）类风湿关节炎可见

（4）痛风可见

2. （共用备选答案）

　　A. 面部皮肤对称性红斑　　B. 手关节天鹅颈样畸形

　　C. 口腔、阴部溃疡　　　　D. 眼睑面阳性皮疹

　　E. 面容刻板、张口困难

（1）系统性红斑狼疮可出现

（2）类风湿关节炎时可出现

（3）系统性硬化症时可出现

第二十三章 儿科疾病

A1/A2 型题

1. 儿童重症肌无力的临床特点是
A. 严重全身肌无力
B. 易发生延髓肌瘫痪
C. 局限于四肢肌无力
D. 多局限于眼外肌瘫痪
E. 易发生重症肌无力危象

2. 决定法洛四联征临床严重程度及预后的主要因素是
A. 主动脉骑跨
B. 右心室肥大
C. 室间隔缺损
D. 肺动脉狭窄
E. 主动脉狭窄

3. 小儿抗风湿热治疗，早期使用糖皮质激素的指征是
A. 舞蹈病
B. 多关节炎
C. 环形红斑
D. 皮下小结
E. 心脏炎

4. 母乳与牛乳相比，对母乳特点的叙述错误的是
A. 含饱和脂肪酸较多
B. 乳糖含量高
C. 含白蛋白多，酪蛋白少
D. 钙磷比例适宜
E. 铁吸收率高

5. 有关足月新生儿病理性黄疸的特点，叙述错误的是
A. 血清总胆红素 >221μmol/l
B. 生后 24 小时出现黄疸
C. 黄疸持续时间 >2 周
D. 黄疸退而复现
E. 血清结合胆红素 >17.1μmol/L

6. 小儿初次感染结核杆菌结核菌素，实验为阳性反应的时间是
A. 12~16 周
B. 2~3 周
C. 4~8 周
D. 48~72 小时
E. 8~12 周

7. 法洛四联症最早且主要的表现是
A. 蹲踞
B. 青紫
C. 突然晕厥
D. 杵状指（趾）
E. 活动耐力下降

8. 咽结合膜热的病原体为
A. 流感病毒
B. 合胞病毒
C. 柯萨奇病毒
D. 腺病毒
E. EB 病毒

9. 麻疹早期诊断最有意义的临床表现是
A. 发热、流涕、咳嗽
B. 有感冒接触史
C. 耳后淋巴结肿大
D. 手、足出现红色斑丘疹
E. Koplik 斑

10. 新生儿胆红素脑病早期的主要临床特征是
A. 体温升高、体重减轻
B. 呼吸困难、发绀明显
C. 肢体痉挛、角弓反张
D. 前囟隆起、骨缝分离
E. 拒乳、嗜睡、肌张力低

11. 所谓 Roger 病是指
A. 原发孔房间隔缺损
B. 继发孔房间隔缺损
C. 小型室间隔缺损
D. 中型室间隔缺损
E. 大型室间隔缺损

12. 不符合风湿热诊断标准的主要表现是
A. 发热
B. 游走性多发性关节炎
C. 舞蹈病
D. 皮下结节
E. 环形红斑

13. 原发性免疫缺陷病最常见的感染部位是
A. 呼吸道
B. 胃肠道
C. 皮肤
D. 骨关节
E. 脑膜

14. 高渗性脱水多见于如下情况，应除外
A. 腹泻伴呕吐
B. 昏迷和呼吸增快时补水不足
C. 口服或静脉补充过多的高渗液
D. 尿崩症
E. 使用大量脱水剂

15. 重度脱水是指脱水量占体重的
A. 5%
B. 5%~8%
C. 8%~10%
D. 10% 以上
E. 15% 以上

16. 腹泻的治疗原则一般不提倡
A. 禁食
B. 预防和纠正脱水
C. 合理用药
D. 加强护理
E. 预防并发症

17. 绝大多数婴儿生理性胃食管反流症状消失时间是
A. 3~4 个月
B. 5~6 个月
C. 7~8 个月
D. 8~10 个月
E. 1 岁左右

18. 关于结核性脑膜炎的前驱期，叙述错误的是
A. 小儿主要表现少言、懒动、易倦、烦躁
B. 婴幼儿可有蹙眉、皱额、凝视、嗜睡
C. 年长儿可有头痛
D. 结核中毒症状
E. 脑神经障碍

19. 婴儿结核性脑膜炎早期的主要表现为
A. 发热、盗汗、消瘦
B. 蹙眉、皱额、凝视、嗜睡

C. 便秘

D. 食欲下降、呕吐

E. 惊厥

20. 不属于水痘并发症的是

A. 水痘脑炎　　　　　　B. 水痘肺炎

C. 皮肤继发感染　　　　D. 肾炎

E. 血小板减少

21. 在接触麻疹后超过多少天注射免疫球蛋白无法达到保护作用

A. 4 天　　　　　　　　B. 5 天

C. 6 天　　　　　　　　D. 7 天

E. 8 天

22. 国内规定麻疹疫苗的初种时间为

A. 生后 5 个月　　　　　B. 生后 6 个月

C. 生后 7 个月　　　　　D. 生后 8 个月

E. 生后 9 个月

23. 不属于风湿性舞蹈病特点的是

A. 可为疾病的首发表现

B. 病变可留有后遗症

C. 全身或部分肌肉的不自主的、无目的的快速运动

D. 在兴奋或注意力集中时加剧

E. 经治疗后病情不会复发

24. 1 岁半男孩，近 1 年来反复重症化脓性感染，选下列哪一项检查最有价值

A. 血培养　　　　　　　B. 胸部 X 线片

C. 结核菌素试验　　　　D. 血清免疫球蛋白测定

E. 补体测定

25. 4 岁患儿，全身高度水肿 2 个月，尿蛋白（＋＋＋），血浆总蛋白 30g/L，为明确诊断，以下哪一项并非必须检查

A. 尿常规

B. 测血压

C. 测血清补体

D. 测血清尿素氮，血清蛋白电泳

E. 测血沉

26. 6 个月小儿，咳喘 2 天，体温 37.5℃，喘憋较明显。查体：双肺可闻及散在喘鸣音。本例最可能感染的病原体是

A. 腺病毒　　　　　　　B. 肺炎支原体

C. 呼吸道合胞病毒　　　D. 肺炎链球菌

E. 巨细胞病毒

27. 3 岁小儿，咳嗽伴高热 1 周，红霉素治疗无效。查体：一般状况差，呼吸 52 次/分，心率 160 次/分。X 线胸片示有圆形密度增深阴影伴液气胸。应考虑为

A. 病毒性肺炎　　　　　B. 真菌性肺炎

C. 支原体肺炎　　　　　D. 肺结核

E. 金葡肺炎

28. 关于抗生素治疗支气管肺炎的原则，叙述错误的是

A. 根据病原菌选用敏感药物

B. 早期用药

C. 只选用一种抗生素

D. 选用渗入下呼吸道浓度高的药物

E. 重症宜静脉给药

29. 急性肾炎小儿恢复上学的指标是

A. 尿蛋白消失　　　　　B. 血沉正常

C. 镜下血尿消失　　　　D. 抗链"O"正常

E. 阿迪计数正常

30. 肾病综合征患儿开始应用泼尼松治疗，口服泼尼松后，4 周尿蛋白已经转阴，并且已经开始隔日顿服，突发上呼吸道感染，尿蛋白（＋＋＋），经常规抗感染治疗后，尿蛋白仍（＋＋＋），下一步治疗应采用

A. 治疗不变，泼尼松仍然隔日顿服

B. 泼尼松重新开始起始治疗量，每日 3 次，口服

C. 应用环磷酰胺

D. 应用激素 + 环磷酰胺

E. 以上均不对

31. 2 岁小儿，出生时曾接种卡介苗，1 岁半时 PPD 试验为 6mm×6mm，最近 PPD 试验为 13mm×14mm。下列情况哪一种可能性较大

A. 卡介苗反应所致

B. 曾经有结核感染

C. 新近有结核感染

D. 非结核性分枝杆菌感染

E. 假阳性反应

32. 女婴，9 个月，腹泻 2 天，轻度脱水，轻度酸中毒。在无明显呕吐腹胀时，第一天补液首选

A. 3∶2∶1 溶液静脉滴注

B. 2∶1 溶液静脉滴注

C. 4∶3∶2 溶液静脉滴注

D. ORS 溶液

E. 以上都不是

33. 2 个月婴儿，腹泻 3 天，大便每天 10 多次，呈蛋花汤样，伴呕吐，尿少，精神萎靡，拒奶，面色苍白，前囟、眼窝凹陷，口唇樱红皮肤弹性差。除诊断婴儿腹泻、中度脱水外，还应考虑

A. 低血容量性休克　　　B. 代谢性碱中毒

C. 低镁血症　　　　　　D. 代谢性酸中毒

E. 低钙血症

34. 关于风湿性心脏炎，叙述错误的是

A. 40%～50% 的小儿风湿热可累及心脏

B. 一般于起病 1～2 周内出现心脏炎的症状

C. 心脏受累以心肌炎和心内膜炎多见

D. 均有典型的临床症状

E. 严重者可导致心力衰竭

35. 关于婴幼儿化脓性脑膜炎的表现，叙述不正确的是

A. 可有尖声哭叫　　　　B. 可有凝视

C. 可有惊厥　　　　　　D. 可有颈抵抗感

E. 较少有硬膜下积液发生

36. **8 个月男婴，呕吐、腹泻 3 天，无尿 12 小时，体温 37.8℃，嗜睡与烦躁交替，双眼窝凹陷，口唇干燥、樱红，皮肤弹性极差，四肢冷，脉细弱，呼吸 60 次/分，心率 160 次/分，心音低钝，腹胀，肠鸣音减少。血常规：Hb 150g/L，WBC 13×10^9/L，N 0.40，L 0.60。初步诊断婴儿腹泻伴**
   A. 重度脱水，代谢性酸中毒
   B. 中度低渗性脱水，代谢性酸中毒
   C. 重度脱水，低钾血症，代谢性酸中毒
   D. 败血症，感染性休克，代谢性酸中毒
   E. 重度高渗性脱水，代谢性酸中毒

37. **肾病患儿最早出现的症状为**
   A. 血尿　　　　　　　　B. 水肿
   C. 尿少　　　　　　　　D. 腹泻
   E. 发热

38. **营养性缺铁性贫血的血生化指标改变为**
   A. 总铁结合力下降，血清铁下降，转铁蛋白饱和度增加
   B. 总铁结合力不变，血清铁增加转铁蛋白饱和度下降
   C. 总铁结合力增加，血清铁下降，转铁蛋白饱和度下降
   D. 总铁结合力增加，血清铁下降，转铁蛋白饱和度增加
   E. 总铁结合力下降，血清铁下降，转铁蛋白饱和度下降

39. **铁剂治疗缺铁性贫血时，最早显示疗效的是**
   A. 血红蛋白及红细胞增多
   B. 网织红细胞增多
   C. 血清铁增多
   D. 口唇色泽开始变红
   E. 血小板增多

40. **新生儿肺透明膜病最主要见于**
   A. 巨大儿　　　　　　　B. 早产儿
   C. 足月儿　　　　　　　D. 急产儿
   E. 窒息

41. **新生儿期是指**
   A. 从脐带结扎到生后 1 个月
   B. 从脐带结扎到生后 28 天
   C. 从脐带结扎到生后 7 天
   D. 妊娠 28 周至生后 7 天
   E. 妊娠 28 周至生后 28 天

42. **过期产是指胎龄（GA）**
   A. GA >40 周　　　　　B. GA >42 周
   C. GA≥40 周　　　　　D. GA≥42 周
   E. GA >37 周

43. **人类维生素 D 的主要来源是**
   A. 紫外线照射皮肤产生维生素 D_3
   B. 猪肝提供维生素 D_3
   C. 蛋类提供维生素 D_3

   D. 植物类提供维生素 D_3
   E. 以上都不是

44. **最能反映婴儿营养状况的体格发育指标是**
   A. 头围、胸围　　　　　B. 牙齿数
   C. 身长　　　　　　　　D. 体重
   E. 前囟大小

45. **下列佝偻病体征中哪一项不是骨样组织堆积所致**
   A. 方颅　　　　　　　　B. 肋骨串珠
   C. 手镯　　　　　　　　D. 脚镯
   E. 鸡胸

46. **下列叙述中，不正确的是**
   A. 人乳中电解质浓度远比牛乳低，与婴儿肾脏功能相适应
   B. 人乳对酸碱的缓冲力低，不会影响胃液的酸度
   C. 人乳含钙量比牛乳大，因此钙的吸收好
   D. 人乳铁吸收率远高于牛乳
   E. 人乳锌吸收率明显高于牛乳

47. **苯丙酮尿症临床症状出现的时间一般为**
   A. 新生儿期　　　　　　B. 3～6 个月
   C. 1 岁　　　　　　　　D. 2～3 岁
   E. 3～4 岁

48. **有关急性肾炎以下哪一项不正确**
   A. 本病多见于 5～10 岁儿童
   B. 病初可有低热、头晕、恶心呕吐
   C. 水肿，少尿，血尿
   D. 高血压一般在尿量增多后降至正常
   E. 绝大多数转为肾炎性肾病

49. **下列何种先天性心脏病可出现周围血管征**
   A. 肺动脉狭窄　　　　　B. 法洛四联症
   C. 动脉导管未闭　　　　D. 房间隔缺损
   E. 室间隔缺损

50. **下列哪一项不是易引起支气管肺炎的最常见疾病**
   A. 贫血　　　　　　　　B. 营养不良
   C. 佝偻病　　　　　　　D. 先天性心脏病
   E. 低出生体重儿

51. **治疗甲状腺功能减低症患者最有效的措施是**
   A. 加强训练，改善神经系统症状
   B. 服用碘制剂
   C. 服用甲状腺片
   D. 服用铁剂、叶酸、维生素 B_{12}
   E. 增补钙剂

52. **无甲状腺组织的先天性甲状腺功能减低症出现症状的时间是**
   A. 出生时　　　　　　　B. 婴儿早期
   C. 3～6 个月　　　　　 D. 6～9 个月
   E. 9～10 个月

53. **下列哪一项对诊断化脓性脑膜炎脑脊液最有意义**
   A. 头痛、呕吐、惊厥　　B. CSF 中细胞数明显增高

C. 脑膜刺激征阳性　　　　D. CSF 涂片找到 G^+ 杆菌

E. CSF 蛋白增高，葡萄糖降低，氯化物正常

54. 支气管肺炎有缺氧表现，鼻导管给氧的流量为

A. $0.2 \sim 0.5 L/min$　　　　B. $0.5 \sim 1 L/min$

C. $1 \sim 2 L/min$　　　　D. $2 \sim 3 L/min$

E. $2 \sim 4 L/min$

55. 胸部 X 线片表现多样性的肺炎是

A. 呼吸道合胞病毒性肺炎

B. 腺病毒性肺炎

C. 金黄色葡萄球菌肺炎

D. 肺炎支原体肺炎

E. 衣原体肺炎

56. 关于小儿上呼吸道解剖生理特点，叙述不正确的是

A. 鼻腔短、无鼻毛，后鼻道狭窄，黏膜柔嫩，血管丰富

B. 咽鼓管宽、直、短，呈水平位

C. 咽部较狭窄，方向垂直

D. 喉部呈漏斗状，喉腔狭窄

E. 扁桃体在 6 个月后渐增大

57. 足月儿，因胎心过快，急行剖宫产，生后即哭闹不安，有时口角抖动，心肺正常，最可能的诊断是

A. 新生儿窒息　　　　B. 新生儿肺炎

C. 缺氧缺血性脑病　　　　D. 湿肺

E. 颅内出血

58. 一腹泻患儿体重 8kg，中度脱水，该患儿体液丢失量约为

A. 1200ml　　　　B. 800ml

C. 400ml　　　　D. 200ml

E. 100ml

59. 女，8 岁，干咳 1 周伴咽痛、低热，右下肺呼吸音减弱，无明显干、湿啰音，肺部 X 线两下肺呈云雾状浸润影，该患儿最可能的诊断是

A. 大叶性肺炎　　　　B. 肺结核

C. 金黄色葡萄球菌肺炎　　　　D. 腺病毒肺炎

E. 肺炎支原体肺炎

60. 3 岁小儿，突然高热伴咳嗽 5 天，经红霉素治疗无效，体温仍高，烦躁不安，呼吸 52 次/分，心率160 次/分，胸片示有圆形密度增高阴影，伴液气胸，应立即给予的治疗是

A. 退热药　　　　B. 镇静药

C. 强心剂　　　　D. 胸腔穿刺引流

E. 利尿剂

61. 2 岁小儿，出生时接种过卡介苗，PPD 试验硬节16mm，持续 7 天后留有色素，最大可能是

A. 有过结核感染　　　　B. 接种卡介苗反应

C. 无结核感染　　　　D. 活动性结核病

E. 分枝杆菌交叉感染变态反应

62. 1 岁小儿，体重 4.5kg，腹泻伴重度脱水。有关静脉补液问题，叙述错误的是

A. 第一天补液量比一般小儿补液量少 1/3

B. 第一天补 2/3 张含钠液

C. 补钾盐时间约 1 周左右

D. 累积损失量于前 5 小时内补完

E. 应早期给钙盐

63. 一般腹泻患儿，失水量为体重的 9%，四肢稍凉，血钠135mmol/L（135mEq/L），二氧化碳结合力 14mmol/L（14mEq/L）。有关第一天补液哪一项不正确

A. 总液量 120 ~ 150ml/kg

B. 1/2 张含钠液

C. 前 6 ~ 8 小时补总液量的一半

D. 第一小时静脉推注 5% 碳酸氢钠 20 ~ 30ml/kg

E. 排尿后补钾盐

64. 苯丙酮尿症最重要的治疗原则是

A. 限制蛋白质摄入　　　　B. 大量维生素

C. 补充 5 – 羟色胺　　　　D. 限制苯丙氨酸摄入

E. 对症处理

65. 关于肾炎性肾病的临床表现，叙述正确的是

A. 多数患儿血压正常

B. 多系选择性蛋白尿

C. 血浆总蛋白浓度降低

D. 血清 α_1 – 球蛋白减少

E. 可有持续性镜下血尿

66. 4 岁患儿，发热、干咳 10 天，体温 39℃，双眼疱疹性结膜炎，颈部可扪及成串肿大的淋巴结，右肺呼吸音稍低，少许干啰音，PPD 硬结直径 18mm。诊断考虑

A. 急性支气管炎　　　　B. 支气管肺炎

C. 右侧胸膜炎　　　　D. 支气管炎合并结膜炎

E. 原发型肺结核

67. 7 岁小儿，高热、咳嗽 1 周余，干咳无痰，较剧烈，左肺下野大片阴影，一般状况好，无呼吸困难，外周血白细胞 $13.5 \times 10^9/L$，S 0.55，L 0.45，血沉明显增快。在病因未明确时的首选药物应考虑

A. 青霉素　　　　B. 氨苄西林

C. 红霉素　　　　D. 氯霉素

E. 先锋霉素

68. 新生儿及 2 个月以内的婴儿，化脓性脑膜炎的最常见的致病菌是

A. 大肠埃希菌　　　　B. 金黄色葡萄球菌

C. 铜绿假单胞菌　　　　D. 溶血性链球菌

E. 脑膜炎双球菌

69. 关于小儿神经反射，叙述正确的是

A. 生后 2 周出现拥抱反射

B. 生后 1 个月出现握持反射

C. 4 个月以内克氏征阳性

D. 6 个月以内腹壁反射易引出

E. 2 岁以下巴宾斯基征阴性

70. 关于小儿呼吸系统的生理特点，叙述错误的是

A. 年龄越小，呼吸频率越快

B. 小儿呼吸中枢发育不完善，易出现呼吸节律不齐
C. 婴幼儿的呼吸型为腹膈式
D. 随年龄增大呼吸型逐渐变为胸腹式
E. 婴幼儿的呼吸潜在力较好，不易发生呼吸衰竭

71. 室间隔缺损的典型杂音是
A. 胸骨左缘第 2 肋间收缩期杂音 II 级
B. 胸骨左缘第 2 肋间收缩期杂音 III 级
C. 胸骨左缘第 3～4 肋间收缩期杂音 III 级以上
D. 胸骨左缘第 3～4 肋间舒张期杂音 III 级以上
E. 胸骨左缘第 3～4 肋间全收缩期杂音 II 级以上

72. 下列小儿肾病综合征治疗措施中，错误的是
A. 反复输注清蛋白   B. 使用激素
C. 使用免疫抑制剂   D. 抗凝治疗
E. 使用辅助药物（吲哚美辛、双嘧达莫）

73. 过期产儿的定义是
A. 出生体重≥4000g 的新生儿
B. 出生体重在该胎龄体重第 90 百分位以上者
C. 胎龄满 42 周（294 天）及其后之新生儿
D. 胎龄满 37 周至不满 42 足周（260～293 天）的新生儿
E. 胎龄满 42 周（294 天）且体重大于 4000g 者

74. 新生儿败血症最常见的并发症是
A. 化脓性脑膜炎   B. 骨髓炎
C. 肝脓肿   D. 肺炎
E. 关节炎

75. 女孩，4 岁，反复呕吐 3 天，突发抽搐 1 次，食欲差，精神萎靡。肾病综合征病史半年余，长期低盐饮食，其最可能合并
A. 低钙血症   B. 肾静脉血栓
C. 低钠血症   D. 颅内感染
E. 脑血栓形成

76. 新生儿由抗 D 引起的 Rh 溶血症发生在
A. 母亲 Rh 阳性，胎儿 Rh 阴性
B. 母亲 Rh 阴性，胎儿 Rh 阴性
C. 母亲 Rh 阳性，胎儿 Rh 阳性
D. 母亲 Rh 阴性，胎儿 Rh 阳性
E. 母亲 Rh 阴性，胎儿 Rh 阳性或阴性

77. 婴幼儿最常见的贫血是
A. 溶血性贫血
B. 缺铁性贫血
C. 失血性贫血
D. 营养性巨幼红细胞性贫血
E. 再生障碍性贫血

78. 急性肾炎引起水肿的主要机制是
A. 大量蛋白尿引起低蛋白血症
B. 血压增高引起急性心力衰竭
C. 肾小球滤过率下降
D. 全身毛细血管通透性增加
E. 抗利尿激素分泌过多

79. 小儿出生后多久，中性粒细胞与淋巴细胞所占比例相等
A. 1～2 天，1～2 个月
B. 1～6 天，2～3 个月
C. 4～6 天，4～6 岁
D. 1～2 个月，2～3 岁
E. 2～4 个月，4～6 岁

80. 患儿，4 岁。诊断为先天性甲状腺功能减低症，给甲状腺素片治疗，医生嘱咐，出现下列情况考虑为甲状腺素片过量，但哪一项除外
A. 食欲好转   B. 心悸
C. 发热   D. 多汗
E. 腹泻

81. 风湿性心肌炎最常见的心电图改变是
A. 期前收缩   B. 心动过速
C. I 度房室传导阻滞   D. II 度房室传导阻滞
E. III 度房室传导阻滞

82. 一般急性风湿热的治疗正确的是
A. 阿司匹林   B. 吲哚美辛
C. 激素   D. 布洛芬
E. 双氯芬酸（扶他林）

83. 下列麻疹的一般治疗和护理措施中，不正确的是
A. 应隔离卧床休息
B. 保持房间内适当的温度和湿度
C. 防止并发症，应尽快给予抗生素
D. 高热时可给予小剂量的退热剂
E. 保持皮肤及黏膜的清洁

84. 痢疾杆菌分为 4 个血清型，我国以哪一种类型多见
A. 宋氏志贺菌   B. 痢疾志贺菌
C. 鲍氏志贺菌   D. 福氏志贺菌
E. 以上都不是

85. 中毒型细菌性痢疾的治疗不包括
A. 抗生素治疗   B. 防治脑水肿
C. 防治呼吸衰竭   D. 降温
E. 加强心肌收缩力

86. 关于结核性脑膜炎的脑脊液改变，叙述错误的是
A. 外观透明或毛玻璃状
B. 静置 12～24 小时后可有薄膜形成
C. 白细胞数在（50～500）×10^6/L，分类淋巴细胞为主
D. 蛋白含量一般在 1.0～3.0g/L
E. 糖含量减少，氯化物正常

87. 结核菌素试验的注射部位为
A. 左前臂掌侧面中、下 1/3 交界处皮内
B. 左前臂掌侧面中、下 1/3 交界处皮下
C. 左前臂中、下 1/3 交界处
D. 右前臂掌侧面中、下 1/3 交界处皮内
E. 右前臂掌侧面中、下 1/3 交界处皮下

88. 关于结核病的病史，不重要的是
A. 结核中毒症状

B. 结核接触史

C. 卡介苗接种史

D. 发病前有无上呼吸道感染史

E. 既往有无结核过敏表现

89. 肺炎并发脓胸的常见病原体是

A. 肺炎链球菌　　　　　B. 大肠埃希菌

C. 溶血性链球菌　　　　D. 金黄色葡萄球菌

E. 铜绿假单胞菌

90. 小儿肠管的长度为身长的

A. 1~3 倍　　　　　　　B. 4~6 倍

C. 5~7 倍　　　　　　　D. 8~10 倍

E. 10 倍以上

91. 低渗性脱水常见于下列情况，不包括

A. 营养不良伴慢性腹泻

B. 腹泻时补充大量的电解质溶液

C. 慢性肾脏疾病和充血性心力衰竭

D. 长期禁盐并反复使用利尿剂

E. 大面积烧伤损失血浆过多者

92. 关于急性腹泻的病程，叙述正确的是

A. 1 周　　　　　　　　B. <2 周

C. 2~3 周　　　　　　　D. 3~4 周

E. 4 周以下

93. 关于等渗性脱水，叙述错误的是

A. 水和电解质成比例地丢失

B. 血浆渗透压在正常范围

C. 血清钠浓度为 130~150mmol/L

D. 循环血容量和间质液均明显减少

E. 细胞内液减少

94. 关于缺铁性贫血骨髓象的表现，叙述正确的是

A. 红细胞增生受到抑制

B. 以早幼红细胞为主

C. 铁粒幼细胞减少，甚至消失

D. 粒细胞与有核红细胞的比例显示粒细胞明显增高

E. 巨核细胞数减少

95. 下列哪一项不是原发复合征病情进展的表现

A. 空洞形成

B. 淋巴结支气管瘘致支气管内膜结核

C. 支气管淋巴结肿大，导致肺不张和肺气肿

D. 结核性胸膜炎

E. 病灶钙化

96. 新生儿黄疸于生后 **24** 小时内出现者，首先考虑

A. 新生儿肺炎　　　　　B. 新生儿败血症

C. 新生儿肝炎　　　　　D. 新生儿溶血症

E. 先天性胆道闭锁

97. 新生儿呼吸窘迫综合征的主要原因是

A. 低血糖　　　　　　　B. 早产

C. 极度寒冷　　　　　　D. 急产

E. 窒息

98. 新生儿 ABO 溶血病发生在

A. 母血型 "O"，子血型 "A" 或 "B"

B. 母血型 "AB"，子血型 "O"

C. 母血型 "O"，子血型 "AB"

D. 母血型 "A"，子血型 "O"

E. 母血型 "B"，子血型 "O"

99. 营养性贫血血红蛋白低于多少时可输血治疗

A. 60g/L　　　　　　　B. 90g/L

C. 70g/L　　　　　　　D. 80g/L

E. 100g/L

100. 营养性缺铁性贫血选用下列哪一种治疗最恰当

A. 硫酸亚铁加维生素 C 加高蛋白饮食

B. 维生素 C 加叶酸

C. 维生素 B_{12} 加高蛋白饮食

D. 硫酸亚铁加叶酸

E. 以上都不是

101. 肾病综合征诊断标准中，24 小时尿蛋白总量临界值应

A. >0.4g/kg　　　　　　B. >0.3g/kg

C. >0.2g/kg　　　　　　D. >0.1g/kg

E. >0.05g/kg

102. 治疗支气管肺炎，抗生素应持续用至

A. 临床症状基本消失后 2 天

B. 临床症状基本消失后 3 天

C. 临床症状基本消失后 4 天

D. 临床症状基本消失后 5 天

E. 临床症状基本消失后 1 周

103. 小儿呼吸衰竭的诊断标准是

A. $PaO_2 < 50mmHg$，$PaCO_2 > 50mmHg$，$SaO_2 < 95\%$

B. $PaO_2 < 50mmHg$，$PaCO_2 > 50mmHg$，$SaO_2 < 85\%$

C. $PaO_2 < 60mmHg$，$PaCO_2 > 50mmHg$，$SaO_2 < 85\%$

D. $PaO_2 < 60mmHg$，$PaCO_2 > 60mmHg$，$SaO_2 < 95\%$

E. $PaO_2 < 60mmHg$，$PaCO_2 > 60mmHg$，$SaO_2 < 85\%$

104. 关于小儿肺的解剖生理特点，叙述错误的是

A. 肺的弹力纤维发育较差

B. 血管丰富

C. 肺间质发育旺盛

D. 肺泡数量相对较少

E. 小儿肺的含气量丰富，含血量相对较少

105. 婴儿腹泻低渗性脱水时，第一天补液的张力应为

A. 1/2 张　　　　　　　B. 1/3 张

C. 1/4 张　　　　　　　D. 等张

E. 2/3 张

106. 腹泻时轻度脱水静脉补液总量应给予

A. 30~50ml/kg　　　　　B. 50~70ml/kg

C. 70~90ml/kg　　　　　D. 90~120ml/kg

E. 130~150ml/kg

107. 关于小儿消化道的解剖特点，叙述正确的是

A. 婴儿食管的黏膜纤弱，腺体丰富

B. 新生儿胃容量 60~80ml

C. 年龄越小，每次喂食的次数应较年长儿少

D. 新生儿胃呈垂直位

E. 新生儿贲门括约肌发育不成熟，常发生胃食管反流

108. 肾病综合征患儿，禁盐 2 个月，近 3 天频繁呕吐，水肿未消退，嗜睡，血压下降，惊厥 2 次，诊断可能为

A. 肾病综合征伴病毒性脑炎

B. 肾病综合征伴急性胃肠炎

C. 肾病综合征伴低钙惊厥

D. 肾病综合征伴低钠血症

E. 肾病综合征伴低钾血症

109. 结核病的主要传染源为

A. 健康带菌者　　　　　B. 血沉增快者

C. OT 试验为（＋＋）　　D. 结核菌涂片阳性者

E. OT 试验为（＋）

110. 我国使用的围生期概念是

A. 妊娠 20 周～生后 1 周

B. 妊娠 28 周～生后 1 周

C. 妊娠 28 周～生后 4 周

D. 妊娠 26 周～生后 4 周

E. 妊娠 24 周～生后 1 周

111. 下列哪一项提示小气道梗阻

A. 吸气时出现喘鸣音伴吸气相延长

B. 呼气时出现喘鸣音伴吸气相延长

C. 呼气时出现喘鸣音伴呼气相延长

D. 吸气时肺部是否有固定的湿啰音

E. 吸气时肺部是否有不固定的中、粗湿啰音

112. 自然感染与接种卡介苗阳性反应的区别不正确的是

A. 自然感染反应较强

B. 自然感染硬结质地较硬、颜色深红，边缘清楚

C. 自然感染硬结直径多在 10～15mm 以上

D. 自然感染的阳性反应持续时间较短

E. 自然感染阳性反应变化少

113. 用纯蛋白衍化物 PPD 做结核菌素试验的剂量为

A. 0.1ml　　　　　　B. 0.2ml

C. 0.3ml　　　　　　D. 0.4ml

E. 0.5ml

114. 关于麻疹的皮疹的叙述，正确的是

A. 多在发热后立即出现

B. 开始见于耳后、颈部和发际边缘

C. 当天即可遍及全身

D. 皮疹消退顺序与出疹顺序不一致

E. 疹退后无脱屑

115. 下列哪一项不是麻疹的临床特点

A. 发热　　　　　　B. Koplik 斑

C. 全身斑丘疹　　　D. 上呼吸道炎症

E. 先天畸形

116. 不是麻疹并发症的是

A. 喉炎　　　　　　B. 肾炎

C. 心肌炎　　　　　D. 脑炎

E. 肺炎

117. 不属于支气管扩张剂的是

A. 沙丁胺醇（舒喘灵）

B. 丙卡特罗（美喘清）

C. 苯妥英钠

D. 异丙托溴铵（异丙阿托品）

E. 肾上腺皮质激素类

118. 关于咳嗽变应性哮喘的诊断依据，叙述错误的是

A. 咳嗽持续或反复发作 >1 个月

B. 经较长时间的抗生素治疗无效

C. 支气管扩张剂可使咳嗽发作缓解

D. 有个人或家族过敏史

E. 常在白天发作，运动后减轻

119. 小儿化脓性脑膜炎最易出现的并发症为

A. 脑积水　　　　　　B. 脑瘫

C. 癫痫　　　　　　　D. 硬膜下积液

E. 脑性低钠血症

120. 早产儿，生后 6 小时出现进行性呼吸困难，伴呼气性呻吟，面色青灰。胸片示：双肺普遍透过度降低。此患儿可能的诊断是

A. 新生儿湿肺　　　　B. 新生儿宫内感染性肺炎

C. 新生儿肺透明膜病　　D. 新生儿支气管肺炎

E. 新生儿膈疝

121. 胎龄为 36 周的新生儿，生后 6 小时皮肤出现黄染，生后 3 天出现抽搐，体检：一般状态差、前囟平、皮肤及巩膜重度黄染，心肺正常，腹软，四肢肌张力增强，血胆红素 342μmol/L，血钙 2.0mmol/L，此患儿最可能是

A. 核黄疸　　　　　　B. 化脓性脑膜炎

C. 低钙　　　　　　　D. 低血糖

E. 癫痫

122. 3 岁男孩，平时易感冒，有活动后气促，已确诊为动脉导管未闭。下列叙述中，错误的是

A. 胸骨左缘可闻及粗糙的连续性机器样杂音

B. 心电图检查可出现左心室肥大

C. X 线检查显示主动脉弓有增大

D. 心导管检查可发现肺动脉血氧含量较右心室为低

E. 可行手术治愈

123. 5 个月男婴，生后反复患支气管肺炎和心力衰竭，平时常有吃奶或哭闹后口唇发绀，生长缓慢，已确诊为室间隔缺损，缺损直径为 12mm。下列叙述中，正确的是

A. 患儿已合并有肺动脉高压

B. 1 岁后再行手术治疗

C. 应尽早进行手术治疗

D. 患儿已失去手术机会

E. 容易并发脑脓肿

124. 支气管淋巴结核出现痉挛样咳嗽可能是

A. 淋巴结高度肿大压迫气管分叉处

B. 淋巴结压迫支气管导致部分阻塞

C. 淋巴结压迫支气管导致完全阻塞

D. 支气管内膜结核

E. 淋巴结压迫肺动脉

125. 关于风湿热实验室检查结果的判断，下述哪一项不正确

A. ASO 增高是风湿热活动的指标

B. 舞蹈病患儿 ASO 可不增高

C. 血沉增快是风湿热活动的标志

D. C - 反应蛋白阳性提示风湿活动

E. 20% 的风湿热患者 ASO 可不增高

126. 1 岁以上甲状腺功能低下患者 X 线摄片测骨龄的部位应是

A. 腕部   B. 膝部

C. 踝部   D. 髋部

E. 肘部

127. 女孩，2 岁 8 个月。尚不会独立行走，智力落后于同龄儿。体检：表情淡漠，眼睑轻度水肿，鼻梁较塌，手指粗短，皮肤粗糙，心率 78 次/分，腹较膨隆。下述检查哪一项对诊断有帮助

A. 染色体核型分析

B. 测血钙、磷、碱性磷酸酶

C. 腕部摄片测骨龄

D. 尿三氯化铁试验

E. 做智能筛查

128. 4 个月小儿烦躁、夜惊，枕秃，做哪一项检查最合适

A. 尿钙测定   B. Ca、P、AKP

C. 25 - (OH) D_3 D. 左腕放大像

E. 骨碱性磷酸酶

129. 2 岁女孩，常有活动后气促、发绀，胸骨左缘可闻及收缩期粗糙杂音，经心脏彩超诊断为室间隔缺损。近 1 个月来上述症状加重，呈现青紫，心脏杂音明显减轻而肺动脉瓣听诊区第二心音显著亢进。该患儿可能合并了

A. 中毒性心肌炎   B. 心力衰竭

C. 肺水肿   D. 亚急性细菌性心内膜炎

E. 艾森曼格综合征

130. 高钾血症的临床表现不包括

A. 神经 - 肌肉兴奋性降低

B. 精神萎靡、嗜睡

C. 腱反射消失

D. 心音低钝、心律失常

E. T 波平坦

131. 婴儿腹泻等渗性脱水时，第一天补液的张力应为

A. 1/2 张   B. 1/3 张

C. 1/4 张   D. 等张

E. 1/5 张

132. 不引起肠黏膜损伤的腹泻致病菌是

A. 空肠弯曲菌   B. 耶尔森菌

C. 金黄色葡萄球菌   D. 产毒性大肠埃希菌

E. 侵袭性大肠埃希菌

133. 小儿腹泻时，中度脱水静脉补液总量应给予

A. 50 ~ 70ml/kg   B. 70 ~ 90ml/kg

C. 90 ~ 120ml/kg   D. 120 ~ 130ml/kg

E. 120 ~ 150ml/kg

134. 关于小儿消化系统的解剖特点，下列哪一项不正确

A. 3 ~ 4 个月的婴儿唾液分泌开始增多

B. 3 月以下婴儿唾液中淀粉酶活性高

C. 婴儿常发生生理性流涎

D. 足月新生儿颊部有坚厚的脂肪垫

E. 新生儿和婴幼儿的口腔黏膜薄、嫩，易发生感染

135. 以颅底病变为主的脑膜炎为

A. 化脓性脑膜炎   B. 结核性脑膜炎

C. 病毒性脑膜炎   D. 隐球菌性脑膜炎

E. 无菌性脑膜炎

136. 关于结核病的叙述，错误的是

A. 小儿吸入带结核菌的飞沫或尘埃后即可引起感染

B. 少数经消化道传染

C. 经皮肤和胎盘传染者少见

D. 本病与遗传因素无关

E. 组织相容性抗原 BW35 阳性者发生结核的风险较高

137. 关于结核菌，下列哪一项不正确

A. 属分枝杆菌

B. 具抗酸性

C. 对人类致病的主要是人型和牛型

D. 其中人型是人类结核病的主要病原体

E. 呼吸道是唯一传播途径

138. 风疹和麻疹的鉴别点最主要的是

A. 皮疹呈全身性分布   B. 皮疹 1 天出齐

C. 为充血性斑丘疹   D. 全身症状轻重

E. 白细胞数减少

139. 女婴足月顺产，出生体重 3200g，生后 48 小时血清总胆红素 297.5μmol/L。在检查黄疸原因时，首选治疗方法是

A. 光照疗法   B. 换血

C. 口服苯巴比妥   D. 清蛋白输注

E. 输血浆

140. 引起婴儿佝偻病的主要原因是

A. 缺钙

B. 缺维生素 D

C. 甲状旁腺功能不全

D. 食物中热量和蛋白质不足

E. 食物中钙磷比例不当

141. 8 岁女孩，颜面、眼睑水肿伴尿少 10 天，尿常规示蛋白（＋＋），红细胞（＋＋）；血胆固醇 3.1mmol/L；总蛋白 65g/L，清蛋白 35g/L；补体 C_3 下降；血 ASO 600U。该患儿最可能的诊断是

A. 急性链球菌感染后肾炎

B. 单纯性肾病

C. 肾炎性肾病
D. 慢性肾炎急性发作
E. 病毒性肾炎

142. 心脏胚胎发育的关键时期是

A. 第 2 ~ 4 周　　　　　　B. 第 2 ~ 8 周
C. 第 3 ~ 8 周　　　　　　D. 第 4 ~ 8 周
E. 第 4 ~ 12 周

143. 先天性心脏病中最常见的类型是

A. 室间隔缺损　　　　　　B. 房间隔缺损
C. 动脉导管未闭　　　　　D. 法洛四联症
E. 肺动脉狭窄

144. 先天性心脏病按病理、生理分三类，属于右向左分流的先天性心脏病是

A. 室间隔缺损　　　　　　B. 右位心
C. 动脉异常未闭　　　　　D. 法洛四联症
E. 肺动脉瓣狭窄

145. 先天性心脏病最主要的病因是

A. 遗传
B. 宫内感染
C. 妊娠母亲与大剂量放射线接触
D. 妊娠期服用药物
E. 妊娠母亲患糖尿病

146. 麻疹的病理改变可出现于全身各系统，但以下列哪一个系统最为明显

A. 神经系统
B. 血液系统
C. 单核 - 吞噬细胞系统
D. 消化系统
E. 生殖系统

147. 化脓性脑膜炎最可靠的诊断依据是

A. 急起高热、惊厥、昏迷
B. 剧烈头痛、喷射性呕吐
C. 脑膜刺激征阳性
D. 脑脊液细胞数明显增高
E. 脑脊液中检出化脓性细菌

148. 下列风疹的临床特点中哪一项是错误的

A. 常见高热　　　　　　　B. 全身症状轻微
C. 皮肤红色斑丘疹　　　　D. 耳后、枕后淋巴结肿大
E. 孕妇在孕早期感染后可致胎儿发生先天性风疹综合征

149. 4 个月患儿，被外院拟诊婴儿腹泻，中度脱水，经补液后脱水征消失，但突然出现呼吸变浅，反应差，腹胀而转来院。体检：体温 36.8℃，心率 140 次/分，呼吸 28 次/分，神萎，面色苍白，前囟平，皮肤弹性可。心音低，腹胀，肠鸣音 1 ~ 2 次/分，膝反射消失。最可能的诊断是

A. 败血症　　　　　　　　B. 重症肌无力
C. 中毒性心肌炎　　　　　D. 低钾血症
E. 中毒性肠麻痹

150. 34 周新生儿，生后 8 小时出现呼吸困难、呻吟，体检：双肺呼吸音低，未闻及干湿啰音，胸片示双肺野可见均匀小颗粒及网状阴影，最可能的诊断是

A. 吸入性肺炎　　　　　　B. 感染性肺炎
C. 生后感染性肺炎　　　　D. 新生儿肺透明膜病
E. 湿肺

151. 新生儿女婴，过期产，出生体重 4kg，2 个月后黄疸没完全消退，哭声低哑，手脚凉，吃奶慢，脐疝，便秘，6 ~ 7 天排便一次，可能是哪一种疾病

A. 散发性先天性甲状腺功能减低症
B. 新生儿溶血病
C. 21 - 三体综合征
D. 先天性巨结肠
E. 苯丙酮尿症

152. 关于支气管哮喘的临床表现，叙述错误的是

A. 反复发作的喘息　　　　B. 呼吸困难
C. 胸闷或咳嗽　　　　　　D. 常在白天发作、加剧
E. 多数患儿可经治疗或自行缓解

153. 3 岁以上儿童哮喘的诊断下述哪一项是错误的

A. 喘息呈反复发作
B. 发作时肺部出现哮鸣音
C. 支气管舒张剂治疗有效
D. 年龄 3 岁以上
E. 疑似病例可用 1% 的肾上腺素皮下注射，喘息减轻有助诊断

154. 早产儿病理性黄疸，黄疸持续时间是

A. >2 周　　　　　　　　B. >4 周
C. >5 周　　　　　　　　D. >6 周
E. >8 周

155. 法洛四联症患儿喜蹲踞，是因为

A. 使心脑供血增加
B. 缓解漏斗部痉挛
C. 使腔静脉回心血量增加
D. 可增加体循环阻力、减少右向左分流及回心血量
E. 使劳累、气急缓解

156. 结核性脑膜炎的分型不包括

A. 浆液型　　　　　　　　B. 脑底脑膜炎型
C. 脊髓型　　　　　　　　D. 脑膜脑炎型
E. 脑内结核瘤型

157. 法洛四联症随年龄增加而加重的主要畸形是

A. 主动脉骑跨　　　　　　B. 右心室肥厚
C. 室间隔缺损　　　　　　D. 房间隔缺损
E. 肺动脉狭窄

158. 7 个月男婴，腹泻 3 ~ 4 天，大便 8 ~ 9 次/天，为稀水样，伴呕吐 1 ~ 2 次/天。体检：皮肤稍干，弹性差，心音低钝。此患儿入院时最重要的处理是

A. 纠正水、电解质紊乱
B. 调整与适当控制饮食
C. 控制肠内外感染

D. 给予止吐药

E. 给予消化药

159. 动脉导管形成解剖上关闭的时间，80％的婴儿约于生后

A. 1 年　　　　　　B. 3 个月

C. 5~7 个月　　　　D. 6 个月

E. 9 个月

160. 卵圆孔于生后何时在功能上关闭

A. 当左心房压力超过右心房时

B. 1 年

C. 6~8 周

D. 3 个月

E. 5~7 个月

161. 法洛四联症患儿缺氧发作的原因主要是

A. 血黏稠度增高

B. 右向左分流量突然增加

C. 脑血栓形成

D. 肺动脉漏斗部肌肉痉挛

E. 以上均不是

162. 室间隔缺损和动脉导管未闭患儿，出现声音嘶哑，最常见的原因是

A. 左心室增大，压迫喉返神经

B. 肺动脉显著扩张，压迫喉返神经

C. 左、右心室扩大，压迫喉返神经

D. 右心室增大，压迫喉返神经

E. 右心房增大，压迫喉返神经

163. 下述母子血型关系哪一组可能发生新生儿溶血症（母，子）

A. A，O　　　　　　B. B，O

C. O，A　　　　　　D. AB，B

E. AB，A

164. 新生儿缺氧缺血性脑病，下列哪一项不正确

A. 有宫内窒迫或出生时窒息时

B. 多见于早产儿

C. 可出现意识障碍

D. 原始反射减弱或消失

E. 肌张力增高或减弱

165. 新生儿 ABO 血型不合溶血症的病因是

A. 同族免疫性溶血　　B. 红细胞膜的缺陷

C. 红细胞酶的缺陷　　D. 异常血红蛋白

E. 异族免疫性溶血

166. 母体免疫球蛋白能通过胎盘转移给胎儿的是

A. IgM　　　　　　B. IgA

C. IgG　　　　　　D. IgD

E. IgE

167. 风湿热活动期指标不包括

A. 血沉增快

B. C－反应蛋白增高

C. 黏蛋白增高

D. 白细胞计数增高伴核左移

E. 抗"O"增高

168. 下列哪一项是链球菌感染的证据

A. ASO＞500U/L　　B. 血沉增快

C. CRP 阳性　　　　D. 扁桃体化脓

E. 白细胞增高

169. 麻疹患儿 Koplik 斑出现于

A. 起病后第 4~5 天

B. 起病后第 2~3 天

C. 出疹初期

D. 出疹期

E. 潜伏期末期

170. 一肾病综合征患儿，起病早期使用利尿剂后，出现烦躁不安，四肢湿冷，脉搏细速，血压下降，周身有花纹，则此患儿最可能合并

A. 低钾血症　　　　B. 低钙血症

C. 低血容量性休克　D. 低钠血症

E. 急性肾功能衰竭

171. 关于高渗性脱水错误的是

A. 电解质的损失比水分少

B. 血浆渗透压比正常高

C. 血清钠＞150mmol/L

D. 细胞外液呈高渗状态，细胞内液无明显的变化

E. 脱水征较轻

172. 营养性缺铁性贫血的特点是

A. 细胞免疫功能低下，常合并感染

B. 红细胞呈体积小、重量重、分布宽的特点

C. 智力倒退

D. 补铁应连续 3~6 个月，以补充储铁

E. 以血红蛋白为评价有效的指标

173. 营养性缺铁性贫血的主要病因是

A. 长期腹泻　　　　B. 生长发育过快

C. 先天储备不足　　D. 摄入量不足

E. 患有慢性失血性贫血

174. 腹泻患儿治疗后病情好转，一天排粪便 2 次，但胃纳差，如静脉补充生理需要量宜采用

A. 0.9% 氯化钠　　　B. 10% 葡萄糖液

C. 1:2（1/3 张）溶液　D. 1:1（1/2 张）溶液

E. 1:4（1/5 张）溶液

175. 下述哪一项不符合肾炎性肾病

A. 血清补体下降　　B. 肾功能障碍

C. 多为选择性蛋白尿　D. 高血压

E. 血尿

176. 左向右分流型的先天性心脏病多见的并发症是

A. 肺炎　　　　　　B. 脑栓塞

C. 心律失常　　　　D. 喉返神经麻痹

E. 亚急性细菌性心内膜炎

177. 下列哪一项不是幼儿急疹的临床特点
- A. 持续高热 3~5 天
- B. 热退后出疹
- C. 皮疹呈红色斑疹或斑丘疹
- D. 皮疹消退后无色素沉着或脱屑
- E. 皮疹主要分布在四肢末端

178. 婴幼儿呼吸道的免疫特点不正确的是
- A. 非特异性和特异性免疫功能均较差
- B. 咳嗽反射差
- C. 纤毛运动功能差
- D. 免疫球蛋白 SIgA、IgA、IgG 和 IgG 亚类含量与成人接近
- E. 肺泡巨噬细胞功能不足，乳铁蛋白、溶菌酶、干扰素、补体数量和活性不足

179. 关于麻疹的流行病学，下列哪一项是错误的
- A. 患者为唯一的传染源
- B. 带病毒的飞沫直接传播至呼吸道
- C. 发病前 5 天至恢复期均有传染性
- D. 婴儿可从胎盘得到母亲的抗体
- E. 婴儿在生后 4~6 个月内有被动免疫力

180. 婴儿腹泻伴低钾血症时，治疗错误的是
- A. 轻度低钾血症可每日口服补钾
- B. 重度低钾血症需静脉补钾
- C. 静脉补钾浓度不应超过 0.3%
- D. 补钾时速度宜快
- E. 需持续补钾 4~6 天

181. 关于低渗性脱水，叙述错误的是
- A. 电解质的损失比水多
- B. 血浆渗透压降低
- C. 血清钠 < 130mmol/L
- D. 水从细胞内进入细胞外
- E. 脱水症状重

182. 母乳在婴儿胃中的排空时间是
- A. 1~2 小时
- B. 2~3 小时
- C. 3~4 小时
- D. 4~5 小时
- E. 5~6 小时

183. 原发型肺结核的病理转归不正确的是
- A. 病变完全吸收、钙化或硬结
- B. 出现钙化表示病变至少已有 1~6 个月
- C. 原发病灶扩大，产生空洞
- D. 支气管淋巴结周围炎，导致支气管内膜结核或干酪性肺炎
- E. 血行播散

184. 结核病病史的询问不重要的是
- A. 结核接触史
- B. 卡介苗接种史
- C. 既往结核病史
- D. 近期有急性传染病史，如麻疹、百日咳
- E. 肺炎病史

185. 7 个月女婴，呕吐、水样便 2 天，大便每天 10 次，高热 1 天，汗多，进食少，尿少，口渴。查体：烦躁不安，四肢温度低，皮肤弹性差。心、肺正常，膝反射亢进。补充累积损失量应首选
- A. 3:2:2 液 50~60ml/kg
- B. 4:3:2 液 50~60ml/kg
- C. 1/3 张 60~80ml/kg
- D. 1/2 张 80~100ml/kg
- E. 10% 葡萄糖液 60~80ml/kg

186. 可引起心肌炎、心包炎、溶血性贫血等全身多系统损害的肺炎是
- A. 呼吸道合胞病毒性肺炎
- B. 腺病毒肺炎
- C. 葡萄球菌肺炎
- D. 流感嗜血杆菌肺炎
- E. 肺炎支原体肺炎

187. 5 岁女孩，平时常感冒，易患肺炎。体检时发现胸骨左缘第三、第四肋间可闻及 IV 级粗糙全收缩期杂音，诊断考虑
- A. 房间隔缺损
- B. 室间隔缺损
- C. 动脉导管未闭
- D. 法洛四联症
- E. 肺动脉狭窄

188. 喘憋为下列哪一种肺炎的突出表现
- A. 呼吸道合胞病毒性肺炎
- B. 腺病毒肺炎
- C. 金黄色葡萄球菌肺炎
- D. 流感嗜血杆菌肺炎
- E. 肺炎衣原体肺炎

189. X 线表现为易变性的肺炎是
- A. 呼吸道合胞病毒性肺炎
- B. 腺病毒肺炎
- C. 肺炎支原体肺炎
- D. 流感嗜血杆菌肺炎
- E. 金黄色葡萄球菌肺炎

190. 治疗肺炎支原体肺炎首选的抗生素是
- A. 红霉素
- B. 青霉素
- C. 万古霉素
- D. 头孢拉啶
- E. 阿莫西林加克拉维酸

191. 关于沙眼衣原体肺炎的临床表现，不正确的是
- A. 常见于 1~3 个月的婴儿
- B. 可于产时或产后感染
- C. 病理改变特征为间质性肺炎
- D. 发热为常见症状
- E. 可出现气促和频繁的咳嗽

192. 缺乏叶酸和维生素 B_{12} 造成贫血的主要机制是
- A. 影响 DNA 合成，使红细胞生成速度减慢
- B. 影响 RNA 合成，使血红蛋白减少
- C. 影响 DNA 合成，使血红蛋白减少
- D. 影响 RNA 合成，使红细胞生成速度减慢

E. 以上均不是

193. 营养性巨幼红细胞性贫血出现精神症状的原因是

A. 缺乏维生素 B_{12}
B. 缺乏叶酸
C. 缺乏维生素 C
D. 缺乏铁
E. 缺乏四氢叶酸

194. 婴儿髓外造血时，末梢血中可见

A. 原始粒细胞大量增加
B. 出现异形淋巴细胞
C. 出现中晚幼红细胞和（或）中晚幼粒细胞
D. 血小板减少
E. 出现幼稚淋巴细胞

195. 4 岁儿童的标准体重依公式计算为

A. 20kg
B. 14kg
C. 16kg
D. 8kg
E. 11.5kg

196. 5 岁小儿腕部骨化中心的数目为

A. 4 个
B. 5 个
C. 6 个
D. 7 个
E. 8 个

197. 在维生素 D 的代谢中，活性最强的是

A. 1，25 - 二羟维生素 D_3
B. 25 - 羟维生素 D_3
C. 麦角骨化醇
D. 胆骨化醇
E. 24，25 - 二羟维生素 D_3

198. 小儿应有乳牙数为

A. 12 颗
B. 14 颗
C. 16 颗
D. 20 颗
E. 24 颗

199. 4 个月的佝偻病患儿可有下列哪一种表现

A. 颅骨软化
B. 鸡胸
C. 上肢弯曲
D. 方颅
E. X 形腿

200. 新生儿生理性黄疸的主要原因是

A. 喂奶较迟
B. 胎便排出延迟
C. 红细胞破坏增多
D. 胆红素肠肝循环增加
E. Y、Z 蛋白合成不足

201. 婴儿腹泻，重度等渗性脱水，酸中毒，循环障碍明显。按计划完成第一天补液后，第二天呕吐仍然明显，应按下列哪一种方案补液

A. 2 : 1 等张含钠液扩容
B. 3 : 2 : 1 液体补充累积损失量
C. 5% 碳酸氢钠纠酸
D. 10% 葡萄糖补充热量
E. 补充继续丢失与生理需要

202. 1 岁男婴，发现双下肢青紫 1 个月。查体：胸骨左缘第二肋间可闻及粗糙响亮的连续性机器样杂音，诊断考虑

A. 房室隔缺损
B. 室间隔缺损
C. 动脉导管未闭
D. 法洛四联症
E. 肺动脉狭窄

203. 1 岁小儿，麻疹后 6 周，低热，食欲缺乏，消瘦，轻咳，两肺无啰音，胸透未见异常，PPD 试验（-），下述何项检查最重要

A. 血培养
B. 血沉
C. 血清麻疹抗体测定
D. 痰培养
E. 胸部 X 线摄片

204. 7 岁小儿，高热 1 周，咳嗽明显，胸片示右肺下野可见一大片影，患儿一般状况较好，无呼吸困难，血沉明显增快，外周血白细胞 $13.2 \times 10^9/L$，S 0.56，L 0.44，本例应首选做下列哪一项实验室检查

A. 血培养
B. PPD 试验
C. 四氮唑蓝试验（NBT）
D. 鲎珠溶解物试验
E. 冷凝集试验

205. 1 岁半小儿，食欲差，智力落后，出牙 2 颗，身高 70cm，前囟 1cm×1cm，家人要求补钙治疗。应首先做下列哪一项检查最有助于诊断

A. 25 -（OH）D_3 测定
B. Ca、P、AKP
C. 1，25 -（OH）$_2D_3$
D. T_3、T_4、TSH
E. 左腕掌上位放大像

206. 9 个月小儿，身高 80cm，体重 15kg，每天户外活动 2～3 小时，近日出现多汗、烦躁、夜惊。查体：枕秃，轻度肋缘外翻。该患儿患佝偻病的可能原因是

A. 未补钙
B. 未加辅食
C. 生长过速
D. 未补充鱼肝油
E. 患有某些疾病

207. 6 个月小儿出现低钙性手足抽搐，应怎样处理

A. 补钙 - 止抽
B. 止抽 - 补钙
C. 维生素 D_3 - 止抽 - 补钙
D. 补钙 - 维生素 D_3 - 止抽
E. 止抽 - 补钙 - 维生素 D_3

208. 新生儿 ABO 溶血症换血时，血源应选

A. 与母亲相同的血型
B. "AB" 型血球、"O" 型血浆
C. "O" 型血球、"AB" 型血浆
D. 单纯选用血浆
E. 使用 "AB" 型血

209. 10 岁女孩，常有活动后心悸、气促，心脏听诊于胸骨左缘第 2～3 肋间可闻及 Ⅱ～Ⅲ 级喷射性收缩期杂音，肺动脉瓣听诊区第二心音亢进和固定分裂。该患儿最可能的诊断是

A. 房间隔缺损
B. 室间隔缺损

C. 动脉导管未闭　　　　　D. 法洛四联症

E. 肺动脉狭窄

210. 发生于产后感染的新生儿败血症，其病原菌常见入侵途径不包括

　　A. 脐部　　　　　　　　　B. 皮肤、黏膜损伤处

　　C. 呼吸道和消化道　　　　D. 消化道发育畸形处

　　E. 各种导管或插管破坏皮肤黏膜屏障后侵入

211. 以下为动脉导管未闭的 X 线改变，除了

　　A. 肺动脉段突出　　　　　B. 主动脉结缩小

　　C. 左心室、左心房肥大　　D. 肺野充血

　　E. 可见肺门"舞蹈"

212. 为进一步明确诊断先天心脏病，决定手术前的重要检查方法是

　　A. X 线检查

　　B. 心电图检查

　　C. 超声心动图

　　D. 心导管检查及心血管造影

　　E. 磁共振成像

213. X 线示右心房、右心室肥大的先天性心脏病是

　　A. 房间隔缺损　　　　　　B. 肺动脉狭窄

　　C. 动脉导管未闭　　　　　D. 法洛四联症

　　E. 室间隔缺损

214. 肺动脉瓣听诊区第二心音亢进提示

　　A. 肺动脉狭窄　　　　　　B. 右心室肥厚

　　C. 左心室肥厚　　　　　　D. 动脉导管未闭

　　E. 肺动脉高压

215. 10 岁女孩，学校常规体查时发现胸骨左缘第二肋间可闻及Ⅲ级收缩期杂音，经心脏彩超诊断为房间隔缺损。该患儿杂音产生的原理是

　　A. 二尖瓣相对狭窄

　　B. 三尖瓣相对狭窄

　　C. 主动脉瓣相对狭窄

　　D. 肺动脉瓣相对狭窄

　　E. 缺损口处的血液湍流

216. 小儿急性肾炎绝大多数与下列哪一种微生物感染有关

　　A. 葡萄球菌　　　　　　　B. 巨细胞病毒

　　C. A 组 B 溶血性链球菌　　D. 弓形体

　　E. 乙型病毒性肝炎病毒

217. 8 岁男孩，右小腿轻微外伤后发冷发热（39.5℃）5 天，右小腿上端肿胀，剧痛，局部皮温高，肤色正常，白细胞计数 $25 \times 10^9/L$，X 线片未见明显变化，局部穿刺，针达骨膜下时抽出黄色脓汁，首先应考虑为

　　A. 急性蜂窝织炎　　　　　B. 化脓性膝关节炎

　　C. 化脓性骨髓炎　　　　　D. 滑囊炎感染

　　E. 胫骨上端骨结核转变为膝关节全关节结核

218. 慢性腹泻的病程是

　　A. 1 个月以上　　　　　　B. 2 个月以上

　　C. 3 个月以上　　　　　　D. 4 个月以上

　　E. 半年以上

219. 5 岁患儿，患单纯性肾病半年，近 1 个月间断发热，频咳，有痰，夜间多汗，食欲不振，乏力，静脉给予青霉素等抗生素治疗不见好转。查体：营养稍差，面色苍白，咽微红，颈部及腹股沟可触及数个黄豆大小之活动淋巴结，心脏正常，肺呼吸音略粗，肝肋下 1cm，质软，脾可触及，无水肿。PPD 试验阴性；血常规：WBC $12 \times 10^9/L$，N 0.62，L 0.38；尿常规：蛋白（+），胸片：右肺上野内可见边缘不清的片状阴影，肺门淋巴结肿大。可能合并有

　　A. 支气管肺炎　　　　　　B. 肺炎支原体肺炎

　　C. 支气管炎　　　　　　　D. 原发型肺结核

　　E. 上呼吸道感染

220. 12 岁女孩，发热，双膝关节肿痛 1 个月，心尖区吹风样Ⅱ～Ⅲ级收缩期杂音，血沉第一小时 50mm/h，心电图：P－R 间期 0.15 秒，RBC $30 \times 10^{12}/L$。可能的诊断是

　　A. 病毒性心肌炎　　　　　　　B. 风湿热

　　C. 链球菌感染后状态　　　　　D. 贫血

　　E. 风湿性心脏病、二尖瓣关闭不全

221. 1 岁幼婴。诊断为营养性缺铁性贫血，给予铁剂治疗，其疗程为用药

　　A. 至临床症状完全消失

　　B. 至血红蛋白含量恢复正常

　　C. 至血红蛋白含量恢复正常后再用药 4 周

　　D. 至血红蛋白含量恢复正常后再用药 6～8 周

　　E. 至血红蛋白含量恢复正常后再用药 8～12 周

222. 铁剂治疗缺铁性贫血应持续至红细胞和血红蛋白达到正常后

　　A. 2 周　　　　　　　　　　　B. 3 周

　　C. 4～5 周　　　　　　　　　　D. 6～8 周

　　E. 1 年

223. 法洛四联症的表现中，哪一项是不正确的

　　A. 最突出的症状是青紫

　　B. 常有蹲踞现象

　　C. 稍活动即出现气急，说明发生了心力衰竭

　　D. 可突然发生昏厥、抽搐

　　E. 小婴儿可有无青紫型四联症

224. 支气管肺炎治疗的适宜湿度是

　　A. 40%　　　　　　　　　　B. 50%

　　C. 60%　　　　　　　　　　D. 70%

　　E. 80%

225. 除下列哪一种情况外，其余每种情况都可出现肉眼血尿

　　A. 急性肾炎　　　　　　　B. 尿道感染

　　C. 病毒性肾炎　　　　　　D. 单纯性肾病

　　E. 肾炎性肾病

226. 关于肾炎性肾病的临床表现，叙述正确的是

　　A. 多数患儿血压正常

　　B. 多系选择性蛋白尿

C. 血浆总蛋白高度降低

D. 血清 α_2 - 球蛋白减少

E. 可有持续性镜下血尿

227. 肾病综合征的低蛋白血症的临界值是

A. 血浆清蛋白 <40g/L   B. 血浆清蛋白 <30g/L

C. 血浆清蛋白 <20g/L   D. 血浆清蛋白 <15g/L

E. 血浆清蛋白 <10g/L

228. 葡萄球菌肺炎抗生素治疗的疗程是

A. 体温平稳后的 2~3 天

B. 体温平稳后的 5~7 天

C. 体温平稳后的 2~3 周

D. 症状、体征消失后的 2~3 天

E. 症状、体征消失后的 5~7 天

229. 支气管肺炎的主要体征为

A. 干啰音   B. 细湿啰音

C. 粗湿啰音   D. 呼吸音减低

E. 管状呼吸音

230. 营养性缺铁性贫血铁剂治疗后，网织红细胞上升的时间是

A. 12~24 小时   B. 3 天以内

C. 1 周左右   D. 3 周左右

E. 4 周左右

231. 婴儿腹泻高渗性脱水时，第一天补液的张力应为

A. 1/2 张   B. 1/3 张

C. 1/6 张   D. 等张

E. 2/3 张

232. 2 岁小儿患金黄色葡萄球菌肺炎，突然呼吸困难，发绀，烦躁，体温 40℃，左侧呼吸运动及呼吸音减弱，叩之不浊，心率 162 次/分，肝肋下 2.5cm，本例最大可能并发

A. 肺气肿   B. 张力性气胸

C. 心肌炎   D. 呼吸衰竭

E. 心包炎

233. 根据腹泻的发病机制可将腹泻分为以下几类，应除外

A. 感染性   B. 分泌性

C. 渗出性   D. 渗透性

E. 肠道功能异常性

234. 小儿消化系统的生理特点下列哪一项是错误的

A. 新生儿幽门括约肌发育较好

B. 婴儿肝细胞再生能力强，不易发生肝硬化

C. 小儿肠管相对较成人长，且固定差，易发生肠套叠和肠扭转

D. 小儿肠道的屏障功能差

E. 婴儿时期消化酶的分泌不易受外界因素的影响

235. 确诊结核性脑膜炎最可靠的依据为

A. 结核中毒症状

B. 脑膜刺激征

C. 肺部原发感染灶

D. 脑脊液糖和氯化物同时降低

E. 脑脊液找到结核菌

236. 肺炎病原检测下述哪一项属于早期诊断

A. 病毒分离   B. IgG 抗体检测

C. IgM 抗体检测   D. 细菌分离

E. 支原体培养

237. 结核性脑膜炎的脑神经损害不包括下列哪一项

A. Ⅶ   B. Ⅲ

C. Ⅳ   D. Ⅵ

E. Ⅴ

238. 关于结核性脑膜炎，叙述错误的是

A. 是小儿结核病中最严重的一型

B. 常在结核原发感染 1 年后发生，尤其是初染结核 6 个月后最易发生

C. 多见于 <3 岁婴幼儿，约占 60%

D. 常为全身性粟粒性结核病的一部分

E. 由血行播散造成

239. 支气管淋巴结核出现声嘶是由于肿大的淋巴结压迫

A. 迷走神经   B. 喉返神经

C. 左侧颈静脉   D. 右侧颈静脉

E. 肺动脉

240. 关于哮喘的治疗下列哪一项是错误的

A. 避免接触过敏原   B. 清除感染灶

C. 去除各种诱发因素 D. 解除支气管痉挛

E. 不需抗感染治疗

241. 关于风湿热的病因和发病机制，叙述错误的是

A. 尚未完全明确

B. 与 A 组乙型溶血性链球菌感染有关

C. 与 Ⅲ 型变态反应性组织损伤有关

D. 与 Ⅳ 型变态反应性组织损伤有关

E. 与自身免疫无关

242. 关于风湿热，叙述错误的是

A. 是一种累及多系统的炎症性疾病

B. 初发或再发多与 A 组乙型溶血性链球菌感染有关

C. 临床表现为发热，多数伴有关节炎、心肌炎

D. 环形红斑和皮下结节、舞蹈病常见

E. 发病年龄以 6~15 岁多见

243. 治疗具有严重细胞免疫缺陷患者的唯一有效措施是

A. 保护性隔离   B. 抗生素预防性治疗

C. 输新鲜血   D. 免疫重建

E. 免疫球蛋白替代疗法

244. 关于小儿胸廓的发育特点，不正确的是

A. 婴幼儿胸廓短，呈桶状

B. 胸腔较小，肺相对较大

C. 呼吸肌不发达，呼吸时胸廓活动范围小

D. 通气和换气不足时易因缺氧和 CO_2 潴留而出现青紫

E. 纵隔相对较小，周围组织松软，在胸腔积液时不易发生移位

245. 足月儿，有窒息史。生后第 2 天嗜睡，面色微绀，呼吸频率 32 次/分，心率 95 次/分，前囟紧张，心音较

低钝，四肢肌张力差，拥抱反射消失。最可能的诊断是

　　A. 吸入综合征　　　　B. 湿肺

　　C. 新生儿肺透明膜病　D. 缺氧缺血性脑病

　　E. 低血糖

246. X 线表现有主动脉结增大伴肺野充血的先天性心脏病是

　　A. 动脉导管未闭　　　B. 肺动脉狭窄

　　C. 室间隔缺损　　　　D. 房间隔缺损

　　E. 法洛四联症

247. 降低高胆红素血症，防止核黄疸的发生，最有效的方法是

　　A. 苯巴比妥口服　　　B. 蓝光照射

　　C. 清蛋白静脉滴注　　D. 激素应用

　　E. 静脉滴注葡萄糖

248. 新生儿 ABO 溶血症，可发生于第一胎，因为自然界 ABO 抗原因子，可使 O 型血妇女的血清中产生

　　A. 抗 A、抗 B 的 IgA　B. 抗 A、抗 B 的 IgG

　　C. 抗 A、抗 B 的 IgE　D. 抗 A、抗 B 的 IgM

　　E. 抗 A、抗 B 的 IgD

249. 新生儿败血症最多见的感染途径是

　　A. 胎内感染　　　　　B. 产道感染

　　C. 脐部感染　　　　　D. 暖箱

　　E. 雾化器

250. 关于缺氧缺血性脑病，不正确的是

　　A. 多发生于窒息的足月儿

　　B. 症状多出现在生后 3 天内

　　C. 轻症以兴奋症状常见，重症以抑制症状常见

　　D. 病变如在两侧大脑半球，其特点是惊厥持久，无脑水肿表现

　　E. 是儿童神经系统伤残的常见原因之一

251. 急性化脓性脑膜炎的典型脑脊液表现是

　　A. 压力高，细胞数高，中性高，蛋白高，糖减低，氯化物低

　　B. 压力高，细胞数正常，中性高，蛋白正常，糖减低，氯化物正常

　　C. 压力不高，细胞数正常，中性高，蛋白正常，糖减低，氯化物正常

　　D. 压力稍高，细胞数高，中性高，蛋白高，糖正常，氯化物正常

　　E. 压力不高，细胞数正常，中性高，蛋白高，糖减低，氯化物正常

252. 硬膜下积液每次每侧穿刺放液量

　　A. <50ml　　　　　　B. <10ml

　　C. <15ml　　　　　　D. <20ml

　　E. <30ml

253. 小儿易患化脓性脑膜炎，下列病因哪一项不正确

　　A. 病原菌侵入与发病年龄有关

　　B. 小儿血－脑屏障功能差

　　C. 有长期应用糖皮质激素或免疫抑制剂病史

　　D. 有与蛛网膜下隙相通的先天畸形

　　E. 婴幼儿的神经髓鞘及锥体发育不成熟

254. 6 岁，男性，高度水肿，血浆蛋白 34g/L，清蛋白 16g/L，尿蛋白（＋＋＋），血压 80/60mmHg，治疗中首先选择哪一种措施

　　A. 输清蛋白　　　　　B. 输全血

　　C. 使用糖皮质激素　　D. 使用利尿合剂

　　E. 使用环磷酰胺

255. 3 岁，水肿 3 个月，尿蛋白（＋＋＋），红细胞 0~3 个/HP，血浆总蛋白 40g/L，白蛋白 20g/L，胆固醇 8.2mmol/L，尿素氮 8.0mmol/L，本例诊断最大的可能是

　　A. 急性肾炎　　　　　B. 良性持续性蛋白尿

　　C. 单纯性肾病　　　　D. 肾炎性肾病

　　E. 以上都不是

256. 母乳喂养是指

　　A. 出生 3 个月内采用纯母乳喂养

　　B. 出生 2~4 个月内采用纯母乳喂养

　　C. 出生 4~6 个月内采用纯母乳喂养

　　D. 出生 4~8 个月内采用纯母乳喂养

　　E. 出生 6~8 个月内采用纯母乳喂养

257. 满月婴儿，母乳喂养，家人要求补钙，下列哪一项最合适

　　A. 母乳喂养儿不需补充维生素 D 和钙剂

　　B. 应补充维生素 D 400IU/天

　　C. 应口服元素钙 200mg/d

　　D. 添加辅食，不需补钙

　　E. 应补充维生素 D 2400 单位/天，连 4 周

258. 男婴，11 个月，生后常便秘、腹胀、少哭。体检：36℃，心率 70 次/分，腹较膨隆，脐疝。四肢粗短，唇厚，舌大。最可能的诊断是

　　A. 先天性甲状腺功能减低症

　　B. 21 三体综合征

　　C. 苯丙酮尿症

　　D. 黏多糖贮积症

　　E. 软骨发育不良

259. 10 岁男孩患急性肾炎，近两天尿更少，气急，不能平卧。体检：呼吸 48 次/分。心率 100 次/分，两肺后下可闻少许中小水泡音，肝右肋下 2cm，最可能为急性肾炎伴

　　A. 代谢性酸中毒　　　B. 肺炎

　　C. 支气管炎　　　　　D. 严重循环充血

　　E. 急性肾功能不全

260. 女婴，30 天。过期产，出生体重 4500g，母亲无糖尿病病史。生后人工喂养，常鼻塞，时有呼吸困难，吃奶差。哭声弱、反应差、便秘，体检：T 35℃，P 90 次/分，皮肤轻度黄染。血常规：Hb 90g/L，RBC

$3.6 \times 10^{12}/L$，WBC $11 \times 10^9/L$。对该患儿最主要的治疗是
A. 应用抗生素抗感染
B. 保肝、利胆、退黄
C. 不需用药，继续观察
D. 保暖给氧，支持呼吸
E. 服用甲状腺制剂

261. 患儿，20 天，过期产儿。出生体重 4.5kg，哭声低哑，反应迟钝，食量少，黄疸至今未退，便秘，腹胀，体重低。该患儿最可能的诊断是
A. 甲状腺功能减低症　　B. 苯丙酮尿症
C. 唐氏综合征　　D. 先天性巨结肠
E. 黏多糖病

262. 10 个月婴儿，因发热、咳嗽 1 周来诊。查体：嗜睡，皮肤有猩红热样皮疹，呼吸急促，鼻扇及三凹征（+），两肺散在中小湿啰音。外周血 $25.0 \times 10^9/L$，N 0.85，L 0.15。胸片见左肺部 2 个圆形密度增高影。本例可能为
A. 腺病毒肺炎　　B. 肺炎支原体肺炎
C. 衣原体肺炎　　D. 呼吸道合胞病毒性肺炎
E. 金黄色葡萄球菌肺炎

263. 8 个月小儿，发热 1 天，T 38.5℃，轻咳，吃奶稍差，腹泻，大便稀糊状，无脓血。查体：精神状可，无呼吸困难，咽部充血，双肺无干湿啰音。化验末梢血 WBC $8.0 \times 10^9/L$，粪常规无 WBC 及 RBC，其最可能的诊断是
A. 肠炎　　B. 支气管炎
C. 化脓性扁桃体炎　　D. 上呼吸道感染
E. 肺炎

264. 8 个月女婴，周围血白细胞总数 $11 \times 10^9/L$，分类：中性粒细胞占 0.7，淋巴细胞占 0.28，单核细胞占 0.02，以下哪一个结论是正确的
A. 总数不正常，分类正常
B. 总数、分类均正常
C. 总数、分类均偏低
D. 总数正常，分类不正常
E. 总数偏高，淋巴细胞偏低

265. 患儿 2 岁，出生后喂养一直困难，生长发育差，易感冒，智力低下，眼距宽，常伸舌流涎，通贯手，皮肤松弛，染色体检查确诊为先天愚型，家长准备生第二胎来进行遗传咨询，其再发风险率为
A. 1%　　B. 2%
C. 5%　　D. 10%
E. 20%

266. 患儿 8 个月，单纯母乳喂养，近一个月表情呆滞。活动减少，稀便。查体：面色苍白，虚胖，四肢震颤，肝肋下3cm，血常规：白细胞 $2.3 \times 10^{12}/L$，血红蛋白 90g/L，白细胞 $10 \times 10^9/L$，网织红细胞 0.005。诊断首先考虑
A. 营养性缺铁性贫血
B. 营养性巨幼红细胞性贫血
C. 慢性感染性贫血
D. 溶血性贫血
E. 失血性贫血

267. 9 个月女婴，7kg，腹泻 2 天，蛋花汤样大便，白天 20 多次，尿少，前囟及眼窝明显凹陷，皮肤弹性极差，脉细弱，$CO_2 - CP$ 6.75mmol/L。前 8 小时补液下列哪一项是错误的
A. 液体为第一天总量的1/2
B. 首先用 1.4% 碳酸氢钠液 140ml 静脉滴注
C. 扩容后选用 3:2:1 液 600ml 静脉滴注
D. 补液速度为每小时 8~10ml/kg
E. 见尿补钾按 0.2% 浓度补给

268. 3 岁，3 个月水肿，尿蛋白（+++），红细胞0~3 个/HP，血浆总蛋白 40g/L，清蛋白 20g/L，胆固醇 8.2mmol/L，尿素氮 8.0mmol/L，本例诊断最大的可能是
A. 急性肾炎　　B. 良性持续性蛋白尿
C. 单纯性肾病　　D. 肾炎性肾病
E. 以上都不是

269. 2 岁小儿，麻疹后轻咳，食欲缺乏，消瘦 4 周，双肺无啰音，胸部 X 线摄片未见异常，PPD 试验（-）。该患儿最适当的处理是
A. 随访观察
B. 多晒太阳
C. 加强营养
D. 肌内注射丙种球蛋白增强抵抗力
E. 抗结核治疗

270. 患儿 5 岁，弛张高热，气促，咳嗽，有黄痰，突然出现明显的呼吸困难、烦躁、剧烈咳嗽、面色发绀、不能平卧。查体：胸廓饱满，叩诊上方呈鼓音、下方胸廓叩诊呈实音，听诊呼吸音减弱，心率 140 次/分。肝大肋下 2.0cm，可能合并
A. 心力衰竭　　B. 气胸
C. 脓气胸　　D. 肺不张
E. 中毒性脑病

271. 典型麻疹的出疹时间与发热的关系是
A. 发热 2~3 天出疹，出疹时伴低热
B. 发热 3~4 天出疹，出疹时热退
C. 发热 1~2 天出疹，出疹时热退
D. 发热 3~4 天出疹，出疹时热更高
E. 发热 1~2 天出疹，出疹时热更高

272. 小儿生理性免疫功能低下的时期最主要是
A. 学龄期　　B. 围生期
C. 学龄期　　D. 青春期
E. 婴幼儿期

273. 手足皮肤呈大片状脱皮且无色素沉着的疾病是
A. 猩红热　　B. 麻疹
C. 幼儿急疹　　D. 水痘

E. 风疹

274. 维生素 D 缺乏手足抽搐症发生惊厥时，除给氧和保持呼吸道通畅外，应立即采取的措施是

A. 肌内注射维生素 D_3

B. 静脉补充钙剂

C. 肌内注射硫酸镁

D. 静脉注射或肌内注射地西泮

E. 静脉滴注甘露醇

275. 新生儿期计划免疫应接种的疫苗是

A. 骨髓灰质炎糖丸与百白破三联混合疫苗

B. 卡介苗与百白破三联混合疫苗

C. 卡介苗与乙肝疫苗

D. 乙肝疫苗与麻疹疫苗

E. 骨髓灰质炎糖丸与麻疹疫苗

276. 房间隔缺损杂音产生的主要原理是

A. 主动脉瓣相对狭窄

B. 血流直接通过缺损口

C. 二尖瓣相对狭窄

D. 肺动脉瓣相对狭窄

E. 三尖瓣相对狭窄

277. 男孩，2 岁，智力和生长发育落后，经常便秘。查体：身高 70cm，皮肤粗糙，鼻梁低平。舌常伸出口外，为明确诊断首选检查

A. 血钙测定

B. 骨龄测定

C. 血 T_3、T_4、TSH 检测

D. 血氨基酸分析

E. 染色体核型分析

278. 女婴，9 个月，腹泻 4 天，约 10 次/天，呈稀水样，伴呕吐，每天 2~3 次，尿量减少。查体：皮肤干，弹性差，眼窝、前囟凹陷，心音低钝。最重要的处理措施是

A. 控制感染

B. 给予助消化药

C. 给予肠道微生态制剂

D. 纠正水、电解质紊乱

E. 给予止吐药

279. 女孩，6 岁，反复咳嗽 3 个月，活动后加重，常于夜间咳醒，痰不多，无发热。抗生素治疗无效，既往有湿疹史。查体：双肺呼吸音粗，余无异常，最可能的诊断是

A. 支气管炎

B. 支气管异物

C. 咳嗽变异性哮喘

D. 支气管肺炎

E. 喘息性支气管炎

280. 女婴，2 个月，拒食、吐奶、嗜睡 3 天。查体：面色青灰，前囟紧张，脐部少许脓性分泌物，为明确诊断，最关键的检查是

A. 脐分泌物培养

B. 头颅 CT

C. 血常规

D. 血气分析

E. 脑脊液检查

281. 化脓性脑膜炎患者最易并发

A. 脑积水

B. 脑脓肿

C. 硬脑膜下积液

D. 偏瘫

E. 亚急性硬化性全脑炎

282. 男孩，14 岁。左膝关节肿胀 3 天，自幼外伤后易出血不止。查体：皮肤、黏膜未见出血及紫癜，出血时间 2 分，凝血时间 30 分，凝血酶原时间正常。父亲也有类似病史。该患者所患疾病分类应为

A. 纤维蛋白生成障碍

B. 凝血酶生成障碍

C. 血小板异常

D. 凝血活酶生成障碍

E. 血管壁功能异常

283. 患儿男，1 岁。生后 48 小时内无胎便，之后即有顽固性便秘和腹胀。最常见的临床疾病是

A. 先天性肠闭锁

B. 功能性便秘

C. 中毒性巨结肠

D. 肠套叠

E. 先天性巨结肠

284. 患儿，6 岁。4 天前发热、流涕、咳嗽、结膜充血、畏光，今晨发现耳后及颈部有淡红色斑丘疹，体温 39℃，两颊黏膜充血。最可能的诊断是

A. 风疹

B. 幼儿急疹

C. 猩红热

D. 肠道病毒感染

E. 麻疹

285. 某哮喘急性发作患儿，吸入沙丁胺醇后症状缓解，下一步治疗错误的是

A. 继续吸入沙丁胺醇

B. 规律吸入糖皮质激素

C. 静脉注射氨茶碱

D. 避免过敏原

E. 适量运动

A3/A4 型题

1. （共用题干）2 岁男孩，生后即发现有青紫现象，久站喜蹲踞，心脏听诊可在胸骨左缘第二肋间闻及 Ⅱ 级喷射性杂音，肺动脉瓣听诊区第二心音减低。

（1）该患儿最可能的诊断是

A. 房间隔缺损

B. 室间隔缺损

C. 动脉导管未闭

D. 法洛四联症

E. 肺动脉狭窄

（2）一般首选哪一项检查以进一步明确诊断

A. 心电图

B. 胸部 X 线检查

C. 多普勒彩色血流显像

D. 心血管造影

E. 磁共振成像

（3）如行胸部 X 线检查，最可能的改变是

A. 右房、右室大，肺动脉段凸出，肺野充血

B. 左房、左室大，肺动脉段凹陷，肺野充血

C. 左室、右室大，肺动脉段凸出，肺野充血

D. 右室大，肺动脉段凸出，肺野清晰

E. 右室大，肺动脉段凹陷，肺野清晰

(4) 若患儿突发偏瘫，检查血常规示白细胞 $12.6 \times 10^9/L$，红细胞 $5.7 \times 10^{12}/L$，则可能并发了

    A. 亚急性细菌性心内膜炎

    B. 脑脓肿、脑栓塞

    C. 病毒性脑炎

    D. 脑积水

    E. 艾森曼格综合征

2. (共用题干) 男孩，5 岁，发热、咳嗽 2 天，出现皮疹 1 天就诊。查体：T 38℃，面色发红，口周可见苍白圈，全身皮肤可见弥漫性、针尖样大小的红色丘疹，呈鸡皮样。

(1) 该患儿考虑为

    A. 麻疹　　　　　　B. 风疹

    C. 幼儿急疹　　　　D. 猩红热

    E. 水痘

(2) 最有助于诊断的检查为

    A. 血常规　　　　　B. 痰培养

    C. 咽拭子培养　　　D. 血培养

    E. 尿常规

(3) 在该患儿的治疗和护理中，哪一项是错误的

    A. 应用青霉素抗感染　　B. 不必进行呼吸道隔离

    C. 补充水分和营养　　　D. 保持皮肤清洁

    E. 防止继发感染

3. (共用题干) 女婴，营养状况良好，能坐，见生人即哭，前囟 2cm×2cm，有 2 颗乳牙。

(1) 该女婴的月龄为

    A. 4～5 个月　　　　B. 5～6 个月

    C. 6～8 个月　　　　D. 8～9 个月

    E. 10～12 个月

(2) 该婴儿的头围约为

    A. 34cm　　　　　　B. 40cm

    C. 46cm　　　　　　D. 50cm

    E. 48cm

(3) 该婴儿的腕部骨化中心数目是

    A. 1 个　　　　　　B. 2 个

    C. 3 个　　　　　　D. 4 个

    E. 5 个

(4) 该婴儿的动作除下列哪一项外都能进行

    A. 握拳　　　　　　B. 侧卧

    C. 独自站立片刻　　D. 翻身

    E. 用手摇玩具

4. (共用题干) 10 个月男婴，不能独坐，尚不能认识亲人与陌生人。平时少哭少动，经常便秘，进食少。查体：表情呆板，前囟未闭，头大，颈短，眼距宽，眼睑水肿，舌大常伸出口外，头发稀少，心率 86 次/分，心音稍低钝，腹部膨隆，腹胀明显。

(1) 该患儿最可能的诊断是

    A. 佝偻病

    B. 先天愚型

    C. 先天性巨结肠

    D. 先天性甲状腺功能减低症

    E. 黏多糖病

(2) 应进行何项检查以明确诊断

    A. 血钙、磷及碱性磷酸酶测定

    B. 染色体检查

    C. 腹部 B 超

    D. 血 T_3、T_4、TSH

    E. 骨骼 X 线片

(3) 该患儿的治疗药物首选

    A. 维生素 D　　　　B. 钙剂

    C. 甲状腺素　　　　D. 特殊饮食疗法

    E. 胃肠动力药

5. (共用题干) 男，5 岁，平素健康，4 天来高热、寒战咳嗽，伴右侧胸痛，胸片提示右下肺片状影伴右侧中等量胸腔积液。

(1) 正确的胸腔穿刺的操作与目的是

    A. 胸腔穿刺沿肋骨下缘进针

    B. 穿刺抽液越多越快越好

    C. 出血性疾病也可进行胸腔穿刺

    D. 有助于确定诊断

    E. 胸腔穿刺应选择第二肋间

(2) 不是胸腔渗出液特点的是

    A. 比重大于 1.018　　B. 蛋白量大于 30g/L

    C. 李凡他试验（＋）　D. 细胞数小于 $200 \times 10^6/L$

    E. 胸水蛋白/血清蛋白大于 0.5

(3) 可能的病原体是

    A. 卡氏肺囊虫　　　　B. 呼吸道合胞病毒

    C. 军团菌　　　　　　D. 结核菌

    E. 金黄色葡萄球菌

6. (共用题干) 55 岁女性，有短暂婚姻史；无生育。绝经 2 年后出现血水样白带 2 周。体格检查：身高 155cm，体重 75kg，血压 150/95mmHg，外阴、阴道无异常，宫颈光滑正常大小，宫体稍大，质软，活动良好。双侧附件未见异常。

(1) 该患者最可能的诊断是

    A. 功能失调性子宫出血　B. 子宫肉瘤

    C. 子宫肌瘤　　　　　　D. 子宫内膜炎

    E. 子宫内膜癌

(2) 应首选哪一种辅助检查方法以明确诊断

    A. B 超检查　　　　　　B. 宫颈刮片病理检查

    C. 阴道镜检查　　　　　D. 分段诊刮检查

    E. 血清 CA125 测定

7. (共用题干) 34 周早产儿，出生时 Apgar 评分 7 分。生后 4 小时出现进行性呼吸困难及发绀，两肺呼吸音低，深吸气末少量细湿啰音。

（1）该患儿发生呼吸困难的原因，最可能是
　　A. 大量羊水吸入　　　　B. 胎粪阻塞细支气管
　　C. 宫内感染　　　　　　D. 缺乏表面活性物质
　　E. 肺液潴留较多

（2）最可能的诊断是
　　A. 感染性肺炎　　　　　B. 羊水吸入综合征
　　C. 湿肺　　　　　　　　D. 肺透明膜病
　　E. 持续肺动脉高压

8.（共用题干）足月儿，出生时一般情况好，无青紫窒息，纯母乳喂养，生后 12 小时即出现黄疸，其母孕期体健，G4P1，前 3 胎中，第一胎为人工流产，第二、第三胎在生后均因黄疸死亡。

（1）该患儿黄疸的原因最可能为
　　A. 生理性黄疸　　　　　B. 新生儿溶血病
　　C. 新生儿败血症　　　　D. 新生儿肝炎
　　E. 以上都不是

（2）检查发现患儿血红蛋白 100g/L，血清胆红素 386μmol/L，此时下列哪一项检查最重要
　　A. 培养　　　　　　　　B. 母婴血型鉴定
　　C. 肝功能　　　　　　　D. 肝炎标志物检查
　　E. TORCH 检查

9.（共用题干）3 个月男婴，因发热 6 天，反复呕吐 1 天伴抽搐 4 次就诊。查体：体温 40℃，脉搏 140 次/分，呼吸 50 次/分，神志清楚，前囟隆起，颈有抵抗感，巴氏征阳性，踝阵挛阳性。左上臂三角肌处可见"卡痕"。外周血象白细胞 16.6×10⁹/L，中性 0.79，淋巴 0.21。

（1）患儿最可能的诊断是
　　A. 病毒性脑炎　　　　　B. 化脓性脑膜炎
　　C. 结核性脑膜炎　　　　D. 真菌性脑膜炎
　　E. 脑脓肿

（2）进一步确定诊断，最重要的检查是
　　A. 腰穿做脑脊液检查　　B. 脑电图检查
　　C. 头部 CT　　　　　　D. 结核抗体检测
　　E. 血培养

（3）本病的治疗方案不包括
　　A. 抗生素治疗　　　　　B. 抗结核治疗
　　C. 降颅压治疗　　　　　D. 短期使用地塞米松
　　E. 止惊及退热处理

10.（共用题干）4 岁患儿，发热 3 天伴流涕、咳嗽、流泪就诊。T 40℃，结膜充血，心肺检查阴性，耳后发际处可见少许红色斑丘疹。

（1）该患儿应考虑为
　　A. 麻疹　　　　　　　　B. 风疹
　　C. 幼儿急疹　　　　　　D. 猩红热
　　E. 水痘

（2）为明确诊断，应立即做哪一项检查
　　A. 血常规
　　B. 血、尿或鼻咽部分泌物检查检出病原体
　　C. 大便常规

　　D. 血清抗体检查
　　E. 皮疹印片

（3）在患儿的处理中，哪一项不正确
　　A. 烦躁时可用少量镇静剂
　　B. 高热时用少量退热剂
　　C. 大量抗生素治疗
　　D. 剧咳时可用镇咳祛痰剂
　　E. 在维生素 A 缺乏区的患儿应补充维生素 A

11.（共用题干）5 个月健康小儿，体重为 6kg，用牛奶人工喂养。

（1）每天需要的总能量应为
　　A. 450kcal　　　　　　B. 500kcal
　　C. 550kcal　　　　　　D. 600kcal
　　E. 660kcal

（2）如采用 8% 的牛奶，每天应给多少毫升
　　A. 500ml　　　　　　　B. 550ml
　　C. 600ml　　　　　　　D. 660ml
　　E. 700ml

（3）除牛奶外，还应给予多少毫升水
　　A. 200ml　　　　　　　B. 240ml
　　C. 280ml　　　　　　　D. 300ml
　　E. 350ml

（4）现在该小儿可以添加的辅食，除了
　　A. 菠菜泥　　　　　　　B. 白菜泥
　　C. 米粉　　　　　　　　D. 肉末
　　E. 苹果泥

12.（共用题干）男，4 个月，发热、腹泻 5 天，气促，面色苍白、烦躁一天，心率 78 次/分，律不齐，心音低钝，心电图示高度房室传导阻滞。

（1）最可能的诊断是
　　A. 化脓性心包炎　　　　B. 中毒性心肌炎
　　C. 腹泻并伴低钾血症　　D. 病毒性心肌炎
　　E. 腹泻并伴低钠血症

（2）有助于诊断的实验室检查是
　　A. 血电解质检查　　　　B. 血清 CK－MB
　　C. 大便病毒分离　　　　D. 血液病毒分离
　　E. 血培养

（3）治疗措施除下列哪一项外均可采用
　　A. 吸氧　　　　　　　　B. 镇静
　　C. 糖皮质激素治疗　　　D. 大剂量维生素 C
　　E. 心包穿刺

13.（共用题干）女，6 个月，因腹泻 4 天，呕吐 2 天而入院，每天排出水样便 7～10 次。查体：精神萎靡，哭时泪少，尿少，前囟及眼窝凹陷，皮肤弹性差，心肺（－），血钠为 135mmol/L。

（1）其脱水程度及性质为
　　A. 轻度低渗性脱水　　　B. 轻度等渗性脱水
　　C. 中度低渗性脱水　　　D. 中度等渗性脱水
　　E. 重度等渗性脱水

（2）患儿脱水纠正后，已排尿，考虑补钾。此时补液瓶中有液体 250ml，最多可加 10% 氯化钾多少毫升

- A. 4ml
- B. 5ml
- C. 7ml
- D. 10ml
- E. 12ml

（3）在静脉补钾过程中，患儿突然出现抽搐，考虑为

- A. 低血糖症
- B. 低镁血症
- C. 低钾血症
- D. 低钠血症
- E. 低钙血症

14. （共用题干）女，6 个月，发热腹泻 5 天，气促，面色苍白、烦躁一天，心率 78 次/分，律不齐，心音低钝，心电图示高度房室传导阻滞。

（1）最可能的诊断是

- A. 化脓性心包炎
- B. 中毒性心肌炎
- C. 病毒性心肌炎
- D. 腹泻病伴低钾血症
- E. 腹泻病伴低钠血症

（2）有助于诊断的实验室检查是

- A. 血电解质检查
- B. 血清 CK – MB
- C. 大便病毒分离
- D. 血液病毒分离
- E. 血培养

（3）不宜采用的治疗措施是

- A. 吸氧
- B. 镇静
- C. 糖皮质激素
- D. 大剂量维生素 C
- E. 心包穿刺

15. （共用题干）男孩，6 岁。生后有哭闹后青紫，6 个月后明显，平时喜蹲踞。哭闹时有突发呼吸急促，青紫加重，严重时伴昏厥。此次因同样发作而入院，体检：口唇、指、趾甲青紫，杵状指、趾，胸骨左缘 2～3 肋间Ⅲ～Ⅳ级收缩期喷射性杂音，肺动脉瓣听诊区第二心音减弱。

（1）此例最可能诊断为

- A. 单纯肺动脉狭窄
- B. 室间隔缺损伴重度肺动脉高压
- C. 法洛四联症
- D. 大动脉转位
- E. 房间隔缺损伴轻度肺动脉狭窄

（2）上述患儿最典型的心电图改变是哪一种

- A. 右心房扩大
- B. 右心室肥厚
- C. 左心室肥厚
- D. 不完全右束支传导阻滞
- E. 预激综合征

（3）上述患儿杂音形成是由于

- A. 血液经室间隔缺损自左室流入右室
- B. 血液经室间隔缺损自右室流入左室
- C. 经主动脉的血流增多
- D. 右心室流出道狭窄
- E. 右心室肥厚收缩力量增强

16. （共用题干）3 岁小儿，高热、咳嗽伴呼吸急促 1 天入院。入院查体：T 40℃，呼吸 54 次/分，脉搏 168 次/分。查体：精神差，面色苍白，烦躁不安，皮肤见猩红热样皮疹，气管右移，左侧胸廓饱满，听诊呼吸音减

低，右侧可闻及较多的细湿啰音，心率 168 次/分，心音低钝，律齐，腹软，肝脏不大。

（1）该患儿最可能的诊断是

- A. 呼吸道合胞病毒性肺炎
- B. 腺病毒肺炎
- C. 肺炎支原体肺炎
- D. 肺炎球菌肺炎
- E. 金黄色葡萄球菌肺炎

（2）该患儿的紧急治疗措施应首选

- A. 大剂量的抗生素静脉滴注
- B. 加强止咳
- C. 退热降温
- D. 强心治疗和吸氧
- E. 胸腔闭式引流

（3）对该病的治疗应选用

- A. 红霉素
- B. 青霉素
- C. 青霉素 + 氨苄西林
- D. 先锋霉素
- E. 耐青霉素酶的青霉素

17. （共用题干）女婴，10 个月，腹泻 3 天，加重 2 天。暗红色水样便每日 10 余次，量多，腥臭，伴高热、呕吐、少尿。查体：精神萎靡，呈嗜睡状，前囟、眼窝凹陷，皮肤弹性差，心音较低钝，腹胀，肝脾不大。实验室检查：粪便镜检有大量脓血细胞，血钠 135mmol/L，血钾 3.5mmol/L。

（1）患儿最可能的诊断是

- A. 轮状病毒肠炎
- B. 大肠埃希菌肠炎
- C. 金黄色葡萄球菌肠炎
- D. 细菌性痢疾
- E. 真菌性肠炎

（2）该患儿腹泻、脱水的程度与性质应是

- A. 重度等渗性
- B. 中度等渗性
- C. 中度低渗性
- D. 中度高渗性
- E. 重度低渗性

（3）施行液体疗法，第一天补液的总量应是每千克体重

- A. 160～180ml
- B. 70～110ml
- C. 120～150ml
- D. 30～60ml
- E. 190～220ml

（4）第一天补液所采用液体的成分应是

- A. 2/3 张含钠液
- B. 1/2 张含钠液
- C. 1/3 张含钠液
- D. 1/5 张含钠液
- E. 等张含钠液

（5）对该患儿最不适合的处理是

- A. 使用止泻剂
- B. 选用有效的抗生素
- C. 使用微生态制剂
- D. 继续饮食
- E. 使用肠黏膜保护剂

18. （共用题干）男婴，3 天，黄疸速度加重 2 天，足月儿，母乳喂养。母亲血型为 O 型、Rh 阳性，父亲血型为 AB 型、Rh 阳性。实验室检查：TBIL 289μmol/L。

（1）为确诊最有效的检查是
    A. 血培养
    B. 肝功能
    C. 改良直接抗人球蛋白实验
    D. 血型
    E. 血涂片查红细胞形态

（2）最可能的诊断是
    A. 新生儿败血症
    B. 新生儿肝炎综合征
    C. 新生儿母乳性黄疸
    D. Rh 血型不合溶血病
    E. ABO 血型不合溶血病

（3）首选应采取的治疗措施是
    A. 使用抗生素   B. 光疗
    C. 口服苯巴比妥   D. 输注白蛋白
    E. 换血疗法

19. （共用题干）男孩，8 岁，剧烈运动后胸闷、气短 1 个月。查体：心前区未触及震颤，胸骨左缘 2～3 肋间闻及 3/6 级收缩期喷射性杂音，P_2 增强、固定分裂。

（1）最可能的诊断是
    A. 动脉导管未闭   B. 单纯肺动脉瓣狭窄
    C. 房间隔缺损   D. 中型室间隔缺损
    E. 小型室间隔缺损

（2）心脏杂音形成的最直接原因是
    A. 肺动脉瓣明显狭窄
    B. 右心压力负荷增加
    C. 经肺动脉瓣血流量增多
    D. 主动脉瓣相对狭窄
    E. 血液经房间隔缺损自左房流入右房

（3）最典型的心电图改变是
    A. 左室高电压
    B. 不完全性右束传导阻滞和电轴右偏
    C. 左心房肥大
    D. 二度房室传导阻滞 I 型
    E. 一度房室传导阻滞

20. （共用题干）女孩，9 岁，水肿 1 个月。查体：BP 135/95mmHg，颜面和四肢明显水肿。实验室检查：尿蛋白（＋＋＋），24 小时尿蛋白定量 2.5g，血浆白蛋白 28 g/L，尿素氮 10mmol/L，血补体 C_3 0.65g/L。

（1）该患儿最可能的诊断是
    A. 急进性肾小球肾炎
    B. 迁延性肾小球肾炎
    C. 肾炎型肾病综合征
    D. 单纯型肾病综合征
    E. 急性肾小球肾炎

（2）若患儿突然出现肉眼血尿伴腰痛，最可能并发
    A. 肾静脉血栓   B. 间质性肾炎
    C. 肾衰竭   D. 肾结石
    E. 泌尿系感染

21. （共用题干）男孩，7 岁。近期剧烈运动后气短、乏力。查体：心前区未触及震颤，胸骨左缘第 2 肋间闻及 3/6 级收缩期喷射性杂音，P2 增强，固定分裂。

（1）最可能的诊断是
    A. 动脉导管未闭   B. 单纯肺动脉瓣狭窄
    C. 房间隔缺损   D. 中型室间隔缺损
    E. 小型室间隔缺损

（2）明确诊断首选的检查是
    A. 心功能检查   B. 超声心动图
    C. 磁共振成像   D. 心导管检查
    E. 心电图

22. （共用题干）男婴，6 个月。反复发作性吸入性呼吸困难伴吸气时喉鸣，口唇青紫 3 次。无发热。发作期间一般情况良好。枕部指压有乒乓球样感，心肺未见异常。

（1）首先考虑的诊断为
    A. 急性喉炎   B. 气管异物
    C. 急性喉气管炎   D. 支气管肺炎
    E. 维生素 D 缺乏性手足搐搦症

（2）首选的检查是
    A. 咽拭子培养   B. 胸片 X 线片
    C. 喉镜   D. 血电解质
    E. 血气分析

（3）该患儿再次突然出现发作性呼吸困难缺氧时，首要的急救措施是
    A. 气管插管   B. 静注钙剂
    C. 补充维生素 D   D. 应用甘露醇
    E. 应用地西泮，保持呼吸道通畅

23. （共用题干）患儿，3 岁。发热 1 天。查体：T 39℃，结膜充血，舌红，呈草莓样，皮肤有浅红色斑丘疹，右颈淋巴结肿大。双肺呼吸音粗，心率 120 次/分，腹软，肝、脾无肿大，指、趾端水肿，伴少许膜状脱皮。

（1）最可能的诊断是
    A. 手足口病
    B. 猩红热
    C. 传染性单核细胞增多症
    D. 川崎病
    E. 麻疹

（2）治疗首选
    A. 丙种球蛋白＋阿司匹林
    B. 糖皮质激素＋阿司匹林
    C. 丙种球蛋白＋环磷酰胺
    D. 糖皮质激素＋环磷酰胺
    E. 阿司匹林＋环磷酰胺

24. （共用题干）某新生儿出生后不久出现进行性呼吸困难缺氧。

（1）应诊断为
    A. 湿肺
    B. 新生儿肺透明膜病
    C. 吸入性肺炎

D. 急性呼吸窘迫综合征

E. 肺部感染

（2）首要的治疗措施为

A. 保温

B. 表面活性物质替代治疗

C. 无创通气

D. 液体疗法

E. ECMO 治疗

25.（共用题干）某患儿，生后 48 小时内无胎便，之后出现腹胀明显，大便难解，需灌肠。

（1）该患儿可能的诊断是

A. 先天性肠闭锁

B. 功能性便秘

C. 肠套叠

D. 先天性肥厚性幽门狭窄

E. 先天性巨结肠

（2）若灌肠症状缓解，几天后，患儿突发高热，腹胀再次加重，则可能出现的并发症是

A. 脓毒症　　　　　　B. 肠穿孔

C. 小肠结肠炎　　　　D. 肠梗阻

E. 败血症

26.（共用题干）某患儿，足月产。出生后 3 天出现皮肤轻度黄染，一般情况好，吃奶好，无发热，无肝脾肿大。血清胆红素 214mmol/L。

（1）应考虑为

A. 生理性黄疸　　　　B. 溶血性黄疸

C. 母乳性黄疸　　　　D. 新生儿胆道闭锁

E. 新生儿肝炎

（2）治疗应为

A. 功能测定

B. 光照疗法

C. 抗生素疗法

D. 观察、监测胆红素值

E. 换血疗法

B1 型题

1.（共用备选答案）

A. 细胞数 200×10^6/L、蛋白正常、糖降低、氯化物正常

B. 细胞数 200×10^6/L、蛋白稍高、糖正常、氯化物正常

C. 细胞数 1200×10^6/L、蛋白增高、糖降低、氯化物正常

D. 细胞数 400×10^6/L、蛋白升高、糖降低正常、氯化物降低

E. 细胞数 200×10^6/L、蛋白降低、糖正常、氯化物正常

（1）化脓性脑膜炎可见

（2）病毒性脑膜炎可见

（3）结核性脑膜炎可见

2.（共用备选答案）

A. 喘憋，呼气性呼吸困难明显

B. 症状与肺部体征不符，一般无呼吸困难

C. 中毒症状重，易并发脓气胸

D. 稽留高热，肺部体征出现较晚

E. 易迁延并导致支气管扩张

（1）与腺病毒肺炎相关的是

（2）与呼吸道合胞病毒相关的是

（3）与肺炎支原体肺炎相关的是

3.（共用备选答案）

A. 麦角骨化醇　　　　B. 胆骨化醇

C. 维生素 D_2　　　　D. 25 - (OH) D_3

E. 1, 25 - (OH)$_2$D$_3$

（1）内源性维生素 D 是

（2）常用来评估个体营养状况的是

（3）经肾脏羟化后的维生素 D 是

4.（共用备选答案）

A. 生理性黄疸　　　　B. 新生儿溶血病

C. 新生儿败血症　　　D. 新生儿肝炎

E. 新生儿肺炎

（1）红细胞减少，网织红细胞增高，未结合胆红素增高为主的是

（2）血红蛋白正常，网织红细胞正常，未结合胆红素增高为主的是

（3）血红蛋白轻度降低，网织红细胞正常，未结合胆红素与结合胆红素均增高的是

5.（共用备选答案）

A. 47，XY，+21

B. 46，XY（XX）/47，XY（XX），+21

C. 46，XY（XX），-14，+t（14q21q）

D. 46，XY（XX），-21，+t（21q21q）

E. 46，XY，+21

（1）21 三体综合征标准型核型为

（2）21 三体综合征 D/G 易位型核型为

（3）21 三体综合征 G/G 易位型核型为

（4）21 三体综合征嵌合型核型为

6.（共用备选答案）

A. 水样便

B. 黏液脓血便

C. 黄色稀便，泡沫较多，含豆腐渣样细块

D. 金黄色糊状便

E. "赤豆汤样便"

（1）抗生素治疗

（2）抗真菌药物

7.（共用备选答案）

A. <6 个月的婴儿无热性支气管肺炎应考虑

B. 年长儿发热、咳嗽，同时伴有其他器官受累，中毒症状不重，应考虑

C. 新生儿及婴幼儿多见，肺部体征出现早，中毒症状重，应考虑

D. 6 个月以内婴儿多见。中毒症状不明显，胸片以气肿改变为主，应考虑

E. 6 个月～2 岁小儿多见，中毒症状重，肺部体征出

现晚
(1) 呼吸道合胞病毒性肺炎
(2) 金黄色葡萄球菌肺炎

8.（共用备选答案）
　　A. 等渗性脱水　　　　　　B. 低渗性脱水
　　C. 高渗性脱水　　　　　　D. 低钙血症
　　E. 高钾血症
(1) Ⅱ度营养不良儿，腹泻迁延不愈，其脱水多为
(2) 婴儿腹泻在补液和纠正酸中毒后可出现
(3) 平素身体健康的小儿患腹泻，病程短，其脱水多为

9.（共用备选答案）
　　A. 腺病毒肺炎
　　B. 肺炎支原体肺炎
　　C. 金黄色葡萄球菌肺炎
　　D. 肺炎球菌肺炎
　　E. 急性毛细支气管炎
(1) X线改变较体征出现早，显示大片状阴影的是
(2) X线检查可见小片浸润影或小脓肿或肺大泡的是

10.（共用备选答案）
　　A. 尿三氯化铁试验　　　B. 尿蝶呤分析
　　C. 染色体分析　　　　　D. 血清铜蓝蛋白测定
　　E. Guthrie 试验
(1) 苯丙酮尿症新生儿期筛查试验为
(2) 苯丙酮尿症较大儿童筛查试验为
(3) 苯丙酮尿症各型鉴别试验为

11.（共用备选答案）
　　A. 50～90ml/(kg·d)
　　B. 150～180ml/(kg·d)
　　C. 150～200ml/(kg·d)
　　D. 90～120ml/(kg·d)
　　E. 120～150ml/(kg·d)
(1) 重度脱水第一天补液总量为
(2) 轻度脱水第一天补液总量为
(3) 中度脱水第一天补液总量为

12.（共用备选答案）
　　A. 有链球菌感染证据，心脏有杂音
　　B. 胸骨左缘第三肋间Ⅱ～Ⅲ级收缩期杂音，体瘦，反复呼吸道感染
　　C. 1岁以内发病，充血性心力衰竭，X线示左心室肥大、左心缘搏动减弱
　　D. 贫血、脾大、皮肤瘀斑，血培养阳性，超声心动图可看到赘生物
　　E. 心脏无杂音，但常有心律失常，实验室检查可发现病毒感染证据
(1) 可诊断为病毒性心肌炎的是
(2) 可诊断为风湿性心脏炎的是
(3) 可诊断为感染性心内膜炎的是

13.（共用备选答案）
　　A. 室间隔缺损　　　　　B. 房间隔缺损
　　C. 动脉导管未闭　　　　D. 法洛四联症
　　E. 肺动脉狭窄
(1) 靴形心可见于
(2) 股动脉枪击音可见于
(3) 毛细血管搏动可见于
(4) 易发生脑脓肿可见于
(5) 杵状指趾可见于

14.（共用备选答案）
　　A. 矿物质　　　　　　　B. 维生素
　　C. 脂肪　　　　　　　　D. 蛋白质
　　E. 碳水化合物
(1) 每次哺乳时，母乳中呈先高后低变化的营养成分是
(2) 每次哺乳时，母乳中呈先低后高变化的营养成分是

15.（共用备选答案）
　　A. DNA 分析
　　B. 血浆游离氨基酸分析
　　C. 尿三氯化铁试验
　　D. 尿蝶呤分析
　　E. Guthrie 细菌生长抑制试验
(1) 儿童苯丙酮尿症的初筛选用方法是
(2) 鉴别三种非典型苯丙酮尿症的方法是

16.（共用备选答案）
　　A. 呼吸道传播　　　　　B. 消化道传播
　　C. 接触传播　　　　　　D. 虫媒传播
　　E. 血液、体液传播
(1) 麻疹的传播途径是
(2) 疟疾的传播途径是

17.（共用备选答案）
　　A. 手足口病　　　　　　B. 麻疹
　　C. 幼儿急疹　　　　　　D. 风疹
　　E. 水痘
(1) 小儿热退后，耳后、枕后淋巴结肿大，考虑
(2) 幼儿手、足、口、臀部出现皮疹，口腔黏膜有溃疡，考虑
(3) 小儿热退1天后出疹，考虑

18.（共用备选答案）
　　A. 呼吸道合胞病毒　　　B. 金黄色葡萄球菌
　　C. 腺病毒　　　　　　　D. 支原体
　　E. 衣原体
(1) 1岁小儿，出现稽留热，咳嗽、咳痰。查体：双肺未闻及干湿啰音。检查：血白细胞及分类均不高。考虑什么感染
(2) 小儿全身中毒症状重，伴发作性喘憋。检查：血白细胞正常；胸部X线片见点片状阴影和肺气肿。考虑什么感染

第二十四章 传染病、性传播疾病

A1/A2 型题

1. 典型伤寒的临床表现不包括
    A. 脾大　　　　　　　B. 相对缓脉
    C. 表情淡漠　　　　　D. 持续发热
    E. 出血性皮疹

2. 抢救脑型中毒性细菌性痢疾，首选的治疗措施是
    A. 应用血管活性药物　　B. 降颅压、利尿
    C. 应用抗凝药物　　　　D. 应用糖皮质激素
    E. 应用抗生素

3. 传染病病原学检查方法不包括
    A. 病毒分离　　　　　B. 细菌培养
    C. 病原体核酸检测　　D. 特异性抗原检测
    E. 粪便涂片革兰染色

4. 引起我国雨水洪水型钩端螺旋体病的主要钩体群是
    A. 七日群　　　　　　B. 秋季群
    C. 犬群　　　　　　　D. 黄疸出血群
    E. 波摩那群

5. 做 PPD 试验后观察结果的时间为
    A. 12 小时内　　　　B. 48 ~ 72 小时
    C. 72 小时后　　　　D. 24 ~ 48 小时
    E. 12 ~ 24 小时

6. 临床上用于确诊疟疾的实验室检查方法为
    A. 血和骨髓涂片检查
    B. 间接荧光抗体检测
    C. 间接红细胞凝集试验
    D. 酶联免疫吸附试验
    E. 外周血检查大单核细胞

7. 霍乱引起暴发流行最为重要的传播方式是
    A. 食物污染　　　　　B. 水源污染
    C. 接触患者　　　　　D. 接触带菌者
    E. 以上都不是

8. 流行性乙型脑炎患者早期的特异性诊断检查
    A. 腰穿检测脑压
    B. 脑脊液化验检查
    C. 头颅 CT 检查
    D. 补体结合试验检测流行性乙型脑炎 IgG 抗体
    E. 酶联免疫吸附试验，检测流行性乙型脑炎 IgM 抗体

9. 男，17 岁，近 10 天来食欲不振、恶心、呕吐，伴乏力、尿黄来医院就诊。病前 2 周曾注射过丙种球蛋白 1 支。检查：巩膜黄染，肝肋下 1.0cm。有轻度触痛，脾肋下未触及。化验：肝功 ALT 980U/L。AST 560 U/L, TBIL 116.5μmol/L, Anti - HAV - IgM 阳性，HBsAg 阳性。Anti - HBe 阳性，Anti - HBc 阳性。其母亲为 HBV 携带者。应诊断为

    A. 急性乙型病毒性肝炎，甲型病毒性肝炎病毒携带者
    B. 急性甲型病毒性肝炎，慢性乙型病毒性肝炎
    C. 急性甲型病毒性肝炎、急性乙型病毒性肝炎
    D. 被动获得甲型病毒性肝炎抗体，急性甲型病毒性肝炎，乙型病毒性肝炎病毒携带
    E. 被动获得甲型病毒性肝炎抗体，急性乙型病毒性肝炎抗体

10. 条件致病菌指的是
    A. 正常菌群中的细菌
    B. 入侵的病原菌
    C. 带菌者排出的病原菌
    D. 患者排出的病原菌
    E. 在某些特定条件下由正常菌群转变成的致病菌

11. 有关急性一氧化碳中毒的发病机制，下述哪一项不正确
    A. 主要为组织缺氧
    B. CO 与 Hb 有较强亲和力
    C. COHb 失去携氧能力
    D. COHb 易解离
    E. 全身和中枢缺氧症状为主

12. 男，35 岁，发热，咳嗽、头痛、腰痛 4 天，体温在 39 ~ 40℃。查体：面部潮红，眼球结膜水肿，软腭有网状充血和出血点。白细胞 12×10^9/L，中性 0.89，血小板 50×10^9/L，尿常规除蛋白（＋＋＋）外余无异常，收入某医院。医生首先考虑的诊断是
    A. 急性上呼吸道感染　　B. 流行性感冒
    C. 急性肾炎　　　　　　D. 流行性出血热
    E. 急性支气管炎

13. 肾综合征出血热导泻疗法应用于
    A. 多尿期
    B. 消化道出血患者排除积血
    C. 少尿第二天
    D. 利尿效果不好时
    E. 预防高血容量综合征和高血钾

14. 男性，32 岁，渔民，腹泻伴间歇性发热 2 周。体检：四肢可见散在荨麻疹，全身浅表淋巴结轻度肿大。血中嗜酸性粒细胞明显增多。首先考虑的诊断为
    A. 传染性单核细胞增多症
    B. 慢性萎缩性胃体胃炎、阿米巴痢疾
    C. 细菌性痢疾
    D. 地方性斑疹伤寒
    E. 急性血吸虫病

15. 可通过母婴传播的传染病是
    A. 甲型病毒性肝炎　　　　B. 艾滋病
    C. 流行性脑脊髓膜炎　　　D. 霍乱
    E. 细菌性痢疾

16. 男性，50 岁。因反复腹泻腹胀 6 个月，呕血伴黑便 2 天就诊。体检：肝肋下 2cm，脾肋下 4cm。血常规示嗜酸性粒细胞增多，三系下降。肝脏 B 超提示网状分隔样纤维化。首先考虑的诊断为
   A. 血吸虫肝硬化并发上消化道出血
   B. 乙肝肝硬化并发上消化道出血
   C. 肝细胞肝癌并发上消化道出血
   D. 门脉性肝硬化并发上消化道出血
   E. 急性出血性胃炎

17. 在流行地区，发现有下列表现者可诊断为出血热
   A. 发热、头痛、腰痛和尿蛋白阴性
   B. 腰痛、尿蛋白阳性，伴有下肢水肿、贫血
   C. 病毒感染白细胞和血小板下降
   D. 发热、全身中毒症状，充血、出血、外渗和肾脏损害
   E. 有发热、腰痛，小便发黄

18. 输血疟疾的概念下列哪一项是错误的
   A. 由输入带疟原虫的血液引起
   B. 潜伏期为 7 ~ 10 天
   C. 临床发作与其他疟疾相似
   D. 控制临床症状常用氯喹
   E. 因进入血液的疟原虫众多，故治疗后极易复发

19. 下列疾病在传染过程中表现为"显性感染"多的是
   A. 流行性乙型脑炎   B. 麻疹
   C. 白喉   D. 流行性脑炎
   E. 脊髓灰质炎

20. 对眼猪囊尾蚴病患者首选的治疗是
   A. 阿苯达唑   B. 吡喹酮
   C. 氯喹   D. 伯氨喹
   E. 手术

21. 疟疾的凶险发作主要见于
   A. 间日疟   B. 三日疟
   C. 恶性疟   D. 卵形疟
   E. 输血疟疾

22. 日本血吸虫的中间宿主为
   A. 鱼类   B. 虾
   C. 钉螺   D. 青蛙
   E. 狗

23. 艾滋病毒入侵人体后按临床表现，美国 CDC 将 HIV 感染分为
   A. Ⅱ 期   B. Ⅲ 期
   C. Ⅳ 期   D. Ⅴ 期
   E. 不分期

24. 肝昏迷患者灌肠或导泻时应禁用
   A. 25% 硫酸镁   B. 生理盐水
   C. 生理盐水加食醋   D. 肥皂水
   E. 乳果糖加水

25. 对慢性乙型病毒性肝炎（中度）的治疗可有以下原则，除外

   A. 禁酒、避免劳累、适当休息
   B. 可用保肝、降酶、退黄药物
   C. 应用免疫调节药物
   D. 抗病毒治疗
   E. 注射乙肝疫苗

26. 主要通过消化道传播的肝炎是
   A. 甲型病毒性肝炎   B. 乙型病毒性肝炎
   C. 丙型病毒性肝炎   D. 丁型病毒性肝炎
   E. 自身免疫性肝炎

27. 流动性乙型脑炎的临床分期中不包括
   A. 初期   B. 发热期
   C. 极期   D. 恢复期
   E. 后遗症期

28. 男孩，14 岁，中午参加聚餐，晚上开始发热、腹泻，初为水样便，后为黏液脓血便，呕吐 3 次，粪便镜检 WBC 30 ~ 40/HP，RBC 4 ~ 8/HP，吞噬细胞 1 ~ 2/HP。最可能的诊断是
   A. 溃疡性结肠炎
   B. 急性细菌性痢疾
   C. 克罗恩病
   D. 阿米巴痢疾
   E. 食物中毒

29. 某年夏季，某工地 20 余名工人晚餐吃炒米饭后约 1 ~ 3 小时，这些工人中有 10 多人出现恶心、上腹痛、剧烈呕吐、腹泻等，不发热，首先应考虑的食物中毒是
   A. 沙门菌属食物中毒
   B. 葡萄球菌肠毒素食物中毒
   C. 副溶血性弧菌食物中毒
   D. 亚硝酸盐食物中毒
   E. 有机磷农药食物中毒

30. 流行性脑脊髓膜炎败血症期患者皮肤瘀点的主要病理基础是
   A. 血管脆性增强
   B. 弥散性血管内凝血（DIC）
   C. 血小板减少
   D. 小血管炎致局部坏死及栓塞
   E. 凝血功能障碍

31. 流行性乙型脑炎患者最主要的治疗目的是
   A. 抗病毒
   B. 提高免疫力
   C. 对症、支持治疗，降低死亡率，减少后遗症
   D. 治疗并发症
   E. 抗菌治疗，预防感染

32. 严重肝功能障碍患者血浆总胆固醇，特别是血浆胆固醇酯水平降低，其可能的原因是
   A. LPL 活性增加   B. LCAT 合成减少
   C. 胆固醇合成减少   D. 胆固醇酯酶活性增加
   E. 胆固醇酯分解增强

33. 引起日本血吸虫病理改变的主要是
   A. 虫卵　　　　　　　　B. 毛蚴
   C. 尾蚴　　　　　　　　D. 童虫
   E. 成虫

34. 在下列诊断阿米巴肝脓肿要点中，其中哪一项是错误的
   A. 脓液中找到阿米巴滋养体即可诊断
   B. 脓液中找到阿米巴包囊即可诊断
   C. 脓液中找到夏科－雷登结晶可考虑诊断
   D. 服用甲硝唑有效
   E. 脓液为棕褐色可考虑诊断

35. 属于肝硬化门静脉高压表现的是
   A. 肝掌　　　　　　　　B. 蜘蛛痣
   C. 脾大　　　　　　　　D. 肝大
   E. 男性乳房发育

36. 对重型肝炎的判断下列哪一项最重要
   A. ALT > 500U/L　　　B. 总胆红素 > 171μmol/L
   C. PTA < 40%　　　　　D. 电解质紊乱
   E. WBC 15×10^9/L

37. 构成血吸虫病传播必须具备的条件不包括
   A. 蚊虫寄生　　　　　　B. 钉螺寄生
   C. 接触疫水　　　　　　D. 粪便入水
   E. 易感人群

38. 治疗流行性斑疹伤寒的首选药物为
   A. 氯霉素　　　　　　　B. 四环素
   C. 青霉素　　　　　　　D. 环丙沙星
   E. 头孢菌素类

39. 出血热少尿期应用人工肾透析的目的不包括
   A. 预防肺水肿　　　　　B. 去除尿素氮
   C. 预防感染　　　　　　D. 纠正电解质紊乱
   E. 改善肾脏功能

40. 男性，48岁，2年前曾患乙型病毒性肝炎，近3个月血清丙氨酸氨基转移酶（ALT）反复波动100U/L左右。发热3天伴右上腹隐痛入院，体温38.5℃。血白细胞计数 11.2×10^9/L，中性粒细胞0.8，ALT 1190U/L。体检：皮肤、巩膜无黄染，颈部数个蜘蛛痣，肝肋下2cm、轻触痛，墨菲征（＋）。此患者首先考虑是
   A. 慢性肝炎合并腹腔感染
   B. 慢性肝炎合并急性胃炎
   C. 慢性肝炎合并肝脓肿
   D. 胆道感染，胆结石
   E. 慢性活动性肝炎合并胆道感染

41. 下列均是皮下及肌肉囊虫病的特点，除了
   A. 皮下可扪及直径约 0.5～1.0cm 大小椭圆形结节
   B. 多在躯干及四肢
   C. 数量由数个至数百个不等
   D. 皮下小结与周围组织有明显粘连
   E. 结节可先后分批出现

42. 近年来，在临床诊断甲型病毒性肝炎的指标中，采用的是

A. HAV－IgM　　　　　B. HAV－IgG
C. HAV－RNA　　　　　D. 动物接种病毒分离
E. 患者粪便中甲肝抗原

43. 引起感染性休克的最常见病原体是
   A. 革兰阳性细菌　　　　B. 革兰阴性细菌
   C. 病毒　　　　　　　　D. 真菌
   E. 钩端螺旋体

44. 男性，38岁，近3周来乏力、食欲缺乏。近3天发热、呕吐、尿黄，血 ALT 800U/L、总胆红素 248μmol/L。体检：精神差，巩膜、皮肤明显黄染，腹部胀气明显，肝、脾肋下未及，下肢皮肤可见散在瘀点，HBV－M 示HBsAg（＋）、HBeAg（＋）、抗 HBc－IgM（＋），AFP（－），血清胆固醇 1.9mmol/L，凝血酶原时间 < 20%。诊断应考虑为
   A. 急性乙型病毒性肝炎
   B. 急性重型肝炎
   C. 慢性重型肝炎
   D. 亚急性重型肝炎
   E. 慢性乙型病毒性肝炎急性发作

45. 男性，20岁，民工，夏季喜食生冷水。昨下午突起剧烈腹泻、呕吐，6小时共吐10余次，水样便10余次。无发热、腹痛。为尽快诊断应进行下列哪一种检查
   A. 粪便常规检查
   B. 血常规检查
   C. 粪便培养
   D. 粪便悬滴法检查和粪便常规
   E. 呕吐物培养

46. 丙型病毒性肝炎的临床表现特点中，少见的是
   A. 发生重型肝炎
   B. 肝炎症状相对较轻
   C. 慢性丙型病毒性肝炎最为常见
   D. 容易发展为肝炎肝硬化
   E. 与肝细胞肝癌密切相关

47. 日本血吸虫成虫的最主要寄生部位为
   A. 肺部　　　　　　　　B. 颅内
   C. 动脉系统　　　　　　D. 门静脉系统
   E. 侧下肢静脉

48. 部分乙型病毒性肝炎患者会出现肾小球肾炎、关节炎等肝外症状，其机制是
   A. 病毒使机体免疫应答能力下降所致
   B. 病毒变异所致
   C. 细胞介导的免疫病理损害
   D. 免疫复合物引起的病理损害
   E. 自身免疫反应所引起的免疫病理损害

49. 与乙型病毒性肝炎慢性化有关的是
   A. DNA 病毒
   B. 病毒产生前 S 蛋白
   C. 母婴传播或幼儿期感染，导致免疫耐受
   D. 病毒反复感染

E. 血清中存在 HBeAb

50. 4 岁男孩，病程半个月，先低热 6 天，3 天后出现肢体疼痛，继而出现左侧肢体运动障碍。查体：左下肢膝腱反射消失，肌力Ⅲ级。脑脊液生化常规蛋白阳性，细胞数为 12 个，诊断应考虑

A. 病毒性脑炎　　　　　　B. 结核性脑炎
C. 化脓性脑膜炎　　　　　D. 脊髓灰质炎
E. 吉兰 - 巴雷综合征

51. 男性，40 岁，发热伴慢性腹泻 40 天，大便 3 ~ 5 次/天，暗红色，略带腥臭味，伴近 2 周来觉右上腹痛，体检：体温 39.5℃，消瘦，肝肋下 2cm，右腋前线第七、第八肋间有明显压痛。外周血象：血红蛋白 100g/L，白细胞总数 12 × 10⁹/L，中性粒细胞 0.86。胸部 X 线透视：右膈上升伴活动受限。超声波检查肝右叶外上方有一 3cm × 4.5cm 大的液平段。肝穿刺抽出灰褐色脓液，细菌培养为革兰阴性杆菌。诊断最可能为

A. 细菌性肝脓肿
B. 阿米巴肝脓肿
C. 阿米巴肝脓肿继发细菌感染
D. 肝癌
E. 肝炎并发化脓性胆囊炎

52. 女，35 岁，明显的黄疸和瘙痒 3 个月余，伴轻度乏力和食欲减退，血清丙氨酸氨基转移酶（ALT）轻度异常，AKP、GGT、血清胆固醇均明显升高，应考虑为

A. 急性黄疸型肝炎　　　　B. 淤胆型肝炎
C. 原发性肝癌　　　　　　D. 钩端螺旋体病
E. 胆汁型肝硬化

53. 流行性斑疹伤寒最主要的临床特征为

A. 发热、皮疹　　　　　　B. 支气管肺炎
C. 脑膜刺激征　　　　　　D. 肝、脾大
E. 中毒性心肌炎

54. 男性，38 岁，患肝硬化 3 年。近 1 周来畏寒发热，体温 38℃左右，全腹痛，腹部明显膨隆，尿量 500ml/d。住院后经检查有以下体征，对目前病情判断最有意义的是

A. 蜘蛛痣及肝掌
B. 腹壁静脉曲张呈海蛇头样
C. 脾大
D. 全腹压痛及反跳痛
E. 腹部移动性浊音阳性

55. 重型肝炎的治疗中不宜

A. 卧床休息，清淡饮食
B. 稳定体内环境和支持治疗
C. 应用干扰素抗病毒治疗
D. 保肝，促进肝细胞再生
E. 防治并发症

56. 当细菌入侵艾滋病患者后下列哪一项病理变化是错误的

A. 全身淋巴结可肿大　　　B. 炎症反应强烈
C. 炎症反应低下　　　　　D. 病原体不易被消灭

E. 胸腺退变及萎缩改变

57. 乙型病毒性肝炎患者抗病毒治疗可采取的措施不包括

A. 干扰素　　　　　　　　B. 护肝片
C. 贺普丁　　　　　　　　D. 泛昔洛韦
E. 某些中药

58. 干扰素抗病毒感染的机制是

A. 直接干扰病毒 mRNA 的转录
B. 阻止病毒进入易感细胞
C. 诱导细胞产生抗病毒蛋白
D. 影响病毒装配
E. 抑制病毒的释放

59. 对乙型病毒性肝炎抗病毒治疗的理解不包括

A. 是一个艰难而长期的过程
B. 可以联合用药，如干扰素、贺普丁、中药
C. 改善临床症状
D. 抑制病毒复制
E. 完全清除 HBV，包括 HBsAg

60. 肾综合征出血热的传染源不包括

A. 黑线姬鼠　　　　　　　B. 褐家鼠
C. 狗或猫　　　　　　　　D. 鸡
E. 家兔

61. 阿米巴痢疾最严重的并发症是

A. 肝脓肿　　　　　　　　B. 穿孔性腹膜炎
C. 肠出血　　　　　　　　D. 阑尾炎
E. 结肠肉芽肿

62. 霍乱弧菌最重要的致病物质是

A. 菌毛　　　　　　　　　B. 鞭毛
C. 霍乱肠毒素　　　　　　D. 内毒素
E. 荚膜

63. 在日本血吸虫生活史中下列哪一项是错误的

A. 有一个中间宿主　　　　B. 有两个中间宿主
C. 人是终宿主　　　　　　D. 受染的家畜是终宿主
E. 在肠系膜下静脉中寄生产卵

64. 用青霉素 G 治疗钩端螺旋体病时，应注意

A. 首次给予大剂量　　　　B. 首次给予小剂量
C. 与链霉素联合应用　　　D. 与磺胺嘧啶联合应用
E. 疗程 10 天以上

65. 疟疾患者经抗疟药治疗后症状消失，2 个月后又出现症状发作，这是由于

A. 不同型疟疾混合感染　　B. 远期复发
C. 近期复发　　　　　　　D. 疟原虫产生耐药性
E. 抗疟药已从体内排泄

66. 关于淤胆型肝炎的诊断，下列哪一项是错误的

A. 起病类似急性黄疸型肝炎
B. 黄疸较深，消化道和全身症状相对较轻
C. 常有皮肤瘙痒，明显肝大，大便颜色变浅
D. 肝功：TBIL 明显升高，以间接胆红素为主
E. 碱性磷酸酶（ALP）明显升高

67. 关于丙型病毒性肝炎病毒，下列哪一项叙述不正确

- A. 为单股正链 RNA 病毒
- B. 可应用血源疫苗免疫以预防感染
- C. 血清中检测出 Anti – HCV 提示有感染
- D. 血清中可检测病毒 RNA
- E. 绝大多数为血源传播

68. 21 岁男性，持续发热，腹泻 1 周，2 ~ 3 次/天，便中有黏液，右下腹隐痛，头疼、恶心、呕吐一次，伴食欲不振。体检：T 39℃，神志清，表情淡漠，肝肋下 2cm，脾肋下 1cm。末梢血 WBC 2.9 × 10⁹/L，N 0.80，L 0.20，粪便常规检查 WBC（+），RBC 少许，未见虫卵，粪便培养无致病菌生长。该病例确诊最关键的检查为

- A. 骨髓穿刺常规检查
- B. 血培养致病菌
- C. 肥达反应
- D. 粪便检查阿米巴原虫
- E. 粪便细菌培养

69. 下列霍乱休克抢救中哪一项措施是错误的

- A. 尽快补充液体及电解质，扩容治疗
- B. 大量应用缩血管性血管活性药物是升血压的关键
- C. 必要时加用氢化可的松
- D. 及时补充钾离子
- E. 急性肺水肿心力衰竭者用强心剂毛花苷

70. 对于传染性单核细胞增多症有诊断价值的细胞是

- A. 原始淋巴细胞
- B. 幼稚淋巴细胞
- C. 异常单核细胞
- D. 异常淋巴细胞
- E. 正常成熟小淋巴细胞

71. 细菌性痢疾病理改变的部位是

- A. 盲肠
- B. 回肠末端
- C. 直肠和乙状结肠
- D. 升结肠
- E. 降结肠

72. 能引起人畜共患病的病原体是

- A. 梅毒螺旋体
- B. 霍乱弧菌
- C. 布氏杆菌
- D. 淋球菌
- E. 白喉杆菌

73. 流行性乙型脑炎病毒传播环节中最重要的中间宿主是

- A. 蚊
- B. 幼猪
- C. 成年猫
- D. 流动性乙型脑炎带毒者
- E. 虱

74. 男性，52 岁。因反复癫痫小发作 6 个月就诊。体检：肝脏肋下 2cm，脾肋下 4cm。血常规示嗜酸性粒细胞增多，三系下降。肝脏 B 超提示肝纤维化。头颅 CT 示顶叶和枕叶有结节状等密度灶。应当考虑的诊断为

- A. 脑囊虫病
- B. 脑血吸虫病
- C. 肝细胞肝癌伴颅内转移
- D. 乙肝肝硬化
- E. 脑梗死

75. 急性骨髓炎，在骨膜下或骨髓内抽得脓液后，最关键的治疗措施是

- A. 多次抽脓并注入抗生素
- B. 进行脓液细菌培养及药敏试验，根据结果调整用药
- C. 联合使用大量抗生素
- D. 局部引流
- E. 局部固定防止病理性骨折

76. 对于早期诊断化脓性关节炎最有确诊价值的检查是

- A. X 线照片
- B. 血沉
- C. 血培养
- D. 血细胞计数及分类
- E. 关节穿刺及关节液检查

77. 单纯滑膜结核的 X 线表现是

- A. 关节间隙狭窄，软组织肿胀
- B. 关节间隙增宽，骨质破坏
- C. 骨质疏松，软组织肿胀
- D. 骨质密度增高
- E. 骨膜反应性增生

78. 下列哪一项不是脑囊虫病的临床类型

- A. 脑室型
- B. 脑实质型
- C. 软脑膜型
- D. 脊髓型
- E. 末梢神经型

79. 引起恶性疟疾发作不规则的主要原因是

- A. 恶性疟原虫侵犯各期红细胞
- B. 潜伏在肝脏中的裂殖子侵犯细胞
- C. 恶性疟原虫在红细胞内发育时间不一致
- D. 黏附在血管内的疟原虫再度侵犯新的红细胞
- E. 疟原虫释放毒素

80. 下列哪一项不是由日本血吸虫病引起的病变

- A. 上消化道出血
- B. 肝纤维化
- C. 急性肠穿孔
- D. 淤血性脾大
- E. 肠壁增厚，黏膜增生形成息肉

81. 男，35 岁，城市居民，夏季去血吸虫病疫区河中游泳后出现发热、皮疹、腹痛、腹泻及肝脾肿大。最可能的诊断是

- A. 急性血吸虫病
- B. 慢性血吸虫病
- C. 伤寒
- D. 钩端螺旋体病
- E. 过敏性反应

82. 女，28 岁，因乏力、食欲下降、厌油、恶心 5 天，尿黄 3 天就诊。查体：血压 100/70mmHg。皮肤及巩膜黄染，肝肋下 2cm，轻度触痛，肝区叩击痛阳性。下列项目中不予考虑的检查是

- A. 肝功能检查
- B. 乙肝五项
- C. 甲肝抗体
- D. 腹部 B 超
- E. HIV 感染的检测

83. 能代表病毒体的是病毒的

- A. 核酸
- B. 衣壳
- C. 核衣壳
- D. 包膜
- E. 刺突

84. 乙型病毒性肝炎慢性化的原因中下列哪一项可除外

- A. 病毒发生变异，导致免疫逃逸
- B. 母婴传播或幼儿期感染，导致免疫耐受

C. 病毒基因整合于宿主基因组中

D. 乙型病毒性肝炎病毒是血液体液传播

E. 病毒感染宿主免疫细胞，导致免疫功能下降

85. 下列哪一种肝炎病毒基因组为 DNA

A. 甲型病毒性肝炎   B. 乙型病毒性肝炎

C. 丙型病毒性肝炎   D. 丁型病毒性肝炎

E. 戊型病毒性肝炎

86. 下列五种感染过程最常见的是

A. 病原体被清除   B. 隐性感染

C. 显性感染   D. 病原携带状态

E. 潜伏性感染

87. 男，16 岁，2 天前有进食不洁水果史，现出现发热 38.5℃，腹痛、腹泻，里急后重，大便次数逾 10 次/天，已用过氯霉素、卡那霉素未见效果，仍有脓血便。选用下列何种抗菌药物较有针对性

A. 氟喹诺酮类药物   B. 庆大霉素

C. 四环素   D. 加大卡那霉素剂量

E. 红霉素

88. 治疗休克型中毒型细菌性痢疾，措施不恰当的是

A. 使用血管活性药物   B. 脱水

C. 扩容   D. 使用抗生素

E. 纠正酸中毒

89. 女，42 岁，乏力、食欲缺乏、腹胀伴发热 8 天，来院就诊。开始为低热，近 3 天高热，体温波动于 39℃～39.8℃。查体：T 39℃，P 80 次/分，躯干散在少数充血性皮疹，脾肋下可及。实验室检查：血 WBC 3.6 × 10^9/L，N 0.60，L 0.40。最可能感染的病原体是

A. 立克次体   B. 沙门菌

C. 大肠埃希菌   D. 军团菌

E. 布鲁菌

90. 男，44 岁，乏力、低热、腹泻伴体重下降 3 个月。近 1 年有吸毒史。查体：颌下及腋下淋巴结肿大。对明确诊断最有价值的检查是

A. 骨髓培养   B. 血清抗 - HIV 抗体

C. 粪便培养   D. 淋巴结活检

E. PPD 试验

91. 男，44 岁。以发热、全身不适、头痛 5 天为主诉入院。查体：面色苍白、脉搏细弱而快，皮肤有少许出血点，体温 39.8℃，血压 60/40mmHg。末梢血象 WBC 30 × 10^9/L，中性粒细胞 80%，异型淋巴细胞 10%，血小板 50 × 10^9/L，尿蛋白（＋＋）。最可能的诊断是

A. 流行性脑脊髓膜炎

B. 败血症，感染性休克

C. 流行性出血热

D. 钩端螺旋体病

E. 传染性单核细胞增多症

92. 关于伤寒的治疗措施，叙述错误的是

A. 抗感染首选喹诺酮类抗生素

B. 便秘时用高压灌肠

C. 少进食豆奶等产气食物

D. 低糖、低脂饮食

E. 禁止用新斯的明等促进肠蠕动药

93. 钩端螺旋体的基本病理变化是

A. 全身毛细血管的感染，中毒性损伤

B. 小血管及血管周围炎，细胞浸润

C. 肺毛细血管出血

D. 急性肾功能不全

E. 弥散性血管内凝血

94. 颈静脉怒张常发生于

A. 颈外静脉   B. 颈内静脉

C. 颈前静脉   D. 颈静脉弓

E. 甲状腺静脉

A3/A4 型题

1.（共用题干）男，20 岁，近 3 个月来出现颈部、腋下淋巴结肿大，伴顽固性腹泻，每日十数次稀便，体重明显下降达 10kg，3 年前在国外居住期间，因手术而输血 400ml，术后无特殊情况。

（1）最可能的诊断是

A. 肠结核合并淋巴结结核

B. 恶性组织细胞病

C. 淋巴瘤

D. 艾滋病

E. 克罗恩病

（2）确诊的首选检查是

A. 淋巴结穿刺或活检

B. 骨髓穿刺

C. 血浓缩找恶性组织细胞

D. PPD 试验

E. 抗 HIV 抗体及 CD4 淋巴细胞计数

（3）如病程中出现咳嗽、气促、发绀，动脉血氧分压降低，则应首先考虑

A. 粟粒性肺结核   B. 间质性肺炎

C. 心功能不全   D. 肺孢子菌肺炎

E. 军团菌肺炎

（4）皮肤出现紫红色浸润斑或结节应考虑

A. 全身血管炎   B. 药物疹

C. 卡波济肉瘤   D. 结节病

E. 过敏性紫癜

2.（共用题干）女，20 岁，下水道工人，因发热、全身酸痛、乏力 5 天于 7 月 20 日入院。体检：球结合膜充血明显，腹股沟淋巴结蚕豆大，伴压痛，腓肠肌轻压痛。外周血象：白细胞计数 13.2 × 10^9/L，中性粒细胞 0.80。钩端螺旋体凝集溶解试验阳性。

（1）该患者应首选下列何种治疗

A. 青霉素每次 40 万 U 肌内注射，每天 120 万～160 万 U

B. 青霉素每次 80 万 U 肌内注射，每天 240 万～320 万 U

C. 青霉素每次 80 万 U 加链霉素 0.5g 肌内注射，每天 2 次

D. 青霉素每次 480 万 U 静脉注射，每天 960 万 U

E. 青霉素每次 960 万 U 静脉注射，每天 2～3 次

（2）青霉素治疗钩端螺旋体病，治疗后加重反应一般发生于用药后

A. 0.5～1 小时　　　　　B. 0.5～4 小时

C. 0.5～24 小时　　　　D. 4～6 小时

E. 24 小时

（3）若该患者对青霉素过敏，可选用何种药物治疗

A. 红霉素　　　　　　　B. 螺旋霉素

C. 甲硝唑　　　　　　　D. 庆大霉素或多西环素

E. 头孢他啶

3.（共用题干）男，35 岁，城市居民，夏季去血吸虫病疫区河中游泳后出现发热、皮疹、腹痛、腹泻及肝脾大。

（1）最可能的诊断是

A. 急性血吸虫病　　　　B. 慢性血吸虫病

C. 伤寒　　　　　　　　D. 钩端螺旋体病

E. 过敏性反应

（2）确诊的首选方法是

A. 周围血象、嗜酸粒细胞绝对计数

B. 骨髓穿刺

C. 肥达反应

D. 血培养

E. 免疫学试验（环卵沉淀试验）

（3）首选的药物治疗措施是

A. 吡喹酮　　　　　　　B. 阿苯达唑

C. 硝硫氰胺　　　　　　D. 酒石酸锑钾

E. 呋喃妥因

4.（共用题干）男，38 岁，发热伴腹胀、乏力 1 周。查体：T 39℃，P 84 次/分，表情淡漠，胸部少许充血性皮疹，脾肋下可触及，质软。实验室检查：血 WBC 3.6×10^9/L，N 0.59，杆状核粒细胞 0.01，L 0.40。

（1）最可能得诊断是

A. 斑疹伤寒　　　　　　B. 结核病

C. 疟疾　　　　　　　　D. 伤寒

E. 布鲁菌病

（2）确诊最有价值的检查是

A. 外－斐反应　　　　　B. PPD 试验

C. 血培养　　　　　　　D. 布氏杆菌凝集试验

E. 血涂片找疟原虫

5.（共用题干）男，35 岁，头痛伴视物模糊 3 个月，偶伴抽搐，曾在大便中发现带状节片。

（1）最可能的诊断是

A. 隐球菌性脑膜炎　　　B. 结核性脑膜炎

C. 病毒性脑膜炎　　　　D. 脑肿瘤

E. 脑囊尾蚴病

（2）为明确诊断，最重要的检查是

A. 头颅 X 线片　　　　　B. 腰穿脑脊液检查

C. 脑室造影　　　　　　D. 脑电图检查

E. 头颅 MRI

6.（共用题干）女，19 岁。发热 1 周伴食欲减退。查体：T 39.6℃，脉搏 74 次/分，神志清楚，表情淡漠，腹部可见红色斑丘疹，肝肋下 2cm，脾肋下 1cm，外周血白细胞 2.6×10^9/L。

（1）首先应考虑诊断是

A. 伤寒　　　　　　　　B. 疟疾

C. 斑疹伤寒　　　　　　D. 肾综合征出血热

E. 败血症

（2）为明确诊断，最有意义的的检查是

A. 粪便培养　　　　　　B. 外斐反应

C. 肥达反应　　　　　　D. 血涂片查疟原虫

E. 血培养

7.（共用题干）男，25 岁。5 天来，出现发热、头痛、眼眶痛。与啮齿类动物有接触史。查体：面部潮红，结膜充血，胸背部皮肤有大小不等的出血点。尿常规：尿蛋白（＋＋＋）。

（1）该患者最可能的诊断为

A. 流行性脑脊髓膜炎

B. 斑疹伤寒

C. 肾综合征出血热

D. 钩端螺旋体病

E. 败血症

（2）为明确诊断，首选的检查是

A. 肥达－外斐试验

B. 尿培养

C. 血清特异性抗体检测

D. 血常规

E. 咽拭子培养

（3）病原治疗首选的药物为

A. 四环素　　　　　　　B. 环丙沙星

C. 利巴韦林　　　　　　D. 金刚烷胺

E. 青霉素

8.（共用题干）男，35 岁。腹泻 10 余次，水样便，伴恶心、呕吐，无腹痛、发热。查体：T 36.1℃，P 70 次/分，BP 75/50mmHg。精神萎靡，烦躁，皮肤弹性差，腹软，无压痛，肠鸣音亢进。粪动力试验阳性。

（1）该患者最有可能的诊断是

A. 霍乱　　　　　　　　B. 细菌性痢疾

C. 细菌性食物中毒　　　D. 急性胃肠炎

E. 胃肠型感冒

（2）该患最适合的治疗措施是

A. 静脉点滴抗生素

B. 静脉点滴碳酸氢钠

C. 静脉补充电解质和液体

D. 口服补液盐

E. 口服止泻药

9.（共用题干）患儿男，10 岁。因发热 2 天就诊。家住平房，蚊子多，周围有类似患者。查体：体温 39℃，心率 120 次/分，血压 140/90mmHg。皮肤无瘀斑、瘀点。脑

膜刺激征阳性。实验室检查：血白细胞 $17 \times 10^9/L$，中性粒细胞 0.8。

（1）该患儿最可能的诊断是
  A. 流行性乙型脑炎
  B. 流行性脑脊髓膜炎
  C. 钩端螺旋体病
  D. 结核性腹膜炎
  E. 肾综合征出血热

（2）确诊首选检查是
  A. 补体结合试验
  B. 冷凝集试验
  C. 中和试验
  D. 特异性 lgM 抗体检测
  E. 脑脊液检查

B1 型题

1.（共用备选答案）
  A. 玫瑰疹
  B. 皮肤瘀点、瘀斑
  C. 淋巴结肿大
  D. 关节痛
  E. 少尿

（1）流行性脑脊髓膜炎可有
（2）伤寒病可有

2.（共用备选答案）
  A. 乙肝五项为 HBsAg、HBeAg、Anti－HBc 阳性
  B. Anti－HBs、Anti－HBe、Anti－HBc 阳性，HBV－DNA 阴性
  C. Anti－HBs 阳性
  D. Anti－HAV IgM 阴性，Anti－HAV IgG 阳性
  E. HBsAg、Anti－HBc 阳性，Anti－HCV 阳性

（1）接种过乙肝疫苗
（2）既往感染甲型病毒性肝炎，获得了特异性免疫力
（3）乙型病毒性肝炎患者或病毒携带者
（4）乙型病毒性肝炎与丙型病毒性肝炎病毒重叠感染，可能为现症感染，也可能为病毒携带者

3.（共用备选答案）
  A. 肾综合征出血热，轻型
  B. 肾综合征出血热，非典型型
  C. 肾综合征出血热，中型
  D. 肾综合征出血热，重型
  E. 肾综合征出血热，危重型

（1）T≥40℃，中毒症状及渗出严重，有休克、皮肤瘀斑和腔道出血，少尿时间 <5 天。应诊断为
（2）T≥40℃，并出现难治性休克、无尿 >2 天；或出现其他器官功能损害。应诊断为
（3）T<39℃，中毒症状轻，仅见少许出血点，无休克和少尿。应诊断为

4.（共用备选答案）
  A. Anti－HEV 阳性
  B. 抗核抗体（ANA）阳性
  C. Anti－HCV 阳性
  D. HBsAg 阳性
  E. Anti－HAV IgM 阳性

（1）甲型病毒性肝炎患者，血清学检查表现为
（2）乙型病毒性肝炎患者，血清学检查表现为
（3）丙型病毒性肝炎患者，血清学检查表现为

5.（共用备选答案）
  A. 变质性炎
  B. 浆液性炎
  C. 纤维素性炎
  D. 化脓性炎
  E. 增生性炎

（1）流行性脑脊髓膜炎的病变性质为
（2）流行性乙型脑炎的病变性质为

6.（共用备选答案）
  A. 阿奇霉素
  B. 第三代头孢菌素
  C. 青霉素
  D. 红霉素
  E. 氯霉素

（1）孕妇感染沙眼衣原体，首选的治疗药物是
（2）孕妇感染梅毒，首选的治疗药物是

7.（共用备选答案）
  A. 苍白螺旋体
  B. 人乳头瘤病毒
  C. 沙眼衣原体
  D. 解脲支原体
  E. 人免疫缺陷病毒

（1）孕妇感染后，首选青霉素治疗的病原体是
（2）孕妇感染后，首选阿奇霉素治疗的病原体是

第二十五章　其他

A1／A2 型题

1. 破伤风较为特异的临床表现是
  A. 稽留热
  B. 张口困难
  C. 恐水
  D. 昏迷
  E. 坏疽

2. 下列乳腺癌病理类型中，预后最好的是
  A. 黏液腺癌
  B. 硬癌
  C. 单纯癌
  D. 髓样癌
  E. 导管内癌

3. 全身性外科感染的综合性治疗中，最关键的是
  A. 保护最重要脏器功能
  B. 全身支持治疗
  C. 处理原发感染灶
  D. 对症治疗
  E. 应用抗菌药物

4. 中毒后临床表现为双侧瞳孔散大的是
  A. 有机磷杀虫剂
  B. 氯丙嗪
  C. 阿片类药物
  D. 吗啡
  E. 阿托品

5. 高钾血症的病因不包括
   A. 慢性肾衰竭
   B. 应用袢利尿剂
   C. 应用螺内酯
   D. 大量输入库存血
   E. 挤压综合征

6. 男，50岁，在洗浴时晕倒，被人发现送来急诊。查体：昏迷状，血压170/100mmHg，口唇呈樱桃红色，两肺满布湿啰音，双侧巴氏征（＋）。该患者最可能是
   A. 脑出血
   B. 心肌梗死
   C. 糖尿病酮症酸中毒
   D. 低血糖昏迷
   E. 一氧化碳中毒

7. 普查原发性肝癌最简单有效的方法是
   A. B超检查
   B. AFP定性检查
   C. 肝CT检查
   D. 肝MRI
   E. 放射性核素肝扫描

8. 女性，20岁，右乳房内可扪及一0.9cm×0.7cm肿块，质坚韧，表面光滑，可推动，疑为乳腺纤维瘤，应采取的治疗方法是
   A. 切除肿块活检
   B. 观察
   C. 切除乳房
   D. 乳腺导管造影
   E. 乳房X线摄片

9. 女性，16岁，四肢关节痛6个月，近2个月出现面颊部对称性红斑，有口腔溃疡反复发作，检查WBC 2.3×10⁹/L，血沉46mm/h，最可能的诊断是
   A. 类风湿关节炎
   B. 系统性红斑狼疮
   C. 重叠综合征
   D. 白塞病
   E. 风湿性关节炎

10. 有机磷酸酯农药抑制的酶是
    A. 胆碱酯酶
    B. 己糖激酶
    C. 琥珀酸脱氢酶
    D. 柠檬酸合成酶
    E. 异柠檬酸脱氢酶

11. 女性，16岁，服敌敌畏30ml后1小时入院。查体：昏迷，脸色苍白，皮肤湿冷，面部肌肉小抽搐，瞳孔缩小，两肺散在湿啰音，全血胆碱酯酶活力为0。确诊为急性有机磷中毒，先用2%碳酸氢钠溶液洗胃，直到洗出液澄清、无异味为止。同时用阿托品与碘解磷定治疗，8小时后神志清醒，随即将阿托品与碘解磷定减量，12小时后停用上述药物，但在停药的10小时后突然再次昏迷，继而呼吸停止。导致本例病情突然恶化的原因为
    A. 服毒量过多
    B. 来院较迟
    C. 抢救不及时
    D. 维持用药时间不够
    E. 用药剂量不足

12. 乳腺癌最常见的发生部位通常是乳房的
    A. 内上象限
    B. 外上象限
    C. 内下象限
    D. 外下象限
    E. 乳晕区

13. 下列基础代谢率的计算公式最常用的是
    A. 基础代谢率＝脉率×脉压－111
    B. 基础代谢率＝脉率＋脉压－111
    C. 基础代谢率＝脉率－脉压－111
    D. 基础代谢率＝111－脉压＋脉率
    E. 基础代谢率＝（脉率－脉压）×111

14. 直肠癌患者出现血尿及膀胱刺激症状，检查后认为是癌肿转移，这种转移属于
    A. 淋巴道转移
    B. 血行转移
    C. 直接浸润
    D. 种植性转移
    E. 直肠膀胱癌

15. 恶性肿瘤诊断的最重要的依据是
    A. 病程短、发展快
    B. 肿块质硬、固定
    C. 血清酶学及免疫学检查
    D. X线、放射性核素或超声波检查
    E. 病理学检查

16. 关于全国通用的烧伤补液公式中，叙述正确的是
    A. 面积是Ⅰ、Ⅱ、Ⅲ度烧伤面积之和
    B. 胶体液首选是全血
    C. 第一个8小时应输入总量的1/3
    D. 基础水分量是3000ml
    E. 胶体液和电解质溶液的比例是0.5:1，重者1:1

17. 用九分法计算成人烧伤面积，下列错误的是
    A. 头颈部9%
    B. 两上肢18%
    C. 躯干27%
    D. 两臀部9%
    E. 双下肢41%

18. 因钝物打击致皮肤、软组织撕裂，伤口周围组织有明显挫伤，应属
    A. 挤压伤
    B. 冲击伤
    C. 撕脱伤
    D. 撕裂伤
    E. 多处伤

19. 破伤风最先出现的症状是
    A. 苦笑面容
    B. 颈项强直
    C. 张口困难
    D. 角弓反张
    E. 手足抽搐

20. 关于深Ⅱ度烧伤的临床表现，叙述错误的是
    A. 有时在大腿可见树枝状栓塞血管
    B. 创面多有水疱
    C. 创面痛觉迟钝
    D. 如无感染，创面3～4周愈合
    E. 愈合后多有增生性瘢痕

21. 下列哪一项防治术后尿潴留的措施不妥
    A. 术前练习卧床小便
    B. 术前或术后常规放置导尿管
    C. 及时恰当地镇静、止痛
    D. 下腹部热敷
    E. 情况允许可坐起或站立小便

22. 男性，20岁。安徽农民，7月15日在小河游泳后稽留高热3天，伴畏寒、头痛、全身酸痛及乏力。体格检查：体温39.5℃，巩膜黄染，结合膜充血，腋下可见出血点。肝右肋下1.5cm，质中。脾未触及。腹股沟有

蚕豆大小淋巴结 3 个。腓肠肌压痛明显。外周血象：白细胞 $16.5 \times 10^9/L$，中性粒细胞 0.80，尿胆红素（+），尿白细胞 3~5 个/高倍视野。血清总胆红素 $102\mu mol/L$，丙氨酸氨基转移酶 250U/L。应诊断为

  A. 急性黄疸型病毒性肝炎

  B. 伤寒

  C. 肾综合征出血热

  D. 钩端螺旋体病

  E. 疟疾

23. 对系统性红斑狼疮的诊断最具特异性的检查项目是

  A. 抗 U_1RNP 抗体　　　　B. 抗核抗体

  C. 类风湿因子　　　　　　D. 抗双链 DNA 抗体

  E. 抗 RNP 抗体

24. 有乳头溢血的乳晕深部肿块最多见的是

  A. 乳癌　　　　　　　　　B. 乳腺囊性增生病

  C. 乳房结核　　　　　　　D. 乳管内乳头状瘤

  E. 乳房脓肿

25. 女，28 岁，煤气中毒 1 天后转送医院，神志不清，瞳孔等大，光反应弱，体温、血压正常，心脏听诊无异常，两肺呼吸音粗，腹部（-），腱反射存在，病理反射（+）、血常规无异常。抢救措施中，最重要的应为

  A. 甘露醇输注　　　　　　B. 地塞米松输注

  C. 高压氧治疗　　　　　　D. 高能量补液

  E. 保护脑细胞

26. 有关恶性肿瘤的临床表现，下列哪一项是错误的

  A. 疼痛为初发症状

  B. 常易出血和形成溃疡

  C. 局部不一定扪及肿块

  D. 可出现淋巴和血行转移

  E. 消瘦、乏力发热常为晚期表现

27. 关于烧伤急救原则，叙述正确的是

  A. 凡有呼吸道烧伤，一律作气管切开

  B. 凡有烧伤者，一律用哌替啶止痛

  C. 热液烫伤者，不能用较干净冷水浸泡

  D. 应就地给予清创

  E. 立即消除烧伤原因

28. 复合性创伤患者出现以下情况，应首先抢救

  A. 休克　　　　　　　　　B. 开放性气胸

  C. 四肢开放性骨折　　　　D. 昏迷

  E. 肾挫裂伤

29. 预防破伤风最有效、最可靠的方法是

  A. 彻底清创

  B. 应用青霉素

  C. 注射 TAT

  D. 注射人体破伤风免疫球蛋白

  E. 注射破伤风类毒素

30. 创伤、感染后的神经 - 内分泌反应，导致下列何种激素分泌减少

  A. 胰岛素　　　　　　　　B. 肾上腺素

  C. 胰高血糖素　　　　　　D. 去甲肾上腺素

  E. 抗利尿激素

31. 关于手术后拆线时间，叙述错误的是

  A. 四肢，10~12 天　　　B. 下腹部，5~6 天

  C. 减张缝合，2 周　　　　D. 胸、上腹部，7~9 天

  E. 头、颈部，4~5 天

32. 长期采用全胃肠外营养，理想的静脉为

  A. 颈内或锁骨下静脉　　　B. 颈外静脉

  C. 头静脉　　　　　　　　D. 大隐静脉

  E. 上肢静脉

33. 心跳呼吸停止后，最容易出现的继发性病理改变是

  A. 肾小管坏死　　　　　　B. 心肌损伤

  C. 脑缺血缺氧性改变　　　D. 肺水肿

  E. 肝坏死

34. 下列哪一项是乳癌出现表面橘皮征的机制

  A. 乳房皮下淋巴管被癌细胞堵塞

  B. 癌肿侵入乳管使其收缩

  C. 癌肿侵犯 Cooper 韧带使其收缩

  D. 癌细胞浸润大片皮肤

  E. 以上都不是

35. 女，22 岁，因服吲哚美辛数片后觉胃痛，今晨呕咖啡样胃内容物 400ml 来诊。既往无胃病史。首选的检查是

  A. 血清胃泌素测定　　　　B. B 型超声检查

  C. X 线胃肠钡餐　　　　　D. 急诊胃镜检查

  E. 胃液分析

36. 下列哪一种自身抗体是 SLE 的标记性抗体

  A. 抗 Sm 抗体　　　　　　B. 抗核抗体

  C. 抗 SSA 抗体　　　　　　D. 抗磷脂抗体

  E. 抗 RNP 抗体

37. 20 岁，女，乳房肿块，边缘清晰，活动度大，生长缓慢，无压痛，应诊断为

  A. 乳管内乳头状瘤　　　　B. 乳腺结核

  C. 乳腺炎性肿块　　　　　D. 乳腺纤维性腺瘤

  E. 乳腺囊性增生病

38. 一名溺水游客被救出后，神志不清，呼吸停止，口唇发绀，需口对口人工呼吸的先决条件是

  A. 清除口咽分泌物，保持呼吸道通畅

  B. 患者置于仰卧位

  C. 每次吹入 800ml 气体

  D. 确定呼吸停止

  E. 每分钟吹气几次

39. 男，26 岁，服甲胺磷后昏迷半小时急送医院。查体：双肺布满湿啰音，为治疗肺水肿，首选的药物是

  A. 阿托品　　　　　　　　B. 毛花苷 C

  C. 哌替啶　　　　　　　　D. 呋塞米

  E. 硝普钠

40. 女，60 岁，食用过夜的炒青菜 30 分钟后，出现恶心、呕吐、头晕来院。查体：BP 90/60mmHg，口唇发绀，

两肺呼吸音清晰，心率 **110** 次/分。该患者可能的诊断是

A. 先天性心脏病　　　　B. 细菌性食物中毒

C. 氰化物中毒　　　　　D. 慢性阻塞性肺病

E. 亚硝酸盐中毒

41. 抢救经呼吸道吸入的急性中毒，首要采取的措施是

A. 清除尚未吸收的毒物　B. 排出已吸收的毒物

C. 使用解毒剂　　　　　D. 对症治疗

E. 立即脱离现场及急救

42. 比标准体重减少多少为营养不良

A. 5%　　　　　　　　B. 15%

C. 20%　　　　　　　D. 25%

E. 10%

43. 伤口附近出现"红线"是

A. 浅层静脉炎　　　　　B. 深层静脉炎

C. 网状淋巴管炎　　　　D. 浅层管状淋巴管炎

E. 深层管状淋巴管炎

44. 乳头鲜红色血性溢液多见于

A. 乳管内癌　　　　　　B. 乳管内乳头状瘤

C. 乳腺囊性增生病　　　D. 急性乳腺炎

E. 乳房纤维腺瘤

45. 抢救糖尿病酮症酸中毒应用碳酸氢钠的指征是

A. 出现低钾血症

B. 常规应用

C. 二氧化碳结合力 <5.9mmol/L 或血 pH <7.1

D. 出现严重心律失常

E. 合并严重感染

46. 防治室性期前收缩或阵发性心动过速的首选药物是

A. 利多卡因　　　　　　B. 碳酸氢钠

C. 阿托品　　　　　　　D. 氯化钙

E. 溴苄胺

47. 术前常规禁食的时间是

A. 禁食 4 小时，禁水 2 小时

B. 禁食 6 小时，禁饮 2 小时

C. 禁食 8 小时，禁饮 3 小时

D. 禁食 10 小时，禁饮 3 小时

E. 禁食 12 小时，禁饮 4 小时

48. 因消化道恶性肿瘤转移最早受累的是

A. 肺　　　　　　　　　B. 肾

C. 肝　　　　　　　　　D. 脾

E. 胰

49. 诊断丹毒最有意义的临床表现是

A. 头痛、畏寒、高热　　B. 好发部位

C. 色鲜红，界限清楚　　D. 局部发生水疱

E. 所属淋巴结肿大

50. 清蛋白低于多少表示重度营养不良

A. 35g/L　　　　　　　B. 29g/L

C. 25g/L　　　　　　　D. 15g/L

E. 21g/L

51. 手术后早期恶心、呕吐常见的原因是

A. 颅内压增高　　　　　B. 麻醉反应

C. 术后腹胀　　　　　　D. 肠梗阻

E. 低血钾

52. 外科疾病五大类中下列哪一项是错误的

A. 损伤　　　　　　　　B. 感染

C. 外伤　　　　　　　　D. 肿瘤

E. 其他性质的疾病

53. 男，50 岁，双膝关节疼痛 5 个月，活动后加重，休息后减轻。查体：关节肿胀，压痛，骨摩擦音，ESR 20mm/h，RF（-），该患者最可能的诊断是

A. 强直性脊柱炎　　　　B. 骨关节炎

C. 风湿性关节炎　　　　D. 类风湿关节炎

E. 系统性红斑狼疮

54. 化脓性感染形成脓肿后，外科治疗的基本原则是

A. 全身加大抗生素剂量　B. 改用其他抗生素

C. 加用肾上腺皮质激素　D. 配合局部物理疗法

E. 立即切开引流

55. 非甾体抗炎镇痛药的作用机制是

A. 抑制体液免疫　　　　B. 增强 NK 细胞活性

C. 抑制 B 细胞　　　　　D. 抑制 T 细胞

E. 抑制前列腺素合成

56. 心肺复苏时最常用的药物是

A. 异丙肾上腺素　　　　B. 阿托品

C. 利多卡因　　　　　　D. 氯化钙

E. 肾上腺素

57. 胸外心脏按压的正确按压部位是

A. 胸骨左缘第四肋间

B. 胸骨下 1/2

C. 胸骨上、中 1/3 交界处

D. 胸骨中、下 1/3 交界处

E. 胸骨左缘第四肋间腋中线上

58. 急性乳腺炎脓肿未形成前的主要治疗方法是

A. 应用广谱抗生素　　　B. 促使乳汁通畅排出

C. 局部注射抗生素　　　D. 切开引流

E. 局部热敷

59. 急性乳腺炎最常见于

A. 妊娠期妇女　　　　　B. 初产哺乳的妇女

C. 哺乳半年后的妇女　　D. 长期哺乳的妇女

E. 乳头凹陷的妇女

60. 诊断有机磷中毒的最重要的指标为

A. 确切的接触史

B. 毒蕈碱样和烟碱样症状

C. 右眼鼻侧盲

D. 左眼鼻侧盲

E. 双眼颞侧盲

61. 关于良性肿瘤的特点，叙述错误的是
    A. 永不威胁生命
    B. 多呈膨胀性生长
    C. 细胞分化程度高
    D. 有包膜与周围有明显界限
    E. 少数可以恶变

62. 提高恶性肿瘤疗效的关键在于
    A. 综合治疗   B. 早期治疗
    C. 手术治疗   D. 免疫治疗
    E. 中西医结合疗法

63. 烧伤患者在早期口渴，最适宜饮下列哪一种液体
    A. 大量冷开水   B. 大量糖水
    C. 少量多次饮盐水   D. 大量茶水
    E. 大量橘子水

64. 浅Ⅱ度烧伤的局部损害深度达
    A. 表浅层，生发层健在
    B. 真皮深层，有皮肤附属器残留
    C. 真皮浅层，部分生发层存在
    D. 皮肤全层
    E. 皮肤下脂肪

65. 贯通伤是指
    A. 创伤后深部体腔与外界相通
    B. 开放性创伤
    C. 投射物击中人体，造成一个入口和一个出口
    D. 一般是指开放性颅脑外伤
    E. 可等同于穿透伤

66. 破伤风患者的治疗原则是
    A. 预防和抢救休克   B. 早期行气管切开术
    C. 高压氧治疗   D. 应用破伤风类毒素
    E. 清除毒素来源，中和毒素，控制和解除痉挛

67. 创伤感染后的营养代谢变化，下列描述哪一项是错误的
    A. 能量代谢增大
    B. 能量需求增加
    C. 可导致水、电解质及酸碱失衡
    D. 蛋白质分解与合成代谢减少
    E. 脂肪分解加大

68. 腹部手术后尿路感染常见的基本原因是
    A. 尿道炎   B. 膀胱炎
    C. 肾盂肾炎   D. 前列腺炎
    E. 尿潴留

69. 26岁女性，左乳房外上象限内直径3cm圆形光滑肿块已8个月，质韧，活动佳，可能为
    A. 早期乳癌   B. 纤维腺瘤
    C. 柏哲乳头病   D. 乳房囊性增生病
    E. 结核

70. 38岁女性，四肢大小关节肿痛12年，X线示双手指关节及腕关节有多处骨质破坏，关节检查仍有多个关节肿痛，脾肋下2cm触及，质中偏硬，查WBC 2×10⁹/L，血小板60×10⁹/L，ESR 56mm/h，尿常规

（一）。10年来一直服用非甾体抗炎镇痛药。最可能的诊断是
    A. 肝硬化脾亢   B. 骨性关节炎
    C. Felty综合征   D. 系统性红斑狼疮
    E. 药物性再生障碍性贫血

71. 男性患者，48岁，2天前突发右侧第一跖趾关节剧烈疼痛，局部红、肿、热，并伴有发热，T 39℃，局部不能碰，不能下地走路。该患者初步诊断印象是
    A. 类风湿关节炎   B. 痛风
    C. 骨关节炎   D. 强直性脊柱炎
    E. 化脓性关节炎

72. 一哺乳患者，右乳内发现直径4cm大肿块，疼痛已2天，多为
    A. 乳癌   B. 炎性乳癌
    C. 急性乳腺炎   D. 肉瘤
    E. 乳房囊性增生病

73. 关于清除进入人体尚未被吸收的毒物，叙述错误的是
    A. 吞服强腐蚀性毒物者不宜洗胃
    B. 插胃管时应避免误入气管
    C. 洗胃液以热水为宜
    D. 洗胃液每次注入量不宜超过250ml
    E. 应反复灌洗，直至回收液澄清为止

74. 关于骨性关节炎，下列哪一项手关节的表现是错误的
    A. 远端指间关节最常受累
    B. 不出现侧偏畸形
    C. 疼痛不太明显
    D. 可有骨样肿大结节
    E. 可出现"方形手"

75. 关于急性一氧化碳中毒的发病机制，叙述错误的是
    A. 主要为组织缺氧   B. CO与Hb有较强亲和力
    C. COHb失去携氧能力   D. COHb易解离
    E. 全身和中枢缺氧症状为主

76. 下列哪一项不是类风湿关节炎的关节外表现
    A. 皮下类风湿结节   B. Felty综合征
    C. 巩膜炎   D. 面部对称性水肿性红斑
    E. 皮肤溃疡

77. 临床各类器官移植中疗效最稳定、最显著的是
    A. 肝移植   B. 肾移植
    C. 心脏移植   D. 骨髓移植
    E. 肺移植

78. 随月经周期疼痛的乳腺肿块可能是
    A. 乳腺癌   B. 导管内乳头状瘤
    C. 乳房囊性增生   D. 乳腺纤维腺瘤
    E. 乳房脂肪坏死

79. 乳癌最常见的部位是乳房的
    A. 内上象限   B. 外上象限
    C. 内下象限   D. 外下象限
    E. 乳晕区

80. 成人胸外心脏除颤采用
    - A. 5～50ws 电能
    - B. 20～80ws 电能
    - C. 200ws 电能
    - D. 2ws/kg
    - E. 500ws 电能

81. 两人进行心肺复苏，一人做人工呼吸，另一人做心脏按压，其比例是
    - A. 4 次心脏按压，1 次人工呼吸
    - B. 5 次心脏按压，1 次人工呼吸
    - C. 8 次心脏按压，1 次人工呼吸
    - D. 10 次心脏按压，1 次人工呼吸
    - E. 15 次心脏按压，1 次人工呼吸

82. 破伤风最初出现典型的肌强烈收缩是
    - A. 咬肌
    - B. 面肌
    - C. 颈项肌
    - D. 前腹肌
    - E. 四肢肌

83. 治疗小腿丹毒应首选
    - A. 土霉素
    - B. 红霉素
    - C. 庆大霉素
    - D. 氨苄西林
    - E. 青霉素

84. 关于乳腺脓肿的治疗原则，下列哪一项是错误的
    - A. 切开引流时取放射状切口
    - B. 乳晕下脓肿应沿乳晕边缘做弧形切口
    - C. 切开引流时，应避免切开脓肿隔膜
    - D. 乳房后脓肿应沿乳房下缘做弧形切口
    - E. 乳房深部脓肿需先穿刺后切开

85. 脓毒症早期典型的临床表现是
    - A. 呼吸困难
    - B. 休克
    - C. 少尿
    - D. 昏迷
    - E. 寒战、高热

86. 不宜放置纱条引流的是
    - A. 腹壁切口感染
    - B. 脓性指头炎切开
    - C. 掌中间隙脓肿切开
    - D. 体表脓肿切开
    - E. 乳腺癌改良根治术切口

87. 蛛网膜下隙麻醉术后 12 小时内应采取的体位是
    - A. 半卧位
    - B. 俯卧位
    - C. 头高脚低位
    - D. 平卧位
    - E. 侧卧位

88. 男，14 岁，午餐进食海鱼后，即出现头痛、头晕、胸闷。心跳呼吸加快，伴有眼结膜充血，颜面部及全身潮红。测体温正常，无呕吐、腹泻等症状。患者最可能是
    - A. 河豚中毒
    - B. 组胺中毒
    - C. 肉毒梭菌毒素中毒
    - D. 麻痹性贝类中毒
    - E. 副溶血性弧菌中毒

89. 女，35 岁，与家人吵架后服美曲膦酯（敌百虫）100ml，30 分钟后被急送医院。查体：昏迷状态，呼吸困难，皮肤湿冷，双瞳孔如针尖大小。正确的紧急处理是
    - A. 气管插管气道保护后硫酸铜溶液洗胃＋导泻
    - B. 直接应用大量生理盐水洗胃＋导泻
    - C. 直接应用硫酸铜溶液洗胃＋导泻
    - D. 气管插管气道保护后 2% 碳酸氢钠溶液洗胃
    - E. 气管插管气道保护后应用大量温水洗胃＋导泻

90. 男，28 岁，右大腿清创缝合术后 6 天，发热，局部伤口红肿，范围较大，疼痛明显。伤口局部见稀薄脓液，淡红色，量多，无异味。最可能感染的致病菌是
    - A. 大肠埃希菌
    - B. 铜绿假单胞菌
    - C. 溶血性链球菌
    - D. 金黄色葡萄球菌
    - E. 无芽孢厌氧菌

91. 男，45 岁。2 周前烧伤，烧伤面积 40% 左右，近 5 天开始发热，体温 38℃～39℃，间歇性，逐渐加重并伴有寒战。血培养出的细菌可产生凝固酶，杀白细胞素、肠毒素。最可能感染的细菌是
    - A. 肺炎链球菌
    - B. 溶血性链球菌
    - C. 厌氧芽孢杆菌
    - D. 大肠杆菌
    - E. 金黄色葡萄球菌

92. 女，35 岁。因不慎服用有机磷农药半小时入院，经治疗后意识恢复，症状好转。3 天后患者出现视物模糊、呼吸困难，并再次出现意识障碍。查体：T 36.7℃，P 52 次/分，R 6 次/分。目前应立即给予的治疗措施是
    - A. 彻底洗胃
    - B. 应用阿托品
    - C. 抗休克
    - D. 静脉注射安定
    - E. 气管插管

93. 不属于肠外营养成分的是
    - A. 白蛋白
    - B. 维生素
    - C. 氨基酸
    - D. 碳水化合物
    - E. 脂肪乳

A3/A4 型题

1. （共用题干）男，10 岁，头面部，四肢及会阴部火焰烧伤 4 小时，烧伤总面积 50% BSA，深Ⅱ度 20%，Ⅲ度 30%，烦躁不安，手足湿冷，心率 160 次/分，呼吸 25 次/分，伤后无尿。

（1）首选的诊断是
    - A. 火焰烧伤
    - B. 烧伤休克
    - C. 急性肾功能衰竭
    - D. 呼吸道吸入性损伤
    - E. 大面积特重度烧伤

（2）实验室检查最可能的发现是
    - A. 血白细胞总数增高，血小板低
    - B. 血电解质检查异常
    - C. 红细胞比容增高
    - D. 血 CO_2-CP 降低，尿素氮增高
    - E. 尿蛋白阳性，有血红蛋白尿

（3）首选的紧急处理是
    - A. 立即吸氧
    - B. 迅速建立静脉输液通路
    - C. 气管切开

D. 无痛下清创

E. 及时使用抗生素

2. （共用题干）女性，25 岁，产后 20 天，左乳胀痛伴发热。查体：体温 39.0℃，左乳外上象限皮温高，红肿，有一痛性肿块，直径约 4cm，有波动感。

（1）最可能的诊断是

    A. 炎性乳癌   B. 乳房脂肪液化

    C. 急性乳腺炎   D. 乳房脓肿

    E. 积乳症

（2）进一步明确诊断应首选的检查方法是

    A. 软 X 线（钼靶）照片检查

    B. B 超检查

    C. 穿刺检查

    D. CT 检查

    E. 细胞学检查

（3）最恰当的治疗原则是

    A. 行乳癌根治术

    B. 手术切除坏死液化组织

    C. 对症治疗，大量抗菌药物控制感染

    D. 即行切开引流排脓

    E. 疏通乳管、中医中药

3. （共用题干）陈某，男，40 岁，体重 50kg，烧伤后 3 小时入院。入院时患者诉疼痛剧烈，特别在面颈部和胸腹部，感口渴。查体：面色苍白，四肢发冷，烦躁不安，心率 150 次/分，血压 85/65mmHg，发声无嘶哑，呼吸平稳，两肺听诊闻及干、湿啰音，尿检阴性。局部创面情况：整个面部、颈部肿胀，头皮完好，面颈部皮肤可见大小水疱，胸、腹、背和会阴部也布满大小不等水疱，部分水疱破溃，可见潮红创面。两上肢除右手背无潮红、无水疱外，余创面苍白，部分成焦黄色，无水疱，毛发易拔除，无痛觉。两下肢及臀部未烧伤。

（1）该病员的烧伤总面积为

    A. 7.5%   B. 50%

    C. 45%   D. 52.5%

    E. 55%

（2）该病员 Ⅱ 度、Ⅲ 度烧伤面积各为

    A. Ⅱ 度 30.5%，Ⅲ 度 17%

    B. Ⅱ 度 35%，Ⅲ 度 17.5%

    C. Ⅱ 度 33%，Ⅲ 度 17%

    D. Ⅱ 度 33%，Ⅲ 度 22%

    E. Ⅱ 度 30%，Ⅲ 度 15%

4. （共用题干）一患者车祸后 2 小时送至医院，诉咳嗽、胸部疼痛。查体：体温 36.5℃，心率 130 次/分，呼吸 30 次/分，血压 90/60mmHg，神清，右胸部压痛明显，右肺呼吸音低，右下肢骨折征。胸片示：右侧液气胸。

（1）拟诊为

    A. 联合伤   B. 混合伤

    C. 多发伤   D. 多处伤

    E. 复合伤

（2）首先应采取的处理是

    A. 止痛   B. 骨折固定

    C. 镇静   D. 胸腔闭式引流

    E. 吸氧

5. （共用题干）女，28 岁，煤气中毒 1 天后转送医院，神志不清，瞳孔等大，对光反射弱，体温、血压正常，心脏听诊无异常，两肺呼吸音粗，腹部（-），腱反射存在，病理反射（+），血常规无异常。

（1）抢救措施中，最重要的应为

    A. 甘露醇输注   B. 地塞米松输注

    C. 高压氧治疗   D. 高能量补液

    E. 保护脑细胞

（2）若不采用上述治疗措施，该患者则可能发生

    A. 肾功能损害   B. 肝功能损害

    C. 记忆力减退   D. 迟发性脑病

    E. 肺功能损害

（3）关于急性一氧化碳中毒的发病机制哪一项不正确

    A. 主要为组织缺氧

    B. CO 与 Hb 有较强亲和力

    C. COHb 失去携氧能力

    D. COHb 易解离

    E. 全身和中枢缺氧症状为主

（4）血 COHb 的结果为零，其可能的原因是

    A. 有中枢缺氧症状   B. 化验不准确

    C. 心肺无异常   D. 脱离现场已久

    E. CO 中毒的诊断可能存在错误

6. （共用题干）女，25 岁，近 2 周来发热，四肢关节酸痛，无皮疹，胸透示两侧少量胸腔积液，体检：体温 39℃，心率 120 次/分，两下肺叩诊浊音，呼吸音降低，肝脾未触及，两手掌指关节及膝关节轻度肿胀，Hb 100g/L，白细胞 3×10^9/L，血小板 50×10^9/L，尿常规蛋白 1g/L。

（1）本病最可能诊断

    A. 类风湿关节炎   B. 系统性红斑狼疮

    C. 结核性胸膜炎   D. 病毒感染

    E. 再生障碍性贫血

（2）根据以上病史还需做进一步检查，对诊断最为关键的检查是

    A. 类风湿因子   B. 抗核抗体谱检查

    C. 血沉   D. C-反应蛋白

    E. 血免疫球蛋白 + 补体

（3）检查结果：类风湿因子弱阳性，血沉 120mm/h，IgG 19g/L，抗核抗体阳性，C_3 降低，抗双链 DNA 抗体增高。本例首选药物

    A. 非甾体抗炎镇痛药 + 慢作用抗风湿药

    B. 糖皮质激素

    C. 环磷酰胺

    D. 羟基氯喹

    E. 青霉胺

7.（共用题干）女性，50 岁，右乳外上象限肿物直径 1.5cm×1.5cm，质硬，活动差，腋淋巴结未触及。

（1）假设诊断为乳癌应为哪一期

    A. T2N1M0   B. T1N1M0

    C. T1N0M0   D. T2N0M0

    E. T1N2M1

（2）应如何治疗

    A. 病灶切除术   B. 乳癌根治术

    C. 局部放疗   D. 生物治疗

    E. 化疗

8.（共用题干）女性，55 岁，发现右乳腺肿物 1 周，查体：右乳外上象限肿物 1.5cm×1.0cm，质硬，活动度小。

（1）如想确定肿物性质最可靠的方法是

    A. 针吸细胞学   B. 钼靶 X 线

    C. 放射性核素扫描   D. 活组织冷冻切片

    E. 术后病检

（2）最可能的诊断是

    A. 乳腺癌   B. 乳腺囊性增生病

    C. 乳腺纤维腺病   D. 乳腺结核

    E. 乳腺炎

9.（共用题干）女，25 岁，口服乐果 40ml 入院。神清，经洗胃和阿托品 56mg 治疗后瞳孔散大，烦躁，皮肤潮红，心率 136 次/分，肺部仍有散在湿啰音，有尿潴留。

（1）该患者此时的状况应为

    A. 阿托品化   B. 阿托品过量

    C. 阿托品不足   D. 中毒性肺水肿

    E. 低渗状态

（2）在该患者的后续治疗中，下列哪一项治疗措施是最重要的

    A. 反复洗胃

    B. 输入新鲜血液

    C. 继续加大阿托品用量

    D. 血液透析

    E. 监测并及时处理水、电解质平衡紊乱

10.（共用题干）女性，52 岁，发现右乳外上象限肿块 3 个月，约 3cm×2.5cm 大小，同侧腋窝触及肿大、质硬淋巴结，全身情况良好。

（1）为确诊肿块性质最好采用

    A. 红外线摄影   B. 钼靶 X 线摄影

    C. 穿刺活检   D. 切除活检

    E. 切取活检

（2）如确诊为乳癌，较理想的治疗方案为

    A. 乳癌根治术

    B. 乳癌根治术加放射治疗

    C. 乳癌根治术免疫治疗

    D. 乳癌根治术加中医治疗

    E. 乳癌根治术加内分泌治疗

11.（共用题干）男，30 岁，四肢、躯干烧伤，面积 70%，其中Ⅲ度占 20%，深Ⅱ度占 50%。由于初期抗休克治疗及创面治疗不当，6 天后高热、谵妄，周身皮疹，创面有较多黄稠脓性分泌物。

（1）此时应考虑

    A. 金葡菌感染败血症

    B. 链球菌感染败血症

    C. 大肠埃希菌感染败血症

    D. 铜绿假单胞菌感染败血症

    E. 真菌感染败血症

（2）该患者经积极治疗，支持疗法，联合应用大量广谱抗生素，病情好转，但仍有低热。抗生素一直持续应用，15 天后患者又突发寒战，高热达 40℃，神志淡漠，嗜睡，休克，白细胞计数 25×10⁹/L。此时应考虑并发

    A. 中毒性休克

    B. 革兰阳性细菌败血症

    C. 革兰阴性细菌败血症

    D. 铜绿假单胞菌败血症

    E. 真菌性败血症

（3）对该患者高热原因的进一步确诊，应采用的可靠方法是

    A. 胸部 X 线摄片

    B. 抽血做厌氧菌培养

    C. 尿和血液做真菌检查和培养

    D. 抽血做普通细菌培养

    E. 骨髓细菌培养

（4）该患者经血、尿检查及培养，上述诊断成立。此时应如何处理

    A. 加大已应用的广谱抗生素量

    B. 输血抗休克治疗

    C. 药物降温

    D. 停止使用原抗生素，改用抗真菌药物

    E. 人工冬眠治疗

12.（共用题干）男，50 岁，颈后肿痛 5 天，疼痛逐渐加重，伴畏寒、发热，有糖尿病病史 10 年。查体：颈后红肿，范围约 5cm，边界不清，中央多个脓点。

（1）该患者最可能的诊断是

    A. 皮脂腺囊肿感染   B. 颈部丹毒

    C. 颈部痈   D. 颈部疖

    E. 蜂窝织炎

（2）若行切开引流术，下列处理措施错误的是

    A. 未化脓但颜色已暗紫的组织也要清除

    B. 可行"＋＋"形切口切开引流

    C. 切口线不宜超过病变边缘

    D. 切口线要深达筋膜

    E. 创面内填塞敷料压迫止血

13.（共用题干）男，32 岁，右大腿枪弹伤 4 小时。伤口已经在院外经过初步处理。查体：T 37.8℃，P 141 次/分，R 28 次/分，BP 72/43mmHg，面色苍白，呼吸急促。双肺呼吸音清晰，心律齐。腹软，无压痛。大腿中下 1/3 处对穿性伤口，已经用纱布覆盖包扎，无明显渗血。足背动脉搏动弱。

(1) 该患者首要的处理措施是

　　A. 拆开纱布，检查伤口

　　B. 急诊清创缝合

　　C. 注射 TAT

　　D. 建立静脉通道，补充血容量

　　E. DSA 检查了解有无血管损伤

(2) 若对该患者行清创术，以下措施不正确的是

　　A. 沿大腿纵轴切开探查，切除创缘皮肤 1～2mm

　　B. 若有大血管损伤，尽量修补

　　C. 伤口内放置引流物

　　D. 伤口内近端绕扎止血带

　　E. 若清创彻底，一期缝合伤口

14. （共用题干）男，40 岁，体重 60kg，右上肢肩关节以下、右下肢膝关节以下烧伤深度为浅Ⅱ度至深Ⅱ度，右足部烧伤深度为Ⅲ度。

(1) 该患者的烧伤总面积为

　　A. 20%　　　　　　　　B. 38%

　　C. 37%　　　　　　　　D. 19%

　　E. 18%

(2) 该患者第一个 24 小时的补液量应为

　　A. 2500ml　　　　　　 B. 1700ml

　　C. 2000ml　　　　　　 D. 3700ml

　　E. 4000ml

15. （共用题干）男，24 岁。右手拇指针刺伤，当时未予特殊处理。2 天后，出现拇指红肿、剧痛，伴发热。

(1) 可能的原因是

　　A. 化脓性骨髓炎　　　　B. 化脓性指头炎

　　C. 甲沟炎　　　　　　　D. 化脓性腱鞘炎

　　E. 急性静脉炎

(2) 正确的处理方法是

　　A. 继续观察　　　　　　B. 应用抗生素

　　C. 脓肿切开引流　　　　D. 热盐水浸泡患指

　　E. 理疗

16. （共用题干）女，45 岁。体重 50 千克。包括臀在内双下肢全部烫伤。查体：臀部及双下肢有小水泡，疼痛不明。

(1) 该患者的烧伤深度为

　　A. 深Ⅱ度烧伤　　　　　B. 浅Ⅱ度烧伤

　　C. Ⅰ度烧伤　　　　　　D. Ⅲ度烧伤

　　E. 浅Ⅲ度烧伤

(2) 第一个 24 小时的补液量是

　　A. 5450ml　　　　　　 B. 5750ml

　　C. 3750ml　　　　　　 D. 3450ml

　　E. 6750ml

B1 型题

1. （共用备选答案）

　　A. 腰椎受累　　　　　　B. 近端指间关节受累

　　C. 踝关节受累　　　　　D. 肩关节受累

　　E. 肘关节受累

(1) 骨性关节炎可见

(2) 类风湿关节炎可见

2. （共用备选答案）

　　A. 多在 1～2 周内发生

　　B. 通常 24 小时内发生

　　C. 早期有出血症状

　　D. 引流管有鲜血外溢

　　E. 血红蛋白及血压偏低

(1) 手术后早期出血的含义是指

(2) 手术后继发性出血的含义是指

3. （共用备选答案）

　　A. 急性肠梗阻　　　　　B. 感染性休克

　　C. 肺炎高热　　　　　　D. 慢性十二指肠瘘

　　E. 挤压综合征

(1) 低渗性脱水的常见病因是

(2) 代谢性酸中毒最易发生于

(3) 高钾血症的常见病因是

4. （共用备选答案）

　　A. 低渗性缺水　　　　　B. 等渗性缺水

　　C. 高渗性缺水　　　　　D. 低钾血症

　　E. 高钾血症

(1) 慢性肠瘘，四肢无力

(2) 急性大量丧失消化液后，脉搏细速，肢端湿冷，血压下降

(3) 高热大汗，患者诉口渴，烦躁

5. （共用备选答案）

　　A. $HCO_3^- \downarrow$，$pH \downarrow$，PCO_2 正常

　　B. $HCO_3^- \uparrow$，$pH \uparrow$，PCO_2 正常

　　C. HCO_3^- 正常，$pH \downarrow$，$PCO_2 \uparrow$

　　D. HCO_3^- 正常，$pH \downarrow$，$PCO_2 \downarrow$

　　E. $HCO_3^- \downarrow$，$pH \uparrow$，$PCO_2 \downarrow$

(1) 呼吸性碱中毒

(2) 代谢性碱中毒

6. （共用备选答案）

　　A. 清创及一期缝合

　　B. 清创后不予缝合

　　C. 清创及植皮

　　D. 清创后缝合

　　E. 清创后不植皮

(1) 大面积皮肤剥脱伤需

(2) 受伤 6～8 小时内的战地伤口应

7. （共用备选答案）

　　A. 急性完全性输入段梗阻

　　B. 慢性不完全性输入段梗阻

　　C. 吻合口梗阻

　　D. 输出段梗阻

　　E. 碱性反流性胃炎

(1) 胃大部切除术后 2 年，剑突下持续性疼痛，进食后加重，常有胆汁性呕吐物，呕吐后仍有疼痛，抗酸剂无

效，应考虑

（2）胃大部切除术后，餐后 20 分钟上腹部胀痛，随后呕吐大量胆汁，不含食物，呕吐后症状缓解，应考虑

（3）胃大部切除术后，餐后上腹部饱胀，伴呕吐物既含胆汁，又有食物，应考虑

8.（共用备选答案）

A. 不必特殊处理

B. 毛花苷丙 0.4mg 加入 25% 葡萄糖 20ml，静脉缓慢推注

C. 皮下注射阿托品 0.5mg

D. 口服地高辛 0.25mg，每日 1 次

E. 少量多次输血

（1）偶发性期前收缩的患者手术前

（2）冠心患者心室率每分钟 50 次以下者手术前

（3）心房纤颤患者心室率在每分钟 100 次以上者手术前

9.（共用备选答案）

A. 肌内注射破伤风抗毒素 1500U

B. 肌内注射破伤风抗毒素 3000U

C. 肌内注射破伤风抗毒素 1000U

D. 肌内注射破伤风抗毒素 1ml

E. 肌内注射破伤风抗毒素 750U

（1）5 岁儿童下肢皮肤撕裂伤后应

（2）伤口污染严重者，受伤已超过 12 小时应

10.（共用备选答案）

A. 白血病　　　　　　　B. 结肠癌

C. 甲状腺癌　　　　　　D. 肺癌

E. 乳腺癌

（1）携带缺陷基因 BRCA－1 者易患的疾病是

（2）适用 Dukes 分期的疾病是

11.（共用备选答案）

A. 乳腺囊性增生病　　　B. 乳腺癌

C. 乳腺纤维腺瘤　　　　D. 乳管内乳头状瘤

E. 乳腺炎

（1）雌孕激素分泌失调导致乳腺实质性细胞增生过度和复旧不全，引起

（2）小叶纤维细胞对雌激素敏感性异常增高，引起

第二十六章　实践综合

A1/A2 型题

1. 大气道阻塞时

A. 呼气费力　　　　　　　B. 呼气时伴有哮鸣音

C. 常伴有湿啰音　　　　　D. 常见于支气管哮喘

E. 严重者出现吸气时"三凹征"

2. 舒张晚期奔马律的组成是

A. S_3 与 S_1、S_2　　　　B. 病理 S_3 与 S_1、S_2

C. S_4 与 S_1、S_2　　　　D. 病理 S_4 与 S_1、S_3

E. S_4 与 S_2、S_3

3. 心脏瓣膜 Erb 听诊区又称

A. 主动脉瓣第二听诊区　　B. 肺动脉瓣听诊区

C. 主动脉瓣听诊区　　　　D. 二尖瓣听诊区

E. 三尖瓣听诊区

4. 仰卧位听诊最清晰的心音是

A. 第一心音　　　　　　　B. 第二心音

C. 第三心音　　　　　　　D. 第四心音

E. 第五心音

5. 下列哪一种疾病可在胸骨左缘第 3～4 肋间触及收缩期震颤

A. 肺动脉瓣狭窄　　　　　B. 动脉导管未闭

C. 主动脉瓣狭窄　　　　　D. 室间隔缺损

E. 二尖瓣狭窄

6. 常人平卧时，颈外静脉在锁骨上缘至下颌角间的充盈水平在

A. 不显露　　　　　　　　B. 下 2/3 以内

C. 下 1/2 以内　　　　　　D. 下 1/3 以内

E. 以上都不对

7. 关于血管检查所见的临床意义，叙述正确的是

A. 奇脉——休克

B. 水冲脉——动脉导管未闭

C. 交替脉——高血压

D. 短绌脉——心包积液

E. 重搏脉——急性心肌梗死

8. 左心衰竭的临床表现是

A. 侧卧时呼吸困难减轻

B. 常采取端坐呼吸体位

C. 肺底有干啰音

D. 常伴淤血性肝大

E. 喜欢平卧

9. 关于外源性致热原的特点，叙述正确的是

A. 分子量较小

B. 其致热原性可被蛋白酶类所破坏

C. 能激活血液中的中性粒细胞和单核细胞

D. 直接作用于体温调节中枢

E. 在体内最终由肝、肾灭活和排泄

10. 间停呼吸是由于

A. 呼吸中枢兴奋性降低　　B. 急性胸膜炎

C. 胸膜恶性肿瘤　　　　　D. 神经衰弱

E. 抑郁症

11. 关于痰的性状和痰量正确的描述为

A. 痰的性状可分为黏液性、浆液性、血性和乳糜性

B. 铁锈色痰多见于支气管扩张

C. 白色黏痰常见于肺水肿

D. 肺泡癌可出现大量浆液性泡沫样痰

E. 支气管胸膜瘘很少有痰

12. 下列哪一种疾病可见心包摩擦音
    A. 右心衰竭　　　　　　B. 严重贫血
    C. 急性心肌梗死　　　　D. 甲状腺功能亢进
    E. 主动脉瓣关闭不全

13. 24 小时尿量少于多少为少尿
    A. 1500ml　　　　　　　B. 1000ml
    C. 750ml　　　　　　　 D. 400ml
    E. 100ml

14. 发热伴出血疹不会见于
    A. 伤寒　　　　　　　　B. 斑疹伤寒
    C. 流行性脑脊髓膜炎　　D. 麻疹
    E. 败血症

15. 能直接作用于体温调节中枢的物质是
    A. 白细胞致热源　　　　B. 细菌毒素
    C. 抗原－抗体复合物　　D. 坏死物质
    E. 病毒

16. 下列哪一项是因高铁血红蛋白血症引起的发绀
    A. 右心衰竭　　　　　　B. 缩窄性心包炎
    C. 肠源性发绀　　　　　D. 法洛四联症
    E. 大量胸腔积液

17. 二尖瓣脱垂可见
    A. Graham Steell 杂音
    B. Austin Flint 杂音
    C. 胸骨左缘第二肋间 Gibson 杂音
    D. 心尖区收缩中期喀喇音
    E. 胸骨左缘第三～第四肋间收缩期喷射性杂音

18. 男，3 岁，在独自游戏时突然出现刺激性咳嗽，呼吸困难，其病因最可能是
    A. 大叶性肺炎　　　　　B. 自发性气胸
    C. 左心衰竭　　　　　　D. 气管异物
    E. 右心衰竭

19. 正常人立位或坐位时，颈外静脉在锁骨上缘至下颌角间的充盈水平是
    A. 常不显露　　　　　　B. 下 2/3 以内
    C. 下 1/2 以内　　　　　D. 下 1/3 以内
    E. 下 2/5 以内

20. 颈外静脉怒张伴收缩期搏动见于
    A. 三尖瓣关闭不全　　　B. 三尖瓣狭窄
    C. 二尖瓣狭窄　　　　　D. 二尖瓣关闭不全
    E. 主动脉瓣关闭不全

21. 潮式呼吸的特点
    A. 由浅快到深慢，再由深慢到浅快
    B. 由深慢到深快，再由深快到深慢
    C. 由浅慢到浅快，再由浅快到浅慢
    D. 由深快到深慢，再由深慢到深快
    E. 由浅慢到深快，再由深快到浅慢

22. 男，32 岁，呼吸困难 3～4 年。查体：负性心尖冲动，心尖区舒张期杂音及开瓣音。该患者负性心尖冲动说明

　　A. 左室轻度增大　　　　B. 左室明显增大
　　C. 右室轻度增大　　　　D. 右室明显增大
　　E. 左右室皆增大

23. 心力衰竭会出现
    A. 肺性发绀　　　　　　B. 心性混合性发绀
    C. 淤血性发绀　　　　　D. 缺血性发绀
    E. 混合性发绀

24. 咳嗽伴哮鸣音常见于
    A. 气管异物　　　　　　B. 肺囊肿
    C. 支气管扩张　　　　　D. 肺脓肿
    E. 胸膜炎

25. 关于心包摩擦音，叙述正确的是
    A. 性质粗糙，低音调
    B. 与呼吸、心搏一致
    C. 性质柔和，低音调
    D. 胸骨左缘第三、第四肋间最响
    E. 屏气时摩擦音可消失

26. 靴形心见于下列哪一种疾病
    A. 肺心病　　　　　　　B. 心包积液
    C. 高血压心脏病　　　　D. 扩张型心肌病
    E. 二尖瓣狭窄

27. 关于水肿，叙述正确的是
    A. 水肿伴肝大者见于肝性水肿
    B. 水肿伴心率快为心性水肿
    C. 水肿伴呼吸困难和发绀常为心性水肿
    D. 水肿伴消瘦为营养不良性水肿
    E. 水肿伴腹水为肝性水肿

28. 房性奔马律的组成是
    A. S_3 与 S_1、S_2　　　B. 病理 S_3 与 S_1、S_2
    C. S_4 与 S_1、S_2　　　D. 病理 S_4 与 S_1、S_3
    E. S_4 与 S_2、S_3

29. 深吸气时下列何种杂音会加强
    A. 主动脉瓣关闭不全　　B. 三尖瓣关闭不全
    C. 二尖瓣狭窄　　　　　D. 二尖瓣关闭不全
    E. 主动脉瓣狭窄

30. 隐性黄疸时，血中胆红素浓度为
    A. $< 17\mu mol/L$
    B. $> 17\mu mol/L$，$< 34\mu mol/L$
    C. $> 34\mu mol/L$
    D. $> 17\mu mol/L$，$< 24\mu mol/L$
    E. $> 24\mu mol/L$

31. 服盐类泻药引起腹泻的原因是
    A. 肠黏膜分泌增多　　　B. 肠腔内渗透压增高
    C. 肠黏膜吸收障碍　　　D. 肠蠕动过快
    E. 肠腔内渗透压低

32. 关于蜘蛛痣，叙述正确的是
    A. 是一种似蜘蛛状的红痣
    B. 与体内性激素的多少有关

C. 大多出现于上腔静脉回流区

D. 妇女在妊娠期间皆可出现，但分娩后即消失

E. 大多出现于下腔静脉回流区

33. 脾大最显著的疾病是

    A. 急性粒细胞白血病　　　B. 急性淋巴细胞白血病

    C. 急性单核细胞白血病　　D. 慢性粒细胞白血病

    E. 慢性淋巴细胞白血病

34. 女，18 岁，皮肤反复紫癜和瘀斑，月经量多 2 年。既往经常关节痛，并因此经常服用保泰松等药物。家中无类似疾病患者。10 岁起经常刷牙出血。本患者的诊断，不应考虑哪一种情况

    A. 先天性血小板功能异常

    B. 获得性血小板功能异常

    C. 血友病

    D. 维生素 C 缺乏

    E. 过敏性紫癜

35. 关于紫癜，叙述正确的是

    A. 皮肤出现红色或暗红色斑，一般高于皮肤表面

    B. 皮肤出现持久鲜红色，压之不褪色

    C. 皮肤出现红色或暗红色斑，压之不褪色

    D. 皮肤出现红色或暗红色斑，愈后可有皮肤脱屑

    E. 皮肤出现红色或暗红色斑，可伴有关节腔出血

36. 心尖区听诊最清晰的心音是

    A. 第一心音　　　　　　　B. 第二心音

    C. 第三心音　　　　　　　D. 第四心音

    E. 第五心音

37. 对鉴别上、下消化道出血有帮助的是

    A. 大便潜血阳性　　　　　B. 血尿素氮升高

    C. 血肌酐升高　　　　　　D. 血红蛋白下降

    E. 血氨升高

38. 男，50 岁，患高血压病多年，近日活动后出现呼吸困难伴左胸痛，咳嗽频繁，咳出为粉红色泡沫样血痰，可能的疾病为

    A. 大叶性肺炎　　　　　　B. 急性左心衰竭

    C. 右心衰竭　　　　　　　D. 支气管扩张

    E. 自发性气胸

39. 男，30 岁，胸骨左缘第三肋间有舒张早期递减型吹风性杂音，考虑为主动脉瓣关闭不全诊断。本杂音应与哪一种情况相鉴别

    A. 肺动脉瓣相对关闭不全　B. 心房间隔缺损

    C. 心室间隔缺损　　　　　D. 三尖瓣狭窄

    E. 动脉导管未闭

40. 某风湿性心脏病、二尖瓣病患者，因发热 1 周住院。查体：肺底水泡音，肝大伴腹痛，下肢水肿。心电图示心率 130 次/分，P－R 间期 0.28 秒。心脏听诊可听到哪一种奔马律

    A. 左室奔马律　　　　　　B. 右室奔马律

    C. 重叠奔马律　　　　　　D. 火车头奔马律

    E. 房性奔马律

41. 男，60 岁，前一日因车祸致颅底骨折，2 小时前突然呕吐咖啡色液 300ml，诊断首先考虑为

    A. 食管静脉曲张破裂

    B. 慢性胃炎急性发作

    C. 胃溃疡

    D. 应激性溃疡或急性胃黏膜病变

    E. 胃癌

42. 关于室性期前收缩的心电图特点

    A. 提前出现的与窦性传导的 QRS 波一致

    B. 宽大 QRS 波前无 P 波

    C. 其 T 波方向与 QRS 主波方向一致

    D. 代偿间期不完全

    E. QRS 波时间 <0.12 秒

43. 以下何者错误

    A. 触诊肝大小，测右锁骨中线肋弓缘至肝下缘

    B. 肝硬度分三个等级表示

    C. 正常肝下缘在剑突下 3cm，深吸气时可达肝肋缘下 1～2cm

    D. 肝癌时肝大，表面凹凸不平

    E. 胆囊炎时在右肋缘下触到肿大的胆囊

44. 上消化道出血伴慢性、节律性、周期性上腹痛，诊断考虑为

    A. 消化性溃疡　　　　　　B. 反流性食管炎

    C. 急性胃黏膜病变　　　　D. 食管静脉曲张破裂

    E. 胆道出血

45. 男，40 岁，10 余年咳嗽、咳脓痰史，1 小时前突然大咯血，考虑病因可能为

    A. 支气管扩张　　　　　　B. 肺炎

    C. 胸腔积液　　　　　　　D. 胸膜增厚

    E. 肺癌

46. 弛张热不见于

    A. 风湿热　　　　　　　　B. 重症肺结核

    C. 败血症　　　　　　　　D. 急性肾盂肾炎

    E. 化脓性疾病

47. 咳嗽伴发热不常见于

    A. 急性上呼吸道感染　　　B. 急性下呼吸道感染

    C. 肺结核　　　　　　　　D. 胸膜炎

    E. 自发性气胸

48. 中性粒细胞减少常见于

    A. 甲状腺功能亢进症　　　B. 糖尿病

    C. 化脓性感染　　　　　　D. 脾功能亢进

    E. 慢性粒细胞白血病

49. 关于尿路刺激征，叙述正确的是

    A. 尿频指排尿明显增加

    B. 尿急指一有尿意即要排尿，可以控制

    C. 尿痛指排尿时双侧腰部疼痛

    D. 尿痛指排尿时膀胱区及尿道疼痛或烧灼感

    E. 均由尿路感染引起

50. 主动脉瓣关闭不全最重要的体征是
- A. 胸骨左缘第三肋间有高调递减型哈气样舒张期杂音
- B. 心尖部有舒张期滚筒样杂音
- C. 主动脉瓣区喷射性收缩期杂音
- D. 肺动脉瓣区第二心音亢进
- E. 胸前区有开放拍击音

51. Quincke 征是指
- A. 明显颈动脉搏动
- B. 毛细血管搏动
- C. 枪击音
- D. 动脉双重杂音
- E. 点头运动

52. 额外心音大多出现在
- A. S_1 之前、S_2 之后
- B. S_2 之前、S_1 之后
- C. S_3 之前、S_2 之后
- D. S_4 之前、S_3 之后
- E. S_1 之前、S_4 之后

53. 关于正常心音的组成，叙述正确的是
- A. 心音共有 4 个。正常情况下，只能听到第一心音（S_1）和第二心音（S_2），在青少年中可听到第四心音（S_4）
- B. S_1 主要由心室开始收缩时，二尖瓣和三尖瓣突然关闭，瓣膜突然紧张引起振动而产生，没有其他原因也参与
- C. S_2 主要是由心室开始舒张时，主动脉瓣和肺动脉瓣突然关闭引起的瓣膜振动所产生
- D. S_3 出现在心室舒张中晚期，由于心室快速充盈期末血流冲击室壁，心室肌纤维伸展延长，使房室瓣、腱索和乳头肌突然紧张、振动所致
- E. S_4 出现在舒张末期，与心房舒张使房室瓣及其相关结构突然紧张振动有关

54. 下列哪一种情况常有震颤
- A. 主动脉瓣关闭不全
- B. 肺动脉瓣关闭不全
- C. 动脉导管未闭
- D. 二尖瓣关闭不全
- E. 三尖瓣关闭不全

55. 颅内高压所致呕吐的特点是
- A. 喷射性，有恶心，呕吐后轻松
- B. 喷射性，无恶心，呕吐后不轻松
- C. 非喷射性，有恶心，呕吐后不轻松
- D. 非喷射性，无恶心，呕吐后轻松
- E. 喷射性，无恶心，呕吐后轻松

56. 女，47 岁，因精神障碍服用氯丙嗪，近日出现全身黄染，尿色深黄，伴瘙痒，考虑为
- A. 肝细胞性黄疸
- B. 中毒性肝炎
- C. 肝外阻塞性黄疸
- D. 肝内胆汁淤积
- E. 自身免疫性溶血性黄疸

57. 女，25 岁，心悸，气促，下肢水肿 4 年。望诊心脏负性心尖冲动，已排除粘连性心包炎，可发现下列何项体征
- A. 叩诊心脏呈靴形增大
- B. 心前区隆起
- C. 心音遥远
- D. 胸骨左缘扪及收缩期震颤
- E. 交替脉

58. 血中 Hb 含量低于多少时，即使重度缺氧，亦难发现发绀
- A. <50g/L
- B. <60g/L
- C. <70g/L
- D. <80g/L
- E. <90g/L

59. 偏头痛的临床特点除外
- A. 搏动性头痛
- B. 长期反复发作的头痛
- C. 头痛程度较轻
- D. 一侧头痛
- E. 常伴意识障碍

60. 下列哪一组改变最符合溶血性黄疸
- A. 血清游离胆红素增加，尿胆原增加
- B. 血清游离胆红素增加，尿胆原减少
- C. 血清结合胆红素增加，尿胆原增加
- D. 血清结合胆红素增加，尿胆原减少
- E. 血清结合胆红素增加，尿胆红素增加

61. 淋巴细胞增多的诊断标准是
- A. $>4.0\times10^9$/L
- B. $>3.0\times10^9$/L
- C. $>2.0\times10^9$/L
- D. $>1.0\times10^9$/L
- E. $>0.5\times10^9$/L

62. 血小板增多常见于
- A. 淋巴细胞白血病
- B. 严重呕吐
- C. 慢性粒细胞白血病
- D. 糖尿病酮症酸中毒
- E. 脑梗死

63. 某心房颤动患者，突觉呼吸困难咳嗽、胸痛，心脏听诊闻及三尖瓣区舒张期奔马律，其来源为
- A. 左房奔马律
- B. 右房奔马律
- C. 左室奔马律
- D. 右室奔马律
- E. 重叠奔马律

64. 关于咯血的特征，叙述正确的是
- A. 鲜红色血痰多见于肺炎克雷伯杆菌肺炎
- B. 肺癌常表现为大咯血
- C. 二尖瓣狭窄所致咯血多为胶胨样血痰
- D. 左心衰竭常有粉红色泡沫样痰
- E. 支气管扩张常为痰中带血

65. 男，47 岁，进食油煎鸡蛋后出现右上腹剧痛，并放射至右肩胛区，伴畏寒、发热，应考虑的诊断为
- A. 急性胆囊炎
- B. 急性胃肠炎
- C. 急性心肌梗死
- D. 急性胰腺炎
- E. 十二指肠球部溃疡

66. 呼吸深快见于
- A. 呼吸肌麻痹
- B. 过度紧张
- C. 严重鼓肠
- D. 大量腹水
- E. 肥胖

67. 一 45 岁女性出现发热、尿频、尿急、尿痛症状，最可能的诊断为
- A. 急性肾盂肾炎
- B. 膀胱结核

C. 糖尿病　　　　　　　　D. 神经源性膀胱

E. 膀胱癌

68. 女，25 岁，经常胸闷心悸，经检查诊断为二尖瓣脱垂，其体征应具有下列哪一项

A. 第一心音亢进

B. 开瓣音

C. 收缩早期喷射音

D. 心尖区舒张期杂音

E. 收缩中晚期咯喇音

69. 女，80 岁，急性结石性胆囊炎术后，因伤口疼痛肌内注射哌替啶 1 支，半小时后昏睡，呼吸 10 次/分，可能原因

A. 术后伤口感染　　　　　B. 腹腔感染

C. 严重鼓肠　　　　　　　D. 麻醉剂过量

E. 休克

70. 女，24 岁，入住新居后频繁咳嗽并气喘。查体：肺部有哮鸣音，考虑病因为

A. 肺梗死　　　　　　　　B. 支气管哮喘

C. 自发性气胸　　　　　　D. 胸腔积液

E. 肺炎

71. 阿尔茨海默病的病理特征以下哪一种说法是不正确的

A. 大脑皮质弥漫性萎缩

B. 脑沟增宽

C. 老年斑和神经元纤维缠结

D. 脑室扩大

E. 神经元气球样肿胀

72. 严重贫血，Hb <60g/L 时为什么不会出现发绀

A. 贫血氧合血红蛋白高

B. 血氧饱和度高于 66%

C. 动脉血氧分压高

D. 还原血红蛋白量不到 50g/L（5g/dl）

E. 皮肤、黏膜难以观察

73. 呼吸困难伴一侧胸痛见于

A. 心包积液　　　　　　　B. 阻塞性肺气肿

C. 肺栓塞　　　　　　　　D. 肺间质纤维化

E. 支气管哮喘

74. 男，57 岁，冠心病史 3 年，6 小时前突然出现呼吸困难，咳粉红色泡沫状痰。查体：极度烦躁不安，心尖区舒张期奔马律。该患者奔马律的发生机制是

A. 左室舒张末期压力负荷过度

B. 左室舒张早期容量负荷过度

C. 左室收缩期负荷过度

D. 左室舒张晚期容量负荷过度

E. 左室舒张期容量及压力负荷过度

75. 50 岁男性，吸烟 30 年，咳嗽伴声音嘶哑 3 个月，右锁骨上窝触及一个肿大的淋巴结，质硬无压痛。提示该患者的诊断是

A. 喉炎　　　　　　　　　B. 肺癌

C. 胃癌　　　　　　　　　D. 鼻咽癌

E. 肺结核

76. 30 岁女性，自幼咳嗽、咳痰，近日痰量多，痰白，黏稠，牵拉成丝难以咳出，提示可能病因为

A. 胸膜增厚　　　　　　　B. 大叶性肺炎

C. 肺结核空洞　　　　　　D. 肺梗死

E. 肺部真菌感染

77. 关于心前区震颤，叙述不正确的是

A. 常见于二尖瓣狭窄震颤

B. 常见于二尖瓣关闭不全

C. 可分为收缩期震颤、舒张期震颤

D. 以手掌触诊确定震颤的具体部位和时相

E. 由血流经冲击瓣膜、心壁或血管壁产生振动而产生

78. 大量咯血是指

A. 每日咯血量在 100ml

B. 每日咯血量在 200ml

C. 每日咯血量在 300ml

D. 每日咯血量在 500ml 以上

E. 一次咯血量在 80ml

79. 呼吸深慢见于

A. 代谢性酸中毒　　　　　B. 情绪激动

C. 大量胸腔积液　　　　　D. 重症肺炎

E. 气胸

80. 关于中心性发绀，叙述正确的是

A. 常出现在肢体末梢　　　B. 见于严重休克时

C. 见于右心衰竭时　　　　D. 伴有皮肤温度降低

E. 见于发绀型先天性心脏病时

81. 哪一种体位时颈外静脉充盈度超过正常水平，称为颈静脉怒张

A. 10°～25°的半卧位　　　B. 20°～25°的半卧位

C. 30°～45°的半卧位　　　D. 40°～55°的半卧位

E. 50°～65°的半卧位

82. 舒张期震颤发生于

A. 胸骨右缘第二肋间

B. 胸骨左缘第二肋间

C. 胸骨左缘第三、四肋间

D. 心尖部

E. 胸骨左缘第二肋间及其附近

83. 休克常伴随下列哪一种发绀

A. 肺性发绀　　　　　　　B. 心性混血性发绀

C. 淤血性发绀　　　　　　D. 缺血性发绀

E. 混合性发绀

84. 心肌梗死的"损伤型"心电图改变主要表现在

A. R 波电压低　　　　　　B. 异常 Q 波

C. T 波直立高耸　　　　　D. ST 段抬高

E. T 波对称性

85. 男，28 岁，糖尿病病史及应用胰岛素 10 年，1 周前自行停药，3 小时前昏迷，呼吸深且慢，可能原因

A. 呼吸肌麻痹　　　　　　B. 肺炎

C. 大量胸腔积液　　　　D. 急性左心衰竭

E. 酸中毒

86. 室性奔马律的组成是

　A. S_3 与 S_1、S_2　　　　　B. 病理 S_3 与 S_1、S_2

　C. S_4 与 S_1、S_2　　　　　D. 病理 S_4 与 S_1、S_3

　E. S_4 与 S_2、S_3

87. 54 岁男性，吸烟史 30 年；咳嗽 3 个月，曾有血痰。1 周前发热，咳大量脓痰，胸片左下肺阴影伴空洞，有液平，除考虑肺脓肿外，应重点鉴别的疾病是

　A. 肺结核　　　　　　　B. 细菌性肺炎

　C. 支气管囊肿　　　　　D. 支气管肺癌

　E. 支气管扩张

88. 15 岁女孩，反复双下肢对称性皮肤瘀点、瘀斑，伴四肢关节肿痛，有血尿和水肿。血小板计数正常。最可能的诊断为

　A. 过敏性紫癜

　B. 血友病

　C. 维生素 K 缺乏症

　D. 原发性血小板减少性紫癜

　E. 重型肝炎

89. 64 岁男性，8 年前体检时发现血压为 160/90mmHg，近 1 年来心前区不适，心悸，逐渐加重。查体：BP 21.3/10kPa（160/70mmHg），心浊音界增大呈靴形。该患者心脏呈靴形增大说明

　A. 主动脉扩张　　　　　B. 主动脉瘤

　C. 左室增大　　　　　　D. 右室增大

　E. 左右室均增大

90. 甲状腺功能亢进时，腹泻的主要发生机制是

　A. 肠蠕动增强

　B. 肠内容物渗透压增高

　C. 肠腔内渗出物增加

　D. 肠液分泌增多

　E. VIP 的作用

91. 肝硬化门静脉高压最具诊断价值的表现是

　A. 腹水

　B. 脾大、脾功能亢进

　C. 腹壁静脉曲张

　D. 食管下段、胃底静脉曲张

　E. 黄疸

92. 不属于心源性水肿主要表现的是

　A. 静脉压升高

　B. 水肿特点是首先出现于身体下垂部分

　C. 水肿性质软而移动性大

　D. 有肝大及颈静脉怒张

　E. 严重时出现胸水、腹水

93. 关于咳嗽的叙述，正确的是

　A. 只有在呼吸道感染才能引起咳嗽

　B. 干咳仅见于肺癌早期

　C. 支气管扩张症咳嗽往往于清晨或夜间变动体位时加重，并伴咳痰

　D. 中枢神经因素引起的咳嗽，是从脑桥发出冲动所致

　E. 感染时引起的咳嗽较重，非感染因素引起的咳嗽较轻

94. 在心肌梗死的急性期，梗死区导联表现为

　A. ST 段弓背向上抬高　　B. 坏死型 Q 波

　C. T 波直立　　　　　　D. 缺血型 T 波倒置

　E. ST 段压低

95. 梗阻性肥厚型心肌病可见到

　A. Graham Steell 杂音

　B. Austin Flint 杂音

　C. 胸骨左缘第 3~4 肋间收缩期喷射性杂音

　D. 心尖区收缩中期喀喇音

　E. 胸骨左缘 2 肋间 Gibson 杂音

96. 女，7 岁，持续发热 1 周，体温达 39.6~40.2℃，每天最低温度为 37.8℃左右，此热型属于

　A. 波浪热　　　　　　　B. 间歇热

　C. 稽留热　　　　　　　D. 弛张热

　E. 不规则热

97. 男，18 岁，心脏检查发现胸骨左缘第一、第二肋间有连续性震颤，并可闻及机器样连续性杂音。考虑为

　A. 房间隔缺损　　　　　B. 室间隔缺损

　C. 肺动脉瓣狭窄　　　　D. 动脉导管未闭

　E. 肺动脉瓣关闭不全

98. 男，47 岁，上腹部隐痛近 10 年，近 6 个月来消瘦、黑便。查体：左锁骨上窝触及 2.0~2.5cm 淋巴结 2 牧。吸烟史 20 年。检查左锁锁骨上窝淋巴结的正确手法是

　A. 患者头向前屈，右手触诊左锁骨上区，由浅至锁骨深部

　B. 患者头向前屈，左手触诊，由浅至锁骨深部

　C. 患者头向右侧屈，右手触诊，由浅至锁骨深部

　D. 患者头向左侧屈，右手触诊，由浅至锁骨深部

　E. 患者头向左前屈，右手触诊，由浅至锁骨深部

99. 女性，胸骨右缘第二肋间可触及收缩期震颤，听诊时听到收缩期杂音 1/6 级，响亮且粗糙，并向颈部传导，则以下最可能的病因是

　A. 主动脉瓣关闭不全　　B. 二尖瓣关闭不全

　C. 肺动脉瓣狭窄　　　　D. 主动脉瓣狭窄

　E. 二尖瓣狭窄

100. 男，60 岁，金属音咳嗽 1 个月余，伴乏力消瘦。40 年吸烟史，考虑可能的疾病是

　A. 肺空洞　　　　　　　B. 肺肿瘤

　C. 肺炎　　　　　　　　D. 胸腔积液

　E. 胸膜增厚

101. 血中还原红蛋白至少达多少时，皮肤黏膜可出现发绀

　A. >65g/L　　　　　　　B. >60g/L

　C. >55g/L　　　　　　　D. >50g/L

　E. >45g/L

102. 呼吸过缓见于
A. 发热
B. 胸膜炎
C. 贫血
D. 镇静剂过量
E. 腹水

103. 心底部听诊最清晰的心音是
A. 第一心音
B. 第二心音
C. 第三心音
D. 第四心音
E. 第五心音

104. 高抬下肢可增强，坐位或立位可减弱或消失的心音是
A. 第一心音
B. 第二心音
C. 第三心音
D. 第四心音
E. 第五心音

105. 关于开瓣音的叙述，正确的是
A. 出现于心底部
B. 音调低
C. 开瓣音提示瓣膜弹性和活动性尚好
D. S_2 后 0.05 秒
E. 历时较长而响亮

106. water hammer 脉是指
A. 迟脉
B. 水冲脉
C. 重搏脉
D. 交替脉
E. 奇脉

107. 风湿性主动脉瓣狭窄最主要的特征是
A. 心脏向左下扩大极明显
B. 胸骨左缘第三、第四肋间有舒张期高调递减型杂音
C. 周围血管征
D. Austin Flint 杂音
E. 主动脉瓣区收缩期喷射性杂音伴第二心音减弱或消失

108. 正常淋巴结大小是
A. 0.2 ~ 0.5cm
B. 0.6 ~ 0.8cm
C. 0.9 ~ 1.2cm
D. 1.3 ~ 1.5cm
E. 1.6 ~ 1.9cm

109. 红细胞增多的诊断标准是
A. 成年男性红细胞 $>7.0 \times 10^{12}/L$，成年女性红细胞 $>6.0 \times 10^{12}/L$
B. 成年男性红细胞 $>7.0 \times 10^{12}/L$，成年女性红细胞 $>6.5 \times 10^{12}/L$
C. 成年男性红细胞 $>6.5 \times 10^{12}/L$，成年女性红细胞 $>6.0 \times 10^{12}/L$
D. 成年男性红细胞 $>6.0 \times 10^{12}/L$，成年女性红细胞 $>5.5 \times 10^{12}/L$
E. 成年男性红细胞 $>5.5 \times 10^{12}/L$，成年女性红细胞 $>5.0 \times 10^{12}/L$

110. 嗜酸性粒细胞增多的诊断标准是
A. $>4.0 \times 10^9/L$
B. $>3.0 \times 10^9/L$
C. $>2.0 \times 10^9/L$
D. $>1.0 \times 10^9/L$
E. $>0.5 \times 10^9/L$

111. 关于主动脉瓣关闭不全周围血管体征，叙述错误的是
A. 颈动脉搏动明显
B. 收缩期和舒张期二重杂音（Duroziez 征）
C. 枪击音
D. 毛细血管搏动
E. 奇脉

112. Musset 征是指
A. 明显颈动脉搏动
B. 毛细血管搏动
C. 枪击音
D. 动脉双重杂音
E. 点头运动

113. 下列疾病中，不出现发绀的是
A. 先天性高铁血红蛋白血症
B. 硫化血红蛋白血症
C. 主动脉瓣狭窄
D. Fallot 四联症
E. 右心功能不全

114. 咯血最常见于
A. 支气管扩张症
B. 血小板减少性紫癜
C. 支原体肺炎
D. 肺癌
E. 风湿热

115. 下列各项中，不能作为幽门梗阻诊断依据的是
A. 上腹部胀痛
B. 呕吐大量宿食
C. 胃型和蠕动波
D. 空腹振水音
E. 代谢性酸中毒

116. 通常只在儿童或青少年可听到的心音是
A. 第一心音
B. 第二心音
C. 第三心音
D. 第四心音
E. 第五心音额外心音

117. 动脉导管未闭可听到
A. Graham Steell 杂音
B. Austin Flint 杂音
C. 胸骨左缘第三 ~ 第四肋间收缩期喷射性杂音
D. 心尖区收缩中期喀喇音
E. 胸骨左缘第二肋间 Gibson 杂音

118. 胆汁淤积性黄疸的临床特点，除外
A. 尿胆红素强阳性
B. 伴皮肤瘙痒
C. 皮肤呈暗黄色
D. 血清非结合胆红素明显增高
E. 粪便呈浅灰色或陶土色

119. 下列哪一组合是错误的
A. 二尖瓣狭窄——杂音较局限，左侧卧位较清楚
B. 二尖瓣关闭不全——杂音向腋下传导
C. 三尖瓣关闭不全——杂音常越过左腋中线，呼气时增强
D. 主动脉瓣关闭不全——杂音向心尖部传导
E. 主动脉瓣狭窄——杂音向颈部传导

120. 心脏触诊检查震颤，通用的正确手法是使用
    A. 全手掌   B. 手掌尺侧
    C. 手掌桡侧   D. 2~4 指指腹
    E. 拇指指腹

121. 男，49 岁，上腹部隐痛 10 年，半年来消瘦、黑便。查体：左锁骨上窝触及 2cm×3cm 淋巴结 2 枚。吸烟史 20 年。Virchow 淋巴结是哪一种癌症转移的标志
    A. 甲状腺癌   B. 胃癌
    C. 肺癌   D. 乳癌
    E. 胸腺癌

122. 关于夜尿增多，叙述正确的是
    A. 夜尿量超过白天尿量
    B. 夜间尿量持续超过 700ml
    C. 尿路感染时夜尿增多
    D. 夜尿增多多为正常现象
    E. 肾分泌功能减退

123. Traube 征是指
    A. 明显颈动脉搏动   B. 毛细血管搏动
    C. 枪击音   D. 动脉双重杂音
    E. 点头运动

124. 下列发热伴结膜充血的疾病，除外
    A. 麻疹   B. 流行性出血热
    C. 结缔组织病   D. 斑疹伤寒
    E. 钩端螺旋体病

125. 进行性头痛伴呕吐，视盘水肿，头痛往往在清晨加重，应考虑
    A. 颅内占位   B. 偏头痛
    C. 颅内出血   D. 颅内感染
    E. 高血压

126. 关于上消化道出血，叙述正确的是
    A. 呕血者不会有黑便
    B. 呕血常伴黑便，而黑便不一定有呕血
    C. 幽门以上出血表现黑便，无呕血
    D. 幽门以下出血常表现呕血，无黑便
    E. 幽门以下出血量再大，也不会出现呕血

127. 肝呈弥漫性肿大、质软，常见于
    A. 肝淤血   B. 脂肪肝
    C. 肝囊肿   D. 肝脓肿
    E. 慢性肝炎、慢性萎缩性胃体胃炎

128. 血小板增多的诊断标准是
    A. $>600×10^9$/L   B. $>500×10^9$/L
    C. $>400×10^9$/L   D. $>300×10^9$/L
    E. $>200×10^9$/L

129. 红细胞增多常见于
    A. 糖尿病   B. 严重慢性心肺疾病
    C. 严重的组织损伤   D. 支气管哮喘
    E. 急性中毒

130. Virchow 淋巴结是指
    A. 非特异性淋巴结炎
    B. 淋巴结结核
    C. 肺癌向右侧锁骨上窝转移引起的
    D. 胃癌向右侧锁骨上淋巴结群转移引起的
    E. 食管癌向左侧锁骨上淋巴结群转移引起的

131. 右房肥大的心电图表现为
    A. P 波高而宽   B. P 波增宽
    C. P 波出现切迹   D. P 波尖锐高耸
    E. P 波呈双峰状

132. 下列哪一项体征提示有少量腹水存在
    A. 腹部向前隆起
    B. 最大腹围在脐孔水平以下
    C. 水坑征阳性
    D. 有振水音
    E. 平卧位时，腹部叩诊中部呈鼓音，侧腹为浊音

133. 形成血浆胶体渗透压的主要物质是
    A. NaCl   B. 清蛋白
    C. 球蛋白   D. 纤维蛋白
    E. 血红蛋白

134. 下列哪项是由于肠黏膜分泌增多引起的
    A. 霍乱腹泻   B. 服 5% 硫酸镁后腹泻
    C. 服甘露醇后腹泻   D. 肠蠕动过快致腹泻
    E. 服蓖麻油后腹泻

135. 意识障碍是
    A. 昏迷状态   B. 昏睡状态
    C. 兴高采烈   D. 哭笑无常
    E. 影响大脑功能活动的疾病引起的意识改变

136. 上消化道出血最常见于
    A. 食管静脉曲张破裂   B. 急性胃黏膜病变
    C. 消化性溃疡   D. 食管癌
    E. 壶腹癌

137. 上消化道出血的范围是
    A. 贲门以上出血   B. 幽门以上出血
    C. Treitz 韧带以上出血   D. 空回肠交界处以上出血
    E. 回盲部以上出血

B1 型题

1.（共用备选答案）
    A. Kussmaul 呼吸   B. Biots 呼吸
    C. 端坐呼吸   D. 呼气时间延长
    E. 病理性呼吸音
（1）气胸可见
（2）糖尿病酮症酸中毒可见
（3）左心功能不全可见

2.（共用备选答案）
    A. 支气管哮喘
    B. 支气管扩张
    C. 慢性支气管炎、肺气肿

D. 支气管肺癌

E. 特发性肺间质纤维化

（1）固定性湿啰音可见于

（2）双肺布满哮鸣音，呼气相延长可见于

3.（共用备选答案）

A. 左房黏液瘤　　　　　　　B. 二尖瓣狭窄

C. 二叶式主动脉瓣　　　　　D. 主动脉瓣关闭不全

E. 二尖瓣脱垂

（1）Austin Flint 杂音最常见于

（2）开瓣音最常见于

4.（共用备选答案）

A. 左侧卧位　　　　　　　　B. 坐位身体前倾

C. 仰卧位　　　　　　　　　D. 右侧卧位

E. 从卧位或下蹲位迅速站立

下列疾病，听诊时采用上述哪一种呼吸或体位，杂音最清晰

（1）主动脉瓣关闭不全

（2）肥厚型心肌病

5.（共用备选答案）

A. Kussmaul 呼吸　　　　　　B. Biots 呼吸

C. 端坐呼吸　　　　　　　　D. 呼气时间延长

E. 病理性呼吸音

（1）脑炎可见

（2）肺气肿可见

国家医师资格考试用书

临床执业医师资格考试
通关3000题

通关试题答案和精选解析

中国健康传媒集团
中国医药科技出版社

目　录

通关试题答案和精选解析

第一章　解剖学 ………………………………………………………（ 1 ）

第二章　生物化学 ……………………………………………………（ 10 ）

第三章　生理学 ………………………………………………………（ 13 ）

第四章　医学微生物学 ………………………………………………（ 17 ）

第五章　医学免疫学 …………………………………………………（ 19 ）

第六章　病理学 ………………………………………………………（ 21 ）

第七章　病理生理学 …………………………………………………（ 25 ）

第八章　药理学 ………………………………………………………（ 28 ）

第九章　医学心理学 …………………………………………………（ 31 ）

第十章　医学伦理学 …………………………………………………（ 33 ）

第十一章　卫生法规 …………………………………………………（ 35 ）

第十二章　预防医学 …………………………………………………（ 38 ）

第十三章　呼吸系统 …………………………………………………（ 41 ）

第十四章　心血管系统 ………………………………………………（ 45 ）

第十五章　消化系统 …………………………………………………（ 49 ）

第十六章　泌尿系统（含男性生殖系统）……………………………（ 57 ）

第十七章　女性生殖系统 ……………………………………………（ 60 ）

第十八章　血液系统 …………………………………………………（ 71 ）

第十九章　代谢、内分泌系统 ………………………………………（ 74 ）

第二十章　精神、神经系统 …………………………………………（ 77 ）

第二十一章　运动系统 ………………………………………………（ 83 ）

第二十二章　风湿免疫性疾病 ………………………………………（ 87 ）

第二十三章　儿科疾病 ………………………………………………（ 88 ）

第二十四章　传染病、性传播疾病 …………………………………（ 99 ）

第二十五章　其他 ……………………………………………………（102）

第二十六章　实践综合 ………………………………………………（105）

第一章 解剖学

【答案】

A1/A2 型题

1. B	2. D	3. E	4. A	5. A	6. B	7. D
8. B	9. C	10. E	11. A	12. A	13. D	14. B
15. E	16. D	17. B	18. B	19. E	20. A	21. B
22. C	23. D	24. C	25. C	26. E	27. B	28. E
29. D	30. A	31. C	32. B	33. B	34. D	35. A
36. E	37. C	38. B	39. D	40. E	41. B	42. E
43. D	44. C	45. E	46. A	47. B	48. D	49. D
50. E	51. B	52. D	53. A	54. D	55. D	56. C
57. C	58. C	59. B	60. A	61. C	62. D	63. B
64. D	65. D	66. C	67. E	68. D	69. C	70. E
71. E	72. D	73. D	74. E	75. B	76. B	77. C
78. E	79. B	80. B	81. A	82. E	83. D	84. A
85. A	86. A					

B1 型题

1. (1)B (2)D	2. (1)C (2)D
3. (1)C (2)B	4. (1)C (2)E
5. (1)E (2)D	6. (1)E (2)A
7. (1)B (2)D	8. (1)A (2)C
9. (1)D (2)E	10. (1)E (2)A
11. (1)B (2)D	12. (1)B (2)D
13. (1)B (2)A	14. (1)A (2)C
15. (1)B (2)A	16. (1)D (2)E

【解析】

A1/A2 型题

1. 额骨、顶骨、蝶骨、颞骨交汇处形成"H"形缝区，称为翼点。此处骨质薄弱，内面有脑膜中动脉通行。翼点骨折易损伤脑膜中动脉，导致颅内血肿。

2. 骨由骨质、骨膜、骨髓三部分组成，并不是每块骨都有骨髓腔和关节软骨。一般是长骨两端膨大为骺，表面有关节面，覆盖关节软骨。长骨骨干中部，内含骨髓腔，容纳骨髓。呈纤维连接的两骨之间则以纤维结缔组织相连，

无关节软骨。红骨髓主要由造血组织和血窦组成，胎儿及婴幼儿时期的骨髓都是红骨髓，大约从5岁开始，长骨骨干的骨髓腔出现脂肪组织。成人骨髓腔内主要是以脂肪组织为主的黄骨髓，无造血功能；红骨髓则主要分布在扁骨、不规则骨和长骨骺的骨松质内。每块骨均具有一定的形态、结构和功能，又有自己的血供。

3. 关节面指组成关节各骨的相对面或接触面，一般为一凸一凹，凸者称关节头，凹者称关节窝。关节面上覆盖有关节软骨，使关节面光滑，可减少运动时的摩擦，并能缓冲震荡。关节腔为滑膜与关节面围成的密闭腔隙，内含少量滑液，可减少运动时的摩擦。腔内呈负压，以加强关节的稳固性。关节囊附着于关节面周围及其附近的骨面上，可分为内、外两层。外层为纤维层，由致密结缔组织构成，十分坚韧，对关节有一定的稳固和保护作用；内层为滑膜层，衬贴于纤维层的内面，但互不连续，滑膜层富含血管，能分泌滑液。

4. 脊柱颈部关节突关节面呈水平位，关节囊松弛，椎间盘较厚，故颈部脊柱的屈伸、侧曲以及旋转的幅度均较大。

5. 颅前窝有筛孔通鼻腔，嗅神经由此入颅。颅中窝：垂体窝居中，垂体居此处；卵圆孔有三叉神经的下颌神经由此穿出；棘孔有脑膜中动脉经此入颅腔；此外，还有视神经管通眼眶，视神经及视网膜中央动脉经此通行；眶上裂通眼眶，有动眼神经、滑车神经、三叉神经的眼神经和展神经通行。颅后窝：枕骨大孔，延髓在此移行为脊髓；舌下神经管，舌下神经由此通行；颈静脉孔，乙状窦在此处移行形成颈内静脉。内耳门位居颅后窝，面神经和前庭蜗神经由此通行。

6. 8块脑颅骨构成颅腔。脑颅骨包括不成对的额骨、筛骨、蝶骨和枕骨以及成对的顶骨和颞骨。泪骨、腭骨、鼻骨和颧骨均为面颅骨。

7. 腹外斜肌为位于腹前外侧浅层的扁肌。起点呈锯齿形与前锯肌起点交错，起于下8肋外面，肌纤维斜向下内，至前腹壁移行为腱膜，并

在中线与对侧腹外肌腱膜交会形成腹白线。腱膜向下止于髂前上棘与耻骨结节之间，形成腹股沟韧带。此韧带构成腹股沟管的下壁。腹股沟管的上壁为腹内斜肌、腹横肌下缘；前壁为腹外斜肌和腹内斜肌；后壁为腹横筋膜和联合腱（由腹内斜肌和腹横肌的腱膜联合形成）。

8. 椎间盘连于相邻两椎骨的椎体之间。由中央柔软而富弹性的胶胨状髓核和外周多层同心圆排列的纤维环两部分构成。纤维环前厚后薄，牢固连接相邻椎体的上下面，保护髓核并限制髓核向外周膨出。椎间盘坚韧又有弹性，具弹性垫作用，可缓冲外力对脊柱的震动，增加脊柱的运动幅度。腰部椎间盘最厚，所以脊柱腰段活动度较大。由于纤维环前厚后薄，加之后纵韧带薄而窄，髓核易向后外侧突出，压迫脊髓或脊神经根而产生相应的症状，临床称为椎间盘脱出症。

9. 肩关节由肱骨头和肩胛骨关节盂构成。肱骨头较大，关节盂浅而小，仅能容纳关节头的 $1/4 \sim 1/3$，关节盂有纤维软骨形成的盂唇，加深关节窝而增强关节的稳固性。关节囊薄而松弛，尤以前下方更为松弛，所以肩关节容易向前下方脱位。关节囊上壁有喙肱韧带加强，关节囊内有肱二头肌长腱自结节间沟穿过，止于关节盂的上方，以加强关节的稳固性，并无囊内韧带。肩关节可作三轴运动、冠状轴上屈、伸，矢状轴上收、展，垂直轴上旋内、旋外，故运动灵活。

10. 腹直肌鞘由腹外斜肌、腹内斜肌、腹横肌腱膜包裹腹直肌形成。腹内斜肌的腱膜在腹直肌的外侧缘分为前、后两层，前层会合腹外斜肌的腱膜构成腹直肌鞘的前层；腹内斜肌腱膜的后层会同腹横肌的腱膜构成鞘的后层，但在脐下4cm处以下，鞘的后层完全转至腹直肌的前面，并与鞘的前层愈合，因而后壁缺如，出现一半环行的游离下缘，称半环线。腹直肌鞘的前层与腹直肌（尤其在腱划处）牢固结合；鞘的后层与腹直肌连接疏松，故腹直肌后面有渗出液可上下扩散。

11. 胸大肌位于胸前部，起自锁骨内侧半、胸骨和上6肋骨，以扁腱止于肱骨大结节嵴。作用：使上臂内收、内旋和前屈（不是伸肩）。如果上肢上举固定则可以引体向上，并提肋有助于深吸气。

12. 眼轮匝肌属于面肌（又名表情肌），环形，位于眼裂周围，收缩时眼裂缩小，由面神经支配。咬肌、颞肌、翼内、外肌均为咀嚼肌，由三叉神经支配。

13. 口腔是消化管的起始部，前壁为上、下唇。侧壁是颊，顶为腭，底为舌和封闭口底的软组织。口腔向前借口裂与外界相通。向后经咽峡通咽腔。口腔借上、下牙弓和牙龈分为前外侧部的口腔前庭和后内侧部的固有口腔。

14. 舌由骨骼肌外被黏膜而成。舌背的黏膜呈淡红色，其上有许多小突起，称舌乳头。舌乳头分为丝状乳头、菌状乳头、叶状乳头和轮廓乳头四种。除丝状乳头外，其他三种乳头均含有味蕾，能感受甜、酸、苦、咸等味觉。舌根部的黏膜无乳头，但内有淋巴组织聚集而成的舌扁桃体。舌肌分舌内肌和舌外肌，均为骨骼肌。舌内肌起、止均在舌内，收缩时可改变舌的形态。舌外肌起于舌周围各骨，止于舌内，收缩时可改变舌的位置。舌外肌中主要有颏舌肌，起于下颌骨体后面的颏棘，肌纤维呈扇形向后上方止于舌正中。

15. 直肠位于骨盆腔内，在第3骶椎前方起自乙状结肠，已无结肠带、结肠袋等特征性结构，沿骶、尾骨前面下行，穿过盆膈移行于肛管。

16. 肛管上属直肠，下端终于肛门，肛管上段的内面，有6~10条纵行的黏膜皱襞称肛柱。相邻两肛柱下端有半月形的黏膜皱襞互相连接，称肛瓣。肛瓣与相邻两个肛柱下段围成开口向上的袋状陷窝，称肛窦，窦内常积存粪渣，易诱发感染。肛瓣的边缘与肛柱的下端共同围成锯齿状的环形线，称齿状线，它是内、外胚层的分界线，不是肛门内、外括约肌的分界线。

17. 肝内的胆小管汇入小叶间胆管，再逐步汇合成左、右肝管出肝门，合成肝总管，肝总管再与胆囊管合成胆总管，在肝十二指肠韧带内下降，经十二指肠上部的后方，在胰头和十二指肠降部之间下降，末端与胰管合并，形成肝胰壶腹，开口于十二指肠大乳头。

18. 直肠位于骨盆腔内，在第3骶椎前方起自乙状结肠，后面邻骶骨、尾骨，穿过盆膈移行于肛管。直肠不直，在矢状面上有两个弯曲，有凸向后的骶曲，有凸向前的会阴曲。当临床进行直肠镜、乙状结肠镜检查时，应注意这些弯曲部位，以免损伤肠壁。直肠的下部肠腔膨大，称直肠壶腹，腔内有2~3个由环形肌和黏膜形成的半月形的直肠横襞，有滞留粪便的作用。

19. 右肺宽而短，左肺狭而长。右肺被水平裂和斜裂分为上、中、下三叶，左肺只被斜裂分为上、下两叶。左肺前缘下部有心切迹，右肺无。两肺均位于胸腔内。支气管肺段（简称肺段）是每一肺段支气管及其分支分布区的全部肺组织的总称，构成了肺的形态学和功能学的基本单位。左、右肺通常各被分为 10 个肺段。

20. 鼻黏膜分为两部分：上鼻甲的内侧面和鼻中隔上部的黏膜含有嗅细胞，称为嗅区，具有嗅觉功能；其余部分的黏膜称为呼吸区，内含丰富的血管和腺体，具有温暖、湿润和净化空气的作用。

21. 肺左右各一，右肺宽而短，左肺狭而长。位于胸腔内，纵隔的两侧。肺呈圆锥形，上端钝圆称肺尖，高出锁骨内侧部上方 2~3cm。肺内侧面中部凹陷，称肺门。当深吸气时，肺下缘也不能充满肋膈隐窝。

22. 气管在第 6 颈椎下缘起于环状软骨下缘，沿颈前正中线下行，进入胸腔，位于上纵隔内，至第 2 肋软骨前端水平处分为左、右主支气管。气管可分为颈部和胸部，颈部较短而表浅，胸部较长。气管由气管软骨、平滑肌和结缔组织构成。气管软骨由 14~17 个缺口向后、呈"C"形的透明软骨环构成。气管后壁缺口由平滑肌封闭。

23. 腹膜可分为脏腹膜和壁腹膜，两者互相延续、移行，共同围成不规则潜在性腔隙，称腹膜腔，内含少量浆液。男性腹膜腔为一封闭性腔隙；女性腹膜腔则借输卵管、子宫和阴道与外界相通。女性站立时，腹膜腔的最低处位于直肠子宫陷凹。当腹膜腔内有炎症渗出液、出血或积脓时，常积聚于此处。直肠子宫陷凹底与阴道后穹隆之间，仅隔薄层的阴道后壁，故临床上可经阴道后穹隆触诊、穿刺或切开，以诊断或治疗盆腔内的一些疾病。

24. 肾形似蚕豆，左右各一，位于脊柱两侧，腹膜后间隙内，属腹膜外位器官。两肾上端靠拢，下端分开，呈"八"字形排列。左肾上端平第 11 胸椎体下缘，下端平第 2 腰椎体下缘，第 12 肋斜过左肾后面的中部。右肾因上方有肝，位置比左肾低半个椎体。即右肾上端平第 12 胸椎体，下端平第 3 腰椎体，第 12 肋斜过右肾后面的上部。

25. 膀胱空虚时呈三棱锥体形，分尖、体、底和颈 4 部分。膀胱尖朝向前上方，膀胱底朝向后下方，呈倒置的三角形。尖与底之间为膀胱体，最下部为膀胱颈，颈的下端有尿道内口。膀胱内面被覆黏膜，膀胱空虚时，黏膜聚集成皱襞，充盈时皱襞消失。在膀胱底内面，两侧输尿管入口与尿道内口之间的三角形区域，此处黏膜与肌层紧密连接，缺少黏膜下层，无论膀胱充盈或空虚，始终保持光滑，称膀胱三角。膀胱三角是肿瘤、结核和炎症的好发部位。膀胱三角两侧角之间横行的皱襞叫输尿管间襞。

26. 女性尿道较男性尿道短、直、宽，长约 5cm，尿道内口约平耻骨联合，尿道行向前下方，穿过尿生殖膈，开口于阴道前庭的尿道外口，尿道外口位于阴道口的前上方。

27. 输精管是附睾管的直接延续。依其行程可分为 4 部分：①睾丸部，起于附睾尾，沿睾丸后缘上升至睾丸上端；②精索部，介于睾丸上端与腹股沟管浅环（皮下环）之间的一段，包被于精索内，此部位置表浅，位于皮下，是临床进行输精管结扎的常用部位；③腹股沟管部，位于腹股沟管内；④盆部，始于腹股沟深环（腹环），沿盆腔侧壁行向后下方，经输尿管末端前方转至膀胱底的后面，并膨大形成输精管壶腹，末端变细，与精囊腺的排泄管汇合成射精管。

28. 腹膜是覆盖于腹腔壁、盆腔壁内面（腹膜壁层）和腹腔、盆腔脏器表面（腹膜脏层）的一层薄而光滑的浆膜。腹膜壁层与脏层互相延续移行，共同围成不规则的潜在性腔隙，称腹膜腔，内含少量浆液。男性腹膜腔为一封闭性腔隙；女性腹膜腔则借输卵管腹腔口，经输卵管、子宫、阴道与外界相通。

29. 男性尿道分为 3 部分：前列腺部、膜部和海绵体部。尿道膜部周围环绕有骨骼肌，称尿道膜部括约肌，收缩时可关闭尿道。尿道外口周围无括约肌。临床上，将尿道海绵体部称为前尿道，将尿道膜部和前列腺部称为后尿道。男性尿道全有三处狭窄，分别位于尿道内口、尿道膜部和尿道外口，以尿道外口最为狭窄。男性尿道有两个弯曲：耻骨前弯，此弯可随阴茎上举而消失；耻骨下弯，此弯是固定不可变的。临床上行膀胱镜检查或导尿时应注意这些解剖特点，以免损伤尿道。

30. 肾为成对的实质性器官，形似蚕豆。在其冠状切面上，肾的实质可分为肾皮质和肾髓质两部分。肾皮质位于肾实质的浅层，肉眼观察可见密布的细小颗粒。肾皮质伸入肾髓质的部分称肾柱。肾髓质位于肾皮质深部，由 15 ~ 20 个肾锥体组成。

31. 肋膈隐窝是胸膜腔的一部分，呈负压，是肋胸膜和膈胸膜相互移行处所形成的半环形潜在性腔隙，为胸膜腔的最低部位，当胸腔积液时，液体首先积聚于此，为临床胸膜腔穿刺抽液的部位。

32. 子宫是中空的肌性器官，成人未孕子宫呈前后稍扁倒置的梨形。可分为底、体、峡和颈 4 部分。①子宫底，为两侧输卵管子宫口以上的部分，宽而圆凸，与输卵管相连处称子宫角。②子宫体，是子宫底与子宫颈之间的部分，前后略扁。③子宫峡，是子宫颈和子宫体相接的部分。④子宫颈，是子宫下段较窄而呈圆柱状的部分，为肿瘤的好发部位。子宫颈又可分为两部：位于阴道上方的部分，称子宫颈阴道上部，占子宫颈全长的上 2/3；突入阴道的一段，称子宫颈阴道部，占子宫颈全长的下 1/3。

33. 卵巢具有产生卵子和分泌雌激素的作用，所以既是女性生殖腺，又是内分泌腺。卵巢呈扁卵圆形，被包于子宫阔韧带后层内，所以卵巢前缘借系膜连于子宫阔韧带，其中有血管、神经出入，为卵巢门。卵巢位于盆腔侧壁髂内、外动脉形成的夹角内，外被腹膜，为腹膜内位器官。卵巢上端借卵巢悬韧带连于盆腔侧壁，内含卵巢血管、神经和淋巴管。卵巢下端借卵巢固有韧带（卵巢子宫索）连于子宫角。

34. 脉管系统是人体内一系列密闭而连续的管道系统，分布于全身各部，包括心血管系统和淋巴系统两部分，管道内分别有血液和淋巴（液）循环流动。心血管系统由心、动脉、毛细血管和静脉组成。淋巴系统由淋巴管道、淋巴器官和淋巴组织组成。

35. 心外裹心包，位于胸腔的中纵隔内，约 2/3 在人体正中线的左侧，1/3 位于正中线的右侧。心的前面对向胸骨体和第 2 ~ 6 肋软骨。后方平对第 5 ~ 8 胸椎。自心底到心尖的心纵轴与人体正中矢状面成 45° 角。

36. 右心房位于心的右上部，壁薄腔大，可分为前、后两部。前部为固有心房，其前上部有向左呈锥体形突出的右心耳，后部为腔静脉窦。上腔静脉开口于腔静脉窦的上部，下腔静脉开口于窦的下部。右心房的出口为右房室口。冠状窦口位于下腔静脉口与右房室口之间。肺静脉开口于左心房。肺动脉开口于右心室。心大静脉

和心中静脉均汇入冠状窦。

37. 肺循环又称小循环，是心与肺之间的血液循环。静脉血由右心室搏出后，经肺动脉干及其各级分支到达肺泡毛细血管进行气体交换，排出二氧化碳，吸入氧气，变成鲜红色的动脉血，经肺静脉返回左心房。

38. 颈内动脉起自颈总动脉，在颅外无分支，沿咽的两侧上升入颅腔，主要分布于脑和视器。

39. 肱动脉是腋动脉的直接延续，自大圆肌下缘处开始，伴正中神经，沿肱二头肌内侧沟向下至肘窝分为桡动脉和尺动脉。在肱二头肌腱内侧可触到肱动脉的搏动，是测量血压时的听诊部位。

40. 头静脉起自手背静脉网的桡侧，至前臂转至掌侧面，沿前臂下部的桡侧、前臂上部和肘部的前面以及臂肱二头肌外侧沟上行，经三角肌与胸大肌间沟穿深筋膜注入腋静脉或锁骨下静脉，头静脉收集手和前臂桡侧浅层结构的静脉血。临床上常用此静脉穿刺、抽血和输液。

41. 肝门静脉为一粗短的静脉干。在胰头和胰颈交界处的后方，由肠系膜上静脉和脾静脉汇合而成。

42. 大隐静脉是人体最长的皮下静脉，起自足背静脉弓的内侧端，经内踝前方，沿小腿和大腿内侧上行，至腹股沟韧带中点下方穿隐静脉裂孔注入股静脉。大隐静脉有 5 条属支：腹壁浅静脉、阴部外静脉、旋髂浅静脉、股外侧浅静脉和股内侧浅静脉。大隐静脉和小隐静脉均是静脉曲张的好发部位。大隐静脉在内踝前方位置表浅而恒定，临床常在此作静脉切开或穿刺。

43. 面静脉起自内眦静脉，与面动脉伴行，至下颌角下方与下颌后静脉的前支汇合；向下注入颈内静脉。面静脉通过内眦静脉，经眼上、下静脉与颅内的海绵窦相交通。面静脉缺少静脉瓣，因此，面部尤其是鼻根至两侧口角的三角区内（危险三角）发生化脓性感染时，不可挤压，否则感染可经面静脉、内眦静脉、眼上静脉蔓延至海绵窦，引起颅内感染。

44. 头臂静脉由同侧的颈内静脉和锁骨下静脉在胸锁关节的后方汇合而成。两者汇合处所形成的夹角称静脉角。右侧的有右淋巴导管注入；左侧的有胸导管注入。

45. 鼓室是颞骨岩部的含气小腔，位于鼓膜与内耳之间。鼓室有 6 个壁：①上壁，为鼓室盖

壁,与颅中窝相邻,因此鼓室的炎症可波及颅内。②下壁,为颈静脉壁,与颈内静脉起始部相邻。③前壁,为颈动脉壁,与颈动脉管相邻,此壁上方有咽鼓管的鼓室口。④后壁,为乳突壁,上有乳突窦入口,鼓室借此向后通乳突小房,故中耳炎时可蔓延至乳突窦和乳突小房。⑤外侧壁,为鼓膜壁。⑥内侧壁,为迷路壁,与内耳相邻。中部隆凸称岬,其后上方为前庭窗,后下方为蜗窗。在前庭窗的后上方有面神经管凸,管内有面神经通过。

46. 睫状体是中膜的肥厚部分,位于角膜与巩膜移行处的内面,前面有向内突出的睫状突,突上有睫状小带与晶状体相连。睫状体内有平滑肌,称睫状肌。睫状肌收缩,使睫状小带松弛,晶状体由于自身的弹性而变凸,可视近物。

47. 鼓室内有3块听小骨,彼此连接,连于鼓膜与前庭窗之间,与鼓膜接触的为锤骨,与内耳前庭窗相连的为镫骨,连于两者之间的为砧骨。当声波振动鼓膜时,听小骨相继运动,将声波的振动传入内耳。与听小骨运动有关的肌肉有鼓膜张肌和镫骨肌,能调节鼓膜的紧张度与内耳的压力,对鼓膜和内耳有保护作用。

48. 内耳位于颞骨岩部内,为一系列构造复杂的管道,又称迷路,包括骨迷路和套在其内的膜迷路两部分,两者之间的间隙充满外淋巴,膜迷路内含有内淋巴,内、外淋巴互不相通。骨迷路由前向后可分为三部分:①前庭,居骨迷路中部,前通耳蜗,后通骨半规管。外侧壁(鼓室的内侧壁)上有前庭窗和蜗窗。②骨半规管,为三个相互成直角排列的半环形小管,分别称前、后和外侧骨半规管。③耳蜗,形似蜗牛壳。耳蜗由中央的蜗轴及环绕蜗轴盘旋两圈半的蜗螺旋管(骨蜗管)构成。蜗轴发出骨螺旋板伸入蜗螺旋管内。

49. 前庭蜗器又名位听器,包括前庭和蜗器两部分。这两部分功能不同,但结构关系密不可分,前庭蜗器可分为外耳、中耳和内耳三部分。内耳中有接受声波和头部位置觉刺激的感受器。

50. 三叉神经的一般躯体感觉纤维分布于面部皮肤、口、鼻腔黏膜、牙、眼及眶黏膜;面神经的一般躯体感觉纤维分布于耳廓和外耳道皮肤;舌咽神经的一般躯体感觉纤维分布于耳后皮肤及鼓室黏膜;迷走神经的一般躯体感觉纤维分布于外耳道皮肤及耳廓。

51. 脊髓侧索横断损伤了同侧的皮质脊髓束和脊髓丘脑束。皮质脊髓束支配同侧的前角运动细胞,损伤后导致同侧随意运动丧失。由于前角运动细胞健存,所以同侧的腱反射不会丧失。脊髓丘脑束司痛温觉,脊神经节细胞的周围突随脊神经分布于躯干四肢的皮肤,中枢突经脊神经后根外侧部进入脊髓,在背外侧束中上升1~2节后终止于脊髓后角,在后角边缘核和胶状质换神经元后,发出二级纤维经白质前连合交叉至对侧,形成脊髓丘脑束。

52. 动眼神经的躯体运动纤维发自动眼神经核,支配上睑提肌、上直肌、下直肌、下斜肌、内直肌。故动眼神经损伤后,上睑下垂。

53. 腹腔神经节为交感神经节的椎前神经节,位于脊柱前方,腹腔干的根部。它们接受内脏大、小神经的交感神经节前纤维在此换神经元。节后纤维、部分节前纤维(将在肠系膜上神经节中换神经元)以及上腰部交感神经节分支与迷走神经的腹腔支共同组成腹腔丛。丛的分支随动脉分支分布于肝、脾、胰、肾及结肠左曲以上的消化管。

54. 骶部副交感神经中枢位于骶髓2~4节的骶副交感核,节前纤维经骶神经、盆内脏神经抵达盆腔脏器。迷走神经不分布到盆腔脏器,内脏大神经、腰内脏神经均属于交感神经,至器官内(或附近)的神经节换神经元。

55. 胸神经前支共12对,第1~11对行于肋间隙,称肋间神经,第12对行于第12肋下,称肋下神经。肋间神经在肋间内、外肋之间沿肋沟前行。肌支支配肋间肌和腹前外侧肌群。皮支呈节段性分布于胸腹壁皮肤,胸骨角平面为胸2,剑突平面为胸6,肋弓平面为胸8,脐平面为胸10。

56. 内囊位于豆状核、尾状核与丘脑之间。分为三部:①内囊前肢,有额桥束和丘脑到额叶的纤维通过;②内囊后肢,有皮质脊髓束、丘脑中央辐射、顶枕颞桥束、听辐射和视辐射等通过;③内囊膝,位于前、后肢之间,有皮质核束通过。当一侧内囊损伤后,可出现"三偏症候群",即对侧偏瘫、偏盲、偏身感觉障碍。

57. 锥体束由两级神经元组成,分别称为上运动神经元和下运动神经元。上运动神经元为位于大脑中央前回和旁中央小叶前部的锥体细胞,其轴突构成锥体束。下运动神经元为脑神经运动核(一般躯体运动核、特殊内脏运动核）和脊髓前角运动细胞，它们的轴突分别组成脑神经和脊神经。上运动神经元损伤后，肌张力增高，呈痉挛性瘫痪，腱反射亢进，浅反射减弱或消失，无肌萎缩，有病理反射。下运动神经元损伤后，肌张力降低，呈弛缓性瘫痪，深、浅反射均消失，有肌萎缩，无病理征。

58. 大脑皮质是神经系统的最高中枢。大脑皮质按功能定位分为运动区、感觉区、视区、听区以及语言区等区域。第一躯体运动区，主要位于中央前回和中央旁小叶的前部，自此区发出的锥体束，控制骨骼肌随意运动。身体各部在此区的投影犹如倒置的人形，但头部仍然是正的。中央前回上部和旁中央小叶前部与下肢的运动有关；中部与躯干和上肢运动有关；下部与面、舌、咽、喉的运动有关。各代表区的大小与该部功能的重要程度和复杂有关，如头和手的运动很精细，所以占的面积比较大。

59. 骨由骨膜、骨质、骨髓三部分构成。骨膜由纤维结缔组织组成，覆盖于骨的表面，但长骨的骺表面覆有光滑的关节软骨，形成关节面，无骨膜覆盖。骨膜富有血管神经，含大量的成骨细胞，对骨的生长、再生、营养具有重要的作用。

60. 胸廓由12个胸椎、12对肋、1块胸骨借关节、韧带连接构成，形似上窄下宽的圆锥形。胸廓除容纳和保护胸腔脏器外，还参与呼吸运动。吸气时，肋在肌肉作用下上提，前端抬高，胸骨上升，肋体向外扩展，胸腔的前后径和横径均加大，胸腔容积增大。呼气时，在重力和肌肉作用下，胸廓作相反的运动，胸廓容积缩小。

61. 选项所列各骨中，只有上颌骨有鼻旁窦（上颌窦）。

62. 鼻旁窦是鼻腔周围颅骨内的含气空腔，共有4对，即蝶窦、筛窦、额窦和上颌窦，其中筛窦又分前、中、后三群。各窦均位于同名的颅骨内，能温暖与湿润空气，对发音产生共鸣。蝶窦开口于上鼻甲后上方的蝶筛隐窝。筛窦后群开口于上鼻道。上颌窦、额窦和筛窦前、中群均开口于中鼻道。鼻旁窦炎时，炎性分泌物可经开口排出于相应的鼻道，所以了解各窦的开口位置有助于诊断哪个鼻旁窦发炎。上颌窦因开口的位置较高，分泌物不易排出，窦腔积液时，要作相应的体位引流。

63. 腱鞘为套在长肌肌腱周围的鞘管，分两层，外层为纤维层，内层为滑膜层。纤维层由深筋膜和骨膜构成，呈管状附着于骨面称腱纤维鞘。滑膜层由双层滑膜形成筒状套管称腱滑膜鞘，贴在腱表面的为脏层，紧贴纤维层内面的为壁层。脏、壁两层在肌腱靠近骨面处相互移行，形成腱系膜，腱的神经和血管由此出入。滑膜脏、壁两层之间有少量滑液，可减轻腱与骨面的摩擦。如腱的活动过于频繁，易引起腱鞘炎症，肿胀和粘连，造成运动障碍。

64. 膈位于胸、腹腔之间，呈穹隆状，周围是肌腹，中央为腱膜，称中心腱。膈上有3个主要孔洞：主动脉裂孔，位于第12胸椎椎体前方，通行主动脉和胸导管；腔静脉孔，平第8胸椎，在主动脉裂孔的右前方，有下腔静脉通过；食管裂孔，平第10胸椎，在主动脉裂孔的左前方，有食管和迷走神经通过。膈是主要的呼吸肌，收缩时，膈穹隆下降，胸腔扩大，助吸气；舒张时，膈穹隆上升，胸腔缩小，助呼气。此外，膈肌与腹肌同时收缩可增大腹压，助排便、分娩、呕吐等。

65. 食管是一前后扁平的肌性管道，上端在第6颈椎体下缘平面与咽相接，沿脊柱前面、气管后方下行，下端约平第11胸椎体的左侧与胃的贲门相连，按其行程依次分为颈部、胸部和腹部三段。食管的全程有三处生理性狭窄：第一处狭窄位于食管的起始处，距中切牙约15cm；第二处狭窄在食管与左主支气管交叉处，距中切牙约25cm；第三处狭窄在食管穿膈处（不是食管末端与胃的贲门相接处），距中切牙约40cm。这些狭窄处是食管内异物容易滞留和食管癌的好发部位。

66. 肝大部分位于右季肋区和腹上区，小部分位于左季肋区。肝的上界在右锁骨中线相交于第5肋。

67. 肛管是大肠的末段，上续直肠，下端终于肛门。肛管上段内面，有6~10条纵行的黏膜皱襞，称肛柱。相邻两肛柱下端有半月形的黏膜皱襞互相连接，称肛瓣。肛瓣与相邻两个肛柱下端围成开口向上的袋状陷窝，称肛窦，窦内常积存粪渣，易诱发感染。肛瓣的边缘与肛柱的下端共同围成锯齿状的环形线，称齿状线，它是内、外胚层的分界线。齿状线上、下两个区域内的动脉供应、静脉回流、淋巴引流和神经分布等方面均不相同。在齿状线下方有宽约1cm的环形区，称痔环或肛梳，此处形成的痔为外痔。

68. 喉腔是由喉壁（喉软骨、韧带、纤维膜和喉肌）内衬黏膜而成，在外侧壁上有上、下两对黏膜皱襞突入喉腔。上方一对称前庭襞，左、右前庭襞之间的裂隙称前庭裂；下方一对称声襞，左、右声襞之间的裂隙称声门裂。声门裂是喉腔最狭窄的部位。喉腔借此两对襞分成三部：前庭裂以上的部分称喉前庭；前庭裂与声门裂之间的部分称喉中间腔，该腔两侧延伸的隐窝称喉室；声门裂至环状软骨下缘之间称声门下腔，此部黏膜下层组织疏松，炎症时易发生喉水肿，尤以婴幼儿更易产生急性喉水肿而致喉梗塞，从而产生呼吸困难。

69. 纵隔是两侧纵隔胸膜之间所有器官和组织的总称。前界为胸骨，后界为脊柱胸段，上界是胸廓上口，下界是膈，两侧为纵隔胸膜。以胸骨角平面为界，将其分为上纵隔和下纵隔。下纵隔又以心包为界分为前纵隔、中纵隔和后纵隔。心包、心脏及相连的大血管根部为中纵隔。食管经过上纵隔和后纵隔。

70. 男性生殖系统分为内、外生殖器。内生殖器包括睾丸、输精管道和附属腺体（精囊、前列腺和尿道球腺）；外生殖器包括阴囊和阴茎。

71. 肾形如蚕豆，可分为上、下两端，前、后两面，内侧、外侧两缘。肾的上端宽而薄，下端窄而厚；前面较隆凸，后面较平坦；外侧缘凸隆，内侧缘中部凹陷，称肾门，有肾动脉、肾静脉、肾盂、神经和淋巴管等出入，这些结构被结缔组织包裹在一起，总称为肾蒂。右侧肾蒂较左侧短。

72. 前列腺由腺组织和平滑肌组成，其表面包有筋膜鞘，呈前后稍扁的栗子形，上端宽大称前列腺底，邻接膀胱颈；下端尖细称前列腺尖，位于尿生殖膈上。前列腺的分泌液参与精液的组成，有营养和稀释精子的作用。

73. 胰是人体内大消化腺之一，可分为头、体、尾三部分。胰头被十二指肠环抱，胰尾较细，末端抵达脾门。胰分泌胰液和胰岛素，胰液经胰管排入十二指肠降部；胰岛素为内分泌素，经血液分布至全身。

74. 心的传导系统是由一些特殊分化的心肌细胞构成，具有自律性和传导性，其主要功能是产生和传导冲动，控制心的节律性活动。包括：窦房结、结间束、房室结、房室束，以及左、右束支和 Purkinje 纤维。窦房结是心的正常起搏点。房室结将来自窦房结的兴奋延搁并下传至心室，使心房和心室肌先后顺序依次分开收缩。房室结位于房间隔下部右房侧心内膜的深面。通常由右冠状动脉分支供给血液。

75. 左冠状动脉起始于升主动脉，向左行于左心耳与肺动脉干之间，至冠状沟分为前室间支和旋支。前室间支沿前室间沟下行，分支分布于左心室前壁、右心室前壁的一部分和室间隔的前2/3部；旋支沿冠状沟至膈面，途中分支分布于左心房和左心室的膈面。

76. 大隐静脉内脱落的栓子随血流至股静脉—髂外静脉—髂总静脉—下腔静脉—右心房—右心室—肺动脉及其分支，最后栓塞于肺。

77. 右心室位于右心房的左前下方，借室上嵴分为后下方的流入道和前上方的流出道两部分。

78. 肝门静脉为一短粗的静脉干，多由肠系膜上静脉和脾静脉汇合而成。腹腔内大多数脏器的静脉血均经此回流。但肝除外，肝静脉直接注入下腔静脉。成对的肾的静脉也直接注入下腔静脉。

79. 房水由睫状体产生后自眼后房经瞳孔入眼前房，充满角膜与晶状体之间的腔隙，然后由虹膜角膜角入巩膜静脉窦，再注入眼静脉。房水有屈光、维持眼内压的作用，若出现循环障碍，可引起眼内压增高，视力受损，临床称之为青光眼。

80. 外耳道为外耳门至鼓膜之间的管道。外1/3为软骨部，内2/3为骨部。皮肤与骨和软骨紧贴，当发生疖肿时疼痛剧烈。外耳道呈"S"形弯曲。软骨部朝向内后上，骨部朝向内前下，因软骨部可活动，故在检查鼓膜时应将耳廓向后上牵拉，将外耳道拉直才能观察鼓膜。儿童外耳道较短且平直，检查鼓膜时，应将耳廓拉向后下方。

81. 内耳位于颞骨岩部的骨质内，由骨迷路和膜迷路组成。骨迷路是骨性管道，膜迷路是套在骨迷路内封闭的膜性管和囊。骨迷路由前向后可分为耳蜗、前庭和骨半规管。骨半规管为三个相互成直角排列的半环形小管，分别称前、后和外侧骨半规管。每个骨半规管均有一个单骨脚和一个壶腹骨脚，前、后骨半规管的单骨脚合成一个总骨脚，所以三个半规管有5个口开口于前庭的后壁。耳蜗形似蜗牛壳，耳蜗由中央的蜗轴及环绕蜗轴盘旋两圈半的蜗螺旋管（骨蜗管）

构成。

82. 副神经为运动性神经，由延髓根和脊髓根共同合成，经颈静脉孔出颅后，延髓根的纤维并入迷走神经，支配咽喉肌；脊髓根的纤维行向后下，支配胸锁乳突肌和斜方肌。一侧损伤后，患侧胸锁乳突肌瘫痪，头不能向健侧回旋和向患侧侧屈；因斜方肌瘫痪，患侧肩胛骨下垂，耸肩无力。双侧损伤则不能仰头。

83. 舌下神经为躯体运动性神经，起自延髓舌下神经核，在锥体与橄榄之间出脑，经舌下神经管出颅，支配舌内肌和舌外肌。损伤后的主要表现：患侧半舌肌瘫痪、萎缩。伸舌时，因患侧颏舌肌瘫痪，不能拉舌向前，而对侧能拉舌向前，故舌尖偏向患侧。

84. 内脏神经又名自主神经，也称植物神经。包括内脏感觉和内脏运动两种纤维成分。主要分布于内脏、心血管平滑肌和腺体。内脏运动神经调节内脏、心血管、立毛肌的运动和腺体的分泌。内脏神经分为交感神经和副交感神经，它们在结构上有一个共同的特点，即从低级中枢至所支配器官，除个别外，均需换神经元。交感神经的中枢位于全部胸髓和上3腰髓的灰质侧角内。而副交感的中枢除位于骶髓2～4节的骶副交感核外，还位于脑干副交感核。

85. 内侧半月板较大，呈"C"形，其周缘与胫侧副韧带紧连。因此，紧附于胫侧副韧带是膝关节内侧半月板较外侧半月板更容易损伤的原因。

86. 胫骨前肌起自胫骨外侧面上2/3及邻近的小腿骨间膜。肌束向下移行于长腱，经踝关节前方，至足的内侧缘，止于第1楔骨及第1跖骨基底部。胫骨前肌收缩，使足伸（背屈）、内翻及内收（在走、跑时）。胫前肌腱损伤时，足伸、内翻内收受限。

B1 型题

1. 位于扁桃体窝的是腭扁桃体，位于鼻咽顶后壁黏膜下的是咽扁桃体，它们与舌根背部黏膜内的舌扁桃体和咽鼓管咽口附近黏膜内的咽鼓管扁桃体共同构成咽淋巴环，对消化管和呼吸道具有防御功能。

2. 脊柱的功能是支持躯干、保护脊髓。从侧面观察，成人脊柱有颈、胸、腰、骶四个生理弯曲。其中颈、腰弯曲凸向前，胸、骶弯曲凹向后。颈曲支持抬头。腰曲使身体重心后移，以维持身体的前后平衡，保持直立的姿势。胸曲和骶

曲在一定程度上扩大了胸腔和盆腔，骶曲的曲度是不可能变化的。

3. 肘关节是由肱骨下端和桡骨、尺骨上端构成的复关节。包括肱尺关节（肱骨滑车和尺骨滑车切迹构成）、肱桡关节（肱骨小头和桡骨小头凹构成）、桡尺近侧关节（桡骨环状关节面和尺骨上的桡切迹构成）。颞下颌关节由下颌骨的下颌头和颞骨的下颌窝和关节结节构成。颞下颌关节属于联合关节，两侧必须同时运动，可作上提、下降、前进、后退和侧向运动。

4. 斜方肌为背上部浅层肌，起于上项线、枕外隆凸、项韧带及全部胸椎棘突，止于锁骨外侧1/3、肩峰、肩胛冈。双侧斜方肌同时收缩可使肩胛骨向脊柱靠拢，上部肌束收缩可上提肩胛骨，下部肌束收缩可使肩胛骨下降。如肩胛骨固定，两侧同时收缩可使头后仰。

5. 肝静脉有2～3条，包埋在肝实质内，收集肝血窦回流的血液，在腔静脉沟处穿出肝实质注入下腔静脉。脾静脉注入门静脉。

6. 泪器由泪腺和泪道组成。泪腺位于眶上壁外侧的泪腺窝内，分泌泪液，具有湿润角膜、清除灰尘和杀菌作用。泪道包括泪点、泪小管、泪囊和鼻泪管。泪小管起于泪点，开口于泪囊。泪囊位于泪囊窝内，上部为盲端，下部续为鼻泪管，开口于下鼻道。

7. 右心室借室上嵴分为后下方的流入道和前上方的流出道两部分。流入道的入口为右房室口，口的周围附有3片呈三角形的瓣膜，称为三尖瓣（右房室瓣）。流出道的出口为肺动脉口，通向肺动脉干。肺动脉口的纤维环上附有3片半月形的瓣膜，称肺动脉瓣。这些瓣膜保证血液向一个方向流动。

8. 心的静脉可分浅、深两系统，主要是浅静脉系统，包括心大、中、小静脉，最后汇入冠状窦。冠状窦位于心膈面、冠状沟的后部，借冠状窦口开口于右心房。肺静脉口开口于左心房。

9. 面神经的运动纤维起自脑桥的面神经核，入内耳门，行于颞骨内的面神经管（位于鼓室的内侧壁），经茎乳孔出颅，穿出腮腺呈放射状分布，支配表情肌。面神经在鼓室中发出分支支配镫骨肌，故面神经在面神经管内及其以上损伤，可出现听觉过敏。舌下神经支配舌肌。

10. 子宫是中空的肌性器官，可分为底、体和颈。①子宫底，为两侧输卵管子宫口以上的部分，宽而圆凸，与输卵管相连处称子宫角。②子

宫体，前后略扁，是子宫底与子宫颈之间的部分。③子宫颈，又可分为子宫颈阴道上部和子宫颈阴道部。子宫体与子宫颈阴道上部的上端之间较为狭细的部分称子宫峡。妊娠后，子宫峡部逐渐伸展拉长变宽，扩展成子宫腔的一部分，称为子宫下段。

11. 滑车神经为躯体运动神经，起自中脑的滑车神经核，经眶上裂入眶，支配上斜肌，损伤后瞳孔不能转向下外方。面神经为混合性神经，其特殊内脏运动纤维是面神经的主要纤维成分，起自脑桥面神经核，入内耳门，行于颞骨的面神经管，经茎乳孔出颅，穿出腮腺呈放射状分支，支配眼轮匝肌等表情肌。

12. 阅读中枢（又名视觉性语言中枢）位于顶下小叶的角回（优势半球）。此区受损，视觉没有障碍，但患者不能阅读，不能理解曾认识的文字的含意，称为失读症。视觉中枢位于枕叶内侧面距状沟两岸的皮质。一侧视区皮质接受同侧视网膜颞侧和对侧视网膜鼻侧半传来的信息，即接受双眼对侧半视野的物像，故损伤一侧视区，可引起双眼视野对侧半同向性偏盲。

13. 面神经的一般内脏运动纤维（副交感纤维）起自脑桥上涎核，在面神经主干出茎乳孔前，发出鼓索，经岩鼓裂出颅，在下颌下神经节换元，发出纤维支配下颌下腺、舌下腺。另一支称为岩浅大神经，在翼腭神经节换元后，支配泪腺。舌咽神经的一般内脏运动纤维（副交感纤维）起于延髓下涎核，在耳神经节换元后，支配腮腺。

14. 楔束由感觉纤维组成，是脊神经节细胞中枢突经后根内侧部进入脊髓后，在同侧后索内直接上行构成，止于延髓的楔束核。脊神经节细胞的周围突分布于躯干上半部和上肢的肌、腱、关节的本体感受器和皮肤的精细触觉感受器。

15. 位于鼻咽部上壁后部内的淋巴组织称咽扁桃体，位于咽鼓管咽口附近黏膜内的淋巴组织称咽鼓管扁桃体，在口咽部的侧壁上有腭扁桃体，在舌根背部黏膜内有舌扁桃体，这些扁桃体共同构成咽淋巴环，对消化管和呼吸道具有防御功能。

16. 表浅淋巴结呈组群分布，每一组群淋巴结接受一定部位的淋巴液：锁骨上淋巴结群左侧多收集食管、胃等器官的淋巴液；锁骨上淋巴结群右侧多收集气管、胸膜、肺等处的淋巴液；耳后、乳突区淋巴结收集头皮范围的淋巴液；颈深部淋巴结上群收集鼻咽部的淋巴液；颈深部淋巴结下群收集咽喉、气管、甲状腺等处的淋巴液；颌下淋巴结群收集口底、颊黏膜、齿龈等处的淋巴液；颏下淋巴结群收集颏下三角区内组织、唇、舌部的淋巴液；腋窝淋巴结群收集躯干上部、乳腺、胸壁等处的淋巴液。

第二章 生物化学

【答案】

A1/A2 型题

1. A　2. A　3. D　4. A　5. A　6. B　7. B
8. E　9. E　10. B　11. E　12. A　13. D　14. C
15. B　16. E　17. C　18. B　19. B　20. C　21. A
22. B　23. C　24. B　25. C　26. A　27. E　28. C
29. B　30. E　31. E　32. B　33. B　34. C　35. E
36. D　37. E　38. B　39. A　40. C　41. E　42. D
43. D　44. B　45. A　46. C　47. B　48. C　49. A
50. C　51. D　52. A　53. C　54. B　55. C　56. C
57. A　58. C　59. D　60. A　61. E　62. D　63. C
64. C　65. E　66. A　67. A　68. D　69. D　70. B
71. B　72. D　73. E　74. C　75. C　76. C　77. C
78. A　79. E　80. C　81. B　82. E　83. A

B1 型题

1. (1)B(2)C　　　　2. (1)C(2)D
3. (1)E(2)A　　　　4. (1)C(2)B
5. (1)A(2)D　　　　6. (1)E(2)E
7. (1)D(2)A　　　　8. (1)D(2)E
9. (1)B(2)D　　　　10. (1)A(2)D
11. (1)C(2)A　　　　12. (1)A(2)B

【解析】

A1/A2 型题

1. DNA 变性后 260nm 波长吸收改变（升高）。

2. 磷酸戊糖途径的主要产物之一是 NADPH。

3. 同工酶催化相同的底物反应。

4. α-酮酸可转变生成的物质是 CO_2 和 H_2O。

5. 琥珀酸氧化呼吸链不含 FMN。

6. RNA 转录过程由 DNA 指导的 RNA 聚合酶催化。大肠埃希菌的 RNA 聚合酶由五个亚基组成，可用 $\alpha_2\beta\beta'\sigma$ 表示，称为全酶。σ 亚基能识别转录模板和转录的起始点，σ 亚基识别启动子，促进转录起始。$\alpha_2\beta\beta'$ 部分称为核心酶，能催化核苷酸以 3′,5′-磷酸二酯键聚合成 RNA。

7. 酶的比活力表示酶的纯度。国际酶学委员会规定，比活力用每毫克蛋白质所含酶活力单位数表示。比活力越大，表示酶的纯度越高。

8. 真核 RNA 聚合酶Ⅰ存在于核仁，转录产物是 rRNA。真核 RNA 聚合酶Ⅱ在核外生成 mRNA（编码蛋白质基因）。真核 RNA 聚合酶Ⅲ存在于核仁外，生成 tRNA、5SrRNA 和小 RNA 分子。

9. 磷酸化和去磷酸化分别由两种类型的酶完成——蛋白激酶和蛋白磷酸酶。

10. β受体属于 G 蛋白偶联受体。

11. 根据结构特征，受体酪氨酸激酶 RTK 分为 6 种类型：①表皮生长因子受体（EGFR）。②胰岛素和类胰岛素生长因子-1 受体。③神经生长因子受体（NGFR）。④血小板衍生生长因子受体（PDGFR）。⑤成纤维细胞生长因子受体。⑥血管内皮细胞生长因子受体。

12. DNA 主要由 4 种脱氧核糖核苷酸组成，其碱基分别为 A，G，C，T。RNA 主要由 4 种核糖核苷酸组成，其碱基分别为 A，G，C，U。

13. 哺乳动物细胞有 5 种 DNA 聚合酶。其中，DNA pol α 的主要功能是合成引物。

14. 逆转录酶和其他 DNA 聚合酶一样，合成 DNA 的方向为 5′→3′，并且不能从头合成，逆转录病毒利用从宿主细胞获得的 tRNA 分子的 3′-OH 作为逆转录的引物。

15. 启动子是转录起始区。RNA 聚合酶从启动子开始沿转录模板链运动，合成 RNA 的方向为 5′→3′，遇终止信号（终止子）停止。从启动子到终止子之间的 DNA 序列叫作转录单位。典型的原核转录单位含有多个基因（多顺反子），叫作操纵子；而真核细胞转录单位往往仅含有一个基因（单顺反子）。细菌启动子是 RNA 聚合酶结合并起始转录的位点，一般具有以下 4 个基本特征：有转录起点，-10 序列，-35 序列，在 -10 和 -35 序列之间保持一定距离。真核 RNA 聚合酶结合于转录起点附近，一般不直接接触启动子。在转录起始过程中，细菌 RNA 聚合酶扮演主角，而真核 RNA 聚合酶似乎扮演配角。

16. RNA 聚合酶 Ⅱ 的转录因子大致分为 3 类：①通用因子（TF Ⅱ），为所有的启动子转录起始所必需，它们和 RNA 聚合酶 Ⅱ 相结合，在转录起点周围形成基本转录装置，决定转录起始位点，例如 TF Ⅱ D 和 TF Ⅱ B 等。②上游因子，识别转录起点上游特异的启动子端共有序列，分布广泛，且活性不被调节，其功能是增加转录起始效率，例如 GC 盒的结合蛋白 SPI 等。③可诱导因子，其功能类似于上游因子，但具有可调节性（在特定时间或特异组织中被合成或激活），能够在时间和空间上调节转录水平，例如热休克转录因子。

17. 真核生物在外显子 – 内含子交界处存在共有序列，内含子 5′ 端为 GU，而 3′ 端为 AG，这就是 GU – AG 规则（对应于 DNA 为 GT – AG）。另外，脊椎动物 mRNA 前体还有两个与剪接有关的共有序列：一是 3′ 剪接位点上游约20～50 个碱基处的分支点 A 附近序列；二是分支点 A 和 3′ 剪接位点之间的富嘧啶区（长 10～15 个碱基）。

18. 哺乳类动物体内氨的主要去路是在肝中合成尿素。

19. 一个操纵子通常含有一个启动序列和数个编码基因。

20. 逆转录的遗传信息流向是 RNA→DNA。

21. 肌肉中氨基酸脱氨的主要方式是转氨基与嘌呤核苷酸循环的联合。

22. 在胆固醇逆向转运中起主要作用的血浆脂蛋白是 HDL。

23. 脂酰 CoA β 氧化反应的正确顺序是脱氢、加水、再脱氢、硫解。

24. 合成糖原时，葡萄糖基的直接供体是 UDPG。

25. DNA 受热变性时 A260nm 增高。

26. 属于酸性氨基酸的是谷氨酸和天冬氨酸。

27. 维系蛋白质二级结构稳定的化学键是氢键。

28. Hb α 亚基与 O_2 结合后产生变构效应，其结果是促进其他亚基与 O_2 结合，称为正协同效应。

29. 除了二磷酸核苷（ADP、CDP、GDP、UDP 和 TDP）和三磷酸核苷（ATP、CTP、GTP、UTP 和 TTP）含有高能磷酸键外，体内有些化合物也含有高能磷酸键，如磷酸肌酸、磷酸烯醇式丙酮酸、1，3 – 二磷酸甘油酸等。

30. "克隆"某一目的 DNA 的过程不包括表达目的基因编码的蛋白质。

31. 嘌呤碱在体内分解的终产物是尿酸。

32. 目前认为基因表达调控的主要环节是转录起始。

33. 合成血红素的原料是琥珀酰 CoA、甘氨酸、Fe^{2+}。

34. PKC 可被 Ca^{2+} 激活。

35. 相当于电泳分类法 α – 脂蛋白的血浆脂蛋白是 HDL。

36. 脂肪动员的限速酶是激素敏感性脂肪酶。

37. 电子经呼吸链传递至氧产生 1.5 分子或者 2.5 分子 ATP。

38. 在糖酵解和糖异生中均有作用的酶是磷酸丙糖异构酶。

39. 同工酶催化相同的化学反应。

40. DNA、RNA 组成的异同：

		DNA（双链）	RNA（单链）
磷酸		磷酸	磷酸
戊糖		2 – 脱氧核糖	核糖
碱基	嘌呤	A、G	A、G
	嘧啶	C、T	C、U

41. K_m 值是 $V = 1/2V_{max}$ 时的底物浓度。

42. 酶原激活过程的实质是酶活性中心形成的过程。

43. 成熟红细胞的主要能量来源是糖酵解，因为成熟红细胞缺少线粒体。

44. 甘氨脱氧胆酸属于次级结合型胆汁酸。

45. 通过自动获取或人为地供给外源 DNA 使受体细胞获得新的遗传表型，称为转化。

46. 增强子不属于反式作用因子。

47. 二磷酸核苷直接还原生成脱氧核苷酸。

48. 体内氨的储存及运输的主要形式之一是谷氨酰胺。

49. apo A Ⅰ 能激活血浆中 LCAT。

50. Cytaa3 能直接将电子传递给氧

51. 酶的化学修饰调节是快速调节方式。

52. 蛋白质一级结构中的主要化学键是

肽键。

53. 肉毒碱脂酰转移酶 I 是脂肪酸 β 氧化的限速酶。

54. DNA 双螺旋模型中碱基配对是 A 与 T、C 与 G。

55. 基因表达是基因转录和转录/翻译的过程。

56. 生物素参与二氧化碳的固定。

57. 生命活动中能量的直接供体是三磷酸腺苷。

58. 酮体在肝中生成，但在肝外组织氧化利用。

59. 脂肪酸合成的原料乙酰 CoA 从线粒体转移至胞液的途径是柠檬酸－丙酮酸循环。

60. 抑癌基因具有抑制细胞增殖的作用。

61. 7－α－羟化酶是胆汁酸合成的限速酶。

62. 真核生物 mRNA 前体的加工过程不包括磷酸化修饰。

63. 激活的 PKC 能磷酸化的氨基酸残基是丝氨酸/苏氨酸。

64. 翻译起始复合物的组成包括核蛋白体＋蛋氨酰 tRNA＋mRNA。

65. 酪氨酸能在体内生成儿茶酚胺或黑色素。

66. 蛋白质变性时一级结构未改变。

67. 细胞癌基因存在于正常生物基因组中。

68. DNA 聚合酶以 dNTP 为原料。

69. 人体内合成尿素的主要脏器是肝。

71. 胆汁酸是胆汁中含量最多的有机成分。

72. 表皮生长因子受体有受体酪氨酸蛋白激酶活性。

73. DNA 分子上能被 RNA 聚合酶特异结合的部位叫作启动子。

74. 卵磷脂含有胆碱。

75. 核酸中核苷酸之间的连接方式是 3′，5′－磷酸二酯键。

76. 脯氨酸属于亚氨基酸。

77. 代谢物与酶的别构部位可逆地结合。

80. 限制性内切酶是一种 DNA 序列特异的内切酶。

81. 生物氧化通常是指生物体内营养物氧化成 H_2O 和 CO_2 的过程。

82. 原癌基因是指存在于生物正常细胞基因中的癌基因。正常情况下，这些基因处于静止或低表达状态，不仅对细胞无害，而且对维持细胞的正常功能具有重要作用。只有当其受到致癌因素作用被活化并发生异常时，才导致细胞癌变。并不是所有的原癌基因都有致癌性。

83. 维生素 C 的生理功能：参与体内氧化还原反应，保持巯基酶的活性和谷胱甘肽的还原状态，发挥解毒作用；使红细胞中高血铁红蛋白还原成血红蛋白，恢复其运氧能力；使难于吸收的三价铁还原成易于吸收的二价铁；保护维生素 A、E 免遭氧化，促进叶酸转变成四氢叶酸。缺乏维生素 C 可引起坏血病。

第三章 生理学

【答案】

A1/A2 型题

1. C	2. A	3. E	4. A	5. E	6. C	7. E
8. B	9. A	10. A	11. E	12. E	13. A	14. C
15. D	16. B	17. B	18. A	19. B	20. E	21. D
22. A	23. E	24. C	25. E	26. E	27. C	28. B
29. D	30. A	31. A	32. C	33. E	34. D	35. A
36. B	37. D	38. D	39. D	40. C	41. D	42. E
43. D	44. A	45. E	46. C	47. D	48. A	49. B
50. E	51. C	52. A	53. B	54. C	55. E	56. E
57. A	58. E	59. D	60. C	61. E	62. B	63. B
64. D	65. D	66. D	67. A	68. E	69. E	70. C
71. C	72. D	73. D	74. A	75. B	76. B	77. C
78. E	79. E	80. D	81. D	82. C	83. D	84. C
85. D	86. C	87. D	88. C	89. D	90. E	91. E
92. C	93. D	94. B	95. A	96. C	97. C	98. D
99. C	100. D	101. A	102. C	103. C	104. B	105. A
106. A	107. B	108. B	109. B	110. C	111. C	112. E
113. A	114. D	115. D	116. B	117. C	118. D	119. D
120. D	121. A	122. A	123. D	124. C	125. C	

B1 型题

1. (1) C (2) A 2. (1) A (2) C
3. (1) B (2) D 4. (1) D (2) A
5. (1) A (2) D 6. (1) B (2) A
7. (1) A (2) D (3) D (4) D 8. (1) C (2) B
9. (1) A (2) B (3) C (4) D (5) E 10. (1) B (2) D
11. (1) D (2) B

【解析】

A1/A2 型题

1. 与 CO_2 呼出量关系最密切的肺功能指标是肺泡通气量。

2. 用酒精给高热病人擦浴的散热方式是蒸发散热。

3. 分泌降钙素的是甲状腺滤泡旁细胞。

4. 正常成人热量的基本需要量是 25 kcal/（kg·d）。

5. 每克营养物质供能最高的是脂类。

6. 类风湿关节炎可因毛细血管通透性增加导致胸腔积液。

7. 醛固酮是调节机体细胞外液量和 Na^+、K^+ 平衡的重要激素。促进远曲小管对 Na^+、Cl^-、水的重吸收，同时促进 K^+ 分泌。

8. 非突触性化学传递这种传递的结构基础是，传递信息的神经元轴突末梢的分支上有大量曲张体，曲张体内有大量含递质的小泡。传递方式：曲张体释放递质入细胞间隙，通过弥散作用于效应细胞膜上的受体。传递特点：①不存在突触的特殊结构。②不存在一对一的支配关系，一个曲张体能支配较多的效应细胞。③距离大。④时间长。⑤传递效应取决于效应细胞膜上有无相应的受体。⑥单胺类神经纤维都能进行此类传递，例如，交感神经节后肾上腺素能纤维。

9. 脑电图波形是大脑皮质浅层大量胞体与树突的局部突触后电位总和形成的。如果是兴奋性突触后电位，皮层表面则出现向上的负波；如果是抑制性突触后电位，皮层表面则出现向下的正波。皮层诱发电位指感觉传入系统受刺激时，在中枢神经系统内形成的电位变化。诱发电位可分为两部分：主反应和后发放。主反应是大锥体细胞电活动的综合表现，为先正后负的电位变化。后发放是主反应后一系列正相的周期性电位变化，是皮层与丘脑接替核之间环路活动的结果。皮层诱发电位可通过刺激感受器、感觉神经或感觉传导途径的任何一点而引出。

10. 经典概念认为，激素主要通过内分泌方式经血液循环向远隔部位传输信息，完成细胞之间的长距细胞通讯，因此也称远距分泌或血分泌。但现代研究发现，充当"远程信使"不再是激素传输调节信息的唯一途径，还存在旁分泌、神经分泌、自分泌甚至内在分泌和腔分泌等短距细胞通讯方式。肾上腺髓质与交感神经节的胚胎发生同源，因此，肾上腺髓质实际是交感神经系统的延伸部分，在功能上相当于无轴突的交感神经节后神经元。肾上腺髓质嗜铬细胞主要分泌肾上腺素（E）和去甲肾上腺素（NE）。E 和

NE 比例约为 4:1。血中的 NE 除由髓质分泌外，主要来自肾上腺素能纤维，E 则主要来自肾上腺髓质。

11. 增加肾小管内压导致肾小球滤过率下降。影响肾小球滤过的因素：

（1）滤过膜的改变。①面积：正常情况下，人两侧肾肾小球毛细血管总面积保持稳定，约在 $1.5m^2$ 以上。在急性肾小球肾炎时，肾小球毛细血管上皮细胞增生、肿胀使管腔变窄或阻塞，致使有效滤过面积减少，滤过率下降，出现少尿或无尿。②通透性：某些病理情况下，滤过膜上带负电荷的糖蛋白减少或消失，以致带负电荷的血浆蛋白滤过量明显增加，而出现蛋白尿。

（2）肾小球有效滤过压的改变。①肾小球毛细血管血压：动脉血压在 80~180mmHg 范围内变动，由于肾血流量的自身调节机制，肾小球毛细血管血压可保持稳定，肾小球滤过率因而保持不变；当动脉血压降低或升高超出该范围，肾小球毛细血管血压将发生相应的变化，有效滤过压、肾小球滤过率随之改变。②血浆胶体渗透压：血浆胶体渗透压在正常情况下较稳定。在静脉快速注入生理盐水等情况下，使血浆蛋白浓度降低，血浆胶体渗透压下降，有效滤过压升高，肾小球滤过率随之增加。③肾小囊内压：肾小囊内压也比较稳定。当输尿管阻塞，肾盂内压显著升高时，将引起肾小囊内压升高，有效滤过压降低，肾小球滤过率降低。其三，肾血浆流量的改变。肾血浆流量对肾小球滤过率的影响并非通过改变有效滤过压，而是改变滤过平衡点。当肾血浆流量增大时，肾小球毛细血管中血浆胶体渗透压上升速度减缓，滤过平衡点向出球小动脉端移动，甚至不出现滤过平衡的情况，故肾小球滤过率增加；反之，当肾血浆流量减少时，滤过平衡点则靠近入球小动脉端，故肾小球滤过率减少。

12. 能增加冠脉血流量的最重要成分是腺苷。

13. Na^+ 泵的特点是可造成离子势能的储备。

14. 逼尿肌收缩是副交感神经的作用。

15. 甲状腺激素促进大脑发育。

16. 正常情况下当动脉血压降低时，颈动脉窦和主动脉弓压力感受器减压反射减弱，导致动脉血压升高。

17. 微循环的主要功能是进行物质交换。

18. 胸内负压形成的主要原因是肺回缩力。

19. 兴奋性是指组织细胞对刺激发生反应的能力。

20. 载体与通道介导的易化扩散是一些小分子、离子在膜蛋白的帮助下顺化学梯度扩散。另外，这些物质逆浓度梯度或电位梯度的跨膜主动转运时，需要泵蛋白介导。

21. 动脉瓣关闭标志着心室舒张期开始。

22. 神经细胞绝对不应期中，钠通道处于失活状态。

23. 蛋白的特殊动力效应为 30%，糖和脂肪 4%~6%；混合型食物 10%。

24. 动脉血压在 80~180mmHg 范围内变动，肾小球毛细血管血压保持稳定，肾小球滤过率不变。超出此自身调节机制，肾小球毛细血管血压下降、肾小球有效滤过压和滤过率相应降低；囊内压升高，有效滤过压减小，滤过量减少；肾交感神经兴奋，肾血流量减少，肾小球滤过率降低。

25. 突触传递易疲劳。

26. 呼气末和吸气末肺内压与大气压相等。

27. 心室内压高于动脉压的时期是快速射血期。

28. 生长激素的促生长作用依赖于生长激素介质的介导。

29. 神经、肌肉、腺细胞在受到刺激发生兴奋时，在原有静息电位的基础上先产生动作电位，然后引起神经冲动的传导、肌肉收缩、腺体分泌等生理过程。

30. 胃酸进入小肠可促进胰液和胆汁的分泌。

31. 运动神经末梢释放的递质是乙酰胆碱。

33. 内源性和外源性凝血的主要区别是激活因子 X 的途径不同。

34. 一定范围内增加静脉回流量，可增加心脏前负荷。

35. 通气/血流比值是指肺泡通气量和肺血流量比值。

36. 心室肌收缩过程开始于动作电位的 2 期，由于 L 型 Ca^{2+} 通道开放，Ca^{2+} 内流，心室肌胞质内 Ca^{2+} 浓度升高，发生心肌兴奋－收缩耦联，使心肌收缩。

37. 动作电位升支超过 0mV 的部分称为超射。

38. 多数交感神经节后纤维属于肾上腺素能纤维。

39. 管壁的顺应性是主动脉在维持舒张压方面的重要作用。

40. 人体运动时导致血压升高，可引起颈动脉窦压力感受器兴奋。

41. 房室瓣开放于心室充盈期初。

42. 内源性凝血是指凝血因子Ⅻ启动。

43. 局部兴奋的产生是阈下刺激使膜轻度去极化。

44. 兴奋性是指组织细胞的对刺激发生反应的能力。

45. 安静时 K^+ 由膜内向膜外移动是通过通道易化扩散。

46. 突触间隙与细胞外液相同，内环境理化因素的变化可影响突触传递；中枢突触易发生疲劳是因为递质的耗竭。

47. 夹闭家兔双侧颈总动脉时，流经颈动脉血流减少，动脉管壁受牵拉的程度减小，颈动脉窦和主动脉弓压力感受器所受的刺激减弱，经窦神经和主动脉神经传入冲动减少，经延髓心血管中枢，使心迷走紧张减弱，心交感和交感缩血管紧张加强，导致心排血量增加，外周阻力增加，血压升高。

48. 人类脑电波中的α波通常在清醒、安静、闭目时出现。

49. 生长激素介质的作用是促进软骨生长。

50. 滤过分数是指肾小球滤过率/肾血浆流量。

51. 小肠分节运动的主要作用是使食糜与消化液充分混合。

52. 生长抑素抑制胃酸的分泌。

53. 最大呼气后肺内剩余气量为残气量。

54. 气体扩散的方式是单纯扩散。

55. 静脉回心血量增多时，可引起心室前负荷增加。

56. 输血的原则以供血者红细胞不被受血者血清凝集为主。

57. 阈刺激能使细胞去极化达阈电位。

58. 呆小病是由于甲状腺激素不足。

59. 维持躯体姿势的最基本反射是肌紧张反射。

60. 体外抗凝作用的物质是草酸盐如枸橼酸钠，抗凝机制是去除血浆中 Ca^{2+}。肝素的抗凝作用最重要的是与抗凝血酶Ⅲ结合，通过增强抗凝血酶Ⅲ活性而发挥间接抗凝作用。

61. 血浆晶体渗透压升高时可引起红细胞皱缩。

62. 收缩压发生于快速射血期末。

63. 心交感神经兴奋可提高射血分数。

64. 反映心室去极化的心电波形是 QRS 波群。

65. 下丘脑控制生物节律日周期节律的关键部位是视交叉上核。

66. 低 O_2 和 H^+ 浓度增加时呼吸增强的主要原因是刺激外周化学感受器。

67. 十二指肠内脂肪酸抑制胃液分泌主要通过肠抑胃素。

68. 肺泡表面活性物质的特点是增加肺顺应性。

69. 刺激 γ - 传出纤维并不能直接引起肌肉收缩，因为梭内肌收缩的强度不足以使整块肌肉缩短，但 γ - 传出纤维的活动可使梭内肌收缩，从而牵拉核袋感受装置部分，并引起Ⅰa类传入纤维放电，再导致肌肉收缩。

70. 非条件反射是数量有限而固定的反射。

71. 糖皮质激素分泌过多，导致向心性肥胖。

72. 正常生理状态下终尿的量主要取决于远曲小管和集合管对水的重吸收量。

73. 近曲小管头端对 Na^+ 的重吸收与 H^+ 的分泌逆向转运有关。

74. 人在寒冷环境中增加产热量的主要方式是战栗。

75. 大量出汗时血浆晶体渗透压增加，抗利尿激素分泌增多，从而异致尿量减少。

76. 排便反射的初级中枢位于脊髓腰骶部。

77. 胃液的成分不包括糜蛋白酶原。

78. 去甲肾上腺素抑制胰岛素分泌。

79. 正后电位是指细胞峰电位之后缓慢的超极化。

80. 胰蛋白酶原被肠液中的肠致活酶激活为胰蛋白酶。

81. 甲状腺激素是对脑和长骨的发育最重要的激素，缺乏时可发生呆小病。

82. 局部电位的特征是电紧张传播。

83. 一次大量饮清水后尿量增加的原因主要是抗利尿激素分泌减少。

84. 盆神经损伤造成的排尿障碍是尿潴留。

85. 脑内"生命中枢"存在的部位是延髓。

87. 正常人白天活动时出现的脑电波是 β 波。

88. 肌紧张是指缓慢持续牵拉肌腱时发生的牵张反射，为多突触反射。肌紧张表现为受牵拉的肌肉能发生紧张性收缩，阻止被拉长。肌紧张是维持躯体姿势最基本的反射活动。

89. 兴奋性突触传递是突触前膜释放兴奋性神经递质，导致突触后膜去极化。

90. 糖皮质激素的作用是增强机体抗伤害刺激的能力。

91. 促进机体产热的最主要的激素是甲状腺激素。

92. 在神经轴突膜两侧实际测得的静息电位略小于 K^+ 的平衡电位。

93. 平静吸气末胸膜腔内压低于大气压。

94. O 型血清与 AB 型红细胞相遇时发生凝集反应。

95. 内源性凝血与外源性凝血的分界线是因子 X 激活前。

96. 内脏痛的主要特征是对牵拉、痉挛、缺血等敏感。

97. 白细胞中具有免疫功能的细胞主要是淋巴细胞（T 细胞和 B 细胞）。

98. 组胺不属于胃液的成分。

99. 肺泡表面张力的作用是降低肺的顺应性。

100. 心肌分为快、慢反应细胞的主要根据是 0 期去极化速度。

101. 影响能量代谢最显著的是肌肉活动。

102. 高位脊髓受损的患者将导致尿失禁。

103. 尿中开始出现葡萄糖，意味着血糖浓度达到或超过肾糖阈。

104. 局部反应的特征有电紧张性传播。

105. 神经纤维动作电位去极相是钠离子内流。

106. 心肌快反应细胞动作电位的特点是 0 期去极速度快。

107. 提高心肌收缩力的因素是肾上腺素。

108. 衡量肺最大通气潜力的重要指标是深吸气量。

109. 引起肺泡回缩的主要因素是肺泡表面张力。

110. 促胃液素可促进胃酸和胃蛋白酶分泌。

111. 食物的氧热价是指食物氧化消耗 1L 氧时所释放的能量。

112. 细胞膜对物质被动转运是通过经载体易化扩散。

113. 刺激是指使组织发生反应的环境条件变化。

114. 甲状旁腺激素（PTH）的作用是降低高血磷。

115. 被动转运和主动转运的共同特点是转运的物质都是小分子。

116. 影响血流阻力的主要因素是小动脉血管口径。

117. 心电图上代表左右心房去极化过程的是 P 波。

118. 负反馈对维持内环境稳态具有重要作用。

119. 肾小球滤过膜中，阻挡大分子物质滤过的主要屏障是肾小球毛细血管内皮下基膜。

120. 小脑绒球小结叶受损后的表现是身体平衡功能障碍。

121. 垂体后叶储存的激素是抗利尿激素（ADH）。

124. 主动转运的物质包括：氨基酸、各种离子、葡萄糖等。二氧化碳、维生素、激素属于被动转运；递质属于胞吞胞吐运输。

125. 当个体生存遇到威胁或个人需求得不到满足时，就有可能发生应激，这是个体在长期进化过程中获得的适应性、防御性反应，有利于个体在变动的环境中维持自身稳态。在应激时，最重要的神经内分泌反应是交感 - 肾上腺髓质系统和下丘脑 - 垂体 - 肾上腺皮质系统。题干所述中学生呼吸、心率和血压的变化是由于血液中去甲肾上腺素和肾上腺素浓度提高所致。

B1 型题

3. 甲状腺激素，对腺垂体和下丘脑的负反馈性调节保持血中甲状腺激素的稳定。当血中甲状腺激素升高，诱导腺垂体 TSH 细胞产生一种抑制性蛋白质，它使 TSH 合成与释放减少。同时使腺垂体细胞对 TRH 的反应性减弱，故 TSH 分泌减少，最终使血中 T_3、T_4 浓度降至正常，反之亦然。

11. 蒸发散热指液体表面缓慢转为气体的过程中带走机体表面的热量。传导散热指物体的热能直接传给与其相接触的物体的热交换方式。在环境温度高于皮肤温度时，只有蒸发散热发挥作用。在环境温度低于皮肤温度时，传导、对流、辐射三种方式对人体有散热意义。即使环境温度低于体温，水分也不断从皮肤（和呼吸道）渗出而被蒸发，这种蒸发被称为不感蒸发。

第四章 医学微生物学

【答案】

A1/A2 型题

1. E	2. A	3. A	4. C	5. E	6. D	7. B
8. C	9. C	10. B	11. B	12. A	13. E	14. E
15. D	16. C	17. A	18. B	19. D	20. A	21. D
22. A	23. B	24. D	25. E	26. D	27. A	28. C
29. D	30. E	31. E	32. C	33. A	34. D	35. C
36. D	37. B	38. B	39. B	40. C	41. B	42. D
43. D	44. A	45. C	46. D	47. D	48. D	49. E
50. B	51. A	52. D	53. B	54. E	55. C	56. B
57. C	58. A	59. B	60. C			

B1 型题

1. （1）C（2）D（3）A 2. （1）B（2）A
3. （1）A（2）E（3）D 4. （1）A（2）C
5. （1）A（2）B（3）C 6. （1）B（2）D

【解析】

A1/A2 型题

1. 病原体的侵袭力是指病原体侵入机体并在机体内生长、繁殖的能力。

2. 食物中毒与血浆凝固酶阴性葡萄球菌无关。

3. 甲型流感病毒是最容易发生变异的呼吸道病毒。

4. 破伤风痉挛毒素属于神经毒素的外毒素。

5. 正常情况下，机体有菌的部位是鼻腔。

6. 青霉素对金黄色葡萄球菌的作用是抑制肽聚糖的合成。

7. 现用乙肝疫苗含有的成分是 HBsAg。

8. 脆弱类杆菌属于条件致病菌。

9. 仅含有蛋白成分，不含核酸的感染因子称为朊粒（朊病毒）。

10. 与"黑死病"有关的病原菌是鼠疫耶氏菌。

12. 病毒的增殖方式是复制。

13. 可引起潜伏感染的病毒是巨细胞病毒。

14. HBsAg（＋）、HBeAg（＋），说明患者具有传染性。

15. 潜伏感染是指病毒基因在体内持续存在，被激活后复制引起临床症状。

16. 特异性治疗破伤风可以应用 TAT。

17. 与链球菌超敏反应性疾病有关的致病因素是 M 蛋白。

18. 细菌素与致病性无关。

19. 热原质（细菌的脂多糖）250℃高温干烤才能被破坏。

20. 黄曲霉毒素可引起肝癌。

21. 柯萨奇病毒可引起病毒性心肌炎。

22. 外斐试验是诊断斑疹伤寒立克次体常用的血清学方法。

23. 人类免疫缺陷病毒属于非细胞型微生物。

25. 病毒基因插入宿主细胞基因称为整合作用。

26. 风疹病毒不引起性病。

28. 与人畜共患病有关的病原体包括布氏菌、炭疽芽孢杆菌、鼠疫耶氏菌、钩端螺旋体。

29. L 型细菌是细胞壁缺陷的细菌。

30. 培养真菌常用的培养基是沙保弱培养基。

31. 灭菌是指杀灭物体上的所有微生物。

32. 给机体注射类毒素属于人工主动免疫。

33. 与空调病有关的病原体是嗜肺军团菌。

34. 正常人体肠道中数量最多的细菌是无芽孢厌氧菌。

35. 介导细菌间接合的物质是性菌毛。

36. 热原质是革兰阴性菌细胞壁中的脂多糖，注入人体或动物体内能引起发热反应，大多由革兰阴性细菌产生，特殊石棉滤板可除去液体中大部分热原质，热原质不能被高压蒸汽灭菌破坏，需要250℃高温干烤才能灭活。

37. 荚膜的作用与细菌的致病力有关。

38. 我国目前采用的狂犬病疫苗的类型是灭活疫苗。

39. 五种感染过程中最常见的是隐性感染。

40. 病毒与衣原体的不同点主要是只含一种核酸。

42. 引起性病尖锐湿疣的病毒是人乳头瘤病毒。

43. 结核菌素试验的原理是Ⅳ型超敏反应。

44. 耐药性质粒是指 R 质粒。

45. 病毒不属于原核细胞型微生物。

46. 病毒入侵机体后最早产生的免疫物质是干扰素。

47. 流感病毒的 RNA 基因组分为 7～8 个片段。

48. 干扰素抗病毒的作用机制是诱导细胞产生抗病毒蛋白。

49. 病毒特有的感染类型是慢发病毒感染。

50. 患者长期应用广谱抗生素后出现肠炎症状，应首先考虑到的致病菌是金黄色葡萄球菌。

51. 传染性非典型性肺炎的病原体为冠状病毒。

52. 结核分枝杆菌属于专性需氧菌。

53. 革兰阴性菌细胞壁中不含磷壁酸。

55. HBeAg 是乙肝病毒复制的标志。

56. 大肠埃希菌 O157：H7 引起的腹泻的特点是血样便。

57. 由 EB 病毒感染引起或与 EB 病毒感染有关的疾病主要有 4 种：①传染性单核细胞增多症；②非洲儿童恶性淋巴瘤，即 Burkitt's 淋巴瘤；③鼻咽癌；④淋巴增生性疾病，如 AIDS 患者极易机会性感染 EB 病毒，导致弥漫性多克隆淋巴瘤等并可致死。

58. 志贺菌属细菌对抗菌药物敏感。

59. 尖锐湿疣镜下表皮角质层轻度增厚，几乎全为角化不全细胞，棘层肥厚。表皮浅层凹空细胞出现有助于尖锐湿疣的诊断。

60. 产气荚膜梭菌：革兰氏阳性粗大杆菌，专性厌氧菌，有荚膜，无鞭毛。芽孢在菌体次极端，椭圆形，但很少形成。产气荚膜梭菌在血平皿上形成双层溶血环，在牛乳培养基中形成"汹涌发酵"现象。能产生 10 余种外毒素，其中有些为胞外酶，如 a 素（卵磷脂酶）、B 毒素（引起坏死作用）、e 毒素（增加胃肠壁通透性）、t 毒素（引起坏死作用，增加血管通透性）及肠毒素等。致病条件与破伤风梭菌相似，引起气性坏疽、食物中毒等。

第五章　医学免疫学

【答案】

A1/A2 型题

1. C　2. B　3. D　4. B　5. E　6. E　7. E
8. B　9. B　10. B　11. C　12. D　13. D　14. D
15. B　16. D　17. B　18. A　19. B　20. B　21. E
22. C　23. B　24. C　25. D　26. D　27. A　28. B
29. B　30. D　31. C　32. A　33. E　34. E　35. C
36. C　37. E　38. C　39. C　40. C　41. A　42. C
43. B　44. D　45. D　46. A　47. D　48. D　49. T
50. C　51. C　52. B　53. D　54. C　55. C　56. A
57. C　58. E　59. E　60. E　61. E　62. A　63. A
64. B　65. E　66. C　67. B　68. E

B1 型题

1. (1)B(2)C(3)D　　2. (1)D(2)B
3. (1)A(2)E(3)D　　4. (1)C(2)A(3)E
5. (1)A(2)C(3)E　　6. (1)E(2)B(3)C
7. (1)A(2)D(3)E　　8. (1)B(2)A

【解析】

A1/A2 型题

1. 反复输血的个体进行实体器官移植时易发生超急性排斥反应。

2. 肿瘤细胞被细胞毒性 T 细胞杀伤的关键条件是表达 MHC Ⅰ 类分子。

3. 系统性红斑狼疮属于自身免疫病。

4. 与黏膜免疫应答密切相关的免疫球蛋白是 IgA。

5. NK 细胞可通过抗原非特异性方式杀伤病毒感染细胞的免疫细胞。

6. 抗原致敏的 CTL 只能特异地杀伤带有相应抗原的肿瘤细胞，且受 MHC Ⅰ 类抗原限制。

7. HLA Ⅱ 类分子与辅助受体 CD4 分子结合。

8. 肺炎球菌夹膜多糖属 TI - Ag。

9. CD21 表达于成熟 B 细胞表面。

10. IgG 通过 ADCC 效应杀伤肿瘤细胞的抗体。

11. MHC 是指染色体上编码主要组织相容性抗原的一组连锁基因群。

12. HLA Ⅰ 类分子存在于有核细胞和血小板表面。

13. 先天性胸腺发育不全患儿 T 细胞数目降低，缺乏 T 细胞应答；B 细胞数目正常，但用特异性 TD 抗原刺激后不产生相应的抗体。

14. 细胞因子不具备免疫黏附的作用。

15. 不参与 C_3 转化酶形成的补体成分是 C_5。

16. γδT 细胞主要分布于表皮和小肠黏膜。

17. 细胞免疫在抗肿瘤免疫中起主要作用。

18. 能维持 T 细胞在体外生长的细胞因子是 IL - 2。

19. 细胞因子不具有特异性。

20. 树突状细胞有别于其他 APC 的特点是刺激初始 T 细胞增殖。

21. TD - Ag 既能引起细胞免疫应答，又能引起体液免疫应答。

22. 与抗原结合后，激活补体能力最强的是 IgM。

23. 异嗜性抗原的本质是共同抗原。

24. 骨髓是人类的中枢淋巴器官。

25. 独特型抗原存在于 TCR、BCR 或 Ig 的 V 区。

26. 机体免疫应答过高会导致过敏性疾病。

27. CD28 表达于 90% $CD4^+$ T 细胞和 50% $CD8^+$T 细胞，与表达于 DC 上的 B7 分子结合，提供 T 细胞活化的第二信号。

28. 能与葡萄球菌 A 蛋白结合的是 IgG。

29. CD2 能与绵羊红细胞结合。

30. 新生儿溶血症属于 Ⅱ 型超敏反应。系统性红斑狼疮属于 Ⅲ 型超敏反应。移植排斥反应和传染性变态反应属于 Ⅳ 型超敏反应。

31. 与 B 细胞活化第二信号产生密切相关的膜表面分子间的作用是 CD40L 与 CD40 分子间的相互作用。

32. DiGeorge 综合征的病因是先天性胸腺发

育不良。

33. 使用青霉素可引起Ⅰ、Ⅱ、Ⅲ、Ⅳ型超敏反应。

34. 癌胚抗原对宿主无免疫原性。

35. 新生儿溶血症可能发生于 Rh⁻母亲再次妊娠，胎儿血型为 Rh⁺。

36. CD28 的配体是 CD80。

37. 用 ELISA 双抗体夹心法检测血清中甲胎蛋白（AFP），应选择的固相包被物是抗 AFP 抗体。

38. 流感病毒的中和抗体是针对 HA 抗原的抗体。

39. B 细胞识别的抗原表位是构象决定基和顺序决定基。

40. 补体固有成分中，含量最高的是 C3。

41. HLA 分子多态性的主要原因是 HLA 基因是复等位基因。

42. CTLA－4 表达于活化的 T 细胞，与 CD28 分子具有高度的同源性，与其配体 B7 结合后，启动抑制性信号调节免疫应答。CD79α/CD79β 与 BCR 组成 BCR－IgA/IgB 复合体，介导信号转导。

43. 免疫调节不仅仅在免疫系统内进行，神经系统和内分泌系统也参与免疫调节。

44. 既有过敏毒素作用又有趋化作用的补体活性片段是 C5a。

46. CD8 分子表达于细胞毒性 T 细胞。

47. 长期使用广谱抗生素与自身免疫性疾病的发生无关。

48. Ⅰ型超敏反应中发挥重要作用的抗体类型是 IgE。IgE 介导Ⅰ型超敏反应。

49. 花粉症属于Ⅰ型超敏反应，接触性皮炎属于Ⅳ型超敏反应。血清病、Arthus 反应属于Ⅲ型超敏反应。

50. B 细胞与 Th 细胞相遇和激活的部位主要在外周免疫器官的胸腺依赖区。

51. 特异性细胞免疫的效应细胞是 Th1 细胞和 CTL 细胞。

52. 初始 T 细胞是未接触过抗原的静止状态的 T 细胞。

53. 解除免疫耐受的方法是注射与耐受原有共同抗原决定簇的抗原。

54. 位于抗原分子表面，易被 BCR 或抗体识别结合的表位称功能性抗原决定基。

56. Ⅱ类分子仅表达于专职抗原递呈细胞（包括 B 细胞、巨噬细胞、树突状细胞）、胸腺上皮细胞和活化的 T 细胞等。

57. T 细胞具有免疫记忆功能。

58. IgG 可介导 ADCC 作用。

59. CD3 分子是 T 细胞的表面标记。

60. 胸腺依赖性抗原是指只有在 T 细胞辅助下，才能激活 B 细胞产生体液免疫应答的抗原。

61. 同种异型抗原是指同一种属不同个体间所存在的抗原，如 HLA、ABO 血型抗原。

62. 能与绵羊红细胞形成花结的免疫细胞是 T 细胞。

63. 细胞因子是由活化的免疫细胞和非免疫细胞合成分泌的小分子多肽或糖蛋白。无特异性，不受 MHC 限制，作用表现为相互诱生、协同或拮抗。

64. 记忆 T 细胞可表达归巢受体。

65. 胰岛素依赖型糖尿病是主要由自身反应性 T 细胞介导的自身免疫疾病。

66. 获得性免疫缺陷综合征患者主要受损的靶细胞是 CD4⁺T 细胞。

67. 再生障碍性贫血的免疫异常：T 辅助细胞 I 型（Th1）、CD8⁺T 抑制细胞、CD25⁺T 细胞和 γδTCR＋T 细胞比例增高。T 细胞分泌的造血负调控因子（IFN－γ、TNF）明显增多，髓系细胞凋亡亢进。

68. 引起超敏反应的抗原性物质叫变应原。它可以是完全抗原（异种动物血清、组织细胞、微生物、寄生虫、植物花粉、兽类皮毛等），也可以是半抗原（如青霉素、磺胺、非那西汀等药物，或生漆等低分子物质）。可以是外源性的，也可以是内源性的。

第六章　病理学

【答案】

A1/A2 型题

1. D	2. B	3. B	4. D	5. E	6. B	7. C
8. C	9. E	10. E	11. C	12. D	13. D	14. B
15. C	16. C	17. E	18. B	19. A	20. D	21. D
22. B	23. E	24. D	25. D	26. C	27. C	28. C
29. D	30. C	31. B	32. D	33. C	34. A	35. D
36. D	37. B	38. B	39. D	40. D	41. E	42. D
43. E	44. D	45. A	46. C	47. D	48. D	49. E
50. D	51. A	52. B	53. A	54. D	55. E	56. C
57. E	58. E	59. A	60. C	61. A	62. E	63. A
64. E	65. D	66. C	67. D	68. E	69. A	70. D
71. C	72. C	73. C	74. B	75. E	76. C	77. C
78. C	79. D	80. D	81. D	82. B	83. B	84. C
85. B	86. B	87. B	88. C	89. D	90. B	91. E
92. A	93. B	94. C	95. D	96. B	97. A	98. E
99. A	100. C	101. E	102. D	103. B	104. C	105. E
106. E	107. D	108. D	109. E	110. A	111. C	112. B
113. D	114. D	115. E	116. D	117. A	118. D	119. B
120. B	121. E	122. B	123. B			

B1 型题

1. (1)C(2)B(3)A 2. (1)B(2)C
3. (1)E(2)A(3)B 4. (1)D(2)A(3)B
5. (1)D(2)B(3)A 6. (1)C(2)A(3)D
7. (1)B(2)C(3)A 8. (1)B(2)E
9. (1)B(2)D(3)A 10. (1)D(2)E
11. (1)D(2)E 12. (1)E(2)B(3)C
13. (1)E(2)D

【解析】

A1/A2 型题

1. 慢性肾盂肾炎肉眼可见肾脏体积变小，表面不平，质地变硬，常有大的瘢痕凹陷。

2. 细菌性痢疾不会出现肉芽肿性病变。

3. 癌未累及肌层是早期胃癌的诊断条件。

4. 乳头状癌间质中常有同心圆状钙化小体，

5. 细胞异型性明显是恶性肿瘤的特点。

6. 本例诊断是细菌性痢疾。纤维素性炎以纤维蛋白原渗出为主，继而形成纤维蛋白，即纤维素。纤维蛋白原大量渗出说明血管壁损伤严重，是通透性明显增加的结果，多由某些细菌毒素（如白喉杆菌、痢疾杆菌和肺炎球菌的毒素）或各种内源性和外源性毒物（如尿毒症的尿素和汞）引起。纤维素性炎易发生于黏膜、浆膜和肺组织。发生于黏膜者，由渗出的纤维蛋白、坏死组织和中性粒细胞共同形成伪膜，又称伪膜性炎。白喉的伪膜性炎，若发生于咽部不易脱落则称为固膜性炎；浆膜的纤维素性炎（如"绒毛心"）可引起体腔纤维素性粘连。发生在肺的纤维素性炎，除了有大量纤维蛋白渗出外，亦可见大量中性粒细胞，常见于大叶性肺炎。

7. 家族性腺瘤性息肉病是抑癌基因 APC 突变引起的。P53 参与多种肿瘤，Brca - 1 抑癌基因参与 DNA 修复，与乳腺癌有关。

8. 成熟畸胎瘤又称成熟囊性畸胎瘤，是最常见的生殖细胞肿瘤。肉眼观：肿瘤呈囊性，充满皮脂样物，囊壁上可见头节，表面附有毛发，可见牙齿。镜下：肿瘤由三个胚层的各种成熟组织构成。常见皮肤、毛囊、汗腺、脂肪、肌肉、骨、软骨、呼吸道上皮、消化道上皮、甲状腺和脑组织等。以表皮和附件组成的单胚层畸胎瘤称为皮样囊肿；以甲状腺组织为主的单胚层畸胎瘤则称为卵巢甲状腺肿。1% 可发生恶性变，多发生在老年女性，组织学特点和发生在机体其他部位的癌相似。3/4 为鳞状细胞癌，其他包括类癌、基底细胞癌、甲状腺癌和腺癌等。

9. 霍奇金淋巴瘤（HL），亦称霍奇金病（HD），是一个独特的淋巴瘤类型，占所有淋巴瘤的 10% ～20%。有以下特点：①约 90% 的病例原发于淋巴结。病变往往从一个或一组淋巴结开始，逐渐由近及远地向附近的淋巴结扩散。②HL 的肿瘤细胞是一种独特的瘤巨细胞，称 Reed - Sternberg 细胞，瘤细胞在病变组织的所有细胞成分中仅占1%～5%，且R－S细胞在不同病例的肿瘤组织或同一病例不同病变时期时所占的数量和比例各异。③HL病变组织中常有不等量的各种炎细胞存在和不同程度的纤维化。局部淋巴结无痛性肿大是HL的主要临床表现，也是就诊的原因。多数患者就诊时为临床Ⅰ期或Ⅱ期，常无系统症状；临床Ⅲ期、Ⅳ期或MC和LD亚型者常有系统症状。Burkitt淋巴瘤属于非霍奇金淋巴瘤。

10. 微血栓的主要成分是纤维素。

11. 心肌梗死的合并症不包括心瓣膜病。

12. 诊断霍奇金淋巴瘤最主要的形态学依据是R－S细胞。

13. 梗死是指组织细胞因血管阻塞引起的缺血性坏死。

14. 淋巴瘤是来源于间叶组织的恶性肿瘤。

15. 组织受到损伤刺激后，即刻发生以血管反应为中心的急性炎症反应。首先是细动脉短暂收缩即痉挛，随即扩张，使血流加速，此即为炎性充血。随后再发生其他事件。

16. 伤寒属于增生性炎症。

18. 容易发生贫血性梗死的器官有心、脾、肾。

19. 减压病引起的栓塞为气体栓塞。

20. 活体心、血管内血液形成固体质块的过程称血栓形成。

21. 组织坏死后发生溶解液化者称为液化性坏死。多见于坏死组织中可凝蛋白质少、中性粒细胞等释放大量水解酶或富含水分和磷脂等情况下。中枢神经组织因含有大量水分和磷脂，坏死后易于发生液化，又称软化。此处应注意不要与出血性梗死混淆。

22. 血管壁的玻璃样变性主要发生在细动脉。

23. 纤维素性炎常发生在肺、黏膜、浆膜。

24. 特殊染色见肾小球基底膜有钉状突起的是膜性肾小球肾炎。

25. 阻塞性肺气肿肺泡间隔的主要病变是变窄和断裂。

26. 风湿病主要累及结缔组织。

27. 病毒性肝炎时，部分肝细胞可在气球样变（重度细胞水肿）的基础上进一步发展引起肝细胞的溶解坏死，并引起明显的炎性细胞浸润，将这种坏死称为溶解性坏死。

28. 肠黏膜被覆上皮再生能力强。

29. 溃疡病直径一般小于2.5cm。

30. 良性高血压病的特征性病变是细动脉玻璃样变性。

31. 确定肿瘤良性、恶性的依据是肿瘤的异型性。

32. 并非所有渗出的白细胞都具有吞噬作用。

33. 纤维素性血栓主要发生在微循环。

34. 乳腺发育属于增生性改变。

35. 炎症是以血管反应为中心的防御反应。

36. 麦克憩室是由于脐肠管未闭形成的，憩室内壁多为小肠黏膜，但有时可为胃或大肠黏膜，故为发育畸形而非化生。

37. 局部主要由巨噬细胞增生形成的结节状病灶称肉芽肿。

38. 胃溃疡底部小动脉因炎症刺激常有增殖性动脉内膜炎，使内膜受损并有小动脉壁增厚，管腔狭窄，容易形成血栓，虽有利于防止溃疡血管破裂、出血，但也可造成局部血供不足，使溃疡不易愈合。

39. 脑动脉粥样硬化患者虽然可出现脑软化和脑出血。但由于主要累及脑底较大动脉，且斑块病变使管腔狭窄导致脑组织长期供血不足，因而引发脑萎缩是临床表现的基础病变。

40. 消化性溃疡病最常见的并发症是出血。

41. 原位癌是指局部上皮全层癌变但未突破基底膜的早期癌。

42. 开放性肺结核是指慢性纤维空洞型肺结核。

43. 绒毛膜癌是只有实质细胞而没有间质细胞的恶性肿瘤。

44. 重度不典型增生属于癌前病变。

45. 目前肺癌最常见的组织学类型是鳞状细胞癌。

46. 高血压病时，动脉壁玻璃样变性。

47. 组织、细胞代谢障碍所引起的可逆性病变称为变性。

48. 光镜下见病灶中央为纤维素样坏死，周围有增生的Aschoff细胞，称为风湿小体。

49. 纤维组织来源的恶性肿瘤，按命名原则应称为纤维肉瘤。

50. 癌前病变是指有可能癌变的良性病变。

51. 因为癌和肉瘤都是恶性肿瘤，异型性都明显。因而两者的主要区别点是组织来源不同。

52. 恶性肿瘤的临床和病理标志是转移和异

型性。

53. 血液中的单核细胞进入组织后成为巨噬细胞。在不同的环境中被激活的巨噬细胞可表现为不同的形态，并被赋予不同的名称。陷窝细胞是霍奇金淋巴瘤 RS 细胞的一个类型，属于肿瘤细胞。

55. 淤血时血液主要淤积在毛细血管和小静脉内。

56. COPD 气道炎症最主要的效应细胞是中性粒细胞。

57. 慢性肾盂肾炎的镜下特征性病变是胶样管型和球周纤维化。

58. 最能反映小叶性肺炎病变特征的是细支气管及周围肺泡化脓性炎。

59. 弥漫性毛细血管内增生性肾小球肾炎，肉眼呈现"大红肾"，其相应镜下病变是肾小球体积大，间质充血。

60. 亚急性细菌性心内膜炎最常见的病因是草绿色链球菌。

62. 凋亡又称程序性细胞死亡，是在基因调控下细胞发生的自主性死亡。凋亡细胞质膜完整，凋亡小体有膜包绕并很快被吞噬，因而不引发自溶和炎症反应。

63. 病毒性肝炎肝细胞最常见的变性是胞质疏松化和气球样变。

64. 干酪样坏死是一种特殊的凝固性坏死。

66. 慢性支气管炎的黏膜上皮可出现鳞状上皮化生。

67. 乳腺癌最常见的病理组织学类型是浸润性导管癌。

68. 由于结核病发病过程主要由细胞免疫所介导，因而局部巨噬细胞大量增生，并且巨噬细胞吞噬结核杆菌后体积变大，呈梭形或多角形，胞浆丰富，界限不清，状似上皮细胞故称为类上皮细胞。Langhans 巨细胞是由类上皮细胞融合或核分裂而胞质不分裂所形成的，数量不多，甚至缺如。在结核肉芽肿的中央可有少量干酪样坏死或无，外围可有少量淋巴细胞浸润。

69. 流行性乙型脑炎具有诊断意义的特征性病变是筛状软化灶。

70. 对硅沉着病具有诊断意义的病变是矽结节。

72. 鉴别侵蚀性葡萄胎与绒毛膜癌的主要依据是病理检查有无绒毛结构。

73. 机体对结核菌缺乏免疫力或处于过敏状态在结核病发生中起着特别重要的作用。

74. 腹水是肝硬化失代偿期最重要的临床表现。

75. 肉芽肿是一种特殊的增生性炎症，是由巨噬细胞聚集形成的结节状病灶，所以主要成分是巨噬细胞。Langhans 巨细胞由巨噬细胞衍变而来，是结核性肉芽肿的特征性细胞。

76. 坏死与死后自溶的主要区别在于坏死引发炎症反应。

77. 细胞水肿的发生主要与线粒体的功能障碍有关。

78. 肉芽组织的主要成分是毛细血管和成纤维细胞。

79. 槟榔肝是指肝脏发生了慢性淤血。

82. 组胺在炎症灶内最主要的作用是使血管扩张和通透性增高。

83. 蜂窝织炎是一种弥漫性化脓性炎症。

84. 子宫颈原位癌的癌细胞可沿腺体的开口蔓延至腺体内，甚至取代全部腺上皮，如仍未突破腺体的基膜，称为原位癌累及腺体，仍属原位癌的范畴。

85. 结核结节中最有诊断意义的细胞是朗格汉斯细胞和上皮样细胞。

86. 广泛的下肢深静脉血栓形成最严重的并发症是肺栓塞。

87. 生物因子是最常见的致炎因子。

88. 出血性梗死常发生于肺、肠。

89. 畸胎瘤是良性肿瘤。

90. 由于恶性肿瘤具有浸润性生长和转移的生物学特性，所以可破坏局部组织和血管引起出血、合并感染，浸润神经可引起剧烈疼痛，如转移到重要的生命器官可导致死亡。因而恶性肿瘤对机体危害极大。

92. 风湿性心内膜炎病变主要侵犯二尖瓣。

93. 肝细胞碎片状坏死常发生在小叶界板肝细胞。

94. 轻微（微小）病变性肾小球肾炎又称足突病或脂性肾病，主要是上皮细胞足突病变和肾小管病变。但在光学显微镜下难以观察到，因而显示肾小球病变轻微。

96. 在我国最多见的淋巴瘤类型是非霍奇金淋巴瘤，非霍奇金淋巴瘤中发病率最高的是弥漫性大 B 细胞淋巴瘤。

97. 坏疽与一般坏死的区别在于坏疽坏死范围大，并有腐败菌感染。

98. 高血压病患者的左心室肌壁增厚是由于心肌的肥大。

99. 下肢深静脉血栓脱落后引起肺动脉栓塞。因肺有双重血液供应，一般小的栓塞不会引起明显后果。但如果栓子巨大或数量多，栓塞在肺动脉主干或大部分分支则可引起心、肺动脉和支气管痉挛，导致急性呼吸、循环衰竭而致死。

100. 慢性支气管炎合并肺气肿的病理基础是细支气管炎及其肺泡病变。

101. 急性炎症时组织变红的主要原因是血管扩张，血流加快。

102. 原发性肺结核病的病变特征是原发综合征。

103. 伤寒肠道病变合并肠穿孔常发生在溃疡形成期。

104. 毛细血管管壁增厚呈车轨状或分层状见于膜增生性肾小球肾炎。

105. 肉眼观察肾体积明显缩小，质地变硬，表面有大的不规则瘢痕凹陷，该病变性质最可能是慢性肾盂肾炎。

106. 门脉性肝硬化典型的病理变化是再生结节及假小叶形成。

107. 乳腺浸润性小叶癌癌细胞大小比较一致，异型不明显。

108. 流行性乙型脑炎脑部病不会出现蛛网膜下腔脓性渗出物堆积，而是变质性炎症。

109. 常见的栓子中不包括血浆中的脂蛋白。

110. 容易转变为坏死后性肝硬化的肝炎是亚急性重型肝炎。

111. 慢性肾小球肾炎晚期的主要病理变化是大量肾小球纤维化和玻璃样变性。

112. 肺心病肺动脉高压的形成，最重要的原因是肺毛细血管床减少。

113. 急性细菌性痢疾属于假膜性炎的疾病。

114. 小细胞肺癌肉眼类型多为中央型。

115. 晚期肿瘤患者出现多发性静脉血栓及脑梗死的原因可能是血液处于高凝状态。

116. 继发性肺结核病患者由于机体已具有了对结核杆菌的特异性免疫能力，因而限制了结核杆菌从淋巴道及血道的扩散，所以一般无肺门淋巴结明显肿大。

117. 脑动脉粥样硬化病变不会引起脑脓肿。

118. 高血压病并发脑出血的常见部位是内囊及基底核区。

119. 慢性肾小球肾炎和高血压病肾病的肾脏无灶状瘢痕，慢性肾盂肾炎的肾盂黏膜有明显病变，因而只有肾动脉粥样硬化病变引起的肾梗死病灶机化后形成瘢痕，并且不累及肾盂黏膜。

121. 肿瘤的分化程度低说明其恶性程度高。

122. 子宫颈早期浸润癌浸润深度不超过基底膜下5mm。

123. 慢性肉芽肿病患者的中性粒细胞还原型辅酶 II 氧化酶系统基因缺陷，细胞呼吸暴发受阻，不能有效地产生杀灭细菌的过氧化物。表现为频发细菌、真菌感染和肉芽肿的形成。

第七章 病理生理学

【答案】

A1/A2 型题

1. E	2. E	3. B	4. B	5. E	6. B	7. E
8. A	9. E	10. D	11. C	12. A	13. A	14. E
15. C	16. B	17. D	18. D	19. D	20. B	21. E
22. D	23. D	24. B	25. A	26. C	27. B	28. A
29. D	30. D	31. B	32. A	33. E	34. B	35. E
36. B	37. A	38. E	39. E	40. E	41. B	42. D
43. D	44. A	45. D	46. E	47. B	48. D	49. E
50. B	51. E	52. D	53. E	54. C	55. E	56. C
57. E	58. D	59. D	60. B	61. D	62. A	63. B
64. C	65. D	66. B	67. D	68. C	69. A	70. B
71. E	72. B	73. A	74. B	75. C	76. B	77. D
78. B	79. C	80. D	81. D	82. C	83. B	84. D
85. B	86. B	87. E	88. C	89. B	90. B	91. B
92. B	93. C	94. E	95. B	96. A		

【解析】

A1/A2 型题

1. 健康就是没有疾病或病痛, 是身体和精神健康的总称, 包括强壮的体魄和健全的精神状态, 是躯体上、精神上和社会上的完全良好状态。

2. 疾病发生的条件可以促进或阻碍疾病的发展。

3. 血友病的致病因素属于遗传性因素。

4. 基因突变是指基因的化学结构改变。

5. 损伤与抗损伤是发病学的重要内容。

6. 分子病不包括染色体畸变所致的疾病。

7. 遗留有基本病理变化, 通过机体的代偿来维持内环境相对稳定说明并没有完全康复。

8. 脑死亡是死亡的标志。

9. 甲状旁腺功能低下可产生低镁血症。

10. 正常机体内水和电解质的动态平衡主要通过神经内分泌系统来调节。

11. 水肿时造成全身钠水潴留的基本机制是肾小球 – 肾小管失平衡。

12. 低容量性高钠血症时, 体液分布改变的特点是细胞内液、外液均减少, 但以细胞内液减少为主。

13. 低容量性高钠血症可导致静脉破裂而出现局部脑出血和蛛网膜下隙出血。

14. 急性高容量性低钠血症早期就出现神经精神症状。

15. 严重高钾血症对心肌的影响是兴奋性降低、传导性降低、自律性降低。

16. 急性低钾血症对神经肌肉的影响是静息电位负值增大, 兴奋性降低。

17. 急性低钾血症心肌兴奋性增高, 自律性增高, 传导性降低。

18. 肾性出血的主要原因是血小板黏附性降低。

19. 糖代谢减弱与低磷血症无关。

20. 急性轻度高钾血症（5～7mmol/L）常表现为神经肌肉应激性增高、心肌兴奋性增高。

21. 过量胰岛素产生低钾血症的机制是细胞外钾向细胞内转移。

22. 输入大量库存过久的血液易导致高钾血症。

23. 右心衰竭是全身体循环静脉压增高的常见原因。

24. 正常体液中的酸性物质主要是代谢产生的碳酸。

25. 肾小管中产 NH_3 的主要部位是近曲小管。

26. 血液缓冲系统对挥发酸的缓冲主要靠血红蛋白缓冲系统。

27. AG 增高一般意味着发生了正常血氯性代谢性酸中毒。

28. pH 降低, HCO_3^- 降低, 提示代谢性酸中毒。

29. 慢性呼吸性酸中毒时主要依靠肾脏的代偿。

30. 呼吸性碱中毒的诊断指标是 pH 值升高,

二氧化碳分压下降小于 35mmHg。

31. pH 降低，HCO_3^- 升高，PCO_2 升高，符合呼吸性酸中毒合并代谢性碱中毒。

32. 休克或心搏骤停引起代谢性酸中毒时，不会出现血氯水平升高。

33. 低氧血症是指动脉血氧分压低于正常。

35. 吸入大量 CO 不会发生低张性缺氧。

36. 低张性缺氧引起肺通气量增加的主要机制是刺激颈动脉体化学感受器。

37. 严重缺氧致细胞损伤时，细胞膜内外的离子浓度变化为细胞内 Na^+ 增多。

38. 肺炎时的体温升高属于发热。

39. 吞噬细胞被激活后释放的使体温升高的物质属于内生致热原。

40. 内生致热原作用的部位是下丘脑体温调节中枢。

41. 发热时体温上升期热的代谢特点是产热 > 散热。

42. 体温每升高 1℃，心率大约增加 18 次/分。

43. 发热时蛋白质代谢变化为蛋白分解↑，急性期反应蛋白↑，尿氮排泄↑。

44. 肾上腺素在全身适应综合征的警觉期起主要作用。

45. 热休克蛋白 C 端倾向于与蛋白质疏水结构区结合，高度保守。

46. 与应激时情绪行为反应有关的结构基础主要是大脑边缘系统。

47. 应激性溃疡形成的最基本条件是胃黏膜缺血。

48. 应激时蓝斑 - 交感 - 肾上腺髓质系统的外周效应是血浆儿茶酚胺浓度迅速升高。

49. 感染引起感染性休克。由于血容量减少引起的休克称为低血容量性休克，见于失血、失液、烧伤等。

50. 感染性休克、过敏性休克和神经源性休克都有血管床容积增大，有效循环血量相对不足，导致组织灌流及回心血量减少。

51. 高动力型休克最常见于感染性休克。

52. 休克早期（缺血性缺氧期）微循环灌流的特点是少灌少流，灌少于流。

53. 休克早期心、脑血液的灌流情况是脑灌流量无明显改变，心灌流量可增加。

54. 在休克发展的进程中，血细胞比容先降低后升高。

55. 感染性休克易发生 DIC。

56. 低排低阻性休克可见于心源性休克。

58. 在治疗休克时，补液量应遵循的原则是"需多少，补多少"。

59. 长期大量使用血管收缩剂治疗休克可加重休克的原因是缩血管药使微循环障碍加重。

60. DIC 最主要的病理特征是凝血功能失常。

61. 诱发动物全身性 Shwartzman 反应（GSR）时，第一次注入小剂量内毒素的作用是封闭单核 - 吞噬细胞系统。

62. DIC 产生的贫血属于溶血性贫血。

63. DIC 患者出血是因为凝血因子大量消耗。

64. 血浆鱼精蛋白副凝试验（3P 试验）检测纤维蛋白降解产物。

65. DIC 病理过程中发生继发性纤溶。

67. 黄嘌呤氧化酶主要存在于毛细血管内皮细胞。

68. 脑缺血 - 再灌注损伤时细胞的变化为 cAMP↑和 cGMP↓。

69. 肾缺血 - 再灌注损伤时该器官最严重的变化是急性肾小管坏死。

70. 细胞内黄嘌呤脱氢酶大量转变为黄嘌呤氧化酶时需要 Ca^{2+}。

72. 主动脉瓣狭窄是由于心室后负荷过度而导致心力衰竭。

73. 低输出量性心力衰竭时，不可能发生的是外周血管阻力降低。

74. 长期高血压患者心肌肥大同时还出现心肌细胞数量减少的机制为心肌细胞凋亡。

75. 心肌串联性增生的主要原因是心脏前负荷长期过重。

76. 破坏心脏各部位舒缩活动协调性最常见的原因是心律失常。

78. 左心衰竭患者新近出现右心衰竭，会有肺淤血、水肿减轻的表现。

79. 心力衰竭时血液灌注量减少最显著的器官是肾脏。

81. 重度慢性Ⅱ型呼吸衰竭患者通气冲动主要来自颈动脉体化学感受器。

82. 慢性阻塞性肺疾患发生呼吸衰竭的中心环节是有效肺泡通气量减少。

83. 肺源性心脏病的主要发病机制是缺氧、酸中毒导致肺小动脉收缩。

84. 急性呼吸性酸中毒时维持细胞外液 pH 的主要代偿机制是血红蛋白和蛋白质起缓冲作用。

85. 严重肝脏病时氨清除不足的主要原因是尿素合成障碍。

86. 假性神经递质的毒性作用是干扰去甲肾上腺素和多巴胺的功能。

87. γ-氨基丁酸使 Cl^- 向神经元内流而使其呈超极化状态。

88. 治疗肝性脑病可用含有高浓度支链氨基酸的营养液。

90. 治疗肝性脑病不能给予碱性药物。

91. 1，25-（OH）$_2$D$_3$ 不能调节血管的舒缩。

92. 功能性和肾性急性肾功能不全的发病环节中起重要作用的是肾血管收缩、肾血流减少。

93. 急性肾功能不全时肾素-血管紧张素系统活性增高的机制是远曲小管原尿 [Na$^+$] 升高。

96. 患者动脉血氧分压与动脉血氧含量降低，血氧容量正常，动-静脉血氧含量差降低，符合低张性缺氧的血氧变化特点。

第八章　药理学

A1/A2 型题

1. A	2. A	3. B	4. E	5. B	6. A	7. C
8. D	9. D	10. E	11. C	12. E	13. D	14. D
15. C	16. C	17. C	18. C	19. A	20. B	21. C
22. E	23. E	24. C	25. C	26. D	27. A	28. D
29. B	30. E	31. B	32. D	33. B	34. E	35. D
36. A	37. E	38. E	39. A	40. E	41. E	42. D
43. D	44. D	45. E	46. D	47. D	48. C	49. E
50. E	51. E	52. E	53. D	54. E	55. E	56. B
57. E	58. E	59. A	60. B	61. C	62. E	63. A
64. D	65. D	66. E	67. B	68. A	69. B	70. C
71. C	72. C	73. C	74. C	75. D	76. C	77. C
78. A	79. B	80. C	81. D	82. C	83. B	84. C
85. D	86. D	87. A	88. C	89. C	90. E	91. A
92. B	93. A	94. C	95. C	96. C	97. D	98. B
99. C	100. E	101. C				

A3/A4 型题

1. (1) A (2) A

B1 型题

1. (1) A (2) D
2. (1) C (2) B (3) E
3. (1) A (2) C (3) E
4. (1) A (2) B (3) D
5. (1) C (2) B (3) E
6. (1) C (2) E (3) D

【解析】

A1/A2 型题

1. 钙通道拮抗剂具有降低下食管括约肌压力的作用。

2. 文拉法辛属于选择性 5 - 羟色胺再摄取抑制剂。

3. 阿托品是具有缓解胃肠痉挛作用的自主神经递质受体阻断剂。

4. 环磷酰胺主要用于器官移植排斥反应和自身免疫病的治疗。故选 E。

5. HMG CoA 还原酶抑制剂阻断羟甲戊酸生化途径，不但能抑制胆固醇的合成，而且可以抑制该途径中其他物质的代谢，故选 B。

6. 甲状腺功能亢进伴室上性心动过速患者宜选用普萘洛尔。

7. 吗啡的适应证为心源性哮喘。

8. 治疗支原体肺炎首选的药物是红霉素。

9. 肾功能不良的患者禁用庆大霉素。

10. 强心苷中毒所致的心律失常最常见的是室性期前收缩。

11. 阿托品用于全麻前给药的目的是减少呼吸道腺体分泌。

12. 毛果芸香碱滴眼可引起缩瞳、降低眼内压、调节痉挛。

13. 苯二氮䓬类药物催眠作用的机制是增强 GABA 能神经的抑制功能。

14. 治疗癫痫持续状态的首选药是地西泮。

15. 药物的治疗指数是 LD_{50}/ED_{50}。

16. 治疗 Ⅱ、Ⅲ度房室传导阻滞宜选用异丙肾上腺素。

17. 能使肾上腺素升压作用翻转的药物是酚妥拉明。

18. ACE 抑制药降低慢性心衰死亡率的基本作用是逆转左心室肥大。

19. 毛果芸香碱引起瞳孔缩小的机制是激动瞳孔括约肌的 M 受体。

20. 作用快而强，可用于各种局部麻醉的是利多卡因。

21. 治疗变异型心绞痛首选硝苯地平。

22. 解热、镇痛抗炎药可用于治疗轻度癌痛。

23. 胰岛素的药理作用不包括促进糖原异生。

24. 阿托品抗休克的主要机制是扩张血管，改善微循环。

25. H_1 受体阻断药可用于治疗过敏性皮疹。

26. 青霉素类的抗菌机制是抑制细菌细胞壁的合成。

27. 硝酸甘油治疗变异型心绞痛的主要机制

是舒张冠状血管。

28. 糖皮质激素和抗生素合用治疗严重感染的目的是提高机体对有害刺激的耐受力。

29. 磺酰脲类药物降血糖的机制是刺激胰岛 B 细胞释放胰岛素。

30. 对乙酰氨基酚可用于治疗轻度癌痛。

31. 异烟肼的作用特点是杀灭活动期结核杆菌。

32. 地高辛可治疗慢性心功能不全及心房纤颤。

33. 叶酸主要用于治疗妊娠期巨幼红细胞性贫血。

34. 双侧肾血管性高血压患者不宜选用卡托普利。

35. 用于控制疟疾复发及传播的药物是伯氨喹。

36. 利福平能诱发"流感综合征"。

37. 阿司匹林引起胃肠道反应的主要原因是抑制胃黏膜合成前列腺素。

38. 他汀类药物对血脂的影响是明显降低 TC 和 LDL，轻度升高 HDL。

39. 普鲁卡因不宜用于表面麻醉。

40. 氯沙坦降低血压的机制是阻断血管紧张素 II 受体。

41. 强心苷治疗心房纤颤的主要机制是减慢房室传导。

42. 可防止和逆转高血压患者心血管重构的药物是 ACE 抑制剂。

43. 普萘洛尔可同时加重心源性哮喘和支气管哮喘。

44. 用硝酸甘油治疗心绞痛时舌下给药的目的是避免药物的首关消除。

45. 治疗严重感染时，辅助应用糖皮质激素的目的是增强机体对有害刺激的耐受力。

46. 布洛芬抗风湿作用强，对胃肠道损伤轻。

47. 用异烟肼时合用维生素 B_6 的目的是降低异烟肼对神经的毒性。

48. 利多卡因适用于治疗各种室性心律失常。

49. 肝素的主要药理作用是激活 AT III，灭活多种凝血因子。

50. 卡托普利（ACEI 类）能防止或逆转血管壁增厚和心肌肥大。

51. 激动药是指药物与受体有亲和力，有内

在活性。

52. 生物利用度是指各种途径用药后药物被机体吸收利用的程度和速度。

53. 乙琥胺是治疗癫痫小发作的首选药。

54. 阿托品可以用于房室传导阻滞。

56. 苯妥英钠可治疗癫痫大发作和心律失常。

57. 钙拮抗剂不能收缩支气管平滑肌。

58. 多西环素适用于肾外感染伴肾衰竭者。

59. 利尿剂使细胞外液容量减低、心排出量降低，并能通过利钠作用使血压下降。噻嗪类应用最普遍，但长期应用可引起血钾降低及血糖、血尿酸、血胆固醇增高，糖尿病及高脂血症患者宜慎用，痛风患者禁用。

60. 药物经零级动力学消除的特点是恒量消除，半衰期不恒定。

61. 药物的副作用是指治疗量时出现的与用药目的无关的作用。

62. 硝酸甘油常与 β 受体阻断剂合用治疗心绞痛的原因是两者可相互拮抗对心室压力的改变。

63. 阿托品滴眼可扩瞳，引起眼内压升高，调节麻痹。

64. 强心苷治疗慢性心功能不全的原发作用是增加心肌收缩力。

65. 氯丙嗪对晕动病引起的呕吐无效。

66. 支气管哮喘与心源性哮喘鉴别有困难时忌用吗啡。

67. 奥美拉唑属于胃壁细胞 H^+ 泵抑制药。

68. 乙胺嘧啶主要用于病因性预防。

69. 长期大量应用氯丙嗪治疗精神病时，最常见的不良反应是锥体外系反应。

70. 地高辛治疗心房颤动的主要机制是减慢房室传导。

71. 治疗过敏性休克首选肾上腺素。

72. 沙丁胺醇治疗哮喘的作用机制是激动支气管平滑肌的 $β_2$ 受体。

73. 抗铜绿假单胞菌作用最强的药物是第三代头孢菌素。

74. 对青霉素类过敏的 G^+ 菌感染者可选用红霉素。

75. 链霉素抗菌作用针对的细菌结构部位是细胞质中核蛋白体。

76. 胆道感染多为 G^- 菌感染，备选药中以阿米卡星、庆大霉素、多西环素作用较好，但前

两者均为氨基糖苷类抗生素，可损伤肾脏，而多西环素经肾排泄少，特别适用于伴肾衰竭的感染。

77. 糖皮质激素类药物的禁忌证是严重高血压。

78. 雷尼替丁主要用于治疗消化性溃疡。

79. 磺酰脲类降血糖的机制是刺激胰岛 B 细胞释放胰岛素。

80. 卡托普利（ACEI 类）能防止或逆转血管壁增厚和心肌肥大。

81. 胺碘酮能阻断钾通道、钠通道和钙通道，明显延长 APD。

82. 左旋多巴抗帕金森病的作用机制是进入脑内脱羧生成多巴胺。

84. 治疗窦性心动过缓宜选用阿托品。

85. 胺碘酮具有广谱抗心律失常的作用。

86. 阿司匹林不能抑制体温调节中枢。

87. 治疗癫痫持续状态的首选药物是地西泮。

88. 哌替啶不同于吗啡的临床用途为分娩止痛。

89. 与巴比妥类相比，地西泮治疗失眠的优点是停药后无反跳性多梦现象。

90. 肾上腺素可治疗支气管哮喘急性发作。

91. 多巴胺可用于治疗休克和急性肾衰竭。

92. 阿托品对胃肠道平滑肌的解痉效果最好。

93. 雷尼替丁阻断 H_2 受体而抑制胃酸分泌。

94. 普萘洛尔可引起冠状血管痉挛，不适用于变异型心绞痛。

95. 特布他林选择性激动 β_2 受体而扩张支气管。

96. 阿莫西林适用于治疗肺炎链球菌感染。

97. 异烟肼杀灭活动期结核杆菌的作用强。

98. 治疗细菌性痢疾最常选用的药物是庆大霉素。

99. 药物经一级动力学消除的特点是恒比消除，半衰期恒定。

100. 长期应用糖皮质激素，尤其是连日给药的患者，减量过快或突然停药时，可引起肾上腺皮质萎缩和功能不全，这是长期大剂量使用糖皮质激素反馈性抑制垂体－肾上腺皮质轴所致。有少数患者，特别是当遇到感染、创伤、手术等严重应激情况时，可发生肾上腺危象，需及时救治，所以糖皮质激素停药须经缓慢的减量过程，不可骤然停药。

101. 美沙酮为 u 阿片受体激动剂，药效与吗啡类似，具有镇痛作用，并可产生呼吸抑制、缩瞳、镇静等作用。与吗啡比较，具有作用时间较长、不易产生耐受性、药物依赖性低的特点。

A3/A4 型题

1. 氢化可的松可提高中枢神经的兴奋性，故患者出现精神失常、躁狂等症状。糖皮质激素在维持血糖的正常水平和肝脏与肌肉的糖原含量方面起着重要作用。糖皮质激素可促进糖原异生，减慢葡萄糖分解，减少机体组织对葡萄糖的利用。允许作用表现在激素之间的关系上，就是皮质激素（糖皮质激素）本身由于数量很少，不足以引起任何生理效应时，却能使其他激素的生理效应增强。其中，糖皮质激素对 β 肾上腺素能受体的允许作用比较典型。

第九章 医学心理学

A1/A2 型题

1. A	2. A	3. D	4. B	5. E	6. C	7. E
8. A	9. D	10. E	11. A	12. B	13. B	14. D
15. E	16. D	17. A	18. D	19. D	20. E	21. E
22. E	23. A	24. A	25. C	26. C	27. A	28. A
29. C	30. B	31. E	32. D	33. C	34. D	35. E
36. C	37. B	38. B	39. B	40. E	41. A	42. B
43. D	44. B	45. D	46. A	47. E	48. E	49. E
50. C	51. C					

A3/A4 型题

1. B 2. C

【解析】

A1/A2 型题

1. 态度是影响行为的倾向因素。

2. 胆汁质做事总是风风火火，速度很快，脾气暴躁，缺乏耐性，而且时不时会出些错误。

3. 医学心理学对于健康和疾病的基本观点不包括被动适应的观点。

4. 根据不同患者的不同心理问题制定相应的计划进行干预，其心理护理所遵循的是针对性原则。

5. 韦氏智力量表的得分分布是以100为平均值、15为标准差的正态分布，得分在70～130分为正常，得分高于130分为智力超常，低于70分为智力缺陷。

6. 趋避冲突指某个目标对个体既有吸引力，又有排斥力的情况下，个体对该目标既向往又拒绝的心理冲突。所谓"想吃鱼又怕腥""食之无味，弃之可惜"，既想又怕，就是这种冲突的表现。

7. 韦氏量表诊断智力缺损的智商临界值是69以下。

8. 患者中心疗法是由治疗学家创造一种充满关怀与信任的氛围，使患者原已被扭曲的自我得到自然恢复，使自我完善的潜能得到发挥，从而使他们能更好地适应生活。

9. 健康是身体、心理和社会适应处于良好状态。

10. 青少年期是个体从不成熟走向成熟的过渡时期。这个时期，个体的生理成熟水平显著提高的同时其心理发展有其独特的发展特征：少年期生理和心理均有发展加速的现象，并由此产生心理发展的矛盾和偏差。青少年期认知能力发展主要表现在：高度发展的概括化观察力，思维具有抽象逻辑性，形成理论型的抽象思维能力，辩证思维发展，可形成活跃的创造性思维。进入记忆的最佳时期，具有成熟的记忆力；自我意识发展，自我意识形成。个性成熟，兴趣、性格趋于稳定，能力提高，道德意识和道德行为水平提高。青少年情绪和情感已趋向成熟和稳定，但与成人相比，又显得动荡不稳。意志发展迅速，自制力和自控能力提高。

11. 在心理测量中，我们经常应用的一种解释分数的方法是参照常模（norm）解释分数，即将被试的分数直接或间接地以在某个团体中的相对位置或相对等级来表示。这个用来比较的参照团体，称为常模团体。

12. 在精神分析中，治疗师会潜意识恋慕或憎恨患者，称为反移情。

13. 现代心理学中研究大脑神经功能与个体行为及心理活动关系的分支学科是神经心理学。

14. 直接影响活动效果，使活动顺利完成的个性特征是能力。

15. 青少年期是个体从不成熟走向成熟的过渡时期。少年期生理和心理均有发展加速的现象，并由此产生心理发展的矛盾和偏差。青少年情绪和情感已趋向成熟和稳定，但与成人相比，又显得动荡不稳。

16. 认知理论认为个体的行为是理性评价的结果，而非本能和外界刺激决定。

17. 情绪是情感的外在表现。

18. 强调丘脑作用的情绪学说是坎农－巴德

理论。

19. 心理治疗奏效的重要前提条件是良好的治疗关系。

21. 心理应激概念的核心强调适应和应对"过程"。

23. 在心理应激中起关键作用的是认知评价。

24. 拉扎卢斯提出应对分为情绪关注应对和问题关注应对。

25. 心理过程包括认知、情绪、意志。

26. 经典精神分析疗法常用的技术是自由联想。

27. 中年人心理卫生的重点是处理心理矛盾，保持心理健康。

28. 合理化机制是为摆脱痛苦而给自己找理由，是最常见的一种防御机制，表现为酸葡萄机制。

29. 青少年期是价值观形成和发展的关键期。

30. 最常见和有效的心理咨询方式是门诊咨询。

32. 从事研究不同年龄人的心理发展特点，运用教育和培训手段，帮助人们形成健全的人格和正常的心理过程，适应社会环境，预防疾病，消除不良行为的专业是心理卫生学。

33. 行为主义理论认为心理障碍的心理学原因是获得性学习结果。

34. 在医学心理学的主要理论学派中，"第三势力"是指人本主义学派。

36. 人对客观现实稳定的态度和与之相适应的习惯化的行为方式是指性格。

38. 焦虑是手术前患者最常见的情绪反应。

39. 先吃糖，后喝苦药，就会觉得药更苦，这是感觉对比。

40. 双避冲突指两种目标都是个体力图避免的，但是个体回避一个威胁性目标的同时，必然面临另一个威胁性目标时表现出的心理冲突。所谓"前有悬崖，后有追兵"正是说明这种处境。

41. 医患关系模式从主动－被动、指导－合作型到共同参与型，医生对患者的"主导"作用逐渐削弱，沟通能力的要求逐渐增高。

43. 投射是让受试者在一种情境中，按情境对其意义和感受做出的反应。采用投射原理编制的心理测验是主题统觉测验。

44. 自我意识和自然人成为社会人标志着人格形成。

45. 焦虑症不属于心身疾病。

46. 有些人在工作中认真负责，有些人敷衍了事，有些人得过且过，这些表现在人的性格特征中属于态度特征。

47. 潜意识又称无意识，在人的心理活动中一般处于压抑状态。

48. 面对应激事件时易采用"钻牛角尖"的方式应对，这种应对方式属于认知反应。

49. 应对心理应激的方法：①调整对刺激事件的认识态度；②提高自身应对能力；③学会放松和自我调节；④取得社会支持和安慰，利用各种有效的应对资源。

50. 心理治疗关系一旦建立，它就是单向性的，一切为了患者的利益。心理治疗关系不同于友谊的双向互利关系。

51. 疾病的三级预防属于健康观的内容。强化社区行动，是实现综合保健目标的前提，体现了新公共健康精神。"人人享有卫生保健"是卫生保健的战略目标。21世纪我国的卫生服务体制将属于卫生保健型体制，突出预防为主和群众性自我保健。

第十章 医学伦理学

【答案】

A1/A2 型题

1. C　2. A　3. A　4. A　5. E　6. C　7. E
8. D　9. D　10. E　11. A　12. B　13. A　14. B
15. A　16. B　17. D　18. E　19. B　20. A　21. C
22. B　23. E　24. C　25. A　26. B　27. B　28. C
29. E　30. E　31. D　32. D　33. A　34. A　35. C
36. E　37. D

A3/A4 型题

1. (1) C (2) D (3) A

【解析】

A1/A2 型题

1. 对疑似甲类传染病患者予以隔离体现的是社会公益原则。

2. 医疗机构使用非卫生技术人员从事医疗卫生技术工作应给予罚款处罚，其最高金额是 5 千元。

4. 相对于一般契约关系而言，医生在医患关系负有更重的义务，但这些义务中不包括监督义务。

6. 医德良心对每个医务人员有评价作用。

7. 医德修养的方法是追求慎独。

8. 人类辅助生殖技术的目的是治疗、补偿已婚夫妇的生育功能。

9. 生殖技术的合理使用必须遵循维护社会公益原则，其中规定同一供精者的精子最多只能提供给 5 名妇女受孕。

11. 现实中的医疗伤害现象，依据其与医方主观意愿的关系，可以分为有意伤害、可知伤害、可控伤害和责任伤害。

12. 医疗伤害带有一定的必然性。

13. 患者有保持健康和恢复健康的责任。

15. 不得为单身妇女实施人工授精。

16. 由于伦理方面的原因，无性生殖是目前尚未在人类身上成为现实的辅助生殖技术。

17. 人们通过医德评价对医疗行为进行道德价值判断。

18. 患者的基本医疗权不包括能够选择自己应该得到何种医疗的权利。

20. 不同发展阶段的医学伦理学都是以前一阶段的医学伦理学为基础发展而来的。

21. 医德与医术密不可分，医学道德以医学技术为依托，医学技术以医学道德为指导。

22. 患者的医疗方案是医务人员应当保守的医疗秘密。

23. 只要患者有知情同意的能力，就要首先考虑患者自己的意志。

24. 患者权利受到普遍关注的原因是人们已意识到医源性疾病所致的严重危害性。

25. 医患关系出现物化趋势的最主要原因是医学高技术手段的大量应用。

26. 医德义务的特点是不以获得权利为前提。

27. 临终关怀是 24 小时的全程服务。

28. 荷兰是最早实施安乐死合法化的国家，荷兰安乐死法案为医生实施"安乐死"规定了严格而详细的医学与法律的基本程序，这些基本程序可供人们借鉴。

29. 现代医学伦理学中，对生命的看法已转变为生命神圣与生命质量、生命价值相统一的理论。

30. 1946 年《纽伦堡法典》公布于世。

31. 患者角色的适应不良大致有 5 种类型：①角色行为缺如：即患者未能进入角色。虽然医生诊断为有病，但本人否认自己有病，根本没有或不愿意识到自己是患者。②角色冲突：同一个体常常承担着多种社会角色。当患病并需要从其他角色转化为患者角色时，患者一时难以实现角色适应。③角色行为减退：已进入角色的患者，由于更强烈的情感需要，不顾病情而从事力所不及的活动，表现出对病、伤的考虑不充分或不够重视，而影响到疾病的治疗。④角色行为强化：由于依赖性加强和自信心减弱，患者对自己的能力表示怀疑，对承担原来的社会角色恐慌不安，安心于已适应的患者角色现状；或者自觉病情严重程度超过实际情况，小病大养。⑤角色行为异常：患者受病痛折磨感到悲观、失望等不良心境的影响导致行为异常，如对医务人员的攻击性言行，病态固执、抑郁、厌世，甚至自杀等。

32. 慎独是指在自己独处、无人监督的情况下，仍能按照医学道德规范的要求行事。

33. 涉及方案应当经患方知情同意符合手术治疗伦理要求。

35. 医学伦理学属于规范伦理学。

36. 医技人员应遵循的伦理要求：严谨求实，防止差错；及时准确，尊重患者；精心管理，保证安全；积极进取，加强协作。

37. 主动安乐死是指对符合安乐死条件的病人，医生使用药物或其他方式尽快结束病人痛苦的死亡过程，让其安宁、舒适地死去。这种安乐死争议较大，是立法时主要解决的问题。

A3/A4 型题

1. 《精神卫生法》规定，精神障碍患者在医疗机构内发生或者将要发生伤害自身、危害他人安全、扰乱医疗秩序的行为（连某患严重的躁狂抑郁障碍，因病情恶化，出现伤人毁物等行为），医疗机构及其医务人员在没有其他可替代措施的情况下，可以实施约束、隔离等保护性医疗措施。实施保护性医疗措施应当遵循诊断标准和治疗规范，并在实施后告知患者的监护人。知情同意权，知情同意是创伤性医疗行为排除违法性的过程和依据，是指患者有权知晓自己的病情，并可以对医务人员所采取的防治医疗措施决定取舍的权利。该医院对患者实施约束身体的保护性医疗措施后，没有及时通知患者的监护人，侵犯了患方的知情权。1956 年，美国学者萨斯与荷伦德发表了《医患关系的基本模式》一文，指出患者症状的严重程度是影响医师与患者各自主动性大小的重要因素，依此将医患关系归纳为三种类型：主动 – 被动型、指导 – 合作型、共同参与型。主动 – 被动型指医师主动命令，病人被动服从，适合难以表述自己主观意见的患者。医生对躁狂抑郁障碍患者连某实施了约束身体的措施，形成的医患关系模式属于主动 – 被动型。指导 – 合作型是指在医疗活动中，医患双方具有一定的主动性，但仍以医务人员为主，适合于急性感染期病人。共同参与型指医患双方共同制定并实施诊断方案，适合长期慢性疾病患者和心理疾病患者。

第十一章　卫生法规

【答案】

A1/A2 型题

1. E	2. C	3. C	4. C	5. D	6. B	7. A
8. A	9. D	10. D	11. D	12. A	13. C	14. C
15. C	16. B	17. A	18. B	19. A	20. D	21. A
22. A	23. D	24. B	25. D	26. C	27. E	28. D
29. C	30. B	31. D	32. B	33. B	34. D	35. D
36. B	37. E	38. B	39. E	40. E	41. E	42. C
43. D	44. A	45. D	46. E	47. B	48. C	49. C
50. E	51. C	52. D	53. E	54. D	55. E	

A3/A4 型题

1. (1) E (2) E

B1 型题

1. (1) A (2) D (3) C　　2. (1) A (2) B (3) D

3. (1) A (2) D (3) E　　4. (1) E (2) A (3) B

5. (1) D (2) B (3) C　　6. (1) E (2) B

【解析】

A1/A2 型题

1. 医疗机构临床用血管理的第一责任人是医疗机构法定代表人。

2. 医务人员必须经过省级卫生计生行政部门考核并取得相应合格证书方可从事的母婴保健服务项目是产前诊断。

3. 依据《侵权责任法》，医务人员实施手术前应当向患者说明的事项是替代医疗方案。

4. 负责向全社会发布突发公共卫生事件信息的法定单位是国务院卫生计生行政部门。

6. 受血者配血试验的血标本必须是输血前3天之内的。

7. 选项 B、C、D、E 是必须报经上一级人民政府决定，才可以采取的紧急措施。

9. 发生医疗事故争议时，应封存病历资料的原件。

10. 医疗机构工作人员上岗工作，必须佩戴载有本人姓名、职务或者职称的标牌。

11. 医师进行实验性临床医疗，应当经医院批准并征得患者本人或者其家属同意。

13. 《献血法》规定：血站违反规定向医疗机构提供不符合国家规定标准的血液的，由县级以上人民政府卫生行政部门责令改正；情节严重，造成经血液途径传播的疾病传播或者有传播严重危险的，限期整顿，对直接负责的主管人员和其他直接责任人员，依法给予行政处分；构成犯罪的，依法追究刑事责任。

14. 任何单位或者个人开展诊疗活动，必须依法取得《医疗机构执业许可证》。

15. 无家属签字的无自主意识患者的紧急输血，应报医院职能部门或主管领导同意、备案，并记入病历。

16. 新修订的传染病防治法特别指出是在指定场所进行医学观察。

19. 医师在执业活动中，按执业规则，发现患者非正常死亡时，可向有关部门报告。

20. 医师是指依法取得执业医师资格或者执业助理医师资格，经注册在医疗、预防或者保健机构（包括计划生育技术服务机构）中执业的专业医务人员。

21. 传染性非典型肺炎、人感染高致病性禽流感、肺炎疽、鼠疫采取甲类传染病预防、控制措施。

22. 血袋标签核对的主要内容：①血站的名称；②献血编号或者条形码、血型；③血液品种；④采血日期及时间或者制备日期及时间；⑤有效期及时间；⑥储存条件。禁止将血袋标签不合格的血液入库。

24. 对不予医师执业注册有异议的可以申请复议或起诉。

25. 未经批准擅自开办医疗机构行医或非医师行医给患者造成损害的，承担赔偿责任。

26. 医疗事故的行为主体在医疗活动中违反了医疗卫生管理法律、行政法规、部门规章和诊疗护理规范、常规。

27. 因为医疗事故鉴定不是行政行为，所以不能提出复议，但可以申请再次鉴定。

28.《传染病防治法》将37种急性传染病和慢性传染病列为法定管理的传染病，并分为甲、乙、丙3类。

29. 根据《母婴保健法》，医疗保健机构不可以进行非医学需要的胎儿性别鉴定。

30. 医疗机构配制制剂，应是本单位临床需要而市场上没有供应的品种，并须经所在地省级药品监督管理部门批准后方可配制。

31. 过错输血感染造成不良后果的属于医疗事故。

32. 国家对传染病管理实行的方针是预防为主、防治结合、分类管理、依靠科学、依靠群众。

33. 医疗事故构成要件之一就是行为主体主观上是因为过失才造成了患者人身损害的后果，而行为主体实施的违法行为是违反医疗卫生管理法律、行政法规、部门规章和诊疗护理规范、常规的行为。

34. 以不正当手段取得医师执业证书的，对负有直接责任的主管人员依法给予行政处分。

35. 受刑事处罚，自刑罚执行完毕之日起至申请注册之日已3年可以申请医师执业注册。

36. 新生儿溶血症如需要换血疗法需由经治医师申请并经患儿家属签字同意。

37. 医师注册后受吊销医师执业证书行政处罚的，应由卫生行政部门注销注册，收回其执业证书。

38. 具有高等学校医学专业本科学历，参加执业医师资格考试已的条件是在执业医师的指导下，在医疗机构中试用期满1年。

39. 医疗机构出售无偿献血的血液，由县级以上地方人民政府卫生行政部门予以取缔，没收违法所得，可以并处10万元以下的罚款；构成犯罪的，依法追究刑事责任。

40. 根据我国的献血法，为保证应急用血，医疗机构可临时采集血液，但应遵守献血法的有关规定。

41. 婚前医学检查主要是对严重遗传疾病、指定传染病等的检查。

42. 遇到交叉配血不合的情况时必须按《全国临床检验操作规程》有关规定作抗体筛选试验。

43. 传染病防治法适用的对象是我国境内的一切单位和一切个人。

44. 疑似输血引起不良后果，需要对血液进行封存保留的，医疗机构应通知提供该血液的采供血机构的人员到场。

45. 医疗机构施行特殊检查时需征得患者同意，并取得其家属或关系人同意及签字后实施。

46. 受县级以上人民政府卫生行政部门委托的机构或者组织对医师的业务水平、工作成绩和职业道德状况，依法享有定期考核权。

47. 受理执业医师注册申请的机构是所在地县级以上卫生行政部门。

49. 预防接种异常反应是指合格的疫苗在实施规范接种过程中或者实施规范接种后造成受种者机体组织器官、功能损害，相关各方均无过错的药品不良反应。

50.《传染病防治法》规定，对乙类传染病中传染性非典型肺炎、炭疽中的肺炭疽和人感染高致病性禽流感，采取传染病防治法中甲类传染病的预防、控制措施。

51. 医疗机构应对无正当理由开具抗菌药物超常处方达到一定次数的医师提出警告。应当予以警告的最低次数是3次。

52. 医务人员就医疗行为进行说明的首选对象是患者本人。

53. 有下列情形之一的，省、自治区、直辖市人民政府应当在接到报告1小时内，向国务院卫生行政主管部门报告：①发生或者可能发生传染病暴发、流行；②发生或者发现不明原因的群体性疾病；③发生传染病菌种、毒种丢失；④发生或者可能发生重大食物和职业中毒事件。国务院卫生行政主管部门对可能造成重大社会影响的突发事件，立即向国务院报告。突发事件监测机构、医疗卫生机构和有关单位发现上述需要报告情形之一的，应当在2小时内向所在地县级人民政府卫生行政主管部门报告；接到报告的卫生行政主管部门应当在2小时内向本级人民政府报告，并同时向上级人民政府卫生行政主管部门和国务院卫生行政主管部门报告。县级人民政府应当在接到报告后2小时内向设区的市级人民政府或者上一级人民政府报告；设区的市级人民政府应当在接到报告后2小时内向省、自治区、直辖市人民政府报告。

54. 根据《执业医师法》的用药规则规定：医师应当使用经国家有关部门批准使用的药品、消毒药剂和医疗器械。除正当诊断治疗外，不得使用麻醉药品、医疗用毒性药品、精神药品和放射性药品。

55. 婚前医学检查包括对下列疾病的检查：①严重遗传性疾病，是指由于遗传因素先天形成，患者全部或者部分丧失自主生活能力，后代再现风险高，医学上认为不宜生育的遗传性疾病；②指定传染病，是指《传染病防治法》中规定的艾滋病、淋病、梅毒、麻风病，以及医学上认为影响结婚和生育的其他传染病；③有关精神病，是指精神分裂症、躁狂抑郁型精神病以及其他重型精神病。

A3/A4 型题

1. 处方开具的管理：处方开具当日有效。特殊情况下需延长有效期的，由开具处方的医师注明有效期限，但有效期最长不得超过 3 日。第一类精神药品注射剂，每张处方为一次常用量；控缓释制剂，每张处方不得超过 3 日常用量；其他剂型，每张处方不得超过 3 日常用量。哌醋甲酯用于治疗儿童多动症时，每张处方不得超过 15 日常用量。

第十二章　预防医学

【答案】

A1/A2 型题

1. E	2. A	3. B	4. E	5. E	6. B	7. D
8. C	9. C	10. E	11. B	12. C	13. D	14. C
15. E	16. D	17. A	18. E	19. C	20. A	21. A
22. E	23. A	24. C	25. D	26. C	27. D	28. D
29. E	30. B	31. C	32. D	33. D	34. E	35. C
36. A	37. C	38. B	39. E	40. C	41. B	42. B
43. E	44. B	45. A	46. D	47. B	48. D	49. D
50. A	51. E	52. A	53. B	54. A	55. A	56. A
57. C	58. B	59. B	60. E	61. C	62. B	63. C
64. B	65. E	66. C	67. E	68. C	69. E	70. B
71. D	72. B	73. C	74. B	75. D		

A3/A4 型题

1. (1) E (2) C (3) A　　　2. (1) A (2) C (3) D
3. (1) C (2) C (3) E　　　4. (1) E (2) A
5. (1) C (2) B (3) E

B1 型题

1. (1) B (2) A　　　2. (1) B (2) C (3) D
3. (1) D (2) A　　　4. (1) D (2) B
5. (1) B (2) A (3) C　　　6. (1) D (2) E
7. (1) B (2) A　　　8. (1) C (2) B
9. (1) D (2) C

【解析】

A1/A2 型题

1. 医疗保险基金主要由雇主和雇员按一定比例缴纳，政府适当补贴，这种模式属于社会医疗保险。

2. 食物中毒发病的特点：①季节性；②暴发性；③相似性；④非传染性。

3. 由于医务人员医疗水平对患者安全构成威胁的因素属于医院专业因素。

4. 流行病学中与发病相关的常用指标除了发病率外还有罹患率、患病率。

7. 系统脱敏法（systematic desensitization）又名对抗条件疗法、交互抑制法等。实施的程序：①制订焦虑等级值：根据引起症状的体验与生理多导记录仪或生物反馈治疗仪的监测数据综合判断，将引起症状的相应情绪由弱到强排序。如恐蛇症者的恐惧情绪是 0～4 级，相应的情绪是安静、看到蛇字、听到谈论蛇、见到真蛇、触及真蛇。②放松训练：学会使自身保持轻松。③脱敏治疗：先在门诊脱敏，再到现实中去脱敏。

8. 在疫苗双盲法试验中，必须是观察者和受试者都不知道哪些对象接受疫苗，哪些对象接受安慰剂。

9. 地质化学条件区域性异常是地球化学性疾病的成因。

10. 针对疑难杂症是大型医院的服务内容。

11. 恩格尔提出"生物医学逐渐演变为生物 - 心理 - 社会医学是医学发展的必然"的观点。

12. 预防地方性甲状腺肿最方便、可靠的措施是摄入碘化食盐或食油。

14. 高盐饮食、缺少运动是不良生活方式。

15. 统计工作的步骤不包括得出结论。

16. 高温作业时，机体会发生生理功能的改变，不影响免疫系统。

17. Cl_2 属于刺激性气体。

19. "生活变化单位"（LCU）代表相应事件在一段时间内经历的生活变化所要求的适应程度做出数量估计。例如：配偶死亡可以有 100 分，同时利用"疾病量表"调查这段时间内和此后一段时间内所患疾病和病感。若生活变化单位（LCU）累计得分在 200～299，则第二年的患病率约为 50%。

20. 医院感染的来源：①交叉感染或外源性感染：在医院内患者接受不洁的输血或注射或不规范的介入诊疗技术，如导管、插管及内镜等，被微生物交叉感染。②环境感染：环境中或无生命物品上被污染的病原微生物及机会致病微生物，通过呼吸道、消化道及密切接触途径，使被暴露人群获得的附加感染。③内源性感染：感染来自于患者自身的机会致病微生物，常常发生在应用大剂量免疫抑制剂、抗肿瘤化疗药物及放射治疗的患者，长期滥用广谱抗生素以及AIDS、肿瘤和慢性肝炎等晚期患者。

23. 在恶性肿瘤的主要危险因素中最主要的是生物因素。

24. 抢救氰化物中毒最有效的急救方法是先用亚硝酸钠，接着用硫代硫酸钠。

25. 隐性感染发生后可使人群易感性降低。

26. 一个300万人口的城市，过去每年发生伤寒患者30例左右，某年发生了300名，此种情况称流行。

27. 在抽样研究中，样本是总体中有代表性的一部分。

28. 病例组有暴露史的比例显著高于对照组，则该病与暴露存在联系。

29. 相关系数反映了事物间的相关关系。

30. 非电离辐射的职业接触有射频辐射、红外辐射、紫外辐射（UV）、激光。

31. 计算流感疫苗接种后血清检查的阳转率，分母为流感疫苗接种人数。

32. 医学模式转变对医务人员提出的要求是改变传统的医德观念。

33. 劳动者在职业活动中接触职业性有害因素所直接引起的疾病称为职业病。

34. 传染源是指体内有病原体繁殖，并排出病原体的人和动物。

35. 病死率是衡量某种疾病对人类生命威胁程度的指标。

37. 我国居民膳食中糖类供热占总热能的适宜比是60%～70%。

38. 急性苯中毒主要损害神经系统。

40. 计算麻疹疫苗接种后血清检查的阳转率，分母为麻疹疫苗接种人数。

41. 可根据下列原则选择图形：①资料是连续性的，目的是用线段升降表达事物的动态变化趋势，选择普通线图；若指标的最大值和最小值相差悬殊，可考虑选用半对数线图。②资料是连续性的，但分析的目的是用线段升降表达事物动态变化的速度，选择半对数线图。③数值变量的频数表资料，其分析目的是用直方的面积表达各组段的频数或频率分布情况，宜选择直方图。④资料是相互独立的，目的是用直条的长短比较数值的大小，选用直条图。⑤事物内部各

部分的百分构成比资料，目的是用面积大小表达各部分所占的比重大小，则应选择圆形图或百分直条图。⑥双变量连续性资料，目的是用点的密集程度和趋势表达两个变量的相互关系，选用散点图。⑦地区性资料，目的是用不同的颜色或纹线表示某事物在地域上的分布情况，选择统计地图。

43. 小白菜在烹调过程中最易损失的营养素为维生素C。

44. 前瞻性研究也称队列研究，是判断暴露因素与结局之间有无关联及关联程度大小的一种观察性研究方法。

45. 衡量人群中在短时间内新发病例的频率，采用的指标为罹患率。

46. 预防医学研究的主要环境包括自然环境和社会环境。

47. 就多数传染病而论，隐性感染最为多见。

48. χ^2 检验中，自由度 =（行 −1）×（列 −1）。

50. 职业性慢性汞中毒的三大主要特征是易兴奋性、震颤、口腔炎。

52. 环境对人类健康影响的危险度评价包括危害鉴定、暴露评定、剂量效应关系评定、危险度特征分析。

53. 预防饮水所致地方性氟中毒的首要措施是更换水源。

54. 膳食纤维素不提供热能。

55. 患病率（prevalence rate）指某特定时间内，总人口中现患某病者（包括新、旧病例）所占的比例。

57. 预防医学是研究环境因素与人体健康的关系。

58. 医学模式的发展经历了三个阶段。

59. 在直线回归分析中，如果算得回归系数 b > 0，则还需进行假设检验确定 β 是否等于零。

60. 有氧运动是以躯干、四肢等大肌肉群参与为主的，有节律、时间较长、能够维持在一个稳定状态的身体活动。

61. 在流行病学研究中，队列研究为由因到果的研究。

62. 光化学烟雾属于环境中二次污染物。

63. 中国营养学会提出的平衡膳食宝塔提供了比较理想的膳食模式。

64. 氢氰酸属于窒息性气体。

65. 利用健康高危人群的就医机会进行的针对性检查称为机会性筛检。

68. 健康维护计划的制定原则不包括普适性。

69. 碘缺乏病以第一级预防为主要控制策略。

70. Meta 分析中异质性检验的目的是检验各个独立研究结果的同质性。

71. 医疗保险设置开始支付医疗费用的最低标准，低于该标准的医疗费用由患者自付，该标准被称为起付线。

73. 中位数和四分位间距于偏态分布。

74. 原生环境中某种元素含量异常，会对当地居民身体健康产生不良的影响，如某地区氟的含量过高就会导致氟中毒，即生物地球化学性疾病，这类疾病的发病特点具有明显的地区性，故又称地方病，包括碘缺乏、地方性甲状腺肿、地方性克汀病、地方性氟中毒、地方性砷中毒、克山病等。

75. 水体富营养化指水体中 N、P 等营养盐含量过多而引起的水质污染现象，其实质是由于营养盐的输入输出失去平衡性，从而导致水生态系统物种分布失衡，单一物种疯长，破坏了系统的物质与能量的流动，使整个水生态系统逐渐走向灭亡。

A3/A4 型题

4. ①病例对照研究：分别选择患病者及没患病者为病例组和对照组，回顾过去暴露情况，由果及因，可从一种疾病寻找多种病因线索。②队列研究：选择未患病的人群，按是否暴露分组观察患病结局。有果有因。③临床试验研究：以患者为研究对象，以个体为单位进行随机化分组的试验方法。④理论流行病学研究：即数理流行病学研究，是将流行病学调查所得到的数据，建立有关的数学模型或用电子计算机仿真，进行理论研究。⑤现况调查研究：研究某个特定时间点和特定范围内人群中的有关变量（因素）与疾病或健康状况的关系，又称为横断面研究。某大学学生发生不明原因集体腹泻，为了寻找病因及流行的线索，应采用现况调查研究。腹泻的产生可能与学校食堂饭菜这个暴露因素有关，调查它们之间的关系，最好采取病例对照研究。

5. ①灵敏度：又称真阳性率，指"金标准"确诊的病例中被评试验也判断为阳性者所占的百分比。根据题干所述，灵敏度 = a/（a + c）×100% = 64/（64 + 36）×100% = 64%。②特异度：又称真阴性率，指"金标准"确诊的非病例中被评试验也判断为阴性者所占的百分比。根据题干所述，特异度 = d/（b + d）×100% = 84/（84 + 16）×100% = 84%。（3）粗一致性：是试验所检出的真阳性和真阴性例数之和占受试人数的百分比。根据题干所述，粗一致率 = （a + d）/（a + b + c + d）×100% = （64 + 84）/200×100% = 74%。

B1 型题

7. ①健康筛查：指运用快速、简便的体格检查或实验室检查以及危险因素监测与评估等手段，在健康人群中发现未被识别的患者或有健康缺陷的人。巴氏涂片指宫颈脱落细胞涂片，是指从子宫颈部取少量的细胞样品，放在玻璃片上，然后在显微镜下研究是否异常，是普遍使用的一种宫颈癌筛查方法。②化学预防：指对无症状者使用药物、营养素（包括矿物质）、生物制剂或其他天然物质作为第一级预防措施，提高人群抵抗疾病的能力，防止某些疾病的发生。孕妇在孕期口服补充叶酸，可预防胎儿神经管畸形、心脏畸形等疾病。

8. 通过市场机制来筹集费用和提供服务的保险模式是商业医疗保险。医疗保险基金由国家财政支出，纳入国家预算的保险模式是国家医疗保险。通过立法强制劳方或劳资双方缴费，以雇员的名义建立保健储蓄账户的保险模式是储蓄医疗保险。通过国家立法形式强制实施，主要由雇主和雇员缴纳保费的保险模式是社会医疗保险。

9. 克山病亦称地方性心肌病，病因目前尚不清楚。克山病全部发生在低硒地带，患者头发和血液中的硒含量明显低于非病区居民，而口服亚硒酸钠可以预防克山病的发生，说明硒与克山病的发生有关。乌脚病可以简略归类为一种地区性、流行性的血管疾病。乌脚病很早就确定为与井水含砷过高有关。随着自来水普及后，病患已大幅减少。但后续发现，除乌脚病外，砷水亦可导致皮肤癌、膀胱癌及各种癌症。

第十三章 呼吸系统

【答案】

A1/A2 型题

1. A	2. C	3. C	4. D	5. A	6. B	7. E
8. D	9. D	10. B	11. C	12. D	13. E	14. C
15. C	16. E	17. C	18. C	19. C	20. D	21. B
22. E	23. D	24. B	25. E	26. C	27. E	28. A
29. B	30. C	31. B	32. E	33. C	34. D	35. A
36. A	37. D	38. D	39. A	40. C	41. C	42. E
43. D	44. B	45. C	46. B	47. B	48. B	49. E
50. A	51. A	52. A	53. C	54. B	55. B	56. B
57. C	58. E	59. E	60. C	61. C	62. D	63. B
64. E	65. B	66. A	67. E	68. B	69. A	70. C
71. D	72. D	73. B	74. E	75. D	76. B	77. A
78. D	79. D	80. D	81. B	82. C	83. D	84. E
85. A	86. D	87. D	88. A	89. C	90. D	91. D
92. E	93. C	94. C	95. E	96. D	97. A	98. C
99. E	100. C	101. E	102. A	103. B	104. A	105. C
106. B	107. D	108. D	109. D	110. B	111. E	112. A
113. B	114. B	115. E	116. D	117. B	118. B	119. C
120. C	121. B	122. B	123. B	124. E	125. C	126. C
127. C	128. B	129. D	130. B	131. E	132. E	133. D

A3/A4 型题

1. (1)E(2)B	2. (1)E(2)C
3. (1)C(2)E	4. (1)B(2)E(3)D
5. (1)C(2)A	6. (1)E(2)E(3)A(4)D
7. (1)B(2)E(3)B	8. (1)A(2)E(3)C
9. (1)A(2)C	10. (1)C(2)B(3)A
11. (1)B(2)C(3)B(4)C	12. (1)B(2)C(3)B
13. (1)E(2)D	14. (1)D(2)E
15. (1)D(2)C	16. (1)B(2)D
17. (1)E(2)D	18. (1)C(2)C

B1 型题

1. (1)E(2)B	2. (1)B(2)C(3)A
3. (1)B(2)D	4. (1)A(2)B
5. (1)D(2)D	6. (1)A(2)E(3)B
7. (1)A(2)B	8. (1)E(2)A(3)D(4)B
9. (1)E(2)B	10. (1)E(2)D
11. (1)B(2)E	

【解析】

A1/A2 型题

1. 针对我国结核病疫情,首先需要控制的是活动性肺结核的高患病率。

3. 急性肺源性心脏病最常见的病因是肺血栓栓塞。

4. 与慢性阻塞性肺疾病慢性气道炎症发病关系最密切的细胞因子是 IL-8。

5. 支气管舒张药包括短期按需应用以暂时缓解症状,以及长期规则应用以减轻症状。

6. 慢性阻塞性肺疾病最易出现 II 型呼吸衰竭。

7. 慢性支气管炎最主要的并发症是肺气肿、肺心病。

8. 引起哮喘不可逆气道阻塞的原因是气道壁重建。

10. 引起二氧化碳潴留的主要机制是通气不足。

11. 引起大叶性肺炎最常见的病原菌为肺炎球菌。

12. 最有助于临床诊断肺脓肿的症状是咳大量脓臭痰。

13. 结核性胸膜炎与癌性胸膜炎的最主要鉴别点是胸水细胞学和细菌学检查。

14. 患者为支气管哮喘急性发作,使用一般的支气管舒张剂效果不佳,此时应迅速控制哮喘发作。琥珀酸氢化可的松静脉滴注,起效快、抗感染、舒张支气管作用强,为最佳选择。

16. 急性肺脓肿患者,经内科积极治疗 4 个月,症状有改善,但仍有 3cm 大小脓腔未闭合,应手术治疗。

17. 本例患者为慢性支气管炎、肺气肿患者。呼吸系统功能障碍为原发的,血气指标 pH 7.29 提示为酸中毒,BE 为 5mmol/L,提示有肾脏代偿,但代偿不完全,所以选择C。

18. 慢性纤维空洞型肺结核是在浸润型肺结核急性空洞的基础上,病变经久不愈而形成。病变特点：①厚壁空洞形成，空洞大小不一，壁厚可达 1cm。洞壁内层为干酪样坏死，中层为结核性肉芽组织，外层为纤维组织。②肺内出现新旧不同的播散病灶。当病变进展时，空洞内干酪样坏死组织不断排出，经支气管播散，引起干酪性肺炎。病情迁延，肺内形成许多新旧不一、病变类型不同的病灶，呈自上而下不规则分布状。最后可导致肺组织广泛纤维化，胸膜增厚并与胸壁粘连，严重影响肺功能，并可引起肺源性心脏病。

19. 慢性支气管炎黏膜上皮损伤，表现为上皮细胞纤毛变短、倒伏、稀疏、粘连，甚至脱失形成糜烂。上皮再生时，杯状细胞增多，可出现鳞状上皮化生。

20. 胸部开放性损伤是胸部伤口穿破壁层胸膜。

21. 急性脓胸若有大量积液，患侧呈现大片浓密阴影，纵隔和气管向健侧移位。

23. 对 I 型呼吸衰竭患者若给予高浓度氧疗仍无效，其原因很可能为肺弥散功能障碍。

24. 缺氧患者最典型的症状是发绀。

25. 肺炎球菌致病力是由于荚膜对组织的侵袭作用。

26. 厌氧菌是原发性肺脓肿最常见的病原菌。

27. 长期家庭氧疗（LTOT）可提高 COPD 慢性呼吸衰竭者的生活质量和生存率。对血流动力学、运动能力、肺生理和精神状态均会产生有益的影响。

29. 肺气肿的体征：①视诊：可见桶状胸，呼吸变浅，频率增快。②触诊：双侧语音震颤减弱。③叩诊：肺部过清音，心浊音界缩小，肺下界和肝浊音界下降。④听诊：示两肺呼吸音减弱，呼气延长，部分患者可闻及干性啰音和（或）湿性啰音。

31. 细菌性肺炎的特点：高热伴咳嗽、咳痰；肺语颤增强；白细胞升高。

32. 诊断张力性气胸最可靠的证据是穿刺气体冲出。

33. 引流胸腔液体，放引流的部位是腋中线与腋后线之间第 6~8 肋间。

34. 闭合性多根、多处肋骨骨折，若骨折范围较小，治疗时采用胶布肋骨固定法。

35. 张力性气胸主要的病理、生理改变是纵隔向健侧移位。

36. 慢性阻塞性肺疾病（COPD）最重要的病因是长期吸烟。

37. 结核病患者治疗时使用糖皮质激素的指征不包括胸膜增厚粘连。

38. 张力性气胸急救应粗针头排气。

39. 胸骨后甲状腺肿是最常见的前上纵隔肿瘤。

40. 支气管舒张试验用以测定气道气流受限的可逆性。常用吸入型的支气管舒张药有沙丁胺醇、特布他林等，如 FEV_1 较用药前增加 ≥12% 以上，且其绝对值增加 ≥200ml，可诊断为舒张试验阳性。

41. 成人每日消化道出血 5~10ml，粪便隐血试验出现阳性；每日出血量 50~100ml，可出现黑粪。胃内储积血量 250~300ml，可引起呕血。一次出血量不超过 400ml 时，因轻度血容量减少可由组织液及脾脏贮血所补充，一般不引起全身症状。出血量超过 400~500ml，可出现全身症状，如头昏、心慌、乏力等。短时间内出血量超过 1000ml，可出现周围循环衰竭表现。

42. 胸部损伤外科治疗的原则是纠正循环、呼吸功能障碍。

43. 慢性阻塞性肺疾病肺气肿常见的病理类型是小叶中央型肺气肿。

46. 支原体肺炎常发生于儿童和青少年。临床表现为咳嗽、咳痰、发热等，X 线表现为肺纹理紊乱和（或）斑片状影，血清学和病原学检查有明确诊断意义。肺功能检查对诊断帮助不大。

47. pH 降低，HCO_3^- 升高，PCO_2 升高，符合呼吸性酸中毒合并代谢性碱中毒。

48. 胸腔闭式引流管应插入液面下 3~4cm。

49. Horner 综合征表现为同侧上眼睑下垂、瞳孔缩小、眼球内陷、面部无汗等颈交感神经综合征。

50. 治疗多根、多处肋骨骨折的重点是止痛、保持呼吸道通畅。

51. Ⅱ 型呼吸衰竭也叫高碳酸性呼吸衰竭，诊断标准是氧分压 <60mmHg，同时伴有二氧化碳分压 >50mmHg。Ⅱ 型呼吸衰竭一般是慢性阻塞性肺疾病、慢性肺源性心脏病等疾病导致的。

52. 肋骨骨折后，保持呼吸道通畅，首选止痛。

53. 医院内获得性肺炎最常见的致病菌是革兰阴性杆菌。

55. 支气管扩张手术治疗的指征是单侧或局

部的病变，无心肺功能严重异常，无出、凝血功能障碍及其他禁忌。故此患者用手术治疗是错误的选择。

56. 浸润型肺结核是临床上最常见的一种类型，属于活动性肺结核。病变特点：在肺尖或锁骨下区病灶周围发生渗出、坏死，使病灶扩大。患者有低热、盗汗、咳嗽、咯血等症状。如能及时治疗，一般在半年内病变完全吸收，或通过纤维化、钙化而痊愈。如未及时治疗或患者抵抗力下降，病情进展，干酪样坏死灶扩大，坏死物液化经支气管排出后形成急性空洞，洞壁粗糙，内壁坏死层中有大量结核杆菌，空洞不断向外排出含菌的坏死物，经支气管播散而引起干酪性肺炎。

59. 多根多处肋骨骨折使局部胸壁失去完整肋骨支撑而软化，出现反常呼吸运动，即吸气时软化区胸壁内陷，呼气时外突，又称为连枷胸。

60. 诊断肋骨骨折间接疼痛是可靠的。

62. 胸腔积液肺语音共振减弱。

63. 脾切除术的年龄限制为大于 4 岁。

64. 治疗肋骨骨折后疼痛，最有效的方法是硬脊膜外腔插管镇痛。

65. 克雷伯杆菌肺炎的 X 线表现有叶间隙下坠，其原因是病变中的炎性渗出液黏稠而重。

66. 在慢性肺心病的发生、发展过程中，导致肺血管阻力增加的最主要因素是缺氧。

67. 诊断慢性呼吸衰竭最重要的依据是缺氧，PaO_2 50mmHg，或伴有 $PaCO_2 > 50$mmHg。

68. 最易引起脓气胸的肺炎是金黄色葡萄球菌肺炎。

69. 肺脓肿早期的 X 线表现与肺囊肿最相似。

70. 两侧胸膜腔压力不均衡出现周期性变化，使纵隔在吸气时移向健侧，呼气时移向伤侧，称为纵隔扑动。胸部开放性损伤缝合伤口后不会再出现。

71. 肺癌很少转移到肾。

73. 慢性阻塞性肺疾病的主要特征是小气道阻塞。

75. 慢性支气管炎的诊断标准中咳嗽、咳痰反复发作的时间应为每年发作至少 3 个月，持续 2 年以上。

76. Kartagener 综合征的临床表现有支气管扩张、鼻窦炎和内脏转位。

77. 急性胰腺炎多有白细胞计数升高。

78. 呼吸衰竭最主要的临床表现是呼吸困难与发绀。

79. 急性肺脓肿最具特征的症状是咳大量脓臭痰。

80. 慢性纤维空洞型肺结核易导致肺心病。

81. 急性胃炎与呼吸困难无明显关系。

82. 考虑胸腔闭式引流的情况：①年龄小，中毒症状重；②脓液黏稠，经反复穿刺排脓不畅者；③发生张力性气胸。

83. 胸膜炎不引起咯血。

84. 支气管哮喘典型的临床症状是反复发作的伴有哮鸣音的呼气性呼吸困难。

85. 胸膜毛细血管通透性增加是渗出液产生的机制。

86. 考核抗结核治疗疗效的主要指标是痰菌转阴。

87. 胸部 X 线检查是早期发现肺结核的首选方法。

88. 参与速发型支气管哮喘的主要免疫细胞为肥大细胞。

90. 结核性与恶性胸腔积液时，T 细胞增高，尤以结核性胸膜炎为显著，可高达 90%，且以 $CD4^+$ 为主。

91. 两肺满布响亮哮鸣音不是危重哮喘的表现。

93. 最可能引起漏出液的疾病是肝硬化。

95. 损伤性血胸，胸腔内积血不凝固的原因是肺、心脏、膈活动去纤维蛋白作用。

96. 铁锈色痰是肺炎球菌肺炎的常见表现，但是在抗生素广泛使用后已很少见；砖红色胶胨样痰可见于肺炎克雷白杆菌肺炎；带有臭味的脓性痰常常见于厌氧菌感染，如肺脓肿。

97. 明确诊断肺血栓栓塞症首选的检查是 CT 肺动脉造影。

98. 左胸饱满，气管向右移位，左侧可触及骨擦音，叩之鼓音，听诊呼吸音消失，皮下气肿明显，诊断首先考虑肋骨骨折并张力性气胸。

99. 判断肺结核有无传染性最主要的依据是痰结核杆菌检查阳性。

100. 老年男性，痰中带血，右上肺以肺门为中心的炎症改变高度怀疑右上肺中心型肺癌。

101. 咳大量脓痰，胸片示左下肺阴影提示支气管扩张。

105. 引起阻塞性肺气肿的遗传因素与 α1-抗胰蛋白酶减少最密切。

106. 慢性肺心病心电图的主要表现：右心室肥大改变，如电轴右偏、额面平均电轴 ≥ +90；重度顺钟向转位、$RV_1 + SV_5 \geq 1.05$mV 及肺型

P波。也可见右束支传导阻滞及低电压图形，可作为诊断慢性肺心病的参考条件。在 V_1、V_2 甚至延至 V_3，可出现酷似陈旧性心肌梗死图形的 QS 波，应注意鉴别。

107. 胸水 LDH/血清 LDH < 0.6 见于漏出液。

108. 干性支气管扩张是指仅有反复咯血，一般无咳嗽、咳痰。

110. 仰卧位者吸入性肺脓肿的好发部位是右上叶后段。

111. 胸腔积液的患者，胸穿抽出有臭味混浊液体，此时应厌氧菌培养。

112. 根据变应原吸入后哮喘发生的时间，可分为速发型哮喘反应（IAR）、迟发型哮喘反应（LAR）和双相型哮喘反应（OAR）。IAR 几乎在吸入变应原的同时立即发生反应，15～30 分钟达高峰，2 小时后逐渐恢复正常。LAR 约在吸入变应原后 6 小时左右发病，持续时间长，可达数天；而且临床症状重，常呈持续性哮喘的表现，肺功能损害严重而持久。

113. 支气管扩张引起大咯血的原因为支气管动脉与肺动脉终末支扩张血管瘤破裂。

114. 左心衰竭亦称心源性哮喘，发作时的症状与哮喘相似，但患者多有高血压、冠状动脉粥样硬化性心脏病、风湿性心脏病和二尖瓣狭窄等病史和体征，以及阵发性咳嗽，咳粉红色泡沫痰，两肺可闻及广泛的湿啰音和哮鸣音，左心界扩大，心率增快，心尖部可闻及奔马律等表现。

116. 支气管哮喘最常表现为呼气性呼吸困难。

117. 厌氧菌是吸入性肺脓肿最常见的病原体。

118. 局限性胸痛，按压后疼痛加重，提示病变主要累及胸壁软组织。

119. 鉴别中心型肺癌和周围型肺癌最有价值的是胸部 CT 检查。

120. 双肺满布湿啰音提示肺水肿，呋塞米是首选药，利尿减轻症状。

123. 考虑是结核，所以选痰涂片抗酸染色。

126. 小细胞肺癌（未分化小细胞癌）：是一种高度恶性的肿瘤，生长迅速，较早出现淋巴和血行广泛转移。癌细胞小，呈梭形或淋巴细胞样，形如燕麦穗粒，因而又称为燕麦细胞癌。

127. 大叶性肺炎红色肝样变期，肺泡腔内渗出了纤维素和红细胞，肺叶暗红色，质地变实，肺的弥散功能急剧下降，患者出现明显发绀等缺氧症状。

128. 心包积液典型的特征为 Ewart 征：表现为心音低钝、遥远，心尖搏动减弱。

129. 患者可能由于抗生素应用和免疫力低下而引起了真菌感染，应该选用抗真菌的药物两性霉素 B。

130. PPD 试验阳性对诊断肺结核的意义不是很大，对于痰菌阴性的肺结核其意义更低。血 ADA 水平增高可因很多疾病引起，如肿瘤等，因此，其对于诊断肺结核的意义不是很大。结核抗体和 PCR 的阳性仅能够说明其感染过或正在感染结核杆菌，意义不是很大。典型的胸部 X 线表现说明结核杆菌正在感染肺组织，因此，典型的胸部 X 线表现对诊断痰菌阴性肺结核的意义最大。

131. 中性粒细胞释放蛋白酶，抑制抗蛋白酶系统，破坏肺弹力纤维，诱发肺气肿形成。

132. 慢性支气管炎早期常规肺功能检查往往无异常，如有小气道阻塞时肺顺应性降低，最大呼气流量 - 容量曲线降低，闭合气量增加。

133. 支气管哮喘长期控制的最常用的方法是吸入糖皮质激素。

A3/A4 型题

10. 患者幼年患有支气管肺炎，以后咳嗽、咳痰，间断咯血，近来脓痰增多，诊断考虑为支气管扩张。支气管扩张常可在病变部位听到固定性湿啰音，因此（1）题答案选 C 是最佳选择。

18. 患者反复咳嗽、咳脓痰、咯血多年，且痰培养提示铜绿假单胞菌，最可能的诊断是支气管扩张。痰培养示铜绿假单胞菌，需使用第三代头孢菌素，如头孢他啶。

B1 型题

5. 肺心病是各种原因引起肺循环阻力增加，肺动脉高压，导致右心负荷增加，右心室肥厚、扩张的心脏病。患者气急、少尿、下肢水肿都可用右心衰竭解释。

11. 肺炎链球菌肺炎咯铁锈色血痰；左心衰竭并发肺水肿咯粉红色浆液性泡沫样痰。

第十四章　心血管系统

【答案】

A1/A2 型题

1. C　2. A　3. B　4. D　5. E　6. C　7. A
8. B　9. C　10. E　11. C　12. B　13. B　14. E
15. B　16. B　17. E　18. D　19. E　20. B　21. E
22. A　23. E　24. A　25. E　26. B　27. C　28. D
29. D　30. B　31. D　32. D　33. D　34. C　35. C
36. D　37. B　38. A　39. E　40. B　41. D　42. C
43. C　44. B　45. E　46. A　47. D　48. B　49. D
50. E　51. D　52. E　53. D　54. A　55. B　56. E
57. C　58. A　59. D　60. C　61. B　62. A　63. B
64. C　65. A　66. A　67. E　68. C　69. D　70. E
71. D　72. D　73. C　74. A　75. D　76. B　77. E
78. B　79. E　80. B　81. D　82. C　83. D　84. A
85. C　86. C　87. C　88. D　89. B　90. A　91. D
92. B　93. C　94. B　95. E　96. C　97. D　98. D
99. C　100. E　101. E　102. C　103. A　104. D　105. B
106. D　107. A　108. A　109. C　110. C　111. D　112. E
113. D　114. A　115. E　116. E　117. C　118. D　119. A
120. D　121. A　122. A　123. C　124. C　125. B　126. D

A3/A4 型题

1. (1) B (2) D (3) C (4) A (5) D
2. (1) A (2) C (3) E (4) B
3. (1) E (2) D (3) E
4. (1) B (2) A (3) D (4) E
5. (1) C (2) C (3) D
6. (1) E (2) B (3) E
7. (1) A (2) C (3) D
8. (1) C (2) A (3) A (4) E (5) D
9. (1) E (2) D (3) A
10. (1) B (2) C (3) C (4) D
11. (1) D (2) D (3) A
12. (1) E (2) D (3) D (4) C
13. (1) D (2) C
14. (1) E (2) E (3) E

B1 型题

1. (1) C (2) D (3) E　　2. (1) B (2) A (3) C
3. (1) C (2) D (3) A　　4. (1) A (2) C (3) E
5. (1) D (2) E (3) C　　6. (1) B (2) D (3) A
7. (1) B (2) D (3) E　　8. (1) E (2) D
9. (1) A (2) D　　　　10. (1) B (2) A

【解析】

A1/A2 型题

1. 指导低血容量性休克补液治疗最可靠的检测指标是中心静脉压。

2. 大型室隔缺损后期出现青紫时肺血管的主要改变是梗阻型肺动脉高压。

3. 左向右分流型先天性心脏病出现显著肺动脉高压时主要改变是右心室增大。

4. 心室颤动电除颤的正确方法是非同步电除颤。

5. 二尖瓣狭窄患者最常见的心律失常是心房颤动。

6. 二尖瓣关闭不全的典型表现是心尖部全收缩期吹风样杂音。

7. 急性心肌梗死后最常见的心律失常为室性心律失常，包括室性期前收缩、室性心动过速，两者容易演变为心室颤动。因此，一旦出现上述心律失常，应立即使用抗心律失常药物，首选利多卡因。

8. 中心静脉压高、血压低，说明心功能不全或者血容量相对过多，应该首先给予强心药，继而扩血管，减慢补液速度。

9. 有效循环血量是指单位时间内通过心血管系统进行循环的血量。

10. 不稳定型心绞痛的发生机制是不稳定斑块内出血，纤维帽破裂，血小板的聚集与血栓形成。

11. 单纯收缩期高血压的诊断标准是 SBP > 140mmHg 和 DBP < 90mmHg。

13. 呋塞米保钠排钾。其他 4 项均为保钾利

· 45 ·

尿剂。

14. 乳头肌功能失调或断裂在心肌梗死患者发生率高达50%，二尖瓣乳头肌因缺血、坏死等使收缩功能发生障碍，造成不同程度的二尖瓣脱垂并关闭不全，心尖区出现收缩中晚期喀喇音和吹风样收缩期杂音；第一心音可不减弱或增强；可突然出现心功能不全、急性肺水肿或心源性休克。轻症者，可以恢复，其杂音可消失。断裂多发生在二尖瓣后乳头肌，见于下壁心肌梗死，心力衰竭明显，可迅速发生肺水肿在数日内死亡。

15. 引起左心室后负荷增高的主要因素是体循环高压。

21. 扩张型心肌病晚期合并左束支传导阻滞患者使用三腔起搏器治疗目的是调整左心室、右心室的收缩顺序，缓解症状。

22. 二尖瓣狭窄患者最常见的早期症状为劳力性呼吸困难。

23. 循环骤停是指心脏不能搏出有效的血液供给主要脏器的需要，心跳微弱与其不符。

24. 诊断休克的主要依据是临床表现。

25. 休克患者经补液后，血压仍低，中心静脉压不高，5～10分钟内经静脉注入等盐水250ml，如血压升高，而中心静脉压不变，提示血容量不足。

26. 假性动脉瘤为血管壁部分由纤维组织构成的局部扩张。

27. 二尖瓣狭窄合并心房颤动较少引起亚急性感染性心内膜炎。

28. 心包压塞时最快、最有效的缓解症状方法为心包穿刺抽液。

31. 周围体征多为非特异性，近已不多见，包括：①瘀点：可出现于任何部位，以锁骨以上皮肤、口腔黏膜和睑结膜常见，病程长者较多见；②指和趾甲下线状出血；③Roth斑：为视网膜的卵圆形出血斑，其中心呈白色，多见于亚急性感染；④Osler结节：为指和趾垫出现的豌豆大的红或紫色痛性结节，较常见于亚急性者；⑤Janeway损害：为手掌和足底处直径1～4mm无痛性出血红斑，主要见于急性患者。引起这些周围体征的原因可能是微血管炎或微栓塞。

32. 超声心动图发现赘生物是亚急性感染性心内膜炎的主要诊断标准。

34. 急性心肌梗死最常见的心律失常是室性期前收缩。

35. 绝大多数的AMI是由于不稳定的粥样斑块溃破，继而出血和管腔内血栓形成，而使管腔闭塞。少数情况下粥样斑块内或其下发生出血或血管持续痉挛，也可使冠状动脉完全闭塞。

36. 米力农属磷酸二酯酶抑制剂。

37. 扩张型心肌病患者使用β受体阻断剂治疗的机制是在心力衰竭时β受体密度下调。

40. 心包压塞体征中不包括心包摩擦音。

41. 主动脉瓣关闭不全瓣膜置换术的禁忌证为 LVEF ≤ 0.15 ~ 0.20，LVEDD ≥ 80mm 或 LVEDVI ≥ 300ml/m^2。

42. 静脉注射毛花苷丙，24小时总量为0.8～1.2mg。

45. 本例符合风湿性瓣膜病合并感染性心内膜炎。根据临床表现、实验室及超声心动图检查制订了感染性心内膜炎的Duke诊断标准，凡符合两项主要诊断标准，或一项主要诊断标准和三项次要诊断标准，或五项次要诊断标准即可确诊感染性心内膜炎。主要诊断标准：两次血培养阳性，而且病原菌完全一致，为典型的感染性心内膜炎致病菌；超声心动图发现赘生物，或新的瓣膜关闭不全。次要标准：①基础心脏病或静脉滥用药物史；②发热，体温≥38℃；③血管现象：栓塞、细菌性动脉瘤、颅内出血、结膜瘀点，以及 Janeway 损害；④免疫反应：肾小球肾炎、Osler 结节、Roth 斑及类风湿因子阳性；⑤血培养阳性，但不符合主要诊断标准；⑥超声心动图发现符合感染性心内膜炎，但不符合主要诊断标准。

46. QRS波群时限及形态均正常并与P波保持固定关系是阵发性室上性心动过速的表现。

47. 超声心动图有助于扩张型心肌病与心包积液的鉴别。

48. 短绌脉不属于周围血管征。

49. 主动脉瓣关闭不全典型的杂音是舒张期吹风样递减型杂音，坐位前倾时于胸骨左缘最明显。杂音的长短取决于反流量，轻度反流仅引起短促的舒张早期杂音，随反流量的加大，逐渐变为全舒张期杂音。主动脉瓣反流的血液可形成功能性二尖瓣狭窄，在心尖部可闻及柔和的舒张中期的 Austin Flint 杂音，吸入亚硝酸异戊酯后可减轻。

50. 病态窦房结综合征的心电图表现不包括阵发室速。

51. 变异型心绞痛的主要特点是发作时ST段上移。

52. 中心静脉压高、血压低,说明心功能不全或者血容量相对过多,应该给予强心药、舒血管。

53. 风湿性心脏病严重二尖瓣狭窄突发大咯血是由于支气管静脉破裂。

54. 急性心肌梗死发生心源性休克的主要机制是心排血量急剧下降。

55. 充血性心力衰竭的主要特征为肺循环和(或)体循环淤血。

57. 深静脉阻塞是下肢静脉曲张行高位结扎及剥脱术的禁忌证。

58. 血栓闭塞性脉管炎行腰交感神经节切除术应切除患侧第二、第三、第四腰交感神经节及神经链。

59. 吸烟与血栓闭塞性脉管炎的发生、发展密切相关。

60. 洋地黄中毒最常见的心律失常为室性期前收缩二联律。

61. 原发性高血压容易发生夜间阵发性呼吸困难。

63. 心电图是诊断心绞痛最常用的无创性检查。

64. 下肢静脉曲张的主要并发症是小腿溃疡。

65. 冠心病心绞痛与心肌梗死时胸痛的主要鉴别点是疼痛的持续时间及对含服硝酸甘油的反应不同。

66. 在我国,风湿性瓣膜病是引起二尖瓣关闭不全最常见的病因。

67. 痛风性心包炎少见。

68. 呼吸困难是急性心包炎心包积液时最突出的症状。

69. 动脉瘤最常见的治疗方法是动脉瘤切除及血管重建术。

71. 转换酶抑制剂可以保护肾功能。

72. 心肌损伤标志物升高,胸前导联的 ST 段压低 $0.2mV$,T 波倒置,无病理性 Q 波,提示急性非 Q 波型心肌梗死。

73. 二尖瓣狭窄无症状者避免剧烈体力活动,定期(6~12 个月)复查。

74. 循环骤停进行复苏时最有效的药物是肾上腺素。

75. 有效循环血量一般不依赖通畅的微循环。

76. 血栓闭塞性脉管炎的特征是游走性血栓性浅静脉炎。

77. 二度 I 型房室传导阻滞最主要的诊断依据是 P-R 间期逐渐延长加心室漏搏。

78. 阵发性室上性心动过速的发生机制主要是折返机制。

79. 高血压脑病不伴有急性肺水肿的表现。

80. 变异型心绞痛的发生机制主要是冠状动脉痉挛。

81. 循环骤停的临界时间是 4 分钟。

83. 扩张型心肌病多见于青年人。

84. 酒精性心肌病不属于原发性心肌病。

85. 亚急性感染性心内膜炎的发病机制不包括血液的高凝状态。

86. 主动脉瓣关闭不全典型的杂音是舒张期吹风样递减型杂音,坐位前倾时于胸骨左缘最明显。杂音的长短取决于反流量,轻度反流仅引起短促的舒张早期杂音,随反流量的加大,逐渐变为全舒张期杂音。主动脉瓣反流的血液可形成功能性二尖瓣狭窄,在心尖部可闻及柔和的舒张中期的 Austin Flint 杂音,吸入亚硝酸异戊酯后可减轻。

87. 主动脉瓣狭窄易引起心绞痛。

88. 超声心动图对确诊心包积液最有帮助。

89. 急性心肌梗死时血心肌坏死标记物中升高最早的是肌红蛋白。

90. ①I 级:患者患有心脏病,但日常活动量不受限制,一般活动不引起疲乏、心悸、呼吸困难或心绞痛。②II 级:心脏病患者的体力活动受到轻度的限制,休息时无自觉症状,但平时一般活动可出现疲乏、心悸、呼吸困难或心绞痛。③III 级:心脏病患者体力活动明显受限,小于平时一般活动即引起上述的症状。④IV 级:心脏病患者不能从事任何体力活动。休息状态下也出现心衰的症状,体力活动后加重。

91. 血压 170/100mmHg 伴心肌梗死的患者应诊断为高血压病 2 级(极高危)。

92. 充血性心力衰竭时血流动力学异常,其中心泵功能减退表现为心室舒张末压增高,心排血量降低。

93. 急性左心衰竭应选用的利尿剂为呋塞米。

94. 血栓闭塞性脉管炎营养障碍期的主要表现是静息痛。

95. 血栓闭塞性脉管炎不伴静脉曲张。

97. 二尖瓣狭窄最严重的并发症是急性肺

水肿。

98. 胸外心脏按压：在胸骨中下 1/3 交界处、压力要使胸膜下沉 5～6cm。

99. 休克失代偿期的微循环变化主要为微循环衰竭期。

100. 心脏骤停一旦确诊，应立即心脏按压。

102. 二尖瓣狭窄时，肺动脉压增高引起右室扩大，导致三尖瓣相对关闭不全，出现三尖瓣区全收缩期吹风样杂音。

103. 糖尿病人突然烦躁、面色苍白、出汗、恐惧感、胸闷，考虑急性心肌梗死。

104. 心律不齐，心电图示 P 波消失，代之以 f 波，R－R 间期绝对不匀齐，室率 120 次/分，为心房颤动。

105. 变异型心绞痛发作时心电图 ST 段抬高。

106. 按心力衰竭发展阶段分级，临床心力衰竭阶段至少相当于 NYHA 分级 Ⅲ 级。

107. 最有助于感染性心内膜炎诊断的实验室检查是血培养。

108. 二尖瓣狭窄最易引起咯血。

109. 治疗心力衰竭合并肾衰竭的首选利尿剂为呋塞米。

110. 室性期前收缩最常于听诊时发现心律不齐。

111. 双侧肢体对应部位皮肤温度相差 2℃ 以上，提示皮温降低侧有动脉血流减少。

112. 休克指数是脉率与收缩压之比。

114. QRS 波群时限及形态均正常并与 P 波保持固定关系是阵发性室上性心动过速的表现。

116. 对于已经有附壁血栓形成和发生血栓栓塞的患者必须长期抗凝治疗，口服华法林，调节剂量使国际标准化凝血酶原时间比值（INR）保持在 2～2.5。

118. 老年收缩期性高血压的降压目标水平：收缩压（SBP）140～150mmHg，舒张压（DBP）＜90mmHg（但不低于 65～70mmHg），舒张压降得过低可能抵消收缩压下降得到的益处。

119. V_1～V_6 导联 ST 段弓背向上抬高，考虑急性心肌梗死。

121. 高钾血症导致心脏骤停的机制：①兴奋性降低：静息电位负值减小，细胞膜处于部分去极化状态，因而在动作电位的 0 期，膜内电位上升的速度较慢，幅度较小，心肌兴奋性也将降低甚至消失。②自律性降低：在高钾血症时，心房传导组织、房室束－浦肯野纤维网的快反应自律细胞膜上的钾电导增高，故在到达最大复极电位后，细胞内钾的外流比正常时加快，而钠内流相对减慢，因而自动去极化减慢，自律性降低。③传导性下降：高钾血症时，动作电位 0 期膜内电位上升的速度减慢，幅度减小，因而兴奋的扩布减慢，传导性降低，故心房内、房室间或心室内均可发生传导缓慢或阻滞。④收缩性下降：高钾血症时细胞外液 K^+ 浓度的增高抑制了心肌复极 2 期时 Ca^{2+} 的内流，故心肌细胞内 Ca^{2+} 浓度降低，兴奋－收缩偶联减弱，收缩性降低。

122. 患者为阵发性室上性心动过速，面部浸到冷水中是使迷走神经兴奋，导致房室交界区不应期延长而终结室上性心动过速。

123. 继发性高血压最常见的病因是肾脏疾病引起的高血压。

124. 醛固酮的生物特性是保钠排钾，高血压合并低钾血症应首先考虑原发性醛固酮增多症的可能。

125. 室性期前收缩是洋地黄中毒常见的心律失常，以频发多源性室性期前收缩呈二联律最常见。

126. 患者中老年男性，有吸烟史（冠心病的常见危险因素），突发胸痛伴大汗，疑诊为急性心肌梗死，此时首选的检查是心电图。心电图价格便宜，操作方便，其动态改变有助于心肌梗死的确诊。

A3/A4 型题

4. 在听诊上，Austin Flint 杂音与二尖瓣狭窄产生的杂音很相似，皆为心尖区舒张期杂音，但前者常发生在主动脉瓣关闭不全基础上。反流的血液影响二尖瓣开放，引起二尖瓣相对狭窄，而瓣膜本身无病变，后者为二尖瓣器质性狭窄所致。

B1 型题

1. 急性广泛性前壁心肌梗死严重影响心脏泵血功能，引起左心排血量急剧下降，导致急性左心衰竭，若心排血量急剧而严重减少时，则导致心源性休克。

10. ST 段抬高型心肌梗死需要紧急溶栓。恶化型心绞痛是相对稳定的劳力型心绞痛基础上心绞痛逐渐增强，疼痛更剧烈、时间更长或更频繁。

第十五章 消化系统

【答案】

A1/A2 型题

1. C	2. D	3. D	4. A	5. D	6. D	7. E
8. D	9. D	10. D	11. B	12. C	13. A	14. B
15. E	16. D	17. B	18. A	19. E	20. E	21. E
22. B	23. B	24. B	25. D	26. A	27. C	28. E
29. D	30. C	31. C	32. C	33. C	34. D	35. D
36. D	37. C	38. E	39. D	40. D	41. C	42. A
43. D	44. B	45. B	46. B	47. B	48. D	49. B
50. D	51. E	52. B	53. E	54. E	55. A	56. B
57. E	58. B	59. A	60. C	61. D	62. A	63. D
64. B	65. C	66. D	67. B	68. E	69. D	70. C
71. D	72. B	73. E	74. A	75. D	76. D	77. C
78. A	79. A	80. B	81. D	82. D	83. D	84. B
85. A	86. D	87. A	88. D	89. E	90. B	91. D
92. E	93. C	94. B	95. E	96. E	97. C	98. A
99. D	100. A	101. C	102. C	103. C	104. D	105. C
106. B	107. B	108. D	109. E	110. E	111. D	112. E
113. C	114. D	115. E	116. C	117. C	118. D	119. C
120. A	121. A	122. D	123. E	124. C	125. D	126. C
127. D	128. A	129. A	130. C	131. C	132. C	133. D
134. D	135. C	136. E	137. A	138. C	139. C	140. D
141. D	142. A	143. C	144. B	145. D	146. D	147. E
148. C	149. C	150. C	151. D	152. E	153. C	154. E
155. E	156. C	157. B	158. C	159. A	160. B	161. B
162. A	163. A	164. E	165. A	166. E	167. D	168. D
169. C	170. B	171. E	172. E	173. B	174. B	175. D
176. B	177. C	178. B	179. B	180. B	181. D	182. E
183. A	184. A	185. D	186. E	187. A	188. C	189. E
190. E	191. B	192. B	193. C	194. E	195. B	196. D
197. D	198. A	199. E	200. E	201. B	202. C	203. D
204. D	205. C	206. E	207. B	208. D	209. E	210. E
211. D	212. E	213. D	214. A	215. E	216. E	217. A
218. D	219. C	220. E	221. E	222. D	223. B	224. B
225. A	226. B	227. E	228. A	229. B	230. E	231. C
232. B	233. E	234. B	235. D	236. E	237. C	238. A
239. B	240. C	241. D	242. E	243. B	244. E	245. D
246. D	247. E	248. A	249. E	250. A	251. D	252. B

A3/A4 型题

1. (1)D(2)E(3)B	2. (1)E(2)A
3. (1)B(2)E(3)E(4)E	4. (1)D(2)E(3)D(4)C
5. (1)E(2)E	6. (1)C(2)A
7. (1)E(2)D	8. (1)A(2)D(3)D
9. (1)D(2)D(3)E	10. (1)A(2)D(3)B
11. (1)B(2)D(3)B	12. (1)C(2)A(3)B
13. (1)D(2)E(3)A	14. (1)E(2)E(3)B
15. (1)B(2)A	16. (1)B(2)C(3)C
17. (1)E(2)C(3)B	18. (1)D(2)D(3)A
19. (1)A(2)C(3)C(4)C	20. (1)D(2)B
21. (1)D(2)B	22. (1)E(2)C
23. (1)A(2)C	24. (1)D(2)B(3)B
25. (1)D(2)D	26. (1)E(2)C(3)E
27. (1)C(2)D(3)C	28. (1)B(2)D(3)A
29. (1)C(2)D(3)C	30. (1)E(2)A
31. (1)E(2)C	32. (1)E(2)D(3)E
33. (1)D(2)B	34. (1)D(2)A
35. (1)E(2)C	36. (1)C(2)A
37. (1)C(2)E	38. (1)D(2)D
39. (1)C(2)B	40. (1)B(2)D

B1 型题

1. (1)E(2)A(3)D(4)B	2. (1)B(2)A(3)E(4)C
3. (1)E(2)C(3)B	4. (1)B(2)A
5. (1)B(2)C(3)A	6. (1)A(2)D
7. (1)D(2)A	8. (1)A(2)E
9. (1)D(2)B(3)A	10. (1)A(2)B
11. (1)A(2)B(3)D	12. (1)E(2)B
13. (1)B(2)A	14. (1)B(2)D(3)E
15. (1)E(2)D(3)A	16. (1)E(2)A(3)C
17. (1)B(2)A	18. (1)B(2)C(3)E
19. (1)D(2)E	20. (1)B(2)C
21. (1)B(2)A	22. (1)D(2)E
23. (1)A(2)B	24. (1)C(2)E

【解析】

A1/A2 型题

2. 向肝脏输送血液最多的是门静脉。

3. 血清淀粉酶水平是临床上诊断和监测急性胰腺炎的重要指标，其 6～12 小时开始升高，24 小时达高峰，48 小时开始下降，持续 3～5 天。

4. 关腹前在腹腔内用抗生素控制感染易发生粘连。

5. 克罗恩病的主要手术指征是疑有恶变。

6. 肝硬化最常见的并发症是上消化道出血。

7. 急性梗阻性化脓性胆管炎除具有一般胆道感染的 Charcot 三联征（腹痛、寒战高热、黄疸）外，还可出现休克、神经中枢系统受抑制表现，即 Reynolds 五联征。

8. 胃黏膜中分泌胃蛋白酶原的细胞是主细胞。

9. 导致出血的多为急性糜烂出血性胃炎，强调内镜检查应在出血发生后 24～48 小时内进行，因为病变可能在短期内消失，延迟胃镜检查可能无法确定出血病因。

10. 急性糜烂性胃炎出血的主要症状是呕血、黑便。

11. 腹部闭合性损伤诊断的关键在于确定有无内脏损伤。

12. 坏死性胰腺炎时血淀粉酶脂肪酶可不增高，最有诊断意义的指标为血钙降低。

13. 十二指肠球部溃疡时，壁细胞总数是明显增加。

14. 肝硬化患者全血细胞减少最主要的原因脾功能亢进。

15. 巨大卵巢囊肿与腹水的鉴别最有诊断价值的是腹腔 B 型超声检查。

16. 克罗恩病最常见的并发症是肠梗阻。

17. 肝功能正常的肝癌首选手术治疗。

19. 既往病史、症状与体征可为出血的病因提供重要线索，但确诊出血的原因与部位则需要靠器械检查。胃镜检查是目前明确上消化道出血病因的首选检查方法。

20. 不典型增生需要定期胃镜检查追踪观察。

21. 根据临床表现难以区分肠结核与克罗恩病时，最可靠的鉴别方法是剖腹探查。

22. 儿童急性阑尾炎穿孔最易形成弥漫性腹膜炎。

23. 上消化道出血可表现为呕吐或黑便，最重要取决于出血的量和速度。

24. 胃及十二指肠急性穿孔施行非手术疗法最关键的治疗措施是胃肠减压。

25. 在诊断闭合性腹部外伤合并内出血中腹腔穿刺抽出不凝固血液最重要。

26. 治疗十二指肠溃疡欲达到消除神经性胃分泌，而不引起胃滞留，保留幽门括约肌的功能和正常胃容积，首选高选择胃迷走神经切断术。

28. 幽门螺杆菌感染是慢性胃窦炎最主要的病因。

29. 幽门管溃疡最易发生幽门梗阻。

31. 内因子由胃黏膜壁细胞分泌。

32. 毕 I 式与毕 II 式胃大部切除术的主要区别是胃肠吻合口的部位。

34. 胃癌的主要转移途径是淋巴转移。

35. 对 Crohn 病最有诊断意义的病理改变是肠壁非干酪性上皮样肉芽肿。

36. 上消化道大出血最常见的原因是胃、十二指肠溃疡。

37. 肛裂的临床表现为大便时和便后肛门剧痛并带少量鲜血。

38. 腹部外伤伴有内出血休克，最重要的处理原则是及时手术探查。

39. 轻中型溃疡性结肠炎治疗的首选药物是柳氮磺吡啶。

40. 急性胰腺炎引起休克的主要原因有效循环血容量不足。

42. 肝性脑病又称肝性昏迷，是由严重肝病引起、以代谢紊乱为基础的中枢神经系统功能失调综合征，其主要临床表现为意识障碍、行为异常和昏迷。符合本例的临床表现。

43. 多发性瘘管是克罗恩病的并发症。

44. 肝性脑病患者可采取稀乙酸液灌肠。

45. 肝硬化患者肝功能减退的临床表现不包括脾大。

46. 胃大部切除术后近端空肠综合征的主要表现为呕吐大量胆汁。

48. 梗阻性黄疸时，BUS 显示胆总管和肝内胆管均不扩张，为明确诊断，应选择 ERCP。

55. 轻症急性胰腺炎：腹部体征较轻，常与主诉腹痛程度不十分相符，可有腹胀和肠鸣音减少，无腹肌紧张和反跳痛。

56. 腹股沟管有前、后、上、下 4 个壁，以及内、外 2 个口。前壁浅层为腹外斜肌腱膜，深层有腹内斜肌的部分肌纤维加强。治疗腹股沟疝时常用的 Ferguson 法即加强此壁。后壁为腹横筋膜、Bassini、McVay 及 Shouldice 等方法即加强此壁。上壁为腹内斜肌、腹横肌形成的弓状下缘。下壁为腹股沟韧带和陷窝韧带。内口即腹股沟深环，位于腹股沟韧带中点上方约一横指处，腹壁下动脉的外侧，是由腹横筋膜外突形成的卵圆形裂隙，是斜疝内容物的进出口；外口即腹股沟浅环，是腹外斜肌腱膜在耻骨结节外上方形成的三角形裂隙。

59. 胆道疾病首选 B 超。

61. 细菌性肝脓肿起病较急，主要症状是寒战、高热、肝区疼痛和肝大，伴有恶心、呕吐、食欲不振和周身乏力。巨大的肝脓肿可使右季肋呈饱满状态，局部皮肤可出现凹陷性水肿。实验室检查：白细胞计数增高，明显左移。B 型超声波检查可明确其部位和大小，为首选的检查方法。X 线胸腹部检查：右叶脓肿可使右膈肌升高；肝阴影增大；有时可出现右侧反应性胸膜炎或胸腔积液。左叶脓肿，X 线钡餐检查有时可见胃小弯受压、推移现象。必要时可做 CT 检查。

66. 乙状结肠破裂，立位腹部 X 线平片，膈下出现半月形气影。

67. 急性腹膜炎发生严重休克的主要因素为血容量减少和吸收大量毒素。

68. 肝性脑病过去称为肝性昏迷，是由严重肝病引起、以代谢紊乱为基础的中枢神经系统功能失调综合征，其主要临床表现为意识障碍、行为异常和昏迷。符合本病例的临床表现。

69. 幽门梗阻时胃内容物排空受阻，上腹胀满不适，疼痛于餐后加重，并有恶心、呕吐，大量呕吐后症状可以缓解，呕吐物含发酵酸性宿食。严重呕吐可致失水和低氯低钾性碱中毒。不符合本例。

71. 胆道蛔虫症的典型表现为阵发性剑突下钻顶样疼痛，发作过后如常人。

72. 门静脉高压分流术后，门静脉压力下降最明显，同时肝性脑病发生率最高的术式是门腔静脉分流术。

73. 十二指肠球部后壁溃疡并发大出血，血管多来自胰十二指肠上动脉。

74. 胃迷走神经切断术的基本要求是术后神经性胃酸分泌完全消失。

75. 胃溃疡急性穿孔，最理想的治疗方法是胃大部切除术。

77. 直肠肛管交界的齿线在临床上的重要性是齿线上下血液供应、神经、淋巴引流各异。

78. 肛裂最突出的表现是排便时和便后肛门剧烈疼痛。

79. 小儿 1 岁以内腹股沟斜疝，应采用非手术治疗。

80. 大量呕吐，丢失胃液发生碱中毒。

81. 增生型肠结核与结肠癌无关。

82. 急性弥漫性腹膜炎伴有气腹最常见于急性胃十二指肠溃疡穿孔。

84. 对疑有早期原发性肝癌的患者，首先应采用血清甲胎蛋白动态观察检查。

85. 胃十二指肠急性穿孔最易形成右侧膈下脓肿。

86. 肛瘘手术治疗中，最重要的是明确瘘管与括约肌关系。

87. 急性胆囊炎致病菌主要来源于肠道逆行入侵胆囊。

88. 继发性腹膜炎的病原菌，其中毒症状严重的原因为各种细菌混合感染。

89. 慢性胃十二指肠溃疡并发大出血，最常见的部位在十二指肠球后壁。

90. 急性胰腺炎的基本病理改变是水肿、出血、坏死。

91. 胆道结石合并胰腺炎非手术治疗不缓解，应进一步做手术治疗。

92. 食管癌的典型症状是进行性吞咽困难。

96. 继发性腹膜炎多是大肠埃希菌感染。

97. 直肠指诊时伴有疼痛，最常见的是肛裂。

98. Whipple 三联征是指癫痫状发作、空腹血糖 <2.8mmol/L、给予葡萄糖后缓解。

99. Oddi 括约肌与胆道功能关系最大。

100. 急性胰腺炎发病后 3 周，上腹可扪及肿块伴有低热，应首先考虑为胰腺脓肿。

101. 无痛性黄疸伴胆囊增大最可能为壶腹周围癌。

102. 对便血患者强调作直肠指诊的主要目的是排除肿瘤。

103. 老年男性，进食哽噎感，首先应考虑食管癌。

104. 轻症急性胰腺炎：腹部体征较轻，常与主诉腹痛程度不十分相符，可有腹胀和肠鸣音减少，无腹肌紧张和反跳痛。

106. 急性梗阻化脓性胆管炎最常见的梗阻原因是胆管结石。

108. 胃小弯动脉弓由胃左动脉和胃右动脉构成，前者来自于腹腔动脉干，后者来自于肝固有动脉。

109. 穿刺脓液为咖啡色是阿米巴性肝脓肿的表现。细菌性肝脓肿是黄白色脓液。

110. 门静脉高压分流术的主要缺点是肝性脑病发生率高。

111. 急性阑尾炎易发生阑尾坏疽穿孔的主要原因是阑尾动脉系终末支，易致血运障碍。

112. 鉴别腹股沟斜疝与直疝最有意义的体征是回纳疝块后，压住内环，增加腹内压是否脱出。

115. 导致粘连性肠梗阻最常见的原因是腹腔内手术。

117. 腹部闭合性损伤中，较多见的实质性脏器损伤为脾。

118. 回肠小穿孔早期查体无腹膜刺激症状，原因为肠管痉挛，黏膜外翻，血凝块堵塞。

119. 胃溃疡最常发生的部位是胃小弯。

120. 早期食管癌的病变范围限于黏膜层。

121. 断流手术：脾切除，同时阻断门奇静脉间的反常血流，达到止血的目的。

122. 出现咽下困难最早的是缩窄型食管癌。

123. 断流手术时切断的是贲门周围血管，不应结扎胃右静脉。

124. 手术疗法常用于髂 – 股静脉血栓形成而病期不超过 48 小时者。对于病情继续加重或已出现股青肿征象者，即使病期较长，也应采用手术取栓力求挽救肢体。主要是采用 Fogarty 导管取栓术，术后辅用抗凝、祛聚疗法 2 个月，防止再发。

125. 瘢痕性幽门梗阻采取胃空肠吻合术。

129. 早期胃癌首选手术治疗。

130. 烟卷引流一般多用于较深部位和腹腔引流，每次换药时需转动 1~2 圈并拔出少许剪短，以防与组织、器官粘连及引流不畅，通常于术后 3 天左右完全拔除。

132. 股疝经股环、股管突出于股部卵圆窝。

133. 血清脂肪酶升高较晚，多在急性胰腺炎发病 1 周后升高。

134. 上段食管是指胸廓入口至气管分叉。

135. 原发性肝胆管结石患者，首选的治疗方法为手术去除病灶，解除梗阻，通畅引流。

136. 直肠指诊不能发现直肠上端肿瘤。

137. 产毒性大肠埃希菌不引起侵袭性肠炎。

138. 腹水腺苷脱氨酶增高对诊断结核性腹膜炎有重要意义。

139. 结核性腹膜炎的病理解剖多发类型依次为粘连型 – 渗出型 – 干酪型。

140. 奥美拉唑抑酸作用强、疗效佳。

141. 急性糜烂性胃炎的确诊应依据急诊胃镜检查。

143. 动脉粥样硬化病变最常累左冠状动脉前降支。

144. 便血是内痔的早期症状。

146. 胃大部切除术治疗十二指肠溃疡的原因是降低胃酸分泌。

147. 晚期食管癌才出现咽下食物时呛咳。

150. 胆道疾病首选 B 超检查。

151. 上腹绞痛或有黄疸伴便血者，应考虑肝、胆道出血。

153. 剧烈呕吐后，呕出中等量鲜血，首先应考虑 Weiss – Mallory 综合征。

154. 食管中、下段见狭窄，黏膜破坏，提示恶性肿瘤。进食哽噎感，其后症状逐渐加重，近 3 周只能进全流质，体重减轻，体力下降更进一步证实是食管癌。

156. 嵌顿疝内容物中的肠管是小肠憩室，称为里脱（Litter）疝。

159. 胃大部切除术后吻合口溃疡好发于吻合口的空肠侧。

160. 早期胃癌病灶局限于黏膜或黏膜下层。

162. 胰腺癌最好发的部位是胰腺头部。

163. 胰腺疾病与胆道疾病互相关系的解剖基础是胆总管与胰管有共同通道及出口。

164. 对上消化道大出血最有价值的诊断方法是急诊胃镜检查。

165. 急性梗阻性化脓性胆管炎最常见的原因是胆总管结石。

166. Murphy 征阳性提示急性胆囊炎。

167. 门静脉高压食管曲张静脉破裂出血最有效的止血方法是三腔管气囊压迫。

168. 阿米巴肝脓肿适宜做穿刺检查。

169. 诊断化脓性腹膜炎的主要依据是腹部有无压痛、反跳痛、肌紧张。

170. 结肠癌最早出现的症状是排便习惯与

粪便性状改变。

171. 不完全性肠梗阻不同于完全性肠梗阻主要表现于呕吐可有可无，少量排气、排便。

172. 诊断肠梗阻最主要的根据是X线检查见腹部有多个液气平面及胀气肠袢。

173. 较早出现食管阻塞的食管癌，病理类型常是缩窄型。

174. 阑尾残端安全处理的最好方法是结扎和包埋。

175. 直肠镜、乙状结肠镜、纤维光束结肠镜检查最危险的并发症是引起直肠穿破。

176. 肛裂的临床症状为疼痛、便秘、出血。

177. 肛瘘手术中影响手术效果的关键步骤在于正确找出内口，据与括约肌关系选择术式。

178. 最容易引起嵌顿的疝是股疝。

179. 机械性肠梗阻出现的阵发性绞痛的原因是梗阻近端肠管的强烈蠕动。

180. 肠套叠早期不出现高热。

181. 在急性腹膜炎的情况下，急性阑尾炎、胆囊炎穿孔最常引起早期发热。

182. 原发性肝癌早期的转移途径为肝内进行转移。

183. 门静脉高压大出血的特点是发生急，来势猛，迅速引起休克。

185. 突然呕血1500ml出现休克的患者，在了解一般情况后，首先应静脉切开输血。

193. 壶腹癌：黄疸出现早，可呈波动性，常合并胆管感染。

195. 右膈下脓肿一般继发于腹腔内感染或腹部大手术后，全身症状不如肝脓肿严重，用力吸气可加剧肩部疼痛，X线检查可见膈下有液气平，B型超声波可鉴别。

197. 滑动疝最易发生的部位是髂窝区后腹膜与后腹壁结合处。

198. BUS是诊断胆囊结石简单而可靠的方法。

199. 胆汁性肝硬化为原发性胆小管病变，长期胆汁淤积，造成长期黄疸，肝大，尿色加深，粪色变浅。该病为自身免疫性疾病，特异的诊断依据为有关自身抗体阳性，必要时可行肝穿活检。

201. 直肠指诊是肛肠疾病的首选检查。

202. 细菌性肝脓肿起病较急，主要症状是寒战、高热、肝区疼痛和肝大，伴有恶心、呕吐、食欲不振和周身乏力。巨大的肝脓肿可使右季肋呈饱满状态，局部皮肤可出现凹陷性水肿。实验室检查：白细胞计数增高，明显左移。B型超声波检查可明确其部位和大小，为首选的检查方法。X线胸腹部检查：右叶脓肿可使右膈肌升高；肝阴影增大；有时可出现右侧反应性胸膜炎或胸腔积液。左叶脓肿，X线钡餐检查有时可见胃小弯受压、推移现象。必要时可做CT检查。

203. 瘢痕性幽门梗阻采取胃空肠吻合术。

205. 腹腔镜检查对结核性腹膜炎最具诊断价值。

206. 胃溃疡多见于胃角和胃窦。

210. 判断慢性胃炎是否属活动性的病理依据是黏膜有无中性粒细胞浸润。

211. 右下腹压痛，反跳痛，腹肌紧张，结肠充气试验阳性符合阑尾炎穿孔。

214. 肠结核的好发部位是回盲部。

218. 腹外疝最重要的发病原因是腹壁有薄弱点或腹壁缺损。

220. 腹腔穿刺抽出凝固的血液提示抽出的为血管内血液。

221. 溃疡的好发部位是胃小弯。

222. 急性化脓性阑尾炎应该及早手术治疗。

223. 原发性腹膜炎是指腹腔无原发感染病灶，细菌由血源进入腹腔所致，临床上较为少见，以10岁以下体弱多病的儿童多见，致病菌多为溶血性链球菌或肺炎双球菌。

224. 急诊内镜检查是诊断的金标准。

225. 确诊为腹膜后血肿之后，在治疗上最需注意的并发症失血性休克的防治。

226. 胰头癌最主要的首发症状是黄疸。

227. 血清脂肪酶是诊断急性胰腺炎的客观指标。

228. 血清AFP测定诊断原发性肝癌具有较高的特异性。

229. 直肠癌出现梗阻时，Hartmann手术是最佳手术方式。

230. 老年人阑尾炎的临床特点：①主诉不确切、体征不典型，临床表现轻而病理改变重，体温及白细胞升高均不明显，容易延误诊治；②阑尾缺血坏死、穿孔和其他并发症的发生率都较高；③因常伴发心血管病、糖尿病、肾功能不全等，使病情更加复杂、严重。幼儿阑尾炎的临床特点：①病情发展较快且较重，早期即出现高热、呕吐等；②右下腹体征不明显、不典型、局部明显压痛及肌紧张是小儿阑尾炎的重要体征；③穿孔率可达80%，并发症及死亡率也较高。处理原则：早期手术，并配合输液、纠正脱水、广谱抗生素等。

231. 肝穿刺活检示假小叶形成是确诊肝硬化最可靠的证据。

232. 绞窄性肠梗阻最易发生代谢性酸中毒。

233. 发生应激性溃疡最常见的部位是胃。

235. 肝硬化最常见的并发症是上消化道大出血。

236. 细菌性肝脓肿最主要的原因是胆管结石并感染。

237. 根除幽门螺杆菌的方案首选质子泵抑制剂＋克拉霉素＋铋剂＋阿莫西林，治疗10天。

238. 腹膜返折以上直肠癌早期淋巴转移的主要途径是向直肠上动脉旁淋巴结转移。

239. 血清幽门螺杆菌抗体检查不可靠。

240. 奥美拉唑是用于胃食管反流病诊断性治疗的药物。

241. 胃大部切除术后患者，发生早期倾倒综合征的最晚时间是餐后30分钟。

242. 上消化道出血最常见于消化性溃疡。

243. 采用高选择性迷走神经切断术治疗十二指肠溃疡的主要依据是能够减少胃酸分泌。

244. 先天性腹股沟斜疝发生的最主要原因是腹膜鞘突不闭锁。

246. 反酸、胃灼热提示胃食管反流，首选PPI，奥美拉唑最常用。

247. COPD患者急性加重时会出现呼吸衰竭，发生低氧血症和（或）高碳酸血症，具有缺氧和二氧化碳潴留的表现，除呼吸困难之外还会出现意识障碍，应首选血气分析。

250. 急性细菌性痢疾的临床表现：①毒血症：发热、头痛、乏力、食欲缺乏和末梢血白细胞增多。②腹痛和腹泻：与炎症渗出和病变肠管蠕动增强有关。③里急后重和排便次数增多与直肠壁受炎症刺激有关。④中毒性休克：严重的毒血症引起，多发生于2～7岁的小儿，多由福氏或宋氏痢疾杆菌引起。

259. 水肿型胰腺炎和出血坏死型胰腺炎都表现为上腹剧痛向左腰背部放射、发热、呕吐，血尿淀粉酶、脂肪酶增高，B超检查胰腺增大等。出血坏死型胰腺炎表现较重，腹膜炎范围

宽、体征重，腹胀明显，肠鸣音弱或消失，可见Cullen征和Grey－Turner征，腹水呈血性或脓性，可伴休克，可并发脏器功能障碍和严重的代谢障碍，白细胞增高，血糖升高，血钙降低，MODS等。

260. 患者长期便中带血，已造成贫血状况，但无疼痛症状，直肠指检未发现肿块。已有贫血，所以不能对症处理。因便时带血，可做肛门镜检查，排除肛门周围病变。

261. 被乙型肝炎病毒携带者注射用过的针头刺伤手指，紧急预防方法是用含有高效价抗－HBs制备的人免疫球蛋白（HBVIg）注射，一般在1周内注射有预防效果。

262. 亚急性重型肝炎光镜下显示细胞大片坏死，同时可见肝细胞再生结节，明显淤胆，大量炎性细胞浸润，结节间纤维组织及小胆管明显增生。

263. 内痔的好发部位是截石位的3点、7点、11点。

264. 肝硬化异常血流导致门脉高压，升高的压力传送到侧支静脉，侧支发生扩张，肝硬化患者腹部扩张的静脉侧支形成了"海蛇头"样表现。

265. 浓缩红细胞容量小而效果好，可减少不良反应和循环超负荷的发生，适用于老年人或合并有心功能不全者或儿童；血浆含有几乎全部的凝血因子，用于凝血因子缺乏以及大量输入库存全血或浓缩红细胞后的患者。该患者属老年人，又需胃癌手术，应选浓缩红细胞和血浆。

266. 成人每日消化道出血量超过50ml时可出现黑粪。

267. 超声检查已广泛应用于肝癌的诊断，可以显示肿瘤的大小、形态、部位，以及肝静脉或门静脉有无癌栓等。诊断符合率可达90%左右。

268. 肝功能评分指标：肝性脑病、血清胆红素、血浆清蛋白、腹水、凝血酶原时间。CTP评分系统能够很好地反映肝脏储备功能，因而广泛用于评价门脉手术预后、肝硬化患者预后，肝叶切除前肝功能的评估，以及非肝原因手术的肝硬化患者的术前预测等多个方面。

269. 腹部损伤中，胰腺损伤、胃或十二指肠损伤时，血淀粉酶、尿淀粉酶值多有升高。

270. 溃疡性结肠炎X线钡剂灌肠的征象：

肠管缩短，结肠袋消失，肠壁变硬，可呈铅管状。

A3/A4 型题

6. 临床拟诊阿米巴肝脓肿。肝穿刺抽到棕褐色脓液300ml，镜检找到阿米巴滋养体，无特殊气味。细菌培养为革兰阴性杆菌。

34. 女性患者57岁，乙肝病史10年。晚餐进食后突发呕鲜血，量约500ml，考虑最可能的诊断为食管胃底曲张静脉破裂。对于食管胃底曲张静脉破裂手术止血，常用的手术方法是贲门周围血管离断术。

35. 一般拔除引流片的时间为1~2天。正常情况下，该患者拆线时间应为术后7~9天。

36. 幽门梗阻首选消化道钡餐造影，次选胃镜。有幽门梗阻无法进行全消化道钡餐造影，故选胃镜。幽门梗阻的特点是呕吐物为隔夜宿食，呕吐物中含有大量的氯离子及钾离子，故而造成低钾血症、代谢性碱中毒。

37. 炎症的活动性是指中性粒细胞出现，胃黏膜内中性粒细胞增多是该患者炎症活动的客观依据。胃黏膜肠上皮化生为化生型萎缩性胃炎的特征。胃黏膜出血可表明急性胃黏膜损伤。淋巴细胞是慢性萎缩性胃炎常见的浸润细胞。胃黏膜纤维组织增生在萎缩性胃炎中不常见。A型胃炎又称自身免疫性胃炎，主要位于胃底和胃体。患者血中壁细胞抗体阳性，壁细胞减少，泌酸功能减弱，胃酸分泌明显降低；胃酸降低使消化功能减退，患者出现厌食、体重下降；患者体内抗内因子抗体阳性，内因子不能有效与维生素B_{12}结合，使体内维生素B缺乏，出现恶性贫血。

38. 患者表现为急性胆管炎的夏科（Charcot）三联征：腹痛、黄疸、高热。大多由胆管结石引起。患者出现神志淡漠、嗜睡，血压90/50mmHg，最可能诊断为急性梗阻性化脓性胆管炎，治疗主要是手术解除梗阻。

39. 局部并发症有胰腺脓肿和假性囊肿。胰腺脓肿表现为腹部包块，在胰腺炎起病2~3周后，因胰腺及胰周坏死继发感染而形成，此时高热、腹痛，出现中毒症状。假性囊肿在病后3~4周形成，系由胰液和液化的坏死组织在胰腺内或其周围包裹所致。根据患者表现判断为假性囊肿形成。患者最可能的诊断为急性胰腺炎。治疗以保守治疗为主，包括禁食、禁水、胃肠减

压、静脉输液和止痛治疗。当与胆道疾病有关时，可使用抗生素，减少胰液分泌用生长抑素及其类似物奥曲肽，抑制胰酶活性用胰肽酶。胰腺炎有并发症时或经内科治疗无效时可手术。

40. 胃食管反流病（GERD）是指胃、十二指肠内容物反流入食管引起的不适症状和（或）并发症的一组疾病。食管症状包括：①典型症状：反流胃灼热（烧心），对GERD的诊断具有重要的意义；②非典型症状：胸骨后疼痛、吞咽困难等，部分患者还可能有上腹部疼痛、烧灼感等不典型症状。食管外症状有咽喉部和呼吸道症状，包括慢性咳嗽、声音嘶哑、哮喘，咽喉部的疼痛或异物感等，严重者可发生吸入性肺炎甚至肺间质纤维化，也可能与口腔溃疡溃疡及龋齿等口腔问题相关。婴幼儿患GERD则会出现生长发育迟缓等现象。夜间胃酸分泌过多是十二指肠溃疡的发病机制。

B1 型题

21. 肛裂的典型临床表现为肛门疼痛、便血和便秘。排便时干硬粪便直接挤擦溃疡面并撑开裂口，造成剧烈疼痛，粪便排出后疼痛短暂缓解，经数分钟后由于括约肌反射性痉挛，引起较长时间的强烈疼痛，导致肛裂患者恐惧排便，使便秘更加重，形成恶性循环。创面裂开可有少量出血，在粪便表面或便后滴血。肛瘘的特征是痔疮生长在肛门缘，与肛门紧紧相连接；而肛瘘之外口，距肛缘有一定距离，且瘘口鲜红或有凹陷瘢痕，按压可有脓汁从瘘口流出，自觉有条索状物从瘘外口延伸向肛门。

22. 经过直肠指检可判断扪及肿块的大小和浸润程度、是否固定，有无肠壁外、盆腔内种植性肿块等，是诊断直肠癌的必要检查步骤。约80%的直肠癌患者就诊时可通过直肠指检被发现可触及质硬、凹凸不平肿块；晚期可触及肠腔狭窄，肿块固定。指套见含粪便的污浊脓血。直肠指检在直肠下端可触及圆形柔软、可活动肿物，考虑直肠息肉。

23. 革兰氏阴性厌氧菌是氨产生的主要因素，甲硝唑具有广谱抗厌氧菌的作用，可通过对小肠厌氧菌的抑制而减少内源性氨的生成。门冬氨酸鸟氨酸是合成尿素和谷氨酰胺必需的底物，鸟氨酸能激活尿素合成过程中的关键酶——鸟氨酸氨基甲酰转移酶和氨基甲酰磷酸合成酶，促进氨的代谢，达到对血氨的解毒作用。门冬氨酸作为底物可生成谷氨酸和草酰乙酸，谷氨酰氨是

氨的解毒产物，同时是氨的储存及运输形式。草酰乙酸参与羧酸循环，促进肝细胞内能量生成，使得被损伤的肝细胞得以修复、再生，恢复肝脏功能。

24. 侵袭性大肠埃希菌性肠炎表现为高热、呕吐、腹痛，腹泻频繁，大便呈黏液状，带脓血。金黄色葡萄球菌肠炎多继发于使用大量抗生素后，主要表现为呕吐、发热、腹泻，典型大便为暗绿色，量多带黏液，镜检有大量脓细胞。

病毒性肠炎主要的病原为轮状病毒，常伴发热和呼吸道感染症状，大便次数及水分多，呈黄色水样便或蛋花样便带少量黏液，常并发脱水、酸中毒及电解质紊乱。真菌性肠炎常并发于其他感染或肠道菌群失调时，常伴鹅口疮，大便泡沫多，带黏液，可见豆腐渣样细块，大便镜检有真菌孢子和菌丝。出血性大肠埃希菌性肠炎主要表现为排大量水样便、黏液便，导致患儿脱水和电解质紊乱，但全身感染中毒症状轻或无。

第十六章 泌尿系统（含男性生殖系统）

【答案】

A1/A2 型题

1. E	2. C	3. C	4. A	5. A	6. C	7. E
8. B	9. D	10. A	11. D	12. D	13. E	14. D
15. B	16. A	17. C	18. A	19. D	20. C	21. E
22. A	23. C	24. C	25. E	26. B	27. D	28. B
29. E	30. C	31. B	32. D	33. A	34. B	35. D
36. B	37. E	38. B	39. D	40. D	41. B	42. D
43. E	44. D	45. D	46. D	47. E	48. C	49. D
50. E	51. B	52. B	53. A	54. B	55. B	56. B
57. A	58. C	59. B	60. D	61. C	62. B	63. D
64. E	65. D	66. C	67. D	68. B	69. B	70. A
71. E	72. A	73. A	74. A	75. B	76. C	77. D
78. B	79. C	80. E	81. D	82. E	83. E	84. B
85. B	86. D	87. C	88. C	89. A	90. B	91. E
92. C	93. D	94. E	95. E	96. B	97. D	98. C
99. B	100. E	101. A	102. E	103. A	104. A	105. C
106. B	107. D	108. A	109. C	110. E	111. C	112. A
113. D						

A3/A4 型题

1. (1)E(2)B(3)A
2. (1)D(2)A(3)B
3. (1)D(2)D(3)C(4)D
4. (1)E(2)E
5. (1)C(2)A(3)E(4)A
6. (1)C(2)E(3)D
7. (1)C(2)C(3)A(4)B
8. (1)D(2)C(3)C(4)E
9. (1)B(2)E(3)B
10. (1)C(2)B
11. (1)B(2)D(3)A
12. (1)D(2)B
13. (1)D(2)A(3)D(4)C
14. (1)B(2)A
15. (1)A(2)B
16. (1)E(2)B
17. (1)B(2)B

B1 型题

1. (1)B(2)D(3)C(4)A
2. (1)C(2)A(3)B(4)D
3. (1)A(2)D
4. (1)A(2)C
5. (1)A(2)C(3)E(4)D
6. (1)C(2)B
7. (1)C(2)B
8. (1)B(2)A(3)C
9. (1)E(2)D
10. (1)B(2)D
11. (1)B(2)E
12. (1)C(2)E

【解析】

A1/A2 型题

2. IgA 肾病最常见的临床表现为血尿。

3. 肾结核多来源于肺结核。

4. 肾小球源性血尿的特点是变形红细胞尿。

5. 蛋白尿是 24 小时尿蛋白超过 150mg。

7. 尿道下裂的病理分型包括会阴型、阴囊型、阴茎型、尿道型。

8. 腹股沟部隐睾最常见的并发症为腹股沟疝。

9. 后尿道损伤最常见的后期并发症为尿道狭窄。

10. 肾结核最常见的临床表现是尿频、尿痛。

11. 肾结核最常见的晚期并发症为膀胱挛缩和对侧肾积水。

13. 脓尿患者，一般抗感染治疗无效，普通培养无细菌生长，首先考虑泌尿系结核。

14. 前列腺增生患者检测 PSA 主要是为了定性，并不能判断程度。

15. 肉眼血尿最常见于 IgA 肾病。

16. 肾病综合征患者应用泼尼松治疗至少 6 周。

17. 临床如突然发生一侧或两侧腰痛，可有明显全身症状，高热、寒战、恶心、呕吐亦常见，可伴随败血症低血压，应想到急性肾盂肾炎。

18. 睾丸鞘膜积液的最佳治疗方法是鞘膜翻转术。

19. 慢性肾盂肾炎因有反复的肾盂、肾盏感染而发生瘢痕化、皱缩，两侧肾脏因感染程度不一致，故而出现一侧肾缩小，表面凹凸不平；慢性肾小球肾炎因是肾单位的逐渐萎缩和减少，故而多为双侧肾脏体积逐渐缩小。

21. 肾挫伤损伤仅限于部分肾实质，形成肾淤斑和（或）包膜下血肿，肾包膜及肾盂黏膜完整。损伤涉及肾集合系统时可有少量血尿。一般症状轻微，可以自愈。

23. 体外冲击波治疗（ESWL）适用于肾、输尿管上段＜2.5cm 的结石，具有正常肾功能，碎石成功率可达90%左右。

24. 精原细胞瘤对放疗敏感。

25. 本例是尿石症，典型的临床症状是尿流中断，改变体位后好转。

27. 尿急、尿频、尿痛加尿细菌定量培养（－）提示尿道综合征。

29. 休克是血液透析的禁忌证。

33. 睾丸肿瘤主要的临床表现是睾丸肿大，有沉重感。

34. 前列腺增生最重要的症状是排尿困难。

35. 膀胱结石易引起排尿突然中断。

36. 选择性蛋白尿以清蛋白为主。

37. 治疗慢性肾小球肾炎的主要目的是延缓肾功能减退。

40. 慢性肾盂肾炎常常反复急性发作。

41. 导致尿毒症高血压的各种因素中，最主要的是水钠潴留。

43. 尿道裂伤可有尿道周围血肿和尿外渗，愈合后引起瘢痕性尿道狭窄。

44. 急性肾小管坏死的初发期原则上应用甘露醇、呋塞米（速尿）进行利尿。其作用是：①大剂量利尿，冲刷肾小管，以防上皮细胞坏死堵塞肾小管；②观察利尿效果以判断疾病程度。

46. 肿瘤浸润深度＋分化程度是决定膀胱癌预后最主要的因素。

48. 肾结核病理改变主要在肾而临床表现主要在膀胱。

49. 骑跨伤为尿道球部外伤时最常见的原因。

50. 损伤出现明显血尿的是肾部分裂伤，肾盂肾盏黏膜破裂。

51. 急进性肾炎常不伴贫血。

52. 前列腺增生症早期的症状是尿频。

53. 低蛋白饮食＋酮酸可以保护肾功能，减少蛋白尿。

54. 活动后血尿应考虑为上尿路结石。

55. 大肠埃希菌为导致肾盂肾炎的常见致病菌。

56. 慢性肾功能不全分为四期：①储备能力下降期：GFR 降至正常的50%～80%，血肌酐正常，患者无肾功能不全症状，相当于 K/DOQI

指南中 CKD 的第二期；②氮质血症期：CFR 降至正常的25%～50%，血肌酐高于正常但＜450μmol/L，患者可有轻度贫血、多尿和夜尿增多，相当于 CKD 的第三期；③肾衰竭期：CFR 降至正常的25%～50%，血肌酐为450～707μmol/L；④尿毒症期：GFR＜10%，血肌酐＞707μmol/L，相当于 CKD 的第五期。

57. 在我国引起慢性肾衰竭最常见的原因是慢性肾小球肾炎。

58. 静脉输注清蛋白会加重肾损害。

59. 多发性骨髓瘤肾病多见于老年男性，临床表现有全身疼痛、水肿、贫血，实验室检查，血浆蛋白电泳见 M 带，尿本周蛋白阳性，扁骨（骨盆、颅骨等处）X 线特征性表现为穿凿样空洞改变。

61. 肾脏体积的大小对区分急、慢性肾衰竭最有意义。

63. 在我国成年人中，引起原发性肾病综合征最常见的病理类型是膜性肾病。

64. 肉眼血尿反复发作，最常见于 IgA 肾病。

66. 进行性排尿困难是前列腺增生症最主要的症状。

67. 前列腺穿刺活检是确诊前列腺癌最有帮助的检查。

68. 慢性肾衰竭时多有水、电解质平衡紊乱，酸中毒等，应用药物治疗如静脉推注钙剂，静脉滴注碳酸氢钠等均奏效慢而延误抢救时机。故宜行血液净化疗法。血管紧张素转换酶抑制剂可引起和加重高血钾，尤其在严重肾脏功能不全时，因此，在上述情况下应该禁用。

69. 急进性肾炎常不伴贫血。

71. 间断无痛全程肉眼血尿＋肾盂有充盈缺损，首先应考虑诊断肾盂癌。

72. 自身抗体阳性提示免疫疾病，尿蛋白（＋＋＋）、红细胞（＋＋）进一步证实狼疮性肾小球肾炎。

74. 泌尿男性生殖器结核原发灶多在肾。

76. 尿酸结石在腹部平片不易显影。

77. 高热、尿频、尿急、尿痛、肾区叩痛，以及尿白细胞增多最符合急性肾盂肾炎的诊断。

79. 精原细胞瘤对放疗敏感。

81. 尿道膜部损伤，尿生殖膈没损伤时，尿外渗至膀胱前列腺周围。

82. 肾结核常见的晚期并发症是膀胱挛缩和

对侧肾积水。

83. 精索静脉曲张影响睾丸生精能力。

84. 左侧继发性精索静脉曲张，应考虑左肾肿瘤。

86. 球部尿道损伤后出现严重尿外渗，局部处理方法应是尿外渗部位多处切开引流。

87. T2 期膀胱肿瘤浸润浅肌层。

88. 肾癌淋巴结转移最转移到肾蒂淋巴结。

89. 从高处落下若伤及外阴部，大阴唇最易发生血肿。

90. 变形杆菌感染有利于磷酸盐结石形成。

91. 尿道造影见造影剂外溢于后尿道周围不进入膀胱可确诊为后尿道完全断裂。

92. 骨盆骨折最易损伤的是尿道膜部。

94. 急性肾衰竭无尿或少尿期早期，发生水中毒的常见原因是不适当输入过多水分。

96. 一侧肾下盏结核，充分抗结核治疗后最好的治疗方法为肾部分切除术。

97. 与遗传因素关系最密切的是胱氨酸结石。

99. 前列腺增生症伴尿潴留，首先考虑的处理方法应是导尿并保留导尿管。

100. 肾癌血尿的特点是无痛性间歇性肉眼血尿。

102. 膀胱镜检查是确诊膀胱结石的最佳方法。

103. 肾细胞癌最常见的病理类型是透明细胞癌。

105. 有助于鉴别肾盂肾炎与膀胱炎的尿液检查是白细胞管型。

108. 输尿管分段：①输尿管上段：指从肾输尿管连接部到骨盆，即到骶髂关节以上；②输尿管中段：指骶髂关节水平段，即骶髂关节以下到膀胱；③输尿管下段：指输尿管进入膀胱的部分。

109. 急进性肾小球肾炎（RPGN）指在肾炎综合征（血尿、蛋白尿、水肿和高血压）基础上短期内出现少尿、无尿，肾功能急骤进展，短期内到达尿毒症的一组临床综合征。本病的病理改变特征为肾小球广泛新月体形成（＞50%的肾小球有新月体形成），又名新月体性肾炎。

110. 急性肾炎补体一般在病后 8 周内恢复正常。

111. 尿毒症的高血压常由水钠潴留引起。肾衰竭时常有水钠潴留，如果摄入过量的钠和水，易引起体液过多，而发生水肿、高血压和心力衰竭。肾素、血管紧张素等增多可使肾小球毛细血管血压增高，对全身的影响没有水钠潴留大。

112. 上行感染占尿路感染的 95%。

113. 患者中老年男性，无痛性全程肉眼血尿，结合肾盂造影和膀胱镜检查，考虑诊断为肾盂癌。

A3/A4 型题

17. 慢性肾小球肾炎的以中青年患者为主，男性多见，主要表现为血尿、蛋白尿、水肿、高血压。慢性肾小球炎高血压首选的降压药物是 ACEI 类药物。

B1 型题

11. 青少年继发性肾炎最常见的类型是过敏性紫癜肾炎。慢性肾炎的病理类型主要为系膜增生性肾炎、系膜毛细血管性肾炎、膜性肾病、局灶节段性肾小球硬化。

12. 急性肾小球肾炎一般会有血尿，所以红细胞管型有诊断意义。急性肾盂肾炎是感染性疾病，所以白细胞管型有诊断意义。

第十七章 女性生殖系统

【答案】

A1/A2 型题

1. E　2. B　3. C　4. A　5. D　6. A　7. A

8. D　9. D　10. E　11. E　12. E　13. A　14. C

15. E　16. E　17. C　18. C　19. A　20. A　21. E

22. D　23. D　24. B　25. A　26. B　27. D　28. B

29. B　30. D　31. B　32. A　33. C　34. D　35. D

36. E　37. A　38. C　39. D　40. B　41. B　42. D

43. A　44. E　45. D　46. C　47. A　48. D　49. E

50. E　51. D　52. D　53. D　54. A　55. C　56. A

57. C　58. A　59. D　60. C　61. E　62. C　63. A

64. B　65. C　66. B　67. C　68. C　69. B　70. A

71. E　72. C　73. C　74. C　75. A　76. E　77. A

78. C　79. E　80. E　81. B　82. E　83. E　84. D

85. A　86. A　87. C　88. B　89. B　90. B　91. A

92. A　93. C　94. B　95. B　96. E　97. D　98. D

99. C　100. C　101. E　102. D　103. D　104. A　105. C

106. C　107. B　108. D　109. B　110. C　111. B　112. D

113. B　114. D　115. D　116. C　117. D　118. D　119. C

120. D　121. D　122. A　123. A　124. E　125. A　126. B

127. C　128. B　129. C　130. C　131. A　132. D　133. D

134. B　135. C　136. B　137. D　138. C　139. C　140. B

141. A　142. C　143. D　144. B　145. D　146. E　147. B

148. C　149. A　150. D　151. E　152. D　153. D　154. A

155. D　156. B　157. D　158. B　159. C　160. E　161. C

162. A　163. A　164. E　165. D　166. C　167. E　168. B

169. A　170. B　171. C　172. D　173. C　174. B　175. D

176. D　177. C　178. E　179. D　180. E　181. C　182. D

183. D　184. B　185. C　186. E　187. B　188. D　189. C

190. E　191. A　192. E　193. E　194. B　195. D　196. B

197. C　198. A　199. B　200. B　201. A　202. A　203. E

204. E　205. E　206. A　207. D　208. E　209. E　210. E

211. B　212. C　213. B　214. C　215. C　216. B　217. B

218. A　219. E　220. B　221. D　222. E　223. B　224. B

225. D　226. D　227. E　228. B　229. E　230. B　231. C

232. C　233. E　234. C　235. B　236. B　237. B　238. A

239. B　240. D　241. E　242. B　243. B　244. C　245. A

246. E　247. A　248. D　249. D　250. E　251. D　252. A

253. C　254. A　255. C　256. B　257. B　258. E　259. E

260. C　261. A　262. E　263. A

A3/A4 型题

1. (1)B(2)C(3)D　2. (1)D(2)A

3. (1)A(2)E　4. (1)A(2)D(3)A

5. (1)B(2)A　6. (1)D(2)E

7. (1)A(2)C　8. (1)E(2)C(3)C

9. (1)E(2)D　10. (1)C(2)A

11. (1)D(2)A(3)A　12. (1)B(2)C

13. (1)E(2)E　14. (1)E(2)D

15. (1)B(2)B　16. (1)D(2)D(3)E

17. (1)B(2)C(3)B　18. (1)C(2)C(3)E

19. (1)D(2)B(3)C　20. (1)B(2)B

21. (1)D(2)B(3)E　22. (1)B(2)C

23. (1)D(2)A　24. (1)B(2)B

25. (1)A(2)A(3)C　26. (1)A(2)E

27. (1)E(2)D　28. (1)E(2)B(3)C

29. (1)D(2)A(3)C　30. (1)E(2)D

31. (1)E(2)C(3)E　32. (1)D(2)C(3)D

33. (1)A(2)E　34. (1)B(2)C

35. (1)E(2)B　36. (1)C(2)D(3)D

37. (1)E(2)B(3)C　38. (1)A(2)A(3)D

39. (1)B(2)E(3)E　40. (1)E(2)E

41. (1)A(2)C　42. (1)A(2)A

43. (1)A(2)D

B1 型题

1. (1)C(2)D(3)B

2. (1)B(2)A(3)C

3. (1)A(2)B(3)D

4. (1)A(2)B(3)C

5. (1)D(2)C

6. (1)B(2)A

7. (1)D(2)E(3)A(4)B

8. (1)D(2)A

9. (1)B(2)C(3)D(4)E(5)A

10. (1)C(2)D(3)C

11. (1) A (2) E (3) D
12. (1) A (2) B
13. (1) D (2) E
14. (1) B (2) C (3) A
15. (1) A (2) B (3) B
16. (1) B (2) A (3) C
17. (1) C (2) D
18. (1) A (2) B
19. (1) B (2) A
20. (1) D (2) E (3) B
21. (1) D (2) C
22. (1) A (2) B

【解析】

A1/A2 型题

2. Turner 综合征可引起原发性闭经。

3. 子宫颈癌的始发部位通常是子宫颈移行带区。

4. 产后出血最常见的病因是子宫收缩乏力。

5. 胎盘娩出后，宫底在脐下一指，产后 1 日子宫略上升，达脐平。

6. 乳杆菌是维持阴道微生态平衡最重要的菌群。

7. 妊娠剧吐是药物流产的禁忌证。

8. 无排卵性功能失调性子宫出血的特点是基础体温单相，月经周期紊乱，经期长短不一。

9. 不规则宫缩，伴有宫颈管进行性缩短是先兆早产的主要临床表现。

10. 潜伏期指从临产规律宫缩开始至宫口扩张 3cm，初产妇潜伏期正常约 8 小时，最大时限 16 小时，超过 16 小时称潜伏期延长，故 E 正确。

11. 若出现头痛、呕吐等症状，可怀疑高血压导致的高血压脑病，治疗原则为降低颅内压，甘露醇为首选，故 E 正确。哌替啶为镇静药物，适当镇静可消除患者的焦虑和精神紧张，达到降低血压、缓解症状及预防子痫发作的作用。肼苯达嗪为降压药物，降压的目的是为了延长孕周或改变围生期结局。

12. 人工流产吸宫术的适应证：妊娠 10 周内要求终止妊娠而无禁忌证者，患有心脏病、有心力衰竭史、慢性肾炎等疾病不宜继续妊娠者。禁忌证：生殖道炎、盆腔炎，各种急性病或急性传染病，心力衰竭、高血压伴自觉症状、结核病急性期、高热、严重贫血等，手术当日两次体温

在 37.5℃ 以上者。故 E 正确。而妊娠 14 周不是适应证，A 不正确。急性生殖道炎症、各种慢性疾病的急性期、手术当天体温两次超过 37.5℃ 属于禁忌证，B、C、D 不正确。

14. 外阴淋巴大部分注入腹股沟浅淋巴结，所以 A 不对。阴道下段淋巴主要汇入腹股沟浅淋巴结，而不是闭孔淋巴结，所以 B 不对。宫颈两侧淋巴大部汇入闭孔淋巴结与髂内淋巴结，小部汇入髂外淋巴结，并经宫骶韧带汇入骶前淋巴结，所以 D 不对。阴道上段淋巴回流与宫颈淋巴回流基本相同，所以 E 不对。仅有 C 是正确的。

16. 本题主要考核功能失调性子宫出血的诊断。功血包括月经过多、经量过多、子宫不规则过多出血和子宫不规则出血。而本题中女孩仅 15 岁，由于青春期开始的一段时间中枢对雌激素的正反馈机制尚未成熟，即使卵泡发育成熟也不能排卵，故月经周期常不规律。由于该女孩基础体温单相型，提示无排卵。月经量不多，可以等待其自然建立规律性的周期性排卵，暂不予处理。因此选择 E。

17. 甲状腺自身功能不增高的甲状腺毒症：①亚急性甲状腺炎；②桥本甲状腺炎；③无症状性甲状腺炎；④产后甲状腺炎；⑤放射性甲状腺炎；⑥外源性甲状腺激素；⑦异位甲状腺激素分泌综合征（如卵巢畸胎瘤中含甲状腺组织等）。

18. 维持子宫在正常位置主要依靠的是子宫韧带、骨盆底肌肉及筋膜的作用。

20. 胃癌种植转移到卵巢是库肯勃瘤。

22. 病理组织学检查是子宫内膜癌的确诊依据。常用方法为诊断性刮宫、分段诊刮和子宫内膜活检。其中，分段诊刮最常用，应先搔刮宫颈管，然后搔刮宫腔。

24. 小儿麻痹症容易导致骨产道异常。

25. 见红是分娩即将开始比较可靠的征象。

26. 胎心消失说明病情危急，应立即剖宫产。

28. 妊娠晚期或临产时，发生无诱因、无痛性反复阴道流血提示前置胎盘。

29. 子宫内膜癌早期可无症状，出现症状时多表现为：①阴道流血：绝大多数患者首发症状为异常阴道出血。围绝经期以不规则阴道流血为主；绝经后阴道流血量一般不多，持续或间断性。②阴道排液：阴道排液增多，呈浆液性或血水样；合并宫腔积脓时则呈脓性或脓血性，伴恶

奥味。③疼痛：晚期浸润周围组织或压迫神经引起下腹或腰骶部酸痛，可向下肢放射。④全身症状：晚期可出现贫血、消瘦、恶病质等。体征早期无明显异常，随疾病进展，子宫增大，质软，有时可见癌组织自宫颈口脱出，质脆，出血。若浸润周围组织，子宫固定或宫旁扣及不规则结节状肿块。

30. 根据临床病理分期，本例选择广泛性子宫切除术＋盆腔淋巴结清扫术。

31. 死胎 6 周后仍未自然流产，要查凝血功能。

32. 基础体温单相是无排卵型功血的特点。

33. 中心腱由三对肌肉和肛门外括约肌的肌腱组成。

35. 绒毛膜癌对化疗敏感。

39. 妇女一生各阶段中，持续时间最长的是性成熟期。

40. 有助于妊娠合并重型肝炎诊断的临床表现有：①消化道症状严重，表现为食欲极度减退、频繁呕吐、腹胀、出现腹水等；②黄疸迅速加深，血清总胆红素值大于 171μmol/L；③出现肝臭气味，肝脏进行性缩小，肝功明显异常，酶胆分离，白/球蛋白比倒置；④凝血功能障碍，全身出血倾向；⑤迅速出现肝性脑病表现，烦躁不安、嗜睡、昏迷；⑥肝肾综合征出现急性肾功能衰竭。

41. 心脏病孕妇妊娠期间，最危险的时期是妊娠 32～34 周。

42. 难免流产一旦确诊，应尽早使胚胎及胎盘组织完全排出。早期流产应及时行刮宫术，对妊娠物应仔细检查，并送病理检查。晚期流产时，子宫较大，出血较多，可用缩宫素 10～20U 加于 5% 葡萄糖注射液 500ml 中静脉滴注，促进子宫收缩。

44. 早期先兆流产最先出现的症状是少量阴道流血。

45. 产褥感染是分娩后由生殖道感染所引起的感染。

46. 产后第 9 天，血性恶露是异常恶露。

47. 输卵管绝育手术时间是月经后 3～4 天。

48. 胎盘内进行物质交换的部位主要在血管合体膜。血管合体膜是由绒毛合体滋养细胞无核区胞质、合体滋养层基膜、绒毛间质、毛细血管基膜和毛细血管内皮细胞 5 层组成的薄膜。

49. 阴道液 pH≥6.5，提示胎膜早破，准确率 90%。

50. 卵巢不分泌甲状腺素。

51. 确诊前置胎盘首选 B 型超声检查，可见胎盘覆盖宫颈内口。

52. 引起胎盘早剥的主要诱因是妊娠高血压疾病。

53. 用羊水指数法表示，大于 18cm 考虑羊水过多。

54. 妊娠早期心脏病患者，决定是否继续妊娠的主要依据是心脏病种类。

55. 孕妇患乙型病毒性肝炎，传给胎儿的主要方式为母婴垂直传播。

56. 轻度头盆不称：骶耻外径 16.5～17.5cm，骨盆入口前后径 8.5～9.5cm，足月活胎体重 <3000g，胎心率及产力正常，应试产。

57. 出现先兆子宫破裂时应立即剖宫产。

58. 孕妇尿中检出的激素中与胎儿胎盘功能关系最密切的是雌三醇。

59. 更年期功能性子宫出血的激素变化是 FSH 及 LH 均高。

60. 首选的诊断早孕的辅助检查方法是尿妊娠试验。

61. 尿频是早期妊娠增大前倾子宫在盆腔内压迫膀胱所致，子宫增大超出盆腔，尿频自然消失。

62. 雌、孕激素序贯试验是最简单而可靠的诊断子宫性闭经的方法。

63. 围生期：从妊娠满 28 周（即胎儿体重≥1000g 或身长≥35cm）至产后 1 周。

64. 胎盘功能测定中，尿 E_3 代表胎儿胎盘功能。

65. 胎头在完成内旋转时，除了子宫收缩力之外，还有肛提肌参与。

66. 子宫于产后 6 周恢复到孕前大小。产后 1 周后，宫颈内口关闭，宫颈管复原。产后 1 周，子宫缩小至约妊娠 12 周大小，在耻骨联合上方可触及。产后 4 周时，子宫颈完全恢复正常形态。胎盘娩出后，子宫圆而硬，宫底在脐下一指。产后第 1 日略上升至脐平，以后每日下降 1～2cm，至产后 10 日子宫降入骨盆腔内。

67. 胎盘娩出后的子宫逐渐恢复至未孕状态的过程称子宫复旧，需时 6 周，主要变化为宫体肌纤维缩复和子宫内膜再生。

68. 宫缩增强，出现病理缩复环提示子宫即将破裂。

69. 因难产损伤而形成的尿瘘宜 3~6 个月后手术修补。

71. 无排卵性功能失调性子宫出血子宫内膜呈增生期变化，无分泌期变化，增生程度因雌激素水平、作用时间长短，以及内膜对雌激素反应敏感性不同而表现各异。

72. 绒毛膜癌最常见的转移部位依次是肺、阴道、肝、脑。

73. 部分性葡萄胎核型常为三倍体。

75. 外阴色素减退疾病分为外阴鳞状上皮增生和硬化性苔藓。

76. 绝经后妇女出现血性白带，除生殖器恶性肿瘤外，最常见的疾病是老年性阴道炎。

77. 产褥病率的主要原因是产褥感染。

78. 精子与卵子相遇时发生顶体反应。

80. 官高 33cm 系妊娠 40 周。

81. 卵巢颗粒细胞瘤能分泌雌激素。

82. 停经 + 阴道流血 + HCG 升高提示葡萄胎。

83. 产褥感染是分娩与产褥期生殖道受病原体侵袭，引起局部或全身的感染。

84. 第一产程发生羊水栓塞时的处理原则为：改善母体呼吸和循环功能，纠正凝血功能障碍，再处理分娩。

85. 产后出血是指胎儿娩出后的 24 小时内失血量 >500ml。

86. B 超测定胎儿胸径大于胎头双顶径 1.3cm，胸围大于头围 1.6cm，肩围大于头围 4.8cm 时，可能发生肩难产。

87. 过期妊娠常导致巨大胎儿。

88. 生后 24 小时内，每 1~3 小时哺乳一次。

89. 子宫肌层呈蜂窝样改变应考虑为侵蚀性葡萄胎。

90. 绒毛膜癌是一种恶性肿瘤，其最常见的转移部位是肺。

91. 右侧卵巢动脉来自腹主动脉。

92. 受精卵着床必须具备的条件：①透明带消失；②胚泡细胞滋养细胞分化出合体滋养细胞；③胚泡和子宫内膜同步发育且功能协调；④孕妇体内有足够数量的孕酮。

93. Hegar sign（黑加征）是指子宫峡部极软，宫颈与宫体似不相连。

94. 产前检查时，手测宫底高度在脐平，孕周大致为 20~24 周。

95. 开始进行产前系列检查的时间从确诊早孕时开始。

97. 妊娠 32 周末的宫底高度为脐与剑突之间。

98. 尿频、尿急、尿痛与子宫肌瘤的临床表现无明显相关。

99. 妊娠合并糖尿病与肝炎关系不大。妊娠早期应与妊娠剧吐引起的肝损害相鉴别。妊娠晚期应与子痫前期引起的肝损害、妊娠期肝内胆汁淤积症、妊娠急性脂肪肝、妊娠期药物性肝损害相鉴别。

101. 子宫输卵管碘油造影能诊断的疾病是输卵管结核。

102. 宫颈糜烂的患者，活组织检查报告鳞状上皮化，提示糜烂愈合过程。

103. 临床常用药物流产药物是米非司酮 + 米索前列醇。

104. 女性不孕症最常见的因素是输卵管堵塞。

106. 难免流产：先兆流产阴道流血增多，阵发性下腹痛加剧或出现阴道流液（胎膜破裂）。妇科检查：官口扩张，有时可见胚胎组织或胎囊堵塞于宫口内，子宫大小与停经周数基本相符或略小。

107. 患者为育龄妇女，有停经史，妊娠试验阳性提示妊娠可能。阴道流血提示有流产和异位妊娠的可能。妇检结果子宫孕 40 天大小，提示宫内妊娠，排除异位妊娠可能。再根据官颈口关闭，阴道少量流血可以确诊为先兆流产。其处理首选为镇静休息。

108. 终止妊娠的指征：①子痫前期患者经积极治疗 24~48 小时仍无明显好转者；②子痫前期患者孕周已超过 34 周；③子痫前期患者孕周不足 34 周，胎盘功能减退，胎儿已成熟者；④子痫前期患者，孕周不足 34 周，胎盘功能减退，胎儿尚未成熟者，可用地塞米松促胎肺成熟后终止妊娠；⑤子痫控制后 2 小时可考虑终止妊娠。

111. 基础体温测定，有排卵的妇女后半月经周期，体温高 0.3~0.5℃。

112. 细菌性阴道炎的阴道分泌物增多，有鱼腥臭味，呈匀质、稀薄、白色，因此 A 不对。阴道 pH > 4.5，通常为 4.7~5.7，因此 B 不对。检查可见阴道黏膜无充血的炎症表现，因此 C 不对。D 是正确的。取细菌性阴道炎的阴道分泌物少许放在玻片上，加入 10% KOH 1~2 滴，产生烂鱼肉样腥臭味，这是由于胺遇碱释放氨所致，称为胺臭味试验阳性，因此 E 不对。

113. 滴虫阴道炎的主要症状：白带增多，呈黄白稀薄泡沫状，伴有外阴瘙痒、灼热感；合并尿道感染时，可有尿频、尿痛甚至血尿。

114. 试管婴儿是体外受精与胚胎移植。

115. 年龄 >35 岁的吸烟妇女服用避孕药增加心血管疾病发病率，故不宜长期服用。严重吸烟者不宜服用。

116. 子宫从正常位置沿阴道下降，宫颈外口达坐骨棘水平以下，甚至子宫全部脱出至阴道口以外，称为子宫脱垂。

117. 分娩时膀胱有关筋膜、韧带过度伸展或撕裂是膀胱膨出的主要病因。

118. 雌孕激素序贯治疗无子宫出血为子宫性闭经。

121. 妊娠 24 周末的宫底高度为脐上 1 横指。

122. 过期妊娠是指平素月经规则，妊娠 >42 周，而尚未分娩者。

123. 妊娠晚期羊水量 <300ml 称羊水过少。

124. 羊水 >2000ml 称为羊水过多。

125. 初乳是指产后 7 天内分泌的乳汁。

126. 推算预产期：按末次月经第 1 日算起，月份减 3 或加 9，日数加 7。10 - 3 = 7 月，26 + 7 = 35 日，33 - 31 日 = 2，所以是 8 月 2 日。

128. 黄体功能不足的临床特征是月经周期缩短，月经频发。

129. 不哺乳者，产后 10 周恢复排卵；有哺乳者，产后 4~6 个月恢复排卵。

131. 妊娠 32~34 周是血容量增加达最高峰的时间。

132. 葡萄胎的随访时间为 2 年。

133. 纤溶亢进时才使用氨基己酸（4~6g）、氨甲苯酸。

134. 与经血量增多关系密切的是子宫肌瘤生长的部位。

135. 子宫肌瘤红色变性常发生在妊娠期。

137. 先尿妊娠试验，后 B 型超声检查。

138. 阴道黏膜充血，有白色膜状物，擦除后露出红肿黏膜面，最可能为外阴阴道假丝酵母菌病。

139. 本题主要考核解析慢性宫颈炎的治疗。根据本题中的描述：白带增多，检查宫颈阴道部

宫口周围外观呈细颗粒状红色区，占整个宫颈面积的 2/3，宫颈刮片未见癌细胞，可以诊断为慢性宫颈炎，中度宫颈糜烂，颗粒型。对于宫颈糜烂物理治疗是最常用的有效的治疗方法。其原理是以各种物理方法将宫颈糜烂面单层柱状上皮破坏，使其坏死脱落后，为新生的复层鳞状上皮覆盖。临床常用的方法有激光、冷冻、红外线凝结及微波等。局部药物治疗适用于糜烂面积小和炎症浸润较浅的病例，因此不选择 A、B。只有 CIN Ⅱ 和 CIN Ⅲ 才需要进行宫颈锥形切除和子宫全切除术，因此不选择 D、E，应选择 C。

140. 严密观察产程进展；第一儿娩出后，助手在腹部固定胎儿维持纵产式；胎盘娩出后仔细检查胎盘胎膜以判定胎儿类型。第一儿娩出后，若无胎盘早剥及脐带脱垂，应夹紧胎盘侧脐带，以防第一个胎儿失血。因此本题应选择 B。

141. 血行传播是生殖器结核最主要的传播途径。

142. 双卵双胎的性别和血型既可以相同也可以不同。

143. 巨大儿是过期妊娠的结果。

144. 羊水卵磷脂/鞘磷脂（L/S）>2，提示胎儿肺成熟。

145. 妊娠晚期子宫增大、膈肌上升使心脏向左向上移位，心尖搏动向左移位 2.5~3cm，并可有轻度收缩期杂音。

146. 重症肝炎是我国孕产妇死亡的主要原因。

147. 每个平面径线均小于正常值 2cm 或更多，称均小骨盆。

148. 耳郭朝向骨盆后方，诊断为枕后位；耳郭朝向骨盆侧方，诊断为枕横位。

149. 不协调性宫缩乏力的处理原则：调节宫缩，恢复其极性，严禁应用缩宫素；给予哌替啶 100mg、吗啡 10~15mg 肌注或地西泮 10mg 静脉推注，醒后多能恢复为协调性宫缩。经上述处理，不协调性宫缩乏力未能得到纠正，或出现胎儿窘迫征象，或头盆不称，均应行剖宫产术。

150. 妊娠 20 周后胎儿在子宫内死亡称死胎。死胎一经确诊，应尽早引产，经羊膜腔注入依沙吖啶引产。胎儿死亡 4 周尚未排出者，应行凝血功能检查。

151. 外阴鳞状上皮细胞增生主要为表皮层角化过度或角化不全，棘细胞层增生、变厚、上皮脚向下延伸，末端钝圆或较尖。上皮脚之间的

真皮层乳头明显、有轻度水肿，真皮浅层血管周围少量淋巴细胞和浆细胞浸润。上皮组织和细胞无异型性。

152. Ⅲ度：胎盘剥离面超过胎盘面积1/2；临床表现较Ⅱ度重；患者出现恶心、呕吐、面色苍白、四肢湿冷、脉搏细数、血压下降等休克症状，休克程度多与阴道流血量不成正比。

154. 梅毒的早期临床表现为皮肤黏膜损害。

155. 巨细胞病毒侵犯神经系统。

156. 子宫肌瘤在妊娠期间容易发生的变性是红色变。

158. 不孕症是指婚后未避孕有性生活12个月未孕者。

159. 宫内节育器放置时间：月经干净3~7日无性交；人工流产后立即放置；产后42日恶露已净，会阴切口已愈合，子宫恢复正常；剖宫产后半年放置；含孕激素IUD在月经第3日放置；自然流产于转经后放置；药物流产2次正常月经后。哺乳期放置应先排除早孕。

160. 根据外阴痒，查阴道黏膜充血，白带稀薄泡沫状，初步诊断为滴虫性阴道炎，应增加阴道酸度，抑制滴虫生长。因此本题应选择E。

161. 临床上病理缩复环常见于胎头下降受阻。

162. 胎儿窘迫应该尽快终止妊娠。

163. 羊水栓塞DIC的早期，首选的处理是肝素治疗。

164. 雌激素的合成是由卵巢的卵泡膜细胞与颗粒细胞在FSH和LH的共同作用下完成。卵泡膜细胞上有LH受体，LH与LH受体结合后可使细胞内胆固醇形成睾酮和雄烯二酮，后两者可透过细胞膜进入颗粒细胞内成为雌激素的前身物质。颗粒细胞上有FSH受体，FSH与FSH受体结合后可激活芳香化酶活性，将睾酮和雄烯二酮分别转化为雌二醇和雌酮，进入血液循环和卵泡液中。此为雌激素合成的两种细胞两种促性腺激素学说。所以A不对。在月经周期中雌激素出现两次高峰，一次发生在排卵前，第二次发生在排卵后7~8日，所以B不对。当卵泡成熟时，尿中雌二醇的水平明显增高，而不是孕酮，因此C不对。成熟卵泡是在FSH/LH高峰后出现排卵，所以D不对。女性的雄激素主要来自于肾上腺，少量来自于卵巢，由卵泡膜和卵巢间质合成。

166. 月经周期为28日的妇女，月经第14日，雌二醇、FSH及LH均有高峰。

167. 产后随子宫蜕膜脱落，含有血液、坏死蜕膜等组织经阴道排出称为恶露。①血性恶露：含大量血液得名。色鲜红，量多，有时有小血块。有少量胎膜及坏死蜕膜。血性恶露持续3~4日。②浆液恶露：含多量浆液得名。色淡红。有较多的坏死蜕膜组织、宫颈黏液，少量红细胞及白细胞，且有细菌。浆液恶露持续10日左右。③白色恶露：含大量白细胞，色泽较白得名。含大量白细胞、坏死蜕膜组织、表皮细胞及细菌等。持续3周干净。

168. 出血第1日为月经周期开始，相邻两次月经第1日的间隔时间，称一个月经周期。一次月经总失血量为经量，正常经量30~50ml，超过80ml称月经过多。由于纤维蛋白溶酶对纤维蛋白的溶解作用，月经血不凝。

169. 子宫峡部的下界为组织学内口。

170. 阴道后壁长，前壁短。

171. 妊娠合并心脏病患者若出现下述症状与体征，应考虑早期心力衰竭：①轻微活动后即出现胸闷、心悸、气短。②休息时心率每分钟超过110次，呼吸频率每分钟超过20次。③夜间常因胸闷而坐起呼吸，或到窗口呼吸新鲜空气。④肺底部出现少量持续性湿啰音，咳嗽后不消失。所以选择C。

172. 病理性缩复环最常见于先兆子宫破裂。

173. 测定胎儿-胎盘功能常用的是测定尿中雌三醇值。

174. 子宫收缩乏力性产后出血首选的处理是按摩子宫并注射宫缩剂。

180. 临产的主要标志是规律性宫缩并逐渐加强，伴宫颈口扩张和胎先露下降。

181. 突然气急，呼吸困难提示羊水栓塞。

182. 本题主要考核妊娠期高血压疾病的治疗原则。本题所述为初孕妇，妊娠35周，下肢水肿（＋＋），血压升高（血压165/100mmHg），尿蛋白（＋＋），可以诊断为子痫前期。尿比重1.024，血细胞比容0.38，具备扩容指征。因此本题应选择D。

183. 患者足月临产，宫缩良好，胎心好，羊水清，提示无胎儿窘迫的征象。阴道检查：小囟门在5点处，矢状缝在左斜径上，提示为左枕后位。产程进展缓慢与持续性枕后位有关。阴道检查示宫口开大8cm，胎头S+2，即胎头双顶径已达坐骨棘平面以下，因此可徒手将胎头转至正枕前位，本题中即需徒手使胎儿枕部逆时针转135°后，等待自然分娩。因此选择D。

184. 产后6周子宫复旧。

185. 羊水过多的治疗原则：症状严重孕妇，胎龄不足37孕周，应穿刺放羊水；一次放羊水量不超过1500ml；症状较轻可以继续妊娠，注意休息，低盐饮食；妊娠已近37周，在确定胎儿已成熟的情况下，可行人工破膜；前列腺素合成酶抑制剂——吲哚美辛有抑制利尿的作用，但用于妊娠的后3个月时可致胎儿动脉导管闭锁。

186. 盆腔炎的并发症和后遗症中极少见的是弥漫性腹膜炎。

187. 妊娠未足月、胎肺不成熟，应增加羊水量期待治疗，延长孕周。

188. 萎缩性阴道炎又称老年性阴道炎，是由于卵巢功能衰退，雌激素水平降低，阴道黏膜抵抗力减弱，致病菌易于侵入而引起的阴道炎。阴道黏膜皱襞消失，上皮菲薄，黏膜充血，表面有散在小出血点或点状出血斑。雌激素栓剂或软膏阴道局部应用有效。

190. 急性盆腔结缔组织炎可导致弥漫性腹膜炎。

191. 羊水栓塞的早期诊断依据是典型的临床表现。

192. 宫缩乏力的出血特点：出血出现在胎盘剥离后，在未剥离前阴道不流血或仅有少量流血，胎盘剥离后因宫缩乏力使子宫出血不止；流出的血液能凝固；产妇出现失血性休克表现；检查腹部子宫轮廓不清。

193. 胎盘功能检查的方法不包括羊水脂肪细胞出现率。

194. 先兆子宫破裂的临床表现不包括休克。

198. 原发性闭经患者应首先检查乳房及女性第二性征、子宫发育的情况，如本题所述该患者乳房发育正常，外阴无异常，子宫略小于正常，两侧附件正常，提示不是遗传病。下一步应进行功能试验，首先即应进行孕激素试验。

199. 疼痛是子宫内膜异位症的主要症状之一，其典型表现是继发性痛经，呈进行性加重。子宫内膜异位症患者的不孕率高达40%～50%。30%的不孕症患者合并子宫内膜异位症。

200. 雌-孕激素序贯疗法治疗无撤退性出血提示子宫性闭经。

201. 黄体生成素增高明显说明是下丘脑闭经。

202. 中央性前置胎盘大出血的治疗方法为剖宫产。

204. 子宫颈内口松弛是习惯性晚期流产最常见的原因。

205. 死胎应该尽量引产，除非特殊情况才剖宫。

206. 子宫颈主要由结缔组织构成。

207. 为了解雌激素水平进行阴道脱落细胞检查，最理想的取材部位是阴道上1/3段侧壁。

208. 在维持阴道生态平衡中，乳杆菌、雌激素及阴道pH起重要作用。

209. 使子宫保持前倾位置的主要韧带是圆韧带。

210. 产褥感染是导致产褥病率的主要原因。

212. 月经来潮后，子宫内膜再生来自基底层。

213. 骨盆底中层为泌尿生殖膈。

214. 子宫内膜腺上皮细胞出现含糖原小泡，相当于子宫内膜周期中的分泌期早期。

219. 出口后矢状径与坐骨结节间径值之和小于15cm，表示骨盆出口狭窄明显。

221. 患者自然流产后，绝育时机应为产后来一次月经后。

223. 宫颈原位癌属于0期，应该行宫颈锥形切除术进一步确诊是否为浸润癌，根据病理结果决定手术方法。因此本题应选择B。

224. 骨盆入口呈横椭圆形，入口横径较前后径稍长。

226. 死胎一经确诊，应尽早引产，经羊膜腔注入依沙吖啶引产。胎儿死亡4周尚未排出者，应行凝血功能检查。

228. 乳头及其周围皮肤着色，乳晕周围形成小隆起，称为蒙氏结节。

229. 异位妊娠患者的手术指征为：①生命体征不稳定或有腹腔内出血征象者。②诊断不明确者。③异位妊娠有进展者（如血HCG处于高水平，附件区大包块等）。④随诊不可靠者。⑤期待疗法或药物治疗禁忌证者。如本题所述该患者右侧输卵管妊娠破裂，提示有腹腔内出血，因此有手术指征。心脏病变较重，心功能Ⅲ～Ⅳ级者不宜妊娠，因此应在此次手术切除右侧输卵管的同时行绝育手术，即左输卵管结扎。因此本题应选择E。

230. 最先进入骨盆入口的胎儿部分称胎先

露。纵产式有头先露和臀先露，横产式为肩先露。头先露根据胎头屈伸程度，分为枕先露、前囟先露、额先露及面先露。

231. 晚期囊胚透明带消失后，相当于受精后6~7天开始着床。

233. 雌激素不是蛋白激素，是甾体类激素。

234. OCT 阳性提示胎儿窘迫；FHR 有 BFHR 及 PFHR 两种基本变化，FHR 基线变异表示胎儿的储备能力，晚期减速是胎儿缺氧的表现，无激惹试验是无宫缩、无外界负荷刺激时 FHR 的变化。因此本题应选择 C。

235. 终止妊娠指征：①子痫前期患者经积极治疗 24~48 小时仍无明显好转者；②子痫前期患者孕周已超过 34 周；③子痫前期患者孕龄不足 34 周，胎盘功能减退，胎儿已成熟者；④子痫前期患者，孕龄不足 34 周，胎盘功能减退，胎儿尚未成熟者，可用地塞米松促胎肺成熟后终止妊娠；⑤子痫控制后 2 小时可考虑终止妊娠。

236. 妊娠期的子宫内膜称为蜕膜。

237. 产褥病率是指产后 24 小时至 10 天内，用口表每日测量体温 4 次，有 2 次≥38℃者。

238. 患者早晨醒来时发现躺在血泊中，臀先露、高浮均支持前置胎盘诊断。前置胎盘终止妊娠的指征：孕妇反复发生多量出血甚至休克者，无论胎儿成熟与否，为保证母亲安全应终止妊娠；胎龄达 36 周以上；胎儿成熟度检查提示胎儿肺成熟者；胎龄未达 36 周，出现胎儿窘迫征象或胎儿电子监护出现胎心异常者。其中剖宫产的指征为：完全性前置胎盘，持续大量阴道流血；部分性和边缘性前置胎盘出血量较多，先露高浮，短时间不能结束分娩，胎心异常。该患者血压 90/60mmHg，提示有休克，加之孕周为 38 周，因此需输血输液同时行剖宫产。因此本题应选择 A。

239. 羊水过多，破膜后突然剧烈腹痛，阴道少量流血，血压 95/56mmHg，脉搏 120 次/分，胎心胎位不清，均支持胎盘早剥的诊断。宫口开大 2cm，需立即行剖宫产术。因此本题应选择 B。

240. 子宫内膜癌早期可无症状，出现症状时多表现为：①阴道流血：绝大多数患者首发症状为异常阴道出血。围绝经期以不规则阴道流血为主；绝经后阴道流血量一般不多，持续或间断性。②阴道排液：阴道排液增多，呈浆液性或

血水样；合并宫腔积脓时则呈脓性或脓血性，伴恶臭味。③疼痛：晚期浸润周围组织或压迫神经引起下腹或腰骶部酸痛，可向下肢放射。④全身症状：晚期可出现贫血、消瘦、恶病质等。体征：早期无明显异常，随疾病进展，子宫增大，质软，有时可见癌组织自宫颈口脱出，质脆，出血。若浸润周围组织，子宫固定或宫旁扪及不规则结节状肿块。

241. 本题所述的 52 岁已绝经妇女，阴道流血 3 个月。妇科检查：外阴丰满，阴道无萎缩，子宫正常大，右附件区可触及 5cm 大小质中包块，表面光滑，余未见异常。提示可能为卵巢颗粒细胞瘤，此为一种低度恶性肿瘤。可行全子宫双附件切除术。因此本题应选择 E。

242. 缩宫素激惹试验阳性提示胎盘功能低下。

243. 孕早期患巨细胞病毒感染应终止妊娠。

244. 卵巢性激素以胆固醇为原料的合成途径是孕激素→雄激素→雌激素。

245. 黄体萎缩不全的患者月经周期 5~6 天刮宫的病理表现增殖期与分泌期并存。

246. 子宫内膜病变或损伤（多次刮宫、分娩、子宫手术史等）是前置胎盘的高危因素；双胎妊娠时胎盘面积过大，前置胎盘发生率较单胎妊娠高 1 倍；受精卵滋养层发育迟缓等。多孕多产是高危因素，初产妇不是高危因素。

247. 保健手册需从确诊早孕时开始建册，系统管理直至产褥期结束（产后满 6 周）。手册应记录每次产前检查时的结果及处理情况，在医院住院分娩时必须交出保健手册，出院时需将住院分娩及产后母婴情况填写完整后将手册交还给产妇，由产妇交至居住的基层医疗保健组织，以便进行产后访视（共 3 次，出院 3 日内、产后 14 日、28 日），访视结束将保健手册汇交至县、区妇幼保健所进行详细的统计分析。

248. 复发性外阴阴道假丝酵母菌病（RVVC）的维持治疗应持续 6 个月。

249. 初产妇、孕妇年龄过小或大于 35 岁、多胎妊娠、妊娠期高血压病史及家族史、慢性高血压、慢性肾炎、抗磷脂抗体综合征、糖尿病、肥胖、营养不良、低社会经济状况，均与子痫前期——子痫发病风险增加密切相关。

250. 急性胎儿窘迫胎儿头皮血 pH < 7.20（正常值 7.25~7.35）。

251. 妊娠期阴道皱襞增多并伸展性增加。

253. 尖锐湿疣最常发生于潮湿温暖的黏膜和皮肤交界的部位，在男性常见于阴茎冠状沟、龟头、系带、尿道口或肛门附近；在女性多半发生于阴蒂、阴唇、会阴部及肛周，阴道和宫颈也可发生。

254. HCG 明显升高，阴道后壁有紫蓝色结节提示绒毛膜癌。

255. 因子宫不规则出血，随时可取，取 IUD 同时需行诊断性刮宫，刮出组织送病理检查，排除内膜病变。

260. 葡萄胎又称水泡状胎块，是因妊娠后胎盘绒毛滋养细胞增生，间质高度水肿，形成大小不一的水泡，水泡间借蒂相连成串，形如葡萄而得名。清宫需刮除子宫内绒毛组织。

261. 催乳素腺瘤可选择的治疗方法有手术、放疗、药物，而以多巴胺激动剂药物治疗为首选。多巴胺激动剂溴隐亭适用于 90% 的患者，不论 PRL 微腺瘤还是大腺瘤，均可降低血 PRL 水平，减少泌乳，缩小肿瘤体积，尤以大腺瘤缩小更为明显，恢复月经和生育。要求 PRL 水平降到正常范围内。对多巴胺激动剂抵抗、效果不满意或不能耐受的患者，以及严重视交叉压迫的患者可以改用高效长效的新型多巴胺激动剂或选择手术治疗及术后补充放疗。

262. 为保证应急用血，医疗机构可以临时采集血液，但应当依照规定，确保采血用血安全。

263. 外阴阴道假丝酵母菌病治疗主要采用局部短疗程抗真菌药，如阴道内放置咪康唑栓剂。

A3/A4 型题

6. 本题主要考核子宫内膜异位症的诊断。腹腔镜检查是目前诊断子宫内膜异位症的最佳方法，特别是对盆腔检查和 B 型超声检查均无阳性发现的不育或腹痛患者更是有效手段，往往在腹腔镜下对可疑病变进行活检即可确诊为子宫内膜异位症，此外子宫内膜异位症的临床分期也只有在腹腔镜检或剖腹探查的直视下方可确定。

9. 本题主要考核卵巢非上皮性肿瘤的病理和临床特点。根据患者年龄、绝经后出血史及妇科检查所示外阴丰满，阴道有皱襞，子宫正常大小均表明患者呈雌激素高水平状态。在卵巢肿瘤中仅有颗粒细胞瘤和卵泡膜细胞瘤可以分泌雌激素，有女性化作用。

14. 本题主要考核异常分娩的诊断。本题所述足月初产妇，临产 14 小时，宫口开大 5cm，宫缩 20″/10′，提示存在继发性宫缩乏力；先露头，矢状缝在左斜径上，小囟门在 4～5 点处，提示为枕左后位；胎心 168 次/分，羊水中有胎粪，提示有胎儿窘迫。坐骨切迹小于 2 横指，骶骨前面平直，表明中骨盆狭窄。临产 14 小时，阴道流水 12 小时，说明破膜发生在临产后。

15. (2) 题主要考核子痫前期降压药物的选择。子痫前期降压药物选择的原则是：对胎儿无毒副作用，不影响心每搏输出量、肾血浆流量及子宫胎盘灌注量，不致血压急剧下降或下降过低。双氢克尿噻为利尿剂，因此首先排除 E。卡托普利为血管紧张素转换酶抑制剂，因对胎儿有副作用，妊娠期禁用，因此排除 A。硝普钠一般在其他降压药效果不佳时方考虑使用，因此不选择 C。硝苯地平为钙离子通道阻滞剂，可解除外周血管痉挛，使全身血管扩张，血压下降，与硫酸镁有协同作用，所以为首选。

25. 妊娠晚期发生无诱因、无痛性阴道流血，高度怀疑前置胎盘的可能。加之患者既往有 3 次人工流产史，多次刮宫，可损伤子宫内膜，引起子宫内膜炎或萎缩性病变，再次受孕时子宫蜕膜血管形成不良，胎盘血供不足，刺激胎盘面积增大延伸到子宫下段，易发生前置胎盘。为确诊及与轻型胎盘早剥、脐带帆状附着、前置血管破裂、胎盘边缘血窦破裂、宫颈病变等产前出血相鉴别应进一步行 B 超检查。

28. 如本题所述患者于妊娠期首次发现血压升高，且发生在妊娠 20 周以后，伴有头痛，因此应根据是否有尿蛋白诊断是否为子痫前期。

妊娠期高血压疾病处理：左侧卧位、解痉、降压，因为有全身水肿，因此应给予利尿，但因无心力衰竭，所以不需给予强心剂。

39. 根据患者的症状、体征及相关检查结果，考虑诊断为晚期产后出血。该患者有剖宫产史，并出现休克症状，最可能的出血原因是子宫切口裂开出血。应行 B 超检查以明确出血量及部位；静脉输液、备血抗休克治疗；给予广谱抗生素；静滴缩宫素以减少出血；若阴道流血量多应行剖腹探查手术。此时严禁行清宫术止血。清宫术止血适用于疑有胎盘、胎膜、蜕膜残留或胎盘附着部位复旧不全者。胎盘附着面复旧不全多发生在产后 2 周左右，表现为突然大量阴道流血，检查发现子宫大而软，宫口松弛，阴道及宫口有血块堵塞。胎盘附着面血栓脱落属于胎盘附着面复旧不全。胎盘胎膜残留为阴道分娩后晚期产后出血最常见的原因。继发性子宫收缩乏力是产后出血最常见的原因，不引起晚期产后出血。患者大量出血引起休克和继发性贫血，此时最有效的处理措施是剖腹探查，若切口周围组织坏死范围小，则清创缝合。若组织坏死范围大，酌情作低位子宫次全切除术或子宫全切除术。疑有胎盘、胎膜、蜕膜残留或胎盘附着部位复旧不全者，静脉输液、备血及准备手术的条件下行清宫术，刮出物应送病理检查，以明确诊断。

40. 根据患者的病史、体征，考虑为妊娠滋养细胞肿瘤，其包括侵蚀性葡萄胎和绒毛膜癌。继发于葡萄胎排空后半年以内多数为侵蚀性葡萄胎，一年以上者多数为绒毛膜癌。子宫腺肌病合并卵巢囊肿表现为经量增多、经期延长和逐渐加重的进行性痛经，无阴道持续少量流血。不全流产指维免流产继续发展，部分妊娠物排出宫腔，还有部分残留，影响子宫收缩，致大量出血，妇科检查见子宫大小小于停经周数。早孕合并卵巢囊肿主要表现为停经、早孕反应、乳房和生殖系统的变化，B超检查可见妊娠囊，可与妊娠滋养细胞肿瘤相鉴别。患者考虑为侵蚀性葡萄胎。对侵蚀性葡萄胎，采用以化疗为主，手术和放疗为辅的综合治疗，故首选化疗。子宫病灶切除术主要用于切除耐药病灶，只在一些特定的情况下应用，为辅助治疗。放射治疗应用较少，主要用于肝、脑转移和肺部耐药病灶的治疗。患者已行葡萄胎清宫术，则无需再次清宫。卵巢囊肿切除术主要用于卵巢囊肿切除，但本例为卵巢黄素化囊肿，是由大量 HCG 持续刺激卵泡内膜细胞发生黄素化形成的，一般无需特殊处理，可自行消失。

41. 全子宫切除术指切除整个子宫，即子宫体和子宫颈，保留两侧卵巢，切除子宫时，需离断子宫圆韧带、阔韧带、主韧带及宫骶韧带 4 对固定子宫位置的韧带，卵巢固有韧带为阔韧带在卵巢内侧与子宫角之间增厚形成的，连接子宫与卵巢，需离断后才能使子宫完全游离。骨盆漏斗韧带由阔韧带上缘外 1/3 包绕卵巢动静脉形成，并将卵巢固定于盆壁，其内包含卵巢动静脉，故全子宫切除时不用离断骨盆漏斗韧带。子宫腺肌病的治疗根据患者年龄、生育要求和症状而定。目前尚无根治本病的有效药物。孕激素等

治疗无效。对年轻、有生育要求、近绝经期及症状较轻的患者，既可试用 GnRH - a 治疗，也可试用达那唑或左炔诺孕酮宫内缓解系统治疗。

42. 肩难产是一种分娩并发症，是指胎头娩出后，任何导致胎儿肩膀不能娩出的情况，胎头娩出至胎体娩出时间 ≥60 秒，或需要产科辅助手段娩出胎肩者。新生儿臂丛神经损伤：分娩时过度牵拉和屈曲胎儿颈部，导致臂丛神经纤维损伤或断裂，导致完全性或不完全性麻痹。临床表现：①上臂型：患肢下垂，肩不能外展，肘部微屈和前臂旋前。②前臂型：症状不明显，生后多日才发现。患侧手大小鱼际肌萎缩，屈指深肌肌力减弱，常有臂部感觉障碍。如颈交感神经受损，则上睑下垂，瞳孔缩小。③全臂型：全上肢完全瘫痪，感觉消失。

43. 大囟门一般靠近胎儿的额部，而小囟门位于胎儿的枕部。如果小囟门在上，大囟门在下，说明是枕前位。当小囟门在 1~3 点钟，大囟门在 6~9 点钟，则胎位是左枕前位，是最好分娩的胎位，反过来就是右枕前位。胎头矢状缝位于骨盆横径上，后囟在骨盆左侧方是枕左横位。胎儿正常分娩的胎位是枕左前，目前胎儿是枕左横位，为了将胎位转为左前位，需要逆时针旋转 45°。

B1 型题

12. 足够水平的 FSH 和 LH 及卵巢对 LH 良好的反应是黄体健全发育的必要前提。LH 脉冲峰值不高及排卵峰后 LH 低脉冲缺陷使排卵后黄体发育不全，孕激素分泌减少，从而使子宫内膜分泌反应不足，一般表现为月经周期缩短。

17. 本题所述孕足月产妇，宫口扩张至 5cm 提示已进入活跃期。羊水量多，Ⅱ度混浊，胎心正常。宫缩持续 60~70 秒，间隔 2~3 分钟；强度：强，并有胎心率同步减慢，提示宫缩过强，出现早期减速，所以应该减弱宫缩。

20. 胎儿娩出数分钟后出现阴道流血，应考虑胎盘剥离不全及胎盘滞留在子宫内。胎盘残留是产后出血的常见原因。胎儿娩出后立即出现阴道出血，考虑为软产道损伤。子宫收缩乏力是产后出血最常见的原因，双胎妊娠、羊水过多、巨大儿等都是导致子宫收缩乏力的常见因素。

21. 子宫颈癌的病理类型：①鳞癌：占 75%~80%，按照组织学分化分为Ⅲ级。Ⅰ级为高分化鳞癌，Ⅱ级为中分化鳞癌（非角化性大细胞

型），Ⅲ级为低分化鳞癌（小细胞型），多为未分化小细胞。②腺癌：占 20%～25%，主要组织学类型有黏液腺癌、恶性腺瘤 2 种。③腺鳞癌：占宫颈癌的 3%～5%。子宫内膜镜检病理类型常见的有：①内膜样腺癌：占 80%～90%，根据分化程度分为：Ⅰ级（高分化腺癌）、Ⅱ级（中分化腺癌）、Ⅲ级（低分化腺癌）。②腺癌伴鳞状上皮分化：腺角化癌（腺棘皮癌）、鳞腺癌。③浆液性腺癌：癌细胞具有高度异型性，恶性程度高，具有高度侵袭性，预后差。④透明细胞癌：恶性程度高，易发生早期浸润及转移。⑤黏液癌。

22. 稽留流产是指胚胎或胎儿死亡，滞留宫腔尚未排出者。胚胎死亡后，胎盘溶解，产生溶血活酶进入母体血液循环，引起微血管内凝血，消耗大量凝血因子。稽留宫腔时间愈长，引起凝血功能障碍的可能性愈大。不全流产是指妊娠产物部分排除，部分残留于宫腔，是由难免流产而来。由于宫腔内残留部分妊娠产物，影响子宫收缩，常导致大量出血，可发生失血性休克。

第十八章　血液系统

【答案】

A1/A2 型题

1. A	2. C	3. A	4. E	5. A	6. B	7. E
8. A	9. E	10. C	11. B	12. D	13. E	14. A
15. C	16. D	17. E	18. A	19. E	20. E	21. D
22. D	23. C	24. C	25. C	26. C	27. E	28. D
29. D	30. E	31. B	32. E	33. A	34. A	35. A
36. D	37. E	38. E	39. E	40. A	41. B	42. D
43. D	44. B	45. B	46. C	47. B	48. E	49. C
50. C	51. D	52. D	53. D	54. E	55. C	56. A
57. E	58. B	59. A	60. B	61. E		

A3/A4 型题

1. (1)E(2)B(3)D
2. (1)B(2)A(3)C
3. (1)E(2)E(3)A
4. (1)C(2)B(3)B(4)C
5. (1)C(2)A
6. (1)B(2)E(3)A
7. (1)A(2)B(3)A

B1 型题

1. (1)D(2)A(3)C
2. (1)C(2)D(3)E
3. (1)C(2)B
4. (1)A(2)B(3)C
5. (1)C(2)A
6. (1)A(2)C
7. (1)A(2)E
8. (1)E(2)D

【解析】

A1/A2 型题

1. 成分输血不易制备。

2. 观察铁剂治疗缺铁性贫血是否有效的早期指标是网织红细胞上升。

3. 诊断缺铁性贫血铁减少期的敏感指标是血清铁蛋白。

5. Ⅲ期横膈上下均有淋巴结病变（Ⅲ）。可伴脾累及（ⅢS）、结外器官局限受累（ⅢE），或脾与局限性结外器官受累（ⅢSE）。

6. 再生障碍性贫血骨髓检查：骨髓增生低下，造血细胞减少。

7. IgA 呈现单峰提示克隆性免疫球蛋白增多。

8. 皮肤型是过敏性紫癜最常见的类型。

9. DIC 发生过程中的关键因素是凝血酶和纤溶酶的形成。

10. 治疗特发性血小板减少性紫癜首选糖皮质激素。

11. DIC 诊断需同时有下列三项以上异常：血小板计数 $< 100 \times 10^9/L$ 或呈进行性下降，肝病和白血病患者血小板 $4g/L$，但白血病及其他恶性肿瘤者可 $< 1.8g/L$，肝病者 $20mg/L$（肝病者 FDP $> 60mg/L$），或 D - 二聚体水平升高或阳性；凝血酶原时间（PT）缩短或延长 3 秒以上或呈动态变化（肝病者 PT 延长 5 秒以上），或 APTT 缩短或延长 10 秒以上。

12. 再生障碍性贫血与 PNH 不发作型难以鉴别。

13. 洗涤红细胞最适合需要多次输血而有发热的贫血患者。

14. 中枢神经系统白血病鞘内注射的首选药物是甲氨蝶呤。

15. 雄激素是治疗再生障碍性贫血的主要药物。

17. 白细胞淤滞症不属于白血病器官和组织浸润。

19. VP 方案中，V 为长春新碱，P 为泼尼松。

20. 麻醉中的手术患者输入几十毫升血后即出现手术区渗血和低血压，应考虑溶血反应。

21. 过敏性紫癜最为严重的是肾型。

22. 慢性粒细胞白血病最显著的特点是脾大。

23. 肝病史、三系细胞减少、淋巴细胞比例增高、网织红细胞计数减低、骨髓造血细胞均减少，故为肝炎后再生障碍性贫血。

24. 急性 ITP 的骨髓幼稚巨核细胞增加。

25. 根据病因及发病机制，贫血可分为红细胞生成减少、红细胞破坏过多及失血三类。

26. 用 APTT 监测 DIC 患者肝素抗凝治疗，其延长 60% ~100% 为肝素治疗的最佳剂量。

27. 细胞化学染色在分型中的意义：①过氧化物酶（POX）：AML（+ ~ + + +），ALL（-），急性单核细胞白血病（- ~ +）。②糖原（PAS）反应：AML（-）或（+），弥漫性淡红色；ALL（+）成块状或颗粒状，急性单核细胞白血病（-）或（+），弥漫性淡红色或颗粒状。③非特异性酯酶（NSE）：AML（-）或（+），不被 NaF 抑制；ALL（-）。急性单核细胞白血病（+），被 NaF 抑制。④中性粒细胞碱性磷酸酶：AML 减少或（-）；ALL 增加；急性单核细胞白血病正常或增加。

29. 骨髓增生活跃，巨核细胞数明显增多，颗粒型巨核细胞比例增多提示血小板减少性紫癜。

30. 慢性粒细胞白血病分为三期：①慢性期：病情稳定。②加速期：发热，体重下降，脾进行性肿大，逐渐出现贫血和出血。慢性期有效的药物失效。嗜碱性粒细胞增高 >20%，血或骨髓细胞中原始细胞 >10% 而未达到急变期标准。除 Ph 染色体又出现其他染色体异常。③急变期：临床表现同急性白血病。骨髓中原始细胞或原淋 + 幼淋 >20%，一般为 30% ~ 80%；外周血中原粒 + 早幼粒 >30%，骨髓中原粒 + 早幼粒 >50%；出现髓外原始细胞浸润。

31. 使慢性粒细胞白血病达到血液学缓解的首选药物是尼洛替尼。

32. 铁剂治疗缺铁性贫血，其疗效指标最早出现的是网织红细胞数上升。

33. 霍奇金淋巴瘤治疗：Ⅰ A、Ⅱ A 为扩大照射，膈上用斗篷式，膈下用倒 "Y" 字式，剂量为 30 ~40Gy，3 ~ 4 周为一疗程，Ⅰ B、Ⅱ B、Ⅲ、Ⅳ 为联合化疗加局部照射，化疗方案常应用 MOPP（氮芥、长春新碱、甲基苄肼、泼尼松），完全缓解率占 85%，其副作用主要是第二肿瘤和不育症。

34. 结核性腹膜炎约占腹水 10%，青年女性多见，多有其他部位的结核灶，可有结核中毒症状、腹痛、腹泻或腹泻与便秘交替等症状，常有肌紧张、腹部揉面感等慢性腹膜炎体征；腹水多为渗出液或血性，抗酸杆菌相关检查和腹水 ADA 检测有助于诊断。

35. 急性溶血的早期症状是腰背及四肢酸痛、头痛、呕吐、寒战、高热等。

36. 严重感染不是输血的禁忌证。

38. 过敏性紫癜时，毛细血管脆性试验结果为阳性。

39. APTT 是内源性凝血途径和共同途径的筛选试验。

40. 无痛性的淋巴结肿大是恶性淋巴瘤比较有特征性的临床表现。

42. 诊断再生障碍性贫血的主要检查是骨髓检查和活检。

43. 成分输血不能减少肺梗死的发生率。

44. 缺铁性贫血时，细胞形态学分类属于小细胞低色素性贫血。

45. 外周血三系细胞减少，分类淋巴细胞增高，临床无肝、脾大，是慢性再生障碍性贫血的特点，加上患者骨髓增生低下，故是慢性再生障碍性贫血，而不是其他血液病。

46. 血清铁减低，总铁结合力增高及转铁蛋白饱和度减低见于缺铁性贫血。

48. 急性粒细胞白血病与急性淋巴细胞白血病的鉴别要点是前者原始细胞 POX 染色阳性。

49. 血片见红细胞大小不等，以小细胞为主，中心染色过浅提示缺铁性贫血，首选口服铁剂。

50. 自身免疫性溶血性贫血是由于红细胞产生自身免疫性溶血破坏，Coombs 试验是检测血液红细胞表面及血清中有无抗自身红细胞抗体的试验。

51. 诊断急性白血病的主要依据是骨髓象示原始 + 幼稚细胞 ≥30%。

52. 粒红比例减低见于溶血性贫血。

53. 血小板生成减少的出血性疾病为再生障碍性贫血。

54. 中性粒细胞碱性磷酸酶活性明显增高见于类白血病反应。

55. 间变性大细胞淋巴瘤来源于 T 淋巴细胞。

58. 粒细胞缺乏症的诊断标准是指外周血的中性粒细胞绝对值低于 $0.5 \times 10^9/L$。

59. 基因造血干细胞移植是目前普遍认可的对白血病的根治性标准治疗，骨髓移植应在白血病慢性期待血象和体征控制后尽早进行，常规移植患者的年龄在 45 岁以下为宜。伊马替尼治疗无效后可选用造血干细胞移植。

60. 患者长期应用羟基脲治疗无效，结合查体和实验室检查，考虑为慢性粒细胞白血病加速期。小剂量 HA（高三尖杉酯碱 + 阿糖胞苷）的联合化疗对加速期疗效较好。

61. 患者骨髓检查原始细胞 80%，POX 染色部分呈弱阳性，非特异性酯酶染色阳性，NaF 可抑制，符合急性单核细胞白血病骨髓检查特点，故患者最可能的 FAB 分型是 M5。

A3/A4 型题

7. 霍奇金淋巴瘤首选的化疗方案为 ABVD 方案。以淋巴结进行性无痛性肿大为突出症状符合淋巴瘤的表现，提示淋巴瘤可能性大。不明原因发热，体温 >38℃；盗汗；半年内体重下降 10% 以上，全身症状有其中之一者即为 B 组。双侧颈部和腹股沟淋巴结肿大，肝脾不大，CT 示右侧胸腔中等量积液，穿刺后胸水细胞学检查见大量淋巴细胞（Ⅳ期）：弥漫性（多灶性）单个或多个结外器官受侵犯，伴或不伴相关淋巴结肿大，或孤立性结外器官受侵犯伴远处（非区域性）淋巴结肿大。如肝或骨髓受累，即使局限也属Ⅳ期，提示远处转移、非区域性淋巴结肿大，可分为Ⅳ期，综合分析患者应属Ⅳ期 B 组。R－S 细胞是诊断霍奇金淋巴瘤的金标准。

第十九章 代谢、内分泌系统

A1/A2 型题

1. D	2. E	3. C	4. D	5. B	6. D	7. C
8. E	9. A	10. C	11. D	12. D	13. C	14. C
15. B	16. A	17. E	18. E	19. E	20. E	21. E
22. E	23. B	24. D	25. A	26. D	27. E	28. E
29. A	30. D	31. D	32. B	33. C	34. A	35. C
36. C	37. A	38. B	39. B	40. C	41. D	42. C
43. D	44. B	45. C	46. D	47. D	48. A	49. C
50. A	51. A	52. E	53. C	54. E	55. B	56. C
57. A	58. A	59. C	60. C	61. C	62. B	63. D
64. C	65. C	66. A	67. D	68. D	69. D	70. B
71. E	72. B	73. E	74. A	75. C	76. C	77. D
78. B	79. D					

A3/A4 型题

1. (1)C(2)D(3)A(4)E
2. (1)B(2)B
3. (1)B(2)A(3)A(4)C(5)D
4. (1)D(2)A(3)E
5. (1)B(2)B
6. (1)E(2)E(3)B
7. (1)D(2)C
8. (1)C(2)E(3)B
9. (1)E(2)D(3)B(4)A
10. (1)A(2)B
11. (1)E(2)B(3)C
12. (1)D(2)D(3)E

B1 型题

1. (1)D(2)A(3)E
2. (1)A(2)E
3. (1)C(2)B
4. (1)B(2)E

【解析】

A1/A2 型题

1. 甲状腺患侧腺叶大部切除术适用于甲状腺高功能腺瘤。

2. 糖尿病高渗高血糖综合征常见于老年 2 型糖尿病。

3. 主要表现为餐前（午、晚）低血糖的疾病是胰岛素瘤。

4. 螺内酯是保钾利尿剂。

5. PRL 瘤首选溴隐亭治疗。

8. 等渗性缺水短期内出现血容量明显不足时，提示体液丧失达体重的 5%。

9. 甲状腺功能亢进症最常见的原因是毒性弥漫性甲状腺肿。符合本例。

12. 抗利尿激素在下丘脑合成。

13. 硫脲类抗甲状腺药可引起的严重不良反应是粒细胞缺乏症。

14. 毒性弥漫性甲状腺肿是甲状腺功能亢进症最常见的原因。

16. 结节性甲状腺肿继发甲状腺功能亢进必须手术。

17. 冷结节：结节部分不摄 ^{131}I，为无功能性，见于甲状腺囊肿或恶性肿瘤。本例近 3 天肿块迅速增长，伴有胀痛，提示甲状腺囊腺瘤并囊内出血。

18. 术前使基础代谢率降至正常是预防甲状腺功能亢进症术后甲状腺危象的关键。

19. 冷结节提示恶性，硒甲状腺扫描示冷结节处有放射性浓聚诊断为甲状腺癌。

21. 幽门梗阻所致持续呕吐可造成低氯低钾性碱中毒。

22. 重度高渗性脱水易出现神经系统症状。

23. 严重肠瘘易致低钾血症。

24. 高钾血症时，血清钾 >5.5mmol/L。

25. 高渗性缺水时，血清钠 >150mmol/L。

26. 早期癌症首选手术治疗。

27. 鉴别甲状腺单发结节为良性或恶性时，应采取穿刺细胞学检查。

28. 等渗性缺水的患者，大量输入生理盐水治疗可导致高氯血症。

29. 垂体危象时，最多见的是低血糖性

昏迷。

32. 双胍类降糖药的主要作用机制为加速糖的无氧酵解，促进外周组织摄取葡萄糖。

33. 酮症发生主要是胰岛素作用不足以抑制脂肪分解的结果。自发性酮症常标志胰岛素绝对不足，此为 1 型糖尿病和 2 型糖尿病的主要区别。

35. 发育中的青少年，甲状腺 I 度弥漫性肿大首选抗甲状腺药物治疗，不主张手术或应用放射性核素治疗。

36. 放射性核素^{131}I 治疗适合于甲亢伴有心脏病患者。

37. 糖尿病酮症酸中毒：早期呈糖尿病症状加重，随后出现食欲减退、恶心、呕吐、腹痛、呼吸深大、呼气中有烂苹果味。随着病情进一步发展，出现明显失水，尿量减少，血压下降，意识模糊，嗜睡以致昏迷。实验室检查尿糖、尿酮体均强阳性。

38. 磺脲类降糖药主要适用于单用饮食管理不能获得满意控制的 2 型糖尿病患者。

39. 格列本脲或格列齐特最常见的不良反应是低血糖，本例符合低血糖性昏迷。

40. 甲巯咪唑（他巴唑）治疗毒性弥漫性甲状腺肿的作用机制是抑制甲状腺过氧化物酶活性、酪氨酸碘化及碘酪氨酸的偶联。

41. 治疗甲状腺危象应使用大剂量丙硫氧嘧啶、大量复方碘溶液、糖皮质激素、β 受体阻断剂。

44. 尿微量清蛋白测定是诊断早期糖尿病肾病较有意义的检查。

45. 早期呈糖尿病症状加重，随后出现食欲减退、恶心、呕吐、腹痛、呼吸深大，呼气中有烂苹果味提示糖尿病酮症酸中毒，故首选血气分析。

46. 低渗性缺水，血清尚未出现缺钠之前，尿中氯化钠减少或缺乏。

47. 毒性弥漫性甲状腺肿并发周期性瘫痪发作时尿钾排出减少。

48. 库存枸橼酸钠血，一般超过 3 周不宜再用。

49. 低渗性缺水引起体液容量的变化为血浆、组织间液都减少，以组织间液减少为主。

51. 丙硫氧嘧啶既能阻断甲状腺激素生物合成，又能阻止周围组织中 T_4 转化为 T_3。

52. 甲状腺功能亢进手术治疗适应证：①多发结节性甲状腺肿伴甲亢或高功能腺瘤；②中度以上的 Graves 病；③腺体较大，伴有压迫症状，或胸骨后甲状腺肿等类型甲亢；④抗甲状腺药物或^{131}I 治疗后复发者或坚持长期用药有困难者。

53. 补充了大量等渗糖水导致了低钠低氯低钾。

54. 低钾血症严重时可发生室性心动过速，甚至室颤。

55. 低渗性脱水时，尿钠可以消失。

56. 1 型糖尿病易发生酮症酸中毒。

57. 腺垂体功能减退症最常见的病因是垂体或邻近的肿瘤。

58. 合并冠心病时，应禁忌使用垂体后叶加压素治疗食管静脉曲张破裂出血。

59. 未分化甲状腺癌预后最差。

60. 正常人血中 HCO_3^- 与 H_2CO_3 之比为 20:1。

61. 磺脲类药物不适用于 1 型糖尿病和 2 型糖尿病中合并严重感染、酮症酸中毒、高渗性昏迷、妊娠，进行大手术，伴有肝肾功能不全者。常用药物有格列本脲、格列齐特、格列吡嗪、格列喹酮和格列美脲等。中度肾功能减退（肌酐清除率 30～60ml/min）时宜使用格列喹酮。

62. 低钾血症患者，经补充钾治疗后，病情仍无改善，应考虑有低镁血症。

63. 质地较硬，表面欠光滑提示恶性。

64. 诊断代谢性酸中毒的主要依据是呼吸深而快，有酮味，血浆碳酸氢根值下降。

65. 发育中的青少年，甲状腺 I 度弥漫性肿大首选抗甲状腺药物治疗，不主张手术或应用放射性核素治疗。

66. 甲状腺功能亢进的主要诊断依据是临床表现。

69. 患者系老年人，有多饮、多尿病史，血糖明显升高，超过 33.3mmol/L，而尿酮体为可疑，血压不高，所以最可能的诊断为高渗性非酮症性糖尿病昏迷。

71. 目前主张的糖尿病患者"高糖饮食"，其中碳水化合物（糖类）应占总热量的比例为 60% 左右。

72. 低血糖可伴有精神症状。

73. 青少年患者是甲状腺功能亢进症手术的禁忌证。

75. 腺垂体功能低减是以垂体的靶腺，即性腺、甲状腺及肾上腺皮质继发性功能减退为表现的。性腺功能减退出现最早、最普遍，出现甲状腺、肾上腺皮质功能减退的表示病情较重。

76. 糖尿病患者应服用降糖药物至手术前1天晚上。

77. 等渗性缺水又称急性或混合性缺水，由于此时水和钠成比例地丧失，因此血清钠仍在正常范围，细胞外液的渗透压也可保持正常，但等渗性缺水可造成细胞外液量（包括循环血量）的迅速减少。

78. Athrus 反应被认为是由过高的抗体滴度引起，这种高滴度抗体一般是由于过大剂量的类毒素引起。

79. 糖尿病眼病Ⅲ期可出现棉絮状软性渗出。

A3/A4 型题

3. 糖尿病酮症酸中毒主要病理生理特征是胰岛素缺乏和脱水、失钾。

第二十章　精神、神经系统

A1/A2 型题

1. C	2. D	3. A	4. C	5. D	6. D	7. C
8. D	9. E	10. A	11. C	12. D	13. D	14. A
15. D	16. C	17. B	18. A	19. B	20. C	21. D
22. D	23. C	24. D	25. E	26. C	27. E	28. B
29. C	30. A	31. B	32. A	33. D	34. D	35. C
36. A	37. E	38. A	39. A	40. A	41. D	42. E
43. E	44. E	45. D	46. E	47. E	48. D	49. E
50. E	51. B	52. A	53. E	54. A	55. A	56. D
57. B	58. B	59. C	60. C	61. A	62. D	63. E
64. B	65. B	66. A	67. E	68. E	69. C	70. A
71. C	72. B	73. D	74. D	75. D	76. B	77. D
78. A	79. B	80. D	81. A	82. B	83. B	84. C
85. A	86. E	87. C	88. B	89. C	90. C	91. C
92. D	93. A	94. E	95. C	96. D	97. C	98. A
99. A	100. A	101. D	102. E	103. E	104. E	105. C
106. C	107. C	108. A	109. B	110. A	111. C	112. B
113. A	114. E	115. C	116. C	117. D	118. B	119. D
120. E	121. D	122. B	123. B	124. C	125. C	126. C
127. E	128. E	129. A	130. E	131. B	132. D	133. B
134. E	135. D	136. D	137. D	138. D	139. E	140. B
141. C	142. D	143. E	144. A	145. A	146. B	147. B
148. B	149. D					

A3/A4 型题

1. (1) B (2) C (3) D (4) D　2. (1) D (2) D (3) B (4) B
3. (1) A (2) C　4. (1) E (2) C (3) A
5. (1) E (2) B　6. (1) C (2) D (3) B
7. (1) C (2) C (3) E　8. (1) E (2) D (3) E
9. (1) D (2) C (3) B　10. (1) B (2) A (3) A
11. (1) B (2) E　12. (1) D (2) E (3) C
13. (1) B (2) C (3) A　14. (1) D (2) C (3) E
15. (1) C (2) A　16. (1) E (2) B (3) E
17. (1) B (2) E (3) D　18. (1) E (2) E (3) E
19. (1) E (2) C (3) C　20. (1) E (2) D
21. (1) E (2) C (3) E　22. (1) A (2) A

B1 型题

1. (1) A (2) B　2. (1) B (2) E

3. (1) E (2) C (3) D　4. (1) A (2) D
5. (1) B (2) C　6. (1) A (2) C (3) D
7. (1) C (2) A　8. (1) D (2) C (3) E (4) A
9. (1) C (2) B　10. (1) A (2) D
11. (1) B (2) D　12. (1) E (2) C
13. (1) B (2) C　14. (1) B (2) C (3) D (4) A
15. (1) D (2) C　16. (1) B (2) A
17. (1) D (2) D　18. (1) C (2) E
19. (1) C (2) C

【解析】

A1/A2 型题

3. 震颤谵妄可见于酒精戒断综合征。

4. 颅内肿瘤若表现为精神症状，常考虑肿瘤部位为额叶。

5. 单纯型精神分裂症较少见，本型青少年起病（A 是对的），发病缓慢（B 是对的），持续进行，病情自发缓解者少，早期可出现类神经衰弱症状，但自知力差，不主动就医。主要临床表现以阴性症状为主（C 是对的），为日益加重的孤僻、被动、生活懒散、兴趣丧失、情感淡漠及行为古怪，故 D 是错的。由于妄想和幻觉等精神病性症状不明显（E 是对的），往往不易早期发现，是难于确定诊断的一个类型。故选 D。

6. 木僵是一种以缄默、随意运动明显减低或丧失，以及精神活动缺乏反应为特征的状态，表现为精神活动的全面抑制（故不选 A）；可有意识紊乱，患者不吃不喝，对刺激缺乏反应，故不选 B。木僵可见于器质性脑病、分裂症（特别是紧张型）、抑郁症、癔症性精神病和急性应激反应，故不选 E。蜡样屈曲是指患者的姿势经常固定不变，肢体任人摆布，即使四肢悬空或放在极不舒适的位置也能维持很久而不主动改变，如同蜡做的人一般。蜡样屈曲多见于精神分裂症紧张型，而常在木僵的基础上出现，故不选 C。木僵时患者没有意识障碍，故选 D。

7. 幻听是一种歪曲或奇特的听觉，并没有相应的外部声音刺激作用于听觉器官。幻听是出现于听觉器官的虚幻的知觉，是精神病人常见症状之一。幻听的内容多种多样。最常见的是言语性幻听，病人凭空听到声音，由于是真性幻听，病人可以说出是几个人、是男的还是女的声音，说话的声音是自己熟悉的人还是素不相识的人的声音。内容多种多样，有命令性幻听、评议性幻听、议论性幻听、辱骂性幻听等，故选项A、B、D、E都是真性幻听，均具有诊断意义。原始性幻听，为非言语性，如音乐、鸟鸣声等，多见于脑局灶性病变，故选 C。

8. 颅内压增高患者昏迷，治疗呼吸道梗阻最有效的措施是气管切开。

11. 动脉瘤破裂导致蛛网膜下隙出血。

12. 重症肌无力的病变部位在神经－肌肉接头处。

13. 诊断癫痫主要依靠临床表现。

14. 线形骨折最常合并硬膜外血肿。

16. 肺腺癌发生脑转移。

17. 黑质纹状体系统内使左旋多巴转化为多巴胺的酶是氨基酸脱羧酶。

18. 先天性脑底动脉瘤是蛛网膜下隙出血最常见的原因。

19. 抑郁症的核心症状：情绪低落、兴趣缺乏、快感缺失和易疲乏，可伴有多种躯体不适症状、食欲减退、睡眠障碍、自杀观念和行为等。

20. 典型偏头痛的先兆症状可能是由于颅内动脉收缩所致。

21. 精神分裂症偏执型：较常见，以相对稳定、系统的妄想为主要临床表现，往往伴有幻觉。

22. 通常三环类抗抑郁药每天的治疗剂量为150～300mg。

23. 幻觉是缺乏相应的客观刺激时的感知体验。

24. 额下回后部是运动语言中枢，损伤后出现运动性失语，不能完整说出一句话。

25. 真性幻觉与假性幻觉是按幻觉的来源分类。

26. 暗示治疗是癔症发作最有效的治疗方法。

27. 精神分裂症的诊断要点：（1）符合描述性的定义。（2）症状标准至少确定有以下症状中的两项：①思维散漫或思维破裂，或逻辑倒错，或病理性象征性思维；②原发性妄想或毫无

关系的两个或多个妄想，或内容很荒谬的、未经核实就能确定的妄想；③情感倒错或情感不协调；④第二人称或第三人称幻听；⑤行为怪异、愚蠢；⑥阴性症状的表现；⑦被控制感，或被洞悉感，或思维被播散体验；⑧强制性思维，或思维中断，或思维被撤走。

28. 急性焦虑发作又称为惊恐发作，是一种突然发作的、不可预测的强烈的焦虑、恐惧、濒死感或失控感，症状在发病后约10分钟达到高峰，持续时间短，一般每次发作持续的时间不会超过1小时，大部分患者体验到明显的躯体症状而情绪症状不突出，所以，绝大多数患者首次就诊于急诊室。

29. 睡眠紊乱每周至少发生3次并持续1个月以上可诊断失眠症。

30. 甲状腺危象时，伴精神障碍最主要的症状是意识障碍。

31. 神经性厌食常发生于青少年女性。

32. 颅内压增高的患者，病情有加剧的表现，处理的关键措施是行头颅CT，明确病变的性质和部位。

33. 我国精神疾病诊断分类（CCMD－3）分为10大类。

34. 强迫观念或强迫性思维：指在患者脑中反复出现的某一概念或相同内容的思维，明知没有必要，但又无法摆脱。强迫性思维可表现为某些想法，反复回忆（强迫性回忆）、反复思索无意义的问题（强迫性穷思竭虑）、脑中总是出现一些对立的思想（强迫性对立思维）、总是怀疑自己的行动是否正确（强迫性怀疑）。强迫性思维常伴有强迫动作。见于强迫症，它与强制性思维不同，前者明确是自己的思想，反复出现，内容重复；后者体验到思维是异己的。

35. CT 示右侧额颞顶新月形低密度影，脑室受压，中线向左移位，最可能的诊断是慢性硬膜下血肿。

37. 阿尔茨海默病属于脑器质性精神障碍。

38. 在精神障碍的病因中，促发因素是指遗传与环境因素。

39. 颅前窝骨折最易损伤的是嗅神经。

40. 神经性厌食属于心理因素相关生理障碍。

42. 自发性蛛网膜下隙出血首选脑血管造影。

44. 合并脑脊液漏时，需预防颅内感染；不

可堵塞或冲洗；不做腰穿；取头高位卧床休息；避免用力咳嗽、打喷嚏和擤鼻涕；给予抗生素。绝大多数漏口会在伤后 1～2 周内自行愈合。如超过 1 个月仍未停止漏液，可考虑行手术修补硬脑膜，以封闭瘘口。

45. 周围性面神经麻痹：出现患侧鼻唇沟变浅、口角下垂、额纹变浅或消失、眼裂变大、口角偏向健侧，皱额、皱眉、闭眼、鼓腮、露齿等动作不能。

46. 单纯型精神分裂症多为青少年起病，病情进展缓慢，以阴性症状为主。不伴有幻觉、妄想。

47. 三环类及四环类抗抑郁药的代表药物有丙米嗪、氯米帕明、阿米替林，以及多塞平、马普替林等。

48. 精神疾病的流行学不属于生物精神医学范畴。

50. 思维散漫出现在精神分裂症而并非抑郁症。

51. 被害妄想是最常见的一种妄想。患者坚信某人或某些集团对他进行不利的活动，对其进行打击、陷害、破坏，如放毒、跟踪、监视或进行其他阴谋活动等。患者受妄想的支配可拒食、控告、逃跑或采取自卫、自伤、伤人等行为。常见于精神分裂症偏执型、偏执性精神障碍等。

52. 颅内硬化动脉的血栓形成常造成多发性梗死性痴呆（MID）。

53. 脑震荡表现为一过性的脑功能障碍，主要症状是受伤当时立即出现短暂的意识障碍，可为神志不清或完全昏迷，常为数秒或数分钟，一般不超过半小时。

54. 药物依赖的治疗原则是脱毒治疗＋对症治疗＋康复治疗。

55. 帕金森病患者的典型震颤是静止性震颤。

57. 焦虑性神经症常伴有自主神经功能亢进。

58. 情感性精神障碍常反复发作，可自行缓解。

59. 正常人在放松状态下不会出现错觉。

60. 奥氮平为非经典药物。

61. 抑郁症的主要临床表现是情绪低落、思维迟缓、意志活动减退。

63. 躯体疾病所致精神障碍根据躯体病变分为躯体感染所致精神障碍、内脏器官疾病所致精神障碍、营养代谢疾病所致精神障碍、内分泌疾病所致精神障碍、染色体异常所致精神障碍、物理因素引起疾病所致精神障碍等情况。此外，饥饿、疲劳、手术所致的精神障碍也归属于躯体疾病所致的精神障碍内。

64. 抢救幕上脑疝（成人）时应首选 20% 甘露醇 250ml 快速静脉滴注。

65. 小脑幕裂孔疝致一侧瞳孔散大的原因是动眼神经受压。

66. 右眼直接对光反射消失，而间接对光反射存在，其病变部位在右侧视神经。

67. 急性颅内压增高的典型表现是剧烈头痛、频繁呕吐。

68. 视盘水肿是颅内压增高的重要体征之一。

69. 外伤后急性脑受压，最可靠的早期临床表现是头痛、呕吐、进行性意识障碍。

70. 开放性颅脑损伤清创中，最主要的处置原则是清除污染物及异物。

71. 原发性三叉神经痛和继发性三叉神经痛的主要鉴别点是有否面部感觉或角膜反射障碍。

72. 小脑幕裂孔疝时，疝入小脑幕裂孔的组织是颞叶沟回。

73. 脑挫裂伤属于原发性脑损伤。

74. 颅内压增高的"三主征"为头痛、呕吐、视盘水肿。

76. 双颞侧偏盲损害在视交叉位置。

77. 椎动脉型颈椎病的临床表现：①眩晕：为本型的主要症状，可表现为旋转性、浮动性或摇晃性眩晕；②头痛：主要表现为枕部、顶枕部痛，也可放射到颞部；③视觉障碍：为突发性弱视或失明、复视，短期内自动恢复；④猝倒：是椎动脉受到刺激突然痉挛引起；⑤其他：还可有不同程度运动及感觉障碍，以及精神症状。

78. 小脑幕切迹疝，颅内压急剧增高，病情急转直下的主要原因是中脑受压，脑脊液循环受阻。

79. CT 示右额顶部新月状高密度影像为急性硬膜下血肿的表现。

80. 帽状腱膜下血肿范围多较广泛。

81. 诊断颅压高的可靠依据是视盘水肿。

82. 核间性眼肌麻痹是由于连接动眼神经内直肌亚核与外展神经核之间的内侧纵束病变，造成眼球水平性同向运动障碍，表现为单眼的内直肌或外直肌的分离性麻痹（侧视时单眼侧视运动不能），并多合并分离性水平眼震。可分为前核间性眼肌麻痹和后核间性眼肌麻痹。

83. 圆锥位于腰膨大以下，其病变不会引起下肢瘫痪、二便障碍。

84. 特发性面神经麻痹（面神经炎）时不使用抗生素。

85. 躯体疾病伴精神障碍应选择第二代抗精神病药物。

86. 患者意识清晰，智能相对良好，但出现近事记忆障碍，以及在交谈中有虚构倾向，最可能为遗忘综合征。

87. 脑疝病人首选快速静脉滴注甘露醇降低颅内压。

89. 抑郁症不属于心身疾病。

90. 虽然腱反射、肌张力、肌萎缩均对上、下运动神经元瘫痪的鉴别有一定意义，但是病理反射于下运动神经元损害时肯定不应出现，故鉴别意义最大。

91. 肌萎缩明显是下运动神经元瘫痪的特点。

92. 高血压病脑出血时，最常见的出血部位是基底节。

93. 核上性眼肌麻痹不会出现复视。

94. 真性球麻痹和假性球麻痹症状的鉴别点是咽反射的存在或减弱消失。

95. 急性脊髓炎最常累及的脊髓节段是胸3～胸5。

97. 引出 Chaddock 征提示锥体束损害。

98. 肌力的记录采用 0～5 级的六级分级法。0 级：完全瘫痪，测不到肌肉收缩。1 级：仅测到肌肉收缩，但不能产生动作。2 级：肢体在床面上能水平移动，但不能抬离床面。3 级：肢体能抬离床面，但不能抗阻力。4 级：能作抗阻力动作，但较正常差。5 级：正常肌力。

99. 腱反射是单突触反射。

101. 去大脑强直提示有脑干损伤。

102. 正压性脑积水不会引起脑疝。

103. 壳核出血，病情Ⅱ级，已有脑疝症状的高血压脑出血适宜手术治疗。

104. 视交叉中部病变时，双眼颞侧偏盲。

106. 病理性象征性思维是思维形式障碍的表现之一。

107. 伴有躯体症状的焦虑患者，首先应与心血管系统疾病相鉴别。

108. 外伤性颅内血肿的致命因素是急性脑受压（脑疝）。

111. 感知综合障碍指患者感知的是客观事物的本身，但对其个别属性的感知发生障碍：①视物变形症：患者感到外界事物的形状、大小、体积等发生变化。如看到母亲的脸变长，眼睛变小如瓜子，鼻子却变得很大。若感到外界事物变大，称为视物显大症；变小称为视物显小症。②空间知觉障碍：空间知觉障碍指患者感到周围事物的距离发生改变，如候车时汽车已驶进站台，而患者却感觉汽车离自己尚远。③非真实感：患者感到周围事物和环境发生变化，变得不真实，像是一个舞台布景，周围的房屋、树木等像是纸板糊成的；周围人似是没有生命的木偶等。对此患者具有自知力，有恍如梦中的感觉，称非真实感。④时间知觉的改变：患者感到时间过得特别的缓慢或特别的迅速；或感到事物的发展变化不受时间的限制，如旧事如新感和似曾相识感。

112. 焦虑性神经症常伴有自主神经功能亢进。

113. 抑郁症最常见罪恶妄想与疑病妄想。

114. 精神分裂症的症状标准：至少确定有以下症状中的两项：①思维散漫或思维破裂，或逻辑倒错，或病理性象征性思维。②原发性妄想或毫无关系的两个或多个妄想，或内容很荒谬的、未经核实就能确定的妄想。③情感倒错或情感不协调。④第二人称或第三人称幻听。⑤行为怪异、愚蠢。⑥阴性症状的表现。⑦被控制感，或被洞悉感，或思维被播散体验。⑧强制性思维，或思维中断，或思维被撤走。

116. 右侧内囊后肢受损，可能出现双眼左侧视野偏盲。

117. 前颅底骨折会出现熊猫眼征。

118. 夜惊多见于儿童，通常发生夜间睡眠的前半夜非快眼动（NREM）睡眠阶段的睡眠阶段三（S3）或睡眠阶段四（S4）。表现为反复发作从睡眠中突然醒来，伴有惊叫、哭喊、惊恐表情和动作，以及心率增快、呼吸急促、出汗、瞳孔扩大等自主神经兴奋症状。其间可伴有恐怖性的幻觉，特别是视幻觉，同时患者有时间、地点和人物的定向障碍。患者也可起床，并下床进行一些毫无目的的活动。每次发作持续时间一般为数分钟，发作结束后多数人可以重新上床睡觉，有的人也可以睡在别处。次日醒后对前夜发生的事情大部分不能回忆或完全不能回忆。

120. 患者出现瘫痪肢体肌张力低，腱反射消失，病理反射引不出，尿潴留，此为脊髓休克。

121. 该患者首先考虑肝豆状核变性，故应先查角膜 K-F 环。

123. 吉兰-巴雷综合征，最常受累的脑神经是双侧面神经。

125. 颅腔的压力超过脊髓腔内的压力时，位于枕大孔处的小脑扁桃体向下嵌入到枕骨大孔和椎管内，压迫前方的延髓呼吸中枢，造成呼吸突停，称枕骨大孔疝。枕骨大孔疝由于脑脊液循环通路被堵塞，颅内压增高，患者剧烈头痛，频繁呕吐，颈项强直和疼痛，强迫头位。生命体征紊乱出现较早，意识障碍出现较晚，此点有别于急性小脑幕切迹疝。因脑干缺氧，瞳孔可忽大忽小。由于位于延髓的呼吸中枢受损严重，患者早期可突发呼吸骤停而死亡。

126. 最常见的幻觉为幻听。

128. Kernig 征不属于病理反射。

129. 遗忘综合征又称柯萨可夫综合征，以记忆障碍为突出的症状，特别是近记忆力障碍，伴虚构、错构和定向障碍。无意识障碍，智能相对完好。常见于慢性酒精中毒、感染、脑外伤所致精神障碍及其他脑器质性精神障碍。

130. 心身疾病是明显与心理因素相关的躯体疾病。

131. 轻度精神发育迟滞时智商为 50~70。

132. 酒精中毒指饮酒后所致的精神障碍和躯体障碍。

133. 动眼神经病变不会发生眼球外展障碍。

134. 口唇呈樱桃红色是一氧化碳中毒的特点。

136. 意识障碍是急性脑病综合征的核心症状。

137. 病人感到周围的环境失去了色彩和生机，好像与自己隔了一层膜，该表现属于非真实感。

138. 昏睡：大声呼唤或施以强疼痛刺激可以唤醒，醒觉反应不完全。此时意识模糊、反应迟钝，且很快又进入病理性的昏睡。

140. 提示上运动神经元损害最有意义的体征是病理征阳性。

141. 老年人最常见的硬脊膜外肿瘤是转移瘤。

142. 重症肌无力胆碱能危象是由于抗胆碱酯酶药物过量所致。

143. 目前确诊颅内动脉瘤主要的检查是脑血管造影。

145. 急性硬脑膜下血肿头颅 CT 示右额颞部高密度新月形影。

146. 适应障碍是指在明显的生活改变或生活变化时产生的、短期的和轻度的烦恼状态和情绪障碍，常有一定程度的行为变化，但并不出现精神病性症状。一般在应激性事件后 1~3 个月内发病，在事件消除后半年内恢复正常。该患者属于应考试失利这一改变导致短期、轻度的情绪障碍。

147. 移情是咨询者把过去生活中某些重要人物的情感转移到治疗师身上的过程。自由联想是会谈时让患者选择自己想谈的题目，总之，随着脑中所涌现的念头脱口而出，不管说出来的事情彼此有无关联，是否合乎逻辑或幼稚可笑，治疗师均不干涉。释梦是对治疗者的梦进行解析。阻抗是治疗者谈到某些关键时刻所表现出来的阻力。自我宣泄是让治疗者自由的表达被压抑的情绪。

148. 对于多次反复发作的惊厥，可长期口服苯巴比妥，以防再次发作。控制新生儿惊厥首选苯巴比妥。地西泮起效快，但维持时间短。苯妥英钠是治疗癫痫大发作和局限性发作的首选药物。异丙嗪是吩噻嗪类抗组胺药，也可用于镇吐、抗晕动以及镇静催眠。硫喷妥钠与苯巴比妥同属于巴比妥类，在治疗惊厥时不作为首选用药。

149. 在延髓的腹内侧部，前正中裂的两侧为锥体，锥体深面有锥体束，在中线两侧锥体的背侧有内侧丘系。舌下神经三角深面的舌下神经核发出的纤维行向腹侧经锥体和橄榄之间出脑形成舌下神经。损伤了左侧舌下神经根，导致左侧半舌肌瘫痪，伸舌时舌尖偏左侧。损伤了左侧锥体束，导致右侧上下肢肌痉挛性瘫痪。损伤了左内侧丘系，导致右侧上下肢和躯干意识性本体感觉和精细触觉障碍，为左侧延髓内侧综合征或舌下神经交叉性偏瘫。

A3/A4 型题

14. 患者肢体瘫痪，上肢明显重于下肢，故考虑大脑中动脉皮质支血栓形成。

20. 根据患者典型的强迫观念和强迫行为，考虑诊断为强迫障碍。强迫障碍的治疗药物主要以 5-HT 再摄取抑制剂为主。常用的药物有 TCAs 类药物氯米帕明和 SSRIs 类药物氟西汀、舍曲林、帕罗西汀、西酞普兰、氟伏沙明等。SSRIs 类药物抗胆碱能和心血管副作用小，又很少诱发癫痫，目前在临床上是治疗强迫障碍的一线用药，但本例选项中并无 SSRIs 类药物，故首选氯米帕明。氯米帕明除具有选择性 5-HT 再摄取抑制作用外，还有较强的去甲肾上腺素再摄取抑制作用，在 TCAs 药物中，最具有抗强迫作用。氯米帕明抗强迫作用起效时间在 2~3 周，强迫症状明显缓解要在用药 8~12 周。根据强迫症患者的症状不同，有学者将 OCD 分为三个亚型，即对称/收藏型，污染/检查型和纯强迫观念型。结合患者的表现，为典型的污染/检查型症状。污染/检查型对行为治疗效果好，对称/收藏型患者药物治疗有一定效果，行为治疗效果较差，纯强迫观念型药物治疗效果好，所以该患者最宜联合的治疗为认知行为治疗。经颅磁刺激治疗、口服丙戊酸钠、电抽搐治疗、家庭治疗均不是对该患者的最宜联合治疗方法。经颅磁刺激治疗和电抽搐治疗都只在部分患者中可能有效。丙戊酸钠是常用的抗癫痫药。家庭治疗是指以家庭为单位的治疗，以核心家族为干预目标，本题的干预目标是患者本人。

21. 结合患者病史、临床表现和影像学检查，最可能的诊断为右额颞急性硬脑膜下血肿，小脑扁桃体疝。急性硬脑膜外血肿头颅 CT 的典型表现为颅骨内板与硬脑膜之间双凸镜形或弓形的高密度影。脑挫伤主要表现为头痛、呕吐、恶心及伤后立即发生的意识障碍，头颅 CT 表现为局部脑组织内高低密度混杂影。脑内血肿常与急性硬膜下血肿同时存在，但头颅 CT 表现为脑组织内类圆形或不规则的高密度影。急性硬脑膜下积液又称硬膜下水瘤，指硬脑膜下腔出现脑脊液积聚，主要表现为头痛、恶心、呕吐等

颅内高压和局部脑组织受压的症状和体征，可有意识障碍，头颅 CT 表现为骨板下新月形低密度影。患者诊断为右额颞急性硬脑膜下血肿。硬脑膜下血肿主要是由于对冲性脑挫裂伤引起脑表面小血管破裂而形成的。矢状窦是脑内静脉血液回流的重要通道，其破裂出血可引起硬膜外血肿。大脑中动脉的分支——豆纹动脉是高血压脑出血的常见出血来源。脑膜中动脉是硬膜外血肿的主要出血来源。蛛网膜颗粒指脑蛛网膜突入上矢状窦内形成的绒毛状突起，是脑脊液回流入静脉的重要部位，较少受到损伤。急性硬脑膜下血肿合并脑疝的患者应及时行开颅手术，清除颅内血肿，以降低颅内压，缓解脑疝症状。冬眠疗法、激素治疗及止血、抗感染为颅内血肿的一般治疗措施，多作为术后的辅助治疗。气管切开可用于重度颅脑损伤的患者，以防治呼吸道分泌物潴留，保持呼吸道通畅，但不是首要治疗措施。

22. 广泛性焦虑障碍，简称广泛焦虑症，是以持续的显著紧张不安，伴有自主神经功能兴奋和过分警觉为特征的一种慢性焦虑障碍，是最常见的一种焦虑障碍。这种焦虑与周围任何特定的情境没有关系，而一般是由过度的担忧引起。典型的表现常常是对现实生活中的某些问题过分担心或烦恼，如担心自己或亲戚患病或发生意外，异常担心经济状况，过分担心工作或社会能力。这种紧张不安、担心或烦恼与现实很不相称，使患者感到难以忍受，但又无法摆脱，常伴有自主神经功能亢进，运动性紧张和过分警惕。认知行为治疗是由 ATBeck 在 60 年代发展出的一种有结构、短程、认知取向的心理治疗方法，主要针对抑郁症、焦虑症等心理疾病和不合理认知导致的心理问题。它的主要着眼点放在患者不合理的认知问题上，通过改变患者对己、对人或对事的看法与态度来改变心理问题。

第二十一章 运动系统

【答案】

A1/A2 型题

1. A	2. B	3. B	4. C	5. E	6. E	7. A
8. E	9. C	10. D	11. B	12. B	13. C	14. A
15. E	16. A	17. D	18. E	19. B	20. C	21. C
22. C	23. B	24. B	25. B	26. D	27. A	28. A
29. A	30. C	31. A	32. B	33. A	34. B	35. B
36. C	37. D	38. B	39. E	40. C	41. B	42. C
43. A	44. C	45. A	46. D	47. C	48. C	49. D
50. A	51. C	52. B	53. C	54. D	55. A	56. C
57. C	58. E	59. A	60. A	61. B	62. D	63. C
64. D	65. C	66. E	67. C	68. B	69. D	70. D
71. C	72. E	73. E	74. D	75. E	76. E	77. B
78. E	79. C	80. B	81. E	82. A	83. A	84. D
85. A	86. D	87. D	88. C	89. E	90. E	91. E
92. C	93. E	94. E	95. E	96. D	97. E	98. C
99. D	100. B	101. B	102. E	103. D	104. C	105. C
106. D	107. C	108. B	109. B	110. E	111. C	112. E
113. B	114. E	115. C	116. D	117. E	118. E	119. C
120. E	121. A	122. E	123. A	124. A	125. B	126. B
127. A	128. A	129. C	130. B	131. A	132. C	133. E
134. D	135. A	136. A	137. D	138. E	139. A	140. D
141. B	142. C	143. B	144. B			

A3/A4 型题

1. (1)C (2)A (3)C   2. (1)E (2)D (3)E

3. (1)B (2)D (3)D (4)D (5)C   4. (1)D (2)E

5. (1)B (2)E   6. (1)A (2)E

7. (1)D (2)D (3)D   8. (1)C (2)D

9. (1)E (2)D   10. (1)D (2)A

11. (1)E (2)E (3)D (4)E   12. (1)E (2)A

13. (1)D (2)C (3)D   14. (1)A (2)A (3)C

15. (1)D (2)C (3)A

B1 型题

1. (1)A (2)B (3)C   2. (1)A (2)B

3. (1)A (2)B (3)E (4)C   4. (1)C (2)D

5. (1)A (2)D   6. (1)D (2)E

7. (1)C (2)E (3)B   8. (1)E (2)D

9. (1)C (2)B

【解析】

A1/A2 型题

1. 对解剖复位要求最高的骨折是胫骨平台骨折。

2. 关节内骨折最常见的并发症是创伤性关节炎。

3. 肱骨髁上骨折,有尺侧侧方移位,未能矫正时,最常见的后遗症是肘内翻畸形。

6. 确诊为腰椎间盘突出的患者,手术前除实验室检查外,首先最应做腰椎正侧位 X 线平片。

7. 腘窝部软组织严重损伤伴有腘动脉断裂的患者就诊,最简单直接的检测手段是足背动脉触诊。

9. 骨软骨瘤一般不需治疗,只有压迫周围血管神经或有关节功能障碍及恶变倾向者应做手术切除。

11. 侧方应力试验检查的是侧副韧带。

12. 腰椎间盘突出症常见于 20～50 岁的人群。

16. 股骨颈骨折患肢缩短,Bryant 三角底边较健侧缩短;股骨大转子上移在 Nelaton 线之上。

18. 肘关节提携角正常为 5°～15°。

20. 肱骨髁上骨折,有尺侧侧方移位,未能矫正时,最常见的后遗症是肘内翻畸形。

21. 急性血源性骨髓炎最常见的致病菌是金黄色葡萄球菌。

22. 股骨头血液供给的主要来源是旋股内、外侧动脉的分支。

23. 运动系统检查法,最基本的是理学检查。

24. 关节腔内积液在膝部最为明显,可见髌上囊明显隆起,浮髌试验可为阳性,见于膝关节中等量积液。

25. 腕关节的功能位是背伸 20°～25°。

26. 新鲜肩关节前脱位的患者,治疗宜首选的手法为复位外固定。

27. 前脱位是肩关节脱位最多见的类型。

28. 断肢再植吻合血管时，其所吻合的动、静脉比例应以 1:2 为宜。

29. 骨科的理学检查、X 线检查和病理检查称为"三结合"检查。

30. 腰椎间盘突出症，出现鞍区麻木及二便功能障碍，乃突出间盘压迫马尾神经。

31. 胫骨下 1/3 骨折不容易愈合。

32. 骨关节结核最常见的发生部位是脊柱椎体。

33. 颈椎病中神经根型发病率最高（50% ~ 60%）。患肢上举、外展和后伸有不同程度受限。上肢牵拉试验阳性，压头试验阳性。

34. 骨盆骨折最为重要的体征是骨盆分离、挤压实验（＋）。

35. 脊柱结核与脊柱转移性肿瘤的区别主要是 X 片表现：脊柱结核一般椎间隙消失，而肿瘤椎间隙正常。

36. 骨肿瘤通过静脉回流转移到肺。

37. 慢性骨髓炎急性发作应首先抗感染治疗。

39. 肱骨外上髁炎的主要病因是慢性损伤。

40. 脊柱骨折患者在搬运过程中，最正确的体位是仰卧过伸位。

41. 成人股骨颈的血液供应主要来源于旋股内、外侧动脉分支。

42. 颈椎高位骨折脱位，并出现呼吸困难，最先采取的措施应是颈部制动，同时气管切开。

43. 骨盆骨折最危险的并发症是盆腔内出血。

45. 较稳定的股骨颈骨折是外展型。

46. 比较稳定的股骨干骨折，软组织条件差者，可采用非手术疗法。①成人：可采用胫骨结节或股骨干髁上持续骨牵引，一般需要牵引 8 ~ 10 周。②儿童：多采用手法复位，小夹板固定，皮肤牵引维持方法治疗。较小的成角畸形及 2cm 以内的重叠是可以接受的。因为儿童骨的再塑能力强，随着生长发育，逐渐代偿，至成人可不留痕迹。③3 岁以下儿童则采用垂直悬吊皮肤牵引。

47. 治疗成人股骨头缺血性坏死，应特别强调减少负重。

48. 颈椎病发病率最高的部位是颈 5、颈 6。

49. 屈指肌腱损伤，修复后提倡保护性被动活动。

51. 肱骨髁上骨折最易损伤肱动脉、肱静脉。

52. Colles 骨折最有诊断意义的体征是"枪刺刀"典型畸形。Colles 骨折远端的典型移位是向桡侧及背侧移位。

53. 骨筋膜室综合征最主要的治疗措施是去除包扎、固定物，经观察不见好转，切开筋膜减压。

54. 尺骨、桡骨双骨的青枝骨折为稳定性骨折。

55. 前臂缺血性肌挛缩多见于肱骨髁上骨折。

56. 骨折的专有体征是反常活动。

58. 对狭窄性腱鞘炎疗效较好的方法是醋酸泼尼松龙局部封闭。

59. 股骨上 1/3 骨折，近折端的移位方向是屈曲外展外旋位。

60. 股骨颈骨折最易发生缺血性骨坏死。

66. 弹性固定是关节脱位的特有体征。

63. 股骨颈囊内骨折，血供几乎完全中断，易发生股骨头缺血性坏死。

68. 对骨盆骨折合并尿道损伤及失血性休克患者的处理，正确的顺序是休克 - 尿道损伤 - 骨盆骨折。

69. 畸形是骨折的专有体征之一。

70. 股骨颈骨折好发于老年人。

71. 急性血源性骨髓炎早期局部穿刺的正确方法是逐层穿刺。

72. 跟腱反射检查的是骶 1 神经根。

73. 肌电图或诱发电位主要是检查周围神经损伤。

74. 组成臂丛的神经根是颈 5 ~ 胸 1 脊神经前支。

75. 下肢侧方成角移位，与关节活动方向垂直，必须完全矫正，否则易引起创伤性关节炎。

77. 关节腔内积液在膝部最为明显，可见髌上囊明显隆起，浮髌试验可为阳性，见于膝关节中等量积液。

78. 脊髓震荡是指脊髓暂时性功能抑制。

79. 桡骨头半脱位多见于 5 岁以下的小儿，因其桡骨头发育尚不完全，环状韧带薄弱，当其腕、手被向上提拉、旋转时，桡骨头即向远端滑移脱位，使环状韧带或部分关节囊嵌入肱骨小头和桡骨头之间，取消牵拉力后，桡骨头不能回到正常解剖位置，而是向桡侧移位，形成桡骨头半脱位。

85. 骨盆骨折并发症中，较少见的是直肠损伤。

86. 有大量恶臭渗出液，X线片显示皮下有气体，触诊有握雪感，应首先考虑气性坏疽。

87. 椎动脉型颈椎病的临床表现：①眩晕：为本型的主要症状，可表现为旋转性、浮动性或摇晃性眩晕；②头痛：主要表现为枕部、顶枕部痛，也可放射到颞部；③视觉障碍：为突发性弱视或失明、复视，短期内自动恢复；④猝倒：是椎动脉受到刺激突然痉挛引起；⑤其他：还可有不同程度运动及感觉障碍，以及精神症状。

89. 缩短移位：在成人下肢骨折不超过1cm；儿童无骨骺损伤者下肢短缩不超过2cm。

90. 早期滑膜结核与类风湿关节炎相鉴别的可靠依据是滑膜组织病理学检查。

91. 髋关节全关节结核合并冷脓肿形成，诊断确定后最好应用抗结核药物2~4周后行病灶清除术。

92. 骨肉瘤X线片可见"日光照射"现象。

94. 脊柱 L_5 ~ S_1 容易发生退行性改变。

95. 腰椎间盘突出症的主要症状是腰痛伴腿痛。

96. 骨软骨瘤本身可无症状，但压迫周围组织可影响功能。

98. 伸直型（Colles 骨折）的典型畸形：①"银叉"畸形：外伤后，因远折端向背侧移位，侧面看呈"银叉"畸形。②"枪刺样"畸形：因远折端向桡侧移位，且有缩短移位时，桡骨茎突上移至尺骨茎突同一平面，甚至高于尺骨茎突的平面，正面看呈"枪刺样"畸形。

99. 了解下肢和足的血液循环，最重要的检查是足背动脉触诊。

100. 后脱位是髋关节脱位最多见的类型。

101. 斜形骨折属于不稳定性骨折。

102. 股骨颈头下型骨折易发生缺血性骨坏死。

103. 骨肉瘤术前大剂量化疗，然后根据肿瘤浸润范围做根治性切除瘤段、灭活再植或置入假体的保肢手术或截肢术，术后继续大剂量化疗。

104. 颈椎压缩骨折合并脱位宜首先选择的治疗方法是颅骨牵引。

105. 比较稳定的股骨干骨折，软组织条件差者，可采用非手术疗法。①成人：可采用胫骨结节或股骨干髁上持续骨牵引，一般需要牵引8~10周。②儿童：多采用手法复位，小夹板固定，皮肤牵引维持方法治疗。较小的成角畸形及2cm 以内的重叠是可以接受的。因为儿童骨的再塑能力强，随着生长发育，逐渐代偿，至成人可不留痕迹。③3 岁以下儿童则采用垂直悬吊皮肤牵引。

106. 头晕、视物模糊、耳鸣、心前区疼痛等症状见于颈椎病的交感型。

108. 最常见的良性骨肿瘤为骨软骨瘤。

109. Allen 试验是用于检查手的供血情况。

110. 强直性脊柱炎的特点：腰痛、腰僵硬，逐渐出现驼背，骶髂关节模糊，间隙消失，双侧"4"字试验阳性，腰部活动受限，HLA - B27 阳性。

111. 背痛、低热、盗汗，拾物试验（＋）提示脊柱结核，首选摄胸腰段脊柱 X 线片。

113. 0 级：完全瘫痪，测不到肌肉收缩。1 级：仅测到肌肉收缩，但不能产生动作。2 级：肢体在床面上能水平移动，但不能抬离床面。3 级：肢体能抬离床面，但不能抗阻力。4 级：能作抗阻力动作，但较正常差。5 级：正常肌力。

118. 肩关节周围炎肩关节外展受限。

119. 颈椎骨折脱位合并颈髓损伤，早期出现的严重并发症是呼吸衰竭。

120. 合并有活动性肺结核时禁忌手术。

121. 在颈椎病各型中，发病率最高的是神经根型。

122. 腰椎间盘突出症出现马尾神经受压症状，最好是手术治疗。

126. 下肢牵涉痛是因脊神经后根组织受刺激所致。

127. 0 级：完全瘫痪，测不到肌肉收缩。1 级：仅测到肌肉收缩，但不能产生动作。2 级：肢体在床面上能水平移动，但不能抬离床面。3 级：肢体能抬离床面，但不能抗阻力。4 级：能作抗阻力动作，但较正常差。5 级：正常肌力。

128. 良性骨肿瘤 X 线表现为边缘清楚，无骨膜反应。

129. 全关节结核是指病变累及骨、软骨及滑膜。

130. 在治疗肱骨髁上骨折时，最应防止出现肘内翻畸形。

131. 骨折后最易发生骨缺血性坏死的部位是股骨头。

132. 分离移位最容易引起骨折不连接的移位。

134. 压痛是运动系统最重要的体征。

135. 内生性软骨瘤的治疗方案应是刮除植入松质骨。

136. 颈1、颈2之间没有椎间盘间隙。

140. 强直性脊柱炎的特点：腰痛、腰僵硬，逐渐出现驼背，骶髂关节模糊，间隙消失，双侧"4"字试验阳性，腰部活动受限，HLA – B27阳性。

141. 痛觉过敏是轻微的触摸皮肤感到疼痛难忍等，多见于丘脑或周围神经病变。皮肤或周围组织损伤可引起各种感觉敏感性增强的疼痛。

142. 塞来昔布可用于治疗骨关节炎、类风湿关节炎、急性疼痛。

143. 胫骨的营养血管从胫骨干上中1/3交界处进入骨内，故中下1/3的骨折易使营养动脉损伤，使得供应下1/3段胫骨的血液循环显著减少。骨折部位的血液供应是影响骨折愈合的重要因素，故胫骨中下1/3骨折易发生延迟愈合的原因是骨营养动脉损伤。

144. 单侧多根多处肋骨骨折最严重的生理改变是胸壁软化、反常呼吸。多根多处肋骨骨折使局部胸壁失去完整肋骨支撑而软化，从而出现反常呼吸运动，即吸气时软化区胸壁内陷，呼气时外突。选项ACDE都是肋骨骨折的临床表现。

A3/A4 型题

14. MRI是早期诊断股骨头坏死的方法。长期服用糖皮质激素，会导致骨质疏松等，容易造成股骨头坏死。结合患者临床表现及X线检查，考虑诊断为股骨头坏死。可以予股骨头髓芯钻孔减压手术，内部的压力就会立即释放，骨组织的水肿就会消失。

15. 髋关节后脱位表现为患髋肿痛、活动受限，呈屈曲、内收、内旋、短缩畸形等。髋关节后脱位最常用的复位方法是Allis法。髋关节后脱位容易合并坐骨神经损伤。

B1 型题

9. 股骨颈骨折易损伤血管，且骨折不易愈合。青少年易合并血管神经损伤，发生外翻畸形的骨折是肱骨髁上骨折。

第二十二章　风湿免疫性疾病

【答案】

A1/A2 型题

1. A　2. C　3. B　4. E　5. E　6. E　7. A
8. B　9. B　10. E　11. E　12. D　13. C　14. E
15. D

【A3/A4】

1.（1）A（2）D（3）B　　2.（1）D（2）A
3.（1）A（2）E　　　　4.（1）C（2）E
5.（1）B（2）E

【B 型题】

1.（1）A（2）E（3）B（4）D　　2.（1）A（2）B（3）E

【解析】

A1/A2 型题

1. 结缔组织病包括系统性红斑狼疮、类风湿关节炎、进行性全身性硬皮病、多发性肌炎、结节性多动脉炎。

2. 系统性红斑狼疮患者最典型的面部表现是蝶形红斑。

3. 晨僵在类风湿性关节炎（RA）中表现最为突出。

5. 类白血病样改变不符合 SLE 的血液系统改变。

7. 风湿性疾病是指累及关节及周围软组织的一大类疾病。

8. 在风湿性疾病中，皮肌炎（DM）较少累及肾脏。

9. 几乎所有系统性红斑狼疮患者均可出现病变的脏器是肾。

10. 结缔组织病、胶原病仅是风湿病的一部分，不能互相等同。

11. 前列腺素不属于治疗风湿性疾病的药物。

12. 类风湿关节炎导致关节软骨和骨质破坏，造成关节畸形。

14. 风湿性疾病是泛指影响骨、关节及其周围软组织等的一大类疾病，包含的疾病众多，病因不同，其临床特点为病程多呈慢性经过，表现差异大，反复发作与缓解交替出现，多种疾病有复杂的免疫学异常，因此不同的疾病，同一种疾病的不同个体对治疗的反应有很大的差异。

15. 急性痛风关节炎的治疗首选非甾体消炎药，如吲哚美辛、双氯酚酸、依托考昔。

第二十三章　儿科疾病

【答案】

A1/A2 型题

1. D	2. D	3. E	4. A	5. E	6. C	7. B
8. D	9. E	10. E	11. C	12. A	13. A	14. A
15. D	16. A	17. D	18. E	19. B	20. D	21. B
22. D	23. E	24. D	25. E	26. C	27. E	28. C
29. B	30. B	31. C	32. D	33. D	34. D	35. E
36. C	37. B	38. C	39. B	40. B	41. B	42. D
43. A	44. D	45. E	46. C	47. B	48. E	49. C
50. A	51. C	52. B	53. D	54. B	55. D	56. E
57. C	58. B	59. E	60. D	61. A	62. D	63. C
64. D	65. E	66. E	67. C	68. A	69. C	70. E
71. C	72. A	73. C	74. A	75. C	76. D	77. B
78. C	79. C	80. A	81. C	82. A	83. C	84. D
85. E	86. E	87. A	88. D	89. D	90. C	91. B
92. B	93. E	94. C	95. E	96. D	97. B	98. A
99. A	100. A	101. E	102. B	103. B	104. E	105. E
106. A	107. E	108. D	109. D	110. B	111. C	112. D
113. A	114. B	115. E	116. B	117. C	118. E	119. D
120. C	121. A	122. D	123. C	124. A	125. A	126. A
127. C	128. C	129. E	130. E	131. A	132. D	133. E
134. B	135. B	136. D	137. E	138. B	139. A	140. B
141. A	142. B	143. A	144. D	145. B	146. C	147. E
148. A	149. D	150. D	151. A	152. D	153. E	154. B
155. D	156. E	157. E	158. A	159. B	160. A	161. D
162. B	163. C	164. B	165. A	166. C	167. E	168. A
169. B	170. C	171. D	172. A	173. D	174. E	175. C
176. A	177. E	178. D	179. C	180. D	181. D	182. B
183. B	184. E	185. C	186. E	187. B	188. A	189. E
190. A	191. D	192. A	193. A	194. C	195. C	196. C
197. A	198. D	199. A	200. C	201. E	202. C	203. E
204. E	205. D	206. C	207. E	208. C	209. A	210. D
211. B	212. D	213. A	214. E	215. D	216. C	217. C
218. B	219. D	220. B	221. D	222. C	223. D	224. C
225. D	226. E	227. B	228. C	229. B	230. B	231. B
232. B	233. A	234. E	235. E	236. C	237. E	238. B
239. B	240. E	241. E	242. D	243. D	244. E	245. D
246. A	247. B	248. B	249. C	250. D	251. A	252. C
253. C	254. C	255. C	256. C	257. B	258. A	259. D
260. E	261. A	262. E	263. D	264. E	265. A	266. B
267. B	268. C	269. A	270. C	271. D	272. E	273. A
274. D	275. C	276. D	277. E	278. D	279. C	280. E
281. C	282. B	283. E	284. E	285. C		

A3/A4 型题

1. （1）D（2）C（3）E（4）B
2. （1）D（2）C（3）B
3. （1）C（2）B（3）A（4）C
4. （1）D（2）D（3）C
5. （1）A（2）D（3）E
6. （1）E（2）D
7. （1）D（2）D
8. （1）B（2）B
9. （1）B（2）A（3）B
10. （1）A（2）B（3）C
11. （1）E（2）D（3）B（4）D
12. （1）D（2）B（3）E
13. （1）D（2）C（3）E
14. （1）C（2）B（3）E
15. （1）C（2）B（3）D
16. （1）E（2）E（3）E
17. （1）C（2）B（3）C（4）B（5）A
18. （1）D（2）E（3）B
19. （1）C（2）E（3）B
20. （1）C（2）A
21. （1）C（2）B
22. （1）E（2）D（3）E
23. （1）D（2）A
24. （1）B（2）C
25. （1）E（2）C
26. （1）A（2）D

B1 型题

1. （1）C（2）B（3）D
2. （1）D（2）A（3）B
3. （1）B（2）D（3）E

4.（1）B（2）C（3）D

5.（1）A（2）C（3）D（4）B

6.（1）B（2）C

7.（1）D（2）C

8.（1）B（2）D（3）A

9.（1）A（2）C

10.（1）E（2）A（3）B

11.（1）B（2）D（3）E

12.（1）E（2）A（3）D

13.（1）D（2）C（3）C（4）D（5）D

14.（1）D（2）C

15.（1）C（2）D

16.（1）A（2）D

17.（1）D（2）A（3）C

18.（1）C（2）A

【解析】

A1/A2 型题

1. 儿童重症肌无力多局限于眼外肌瘫痪。

2. 决定法洛四联症临床严重程度及预后的主要因素是肺动脉狭窄。

3. 小儿抗风湿热治疗，早期使用糖皮质激素的指征是心脏炎。

4. ①人乳含必需氨基酸比例适宜，为必需氨基酸模式；②人乳所含酪蛋白的为 β-酪蛋白，含磷少，凝块小；③人乳所含白蛋白为乳清蛋白，促乳糖蛋白形成；④人乳中酪蛋白与乳清蛋白的比例为 1:4，与牛乳（4:1）有明显差别，易被消化吸收；⑤人乳中宏量营养素产能比例适宜；⑥人乳喂养的婴儿很少产生过敏；⑦人乳中乙型乳糖（β-双糖）含量丰富，利于脑发育，利于双歧杆菌、乳酸杆菌生长，产生 B 族维生素，促进肠蠕动；⑧乳糖在小肠远端与钙形成螯合物，降低钠在钙吸收时的抑制作用，避免了钙在肠腔内沉淀，同时乳酸使肠腔内 pH 下降，有利小肠钙的吸收；⑨人乳含不饱和脂肪酸较多，初乳中更高，有利于脑发育；⑩人乳的脂肪酶使脂肪颗粒易于吸收；⑪人乳中电解质浓度低、蛋白质分子小，适宜婴儿不成熟的肾发育水平；⑫人乳矿物质易被婴儿吸收，如人乳中钙、磷比例适当（2:1），含乳糖多，钙吸收好；⑬人乳中含低分子量的锌结合因子-配体，易吸收，锌利用率高；⑭人乳中铁含量与牛奶相似，但人乳中铁吸收率（49%）高于牛奶（4%）；⑮人乳中维生素 D 含量较低，尽早户外活动，促进维生素 D 皮肤的光照合成；或适当补充维生素 D；⑯人乳中维生素 K 含量较低，鼓励乳母合理膳食多吃蔬菜、水果以外，乳母应适当补充维生素 K，以提高乳汁中维生素 K 的含量。

5. 病理性黄疸血清结合胆红素超过 34μmol/L。

6. 小儿初次感染结核杆菌结核菌素，实验为阳性反应的时间是 4～8 周。

7. 法洛四联症是以室间隔缺损、右心室流出道狭窄、主动脉骑跨和右心室肥厚为特征，青紫是其主要表现，患儿还会有蹲踞现象和阵发性缺氧发作，伴有活动耐力下降，长期缺氧造成杵状指。

8. 咽结合膜热由腺病毒 3 型、7 型所致，常发生于春夏季，以发热、咽炎、结合膜炎为特征。

9. 麻疹的前驱期一般持续 3～4 天，主要表现为上呼吸道及眼结膜炎，病后第二～第三天，于第二磨牙相对应的颊黏膜处，可见直径约 1.0mm 灰白色小点，外周有红晕，即麻疹黏膜斑（Koplik 斑），为麻疹前驱期的特征性体征，有诊断价值。

10. 新生儿胆红素脑病临床分 4 期，第 1～3 期出现在新生儿早期，第 4 期在新生儿期以后出现。①警告期：表现为嗜睡、吸吮反射减弱和肌张力减退。②痉挛期：轻者仅两眼凝视，阵发性肌张力增高；重者两手握拳、前臂内旋、角弓反张，有时尖声哭叫。③恢复期：大多发生于第一周末，首先吸吮力和对外界的反应逐渐恢复，继而痉挛逐渐减轻、消失。

11. Roger 病是指缺损直径小于 5mm 或缺损面积小于 0.5cm² 体表面积。缺损小，心室水平左向右分流少，血流动力学变化不大，可无症状，也称为小型室间隔缺损。

12. 风湿热诊断标准的主要表现包括：心脏炎、游走性多发性关节炎、舞蹈病、环形红斑、皮下小结。次要表现包括：发热、关节痛、风湿热既往史、血沉增快、CRP 阳性、P-R 间期延长。

13. 原发性免疫缺陷病最常见的感染部位是呼吸道。

14. 高渗性缺水又称原发性缺水，虽有水和钠的同时丢失，但因缺水更多，故血清钠高于正常范围，细胞外液的渗透压升高。病因有：①摄入水分不够，如食管癌致吞咽困难，重危患者的给水不足，经鼻胃管或空肠造口管给予高浓度肠内营养溶液等；②水分丧失过多，如高热大量出汗（汗中含氯化钠 0.25%）、大面积烧伤暴露疗法、糖尿病未控制致大量尿液排出、尿崩症、溶质性利尿药利尿等。

15. 重度脱水是指脱水量占体重的 10% 以上。

16. 腹泻的治疗原则一般不提倡禁食。

17. 绝大多数婴儿生理性胃食管反流症状消失的时间是 8～10 个月。

18. 结核性脑膜炎早期（前驱期）约 1～2 周，表现为小儿性格改变，如少言、懒动、易倦、喜哭、易怒等，无脑神经障碍。

19. 婴儿结核性脑膜炎早期主要表现为蹙眉、皱额、凝视、嗜睡。

20. 肾炎不属于水痘的并发症。

21. 在接触麻疹后超过 5 天注射免疫球蛋白无法达到保护作用。

22. 国内规定麻疹疫苗的初种时间为生后 8 个月。

23. 风湿性舞蹈病的特点是经治疗后病情会复发。

24. 如果反复发生化脓性感染，考虑抗体缺陷，故应检查血清免疫球蛋白测定。

26. 呼吸道合胞病毒肺炎常发生于 2 岁以下小儿，多数在 6 个月以内。喘息和肺部哮鸣音为其突出表现。肺部可闻及呼气相哮鸣音，亦可闻及中细湿啰音，叩诊可呈过清音，可触及肝和脾。

29. 急性肾炎小儿恢复上学的指标是血沉正常。

31. 由阴性转为阳性反应，或反应强度从原来小于 10mm 增至大于 10mm，且增加的幅度大于 6mm 时，表示新近有结核感染。

32. ORS 溶液可用于腹泻时预防脱水及纠正轻、中度脱水。

33. 由于腹泻丢失大量碱性物质；进食少，肠吸收不良，摄入热量不足，体内脂肪的分解代谢增加，酮体生成增多（酮血症）；血容量减少，血液浓缩，组织灌注不良和缺氧，导致无氧酵解增多而使乳酸堆积（乳酸血症）；脱水使肾血流量不足，其排酸、保钠功能低下使酸性代谢产物滞留体内。

34. 风湿性心脏炎的临床症状不典型。

35. 婴幼儿化脓性脑膜炎硬膜下积液发生率比较高。

36. 双眼窝凹陷、口唇干燥提示重度脱水；心音低钝、腹胀、肠鸣音减少提示低血钾；呼吸快、口唇樱红说明酸中毒。

37. 肾病患儿最早出现的症状为水肿。

38. 营养性缺铁性贫血的血生化指标改变为总铁结合力增加，血清铁下降，转铁蛋白饱和度下降。

39. 铁剂治疗后 2～3 天网织红细胞开始上升，5～7 天达高峰，2～3 周后下降至正常。

40. 新生儿肺透明膜病最主要见于早产儿。

41. 新生儿期是指从脐带结扎到生后 28 天。

42. 过期产是指胎龄（GA）≥42 周。

43. 人类维生素 D 的主要来源是紫外线照射皮肤产生维生素 D_3。

44. 最能反映婴儿营养状况的体格发育指标是体重。

46. 人乳中钙含量不如牛乳中高，但由于钙磷比例适当等原因，母乳中钙的吸收好。

47. 苯丙酮尿症患儿出生时一般正常，随着进奶以后，一般在 3～6 个月即可出现症状。

49. 动脉导管未闭可出现周围血管征。

50. 贫血不易引起支气管肺炎。

51. 治疗甲状腺功能减低症患者最有效的措施是服用甲状腺片。

52. 无甲状腺组织的先天性甲状腺功能减低症出现症状的时间是婴儿早期。

53. CSF 涂片找到 G^+ 杆菌对诊断化脓性脑膜炎最有意义。

54. 支气管肺炎有缺氧表现，鼻导管给氧的流量是 0.5～1L/min。

55. 肺炎支原体肺炎胸部 X 线片表现呈多样性。

56. 腭扁桃体在 1 岁末渐增大。

57. 足月儿，因胎心过快，急行剖宫产，生后即哭闹不安，有时口角抖动，心音正常，最可能的诊断是缺氧缺血性脑病。

58. 一般轻度脱水约为 30～50ml/kg、中度脱水约为 50～100ml/kg、重度脱水约为 100～120ml/kg，对少数营养不良、肺炎，心、肾功能不全者等病儿尚应根据具体病情分别做较详细的计算。

59. 肺炎支原体肺炎起病较缓慢，多有咽痛、咳嗽、发热、头痛、肌痛、耳痛、腹泻、食欲缺乏、乏力等。咳嗽常为阵发刺激性呛咳，或少量黏液。

62. 累积损失量（扣除扩容液量）一般在 8 ~ 12 小时内补完，约每小时 8 ~ 10ml/kg。

64. 苯丙酮尿症主要是饮食治疗，选用低苯丙氨酸饮食。

65. 肾炎性肾病可有持续性镜下血尿。

66. 原发型肺结核包括原发综合征和支气管淋巴结结核。前者由肺原发病灶、局部淋巴结病变和两者相连的淋巴管炎组成；后者以胸腔内肿大的淋巴结为主，而肺部原发病灶或因其范围较小或被纵隔影掩盖，X 线片无法查出，或原发病灶已经吸收，仅遗留局部肿大的淋巴结，故在临床上诊断为支气管淋巴结结核。

67. 干咳无痰提示支原体肺炎，选红霉素。

68. 新生儿及 2 个月以内的婴儿，化脓性脑膜炎的最常见的致病菌是大肠埃希菌。

69. 神经系统：（1）一般检查：观察小儿的神志、精神状态、面部表情、反应灵敏度、动作语言能力、有无异常行为等。（2）神经反射：①新生儿期特有的反射，如吸吮反射、拥抱反射、握持反射是否存在；②新生儿和小婴儿期提睾反射、腹壁反射较弱或不能引出，但跟腱反射亢进，并可出现踝阵挛；③2 岁以下的小儿 Babinski 征可呈阳性，但一侧阳性，另一侧阴性则有临床意义。（3）脑膜刺激征：①如颈部有无抵抗、Kernig 征和 Brudzinski 征是否阳性；②正常小婴儿由于在胎内时屈肌占优势，故生后头几个月 Kernig 征和 Brudzinski 征也可阳性。

70. 小儿易发生呼吸衰竭。

71. 室间隔缺损的典型杂音是胸骨左缘第 3 ~ 4 肋间收缩期杂音Ⅲ级以上。

72. 反复输注清蛋白可能加重病情。

73. 过期产儿是胎龄满 42 周（294 天）及其后之新生儿。

74. 新生儿败血症最常见的并发症是化脓性脑膜炎。

76. 新生儿由抗 D 引起的 Rh 溶血症发生在母亲 Rh 阴性，胎儿 Rh 阳性。

77. 婴幼儿最常见的贫血是缺铁性贫血。

78. 急性肾炎引起水肿的主要机制是肾小球滤过率下降。

79. 小儿出生后 4 ~ 6 天、4 ~ 6 岁中性粒细胞与淋巴细胞所占比例相等。

80. 食欲好转与药物过量无关。

81. 风湿性心肌炎最常见的心电图改变是Ⅰ度房室传导阻滞。

83. 麻疹是病毒感染，抗生素无效。

84. 痢疾杆菌分为 4 个血清型，我国以福氏志贺菌多见。

85. 中毒型细菌性痢疾的治疗不包括加强心肌收缩力。

87. 结核菌素试验的注射部位为左前臂掌侧面、下 1/3 交界处皮内。

89. 肺炎并发脓胸的常见病原体是金黄色葡萄球菌。

90. 小儿肠管的长度为身长的 5 ~ 7 倍。

92. 急性腹泻病程 <2 周。

93. 等渗性脱水细胞内液无变化。

94. 缺铁性贫血骨髓象表现为铁粒幼细胞减少，甚至消失。

95. 病灶钙化是愈合的表现。

96. 新生儿黄疸于生后 24 小时内出现者，首先考虑新生儿溶血症。

97. 新生儿呼吸窘迫综合征的主要原因是早产。

98. 新生儿 ABO 溶血病发生在母血型"O"，子血型"A"或"B"。

99. 血红蛋白 <60g/L 为重度贫血，需输血治疗。

100. 营养性缺铁性贫血宜选用硫酸亚铁加维生素 C 加高蛋白饮食。

101. 肾病综合征诊断标准中，24 小时尿蛋白总量临界值应 >0.05g/kg。

102. 治疗支气管肺炎，抗生素应持续用至临床症状基本消失后 3 天。

103. 小儿呼吸衰竭的诊断标准：$PaO_2 < 50$ mmHg，$PaO_2 > 50$mmHg，$SaO_2 < 85\%$。

104. ①小儿肺的弹力纤维发育较差，血管丰富；②毛细血管与淋巴组织间隙较成人为宽，间质发育旺盛；③肺泡数量少，造成肺含血量丰富而含气量相对较少，故易于感染。

105. 一般等渗性脱水用 1/2 张含钠液，低渗性脱水用 2/3 张含钠液，高渗性脱水用 1/3 张含钠液。

106. 腹泻时轻度脱水静脉补液总量应给予 30 ~ 50ml/kg。

107. 新生儿贲门括约肌发育不成熟，常发生胃食管反流。

109. 结核病的主要传染源为结核菌涂片阳

性者。

110. 我国使用的围生期概念是妊娠28周～生后1周。

111. 呼气时出现喘鸣音伴呼气相延长提示小气道梗阻；吸气时出现喘鸣音伴吸气相延长提示大气道梗阻。

113. 用纯蛋白衍化物PPD做结核菌素试验的剂量为0.1ml。

114. 麻疹的皮疹开始见于耳后、颈部和发际边缘。

116. 肾炎不是麻疹的并发症。

117. 苯妥英钠不属于支气管扩张剂。

118. 咳嗽变异性哮喘的诊断标准（不分年龄）：①持续咳嗽超过1个月，常在夜间和（或）清晨发作，运动、遇冷空气或嗅到特殊气味后加重，痰少，临床上无感染征象，或经较长时间抗生素治疗无效。②支气管扩张剂诊断性治疗可使咳嗽发作缓解，这是诊断本症的基本条件。③有个人或家族过敏史、家族哮喘病史，过敏原检测阳性可做辅助诊断。④除外其他原因引起的慢性咳嗽。

119. 约15%～45%的化脓性脑膜炎并发硬膜下积液，若加上无症状者，发生率达85%～90%。

121. 胆红素脑病又称核黄疸，常发生在生后2～7天。早期表现为嗜睡、喂养困难、肌张力低、拥抱反射减弱。晚期出现凝视、肌张力增高、角弓反张、前囟隆起、惊厥、发热。治疗不及时可死亡，幸存者遗留严重神经系统后遗症。

122. 动脉导管未闭患儿由于存在主动脉血部分流入肺动脉，故肺动脉血氧含量较右心室为高。

123. 大型缺损在6个月以内反复发生肺炎及心力衰竭者，应予以及时手术治疗。

124. 支气管淋巴结核出现痉挛样咳嗽可能是淋巴结高度肿大压迫气管分叉处。

125. 血清抗链球菌溶血素"O"效价测定：抗"O"对风湿热的诊断有帮助，但不是活动的指标。

127. 先天性甲低的主要临床特征：智能落后、生长发育迟缓、生理功能低下等。特殊面容和体态：颈短，头大，皮肤粗糙，面色苍黄，毛发稀少，干燥、无光泽，面部黏液水肿，眼睑水肿，眼距宽，鼻梁低平，唇厚，舌大而宽厚、常伸出口外。腹部膨隆，常有脐疝。利用手和腕骨X线片，可以判断患儿骨龄，以作为辅助诊断和

治疗监测。

128. 佝偻病以血清25-（OH）3D水平测定为最可靠的诊断标准，血生化与骨骼X线是诊断"金标准"。

129. 如室间隔缺损较大产生大量的左向右分流时，肺动脉压力则不同程度的增高，少数患者晚期出现肺血管硬化而致梗阻性的肺动脉高压，当右心房的压力超过左心房时，血自右向左分流出现持续青紫（艾森曼格综合征）。

130. 高钾血症的T波高尖。

131. 婴儿腹泻等渗性脱水时，第一天补液的张力应为1/2张。

132. 不引起肠黏膜损伤的腹泻致病菌是产毒性大肠埃希菌。

133. 小儿腹泻时，中度脱水静脉补液总量应给予120～150ml/kg。

135. 结核性脑膜炎时蛛网膜下隙炎性渗出集聚，由重力作用在脑底诸池聚集，如堵塞室间孔、脑脊液循环受阻可导致脑积水。

136. 影响机体对结核分枝杆菌自然抵杭力的因素除遗传因素外，还包括生活贫困、居住拥挤、营养不良等社会因素。婴幼儿细胞免疫系统不完善，老年人、HIV感染者、免疫抑制剂使用者、慢性疾病患者等免疫力低下，都是结核病的易感人群。

137. 呼吸道不是结核病唯一传播途径。

138. 麻疹皮疹出齐需3～5天。

139. 光照疗法是目前应用最多而安全有效的措施，通过光照使皮肤2毫米深度的胆红素氧化为无毒水溶性产物从胆汁及尿中排出。

140. 引起婴儿佝偻病的主要原因是缺维生素D_3。

141. 急性链球菌感染后肾炎诊断的主要依据：①前驱感染史：一般起病前有皮肤或呼吸道链球菌感染史，也可能有其他部位链球菌感染。②临床表现：急性起病，有血尿、水肿、少尿、高血压，尿常规有血尿伴不同程度蛋白尿，可见颗粒或透明管型及白细胞。③血清补体C3下降，伴或不伴ASO升高。

142. 心脏胚胎发育的关键时期是第2～8周。

143. 先天性心脏病中最常见的类型是室间隔缺损。

144. 法洛四联症属于右向左分流的先天性心脏病。

145. 先天性心脏病最主要的病因是宫内感染。

146. 麻疹病毒侵入呼吸道上皮细胞及局部淋巴结繁殖，同时有少量病毒侵入血液。此后病毒在全身单核 – 巨噬细胞系统复制活跃，大量病毒再次进入血液，此即为临床前驱期，引起全身广泛性损害而出现一系列临床表现。

147. 化脓性脑膜炎最可靠的诊断依据是脑脊液中检出化脓性细菌。

149. 低钾血症早期的临床表现是肌无力，先是四肢软弱无力，以后可延及躯干和呼吸肌，可致呼吸困难或窒息，还可有软瘫、腱反射减退或消失。患者有厌食、恶心、呕吐和腹胀、肠蠕动消失等肠麻痹表现。心脏受累主要表现为传导阻滞和节律异常。

150. 双肺野可见均匀小颗粒及网状阴影是新生儿肺透明膜病的特点。

151. 先天性甲状腺功能减低症的临床表现：①特殊面容和体态：头大，颈短，皮肤苍黄、干燥，毛发稀少，面部黏液水肿，眼睑浮肿，眼距宽，鼻梁宽平，舌大而宽厚，常伸出口外。腹部膨隆，常有脐疝，身材矮小，躯干长而四肢短小。②神经系统表现：动作发育迟缓，表情呆滞，嗜睡，反应低下。③生理功能低下，腹胀、便秘，少哭多睡，四肢凉，心率慢等。

152. 支气管哮喘的常在夜间发作、加剧。

154. 早产儿病理性黄疸，黄疸持续时间 > 4 周。

155. 法洛四联症患儿喜蹲踞，是因为可增加体循环阻力、减少右向左分流及回心血量。

156. 结核性脑膜炎的分型不包括脑内结核瘤型。

157. 法洛四联症随年龄增加而加重的主要畸形是肺动脉狭窄。

158. 腹泻患儿需要首先纠正水、电解质紊乱。

159. 80% 的婴儿约于生后 3 个月动脉导管形成解剖上关闭。

160. 卵圆孔于生后当左心房压力超过右心房时在功能上关闭。

161. 法洛四联症患儿缺氧发作的原因主要是肺动脉漏斗部肌肉痉挛。

162. 室间隔缺损和动脉导管未闭患儿，出现声音嘶哑，最常见的原因是肺动脉显著扩张，压迫喉返神经。

165. 新生儿 ABO 血型不合溶血症的病因是同族免疫性溶血。

166. 母体免疫球蛋白能通过胎盘转移给胎儿的是 IgG。

168. ASO > 500U/L 是链球菌感染的证据。

169. 麻疹起病后的 2~3 天临床上相当于麻疹前驱期。

170. 烦躁不安、四肢湿冷、脉搏细速、血压下降、周身有花纹均是低血容量性休克的表现。

171. 高渗性脱水细胞外液呈高渗状态，细胞外液和内液都减少。

172. 缺铁引起细胞免疫功能降低，常合并感染。缺铁性贫血红细胞的特点为体积小、重量轻、分布宽。

173. 营养性缺铁性贫血的主要病因是摄入量不足。

174. 如静脉补充生理需要量宜采用 1/5~1/4 张含钠溶液。

175. 肾炎性肾病多为非选择性蛋白尿。

176. 左向右分流型的先天性心脏病多见的并发症是肺炎。

177. 幼儿急疹的病原为人类疱疹病毒 6 型，不是柯萨奇病毒。潜伏期 7~14 天，平均 10 天，高热 3~5 天，热退疹出，皮疹多见于颈部躯干及上肢，疹退后无色素沉着和脱屑，可有耳后、枕后淋巴结肿大。典型麻疹多在发热后 3~4 天出现皮疹，皮疹开始为稀疏不规则的红色斑丘疹，疹间皮肤正常，始见于耳后、颈部、沿发际边缘，24 小时内向下发展，遍及面部、躯干及上肢，第 3 天皮疹累及下肢及足部，病情严重者皮疹常融合，出疹 3~4 天后，皮疹开始消退，疹退后，皮肤留有糠麸状脱屑及棕色色素沉着。

178. 婴幼儿免疫球蛋白 SIgA、IgA、IgG 和 IgG 亚类含量与成人不同。

179. 麻疹出疹前后均有传染性。

181. 低渗性脱水是水从细胞外进入到细胞内。

182. 年龄越小，胃排空功能越差。不同喂养方式的个体有较大的差异：混合食物 4~5 小时；牛乳 3~4 小时；母乳 2~3 小时；水 1~1.5 小时。

185. 诊断为高渗性中度脱水。一般等渗性脱水用 1/2 张含钠液，低渗性脱水用 2/3 张含钠液，高渗性脱水用 1/3 张含钠液。中度补充 50~

100ml/kg。

186. 肺炎支原体肺炎可引起心肌炎、心包炎、溶血性贫血等全身多系统损害。

187. 室间隔缺损胸骨左缘第三、第四肋间可闻及Ⅳ级粗糙全收缩期杂音。

188. 呼吸道合胞病毒性肺炎的突出表现为喘憋。

189. 金黄色葡萄球菌肺炎的X线表现为易变性。

190. 治疗肺炎支原体肺炎首选的抗生素是红霉素。

191. 沙眼衣原体肺炎起病缓慢，多不发热或有仅有低热。

192. 缺乏叶酸和维生素B_{12}造成贫血的主要机制是影响DNA合成，使红细胞生成速度减慢。

193. 营养性巨幼红细胞性贫血出现精神症状主要由于缺乏维生素B_{12}。

194. 婴儿髓外造血时，末梢血中可见出现中晚幼红细胞和（或）中晚幼粒细胞。

195. $2×2+8=16kg$。

196. 1~9岁骨龄简易计算法：腕部骨化中心的数目约为小儿的年龄加1。

197. 维生素D的代谢中，1，25－二羟维生素D_3活性最强。

198. 小儿应有20颗乳牙。

199. 佝偻病患儿头部变化：①颅骨软化：多见于3~6个月婴儿，因此时颅骨发育最快，软化部分常发生在枕骨或顶骨中央，约6个月时颅骨软化逐渐消失；②方颅：多见于7~8个月以上小儿，由于骨样组织增生致额骨及顶骨双侧呈对称性隆起，形成方颅，重者可呈鞍状、十字状颅形；③前囟增大及闭合延迟：重者可延迟至2~3岁方闭合；④出牙延迟：可迟至1岁出牙，有时出牙顺序颠倒，牙齿缺乏釉质，易患龋齿。

200. 新生儿生理性黄疸的主要原因是红细胞破坏增多。

202. 动脉导管未闭的体征：胸骨左缘第2肋间闻有粗糙响亮的连续性机器样杂音，占整个收缩与舒张期，于收缩期末最响，杂音向左锁骨下、颈部和背部传导，最响处可扪及震颤，以收缩期明显，肺动脉瓣区第二音增强。

203. 胸部X线摄片是肺部疾病的首选检查。

204. 支原体肺炎的实验室检查和其他检查：①血白细胞总数正常或略增高，以中性粒细胞为主；②冷凝集试验阳性，起病2周后测定可阳性，若滴定效价大于1：32，尤其当滴度逐步升高时，更有诊断价值；③链球菌MG凝集试验阳性。凝集试验为诊断肺炎支原体感染的传统实验方法，但其敏感性与特异性均不理想；④血清支原体IgM抗体的测定（酶联免疫吸附试验最敏感，免疫荧光法特异性强，间接血凝法较实用）阳性；⑤直接检测标本中肺炎支原体抗原可用于临床早期快速诊断，单克隆抗体免疫印迹法、核酸杂交技术及PCR技术等具有高效、特异而敏感等优点，对诊断肺炎支原体感染有重要价值；⑥胸部X线表现为肺部多种形态的浸润影，呈节段性分布，以肺下野多见，或从肺门附近向外伸展。

206. 本例患儿生长过速导致佝偻病。

207. 低钙性手足抽搐，应止抽－补钙－补维生素D_3。

208. 新生儿ABO溶血症换血时，血源应选"O"型血球、"AB"型血浆。

209. 房间隔缺损心脏听诊：2~3 LSBSM 2~3/6（肺动脉瓣相对狭窄），肺动脉瓣区第二心音（P2）增强，固定分裂，胸骨左下第4~5肋间舒张期杂音（三尖瓣相对狭窄），肺动脉高压时，可无杂音而肺动脉瓣区第二心音亢进。

210. 产后感染的新生儿败血症入侵途径广泛，可从脐部、皮肤黏膜、呼吸道、消化道侵入，也可通过医源性途径，如医务人员的手、吸痰器、各种导管、暖箱感染新生儿。

212. 为进一步明确诊断先天心脏病，决定手术前的重要检查方法是心导管检查及心血管造影。

213. 房间隔缺损的X线检查：心脏外形轻至中度扩大，以右心房、右心室扩大为主，肺动脉段明显突出，肺叶充血明显，可有肺门"舞蹈"，主动脉影缩小。

214. 肺动脉瓣听诊区第二心音亢进提示肺动脉高压。

215. 房间隔缺损杂音产生的主要原理是肺动脉瓣相对狭窄。

216. 小儿急性肾炎绝大多数与A组B溶血性链球菌感染有关。

217. 有下列表现均应考虑有急性骨髓炎的可能：①急骤的高热与毒血症表现。②病变区疼痛剧烈而抗拒做主动与被动活动。③病变区局部皮温高，有局限性压痛，肿胀并不明显。④白细胞计数和中性粒细胞数增高。白细胞计数增高，一般都在 $10 \times 10^9/L$ 以上，中性粒细胞可占90%以上。血培养可获致病菌。均应做药敏试验，用过抗生素者阳性率低。⑤局部分层穿刺具有重要的诊断价值，涂片中发现大量脓细胞或细菌，即可明确诊断。任何性质穿刺液都应做细菌培养与药物敏感试验。

218. 慢性腹泻的病程为2个月以上。

219. 原发型肺结核包括原发综合征和支气管淋巴结结核。前者由肺原发病灶、局部淋巴结病变和两者相连的淋巴管炎组成；后者以胸腔内肿大的淋巴结为主，而肺部原发病灶或因其范围较小、或被纵隔影掩盖，X线片无法查出，或原发病灶已经吸收，仅遗留局部肿大的淋巴结，故在临床上诊断为支气管淋巴结结核。

220. 心脏杂音，P－R间期延长，发热，关节痛，血沉增高，抗"O"升高，故可诊断风湿热。

222. 铁剂治疗后2~3天网织红细胞开始上升，5~7天达高峰，2~3周后下降至正常，血红蛋白恢复正常后再继续服用铁剂6~8周，以增加铁储备。

224. 支气管肺炎治疗的适宜湿度是60%。

225. 单纯型肾病：仅具有典型的"三高一低"临床表现者。多为微小病变型肾病，多呈选择性蛋白尿，初次激素治疗效果好，常对皮质激素敏感。

226. 肾炎性肾病可有持续性镜下血尿。

227. 肾病综合征的低蛋白血症的临界值是血浆清蛋白 $<30g/L$。

228. 葡萄球菌肺炎抗生素治疗的疗程是体温平稳后的2~3周。

229. 支气管肺炎的主要体征为细湿啰音。

230. 营养性缺铁性贫血铁剂治疗后，网织红细胞上升的时间是2~3天。

231. 一般等渗性脱水用1/2张含钠液，低渗性脱水用2/3张含钠液，高渗性脱水用1/3张含钠液。

235. 脑脊液找到结核菌是诊断结核性脑膜炎的金标准。

236. IgM抗体检测是肺炎病原检测的早期诊断方法。

237. 结核性脑膜炎的脑神经损害不包括三叉神经。

238. 结核性脑膜炎简称结脑，是小儿结核病中最严重的类型。常在结核原发感染后1年以内发生，尤其在初染结核3~6个月最易发生。多见于3岁内婴幼儿，约占60%。

239. 支气管淋巴结核出现声嘶是由于肿大的淋巴结压迫喉返神经。

241. 风湿热与自身免疫有关。

243. 保护性隔离和抗生素预防性治疗属于一般治疗，免疫球蛋白替代疗法限于低IgG血症，T细胞缺陷患儿不宜输新鲜血，免疫重建可以纠正细胞免疫缺陷病。

244. 小儿纵隔相对较大，周围组织松软，在胸腔积液时易发生移位。

245. 缺氧缺血性脑病的诊断：①围生期窒息病史：有胎儿宫内窘迫或产时窒息史，出生时Apgar评分低。②临床表现：窒息后不久出现的神经系统症状和体征，主要为意识、肌张力及新生儿反射的改变，可伴有前囟隆起，呼吸不规则，心率增快或减慢，瞳孔扩大或缩小，或有惊厥。

246. 动脉导管未闭X线检查可见心影正常或左心房、左心室增大，肺动脉段突出，肺野充血，肺门血管影增粗，搏动增强，可有肺门"舞蹈"。

247. 降低高胆红素血症，防止核黄疸的发生，最有效的方法是蓝光照射。

248. 新生儿ABO溶血症，可发生于第一胎，因为自然界ABO抗原因子，可使O型血妇女的血清中产生抗A、抗B的IgG。

249. 新生儿败血症最多见的感染途径是脐部感染。

251. 急性化脓性脑膜炎的典型脑脊液表现是压力高，细胞数高，中性高，蛋白高，糖减低，氯化物低。

254. 肾病综合症首选激素治疗。

255. 单纯型肾病：仅具有典型的"三高一低"临床表现者。多为微小病变型肾病，多呈选择性蛋白尿，初次激素治疗效果好，常对皮质激素敏感。

256. 母乳喂养是指出生4~6个月内采用纯母乳喂养。

258. 先天性甲状腺功能减低症的特殊面容和体态：颈短，头大，皮肤粗糙，面色苍黄，毛发稀少，干燥、无光泽，面部黏液水肿，眼睑水肿，眼距宽，鼻梁低平，唇厚，舌大而宽厚、常伸出口外。腹部膨隆，常有脐疝。

259. 严重循环充血表现为尿少加剧、心慌气促、频咳、烦躁、不能平卧、呼吸深大、发绀、两肺湿啰音、心率增快，可有奔马律和肝脏进行性增大。

260. 先天性甲低的主要临床特征：智能落后、生长发育迟缓、生理功能低下等。不论何种原因造成的甲状腺功能减低症，都需要甲状腺素制剂终生治疗，以维持正常生理功能。

261. 先天性甲低的主要临床特征包括智能落后、生长发育迟缓、生理功能低下等。

262. 金黄色葡萄球菌肺炎：金黄色葡萄球菌（简称"金葡菌"）致病力强，能产生多种毒素与酶，包括外毒素、杀白细胞素、肠毒素、表皮剥脱素及血浆凝固酶、透明质酸酶等。以肺部广泛出血性坏死、多发性小脓肿形成为其病理特点。临床起病急，病情重，发展快。多呈弛张高热，婴儿可呈稽留热。全身中毒症状明显，面色苍白，呻吟，咳嗽，呼吸困难，肺部体征出现较早，双肺可闻及中、细湿啰音，可合并循环、神经及胃肠道功能障碍。皮肤常见猩红热样或荨麻疹样皮疹。易变性是金葡肺炎的 X 线特征之一，因此，在短期内应重复摄片。

265. 先天愚型最多见患儿体细胞染色体为 47 条，有一个额外的 21 号染色体，核型为 47，XX（或 XY），+21。双亲外周血淋巴细胞核型正常。标准型 21－三体综合征再发风险为 1%。

266. 面色苍白、虚胖、四肢震颤是维生素 B_{12} 缺乏引起的营养性巨幼红细胞性贫血的特点。

268. 单纯型肾病：仅具有典型的"三高一低"临床表现者。多为微小病变型肾病，多呈选择性蛋白尿，初次激素治疗效果好，常对皮质激素敏感。

269. 胸部 X 线摄片未见异常，PPD 试验（－）随访即可。

270. 脓气胸常为金黄色葡萄球菌引起，革兰阴性杆菌次之。肺脏边缘的脓肿破裂并与肺泡或小支气管相通，以致脓液与气体进入胸腔引起脓气胸。表现为病情突然加重，突然呼吸困难加剧，剧烈咳嗽，烦躁不安，面色发绀。胸部叩诊在积液上方呈鼓音，下方显浊音，听诊呼吸音减低或消失。若支气管破裂处形成活瓣，气体只进不出，胸腔内气体愈积愈多而形成张力性气胸，可危及生命。立位 X 线检查可见液气面。

271. 典型麻疹发热 3～4 天出疹，出疹时热更高。

272. 小儿生理性免疫功能低下的时期最主要是婴幼儿期。

273. 手足皮肤呈大片状脱皮且无色素沉着的疾病是猩红热。

274. 维生素 D 缺乏手足抽搐症发生惊厥时，除给氧和保持呼吸道通畅外，还应立即采取的措施是静脉注射或肌内注射地西泮。

275. 新生儿期计划免疫应接种的疫苗是卡介苗与乙肝疫苗。

276. 房间隔缺损杂音产生的主要原理是肺动脉瓣相对狭窄。

277. 甲减首选血 T_3、T_4、TSH 检测。

278. 腹泻患儿需要首先纠正水、电解质紊乱。

280. 脑脊液找到结核菌是诊断结核性脑膜炎的金标准。

281. 化脓性脑膜炎的并发症有硬脑膜下积液、脑性低钠血症、脑室管膜炎、脑积水、癫痫。其中，最常见的是硬脑膜下积液。脑积水常见于治疗不当或延误治疗的患者，尤其多见于新生儿和小婴儿，为脓性渗出物堵塞狭小孔道或发生粘连而引起脑脊液循环障碍所致。

282. 患者为男性，自幼出现外伤后出血不止，出血时间 2 分，凝血时间 30 分，提示凝血功能障碍，关节肿胀提示关节内出血可能，应首先考虑血友病。血友病是一组先天性凝血因子缺乏，以致凝血活酶生成障碍的出血性疾病。其中，包括血友病甲、血友病乙及血友病丙。血友病为性染色体携带，男性发病多于女性，女性多为携带者。血友病甲多见。血友病为凝血酶生成障碍性疾病。

283. 新生儿生后胎粪排出延迟或不排胎粪，伴有腹胀、呕吐，应考虑先天性巨结肠。

284. 麻疹是儿童最常见的急性呼吸道传染病之一，传染性很强，在人口密集而未普种疫苗的地区易发生流行，约 2～3 年发生一次大流行。临床有发热、上呼吸道炎症、眼结膜炎等症状，以皮肤出现红色斑丘疹和颊黏膜上有麻疹黏膜斑，以及疹退后遗留色素沉着伴糠麸样脱屑为特征。

285. 小儿哮喘慎用氨茶碱，氨茶碱的治疗剂量与中毒量非常接近，小儿机体解毒功能、排泄功能尚未完善，剂量稍有出入即会中毒，严重者危及患儿生命，不宜静脉注射。

A3/A4 型题

9. 本病最可能的诊断是化脓性脑膜炎。诊断依据为：3 个月婴儿，起病急；主要表现为发热、反复呕吐及抽搐，颅内压增高（前囟隆起）以及神经系统阳性体征（颈抵抗感、踝阵挛阳性）；外周血象明显增高，以中性粒细胞为主。

13. 静脉补钾浓度不超过 0.3%。

21. 房间隔缺损的表现为左侧第 2～3 肋间近胸骨旁可闻及喷射性收缩期杂音，第二心音固定分裂。房间隔缺损首选的检查方式是超声心动图。

22. 结合患儿临床表现及体格检查，考虑维生素 D 缺乏性手足搐搦症。维生素 D 缺乏性手足搐搦症又称佝偻病性低钙惊厥或婴儿手足搐搦症，因维生素 D 缺乏，甲状旁腺代偿功能不足，导致血清钙离子降低，神经肌肉兴奋性增高，出现惊厥、手足肌肉抽搐或喉痉挛等。多见于 2 岁以下小儿。临床表现的典型症状：①惊厥：一般为无热惊厥，突然发作，表现为肢体抽动，双眼上翻，面肌痉挛，意识暂时丧失，大小便失禁等。发作停止后多入睡，醒后活泼如常。每日发作次数不定，每次持续数秒至数分或更长。轻者仅有惊跳或短暂的眼球上窜，而意识清楚，多见于婴儿期。新生儿可只有屏气，面肌抽动或双眼凝视等。②手足搐搦：以幼儿及儿童多见。表现为双手腕屈曲，手指伸直，拇指内收贴近掌心，足踝关节伸直，足趾强直下曲，足底呈弓状。③喉痉挛：主要见于婴儿。声门及喉部肌肉突发痉挛引起吸气性呼吸困难和喉鸣，严重者可发生窒息死亡。6 个月以内的小儿有时可表现为无热阵发性青紫，应高度警惕。临床表现的隐性体征：面神经征；腓反射；陶瑟征。维生素 D 缺乏性手足搐搦症的诊断要点为手足抽搐的临床表现和血钙降低，查血电解质能准确得出血钙浓度。咽拭子主要用于呼吸道感染的实验室检查；胸片 X 线主要用于心肺疾病的检查；喉镜应用于诊断喉部疾病；血气分析是用于判断机体是否存在酸碱平衡失调以及缺氧的检验手段，均一般都不用于诊断维生素 D 缺乏性手足搐搦症。维生素 D 缺乏性手足搐搦症发生喉痉挛时情况危急，易发生窒息，急救处理应为静注或肌注地西泮来控制喉痉挛，同时给氧和保持呼吸道通畅，可进行口对口呼吸，必要时进行气管插管。静注钙剂和补充维生素 D 均为维生素 D 缺乏性手足搐搦症的治疗措施，但不用于

急救。甘露醇为脱水剂，常用于脱水利尿和降颅压。

23. 川崎病的主要表现有发热、球结合膜充血、口腔黏膜弥漫充血、草莓舌、手足膜状脱皮、多形性皮疹、猩红热样皮疹、颈淋巴结肿大，以及心脏表现等。根据患儿的临床表现可判断为川崎病。川崎病急性期主要是使用药物治疗，包括口服阿司匹林、静脉注射免疫球蛋白，对于丙种球蛋白耐药和难治川崎病可以应用糖皮质激素。

24. 新生儿呼吸窘迫综合征，又称新生儿肺透明膜病，指新生儿出生后不久即出现进行性呼吸困难和呼吸衰竭等症状，主要是由于缺乏肺泡表面活性物质所引起，导致肺泡进行性萎陷，患儿于生后 4～12 小时内出现进行性呼吸困难、呻吟、发绀、吸气三凹征，严重者发生呼吸衰竭。近年提倡使用无创通气治疗新生儿呼吸窘迫综合征，无创通气能使肺泡在呼气末保持正压，防止肺泡萎陷，并有助于萎陷的肺泡重新张开。及时使用无创呼吸支持可减少机械通气的使用，降低 BPD 发生率。如使用无创呼吸支持后出现反复呼吸暂停、$PaCO_2$ 升高、PaO_2 下降，应改用机械通气。

25. 凡新生儿生后胎粪排出延迟或不排胎粪，伴有腹胀、呕吐应考虑先天性巨结肠。先天性巨结肠最常见的并发症是小肠结肠炎，可见于任何年龄，尤其是新生儿期，患儿表现为高热、高度腹胀、呕吐、排出恶臭并带血的稀便。

26. 新生儿生理性黄疸大多在出生后 2～3 天出现，4～5 天时最严重，足月儿一般在 7～10 天消退，早产儿一般在 2～4 周消退。黄疸一般都是轻度的，除面颊部皮肤和巩膜可见轻度黄染外，无其他异常临床症状、体征。该患儿一般情况好，吃奶好，暂予密切观察患儿皮肤黄染情况及监测胆红素值。

B1 型题

16. 麻疹是由麻疹病毒引起的呼吸道传染病，有高度的传染性。患者是本病的唯一传染源。疟疾是经按蚊叮咬或输入带疟原虫者的血液而感染疟原虫所引起的虫媒传染病。

17. 风疹的临床特征：全身症状轻，皮疹类似于轻型麻疹，为持续约 3 天的斑丘疹，枕后、耳后和颈后淋巴结肿大及压痛。手足口病的出疹部位和皮疹特点：出疹主要位于手、足、口、臀四个部位；皮疹主要位于手、足的掌侧面，不

痛、不痒、不结痂、不留疤。幼儿急疹的临床特征：持续高热3～5天，热退疹出。

18. 患儿稽留热，咳嗽、咳痰，双肺未闻及干湿啰音，血白细胞及分类均不高，考虑诊断腺病毒肺炎。腺病毒肺炎为腺病毒感染所致，在我国以3、7血清型为多见。多见于6个月～2岁婴幼儿，病情重，病情迁延，可留有严重的肺功能损害。患儿急起稽留高热，全身中毒症状出现早，咳嗽较剧，可出现喘憋、呼吸困难、紫绀等。肺部体征出现较晚，常在高热4～5日后才开始出现少许水泡音，随后出现因病变融合所致的肺实变体征。胸部X线改变的出现较肺部体征早，可见大小不等的片状阴影或融合成大病灶，并多见肺气肿。病灶吸收较缓慢，需数周至数月。患儿全身中毒症状重，伴发作性喘憋，血白细胞正常，胸部X线片见点片状阴影和肺气肿，考虑诊断呼吸道合胞病毒肺炎。呼吸道合胞病毒肺炎是呼吸道合胞病毒感染所致，多见于2岁以内婴儿，6个月以下发病率最高。起病急骤，伴喘憋发作，很快出现呼气性呼吸困难及缺氧症状，体征以喘鸣为主，肺底部可听见细湿啰音。若病情严重，全身中毒症状和呼吸困难明显，故亦称喘憋性肺炎。常见胸部X线改变为小片阴影，肺纹理增多及肺气肿。

第二十四章 传染病、性传播疾病

【答案】

A1/A2 型题

1. E	2. B	3. E	4. E	5. B	6. A	7. B
8. E	9. B	10. E	11. D	12. D	13. E	14. E
15. B	16. A	17. D	18. E	19. B	20. E	21. C
22. C	23. C	24. D	25. E	26. A	27. D	28. B
29. A	30. B	31. C	32. B	33. A	34. B	35. C
36. C	37. A	38. B	39. C	40. E	41. D	42. A
43. B	44. D	45. D	46. A	47. D	48. D	49. C
50. D	51. C	52. B	53. A	54. D	55. C	56. B
57. B	58. C	59. C	60. D	61. B	62. C	63. B
64. B	65. C	66. D	67. B	68. B	69. B	70. D
71. C	72. C	73. B	74. B	75. D	76. E	77. C
78. E	79. B	80. C	81. A	82. E	83. C	84. D
85. B	86. B	87. A	88. B	89. B	90. B	91. C
92. B	93. A	94. A				

A3/A4 型题

1. (1) D (2) E (3) D (4) C   2. (1) A (2) B (3) D
3. (1) A (2) E (3) A   4. (1) D (2) C
5. (1) E (2) B   6. (1) A (2) E
7. (1) C (2) C (3) C   8. (1) A (2) C
9. (1) A (2) D

B1 型题

1. (1) B (2) A   2. (1) C (2) D (3) B (4) E
3. (1) D (2) E (3) A   4. (1) E (2) D (3) C
5. (1) D (2) A   6. (1) A (2) C
7. (1) A (2) D

【解析】

A1/A2 型题

1. 典型伤寒的临床表现不包括出血性皮疹。

2. 抢救脑型中毒性细菌性痢疾，首选的治疗措施是降颅压、利尿。

4. 引起我国雨水洪水型钩端螺旋体病的主要钩体群是波摩那群。

5. 做 PPD 试验后观察结果的时间为 48～72 小时。

6. 临床上用于确诊疟疾的实验室检查方法为血和骨髓涂片检查。

7. 霍乱引起暴发流行最为重要的传播方式是水源污染。

8. 流行性乙型脑炎患者早期的特异性诊断检查是酶联免疫吸附试验，检测流行性乙型脑炎 IgM 抗体。

10. 条件致病菌是指在某些特定条件下由正常菌群转变成的致病菌。

11. COHb 很难解离。

14. 急性血吸虫病有明确的疫水接触史，发病多在夏秋季节，患者接触疫水后有尾蚴性皮炎表现。

15. 艾滋病可通过母婴传播。

17. 流行性出血热的主要临床表现包括发热、中毒症状、血管损害表现（充血、出血和渗出）和肾脏的损害。

20. 眼囊尾蚴病应先摘除眼内囊尾蚴后，再服药杀灭其他部位的囊尾蚴，以免因局部严重反应导致失明。

21. 疟疾的凶险发作主要见于恶性疟。

22. 日本血吸虫的中间宿主为钉螺。

23. 美国 CDC 按艾滋病毒入侵人体后临床表现，将 HIV 感染分为 IV 期。

24. 肝昏迷患者灌肠或导泻时应禁用肥皂水。

26. 甲型病毒性肝炎和戊型病毒性肝炎主要通过消化道传播。

27. 流动性乙型脑炎的临床分期中不包括发热期。

28. 急性细菌性痢疾的临床表现：①毒血症：发热、头痛、乏力、食欲缺乏和末梢血白细胞增多。②腹痛和腹泻：与炎症渗出和病变肠管蠕动增强有关。③里急后重和排便次数增多与直肠壁受炎症刺激有关。④中毒性休克：严重的毒血症引起，多发生于 2～7 岁的小儿，多由福氏或宋氏痢疾杆菌引起。

30. 流行性脑脊髓膜炎败血症期患者细胞栓子及凝血过程成分的激活，导致弥散性血管内凝血（DIC）的形成，引起皮肤瘀点、瘀斑，且数量和程度变化较大。

31. 流行性乙型脑炎患者最主要的治疗目的是对症、支持治疗，降低死亡率、减少后遗症。

32. 严重肝功能障碍患者血浆总胆固醇，特别是血浆胆固醇酯水平降低，可能的原因是LCAT合成减少。

33. 引起日本血吸虫病病理改变的主要是虫卵。

35. 门静脉高压的临床表现主要包括脾大、腹水形成和侧支循环的建立。

36. 急性重型肝炎：①既往有不同型病原的肝炎病史；②起病14日内迅速出现精神、神经症状，昏迷Ⅱ度以上而能排除其他原因；③有肝浊音界缩小和皮肤、黏膜或穿刺部位出血点和淤斑等体征和出血倾向；④黄疸迅速加深，胆红素每日上升17.1umol/L（1mg/dl）以上；⑤PTA降低至40%以下。

38. 治疗流行性斑疹伤寒，首选药物为四环素。

42. 近年来，在临床诊断甲型病毒性肝炎的指标中，采用的是HAV-IgM。

43. 引起感染性休克的最常见病原体是革兰阴性细菌。

46. 丙型病毒性肝炎的临床表现特点中，少见的是发生重型肝炎。

47. 日本血吸虫成虫的最主要寄生部位为门静脉系统。

48. 部分乙型病毒性肝炎患者会出现肾小球肾炎、关节炎等肝外症状，其机制是免疫复合物引起的病理损害。

49. 与乙型病毒性肝炎慢性化有关的是母婴传播或幼儿期感染，导致免疫耐受。

51. 肝穿刺抽出灰褐色脓液提示阿米巴肝脓肿。白细胞升高提示有感染。

53. 流行性斑疹伤寒最主要的临床特征为发热、皮疹。

55. 重型肝炎不宜应用干扰素抗病毒治疗。

57. 护肝片不能抗病毒。

58. 干扰素抗病毒的作用机制是诱导细胞产生抗病毒蛋白。

60. 汉坦病毒引起人兽共患病性疾病肾综合征出血热（HFRS）。主要传染源和储存宿主为携带病毒的鼠科等啮齿类动物，主要是黑线姬鼠（野鼠）和褐家鼠等。

61. 穿孔性腹膜炎是阿米巴痢疾最严重的并发症。

62. 霍乱肠毒素是霍乱弧菌最重要的致病物质。

64. 用青霉素G治疗钩端螺旋体病时，应注意首次给予小剂量。

65. 疟疾患者经抗疟药治疗后症状消失，2个月后又出现症状发作，是由于近期复发。

70. 异常淋巴细胞对于传染性单核细胞增多症有诊断价值。

71. 细菌性痢疾病理改变的部位是直肠和乙状结肠。

72. 布氏杆菌能引起人畜共患病。

73. 幼猪是流行性乙型脑炎病毒传播环节中最重要的中间宿主。

75. 急性骨髓炎，在骨膜下或骨髓内抽得脓液后，最关键的治疗措施是局部引流。

76. 对于早期诊断化脓性关节炎最有确诊价值的检查是关节穿刺及关节液检查。

77. 单纯滑膜结核的X线表现是骨质疏松，软组织肿胀。

79. 引起恶性疟疾发作不规则的主要原因是潜伏在肝脏中的裂殖子侵犯红细胞。

81. 急性血吸虫病有明确的疫水接触史，发病多在夏秋季节，患者接触疫水后有尾蚴性皮炎表现。

83. 能代表病毒体的是病毒的核衣壳。

85. 乙型病毒性肝炎病毒基因组为DNA。

86. 隐性感染在五种感染过程中最常见。

88. 治疗休克型中毒型细菌性痢疾应该防治脱水。

89. 根据题干所述，诊断为伤寒，故病原体为沙门菌。

91. 题干所述症状、体征，满足"发热、休克、充血、出血和急性肾衰竭"五大典型症状，考虑为肾综合征出血热，即流行性出血热。

92. 伤寒便秘用生理盐水低压灌肠，50%甘油或液状石蜡灌肠。

93. 钩端螺旋体的病理损害的基本特点为毛细血管损伤所致的严重功能紊乱。

94. 患者取30°～45°的半卧位时，颈外静脉充盈高度超过正常水平，称为颈静脉怒张。颈静脉怒张伴有肝颈反流征阳性者，是临床判定右心衰竭的一项重要指标。

A3/A4 型题

6. 高热伴食欲减退，表情淡漠，腹部见红色斑丘疹，肝脾肋下可及，外周血白细胞减少，考虑诊断为伤寒。血细菌培养为确诊最有意义的检查，伤寒发病后 2 周内血培养的结果更可靠。

7. 肾综合征出血热主要表现为发热、全身中毒症状，以头痛、腰痛、眼眶痛最为突出。肾综合征出血热明确诊断首选的检查是血清特异性抗体检测。肾综合征出血热病原治疗首选的治疗药物为抗病毒药物利巴韦林，能抑制病毒，减轻病情和缩短病程。

8. 霍乱一般无明显腹痛，无里急后重，大便次数多，呈水样、米泔样。严重泻吐期引起体液与电解质的大量丢失，出现循环衰竭表现。粪动力试验阳性提示粪便中可见霍乱弧菌。由于霍乱腹泻、呕吐严重，造成大量体液丢失，患者烦躁不安，有精神神经症状，因此该患者最适合

的治疗措施是静脉补充电解质和液体。

9. 流行性乙型脑炎经蚊传播，多见于夏秋季节。急起发病，有高热、意识障碍、惊厥、强直性痉挛和脑膜刺激征等。重型患者病后往往留有后遗症，属于血液传染病。血清特异性 IgM 抗体阳性可确诊乙型脑炎。

B1 型题

6. 女性怀孕期间感染沙眼衣原体，治疗药物首选阿奇霉素或阿莫西林。孕妇禁用多西环素喹诺酮类药物和四环素。梅毒为梅毒螺旋体感染引起的，青霉素是首选药。常用药物为苄星青霉素 G、普鲁卡因水剂青霉素、水剂青霉素 G。心血管梅毒不用苄星青霉素 G。青霉素过敏史优先选用头孢曲松（首选）、四环素类和红霉素类等。

7. 梅毒螺旋体是梅毒的病原体，因其透明，不易着色，故又称苍白螺旋体。青霉素是首选的治疗药物。阿奇霉素属于大环内酯类抗生素，主要用于治疗细菌或支原体感染引起的疾病。

第二十五章　其他

A1/A2 型题

1. B　2. E　3. C　4. E　5. B　6. E　7. B
8. A　9. B　10. A　11. D　12. B　13. B　14. C
15. E　16. E　17. D　18. D　19. C　20. A　21. D
22. D　23. D　24. D　25. C　26. A　27. E　28. B
29. E　30. A　31. B　32. A　33. C　34. E　35. D
36. A　37. D　38. A　39. D　40. E　41. C　42. D
43. D　44. B　45. C　46. A　47. E　48. C　49. C
50. E　51. B　52. C　53. B　54. E　55. E　56. E
57. D　58. B　59. B　60. B　61. A　62. B　63. C
64. C　65. C　66. E　67. C　68. E　69. D　70. C
71. B　72. C　73. C　74. B　75. D　76. D　77. B
78. C　79. B　80. C　81. E　82. A　83. E　84. C
85. E　86. E　87. D　88. B　89. E　90. C　91. E
92. E　93. A

A3/A4 型题

1. (1)E(2)C(3)B　　　　2. (1)D(2)C(3)D
3. (1)B(2)C　　　　　4. (1)C(2)D
5. (1)C(2)D(3)D(4)D　6. (1)B(2)B(3)B
7. (1)C(2)B　　　　　8. (1)E(2)A
9. (1)A(2)E　　　　　10. (1)D(2)B
11. (1)A(2)E(3)C(4)D　12. (1)C(2)C
13. (1)D(2)E　　　　　14. (1)D(2)D
15. (1)B(2)C　　　　　16. (1)A(2)A

B1 型题

1. (1)A(2)B　　　　　2. (1)B(2)A
3. (1)D(2)B(3)E　　　4. (1)D(2)B(3)D
5. (1)E(2)B　　　　　6. (1)C(2)B
7. (1)E(2)B(3)D　　　8. (1)A(2)C(3)B
9. (1)A(2)C　　　　　10. (1)E(2)B
11. (1)A(2)C

【解析】

A1/A2 型题

1. 破伤风较为特异的临床表现是张口困难。

2. 乳腺癌病理类型中，预后最好的是导管内癌。

3. 全身性外科感染的综合性治疗中，最关键的是处理原发感染灶。

4. 阿托品中毒后临床表现为双侧瞳孔散大。

5. 祥利尿剂导致低血钾。

6. 口唇呈樱桃红色是一氧化碳中毒的特点。

7. AFP 定性检查是普查原发性肝癌最简单有效的方法。

9. 多系统脏器损害是 SLE 的特点，本病例有多系统损害：关节痛、皮损、口腔溃疡及血沉增快，所以最可能的诊断为系统性红斑狼疮。

10. 有机磷酸酯农药抑制的是胆碱酯酶。

11. 有机磷农药中毒者使用阿托品后应迅速达到阿托品化，并应维持阿托品化。因为有机磷中毒有肠肝循环存在，突然停用解毒药，可导致中毒症状反跳，甚至死亡。

12. 乳腺癌最常见的发生部位通常是乳房的外上象限。

13. 基础代谢率 = 脉率 + 脉压 − 111。

14. 直肠癌患者出现血尿及膀胱刺激症状，属于直接浸润。

15. 病理学检查是恶性肿瘤诊断的最重要依据。

16. 在全国通用的烧伤补液公式中，胶体液和电解质溶液的比例是 0.5∶1，重者 1∶1。

17. 九分法：按体表面积划分为 11 个 9% 的等份，另加 1%，构成 100% 的体表面积，即头颈部 = 1 × 95%；躯干 = 3 × 9%；两上肢 = 2 × 9%；双下肢 = 5 × 9% + 1%，共为 11 × 9% + 1%。两臀部应为 5%。

18. 因钝物打击致皮肤、软组织撕裂，伤口周围组织有明显挫伤，应属撕裂伤。

19. 破伤风最先出现的症状是张口困难。

20. Ⅲ度烧伤是全皮层烧伤甚至达到皮下、肌肉或骨骼。创面无水疱，呈蜡白或焦黄色甚至炭化，痛觉消失，局部温度低，皮层凝固性坏死后形成焦痂，触之如皮革，痂下可显树枝状栓塞的血管。

22. 急性黄疸性肝炎和伤寒出现腓肠肌压痛、出血和腹股沟淋巴结肿大的情况少见，血象增高罕见。肾综合征出血热以蛋白尿为主。疟疾白细胞升高者少，黄疸及出血一般发生于恶性疟疾。结合流行病学（安徽，7月下河游泳）、临床和实验室检查，符合钩端螺旋体病的诊断。

23. 抗双链 DNA 抗体对系统性红斑狼疮的诊断最具特异性。

24. 有乳头溢血的乳晕深部肿块最多见的是乳管内乳头状瘤。

25. 煤气中毒首选高压氧治疗。

27. 烧伤急救应立即消除烧伤原因。

28. 复合性创伤患者出现开放性气胸，应首先抢救。

29. 预防破伤风最有效、最可靠的方法是注射破伤风类毒素。

30. 创伤、感染后的神经－内分泌反应，导致肾上腺素、胰高血糖素升高，胰岛素下降。

31. 一般头、面、颈部在术后 4～5 日拆线，下腹部、会阴部在术后 6～7 日拆线，胸部、上腹部、背部、臀部手术 7～9 日拆线，四肢手术 10～12 日拆线（近关节处可适当延长），减张缝线 14 日拆线。

32. 长期采用全胃肠外营养，理想的静脉为颈内或锁骨下静脉。

33. 心跳呼吸停止后，最容易出现的继发性病理改变是脑缺血缺氧性改变。

34. 乳房皮下淋巴管被癌细胞堵塞是乳癌出现表面橘皮征的机制。

35. 急性糜烂性胃炎的确诊应依据急诊胃镜检查。

36. 抗 Sm 抗体是 SLE 的标记性抗体。

39. 此肺水肿是有机磷中毒的 M 样受体症状，故治疗措施是使用解毒剂阿托品。

41. 抢救经呼吸道吸入的急性中毒，首要采取的措施是立即脱离现场及急救。

42. 比标准体重减少 15% 为营养不良。

43. 伤口附近出现"红线"是浅层管状淋巴管炎。

44. 乳头鲜红色血性溢液多见于乳管内乳头状瘤。

45. 抢救糖尿病酮症酸中毒应用碳酸氢钠的指征是二氧化碳结合力 <5.9mmol/L 或血 pH <7.1。

46. 急性心肌梗死后最常见的心律失常为室性心律失常，包括室性期前收缩、室性心动过速，两者容易演变为心室颤动。因此，一旦出现上述心律失常，应立即使用抗心律失常药物，首选利多卡因。

47. 术前常规禁食的时间是禁食 12 小时，禁饮 4 小时。

48. 因消化道恶性肿瘤转移最早受累的是肝。

49. 色鲜红，界限清楚是诊断丹毒最有意义的临床表现。

50. 清蛋白 <21g/L 表示重度营养不良。

51. 手术后早期恶心、呕吐常见的原因是麻醉反应。

53. 骨关节炎的特点：活动后加重，休息后减轻，关节肿胀，压痛，骨摩擦音。

54. 化脓性感染形成脓肿后，外科治疗的基本原则是立即切开引流。

55. 非甾体抗炎镇痛药的作用机制是抑制前列腺素合成。

56. 心肺复苏时最常用的药物是肾上腺素。

58. 急性乳腺炎脓肿未形成前的主要治疗方法是促使乳汁通畅排出。

59. 急性乳腺炎最常见于初产哺乳的妇女。

60. 毒蕈碱样和烟碱样症状是急性有机磷中毒的特征性表现。

61. 良性肿瘤也可以威胁生命。

62. 提高恶性肿瘤疗效的关键在于早期治疗。

64. 浅Ⅱ度烧伤的局部损害深度达真皮浅层，部分生发层存在。

65. 在开放伤中，可根据伤道类型分为贯通伤（既有入口又有出口者）、盲管伤（只有入口没有出口者）、切线伤（致伤物沿体表切线方向擦过所致的沟槽状损伤）、反跳伤（入口和出口在同一点）。

66. 破伤风患者的治疗原则是清除毒素来源，中和毒素，控制和解除痉挛。

68. 腹部手术后尿路感染常见的基本原因是膀胱炎。

69. 青年女性的病史联合临床乳房检查、乳房影像学检查和针穿活检的三联检查，可以明确诊断纤维腺瘤。①临床上，纤维腺瘤表现为一定韧度的、典型的圆形，或者是坚韧、有弹性的分叶状肿块，本身光滑可活动，与皮肤或胸壁不固定。②乳腺超声肿块形态规整，边界清晰，边缘光滑整齐，内部回声均质，如有钙化斑多为较大颗粒状或弧形，血流信号检出率低。③穿刺活检。

70. 患者白细胞及血小板减少，需要考虑有否再生障碍性贫血或肝硬化脾功能亢进，但不应有关节痛。骨性关节炎白细胞、血小板不减少，血沉不加快。Felty 综合征的特点符合类风湿关节炎的关节改变，另有白细胞减少及脾大，本例符合 Felty 综合征。

71. 类风湿关节炎为多发性对称性小关节疼痛。骨性关节炎主要为膝关节及腰椎关节病变。强直性脊柱炎主要表现为脊柱强直及骶髂关节炎。化脓性关节炎可能局部有破损，或由血行感染所致。痛风性关节炎最易发病部位为第一跖趾关节，且红、肿、热明显，故最可能的诊断为痛风。

73. 洗胃液的温度通常应控制在30℃左右。温度过低，胃皱襞扩展不全，洗胃不彻底；温度过高，胃壁血管扩张，促进毒物吸收。

74. 骨性关节炎（OA）是一种由于关节软骨变性、完整性破坏，以及关节边缘骨赘形成而导致关节疼痛、肿大、畸形和活动障碍的疾病。

75. COHb 不易解离。

77. 临床各类器官移植中疗效最稳定、最显著的是肾移植。

78. 随月经周期疼痛的乳腺肿块可能是乳房囊性增生。

79. 乳癌最常见的部位是乳房的外上象限。

80. 成人胸外心脏除颤采用200W·s电能。

82. 破伤风最初出现典型的肌强烈收缩是咬肌。

83. 治疗小腿丹毒应首选青霉素。

84. 脓肿形成后的主要治疗措施是脓肿切开引流，注意事项有：①良好麻醉；②触诊不清时于压痛明显处穿刺定位；③依脓肿部位选择放射状切口或乳晕边缘弧形切口，避免损伤乳管，深部或乳房后脓肿选择乳房下缘弧形切口；④切开后以手指打通各脓腔以保证充分引流。

85. 脓毒症早期典型的临床表现是寒战、高热。

86. 乳腺癌改良根治术切口不宜放置纱条引流。

87. 蛛网膜下隙麻醉术后12小时内应采取的体位是平卧位。

91. 金黄色葡萄球菌致病物质有凝固酶、葡萄球菌溶素、杀白细胞素、肠毒素、表皮剥脱毒素、毒性休克综合征毒素－1。所致疾病有：①侵袭性疾病（化脓性炎症）：形成局部脓肿，如皮肤伤口化脓性感染；各种器官的化脓性感染；全身感染，多由局部感染或器官感染扩散恶

化而引起败血症及脓毒血症。②毒素性疾病：如肠毒素性食物中毒、烫伤样皮肤综合征。③葡萄球菌性结肠炎（假膜性结肠炎）。

92. 患者在有机磷农药中毒症状缓解3天后突然出现视物模糊、呼吸困难，提示中间型综合征可能性大，首要的治疗措施是立即进行机械通气，同时肌注氯解磷定。

93. 肠外营养（PN）是经静脉途径供应患者所需的营养要素，包括热量（碳水化合物、脂肪乳剂）、必需和非必需氨基酸、维生素、电解质及微量元素。

A3/A4 型题

15. 化脓性指头炎多为指端异物刺伤后所致，发病初期，指头轻度肿胀、发红、刺痛，继而指头肿胀加重，皮肤张力明显变大，患者常感剧烈跳痛，并伴恶寒发热、全身不适等症状。脓肿期，微血管内血栓形成，局部组织趋于坏死，整个指腹可高度肿胀，形同蛇头。脓肿形成后，指头疼痛反而减轻，皮色由红转白，但难查出波动感。皮肤破溃溢脓后逐渐愈合。患指出现红肿、剧痛、发热，提示有脓肿形成，此时应及时切开引流，以免脓肿侵入指骨，伤及肌腱。切开引流在患指侧面作纵性切口，切口远端不能超过指尖，近端不可超过手指末节与中节交界处，以免影响关节功能。

16. 深Ⅱ度烧伤的特点：可有小水疱，去疱皮后，创面微湿，红白相间，痛觉较迟钝。烧伤面积（%）=46%；伤后第一个24小时补液量（ml）=体重（kg）×烧伤面积（%）×1.5+2000=50×46×1.5+2000=5450ml。

B1 型题

1. 类风湿关节炎可累及手、腕、肘、肩、膝、踝关节，但最有特异性的部位是近端指间关节。

11. 乳腺囊性增生病亦称乳腺病，常见于25～40岁女性。基本病理改变为乳腺实质的良性增生，也可为腺管内上皮的乳头样增生，伴乳管囊性扩张或腺管周围囊肿形成。病因为女性体内激素代谢障碍，尤其是雌激素、孕激素比例失调，或腺体中激素受体的质和量异常而导致的乳腺实质增生过度和修复不全。乳腺纤维腺瘤是由腺上皮和纤维组织两种成分混合组成的良性肿瘤，好发于20～40岁女性，为乳腺小叶纤维细胞对雌激素敏感性异常增高所致，雌激素为本病发生的刺激因子。

第二十六章　实践综合

【答案】

A1/A2 型题

1. E 　2. C 　3. A 　4. C 　5. D 　6. B 　7. B
8. B 　9. C 　10. A 　11. D 　12. D 　13. D 　14. A
15. A 　16. C 　17. D 　18. D 　19. A 　20. A 　21. E
22. D 　23. E 　24. A 　25. D 　26. C 　27. C 　28. C
29. D 　30. B 　31. B 　32. C 　33. D 　34. D 　35. C
36. A 　37. B 　38. B 　39. A 　40. D 　41. D 　42. B
43. E 　44. A 　45. D 　46. D 　47. E 　48. D 　49. D
50. A 　51. B 　52. D 　53. C 　54. D 　55. B 　56. D
57. B 　58. C 　59. E 　60. A 　61. D 　62. C 　63. D
64. D 　65. A 　66. B 　67. A 　68. E 　69. D 　70. B
71. E 　72. D 　73. C 　74. B 　75. B 　76. E 　77. B
78. D 　79. A 　80. E 　81. C 　82. B 　83. D 　84. D
85. E 　86. C 　87. D 　88. A 　89. D 　90. A 　91. D
92. C 　93. C 　94. B 　95. C 　96. E 　97. D 　98. A
99. D 　100. B 　101. D 　102. D 　103. B 　104. C 　105. C
106. B 　107. E 　108. A 　109. D 　110. E 　111. E 　112. E
113. C 　114. A 　115. E 　116. C 　117. E 　118. D 　119. C
120. B 　121. B 　122. A 　123. C 　124. C 　125. A 　126. B
127. A 　128. C 　129. D 　130. E 　131. D 　132. C 　133. B
134. A 　135. E 　136. C 　137. C

B1 型题

1.（1）E（2）A（3）C 　　2.（1）B（2）A
3.（1）D（2）B 　　　　　4.（1）B（2）E
5.（1）B（2）D

【解析】

A1/A2 型题

1. 大气道阻塞时，严重者吸气时会见"三凹征"，这是由于呼吸肌极度用力，胸腔负压增加所致。

2. 舒张晚期奔马律由 S_4、S_1、S_2 组成。

3. 心脏瓣膜 Erb 听诊区又称主动脉瓣第二听诊区。

4. 仰卧位听诊最清晰的心音是第三心音。

5. 室间隔缺损可在胸骨左缘第 3~4 肋间触及收缩期震颤。

6. 常人平卧时，颈外静脉在锁骨上缘至下颌角间的充盈水平在下 2/3 以内。

7. 水冲脉见于动脉导管未闭。

8. 左心衰竭常采取端坐呼吸体位。

9. 外源性致热原能激活血液中的中性粒细胞和单核细胞。

10. 间停呼吸是由于呼吸中枢兴奋性降低。

12. 急性心肌梗死可见心包摩擦音。

13. 少尿：24 小时尿液少于 400ml 或每小时尿量持续少于 17ml。无尿：24 小时尿量少于 100ml。

14. 伤寒是充血性皮疹。皮疹常见于麻疹、猩红热、风疹、水痘、斑疹伤寒、风湿热、结缔组织病、药物热等。

15. 白细胞致热源能直接作用于体温调节中枢。

16. 肠源性发绀是因高铁血红蛋白血症引起的发绀。

17. 二尖瓣脱垂可见心尖区收缩中期喀喇音。

18. 咳嗽伴哮鸣音常见于气管异物。

19. 正常人立位或坐位时，颈外静脉在锁骨上缘至下颌角间常不显露。

20. 颈外静脉怒张伴收缩期搏动见于三尖瓣关闭不全。

21. 潮式呼吸的特点是由浅慢到深快，再由深快到浅慢。

23. 心力衰竭会出现混合性发绀。

24. 咳嗽伴哮鸣音常见于气管异物。

25. 心包摩擦音在胸骨左缘第三、第四肋间最响。

26. 靴形心见于高血压心脏病。

27. 水肿伴呼吸困难和发绀常为心性水肿。

28. 房性奔马律的组成是 S_4 与 S_1、S_2。

29. 深吸气时三尖瓣关闭不全杂音会加强。

30. 隐性黄疸时，血中胆红素浓度 >

$17\mu mol/L$，$<34\mu mol/L$。

31. 服盐类泻药引起腹泻的原因是肠腔内渗透压增高。

32. 蜘蛛痣多出现于上腔静脉分布的区域内，如面、颈、手背、上臂、前胸和肩部等处。大小不等，直径可由帽针头大到数厘米。皮肤小动脉末端分枝样扩张，形似蜘蛛，故称之为蜘蛛痣。检查时用棉签或火柴杆压迫蜘蛛痣的中心，其辐射状小血管网立即消失，去除压力后又复出现。

33. 慢性粒细胞白血病最显著的特点是脾大。

35. 紫癜是皮肤出现红色或暗红色斑，压之不褪色。

36. 心尖区听诊最清晰的心音是第一心音。

37. 血尿素氮升高对鉴别上、下消化道出血最有帮助。

40. 重叠型奔马律为舒张早期和晚期奔马律在快速性心率或房室传导时间延长时在舒张中期重叠出现引起，使此额外音明显增强。当心率较慢时，两种奔马律可没有重叠，则听诊为4个心音，称舒张期四音律，常见于心肌病或心力衰竭。

41. 外伤引起急性胃黏膜病变，胃镜表现为以弥漫分布的多发性糜烂、出血灶和浅表溃疡为特征。

44. 上消化道出血伴慢性、节律性、周期性上腹痛，考虑诊断为消化性溃疡。

45. 咳大量脓痰，胸片示左下肺阴影提示支气管扩张

46. ①弛张热：因常见于败血症，故又称败血症热型，体温常在39℃以上，而波动幅度大，24小时内波动范围达2℃以上，但最低体温仍高于正常水平。除见于败血症外，还可见于风湿热、重症肺结核和化脓性炎症等。②间歇热：体温骤升达高峰，持续数小时后，骤降至正常，经过1天至数天后，又骤然升高，如此高热期与无热期反复交替发作。见于疟疾、急性肾盂肾炎。

48. 中性粒细胞减少常见于脾功能亢进。

49. 尿频（每日排尿超过8次）、尿急（一旦有尿意需即刻排尿）、尿痛称为尿路刺激征，见于尿路感染、尿道综合征、输尿管下段结石、膀胱肿瘤、间质性膀胱炎，以及出血性膀胱炎（环磷酰胺）等情况。

50. 主动脉瓣关闭不全最重要的体征是胸骨左缘第三肋间有高调递减型哈气样舒张期杂音。

51. Quincke 征是指毛细血管搏动。

52. 额外心音大多出现在 S_1 之前、S_2 之后。

53. S_2 主要是由心室开始舒张时，主动脉瓣和肺动脉瓣突然关闭引起的瓣膜振动所产生。

54. 动脉导管未闭常有震颤。

55. 颅内高压所致呕吐的特点是喷射性，无恶心，呕吐后不轻松。

58. 当毛细血管内的还原血红蛋白超过 $50g/L$ 时，皮肤、黏膜可出现发绀。而在严重贫血（Hb 低于 $60g/L$）时，虽然 SaO_2 明显降低，也可不出现发绀。

60. 溶血性黄疸时，血清游离胆红素增加，尿胆原增加。

61. 淋巴细胞增多的诊断标准是 $>4.0 \times 10^9/L$。

62. 血小板增多常见于慢性粒细胞白血病。

63. 室性奔马律是由于心室容量负荷过重，在舒张早期产生的附加心音。当右心病变，右心室负荷过重时，则产生右室奔马律，听诊部位位于三尖瓣区。若为左心病变，则左室奔马律的听诊部位在心尖区或其内侧。

64. 左心衰竭常有粉红色泡沫样痰。

66. 呼吸深快见于过度紧张。

67. 发热＋尿路刺激征提示急性肾盂肾炎。

69. 昏睡和呼吸抑制是麻醉剂过量的表现。

72. 血中还原红蛋白至少达 $50g/L$ 时，皮肤黏膜可出现发绀。

73. 呼吸困难伴一侧胸痛见于肺栓塞。

76. 患者自幼咳嗽、咳痰，考虑诊断为慢性支气管炎，黏稠拉丝样痰是肺部真菌感染较具特征性的痰液性状。

77. 在一般情况下，震颤见于某些先天性心血管病及狭窄性瓣膜病变，而瓣膜关闭不全时，则较少有震颤，仅在房室瓣重度关闭不全时可触及震颤。

78. 大量咯血是指每日咯血量在 500ml 以上。

79. 呼吸深慢见于代谢性酸中毒。

80. 中心性发绀常见于发绀型先天性心脏病。

81. 正常人立位或坐位时颈外静脉常不显露，平卧时可稍见充盈，充盈的水平仅限于锁骨上缘至下颌角距离的下 2/3 以内。若取 30 度～45 度的半卧位时颈外静脉充盈高度超过正常水

平，称为颈静脉怒张。

82. 舒张期震颤发生于心尖部。

83. 休克常伴随缺血性发绀。

84. 心肌梗死的"损伤型"心电图改变主要是 ST 段抬高。

86. 室性奔马律的组成是病理 S_3 与 S_1、S_2。

87. 左下肺阴影伴空洞，有液平应想到支气管肺癌。

88. 皮肤有出血点，而血小板计数又正常，临床伴关节疼痛和血尿，最大可能的诊断是过敏性紫癜（混合型）。如考虑 ITP，血小板计数应减少。

89. ①左心室增大：心浊音界向左下增大，心腰加深，心界似靴形。常见于主动脉瓣关闭不全或高血压性心脏病等。②右心室增大：显著增大时心界向左增大较显著，但虽由左却不向下增大；常见于肺心病或单纯二尖瓣狭窄等。③左、右心室增大：心浊音界向两侧增大，且左界向左下增大，称普大型。常见于扩张型心肌病、克山病等。④左心房增大或合并肺动脉段扩大：心腰消失，心界如梨形，常见于二尖瓣狭窄，故又称二尖瓣型心。⑤升主动脉瘤或主动脉扩张：胸骨右缘第 1、2 肋间浊音界增宽，常伴收缩期搏动。⑥心包积液：心界向两侧增大，同时心浊音界可随体位而改变，坐位时心浊音界呈三角形烧瓶样，卧位时心底部浊音增宽，为心包积液的特征性体征。

90. 甲状腺功能亢进时，腹泻的主要发生机制是肠蠕动增强。

91. 肝硬化门静脉高压最具诊断价值的表现是食管下段、胃底静脉曲张。

93. 支气管扩张症咳嗽往往于清晨或夜间变动体位时加重，并伴咳痰。

94. 在心肌梗死的急性期，梗死区导联表现为坏死型 Q 波。

95. 梗阻性肥厚型心肌病可见到胸骨左缘第 3～4 肋间收缩期喷射性杂音。

96. 稽留热是指体温恒定地维持在 39℃～40℃ 以上的高水平，达数天或数周，24 小时内体温波动范围不超过 1℃。常见于大叶性肺炎、斑疹伤寒及伤寒高热期。弛张热又称败血症热型，体温常在 39℃ 以上，波动幅度大，24 小时内波动范围超过 2℃，但都在正常水平以上。常见于败血症、风湿热、重症肺结核及化脓性炎症等。

97. 动脉导管未闭的体征：胸骨左缘第 2 肋间闻有粗糙响亮的连续性机器样杂音，占整个收缩期与舒张期，于收缩期末最响，杂音向左锁骨下、颈部和背部传导，最响处可扪及震颤，以收缩期明显，肺动脉瓣区第二音增强。

99. 主动脉瓣狭窄的特点：胸骨右缘第二肋间可触及收缩期震颤，听诊时听到收缩期杂音，4/6 级，响亮且粗糙，并向颈部传导。

100. 金属音咳嗽见于肺肿瘤。

101. 血中还原红蛋白 >50g/L 时，皮肤黏膜可出现发绀。

102. 呼吸过缓见于镇静剂过量。

103. 心底部听诊最清晰的心音是第二心音。

104. 高抬下肢可增强，坐位或立位可减弱或消失的心音是第三心音。

105. 舒张早期血液自高压力的左房迅速流入左室，如瓣叶弹性和活动性好，瓣叶迅速开放后又突然停止，使其振动可引起拍击样声音。如瓣叶弹性差，便产生不了振动。

106. water hammer 脉是指水冲脉。

107. 风湿性主动脉瓣狭窄最主要的特征是主动脉瓣区收缩期喷射性杂音伴第二心音减弱或消失。

108. 正常淋巴结大小为 0.2～0.5cm。

109. 红细胞增多的诊断标准：成年男性红细胞 $>6.0 \times 10^{12}/L$，成年女性红细胞 $>5.5 \times 10^{12}/L$。

110. 嗜酸性粒细胞增多的诊断标准为 $>0.5 \times 10^9/L$。

111. 主动脉瓣关闭不全周围血管体征不包括奇脉。

112. Musset 征是指点头运动。

113. 主动脉瓣狭窄不出现发绀。

114. 咯血最常见于支气管扩张症。

115. 代谢性碱中毒不能作为幽门梗阻的诊断依据。

116. 儿童或青少年心脏发育尚未完善，在心室舒张早期，快速充盈期血流冲击心室壁及乳头肌腱索产生的振动比成人大，故儿童及青少年可闻及第三心音，而成人则听不到。

117. 动脉导管未闭可听到胸骨左缘第二肋间 Gibson 杂音。

119. 三尖瓣关闭不全，杂音吸气时增强。

120. 心脏触诊检查震颤，通用的正确手法是使用手掌尺侧。

122. 夜尿增多是夜尿量超过白天尿量。

123. Traube 征是指枪击音。

125. 进行性头痛伴呕吐，视盘水肿，头痛往往在清晨加重，应考虑颅内占位。

127. 肝淤血可见肝呈弥漫性肿大，质软。

128. 血小板增多的诊断标准是 > 400×10^9/L。

129. 红细胞增多常见于严重慢性心肺疾病。

130. Virchow 淋巴结是食管癌向左侧锁骨上淋巴结群转移引起的。

131. 右房肥大的心电图表现为 P 波尖锐高耸。

132. 水坑试验：不能确定是否有少量腹水存在的时候，使患者取肘膝卧位数分钟检查，此时少量腹水积聚于脐区，用听诊法或叩诊法可确定腹水的存在。

133. 形成血浆胶体渗透压的主要物质是清蛋白（白蛋白）。

134. 霍乱腹泻是由于肠黏膜分泌增多引起的。

135. 意识障碍是影响大脑功能活动的疾病引起的意识改变。

136. 上消化道出血最常见于消化性溃疡。

137. 上消化道出血的范围是 Treitz 韧带以上出血。

B1 型题

2. 局部扩张的支气管无法恢复原有的结构，造成引流不畅，易合并感染，形成固定性湿啰音。